E. A. FARRINGTON

KLINISCHE HOMÖOPATHISCHE ARZNEIMITTELLEHRE

72 Vorlesungen, gehalten am Hahnemann Medical College, Philadelphia

Mit einem Geleitwort zur Neuauflage von Dr. Otto Eichelberger

BURGDORF

Gesamtherstellung: Mediaprint, Paderborn
Printed in Germany
ISBN 3-922345-01-8

Geleitwort zur Neuauflage

Die Homöopathie hat mancherlei Arzneimittellehren. Allen voran gehen Hahnemanns Schriften, so seine »Reine Arzneimittellehre« und »Die chronischen Krankheiten«. Wie der Baum von allen Seiten betrachtet werden muß, um einen Gesamteindruck zu erhalten, so muß derjenige, der die homöopathische Heilweise praktiziert, verschiedene Arzneimittelbücher in seinem Besitz haben, um einen möglichst vollständigen Überblick über seine »Werkzeuge« zu haben. Und nur von daher wird er den kompletten Einblick, die wahre Erkenntnis über diejeweilige Arznei erlangen können — zumindest, soweit es deren homöopathische Qualität betrifft.

Leider hat die moderne homöopathische Literatur den nicht geringen Fehler, daß sie hinsichtlich ihrer Arzneimittellehren Ausarbeitungen vorgenommen hat, die nicht immer nur eine positiv zu bewertende Überprüfung der Ergebnisse der vorliegenden Arzneiprüfungsprotokolle zur Folge haben. Es sind diese Protokolle in regelrechte »Abmagerung« entartet; es werden oft völlig unnötig eine Anzahl Symptome, Zeichen und Modalitäten eliminiert.

Man traut hier den Leistungen der sogenannten Prüfer, derjenigen also, die diese Protokolle angefertigt haben, nicht über den Weg. Das ist schade, denn jeder Kenner weiß, daß die alten Prüfer, einschließlich derjenigen, die Hahnemann noch selbst eingesetzt hatte, sehr wohl zumeist ausgezeichnete, exakte Arbeit leisteten.

Aus all diesen Gründen muß man zu dem Ergebnis kommen, daß das Dutzend Arzneimittellehren, das jeder Adept Hahnemanns braucht, weiterhin und immer wieder sich aus den Werken rekrutiert, die vor der und um die Jahrhundertwende produziert worden sind. Dazu gehört der jetzt wieder aufgelegte »Farrington«. Der Verfasser war ein Zeitgenosse Herings und aus dem »In Memoriam« des Buches wird man seine ärztliche Laufbahn erleben können.

Farrington hat eine klinische Arzneimittellehre verfaßt. Das bedeutet im Gegensatz zur »Reinen Arzneimittellehre« Hahnemanns, daß es sich nicht, wie bei letzterem, um eine akribische Aufzählung von Daten handelt, was besagt, daß man den »Baum« eben von einer ganz bestimmten Seite sieht, sondern um eine kurzgefaßte Darstellung einer homöopathischen Arznei, eine bildhafte Bearbeitung, die eine andere und ebenfalls wichtige Sicht des »Baumes« ermöglicht. Man studiere z. B. das Sulfurbild.

Eine wesentliche Leistung dieser 72 Vorlesungen ist die Tatsache, daß bei jedem Mittel Vergleichsmedikamente aufgeführt werden. Das ist ein außerordentlicher Vorteil, denn in dieser Weise lernt man eindrucksvoll seine Heilmittel erkennen und unterscheiden.

Farrington hat nicht das Einzig Beste unserer Literatur geschrieben, aber es ist ein integrierender Bestandteil derjenigen Bücher geworden, die der Praktiker benötigt.

München, im Juli 1979

Dr. med Otto Eichelberger

Klinische
Arzneimittellehre.

Eine Reihe von Vorlesungen
gehalten am Hahnemann Medical College in Philadelphia
von dem verstorbenen

E. A. Farrington, M.D.

Phonographiert und herausgegeben mit Hilfe von des Vortragenden Manuskript von **Clarence Bartlett, M.D.**, und durchgesehen von **S. Lilienthal, M.D.** Mit einer Lebensskizze des Verfassers von **Aug. Korndörfer, M.D.**

Aus dem Englischen übersetzt von
Dr. Hermann Fischer,
weil. homöopathischem Arzt in Westend-Charlottenburg.

Zweite Auflage.
Nach der vierten vermehrten amerikanischen Auflage ergänzt und verbessert von
Dr. Paul Klien.

Leipzig
Verlag von Dr. Willmar Schwabe.
1913.

Vorwort des Übersetzers.

Indem ich Farrington's Klinische Arzneimittellehre den deutschen Homöopathen zugänglich mache, bin ich in der angenehmen Lage, dieser Übersetzung keine empfehlenden Worte voranschicken zu brauchen. Das Buch ist so vortrefflich und in so echt homöopathischem Geiste geschrieben, daß es sich selbst am besten empfiehlt. Soviel es irgend anging, habe ich die Übersetzung dem Urtexte angeschlossen, damit die eigentümliche Schreibweise des Verfassers gewahrt bliebe; einige wenige Abweichungen habe ich mir in Bezeichnung der Arzneimittel erlaubt, da ich statt *Cinchona, Calcarea ostrearum* usw. die bei uns Deutschen gebräuchlichen Namen *China, Calcarea carbonica* usw. schrieb.

So möge denn das Buch unserer guten Sache neue Freunde gewinnen und den alten Anhängern siegreiche Waffen in die Hand geben gegen Unduldsamkeit und Hochmut, damit endlich auch der Heilwissenschaft und namentlich der leidenden Menschheit ein Auferstehungsfest bereitet werde.

Westend-Charlottenburg, Ostern 1891.

Dr. Hermann Fischer.

Vorwort zur zweiten Auflage.

Farrington's Klinische Arzneimittellehre hat ihren Platz in der homöopathischen Literatur behauptet und wird überall, wohin die Homöopathie gedrungen ist, allgemein zu Rate gezogen. So ist sie denn auch in das Spanische, Französische und Bengalische übersetzt worden.

In dieser wesentlich vermehrten Auflage sind alle Erweiterungen der vierten amerikanischen, von seinem Sohne Harvey Farrington bearbeiteten Ausgabe im Sinne der ersten Auflage aufgenommen worden.

Die äußere Ausstattung schließt sich eng an die des Originals an, indem die Mittelnamen nur kursiv, nicht fett gedruckt wurden.

Möge das Werk unter den Anhängern der Homöopathie weitere Ausbreitung finden und auch den Freunden desselben in der neuen Gestalt willkommen sein.

Leipzig, im Juli 1913.

Dr. Paul Klien.

Vorrede.

In dem Jahre nach Dr. Farrington's Tode veröffentlichte der Herausgeber dieses Buches etliche der hier vorliegenden Vorträge in dem Hahnemannian Monthly, North American Journal of Homöopathy und Monthly Homöopathic Review. Sie wurden von den Kollegen gut aufgenommen. Einige von ihnen wurden sogar übersetzt und veröffentlicht in deutschen, französischen und spanischen Zeitschriften. Zahlreiche Ärzte sprachen den Wunsch aus, die Vorlesungen in Buchform zu besitzen. Die Zustimmung der Frau Dr. Farrington zu solcher Veröffentlichung wurde gegeben, des Verfassers Manuskript zu unserer Verfügung gestellt, und Dr. S. Lilienthal übernahm gütigst die Durchsicht der Vorlesungen nach ihrer Fertigstellung im Manuskript.

Da das Werk die Eigentümlichkeit des Dr. Farrington vollständig wiedergeben sollte, so mußte bei der Vorbereitung für den Druck entschieden der Stil des Verfassers streng festgehalten werden. Demnach liegen diese Vorlesungen genau so vor, wie sie gehalten wurden, mit Ausnahme der Abänderungen, die sich aus dem Manuskript oder aus den veröffentlichten Schriften ergaben.

Ferner wurden in das Buch aufgenommen zahlreiche Auszüge aus den „Studien über Materia medica", veröffentlicht in dem Hahnemannian Monthly in den Jahren 1880, 1881 und 1882. Diese wird man finden in den Vorlesungen über *Lachesis, Apis, Cantharis* und *Sepia*. Die Vorlesung über *Moschus* ist wesentlich ein Abdruck der Studie über dieses Mittel in dem Hahnemannian Monthly vom Januar 1882. Der Herausgeber fühlt kein Bedürfnis, sich zu rechtfertigen, daß er die eben erwähnten Sachen den eigentlichen Vorlesungen eingefügt hat, denn, wie Dr. Korndörfer mit Recht in der Lebensskizze seines verstorbenen Freundes sagt, sie

„gehören zu den klassischen Schriften unserer Schule“. Es ist nur zu bedauern, daß sie nicht vollständig aufgenommen werden können.

Der Leser möge bedenken, daß es ganz unmöglich sein würde, in einer Reihe von 72 Vorlesungen die homöopathische Arzneimittellehre vollständig darzustellen. So dachte stets Dr. Farrington. Demnach war er bemüht, seinen Studenten nur solchen Stoff vorzulegen, der sie befähigen konnte, ihre Kenntnis der Arzneimittellehre so fest zu begründen, daß nach abgelegtem Examen das Studium dieser Wissenschaft eine verhältnismäßig leichte Arbeit sein würde. Wie gut ihm dies gelungen ist, kann durch viele Ärzte bestätigt werden, die das Glück hatten, von seinen Lippen ihren Unterricht zu empfangen.

Von Dr. Farringtons Manuskript muß noch bemerkt werden, daß es klare Beweise enthielt, wie eifrig er seine Studien betrieb. Zusätze und Bemerkungen waren häufig beigegeben. Gestrichen war wenig, denn was er niedergeschrieben, war nur aufgenommen, nachdem es vollständig bestätigt war durch seine eigene oder anderer zuverlässiger Beobachter Erfahrung. In vollem Maße realisierte er die Anschauung, daß die für die Homöopathie so wichtige Arzneimittellehre nach allen Richtungen hin eine vollkommene sein müßte.

1506 Girard Avenue, Philadelphia, 15. Oktober 1887.

Clarence Bartlett, M.D.

Inhaltsverzeichnis.

In Memoriam.*)

Professor E. A. Farrington, M. D.

von

Aug. Korndörfer, M. D., Philadelphia, Pa.

Der Held dieser Skizze, Dr. Ernst A. Farrington, wurde geboren am 1. Januar 1847 zu Williamsburg, Long Island, N. Y., und starb zu Philadelphia am 17. Dezember 1885. In seinen ersten Lebensjahren verzog seine Familie nach Philadelphia, wo er seine erste Ausbildung erhielt und schnell zur Auszeichnung in seinem Fach emporstieg.

Schon in früher Jugend gab er Beweise von seiner außerordentlichen Begabung und machte die Schule durch mit den höchsten Belobigungen seiner Lehrer.

Nachdem er die höhere Schule bezogen, schien er eine geistige Befähigung zu entfalten, wie sie selten in so jugendlichem Alter sich zeigt. Er erfaßte und verwertete die Dinge mit solcher Kraft, daß seine Lehrer ihn als einen ganz phänomenalen Knaben betrachteten. Oft hörte ich seine Lehrer, Professoren des Gymnasiums, seine Gewandtheit rühmen, die Klarheit des Denkens, und das auffallende Fortschreiten in den verschiedenen Fächern, die der Lehrplan der Schule umfaßte.

Es mag hier flüchtig bemerkt werden, daß er während seines ganzen Schul- und Studenten-Lebens bei seinen Lehrern sich beliebt machte nicht bloß durch seine genialen Manieren, sondern auch durch seine auffallenden geistigen Eigenschaften.

Nachdem er den vorgeschriebenen Kursus auf dem Gymnasium durchgemacht, bestand er ein höchst glänzendes Examen und wurde entlassen nicht nur als der Erste seiner Klasse, sondern auch mit dem besten Zeugnis, das zu dieser Zeit einem Abiturienten gegeben werden konnte.

*) Aus dem Hahnemannian Monthly Januar 1886.

Im folgenden Sommer besuchte er seinen Geburtsort und verbrachte den Sommer hier und in der Stadt Neuyork. Zeitig im Herbst kehrte er nach Philadelphia zurück, um hier seine Lieblingsbeschäftigung, das Studieren, wieder aufzunehmen.

Unter der Führung seines Bruders, H. W. Farrington, M. D., wurde er im Herbst 1866 bei dem Homoeopathic-Medical-College in Philadelphia immatrikuliert.

Hier wiederum erregten die charakteristischen Eigentümlichkeiten seines Frühlebens die Aufmerksamkeit seiner Studiengenossen, und es währte nicht lange, daß er als einer der leuchtendsten Studenten betrachtet wurde. Seine schnelle Auffassung, sein promptes Gedächtnis, sein Sudieneifer und das hohe Bewußtsein von der Verantwortlichkeit seines Berufes kennzeichneten ihn als einen der meistversprechenden Studenten unserer Schule. Verbunden mit all diesen war eine ernste religiöse Sinnesrichtung. Dennoch waren seine religiösen Ansichten von so glücklicher Art, daß sie nur den Lebensweg erleuchteten, nie einen Schatten des Zweifels warfen. Sein höchstes Streben war recht zu tun, weil es recht war; daß er das auch erreichte, werden alle bezeugen, die ihn kannten.

Als das Hahnemann-Medical-College von Philadelphia 1867 errichtet wurde, trat die ernste Frage an ihn, ob er in dem bisherigen College verbleiben oder dem neuen Institute sich anschließen sollte. Nach langer Überlegung entschied er sich, seine Verbindung mit dem alten College zu lösen. Er wurde als Zweiter bei dem Hahnemann-Medical-College in Philadelphia immatrikuliert. Hier wiederum erntete er unbegrenztes Lob und promovierte März 1868, indem er alle in der Fakultät wie in der Klasse zu der vollen Überzeugung zwang, daß in der Klasse von „68" er keinen über sich hätte. Ehrenhalber mag gesagt werden, daß keines Neid sein Lob befleckte; jeder Graduierte freute sich, ihm das volle Maß des Lobes zuzugestehen.

Er trat unmittelbar nach seiner Promotion in die Praxis ein und ließ sich im Wohnort seines Vaters nieder, 1616 Mount Vernon Street. Seine eifrigen Arbeiten während seiner Studienjahre, um Kenntnisse zu erlangen, dann die größeren Anstrengungen in der frühen Praxis erschütterten merklich seine sonst kräftige Konstitution; das veranlaßte ihn während des Sommers 1869 zu einem kleinen Ausflug nach Europa, von dem er in viel besserer Gesundheit heimkehrte. Er nahm die Praxis mit erneuter Kraft auf und gelangte schnell zu einer großen und angesehenen Klientel.

Am 13. September 1871 folgte die Heirat einem Verlöbnis, das seit einiger Zeit bestanden hatte, mit Fräulein Elisabeth Aitkin in Philadelphia, ein Ereignis, das mehr als gewöhnliche Freude ihm brachte, da er in seiner Frau einen ebenbürtigen und hilfreichen Geist fand, sowohl für sein Berufs-, wie für sein religiöses Leben.

Mit vier Kindern, drei Knaben und einem Mädchen, wurde diese Ehe gesegnet.

Dr. Farrington war wesentlich eine Lehrernatur. Schon im Frühling 1869 finden wir ihn die Stelle als Lehrer der Medicina forensis ausfüllen in dem Frühjahrs-Kursus des Hahnemann-Medical-College. In diesen Vorlesungen bewährte er sich so vortrefflich, daß, als der Professor der Medicina forensis zurücktrat, nach dem Schluß des Kursus 1869—70, die Fakultät ihn für diese Stelle erwählte. Als in zwei Jahren der Lehrstuhl für Pathologie und Diagnose vakant wurde, berief man ihn, und 1874, als Dr. Guernsey, damals Professor der Arzneimittellehre, abtrat, wurde er für diesen höchst wichtigen Lehrstuhl erwählt.

Sein Ehrgeiz bestand nur darin, das höchste Ziel wirklich zu erreichen. Dies war in der Tat sein eigentliches Arbeitsfeld, — hier machte er seine tiefsten Studien; hier vollbrachte er sein Lebenswerk.

Im Besitze großer analytischer Kräfte, begnügte er sich nie damit, eine Ansicht oder Theorie anzunehmen, wenn sie nicht nachweislich wahr war; demnach machte er tiefe und gründliche Untersuchungen und Studien über jede mit Homöopathie in Beziehung stehende Frage; das Grundgesetz, die Dosierung und Potenzenfragen waren Gegenstände größten Interesses, aber über all dieses hinaus lag seine größte Freude in dem Studium der Arzneimittellehre.

Der tägliche Verkehr mit Hering brachte schnell diesen natürlichen Wunsch zum Durchbruch, und bald wurde er von diesem Meister unserer Schule als solcher bezeichnet, der den höchsten Rang unter den Auslegern der äußerst schwierigen Wissenschaft, der Arzneimittellehre, einnehmen würde. Hering beliebte zu sagen: „Wenn ich heimgegangen bin, muß Farrington meine Arzneimittellehre vollenden.“

Seine Arbeiten in dieser Richtung beschränken sich nicht auf einfache Durchsicht alter Prüfungen, sondern rundeten sich vollständig ab, indem er persönlich Prüfungen alter und neuer Mittel überwachte. Da er unbestritten ein wundervolles Gedächtnis für Symptome besaß, so bestand der hervorstechendste Charakter seines Unterrichts in der Geschicklichkeit, die spezifische Wirkung eines Mittels gründlich zu analysieren, indem er nicht bloß die oberflächlichen, sondern auch die tieferen Beziehungen der Symptome zueinander klarlegte.

Familien- und Klassen-Verwandtschaften der Mittel studierte er mit größtem Interesse. In der Tat gehören seine „Studien der Arzneimittellehre“, von denen einige in dem Hahnemannian Monthly veröffentlicht wurden, zu den klassischen Arbeiten unserer Schule.

Als er für den Lehrstuhl der Arzneimittellehre gewählt war, widmete er viel Zeit der Entwickelung einer Methode, welche vollständig und umfassend, doch zugleich so einfach wäre, um jeden Studenten zu befähigen, diesen sehr schwierigen Gegenstand mit Einsicht zu studieren.

Er flößte ein so neues Leben dieser sonst prosaischen Materie ein, daß sie bald für viele eine Lieblingsstunde und für alle eine Stunde von Interesse und Nutzen wurde. Für den eifrigen Studenten wurde sie mehr eine Erholung, als eine Arbeit. Sein analytischer Sinn führte den Studenten durch Labyrinthe von Symptomen und Wirrsale von Modalitäten mit so klarer und sicherer Leitung, daß der denkende Student sich nachher immer fähig fühlte, seinen Weg allein zu gehen.

Seine Schriften tragen alle den Stempel der Meisterschaft. Schon 1871, kaum drei Jahre nach seiner Promotion, finden wir ihn über Arzneien schreiben mit philosophischer Klarheit, in einer Sprache, die seine tiefe Kenntnis bezeichnete, wie solche selbst bei unseren ältesten Praktikern selten gefunden wird. Zur Illustration sei ein kurzes Zitat gestattet aus seiner Mitteilung über einen Fall, veröffentlicht in dem Hahnemannian Monthly, April 1871.

„Es ist eine eigentümliche Tatsache, daß alle Arzneien aus der Klasse der Senecionideae, Ord. Compositae, die wir geprüft haben (Cina, Artem. vulg., Cham., Tanacet., Arnica, Senecio grac.), Besserung haben bei irgendwelcher Bewegung.

„*Artemisia vulgaris* ist der Cina ähnlich bei nervösen Störungen, kann aber wegen konjunktiver Verwandtschaft nicht unmittelbar vor oder nach Cina gegeben werden. Als disjunktive Verwandte und daher als gutes Folgemittel entspricht *Silicea* dem somnambulen Zustande und *Silicea, Nux vom.* und *Caust.* der Reizung des Plexus solaris, die zu Krampf führt.

„*Absinthium* (Wermut), ein anderes Glied der Artemisia, als Branntwein getrunken (ein bekannter Schnaps, um das Gehirn der Schauspieler anzuregen), habe ich Delirium tremens hervorrufen sehen, das nur gebessert wurde durch Gehen im Zimmer, also wieder die gemeinsame Besserung durch Bewegung."

So finden wir ihn, jung an Jahren, die Arzneimittellehre behandeln mit Meisterhand. Die Literatur unserer Schule ist durch seine Feder sehr bereichert worden; denn obgleich er nicht ehrgeizig darnach strebte, seinen Kollegen dicke Bücher zu überreichen, so tat er doch seine Schuldigkeit und gab von seinen Arbeiten nicht bloß in seinen Vorlesungen, sondern auch in den Vereinen und in unsern Zeitschriften.

Das American Journal of Homoeopathic Materia medica, das Hahnemannian Monthly, das North American Journal of Homoeopathy und andere Zeitschriften haben alle wertvolle Artikel aus seiner Feder erhalten. Seine Studien allein über Arzneimittellehre, veröffentlicht im Hahnemannian Monthly, belaufen sich auf etwa zweihundert Seiten, und seine Vergleiche, veröffentlicht als Anfang des American Journal of Homoeopathic Materia medica von 1873 bis 1875, umfassen über 150 Seiten mehr. Seine anderen Artikel waren zahlreich und belehrend.

Dr. Farrington war Anhänger der Homöopathie aus Überzeugung. Nach seiner Meinung war es nicht leicht, Arzt zu sein, und er konnte sich nur dem zuwenden, was er als wahr erkannt hatte. Unternehmungen, um den éclat derjenigen zu gewinnen, die aus Mangel an Kenntnis unbegrenztes Lob gefälligem Irrtum spenden, hatten keine Anziehungskraft für ihn. Er zog es lieber vor, ein Opfer zu bringen und seine Ansicht über Rechttun aufrechtzuerhalten, als finanziellen Erfolg zu erlangen, indem er den Geldpunkt übersah, wo ein Abweichen vom Heilgesetz in einem einzelnen Krankheitsfall verlangt wurde.

Der Einfluß, den solch eine Sinnesart auf die Fachgenossen ausüben mußte, kann nicht überschätzt werden. Er gelangte zu Resultaten, die wesentlich wissenschaftlich nach ihrer Richtung, fortschrittlich nach ihrem Charakter, ernst nach der aufgewandten Mühe, logisch nach ihren Schlüssen und philosophisch nach ihren Urteilen waren; selbst heftigste Gegner wurden gezwungen, sie mit Achtung aufzunehmen. Weil er ein so wahrer und festester Homöopath war, wurde er notgedrungen identifiziert mit jeder Bewegung, die den Fortschritt der Wissenschaft bezweckte. Besonders hatte er den Wunsch, den medizinischen Unterricht auf einen weit höheren Standpunkt gebracht zu sehen, als er bisher in diesem Lande erreicht war.

Dr. Farrington nahm auch tätigen Anteil an den Arbeiten unseres Landesvereins. Während der Debatten hörte man ihm mit solcher Aufmerksamkeit zu, wie sie nur Talent sich erzwingt. Auf dem Lehrstuhl, den er drei Jahre hintereinander einnahm, saß er mit Würde und Gerechtigkeit.

Er war auch Mitglied des Staatsvereins und des American Institute of Homoeopathy, in welches er später, 1872, eintrat. Viele Jahre war er Mitglied von dessen Komitee für Arzneiprüfung, während welcher Zeit er auch identisch war mit dessen Abteilung für Arzneimittellehre. Bei seinem Tode war er Vorsitzender dieser Abteilung. 1884 bestimmte das Institut ihn zum Mitglied seines Editorial Consulting Comittee für die neue „Cyclopaedia of Drug Pathogenesy" usw.

Im Dezember 1879, als das Hahnemannian Monthly von dem Hahnemann Club in Philadelphia erworben wurde, wurde er von seinen Klubgenossen zum alleinigen Herausgeber des Journals gewählt, aber wegen der Mißlichkeit seiner Gesundheit und wegen der vielen Berufspflichten fühlte er sich veranlaßt, die Ehre abzulehnen; später jedoch auf ernsteres Andrängen des Klubs, unterstützt durch den General Editor, übernahm er die Stellung als Contributing Editor, die er bis zu seinem Tode ausfüllte; in der Tat wurde sein letzter Artikel, eine Bücherschau, nur wenige Wochen vor seinem Tode geschrieben.

So finden wir ihn sein Leben lang bestrebt, das Werk zu vollbringen, das er so hoch schätzte. Keine Arbeit schien ihm zu groß, keine Anstrengung zu gewaltig, wenn sie nur seine Fachwissenschaft auf die Höhe förderte, zu der sie nach seiner Meinung berechtigt war. Ein eifrigster Anwalt für höhere Bildung im allgemeinen, sehnte er sich speziell nach der Zeit, wo die Fahne der Homöopathie auf höchster Höhe aufgepflanzt sein würde.

Dr. Farrington wurde nicht weniger geachtet wegen seiner edlen Freundschaft, als wegen seiner Fachkenntnisse. Bekanntlich war er ein Mann von fester Überzeugung, jedoch dabei von einer so charakteristischen Breite des Denkens und Liberalität der Gesinnung, daß er dem strengsten Gegensatz in wissenschaftlichen Ansichten nicht gestattete, die einmal geschlossene Freundschaft erkalten zu lassen.

Seine edlen Manieren machten ihn zu einem sehr angenehmen Gesellschafter, wie das alle von ganzem Herzen bezeugen werden, die das Glück hatten, ihm gesellschaftlich näherzutreten.

Seine letzte Krankheit begann etwa am 14. Dezember 1884; kurz vorher hatte er sich eine Erkältung zugezogen, die er leicht nahm. Darauf, als er bei Ausübung seiner Berufspflichten sich nicht schonte, trat Laryngitis ein; dessenungeachtet hielt er noch einige Vorlesungen, nachdem die Brustsymptome entschieden sich verschlimmert hatten. Während einer Vorlesung vor den Weihnachtsfeiertagen trat Aphonie an Stelle der bisherigen Heiserkeit und machte weitere Vorträge unmöglich.

Es wurde für ihn notwendig, einen Stellvertreter zu besorgen für den Monat Januar 1885, aber als er sich viel besser fühlte, bestand er darauf, im Februar seine Vorlesungen wieder aufzunehmen. So fuhr er mit der Erfüllung seiner Pflichten im College fort bis nach der Frühlingsprüfung. Während dieser Zeit ergriff die Krankheit die Bronchien, und es entwickelte sich eine schwere Bronchitis; diese jedoch ließ teilweise nach in der letzten Zeit des März und im April. Zu dieser Zeit konnte die sorgfältigste physikalische Untersuchung nicht das geringste Zeichen einer Lungenaffektion entdecken. Er hatte nun die Überzeugung, daß ein Ausflug nach Europa wesentlich seine Genesung fördern würde. Demnach segelte er nach Europa, begleitet von seiner Frau, am 9. Mai. Am 31. Mai schrieb er von Paris: „Ich bin auf demselben Standpunkt wie früher, aber ich lebe in Hoffnung.“ Auf den Rat des Dr. Herrmann in Paris beschloß er, „nach Baden-Weiler zu gehen, einem schönen Städtchen im Schwarzwald, bekannt wegen seines milden Klimas, seiner Gebirgsszenerien und seiner ruhigen Umgebung“. Hier jedoch traf ihn das Mißgeschick, daß Regenwetter eintrat, das bis zu seiner Abreise anhielt, obwohl er mehrere Wochen blieb, in der

Hoffnung auf günstigere Witterung. Einige Wochen Aufenthalt in Brighton, England, der ihm von etlichen englischen Ärzten sehr empfohlen wurde, brachten keine Besserung. Sehr ermutigt kehrte er endlich heim. Mißstimmung und Nachteile waren das einzige Resultat dieser Reise.

Nun begann er zu fühlen, daß seine Zeit bald abgelaufen wäre, daß das große Werk, das er übernommen, liegen und langgehegte Hoffnungen unerfüllt bleiben müßten. Als ihm dies zuerst wirklich klar wurde, überkam ihn bitterer Unmut, der jedoch bald der ruhigen Überzeugung wich, daß des Herrn Wege die besten sind. Sein Gemüt schien vollständig beruhigt, und obwohl er noch erfolglos sich bemühte, Rettung zu erlangen, bewahrte er ein nicht wankendes Vertrauen auf das Heilgesetz. Einige nichtärztliche Freunde, die die Erfolglosigkeit der Homöopathie sahen, bestimmten ihn eindringlich, den Rat eines hervorragenden Allopathen einzuholen; dies lehnte er entschieden ab und bemerkte nachher zum Verfasser: „wenn ich sterben muß, will ich als Christ sterben". Sein Glauben an das Heilgesetz war unbegrenzt; er hielt es für göttlichen Ursprungs und deshalb für vollkommen wahr.

Was seinen religiösen Glauben anlangt, so war er ein Anhänger Swedenborg's und hielt treu zu den Ansichten dieses großen Deuters des göttlichen Gesetzes. In seinem kirchlichen, wie in seinem Berufsleben zeigte er solchen Eifer und solche Kenntnis, daß er schnell eine Leuchte unter seinen Brüdern wurde. Er wurde geliebt und geachtet von seiner Kirche, wie nur wenige Laien in seinem Alter geliebt wurden. Gewissenhaft, eifrig und gelehrt, schien er bestimmt zu sein zum Führer unter den Menschen. Er wurde früh berufen zu seinem Werk auf Erden — dies Werk vollbrachte er glaubensvoll. Früh kam der Ruf zu seinem Werk in der Höhe — vertrauensvoll trat er dort ein. Während er strebte, in höherem Grade sich nützlich zu machen hier, blickte er vorwärts zu seinem höheren Arbeitsfeld dort, in seligem Vorgeschmack. Ein guter Mensch ist abgerufen worden. Möge sein Leben ein Beispiel sein und viele zur Nachahmung begeistern.

Klinische Arzneimittellehre.

Erste Vorlesung.

Einleitung.

Heute wollen wir unser Studium der Arzneimittellehre beginnen. Zum Anfang wird es nötig sein, einen allgemeinen Überblick über den Stoff zu geben. Bevor Sie das Detailstudium einer Wissenschaft beginnen, müssen Sie den Bau dieser Wissenschaft oder Kunst kennen lernen. Handelte es sich nicht um diese grundlegenden Gesetze, welche die Arzneimittellehre zu einem einzigen festen Ganzen vereinigen, so hätten Sie nicht nötig, Vorlesungen über diesen Gegenstand zu hören. Die zehn Bände der Encyclopaedia of Materia medica, herausgegeben von Dr. Allen in New-York, enthalten über neuntausend Seiten. Darin sind die klinischen Symptome nicht eingeschlossen, die noch einige Tausend Seiten mehr machen würden. Bedenken Sie ferner, jeder Arzt entdeckt jedes Jahr etwas Neues, und so wird eine große Masse des Wissens aufgespeichert durch eine Art von sich steigernder Vervielfältigung. Sie können also wohl begreifen, wie der Student stutzig werden kann bei dem Gedanken, solch ein Konglomerat bemeistern zu sollen. Er könnte es auch nicht bemeistern, wenn er versuchte, es durch das Gedächtnis allein zu bewerkstelligen. Des Menschen Geist besteht aus mehr, als aus Gedächtnis. Gedächtnis ist der dem Geiste von einer Tatsache gemachte Eindruck. Vergegenwärtigung ist eine andere Eigenschaft des Geistes, die uns befähigt, die Tatsachen wieder hervorzurufen, die wir dem Gedächtnis anvertrauten. Es ist verständlich, daß nichts, was wir dem Gedächtnis übergeben, jemals verschwindet. Es bleibt da für immer. Es kann mit bildlichem Netzwerk bedeckt werden und nicht ans Licht kommen, wenn nicht der Geist so geübt oder so geordnet ist, daß es hervorgerufen werden kann, sobald die Gelegenheit dazu da ist. Der Geist müßte so geübt und seine verschiedenen Fähigkeiten so bearbeitet sein, daß, sobald ein äußeres Ding erscheint, ähnlich einem inneren, d. h. dem Gedächtnis anvertrauten, sofort das äußere Ding das oder die betreffenden Dinge in der Vergegenwärtigung hervorruft. Es ist ganz ähnlich mit unseren Gefühlen, vielleicht natürlicher, als mit unserem Intellekt, weil letzterer mehr Ausbildung beansprucht. Manche von uns sind so leicht erregbar, daß wir eine Erregung hervorrufen können ohne auffällige Anstrengung des Willens oder des Verstandes. Lassen Sie mich ein Beispiel anführen. Ein Mann fährt einmal auf der Landstraße, überfährt einen Hund und verstümmelt das arme Tier entsetzlich. Davon wird ihm ganz übel. Das Ereignis wurde anscheinend vergessen. Einige Jahre später fuhr er dieselbe Straße, dachte gar nicht an den Fall, bis er an die Stelle kam, wo das Ereignis stattfand, und sofort fühlte er dieselbe Übelkeit. Denn der auf sein Gemüt gemachte Eindruck wurde wieder hervorgeholt und rief sofort die Erregung wach. So müßte intellektuell der Geist desjenigen geartet sein, der in der medizinischen Wissenschaft ein Meister sein will. Er muß seinen Kranken sehen, und wenn er ihn sieht, muß in seinem Geiste das Arzneimittel erwachen. Man hat dies als Instinkt bezeichnet, aber das ist es nicht. Um es zu können, muß man eifrig studieren. Sie sehen einen bejahrten Arzt ins Krankenzimmer treten. Sofort sagt er, dieser Kranke muß Sulfur haben. Woher wußte er das? Es war kein zweites Gesicht seinerseits; aber in dreißig- oder vierzigjähriger Erfahrung hatte er Sulfur studiert, hatte in seinem Geiste sich Bilder von Sulfur gemacht, und Vorstellungen von Sulfur haften in ihm. In dem Augenblick, wo er diese bei seinem Kranken sieht, denkt er auch an Sulfur. Wenn er nicht die Vorstellung von dieser Arznei in seinem Geiste hätte, könnte er sie nicht an seinem Kranken sehen. Nun, ich verlange nicht von Ihnen, daß Sie versuchen sollen, diese Jahre zu überspringen, die durchlebt werden müssen zwischen Anfang und Ende der Arzneikunst, und sich vorzeitig zu Propheten zu machen.

Um etwas System in dies Chaos der Arzneimittellehre zu bringen, wird es nötig sein, einen Plan für das Studieren zu machen. Was das für ein Plan ist, fragt jeder Student; der eine Lehrer antwortet in dieser, ein anderer in jener Weise. Die Methode braucht nicht korrekt zu sein, und doch kann sie gute Resultate liefern. Es genügt ein Gerüst, mit dem Sie Ihr Gebäude errichten; nachher wird das Gerüst entfernt und das Gebäude bleibt. Irgendeine Methode muß man annehmen und sie behalten bis zum Ende. Beim Auseinandersetzen der Methode, die ich mir ausgewählt habe, wird es gut sein, mit dem Anfang zu beginnen und Sie vorwärts zu führen, bis Sie sehen, welchen Plan ich Ihnen zur Annahme vorschlage. Der mag nicht sofort Ihnen klar sein. Eine abstrakte

Sache wird nicht sofort vom Verstand erfaßt. Man versteht sie erst nach und nach. Was zuerst schwer erscheint, ist nach einer Weile klar genug.

An erster Stelle werde ich damit beginnen, eine Analyse des Mittels zu geben. Wir nehmen an, daß Sie von irgendeiner Substanz gehört haben, die in Ihrer Heimat seit Jahren ein Volksmittel gewesen ist. Sie denken, das muß geprüft werden. Sie besorgen sich nun das nötige Material. Zuerst verschaffen Sie sich das Mittel. Sie bereiten die Tinktur und dann potenzieren Sie. Nun ist es ein Grundsatz in der Homöopathie, von dem es keine Ausnahme gibt, daß Sie die Wirkung eines Mittels im gesunden Organismus müssen kennen gelernt haben, bevor Sie es in der Praxis anwenden. Das ist ein Gesetz, das Sie nie übersehen dürfen. Sie können nicht zu sorgsam sein, oder Sie stürzen sich in Verwirrung, Zweifel und Empirismus und helfen die Arzneimittellehre mit „Schein" füllen, von dem schon genug darin ist.

Was Sie brauchen, ist die genaue Kenntnis dessen, was diese Arznei bewirkt. Was würden Sie von einem Maschinenbauer halten, der es unternähme, eine Maschine zu bauen, und nicht wüßte, wie die Teile zusammengehören! Was würden Sie von einem Arzt denken, der nicht den Gebrauch der Werkzeuge kennte, die er anwenden will? Sie müssen daran gehen, die Wirkungen dieses Mittels an einer oder mehreren gesunden Personen zu erforschen. Wird es Veränderungen hervorbringen in der Funktion oder Nutrition des Körpers oder seiner Organe? Wenn ja, so wird ein oder mehrere Symptome das Resultat sein. Symptome also sind Anzeichen von Veränderungen in den Funktionen oder in der Nutrition eines oder mehrerer Teile des Körpers. Ich bin beschuldigt worden, daß ich von den luftigen Höhen der reinen Homöopathie herabsteige und mich in ein physiologisches Gewand kleide. Man behauptet mir gegenüber, daß wir nicht wissen können, welche Veränderungen Platz greifen, außer vermittelst der Symptome, daß demnach, wenn jemand anfängt, von Gewebsveränderung zu sprechen, er sofort die Homöopathie verunreinige. Das ist wahr und falsch. Es ist wahr, wenn Sie diese Gewebsveränderung als eine Manifestation der Veränderung in der Lebenskraft ansehen. Ich kann nicht begreifen, wie ein Symptom entstehen kann, das nicht zuletzt das Resultat einer Funktionsveränderung ist. Ich behaupte nicht, daß Sie Bryonia geben müssen, weil sie auf seröse Häute wirkt; ich behaupte nicht, daß Sie Aconit geben müssen, weil es trockene Haut, Hitze usw. hervorbringt. Ich sage nicht, daß Sie Belladonna geben sollen, weil sie Hirnhyperämie und Pupillenerweiterung macht; sondern ich sage, daß diese Mittel diese Wirkungen hervorbringen, und wenn diese Wirkungen nicht Veränderungen in der Funktion sind, was sind sie dann? Wir können die Veränderungen in den

Lebenskräften nur kennen lernen durch ihre Äußerungen, und diese Äußerungen sind Symptome.

Nun haben Sie Symptome bei Ihren Prüfungen. Diese Symptome können Sie in zwei großen Klassen unterbringen, es sind subjektive und objektive. Subjektive Symptome sind solche, die der Prüfer selbst bemerkt und die er Ihnen in bestimmten Ausdrücken vorzulegen hat. Die objektiven sind solche, die direkt Ihren Sinnen sich darstellen. Es sind solche, die Sie sehen, hören, fühlen, schmecken oder riechen können. Zum Beispiel, wenn Sie das in Rede stehende Mittel geben, und der Prüfer fühlt einen Schmerz oberhalb des rechten Auges, so ist das ein subjektives Symptom. Sie können es nicht sehen, betasten, schmecken oder fühlen. Es ist Ihren Sinnen nicht wahrnehmbar. Sie wissen, was Schmerz ist; Sie haben ihn an sich erfahren: Sie können ihn nach Ihrem eigenen Gefühl beurteilen. Aber wenn ein Geschwür durch die Arznei erzeugt wird, wenn ein wolkiger Niederschlag im Urin sich zeigt, wenn Schleimrasseln oder rauhe Töne in den Lungen auftreten, wenn das Herz selbst in seiner Aktion alteriert wird, wenn eine Warze auf der Haut erscheint, oder wenn Schweiß ausbricht, so haben Sie objektive Symptome. Was wird nun die Alteration in der Funktion sein, welche in diesen objektiven und subjektiven Symptomen ausgedrückt wird? Abnahme, Zunahme, Veränderung der Funktion. Wenn das Mittel Photophobie hervorbringt, so ist das eine Zunahme der Funktion; wenn andererseits es Blindheit verursacht, so groß, daß der Kranke in die Sonne starren kann, so ist das eine Abnahme der Funktion; wenn es aber Trübungen der Cornea hervorruft oder glänzende Sterne vor den Augen, so ist das eine Veränderung in der Funktion. Der Prüfer kann vermehrten, verminderten Harnabgang haben oder ziegelmehlartigen Satz im Harn, so ist das letztere eine Veränderung in der Funktion. Wenn wir also über ein Mittel zu sprechen haben werden und seine Wirkungen auf die Systeme darzulegen, so werden wir mit diesen drei Klassen zu rechnen haben, Zunahme, Veränderung und Abnahme. Sie müssen nun ferner diese Symptome, objektive und subjektive, sammeln. Sind Sie darin erfahren, die Körperausscheidungen zu analysieren, so müssen Sie Ihre Kenntnisse anwenden, um die Elimination von Uraten, Phosphaten usw. festzustellen. Das sind Tatsachen und, an ihrer Stelle, unschätzbar. Ich sage ausdrücklich, *an ihrer Stelle wertvoll, an anderer Stelle wertlos, ja von schlechter Bedeutung.* Eine vermehrte Ausscheidung von Harnstoff würde nichts zu bedeuten haben gegenüber dem Geisteszustand. Alle Symptome der Arzneimittellehre sind nicht von gleichem Wert. Sie haben relativen Wert.

Wir sammeln alle Symptome, die wir beobachten können. Was haben wir dann? Eine Masse von Symptomen, scheinbar ohne allen Zusammenhang. Sie kommen von einem menschlichen Organismus, der ganz in Ordnung und Vollkommenheit ist, und dessen Teile in vollkommener Harmonie sich befinden. Wenn selbst nur ein Teil davon nicht in Ordnung ist, so müssen wir einen gewissen Leitfaden haben, diese Erscheinungen zusammenzufassen, und eine Krankheitsform zeichnen, und wenn Sie diese Krankheitsform haben, was haben Sie? Einen pathologischen Zustand. Ich hoffe, daß kein Diplom irgend jemand in dieser Klasse verabfolgt wird, der nicht Pathologie studiert. Wenn Sie die Veränderungen in toto haben, die diese Substanz im Körper bewirkt hat, so haben Sie die Pathologie des Falles. Sie haben die Totalität der Wirkungen auf den Körper. Die Gesamtwirkung des Mittels muß man immer im Geiste haben, um die einzelnen Symptome des Mittels darnach zu beurteilen. Sie können dies bezeichnen, wie Sie wollen. Einige nennen dies das Genus des Mittels, andere sprechen hierüber als von der generellen Wirkung des Mittels. Dies müssen Sie stets im Geiste gegenwärtig haben, oder die anderen Symptome sind wertlos. Handelten Sie nicht so, so wären Sie reine Symptomentdecker, was sicherlich eine Art Vorwurf ist. Sie müssen wissen, was das ganze Mittel vermag, oder Sie sind nicht imstande, auch nur eine einzige Teilwirkung richtig zu beurteilen. Sie können zwanzig Mittel mit genau denselben Symptomen finden. Wie wollen Sie zwischen ihnen unterscheiden? Scheinbar sind sie alle identisch, aber nicht in ihrer generellen Wirkung. Wie wird diese generelle Wirkung gefunden? Dadurch, daß das Mittel studiert wird als ein Ganzes. Aber hier ist ein Punkt, wo die Ärzte zu hastig vorgehen und bei der Pathologie straucheln können. Sie sagten, daß, weil Belladonna ein Bild von Scharlach hervorgebracht und Arsenik ein Bild von Cholera asiatica, selbst bis auf die in den Exkrementen gefundenen Produkte, demnach diese Substanzen die Heilmittel für diese betreffenden Krankheiten sein müssen. Baptisia bringt ein vollständiges Bild von Typhus hervor, also sagen Sie, Baptisia muß das Heilmittel im Typhus sein.

Im weiteren Verfolg unserer vor wenigen Minuten geäußerten Ansicht gehen wir, wenn wir einen Kranken auf seine Krankheit untersuchen, genau in derselben Weise vor, wie bei der Prüfung. Wir notieren die Veränderungen, die wir sehen, und die Empfindungen, die der Kranke bemerkt; wir besehen seine Zunge, wir untersuchen seinen Urin, wir stellen all dies zusammen und machen ein pathologisches Bild dieses Menschen. Angenommen, Sie betrachten den Fall als einen Typhus. Das muß entschieden werden nur durch Vergleichen, indem man zeigt, wie der vorliegende Fall sich unterscheidet von den allgemeinen Krankheiten. Wenn das Genus des zu behandelnden Falles in das Genus Baptisia gehört, und Sie geben dies Mittel, so wird der Kranke gesunden, ob Sie seinen Fall Typhus oder Mumps benennen. Ist es nicht ein Baptisia-

Fall, so wird Baptisia nicht gut tun. Wenn der Kranke das Baptisia-Symptom hat, „er glaubt, er ist doppelt oder in Stücke zerbrochen", so wird dies Mittel nicht heilen, wenn nicht das Genus Baptisia auch dabei ist. Es mag mir gestattet sein, eine Bemerkung Caroll Dunhams zu erwähnen. Bei einer gewissen Konsultation wurde für einen Kranken ein Mittel ausgewählt, welches viele diesbezügliche Symptome zu haben schien; aber als Dr. Dunham nach seiner Meinung gefragt wurde, ob dies Mittel das Simillimum sei, entgegnete er: „Nein, ich glaube nicht, denn der generelle Charakter von Ignatia entspricht nicht dem generellen Charakter des Kranken; diesem entspricht Baryta. Sie werden des Kranken hervorstechendste Symptome unter Baryta finden." Der eine Arzt entschied sich für das eine Mittel, der andere für ein anderes. Jeder gelangte dahin durch sein Studium des Mittels; der eine meinte Ignatia nach dem einzelnen, der andere nach der Totalität.

Es ist meine Pflicht, Ihnen diesen Winter zu zeigen das Genus jedes Mittels und die Beziehungen, welche die Mittel untereinander haben. Ich kann nicht hoffen, Ihnen alles Charakteristische eines jeden zu geben, aber ich denke, ich kann Ihnen eine Idee ihres Genus geben und Ihnen zeigen, wie die Mittel beschaffen sind, so daß Sie die Lücken nach Belieben ausfüllen können. Sie müssen erkennen, daß die Arzneimittellehre der wichtigste aller Zweige ist. Sie können sie nicht verstehen, wenn Sie nicht eine vollständige Kenntnis der anderen haben. Sie müssen Symptome lernen und nicht bloße Worte, und Sie können keine richtige Vorstellung davon gewinnen, bis Sie Ihre Bedeutung kennen; und wenn Sie nicht Symptome interpretieren können, können Sie nie das Genus eines Mittels erlernen.

Analyse eines Mittels.
- Blut und Blutgefäße.
- Lymphe und Lymphgefäße.
- Nerven, Gehirn, Rückenmark und Sympathikus, Muskeln, Sehnen, Bänder.
- Bindegewebe.
- Knochen, Knorpel und Gelenke.
- Seröse und Synovial-Häute.
- Schleimhäute.
- Haut.
- Organe.

Wir gehen nun daran, die Analyse eines Mittels nach vorstehendem Schema kennen zu lernen. Wir müssen sehen, wie es das Blut und die Blutgefäße affiziert, die Lymphe und die Lymphgefäße, das Nervensystem mit Einschluß des Gehirns, des Rückenmarks und des sympathischen Nervensystems.

Weiter unterrichtet uns diese erste Abteilung über die Ernährung des Körpers. Die zweite, die Lymphe, ebenso über die Ernährung und wie der Wiederersatz vor sich geht. Die Muskeln,

Bänder usw. erzählen Ihnen, wie die menschliche Maschine sich bewegen kann; und so können Sie das ganze Schema durchgehen.

Sie werden sich merken die Abweichungen von dem Physiologischen bei jedem dieser Kapitel. Bei dem Zustand des Blutes werden Sie notieren als Zunahme Plethora oder Hyperämie; als Abnahme Anämie oder Ischämie und als Veränderung Chlorosis oder Pyämie. Dasselbe gilt von der Lymphe, die ein Mehr, ein Weniger, eine Veränderung aufweisen kann, und so die ganze Reihe herunter.

Wenn Sie das Mittel nach dieser Analyse studieren, so kommen Sie schnell zu einer Vorstellung von ihm als einem Ganzen, das heißt, Sie erhalten das Genus des Mittels. Aber wenn Sie das getan haben, so sind Sie noch nicht fertig mit Ihren Schwierigkeiten. Sie müssen lernen, ein Mittel von einem andern zu unterscheiden.

Sie gehen auf ein Feld und sehen zwei- oder dreihundert Stück Vieh. Sie alle erscheinen Ihnen gleich, und doch kennt der Hirt jedes einzelne. Wie kann er das? Er kennt sie durch gewisse Unterschiede, die er durch Umgang mit ihnen gelernt hat. So können Sie ein Mittel von einem andern unterscheiden, wenn Sie die Differenzpunkte studieren. So haben wir eine andere Form des Studiums, die Vergleichung der Mittel. Diese ist gerade so notwendig für eine erfolgreiche Behandlung, als die erste Stufe, die Analyse des Mittels. Ferner gibt es Mittel, die zueinander in antidotarischem Verhältnis stehen. Sie können einen Mißgriff gemacht haben. Ihr Patient kann zu empfindlich für die Wirkung des Mittels sein, und Sie wünschen, diese Wirkungen zu modifizieren. Es war erst gestern, daß ich Nux vomica gegen eine Erkältung verordnete. Nux befreite den Kranken von seiner Erkältung, aber er wurde fast wahnsinnig vor Kopfschmerz. Da Nux so exzessiv gewirkt hatte, gab ich ihm Coffea, und in zehn Minuten war sein Kopf besser. Dies geschah dadurch, daß ich einfach die Wirkungen von Nux vomica modifizierte, aber nicht das Symptom unterdrückte.

Wiederum gibt es manche Mittel, die, obgleich sie eine große Ähnlichkeit zur Schau tragen, so erscheinen, als müßten sie in Konkordanz stehen; und doch sind sie sich feindlich.

So studieren Sie die Arzneimittellehre, indem Sie ein Mittel nach dem andern analysieren, bis Sie alle analysiert haben. Dann müssen Sie Ihre Mittel nach einem gewissen System in Ihrem Geiste ordnen, um fähig zu sein, die Sachen sich zu vergegenwärtigen, wie Sie sie gebrauchen. Wenn Sie nur ein Mittel allein studieren, wird jeder Fall für dies Mittel zu passen scheinen. Wenn Sie Aconit studiert haben, wird jeder Fall Aconit verlangen. Also müssen Sie Aconit mit seinen Verwandten, Reihe bei Reihe, in

Ihrem Geiste sich gegenwärtig halten, bevor Sie dieselben im Krankenzimmer mit Erfolg anwenden können. Dies geschieht, indem Sie Ihr Studium systematisieren.

Nun werden Sie ferner finden, daß die Mittel gewisse Verwandtschaften zueinander haben. Die erste habe ich die Familien-Verwandtschaft benannt, hergeleitet von ihrer Entstehungsähnlichkeit. Wenn Mittel zu derselben Familie gehören, so müssen sie notwendig auch eine ähnliche Wirkung haben. Zum Beispiel, die Halogene, Chlor, Jod, Brom und Fluor haben manche Ähnlichkeiten, weil sie zu einer Familie gehören. So ist es auch mit den Mitteln, die aus dem Pflanzenreich stammen. Nehmen Sie zum Beispiel die Familie, zu der Arum triphyllum gehört. Da finden Sie Mittel, die einander ähneln wegen ihres Familienursprungs. Nehmen Sie die Schlangengifte, und es wird Ihnen schwer werden, die Unterschiede zwischen Lachesis, Elaps und Crotalus herzuzählen. Diese Ähnlichkeit durch Verwandtschaft ist manchmal so fast identisch, daß diese Mittel nicht gut aufeinanderfolgen dürfen. Nehmen Sie zum Beispiel Ignatia und Nux vomica. Beide stammen aus derselben Pflanzenordnung; sie folgen nicht gut aufeinander und sind auch keine Antidote füreinander. Ferner können wir Mittel haben, die merkliche Ähnlichkeit in der Wirkung darbieten, obgleich unähnlich nach ihrer Herkunft. Diese nennt man „konkordant“. Mittel, die konkordant sind, können gut aufeinanderfolgen.

Eine andere Verwandtschaft ist die komplementäre; das heißt, ein Mittel bringt eine Kur zu Ende, die das andere beginnt, aber nicht vollenden kann. Solche Verwandtschaft besteht zwischen Belladonna und Calcarea.

Ferner haben wir die antidotarische Verwandtschaft, über die ich soeben gesprochen habe.

Schließlich haben wir die feindliche Verwandtschaft, etwas, das ich Ihnen nicht zu erklären vermag. Es ist eine Tatsache, daß gewisse Mittel, obgleich scheinbar einander ähnlich, nicht mit Nutzen aufeinanderfolgen können. Sie scheinen den Fall zu verwirren. Solche Mittel sind China und Psorinum, Apis und Rhus, Phosphor und Causticum, und Silicea und Mercur.

Indem wir diese verschiedenen Ideen ausführen, müssen wir die Arzneimittellehre studieren als eine Naturwissenschaft; denn das muß sie ihrem Wesen nach sein, obgleich sie noch unentwickelt und dieses würdigen Namens unwert ist nach dem jetzigen Stande unserer Erkenntnis. Die Naturgesetze widerstreiten in keiner Weise den bekannten Eigenschaften und Wirkungen der Mittel. Sie stehen vielmehr in Harmonie mit ihnen. Wir sind nun so weit, daß wir dieses Studium der verschiedenen Mittel beginnen können, welche die homöopathische Arzneimittellehre enthält.

Zu diesem Zwecke habe ich die Mittel in drei große Abteilungen gebracht, entsprechend dem Naturreich, welchem sie entnommen sind, nämlich:

1. Mittel aus dem Tierreich;
2. Mittel aus dem Pflanzenreich;
3. Mittel aus dem Mineralreich.

Auch gibt es noch eine vierte Klasse von Mitteln, die Nosoden oder Krankheitsprodukte.

In unserer nächsten Vorlesung wollen wir unser Studium beginnen mit den Mitteln aus dem Tierreich.

Zweite Vorlesung.

Tierreich.

Heute beginnen wir unser Studium mit den Mitteln aus dem Tierreich. Ich möchte meine Vorlesung über diese Mittel bevorworten mit wenigen Anmerkungen bezüglich ihrer Eigentümlichkeiten im allgemeinen. Manche der Tiergifte zeichnen sich aus durch die Heftigkeit und Intensität ihrer Wirkungen und durch die entschieden ausgesprochenen Veränderungen, die sie in Struktur und Funktion hervorrufen. Das Blut ist oft verändert in seiner Zusammensetzung und Beschaffenheit, das Nervensystem leidet, und selbst die niederen Gewebe werden affiziert. Die Gesamttendenz dieser Mittel ist, Krankheiten hervorzurufen, die niemals sthenischen Charakters und immer destruktiver Form sind, also sowohl zu lokalem, wie zu allgemeinem Absterben des Körpers hinführen. Demnach betrachten wir diese Gifte als Arzneien, die für tiefliegende Krankheiten passen, für solche zum Beispiel, die von Veränderungen in der Qualität des Blutes begleitet sind; für solche, die tief die Nervenzentren affizieren. Daher sind sie angezeigt in typhösen Fiebern, erysipelatösen Entzündungen, bei Tuberkulose verschiedener Organe und Gewebe und bei manchen Dyskrasien, die akuten Krankheiten zugrunde liegen und sie beeinflussen. Wenn Sie dem Studium dieser Abteilung der Arzneimittellehre Zeit widmen, mehr Zeit, als wir opfern können oder diese Vorlesungen gestatten, so werden Sie finden, daß sie oft nötig sind, um die Vitalität anzuregen und die Lebenskräfte in ein besonderes Fahrwasser zu leiten.

Sie werden auch finden, daß diese Tiergifte den Geist zu affizieren vermögen, besonders das Gemüt. Sie erregen die niedrigsten Eigenschaften der menschlichen Natur und bringen einen Zustand hervor, der wahrhaft erschreckend ist. Manche von ihnen erregen die unflätigste Lust, den heftigsten Zorn und Leidenschaften verwandter Natur. Daher werden wir manche dieser Mittel passend finden für Irrsinnige, mag das Irrsein eine Folge funktioneller oder organischer Gehirnstörungen sein; mag es Reflex von Störungen der körperlichen Funktionen sein oder nicht.

Sie werden aus der aufgestellten Tabelle ersehen, daß wir eine ganze Anzahl Arzneimittel aus dem Tierreich haben.

Vertebrata	Mammalia	*Moschus, Castoreum, Mephitis, Oleum animale, Hippomanes, Castor equi, Lac vaccinum, Lac defloratum, Lac caninum, Kumys, Fel tauri, Fel vulpis, Pulmo vulpis.*
	Ophidia	*Lachesis, Crotalus, Bothrops, Elaps, Naja, Vipera.*
	Pisces	*Oleum jecoris aselli.*
	Batrachia	*Bufo rana.*
Mollusca		*Sepiae succus, Murex.*
Radiata		*Corallium rubrum, Spongia, Medusa, Badiaga.*
Articulata	Hemiptera	*Coccus cacti, Cimex.*
	Hymenoptera	*Apis mellifica, Vespa, Formica.*
	Coleoptera	*Cantharis, Doryphora.*
	Orthoptera	*Blatta.*
	Arachnoidea	*Tarantula, Mygale, Theridion, Aranea.*

Ich habe zur Erleichterung des Studiums diese tierischen Substanzen nach ihren natürlichen Verwandtschaften eingeteilt. Wir haben zuerst die Vertebrata. In dieser großen Abteilung des Tierreichs nennen wir als erste Klasse die Mammalia. Dann die Ophidia oder große Abteilung der Schlangen, dann die Pisces oder Fische, und endlich die Batrachia. In der höheren Ordnung Mammalia haben wir schon eine ganze Reihe von Heilmitteln; aber diese Glieder des Tierreichs machen nur einen kleinen Teil desselben aus. Es gibt manche tierische Stoffe, die wir nur dem Namen nach kennen; sie sind aber von einzelnen gebraucht worden, ohne speziell geprüft zu sein. Dies ist ein Feld, das noch nicht gründlich erforscht wurde, und noch dazu eines, dessen Erforschung auf großen Widerstand gestoßen ist. Besonders wurde *Cimex lectularius,* die gemeine Bettwanze, verdammt; aber dieser Widerspruch hat sich auch auf andere Mittel dieser Klasse ausgedehnt. Vorurteil geht weit. Ich möchte diese Mittel in keiner Weise mehr sanktionieren, als sie es verdienen. Unsere Ansichten, unsere Vorurteile und unsere Neigungen affizieren uns alle. Überblicken wir die Mammalia, so treffen wir zuerst den *Moschus* und hier eine andere ähnliche tierische Substanz, *Castoreum.* Ich erwähne diese zusammen, damit Sie ihrer gedenken als zweier Substanzen, die auf das Nervensystem in gewisser Beziehung ähnlich wirken. Die Herkunft des *Moschus* kennen Sie alle; *Castoreum* ist ein ähnliches, dem Biber entnommenes Produkt und ist eine sehr brauchbare Arznei für Kranke, besonders für Frauen, die nervös sind und nach nervösem Fieber sich nicht recht erholen können. Wenn die Kranke, nachdem das Fieber seine Kraft verloren hat, reizbar bleibt, mit schwächenden und erschöpfenden Schweißen, so hilft *Castoreum* ihr sofort.

Nächstdem haben wir hier das Produkt von dem Tier, das Sie alle als das Stinktier kennen, *Mephitis putorius*. Dieser *Mephitis* wirkt auch mächtig auf das Nervensystem. Ist jemand erschöpft und nimmt ihn in niederen Potenzen, so stärkt er das Nervensystem und beseitigt die Erschöpfung. Ein Hauptmittel jedoch ist *Mephitis* beim Keuchhusten. Er bringt einen gut charakterisierten harten Husten hervor, mit gut markiertem Kehlkopfskrampf und entschiedenem Keuchen. Ich habe beim Gebrauch dieses Mittels gefunden, daß es oft augenscheinlich den Kranken verschlimmert, während seine wirkliche Tendenz ist, den Verlauf der Krankheit abzukürzen. Wenn die katarrhalischen Symptome leicht sind und das krampfhafte Keuchen markiert, dann muß *Mephitis* gewählt werden. Der Husten ist schlimmer nachts und nach dem Niederlegen. Erstickungsgefühl ist vorhanden; das Kind kann nicht in Schweiß kommen. Es erbricht seine Speisen, zuweilen Stunden nach dem Essen. Beim Keuchhusten müssen Sie mit *Mephitis* vergleichen *Corallium rubrum*, welches indes das Ersticken v o r dem Husten hat und große Erschöpfung nachher. Das Luftschnappen nimmt zu unter wiederholten krähenden Inspirationen, bis das Kind dunkel im Gesicht wird.

Drosera müßte auch in Erwägung genommen werden. Dies Mittel hat Anfälle von Bellhusten, die so häufig kommen, daß der Patient kaum zu Atem kommen kann. Sie sind besonders schlimmer nach Mitternacht. Das Kind hält sich jedes Hypochondrium während des Hustens, und wenn das Sputum nicht herauskommt, so tritt Erbrechen und Würgen ein. Der Kranke kann Diarrhöe mit blutig-schleimigen Stühlen haben.

Mephitis ist auch empfohlen worden im Säuferasthma. Es kann auch gegeben werden im Asthma der Schwindsüchtigen, wenn *Drosera* versagt. Bei dem letztgenannten Zustand können Sie auch an *Rumex* und *Sticta* denken. Das erstere ist zu geben, wenn Verschlimmerung 2 Uhr früh. Das letztere Mittel ist von Dr. E. T. Blake empfohlen worden, wenn die Beschwerden verbunden sind mit Schmerzen, als ob der Kopf zertrümmert wäre. *Mephitis* scheint die Macht zu haben, den Kranken gegen extreme Kälte widerstandsfähig zu machen. Er fühlt weniger Frost als sonst bei kaltem Wetter. Waschen in eiskaltem Wasser macht angenehme Empfindung. Andere bemerkenswerte Symptome des Mittels sind folgende: wandernde Schmerzen mit Harndrang, feine nervöse bis zu den Knochen gehende Vibrationen, die Angst verursachen; erwacht nachts mit Kongestionen nach den Beinen (siehe *Aurum*); Beine unbehaglich, als ob sie unempfindlich werden wollten; lebhafte Phantasien, die ihn für geistige Arbeit unfähig machen; geschwätzig wie beim Rausch; heftiger Schmerz im Kopf nach Völle, die nach aufwärts drückte; Kopf schwach und starr; Kopf wie größer; Schwere und Druck im Hinterkopf, als ob ein Finger drückte; Röte und Injektion der Conjunctiva; Schwachsichtigkeit; Buchstaben verwirren sich und laufen zusammen.

Ferner haben wir das *Oleum animale* und *Hippomanes*. Letzteres ist ähnlich in seiner Herkunft dem *Castoreum* und *Moschus*. Es ist das Sekret der Stute, welches bezweckt, den Trieb des andern Geschlechts zu erregen.

Nächstdem haben wir *Castor equi*, die rote Substanz, die beim Pferde an der Innenseite der Beine wächst. Hauptsächlich wurde es medizinisch angewendet bei wunden Brustwarzen, wenn diese gesprungen und rissig sind, fast wirklich hängend.

Nun kommen wir zu den Milchpräparaten. Ich will diese nicht aufrechterhalten. Sie sollen Richter sein. Kein Herausgeber einer Zeitschrift oder ein Universitäts-Professor, wie brillant er auch sein mag, soll für Sie die Entscheidung treffen. Prüfen Sie dieselben, damit Sie durch Ihre eigene Erfahrung sie kennen lernen. Ich habe Versuche mit ihnen gemacht. Zuerst also *Lac vaccinum* oder Kuhmilch; das nächste ist *Lac defloratum* oder entrahmte Milch. Die letztere hat festen Fuß gefaßt und ist auf weniger Widerspruch gestoßen, als die anderen Präparate. Sie wurde häufig gebraucht bei der Behandlung des Diabetes. Die Kranken werden angewiesen, eine Pint Milch morgens, mittags und abends zu trinken, während alle Stärke und Zucker haltende Nahrung verboten ist. Die Menge der eben erwähnten Milch wird allmählich gesteigert, bis der Kranke vier oder fünf Quart täglich nimmt. Prüfungen von *Lac defloratum* werden gemacht. Sie hat heftigen Kopfschmerz geheilt, der besonders in dem Vorderteile des Kopfes saß. Die Schmerzen sind klopfend und verbunden mit Übelkeit, Erbrechen und der hartnäckigsten Verstopfung. Sie paßt besonders für anämische Frauen. Halten Sie diese Symptome fest — anämische Frauen, klopfender Stirnschmerz, Übelkeit, Erbrechen und hartnäckige Verstopfung.

Nächstdem kommen wir zur Hundemilch, *Lac caninum*. Hierüber kann ich nichts sagen. Sie wurde häufig bei Diphtherie von einem Neuyorker Arzt angewendet. Kumys, ein anderes Milchpräparat, ist sicherlich kein Humbug. Er wird durch Gärung aus Stutenmilch bereitet und häufig in den Steppen Asiens gebraucht. Man rühmt ihn als ausgezeichnete Nahrung für Schwache und Anämische und besonders für Schwindsüchtige. Er wird leicht verdaut und gut vertragen von schwachen Magen.

Nächstdem haben wir zwei Substanzen, *Fel tauri* und *Fel vulpis*, welche gebraucht wurden bei Verstopfung und bei Blähungsanhäufung in den Därmen.

Pulmo vulpis wurde durch Grauvogl eingeführt, welcher nach dem Gesetz der „*Signatura rerum*“ *Pulmo vulpis* beim Asthma empfahl, weil Füchse langatmig wären. Ich gebe Ihnen dies ohne meine Bürgschaft.

Nächstdem kommen wir zu den Ophidia. Hier haben wir die große Klasse der Schlangen, deren Betrachtung ich jetzt übergehe, weil wir deren Studium für unsere nächste Zusammenkunft ansetzen wollen.

Unter den Pisces oder Fischen will ich nur den Dorschlebertran oder *Oleum jecoris aselli* erwähnen. Dieser ist als großes Heilmittel bekannt bei Skrofulosis, Tuberkulose und Schwäche. Er wird, wie Ihnen bekannt, von Praktikern beider Schulen angewendet. Manche Ärzte rühmen, daß er physiologisch wirkt. Das ist ein Irrtum. Er ist eine Arznei. Er wirkt nicht durch das in ihm enthaltene Öl, wie Dr. Hughes rühmt. Wenn er das tut, warum bringen andere Öle nicht ebenso gute Erfolge? Es ist eine zusammengesetzte Droge und enthält Jod, Phosphor und andere Substanzen. Dr. Neidhard in hiesiger Stadt hat ihn geprüft. Er gab das Mittel in niederen Potenzen den Prüfern, bis er eine Reihe von Symptomen erhielt, die er als charakteristisch fand. Ich will Ihnen hier einen Umriß der Symptome geben. Sie können ihn anwenden, wenn Kälte den Rücken hinabläuft, Heiserkeit und Schmerzen durch die Brust vorhanden. Wie oftmals werden Sie diese Symptome im Beginn der Tuberkulose sehen! Es sind dann scharf stechende Schmerzen hier und da durch die Brust; der Kranke klagt über Brennschmerz stellenweise oder an einer bestimmten Stelle der Brust. Fieber ist besonders bemerkbar gegen Abend mit Brennen der Handflächen. Der Husten ist trocken mit Auswurf einer etwas schleimigen Absonderung, wie wir sie in den Anfangsstadien der Tuberkulose bemerken. Das sind Symptome, wie sie bei den Prüfungen durch einen gewissenhaften Beobachter, Dr. Neidhard, bemerkt wurden; es sind Symptome, die beim Kranken vorkommend, durch das Mittel geheilt wurden. Sind sie vorhanden, so können Sie *Oleum jecoris aselli* geben, entweder in Potenzen oder im Urstoff und noch dazu auf wissenschaftlicher Grundlage.

Nächstdem kommen wir zu Bufo rana, einer Krötenart, die in Südamerika heimisch ist; die Oberfläche ihres Körpers sondert eine ölige Substanz ab, die in dem Rufe steht, giftig zu sein. Die eingeborenen Weiber, wenn sie von ihren Männern zu sehr belästigt werden, mischen dieses ölige Sekret in das Getränk ihrer Männer, um Impotenz herbeizuführen. Prüfungen wurden mit *Bufo* gemacht, und man fand, daß sie eine wirklich ekelhafte Reihe von Symptomen hervorbrachte. Sie verursacht eine Art von Imbecillität, die dem Menschen alle Scham raubt. Er wird ein vollständiger Masturbator und sucht heimlich seine lasterhafte Gewohnheit zu befriedigen. Masturbation und selbst geschlechtlicher Verkehr scheinen Konvulsionen zu verursachen, die denen der Epilepsie ähnlich sind. Die Aura, welche den epileptischen Paroxismus beginnt, geht von den Geschlechtsteilen aus. Der Kranke kann selbst während des Coitus in Konvulsionen verfallen. Die Form von Epilepsie, in welcher *Bufo* am meisten leistete, kommt von übermäßig geschlechtlicher Erregung oder scheint sonst vom plexus solaris auszugehen. Diesen Symptomen geht oft eine eigentümliche Reizbarkeit des Geistes voran, während welcher der Kranke unzusammenhängend spricht und ärgerlich wird, weil man sein Kauderwälsch nicht versteht. Den Konvulsionen selbst folgt gewöhnlich tiefer Schlaf. Vor einigen Jahren heilte Dr. Wm. Payne einen Fall von Peritonitis mit diesem Mittel, wo wiederholt Konvulsionen auftraten, denen schließlich Stupor folgte, Bewußtlosigkeit, Kälte der Glieder, reichlicher Schweiß usw. Ich habe kürzlich eine Frau erfolgreich mit diesem Mittel behandelt, bei der Krämpfe mit Eiterblasen auf der Haut, im Halse und in der Vagina die Indikation bildeten. Der Bauch war übermäßig empfindlich, und sie hatte das Gefühl, als ob dieselbe Art von Geschwüren auch in den Därmen wären.

Wir können hier Vergleiche anstellen zwischen *Bufo* und ihren konkordanten Mitteln. *Indigo* ist indiziert bei epileptiformen Krämpfen, welche ein Reflex von Wurmreiz zu sein scheinen. Er ist oft nützlich bei Kindern, wenn sie nachts mit diesem schrecklichen Afterjucken erwachen. Aber er tut nicht gut, wenn der Kranke nicht kleinmütig, traurig oder furchtsam ist. Wenn er heftig oder reizbar ist, muß man zu einem starken Mittel wie *Nux vomica* oder *Bufo* seine Zuflucht nehmen.

Artemisia vulgaris ist ein ausgezeichnetes Mittel bei Epilepsie, besonders wenn dieselbe durch Schreck oder andere aufregende Gemütsbewegung verursacht wurde. Die Anfälle wiederholen sich hintereinander, und tiefer Schlaf folgt ihnen.

Ich kann sagen, daß *Bufo rana* Blasen auf der Haut zu heilen scheint, solche Blasen, die man als Bullae bezeichnet. Diese platzen und hinterlassen eine rauhe Fläche, aus welcher eine exkoriierende Flüssigkeit sickert.

Von den Mollusca erhalten wir zwei Mittel, *Sepiae succus* und *Murex*. Diese will ich für den Augenblick übergehen, da ich über sie gelegentlich mehr zu sagen haben werde.

Von den Radiata erhalten wir vier Mittel, als deren erstes ich *Corallium rubrum* oder die rote Koralle erwähne. Sie hat manche Anwendungen, aber ich will nur zwei erwähnen. *Corallium rubrum* ist nützlich bei einer Verbindung von Syphilis und Psora. Es sind dann glatte Flecken auf der Körperoberfläche vorhanden, meist an den inneren Handflächen. Zuerst sind sie korallenfarbig, aber schließlich werden sie dunkler und nehmen die für Syphilis charakteristische wohlbekannte Kupferfarbe an.

Corallium ist auch nützlich bei Schankern, wenn sie diese korallenrote Farbe haben.

Der Keuchhusten von *Corallium rubrum* wurde als Schnellfeuer-Husten bezeichnet, da die schon beschriebenen Paroxysmen sehr schnell aufeinanderfolgen. Am Tage ist der Husten kurz, schnell und klingender Art; wenn die Nacht kommt, treten entschiedene Paroxysmen von Keuchen ein. Diese scheinen dem Kinde vollständig den Atem zu nehmen, so daß, wenn die Anfälle vorüber, es vollkommen erschöpft zurückfällt. Bei diesem Keuchhusten ist *Mephitis* ähnlich, den ich Ihnen schon beschrieben habe.

Spongia werden wir des längeren besprechen bei den Halogenen, Brom, Jod usw.

Medusa oder Gallertfisch hat Erscheinungen, die nahezu identisch sind mit denen von *Urtica urens*. Sie bringt einen Nesselausschlag hervor und hat auch eine gelinde Wirkung auf die Nieren.

Badiaga, der russische Süßwasserschwamm, hat zwei Hauptangriffspunkte, deren erster auf die Lymphdrüsen geht. Er bringt Anschwellung derselben mit Verhärtung hervor. Er wurde mit Erfolg angewandt bei verhärteten Bubonen, besonders wenn diese mißhandelt waren. Hier ist er ähnlich *Carbo animalis*. Er hat auch Einwirkung auf das Herz. Er ist dienlich bei Palpitation, die durch angenehme Aufregung verursacht wurde; in dieser Beziehung ist er ähnlich *Coffea* und *Phosphorus*. Er ist nicht angezeigt bei organischen Herzkrankheiten.

Amylnitrit ist ebenfalls bei funktionellen Herzaffektionen angezeigt. Es wirkt lähmend auf die vasomotorischen Nerven. Es ist nützlich bei Kongestionen nach verschiedenen Körperteilen, nach dem Kopf oder nach der Brust. Wallungen steigen nach dem Gesicht, es wird selbst gedunsen und rot. Die Respiration ist sehr erschwert. Das Herz schlägt häufiger, aber weniger kräftig. Ein zusammenschnürendes Gefühl am Herzen wird bemerkt. Der Kranke muß aufsitzen. Der Urin enthält gewöhnlich eine kleine Menge Albumen. So empfindlich ist die Person, daß beim Öffnen einer Tür Wallungen entstehen. *Amylnitrit* ist angezeigt bei Hitzeaufwallungen in der Klimaxis.

Nächstdem kommen wir zu den Articulata, Insekten, deren Körper mit Einschnitten versehen sind, Wespen, Bienen usw. Wir haben in dieser Gruppe recht viele Arzneimittel, von denen einige in dem Verzeichnis aufgeführt wurden. Zu den Hemiptera gehören *Coccus cacti* und *Cimex*.

Coccus cacti ist ein kleines Insekt, welches auf den südamerikanischen Kaktussen haust. Hauptsächlich wird das Mittel gebraucht beim Keuchhusten mit Morgen-Verschlimmerung. Das Kind erwacht morgens und wird sofort vom Stickhusten befallen, der mit Erbrechen eines hellen, klebrigen Schleimes endet, welcher in großen, langen Strähnen aus dem Munde hängt. Das ist ein

Symptom, an das Sie immer denken müssen. Ich kann Sie versichern, daß dies etwas ganz Zuverlässiges ist, denn, wenn dieser Zustand vorhanden, hat *Coccus cacti,* im Beginn verordnet, die ganze Krankheit abgeschnitten. Ferner affiziert *Coccus cacti* auch die Brust. Die Lungenspitzen sind krank, und der Kranke hustet diesen klebrigen Schleim aus.

Kali bichromicum und *Senega* sind konkordante Mittel mit *Coccus cacti* unter diesen Umständen. *Kali bichromicum* hat trocknen Bellhusten, schlimmer morgens. Der Auswurf ist strähnig, aber gelb an Farbe, nicht hell, wie bei *Coccus cacti.*

Senega ist nützlich bei pausbäckigen Kindern. Sie hat zähen Auswurf, der hell wie Firnis ist, aber der Husten ist schlimmer gegen Abend. Der Auswurf geht schwer los. Ist das Kind alt genug, so wird es über einen quetschenden Druck auf der Brust klagen.

Cimex ist ein Mittel, das ich nie gebraucht habe. Es wurde empfohlen bei Febris intermittens.

Von den H y m e n o p t e r a erhalten wir so wichtige Mittel, wie *Apis mellifica, Vespa* und *Formica.* Diese Ordnung müssen wir für jetzt beiseite lassen.

Die Ordnung C o l e o p t e r a gibt uns *Cantharis;* diese wollen wir für eine künftige Vorlesung lassen. Aus dieser Ordnung haben wir auch *Doryphora decemlineata* oder Kartoffelkäfer. Er ist sehr giftig und wurde mit Erfolg angewendet bei Entzündungen niederen Grades, zum Beispiel bei gonorrhoischer Entzündung, wenn die Teile purpurfarben oder dunkelrot sind.

In der Ordnung O r t h o p t e r a haben wir nur ein Mittel zu erwähnen, *Blatta* oder Küchenschabe. Sie macht den Schluß. Zeitschriften enthielten manche Berichte über Fälle von Wassersucht, die damit geheilt wurden. Zuletzt haben wir die A r a c h n i d e n oder Spinnen, deren Betrachtung wir einer künftigen Vorlesung überlassen.

Dritte Vorlesung.

Die Ophidia.

Bei Betrachtung der Mittel, die dem Tierreich entnommen sind, will ich zuerst, in extenso, über die große Familie sprechen, die sogenannten O p h i d i a , über die eigentlichen Schlangen. Von denen, die wir als Arznei gebrauchen, haben wir zuerst *Lachesis trigonocephalus*. Diese wurde vor sechzig Jahren von Dr. Hering geprüft. Nächstdem haben wir *Crotalus horridus*. Es gibt auch eine südamerikanische Spezies, von Dr. Mure geprüft, *Crotalus cascavella*. Sie hat einige wenige Symptome, die der Anwendung der anderen Spezies nicht weichen wollen. Dann haben wir *Naja tripudians,* eine Varietät der Cobra, und *Elaps corallinus,* so genannt wegen der Schuppenform auf dem Rücken, die etwas Ähnlichkeit mit der Koralle hat. Zuletzt haben wir *Bothrops lanceolatus,* ein Mittel, das ich seit einem Jahr und länger mir vergeblich zu verschaffen suchte. Es bringt Symptome hervor, ähnlich dem als Aphasia bekannten sonderbaren Zustande. Von diesen Giften werden die vier ersteren gewöhnlich als Arzneien angewendet.

Das Schlangengift ist gewöhnlich in einem Säckchen hinter den Zähnen enthalten. An der Unterfläche der Zähne ist ein Grübchen, in welches eine kleine Röhre mündet, die das Gift aus der Drüse herleitet. Wenn die Zähne nicht gebraucht werden, liegen sie unten am Gaumen an. Wird das Tier gereizt, öffnet es den Rachen, die Zähne werden vorgestoßen und zu derselben Zeit läuft durch Muskelaktion usw. ein Tropfen Gift den Kanal hinab und in die gebissene Wunde. Was folgt nun? Das hängt von verschiedenen Dingen ab. Das Gift ist kräftiger zu manchen Zeiten, als zu andern. Je zorniger die Schlange ist, desto wirksamer ihr Gift. Wenn bei der Verwundung der Zahn durch die Kleidung geht, kann etwas von dem Gift verloren gehen. Wiederum hat die Widerstandskraft des Individuums etwas Einfluß.

Sie können die Wirkungen des Schlangengifts in drei Arten teilen: Zuerst die, welche man der Einwirkung eines Blitzstrahls oder einer Gabe Blausäure vergleichen kann. Unmittelbar nach dem Biß springt der Patient auf mit Angst im Gesicht und sinkt dann tot nieder. Dies zeigt die volle, unmodifizierte, blitzartige

Schnelligkeit des Giftes. In der zweiten, gewöhnlichen Form schwillt der gebissene Teil und nimmt nicht eine hellrote, sondern schnell eine dunkelpurpurrote Farbe an, das Blut wird flüssig, und der Patient zeigt Symptome, ähnlich denen, die für Septikämie charakteristisch sind. Der Herzschlag nimmt zu an Schnelligkeit, aber nimmt ab an Tonus und Kraft. Der Patient wird hinfällig und bedeckt sich mit kaltem, klebrigem Schweiß. Dunkle Flecke erscheinen am Körper, wo das Blut in Ekchymosen austritt; der Kranke wird niedergeworfen durch Schwäche des Nervensystems oder durch Blutarmut und verfällt in einen typhösen Zustand und stirbt. Oder es folgen nervöse Erscheinungen. Der Patient wird von Schwindel ergriffen. Dunkle Flecke erscheinen vor den Augen; Blindheit; ein eigentümliches Zittern über den Körper; dummer Gesichtsausdruck; Dyspnöe oder selbst Stertor. Oder es kann auch eine leichtere Form auftreten. Nach dem Schwindel oder Zittern bleibt der Patient schwach, und die vergiftete Stelle wird dunkel oder brandig. Alle Ausscheidungen, Schweiß, Urin und Fäces, sind stinkend. Dysenterische Symptome mit typhösem Charakter zeigen sich. Der Patient kommt herunter und stirbt endlich. Dies sind alles Phasen der Gesamtwirkung des Mittels und zeigen seine Macht, das Blut und die Nerven zu affizieren.

Die Schlangengifte als Gruppe sind durch ihre lähmende Wirkung auf die Nerven charakterisiert; sie schwächen die Hirn- und Herztätigkeit. Dann folgen Blutzersetzung, Veränderungen im Muskelgewebe und brandiges Absterben einzelner Teile. Zuerst entwickeln sich Angstzustände, Erregtheit, Überempfindlichkeit des Kopfes mit Halluzination, beängstigender Furcht usw. Nachher tritt nervöse Depression ein, mit solcher Hinfälligkeit abwechselnd, wie sie nach schweren oder langwierigen Krankheiten und im vorgeschrittenen Alter beobachtet werden, wie Geistesverwirrung, Stupor, leichtes Irrsein, Paralyse. Zusammenschnüren des Schlundes, des Kehlkopfes, wie der Schließmuskeln überhaupt werden beobachtet. Hämorrhagien, gewöhnlich dunkel gefärbt, zersetzt, aus allen Körperöffnungen austretend; so auch Ekchymosen. Sie werden am meisten bemerkt bei *Lachesis* und *Crotalus,* weniger bei *Elaps,* am wenigstens bei *Naja.* Gesicht kränklich, blaß, ängstlich aufgedunsen, dunkelrot oder bläulich. Die einzelnen Sinne verstimmt; Gesichtssinn getrübt, Reizbarkeit des Gehirns und Rückenmarks, woraus sich die geistige Ruhelosigkeit und die körperliche Empfindlichkeit erklärt. Vorherrschend gerade mit den Schmerzen sind Torpidität, Betäubung, Krämpfe, Ameisenlaufen.

Sie sehen nun schon, bei welchen Krankheiten Sie diese Gifte heilsam finden werden: bei Entzündungen und schlechten Fiebern zerstörender Art, wie Brand, brandige Geschwülste, Diphtherie, Typhus, Pyämie, Karbunkel usw. Hierbei findet sich Neigung, in

Ohnmacht zu fallen, Muskelerschöpfung, Zittern wie Trinker, Kreislaufstörungen, Blutandrang nach dem Kopf, Paralyse.

Die von den Schlangengiften besonders affizierten Nerven scheinen der Pneumogastricus und der Accesorius zu sein; demzufolge erwarten Sie charakteristische Symptome beim Kehlkopf, bei der Respiration und am Herzen zu finden. Alle Schlangengifte verursachen das Gefühl von Ersticken, Erwürgen wegen Reizung des Pneumogastricus. Alle von ihnen haben Dyspnöe und Herzsymptome.

Sie bringen eine gelbe Hautfärbung hervor. Das ist keine Gelbsucht und muß nicht mit dieser Affektion verwechselt werden. Diese Färbung kommt vom Blut und entsteht aus der Entmischung desselben und nicht aus der Färbung der Haut mit Galle. Dies wird am meisten bei *Crotalus* beobachtet. Dagegen können Sie finden, daß die Haut trocken und rauh ist, als ob keine Vitalität darin wäre, oder sie kann klebrig sein, mehr charakteristisch für *Lachesis*. Die Entleerungen sind fötide, selbst die geformten Kotstühle bei *Lachesis* stinken entsetzlich. Da durch alle das Herz geschwächt wird, so finden wir als charakteristisch, was ihnen allen zukommt: Herzschwäche, kalte Füße und Zittern — nicht das Zittern reiner Nervosität, sondern das Zittern aus Schwäche wegen Blutvergiftung. Die kalten Füße zeigen keine Kongestion an, wie Sie sie bei *Belladonna* finden. Sie sind Begleiterscheinungen einer Herzschwäche.

Die Herz-Symptome von *Naja* ähneln sehr denen von *Lachesis,* aber ihre Herz-Symptome weisen entschiedener auf entfernte Einwirkungen von Herzklappenfehlern; die von *Lachesis* mehr auf den Beginn rheumatischer Herzleiden. Bei *Naja* haben wir gut markierten Stirn- und Schläfenschmerz bei den Herz-Symptomen; das Herz schlägt tumultuarisch. Der Patient erwacht mit Schnappen nach Luft. *Naja* macht mehr nervöse Erscheinungen, als irgendein anderes Schlangengift.

Bei *Belladonna* sind der Kopf heiß und die Füße kalt, weil das Blut nach dem Kopfe getrieben wird. Bei den Schlangengiften sind die Füße kalt, weil das Herz zu schwach ist, das Blut nach der Peripherie zu treiben.

Alle Schlangengifte verursachen Entzündung des Zellgewebes. Demnach finden wir sie wertvoll, wenn Zellgewebsentzündung auftritt im Verlauf typhöser Fieber, Diphtherie usw. Die Farbe der affizierten Teile ist dunkelrot, bläulichrot oder schwarz, wie bei Brand.

In der Diphtherie hat *Crotalus* sich klinisch mehr bewährt bei dem hartnäckigen Nasenbluten.

Elaps verdient Beachtung in Fällen von Hämoptysis, wenn das entleerte Blut dunkelfarbig, besonders wenn die rechte Lunge affiziert ist.

Antidote für diese Gifte sind zahlreich. Es ist kein Zweifel, daß Alkohol ein mächtiger Antagonist des Schlangengifts ist. Es ist merkwürdig, wieviel Alkohol von Personen, die von Schlangen gebissen sind, verschluckt werden kann, ohne daß die gewöhnlichen physiologischen Erscheinungen auftreten. Whisky oder Branntwein können in großen Mengen genommen werden, bis deren eigentümliche Wirkungen eintreten. Dr. Hering empfiehlt strahlende Hitze als Antidot. Der gebissene Teil soll nahe an ein helles Feuer gehalten werden. *Ammonium* und *Kali hypermanganicum* wurden als Gegenmittel empfohlen und Heilungen durch jedes gerühmt.

Lachesis.

Nun wollen wir *Lachesis* betrachten. Zuerst, damit Sie den Gegenstand erfassen können, will ich Ihnen die allgemeinen Symptome vorführen. Wir bemerken, daß *Lachesis* besonders passend ist für Personen, die eine eigentümliche Empfindlichkeit der Hautbedeckungen haben. Selbst wenn der Kranke im Stupor liegt, und Sie berühren ihn, als wenn Sie einen Puls fühlen wollen, so wird er zeigen, daß ihm dies unangenehm ist. Starkes Reiben oder Drücken wird ihn durchaus nicht beunruhigen. Dr. Hering, der zuerst *Lachesis* prüfte, konnte nichts Festes um den Hals leiden. Er trug immer weite Halskragen. Er erwähnte, daß dies Symptom ihn während der Prüfung ungewöhnlich belästigte, und berichtete getreulich diesen Umstand, legte aber wenig Gewicht darauf. Seitdem wurde dies Symptom oft in der Praxis bestätigt und als wahr befunden, nicht bloß als lokales Symptom für den Hals, sondern für den Körper im allgemeinen. Die Erklärung scheint darin zu liegen, daß eine Reizung der peripheren Nerven vorhanden ist und deshalb der Patient weder Berührung noch leichten Druck ertragen kann. Das weist nicht auf Entzündung hin und muß nicht mit dem Entzündungsschmerz von *Aconitum, Arnica* oder *Belladonna* verwechselt werden. Diese Empfindlichkeit unterscheidet sich auch von der bei *Apis,* welche das Zerschlagenheitsgefühl noch schärfer hat als *Arnica.* Sie ist auch verschieden von der Empfindlichkeit bei *Nux vomica* und *Lycopodium,* die das Gefühl um die Taille haben nur nach dem Essen.

Ferner finden wir, daß das Mittel dazu neigt, die linke Körperseite zu affizieren. Die Homöopathen sind bekrittelt worden, daß sie Mitteln die Macht zuschrieben, mehr auf eine, als auf die andere Körperseite zu wirken. Die einfache Tatsache, daß Krankheiten auch bestimmte Seiten wählen, müßte genügen zu der Annahme, daß Arzneimittel dasselbe tun. Die linke Seite ist mehr geneigt, sich von deprimierenden Mitteln affizieren zu lassen, weil diese Körperseite die schwächere ist.

Eine andere Eigentümlichkeit der *Lachesis*, wahrscheinlich von ihrer Einwirkung auf die pneumogastrischen Nerven ausgehend, ist ihr Einfluß auf den Schlaf. Es ist ein allgemeines Symptom, daß der Patient sich schlechter befindet nach Schlafen; er schläft sich in eine Verschlimmerung hinein. Das letztere ist noch auffälliger als das erstere. Wenn es wahr ist, daß *Lachesis* auf die Respirationszentren einen Einfluß hat und daß sie ein schwächendes Mittel ist, so können wir verstehen, warum Schlaf verschlimmern muß. Während des Wachens haben wir einige Kontrolle über die Respiration. Während des Schlafens geht diese willkürliche Kontrolle verloren. Tritt dies ein, so zeigt sich die schwächende Wirkung der *Lachesis* ganz deutlich.

Lachesis ist ein sehr schätzbares Mittel in der Klimaxis für den Fall, daß die Frau durch häufige Geburten und schwere Arbeit erschöpft ist. In diesem Erschöpfungszustande kommt ein plötzliches Aufhören der Menses vor. Das Nichterscheinen des Ausflusses macht die Lachesiskranke schlechter. Vielleicht befand sie sich auch schon vor Eintritt der Klimaxis schlechter in der Zeit, wo der Blutfluß nicht da war. Der Puls ist zitternd. Es sind dann der eigentümliche Kopfschmerz und die lästigen Gemütssymptome vorhanden, welche beweisen, daß *Lachesis* ohne Ausnahme auf geschwächte und erschöpfte Personen Einwirkung hat.

Nun wollen wir einige Lachesis-Symptome im besonderen betrachten: Zuerst die Geistessymptome. Der Kranke ist nervös, ängstlich, geschwätzig, springt von einem Gegenstand zum andern; fürchtet zuweilen, vergiftet zu werden, was ihn veranlaßt, die dargebotene Arznei zurückzuweisen. Interessante Erzählungen erregen übermäßig und steigern selbst die körperlichen Symptome. Zuweilen nimmt die Angst einen eigentümlichen Typus an, und er bildet sich ein, er sei tot und es würden Vorbereitungen zu seiner Bestattung getroffen. Die Geschwätzigkeit kann begleitet sein von Schläfrigkeit und doch Unfähigkeit zu schlafen. Gedanken jagen einander so schnell durchs Gehirn, daß er sie nicht niederschreiben kann. Er sitzt bis spät in die Nacht hinein auf, weil dann die Geistestätigkeit ungewöhnlich gesteigert ist. Aber in dies Stadium der Erregung mischt sich nun ein anderes ein, welches bald ganz die Oberhand gewinnt. Der Geist wird schwach. Der Kranke kann nur mit Mühe denken. Er muß sich besinnen, wie Wörter buchstabiert werden. *Sulfur, Lycopodium* und *Medorrhinum* haben auch dies Symptom. Schwindel vorhanden, schlimmer beim Schließen der Augen, beim Sitzen oder beim Niederlegen. Bei solchem Schwindel, Ohnmacht usw. können Sie *Theridion* vergleichen. Bei diesem ist auch der Schwindel schlimmer bei geschlossenen Augen; aber als unterscheidendes Merkmal werden Sie finden, daß Schwindel, Schmerzen und Übelkeit außerordentlich sich verschlimmern durch Geräusch. Beide Mittel haben Beschwerden von der Sonnenhitze. *Arsenicum, Acidum hydrocyanicum, Digitalis, Veratrum album* und *Camphora* müssen Sie vergleichen bei Schwindel und Ohnmacht, die von Herzschwäche herrühren.

Laurocerasus oder *Acidum hydrocyanicum* sind nötig bei langwährenden Ohnmachten; es scheint keine Reaktionskraft vorhanden; das Gesicht ist blaß, blau, die Haut kalt. Wenn Flüssiges durch den Schlund gezwängt wird, rollt es hörbar in den Magen. Wenn die Ohnmacht etwa abhängt von einem in den Körper eingedrungenen Gift, wie Scharlach, so sind die Symptome ähnlich, der Ausschlag ist livid und nimmt, wenn gedrückt, sehr langsam seine Farbe wieder an (s. *Ailanthus*).

Digitalis rivalisiert auch mit den Schlangengiften bei Ohnmacht, wenn Schwachsichtigkeit vorangeht; der Puls ist gewöhnlich sehr langsam, und der Kranke klagt oft über Übelkeit und tödliche Schwäche im Epigastrium.

Camphora und *Veratrum album* zeigen Kälte und kaltschweißige Haut; bei dem letzteren Mittel ist die Stirn kalt und schweißig. Das Gesicht kann beim Liegen rot sein, aber beim Aufrichten wird es blaß und der Kranke ohnmächtig; der Puls ist fadenförmig.

Camphora hat eisige Haut, plötzliches Verfallen, wie bei *Laurocerasus,* und wenn noch so kalt, stößt er die Kleider weg, sobald er nur Kraft genug hat, sich zu bewegen, selbst wenn er noch bewußtlos ist.

Schwere des Kopfes beim Erwachen, mit Erbrechen und Schwindel, wie beim Sonnenstich.

Bei den nachteiligen Einwirkungen der Sonnenhitze sind zu vergleichen *Glonoin, Belladonna, Camphora, Natrium carbon.* und *Theridion* (siehe oben). Die beiden ersten bei rotem, gedunsenem Gesicht, paralytischer Schwäche (*Glon.*), Bewußtlosigkeit usw. ähneln *Lachesis*; aber die letztere zeigt die Einwirkung der Hitze auf einen schon erschöpften Körper. Alle Schlangengifte ertragen keine Wärme, kein erschlaffendes Wetter, und daher finden wir viele Beschwerden, die im Frühjahr und Sommer wiederkehren. Beim *Lachesis*-Fall kann der Kranke ein Trunkenbold oder durch geistige Anstrengung heruntergekommen sein. Die Sonnenhitze macht ihn schlaff, schwindlig, ohnmächtig, oder wenn Kongestionen entstehen, wird das Gesicht dunkelrot und sieht zugleich verfallen und leichenhaft aus; die Extremitäten sind kalt. Hier kann *Camphora* in Frage kommen, wenn die Lebenskraft im Verschwinden ist, die Ohnmachtsanfälle schlimmer werden und der Körper eiskalt und in kaltem Schweiß gebadet ist. *Lachesis* und *Natrium carb.* sind beide nützlich, wenn heißes Wetter ermattet, in welchem Falle Sie auch *Selenium* und *Natrium mur.* vergleichen können.

Nach dieser Abschweifung kehren wir zu den Geistessymptomen der *Lachesis* zurück und finden, daß das Delirium einen leichten, murmelnden Typus hat. Zu anderen Zeiten scheint der Kranke immer tiefer und tiefer in einen torpiden Zustand zu versinken mit Kälte der Extremitäten, Zittern der Hände und des Körpers. Soll er die Zunge herausstrecken, so kommt diese zitternd heraus oder stößt sich an den Zähnen oder, wenn er sie herausbekommt, zittert sie und ist gewöhnlich dunkelbraun belegt, zuweilen mit kleinen Bläschen an der Spitze. Die Lippen springen auf und dunkles Blut sickert heraus. Der Geschwätzigkeit folgt gemeinhin Depression und Schwäche, die sich zu einem typhösen Zustand steigert; dann deliriert er, aber das Delirium ist nicht so heftig, wie bei *Belladonna.*

Diese Symptome zeigen, daß *Lachesis* ein unschätzbares Mittel im Typhus ist und in der Tat bei allen Krankheiten mit typhösem Charakter. Die eben erwähnte Geschwätzigkeit ist dann besonders charakteristisch. Ein anderer Geisteszustand, welcher *Lachesis* bei solchen Typhuskranken indiziert, ist das Gefühl, als ob sie unter dem Einfluß einer überwältigenden Macht ständen. Durchfall ist gewöhnlich zugegen und charakteristisch durch den entsetzlichen Gestank der Stühle. Das ist charakteristisch für *Lachesis* und kann Ihnen nützlich sein bei Diphtherie und Scharlach und anderen Krankheiten dieses Typus. Selbst wenn die Stühle geformt sind und in anderer Beziehung ganz natürlich, geben sie diesen entsetzlichen Geruch von sich. *Lachesis* kann auch in einem späteren Stadium des Typhus indiziert sein, wenn der Kranke im Stupor liegt, der Unterkiefer herabhängt und andere Symptome drohende Hirnlähmung andeuten.

Lassen Sie mich nun über einige der *Lachesis* bei diesen Zuständen konkordante Mittel sprechen. Bei der vorhin erwähnten Geschwätzigkeit würde *Lachesis* mit *Stramonium, Agaricus, Mephitis, Cimicifuga* und *Paris quadrifolia* zu vergleichen sein.

Stramonium werden Sie von *Lachesis* unterscheiden durch das rote Gesicht und die anderen Merkmale großer sensorieller Erregung.

Agaricus erregt große Geschwätzigkeit, verbunden mit konvulsivischen Bewegungen der Gesichts- und Nackenmuskeln; lustig, unzusammenhängendes Sprechen.

Bei *Mephitis* ist es, als ob einer betrunken wäre.

Bei *Cimicifuga* ist die Geschwätzigkeit gewöhnlich mit Unterdrückung der Regel verbunden, mit Puerperalmanie, oder sie ist Teilerscheinung von Delirium tremens. *Lachesis* ist auch bei dem eben genannten Zustand nützlich. *Actaea* heilt wilde Phantasien von Ratten usw., Schlaflosigkeit, wildes Gefühl, als wäre der Kopf zertrümmert, unaufhörliches Schwatzen bei fortwährendem Wechsel des Gegenstandes, der Kranke muß sich bewegen. *Lachesis* hat mehr hervorstechend Zittern der Hände, Durchfall und große Erschöpfung bei der Geschwätzigkeit und den Halluzinationen.

Paris quadrifolia macht Schwatzhaftigkeit, sehr ähnlich der von Tee, eine Art von Lebhaftigkeit mit Neigung zu Klatschsucht.

Bei diesen Formen des Typhus können Sie *Lachesis* vergleichen mit *Opium, Hyoscyamus, Arnica, Lycopodium* und *Rhus Toxicodendron*. *Opium* ist im Typhus indiziert bei dieser drohenden Hirnlähmung, aber seine Symptome zeigen doch einen von *Lachesis* sehr verschiedenen Zustand. Die Symptome, welche *Opium* neben dem herabhängenden Unterkiefer indizieren, sind Bewußtlosigkeit, stertoröses Atmen und eine dunkle oder bräunlichrote Farbe des Gesichts. Je dunkler rot das Gesicht, desto mehr ist *Opium* indiziert. Bei *Lachesis* kommt der zerebrale Zustand von der Einwirkung des Typhusgiftes auf das Gehirn. Bei *Opium* ist er sekundäre Wirkung der heftigen Kongestion nach diesem Organ.

Hyoscyamus ist der *Lachesis* vielleicht ähnlicher als *Opium*. Hier finden wir das Herabhängen des Unterkiefers, der Kranke ist schwach, zittert und hat Sehnenhüpfen. Das letztere ist ein für *Hyoscyamus* notwendiges Symptom. Außerdem das Schnarchen wie bei *Opium*, unwillkürliche Stühle und große Prostration.

Arnica ist auch indiziert, wenn große Kongestion nach dem Hirn vorhanden ist. Der Kranke liegt im Stupor mit herabhängendem Unterkiefer und stieren Augen. Das Gesicht ist dunkelrot, Stuhl und Urin gehen unwillkürlich ab. Neben diesen Symptomen und zum Unterschied von den erwähnten Mitteln finden Sie hier und da am Körper dunkle, unregelmäßig geformte Flecke von schwarzem oder blauem Ansehen, sogenannte Ekchymosen.

Lycopodium ist das Komplement von *Lachesis* und kann daher vielmehr nach dieser passend sein, als irgendeines der erwähnten Mittel. Die Symptome, welche *Lycopodium* indizieren, sind folgende: der Kranke liegt im Stupor mit herabhängendem Unterkiefer und rasselndem Atem. Schleimrasseln in der Brust ist vorhanden sowohl beim Einatmen, als beim Ausatmen, die Augen sind stier und voll Schleim. *Lycopodium* ist das wichtigste Mittel, das wir bei drohender Hirnlähmung haben, und ich darf wohl sagen, daß es am häufigsten indiziert ist.

Apis hat nicht so bezeichnend das Herabhängen des Unterkiefers, aber gleicht *Lachesis* im murmelnden Delirium, Zittern der Zunge usw. Das Bienengift indessen verursacht eine nervöse Unruhe und Schläfrigkeit und Unvermögen zu schlafen; später murmelndes Delirium, glückseliger, fremder Ausdruck; Unterleib geschwollen und sehr empfindlich, Hände und Unterarme kalt, unfreiwillige Stühle. Diese Empfindlichkeit ist ein Zerschlagenheitsgefühl, verschieden von der Hyperästhesie bei *Lachesis*.

Acidum muriatis zeigt ein eingefallenes Gesicht, Zunge glatt wie der Papillen beraubt, oder braun, eingeschrumpft, hart; in-das-Bett-gleiten vor Muskelschwäche.

Baptisia hat trübes, törichtes Gesicht, Schläfrigkeit und Stupor, beginnt während Beantwortung von Fragen einzuschlafen; die Ausleerungen dunkel, flüssig und von ekelhaftem Geruch.

Rhus Toxicodendron ähnelt *Lachesis* in einem Stadium seiner Wirksamkeit, nämlich wenn Schläfrigkeit auftritt, und zwar mit Gemurmel; trockene, rissige Zunge, mißfarbene und unfreiwillige Stühle. In seiner Wirksamkeit steht das Schlangengift unter *Rhus*, und deshalb kommen andere Dinge, die gleich sind, später. *Rhus* hat Ruhelosigkeit, gelindert durch Bewegung; Geschwätzigkeit nicht besonders hervorstechend; die Zunge hat eine rote dreieckige Spitze, und die Ausleerungen sind nicht von so ekelhaftem Geruche wie bei dem vorigen Mittel. Sie müssen sich merken, daß *Rhus* ein Reizmittel ist.

Wir verlassen nun die Geistes-Symptome von *Lachesis* und ihre sowie ihrer Analogen Indikationen beim Typhus und wollen zunächst ihre Kopf-Symptome betrachten. Wir finden, daß sie Kopfschmerz hervorruft, schlimmer in oder über dem linken Auge, klopfend, mit scharfen Schmerzen, sehr heftig, welcher in der Klimaxis aufzutreten pflegt und als Begleiter einer gewöhnlichen Erkältung, der nachläßt, sobald der Schnupfen erscheint. Allgemein charakteristisch ist: sobald die Absonderung im Gange ist, fühlt sich der Kranke besser. Ich habe Dysmenorrhöe mit *Lachesis* geheilt, wenn Kopfschmerz vorhanden war, der der Dysmenorrhöe voranging, aber nachließ, sobald der Blutfluß eingetreten war. Bei *Menopensis* besteht Brennen auf dem Scheitel.

Bei katarrhalischen und rheumatischen Kopfschmerzen können Sie vergleichen *Mercurius, China, Pulsatilla, Bryonia* und *Gelsemium*.

Mercurius lindert Kopfschmerzen, von unterdrücktem Schnupfen herrührend, wenn die Kopfschmerzen pulsieren und nach der Nase herabdrücken; Verschlimmerung in der Bettwärme und von feuchtem, windigem Wetter. *China*, wenn der Schmerz durch den geringsten Luftzug verschlimmert wird. *Bryonia* und *Pulsatilla* kommen zur Anwendung, wenn die katarrhalische Sekretion dick, gelb bzw. grün ist. *Gelsemium*, wenn die Beweglichkeit vermindert und der Patient schläfrig ist, mit neuralgischen Schmerzen vom Hinterkopf nach dem Vorderkopf und dem Gesicht.

Der Kopfschmerz kann auch entstehen von Störungen im Magen und in den Eingeweiden oder kann Begleiter sein von Fiebern und zymotischen Krankheiten. Der Kranke hat Neigung zu Kongestionen nach oben mit Klopfen im Kopf, dunkelrotem, gedunsenem Gesicht, von einfacher Geistesverwirrung bis zu absolutem Stupor, oft noch begleitet von teilweiser Blindheit, Herzklopfen und Ohnmacht. Die Kopfschmerzen sind kurz folgende: scharfes Stechen, das sich auf die Nasenwurzel zu konzentrieren scheint. Ein andermal gehen die Schmerzen vom Wangenbein nach dem Ohr. Diese Richtung der Schmerzen ist charakteristisch. Als Parallele mit diesem vom Wangenbein zum Ohr schießenden Schmerz haben wir die vom Kopf durch und in die Augen gehenden Schmerzen. Das sind alles charakteristische Schmerzen für *Lachesis*. Hier will ich noch eine Art Schmerz erwähnen, der wahrscheinlich rheumatischen Ursprungs ist: Schmerz, der vom Kopf hinunter nach den Schultern und dem Nacken der affizierten Seite geht und oft begleitet ist von leichter Steifheit im Genick, katarrhalischer oder rheumatischer Natur.

Sie können *Lachesis* indiziert finden bei schwereren Formen des Kopfschmerzes, z. B. bei Entzündung der Hirnhäute; heftige Schmerzen im Kopfe, die den Kranken zum Aufschreien bringen; Hervortreten der Zungenpapillen; Erdbeerzunge; der Kranke dreht den Kopf von einer Seite zur andern und bohrt ihn ins Kissen. Besonders nützlich ist das Mittel, wenn ein Exanthem, Scharlach oder Erysipelas, sich nicht entwickelt hat oder zurückgetreten ist. Der Kranke ist zuerst sehr schläfrig, kann aber nicht einschlafen; Zittern oder Klopfen des Herzens. Bald tritt Stupor ein, und er wird matt und schläfrig und ist schwer zu erwecken.

Bei heftigen Kopfschmerzen, wie bei Meningitis, müssen Sie an die Verwandtschaft von *Belladonna* und *Lachesis* denken; der Unterschied ist mehr dem Grade nach. Beide passen bei Meningitis von Erysipelas, bei Scarlatina, Apoplexie usw.; aber die erstere repräsentiert die Anfangsstadien dieser Krankheiten oder Zustände, in denen, selbst wenn Stupor zugegen, nur Erscheinungen von Reizung und nicht völlige Depression vorhanden sind. Demnach fährt der Kranke oft aus seinem tiefen Schlaf auf, schreit auf, knirscht mit den Zähnen, erwacht schreckhaft usw. Sein Puls ist gewöhnlich kräftig und die Kongestionen nach der Haut hellrot oder, wenn intensiver, dunkelrot und livid. Handelt es sich um einen Ausschlag, wie Scharlach, so ist er rot, wenn auch nur spärlich, und die Vitalität liegt nicht so darnieder, daß die Extremitäten kalt sind, der Ausschlag bläulich, das Zellgewebe infiltriert und zu keiner guten Eiterung geneigt, wie beim Schlangengift. Oft jedoch finden wir nach Anwendung von *Belladonna* Erscheinungen von Hirnerschöpfung oder Blutvergiftung oder drohende Paralyse, dann muß *Lachesis* an die Reihe kommen. Der Kranke schreit dann im Schlaf auf oder erwacht mit Schreck, die Zunge zeigt erhabene Papillen, der Kopf ist heiß und das Gesicht rot; aber der Puls ist schneller und schwächer, die Füße kühl, die Hitze an der Haut unregelmäßig verteilt; der Geist benebelter, die Schlummersucht schleicht heimlich heran, der entzündete Teil oder die Pseudomembran oder der Ausschlag, wie der Fall gerade ist, wird mehr purpurrot — dies zeigt an, daß das Mittel gewechselt werden muß.

Wenn wir die Einwirkung der *Lachesis* auf die speziellen Sinne betrachten, so finden wir, daß die Augen von dem Mittel affiziert werden. Schwachsichtigkeit wird durch sie verursacht; dunkle Flecke erscheinen vor den Augen; die Sehkraft scheint plötzlich zu schwinden; Gefühl von Ohnmacht und Herzklopfen; dabei nervöses Zittern. *Lachesis* ist eins der Hauptmittel bei Schwachsichtigkeit, wenn diese von Herzkrankheiten und Schwindel abhängt. Wir können sie auch mit gutem Erfolg anwenden bei der sogenannten Apoplexia retinae. Dabei wirkt sie sehr gut, indem sie die Aufsaugung des Blutes veranlaßt.

Die der *Lachesis* am nächsten stehenden Mittel bei diesem Zustand der Retina sind *Crotalus, Phosphorus, Arnica, Belladonna* und *Hamamelis.*

Ophthalmia scrofulosa erfordert *Lachesis,* wenn die Symptome entschieden schlimmer sind nach Schlaf. Es ist große Lichtscheu vorhanden und Schmerzen brennender, stechender und schießender Art, die nach den Schläfen, nach dem Scheitel und Hinterkopf sich ausdehnen. Es ist auch Jucken und Stechen in den Augen da, und die Lider schmerzen bei Berührung. Das Sehen ist nebelig, und schwarze Dinge flattern vor den Augen.

Crotalus kann auch nötig werden bei Keratitis, wenn schneidende Schmerzen um die Augen da sind, die Lider morgens geschwollen, Ciliarneuralgie mit diesem Schneiden, schlimmer während der Menses.

In Krankheiten des Ohrs kann *Lachesis* Heilmittel werden bei Brausen und Singen in den Ohren und bei verschiedenen Arten von Ohrgeräuschen, die dadurch gebessert werden, daß man den Finger ins Ohr steckt und darin herumarbeitet. Dies beweist, daß das Geräusch nicht kongestiv ist, sondern katarrhalischen Ursprungs. Das Ohrenschmalz wird in seiner Beschaffenheit verändert und dick und stinkend. Es zeigt sich Geschwulst zwischen dem Ohr und dem Warzenfortsatz mit klopfenden Schmerzen und Steifheit. Sie können hier vergleichen *Acidum nitricum, Capsicum, Aurum, Hepar* und *Silicea.*

Elaps und *Crotalus* wirken ähnlich wie *Lachesis* auf die Ohren. Ersterer bringt einen Katarrh hervor mit schwarzem Ohrenschmalz in den Ohren, Ohrgeräusche und Otorrhöe. Bei *Elaps* ist der Ausfluß gelbgrün, flüssig und blutig. *Lachesis* allein scheint Verstopfung der Eustachischen Röhre zu haben, besser durch Reiben mit dem Finger in dem meatus auditorius.

Crotalus macht Verstopfungsgefühl in den Ohren, schlimmer rechts, dabei das Gefühl, als ob warmes Ohrenschmalz auströpfelte.

Das Gesicht des *Lachesis*-Kranken ist verschieden, je nach dem Zustande, der gerade im System vorherrschend ist. In manchen

Krankheiten, wo das Mittel indiziert ist, hat das Gesicht eine erdgraue Farbe. Bei exanthematischen Krankheiten kann es gedunsen oder geschwollen sein; bläulichrot; wenn der Ausschlag herauskommt, so tritt er spärlich auf und hat dunkle Farbe.

Der Gesichtsausdruck ist ängstlich und schmerzlich bei Stupor; das Gesicht ist entstellt, ähnlich wie nach einer Schwelgerei; es sind blaue Ränder um die Augen. Bei Störungen im Bauch, wie beim kalten Fieber, ist die Gesichtsfarbe erdgrau.

Lachesis hat auch Krämpfe des Gesichtes; Kinnbackenkrampf; Verzerrung des Gesichts; Strecken des Kopfes nach hinten; Angstschrei; Füße kalt und juckend. Plötzliche Anschwellung des Gesichts.

Bei Gesichtsgeschwulst können Sie vergleichen: *Apis, Belladonna, Arsenicum, Lycopodium, Hyoscyamus, Rhus Tox., Pulsatilla, Stramonium, Kali carb.* und *Phosphorus.*

Bei kränklichem, blassem oder erdfarbigem Aussehen: *Arsenicum, Bufo, Lycopodium, Carbo veg., Rhus Tox., China, Phosphor.* und *Phosphor. acid.*

Blaue Ränder um die Augen: *Arsenic., Cuprum, Phosphor., Secale cornutum* und *Veratrum album.*

Wie nach Schwelgerei: *Baptisia, Hyoscyamus, Carbo veg., Nux vomica, Sulfur, Opium, Nux moschata.*

Bei Krämpfen im Gesicht: *Nux vomica, Hyoscyamus, Belladonna, Hydrocyan. acid., Lycopodium, Cicuta, Camphor, Phytolacca, Arsenicum.*

Apis, Arsenicum und *Kali carb.* passen bei Gesichtsgeschwulst, auch wenn gar keine Röte vorhanden. Bei der ersten ist auch Schmerz der Lider und Gefühl von Steifheit. Bei dem zweiten ist die Geschwulst bemerkbar um die Augen, an der Glabella und an der Stirn (desgl. *Natrium ars.*). *Kali carb.* hat die wohlbekannten Säcke der Oberlider und auch das plötzliche Schwellen der Backen.

Ausdruck, Farbe usw. bei *Arsenicum* sind sehr ähnlich denen bei den Schlangengiften. Angst und Schmerz kennzeichnen sich durch große Unruhe und Reizbarkeit, Todesfurcht usw., und das verfallene Gesicht ist mehr vollkommen hippokratisch, mit spitzen Zügen, eingesunkenen Augen und kaltem Schweiß. Wenn gelb oder erdfarben, so ist das Kolorit kachektisch. Sind Symptome von Trismus zugegen, so findet man den Kranken blaß daliegend und wie tot, obgleich er noch warm ist. Plötzlich erwacht er und bekommt schwere Konvulsionen, nur, um wieder in diese Art von kataleptischer Steifheit zurückzufallen. Die Augen sind zum Teil offen, die Conjunctiva mit Schleim bedeckt.

Lycopodium hat blasses oder gelbes Gesicht, tief gefurcht, sieht aus wie verlängert. Die konvulsivischen Bewegungen sind einziger Art. Durch alle Prüfungen dieses Mittels hindurch werden Sie einen Wechsel von Kontraktion und Expansion bemerken. Und im Gesicht bemerken Sie: Zunge herausgestoßen und zurückgezogen, krampfhaftes Zittern der Gesichtsmuskeln, Mundwinkel werden abwechselnd auf- und abgezogen, Nasenflügel abwechselnd ausgedehnt und zusammengezogen. Die Augen können zum Teil offen stehen und mit Schleim bedeckt sein — ein böses Zeichen, das gewöhnlich für Erschöpfung des Gehirns spricht.

Phosphor hat blasses Gesicht, das sich durch sein aschfarbiges, anämisches Aussehen unterscheidet; dies muß man sich merken, weil dies Mittel, ähnlich wie die Schlangengifte, gedunsenes Gesicht, verfallenes Aussehen, blaue Ränder um die Augen und blaue Lippen hat.

Hyoscyamus ist der *Lachesis* sehr ähnlich in bezug auf Gesichtsausdruck und konvulsivische Erscheinungen. Es hat ein markiert stupides Aussehen, wie bei einem Trunkenen; das Gesicht ist verzerrt und blau oder geschwollen und braunrot; scheu; Zucken einzelner Muskelgruppen wird bemerkt. Hunger vor den Anfällen.

Stramonium ist leicht zu unterscheiden durch sein geschwollenes, turgeszierendes Gesicht, Erschrecken beim Aufwachen; Erneuerung der Krämpfe durch Licht; düsterer, finsterer Blick mit Stirnrunzeln.

Acidum hydrocyanicum paßt genau bei den konvulsiven Symptomen und bei der Gesichtsfarbe. Wie bei *Elaps* rollen Flüssigkeiten hörbar in den Magen; aber dies geschieht mehr durch krampfhafte Kontraktion der Sphinkteren, der plötzliche Relaxation folgt. Bei den Konvulsionen ist die Haut bei der Säure blaßblau, und die Muskeln des Gesichts, des Kiefers und des Rückens sind affiziert. Plötzlich fühlt man einen Stoß, der wie ein Blitz vom Kopfe zu den Füßen fährt, und dann kommt der Krampf. Hier sind die Mittel *Cicuta* und *Helleborus* ähnlicher als *Lachesis*. Aber *Cicuta* hat wie die Schlangengifte große Atemnot wegen der Krämpfe und, mehr als irgendein anderes Mittel, den stieren Blick; dem Krampf folgt unverhältnismäßig große Schwäche.

Camphor unterscheidet sich leicht von *Lachesis* durch die Kälte und durch das Zurückweichen der Lippen, so daß die Zähne sichtbar werden.

Lachesis ist indiziert bei der Gesichtsrose. Charakteristisch ist, daß am meisten die linke Seite ergriffen wird. Das Gesicht kann zuerst ganz hellrot sein, wird aber bald dunkelbläulich. Das Zellgewebe ist beträchtlich infiltriert, so daß wir Gedunsenheit des Auges der affizierten Seite haben. So charakteristisch die bläuliche Farbe, ebenso die begleitende Schwäche. Selbst im Anfang, wenn die Haut noch rot ist, wird der Puls, obgleich schnell, schwach, die Füße werden leicht kalt und der Kopf wird sympathisch mit ergriffen, so daß der Kranke leicht schlafsüchtig wird mit murmelndem Delirium, oder es tritt das Gegenteil ein, Pseudoerregung; die schon erwähnte Geschwätzigkeit zeigt sich.

Sie müssen nun diese *Lachesis*-Rose von der verwandter Mittel unterscheiden; unter diesen *Belladonna*. Für das Anfangsstadium hat *Belladonna* keine Ähnlichkeit mit *Lachesis*. Aber im Verlauf der Krankheit, wenn die Entzündung so intensiv ist, daß das gedunsene Gesicht bläulichrot wird, Brand droht, oder wenn das Gehirn ergriffen wird, dann ist Unterscheidung nötig. Beide haben heißen Kopf und kalte Füße, Delirium, trockene Zunge usw. Aber *Lachesis* paßt, wenn die Hirnerscheinungen der *Belladonna* nicht weichen wollen; wenn die Erregung übergeht in murmelnden Stupor, der Puls schnell und schwach ist und die kalte Haut der Glieder ersichtlich mehr abhängt von der schwindenden Lebenskraft, als von der Kongestion des Blutes nach oben. *Crotalus* steht in demselben Verhältnis zu *Belladonna*.

Apis mellifica ist indiziert bei Erysipelas, wenn die affizierten Teile zum Ödem Neigung haben. Ist das Gesicht beteiligt, so stehen die Augenlider wie Wassersäcke hervor. Das Gesicht hat gewöhnlich blaßrote Farbe oder kann dunkelrot sein, aber nie so tief bläulichschwarz, wie bei *Lachesis*.

Obgleich eine ähnliche destruktive Tendenz vorhanden sein kann, so ist doch der durch das Bienengift hervorgerufene Zustand von nervöser Reizung sehr verschieden von dem seiner Verwandten. Es ist eine Geschäftigkeit, ein nervöser Zustand, ein Gefühl von Unruhe, welches dem Kranken den Schlaf raubt, obgleich er sich schläfrig fühlt.

Rhus Toxicodendron paßt für das blasenförmige Erysipelas. Der Kranke ist schlafsüchtig wie bei *Lachesis*, kleine Blasen zeigen sich am und um das Gesicht, und das Gesicht ist dunkelrot, nicht so bläulichschwarz wie bei *Lachesis*, auch nicht so purpurn wie bei dem intensiven *Apis*-Fall.

Bilden in dem *Lachesis*-Fall sich Bläschen, so füllen sie sich schnell mit Eiter. Bezüglich zu reden, so hat *Rhus* mehr Blasenbildung und brennendes, stechendes Jucken; *Lachesis* mehr bläulichrote Entzündung mit Neigung zu Gangrän.

Euphorbium verdient Ihre Beachtung, weil es Gangrän bei Erysipelas macht, Angst, wie von Vergiftung, Besorgnis, Schwachsichtigkeit usw. Die rechte Backe ist livid oder dunkelrot; Bläschen schießen auf so groß wie Erbsen und füllen sich mit gelber Flüssigkeit. Die Schmerzen sind bohrend, nagend und grabend und gehen vom Zahnfleisch nach dem Ohr; Jucken und Krabbeln, wenn die Schmerzen nachlassen.

Lachesis kann indiziert sein beim Gesichtsschmerz, wenn der Schmerz schlimmer auf der linken Seite und die Schmerzen ziehend sind über der Orbita und grabend und schraubend im Backenknochen. Delirium tritt ein, sobald die Augen geschlossen werden.

Die Zähne werden schlecht und bröckeln ab. Das Zahnfleisch ist geschwollen und bläulich mit klopfenden Schmerzen. *Lachesis* kann mit Erfolg gebraucht werden bei Periodontitis und bei Abszessen an der Wurzel eines gefüllten Zahnes, ebenso wie *Mercurius, Hepar, Silicea, Acidum fluoricum* und *Petroleum*.

Von den bei Zahnschmerz passenden Mitteln ist keines so ähnlich wie *Mercurius,* der wie *Lachesis* heilt, wenn das Zahnfleisch entzündet ist und die Zähne schlecht werden mit Abfallen an der Wurzel. Man sagt, daß er direkte Einwirkung auf die Zahnmasse habe. Die Schmerzen sind ziehend und pulsierend und schießen ins Gesicht und in die Ohren. Bei *Lachesis* ist das Zahnfleisch geschwollen und zugleich dunkelrot und livid; oder es ist gespannt und heiß und sieht aus, als wollte es bersten. *Mercurius* ist auffallend schlechter von der Bettwärme. *Lachesis* folgt oft dem letzteren oder ist sofort nötig, wenn der Kranke vorher Speichelfluß hatte. Nur *Mercurius* hat schmutziges Zahnfleisch mit weißen Rändern.

Bei Mundkrankheiten, Aphthae usw. kann man mit *Lachesis* vergleichen: *Baptisia, Acidum nitricum, Acidum muriaticum, Arsenic.* und *Apis;* während mit *Mercurius* mehr *Carbo veget., Staphisagria, Kali chlor., Jod., Acidum sulfuricum, Acidum nitricum.*

Bei *Baptisia* sickert Blut durch das Zahnfleisch, welches dunkelrot aussieht oder purpurn, dabei Speichelfluß, Fötor, stinkende Stühle, und insofern ist sie vollständig der *Lachesis* ähnlich. Beide sind außerdem indiziert bei der Stomacace, in den letzten Stadien der Phthisis. Unterscheidung nach allgemeinen Merkmalen und auch durch die Zunge, welche bei der ersteren gelb ist oder braun, nach der Mitte hin mit rotglänzenden Rändern. Bei der letzteren ist sie rot, trocken und glänzend, besonders in der Spitze, außerdem sind Ränder und Spitze mit Blasen bedeckt.

Acidum nitricum macht ätzenden Speichel, die Schmerzen im Mund sind stechend, wie von einem Splitter, Aphthen und Zahnfleisch gewöhnlich weißlich; rauhe Stellen mit schießenden Schmerzen.

Acidum muriaticum hat tiefe, bläuliche Geschwüre mit dunklen Rändern, die Schleimhaut ist an einzelnen Stellen entblößt, welche mit Aphthen besetzt sind.

Arsenicum ist der *Lachesis* sehr ähnlich bei lividem, blutendem Zahnfleisch, Bläschen am Zungenrand oder geschwürigem Durchfall. Das Brennen ist intensiver und dabei Unruhe, die zur Bewegung treibt trotz der Schwäche. Bei Gangraena oris macht er mehr akuten Schmerz und Hitze im Mund; beide haben bläuliche oder schwarze, sich abstoßende Geschwüre. Arsenik hat mehr Reizbarkeit des Geistes.

Apis hat Bläschen, die am Rande der Zunge sitzen oder in Gruppen. Der Mund ist gewöhnlich rosenrot, geschwollen, und stechende Schmerzen machen sich bemerkbar; im Zungenrande, wie überhaupt im Munde, ein Gefühl wie verbrüht.

Carbo veget., Staphisagria, Acidum sulfuricum sind mehr dem Mercur ähnlich; das Zahnfleisch ist mehr weiß, schwammig, geschwürig, als livid. *Staphisagria* kann mehr bläulichrot oder gelb aussehende Geschwüre machen; besonders ist sie nötig nach Mercur-Mißbrauch oder bei syphilitischen Zuständen, wenn die allgemeine Hinfälligkeit sich zeigt in verfallenem Gesicht, blauen Rändern um die Augen usw. *Acidum sulfuricum* macht große Schwäche, gelblichweißes Zahnfleisch, gelbe Haut, der Kranke ist nervös und hastig und klagt fortwährend über Zittern, das aber von andern nicht bemerkt wird.

Acidum salicylicum verursacht die gewöhnlichen cancerösen Geschwüre mit Brennschmerz und stinkendem Atem.

Lycopodium macht die bekannten Geschwüre neben dem Zungenbändchen, *Lachesis* an der Zungenspitze und *Acidum nitricum, Phytolacca, Natrium hypochlor.* an der Innenseite der Backen.

Phytolacca hat etwas systematische Ähnlichkeit mit *Lachesis* sowohl hier, als bei den Halserscheinungen (siehe nächste Vorlesung). Beide verursachen große Schwäche, Schwachsichtigkeit, verfallenes Gesicht, blaue Ränder um die Augen, Mundgeschwüre, Bläschen am Zungenrand, Zungenspitze rot, Gaumen wund, Speichel profus. *Phytolacca* kann man unterscheiden durch den großen Schmerz an der Zungenwurzel beim Schlingen. Diese Schmerzen sind Teilerscheinungen des über den ganzen Körper verbreiteten Ermüdungsschmerzes und Wehgefühls.

Helleborus macht Cancer im Munde, aber die Geschwüre sind gelblich mit erhabenen Rändern.

Indem wir zu dem Erkranken der Zähne zurückkehren, wollen wir bemerken, daß *Kreosot* Schmerzen heilt, die von den Zähnen nach der linken Gesichtsseite gehen; die Zähne werden sehr schnell schlecht, das Zahnfleisch blutet, das Blut ist dunkel; aber die begleitenden Gesichtsschmerzen sind brennend, der Kranke ist reizbar, nervös, verfällt selbst, z. B. bei Kindern, in Krämpfe.

Thuja macht gerade den Rand des Zahnfleischs krank und läßt die Krone gesund. Das Zahnfleisch ist dunkelrotstreifig. Die Zähne werden gelb und bröckeln ab.

Vierte Vorlesung.

Die Ophidia.

Lachesis (Fortsetzung).

Nächstdem kommen wir zu der Einwirkung der *Lachesis* auf Nase, Hals und Brust, insofern es sich um Katarrhe handelt. *Lachesis* bringt Nasenkatarrh hervor, wässerigen Ausfluß aus der Nase, dem oft klopfender Kopfschmerz vorangeht, schlimmer in der linken Schläfe und Stirn, besser, sobald der Schnupfen in Gang gekommen ist. Diesen Schnupfen begleiten zuweilen Bläschen um die Nase, Röte, Gedunsenheit des Gesichts und der Lider, den Körper überrieselnde Schauer, Herzklopfen und große Erschlaffung des ganzen Systems; demnach paßt sie für Erkältungen, die auftreten bei erschlaffendem Wetter, also im Frühjahr. *Lachesis* kann auch in Anwendung kommen bei Ozäna mercuriellen oder syphilitischen Ursprungs. Hier können Sie *Kali bichromicum* vergleichen, das gut auf *Lachesis* folgt; und *Aurum, Acidum nitricum, Mercurius* und *Lac caninum*. Das letztgenannte Mittel heilt syphilitische Ozäna und Angina, wenn die Mundwinkel und Nasenflügel aufgesprungen sind.

Die Erkältung kann sich bis zum Hals ausdehnen, und dann werden wir finden, daß die Mandeln vergrößert sind, besonders die linke, oder daß während des Krankseins die Neigung, von der linken zur rechten Mandel überzugehen, auftritt. Der Hals zeigt bei der Untersuchnug eine bläulichrote, nicht helle oder rosenrote Farbe, der Kranke klagt über heftiges Gefühl von Zusammenschnürung, als ob der Hals plötzlich geschlossen würde, oder ein Gefühl, als ob ein Klumpen im Halse stäke, den er fortwährend hinunterschlucken müsse, der aber immer wiederkommt. Äußerlich ist der Hals übermäßig empfindlich gegen Berührung. Wenn die Mandeln nicht in Eiterung übergehen, wird er sich besser fühlen beim Schlingen fester Sachen, während Flüssigkeiten und leeres Schlingen Unbequemlichkeit und Schmerz vermehren. Ich nehme die Eiterung der Mandeln aus, weil, wenn die vergrößerten Mandeln den Rachen verstopfen, nichts geschluckt werden kann; denn dem

Versuch, etwas zu nehmen, folgt heftiges Auswerfen desselben durch Mund oder Nase. Aber bei dem gewöhnlichen katarrhalischen Halsweh, wenn die Mandeln nicht parenchymatös geschwollen sind, erleichtert das Schlucken von fester Nahrung oft den Schmerz für eine Weile.

Die Erkältung kann weiter nach unten gehen und die Bronchien ergreifen, so daß eine ganz andere Klasse von Symptomen auftritt. Der Kranke kann leiden unter einem kitzelnden Reizhusten, der besonders gern beim Einschlafen kommt und ihn erweckt, als ob er gewürgt würde. Er kann keine Berührung am Kehlkopf oder Hals ertragen und muß das Halstuch lösen. Das sind kurz die katarrhalischen Symptome von *Lachesis*.

Aber da wir uns gerade mit dieser Örtlichkeit beschäftigen, wollen wir ernstere Affektionen ins Auge fassen, die sich an diesen Teilen zeigen, zum Beispiel die Diphtherie. *Lachesis* kann indiziert sein bei Diphtherie eines oder aller dieser Teile. Die Symptome, gegen welche Sie veranlaßt werden, *Lachesis* zu verordnen, sind meistens dieselben, die ich Ihnen schon gegeben habe, dazu noch folgende Punkte: der Ausfluß aus der Nase ist dünn, jauchig und exkoriierend, ein wirklich gefahrvolles objektives Symptom. Der Hals ist dunkler rot, als in dem katarrhalischen Zustand. Die Membran sitzt mehr auf der linken Mandel oder hat die Neigung, von der linken zur rechten zu gehen. Es zeigt sich jener gangränöse Zustand, welcher bei Diphtherie obwaltet, mit dem begleitenden fötiden Atem und der wachsenden Gefahr, daß das ganze System infiziert wird. Die den Hals umgebenden Gewebe sind oft infiltriert, so daß Sie die Halsdrüsen und das Zellgewebe geschwollen finden. Die Schwellung kann so groß sein, daß Hals, Kinn und Sternum in gleicher Ebene liegen. Dazu sind die Lymphdrüsen geschwollen, haben eine dunkelpurpurne Farbe und neigen zur Vereiterung. Wenn Eiter sich bildet, so ist es kein pus laudabile. Das Kind ist schlummersüchtig, selbst wenn es fiebert, das Herz, obgleich schneller als natürlich schlagend, ist augenscheinlich sehr geschwächt, wie es die Schwäche des Pulses und die Kälte der Glieder zeigt. Dies ist die Form von Diphtherie, bei der Sie viel von dem Gebrauch der *Lachesis* hoffen können. Die Diphtherie kann nach dem Kehlkopf hinuntergehen, und doch bleibt das Mittel indiziert. Sie müssen aus dem Gesagten nicht annehmen, daß *Lachesis* d a s Heilmittel für Kehlkopfsdiphtherie ist; aber wenn die charakteristischen Erscheinungen, die ich erwähnte, da sind, dann muß sie in Anwendung kommen; der Kranke erwacht aus erstickendem Schlaf und hat diphtherischen Krupphusten.

Crotalus und *Naja* haben wie *Lachesis* bei Diphtherie geholfen. Ersteres wurde gewählt, wenn das Nasenbluten anhält; Blut kommt aus dem Munde, nicht eigentlich aus den hinteren Nasenöffnungen, sondern von den Schleimhäuten der Nasenhöhle.

Naja hat geholfen in Fällen ganz ähnlich der *Lachesis,* wenn der Kehlkopf ergriffen wird; der Kranke greift nach dem Hals mit dem Gefühl der Erwürgung, die Rachenhöhle ist dunkelrot, Atem fötid, kurzer, heiserer Husten mit Rauheitsgefühl im Kehlkopf und im oberen Teil der Luftröhre.

Lac caninum ist der *Lachesis* sehr ähnlich bei Diphtherie, aber es unterscheidet sich durch seine Eigentümlichkeit, die Seiten zu wechseln, leicht davon. Von einer Seite, gewöhnlich der linken, ausgehend, springt der Schmerz und die Schwellung plötzlich auf die entgegengesetzte Seite über, um nach wenigen Stunden nach dem Ausgangspunkt zurückzukehren. Die Haut ist gelblichgrau und dick, geschwürig, silberglänzend. Auch *Lycopodium* ist der *Lachesis* sehr ähnlich bei Diphtherie. Es hat Verschlimmerung der Erscheinungen von vier bis acht Uhr nachmittags. Die rechte Seite ist meistens ergriffen. Das Kind erwacht aus dem Schlaf erschreckt oder störrig und ärgerlich. *Apis* unterscheidet sich durch das Ödem des Halses, stechende Schmerzen, Bläschen am Zungenrand usw.

Ferner können Sie *Lachesis* von großem Nutzen finden bei Lungenaffektionen. Wir können sie bei Asthma gebrauchen, wenn ein oder mehrere der wenigen folgenden Symptome vorhanden. Der Kranke erwacht aus dem Schlafe mit asthmatischem Paroxysmus und kann nicht den geringsten Druck am Hals oder auf der Brust leiden, endlich hustet er eine Masse wässerigen Schleimes aus mit großer Erleichterung. Dies letztere ist ein vernachlässigtes Charakteristikum der *Lachesis* beim Asthma. Ich habe mit ihr einem Asthmatiker auf Monate geholfen.

In der Pneumonie kann *Lachesis* nützen, aber nicht in den frühen Stadien der Krankheit. Nichts findet sich in den Prüfungen der *Lachesis,* anzunehmen, daß sie in der Pneumonie nützen werde. Sie verursacht nicht die Anschoppung der Lungen, das Fieber oder die fibrinöse Ablagerung. Aber sie kann indiziert sein in den späteren Stadien der Affektion, wenn diese eine typhöse Form annimmt, besonders wenn ein Abszeß in den Lungen sich bildet. Hirn-Symptome, wie gelindes, murmelndes Delirium und Halluzinationen erscheinen. Das Sputum ist schaumig, mit Blut gemischt, eitrig, und der Kranke ist in profusen Schweiß gebadet.

Sulfur ist vielleicht das bessere Mittel, die Eiterung zu verhindern, wenn keine typhösen Symptome vorhanden; aber seien Sie vorsichtig beim Verordnen des Schwefels, wenn Tuberkulose sich nach der Pneumonie entwickelt hat. Geben Sie ihn, so ist es fast, als ob Sie einem den Berg hinunter Laufenden noch einen Stoß versetzen. Sie werden nur das Ende beschleunigen.

Bei Brustaffektionen ist *Elaps* zuweilen von großem Nutzen. Sie affiziert jedoch mehr die rechte, als die linke Lunge, wobei der Schmerz morgens heftig genug ist, den Kranken am Aufstehen zu hindern. Beide Spitzen sind krank. Es ist ein Gefühl von

Kälte in der Brust nach Trinken. Der Husten wird begleitet von heftigen Schmerzen in der Brust, schlimmer in der rechten Spitze, als ob sie herausgerissen würde, und das Sputum besteht aus schwarzem Blut.

Wir können *Lachesis* in der Phthisis anwenden, nicht zur Heilung, sondern zur Linderung. Denken Sie an *Lachesis,* wenn im Verlauf von typhösem Fieber oder von Pneumonie Tuberkeln abgelagert wurden in der einen oder anderen Lunge. Sie können *Lachesis* geben in den vorgeschrittenen Stadien der Lungentuberkulose, wenn der Kranke Würghusten hat, der ihn aus dem Schlafe weckt, und der endigt mit Expektoration einer zähen, grünlichen, schleimig-eitrigen Masse, die mehr herausgewürgt und erbrochen, als eigentlich expektoriert wird; wenn der Kranke bei jedem Schläfchen schwitzt und der Schweiß am ergiebigsten am Halse, an den Schultern und auf der Brust ist; und wenn die Kräfte sehr gesunken sind und der Puls äußerste Erschöpfung bekundet.

Nun wenden wir unsere Aufmerksamkeit zunächst dem Verdauungskanal zu, vom Munde abwärts. Ich erwähnte die Zunge, als ich vom typhösen Zustand sprach. *Lachesis* nützt gegen Verdauungsschwäche bei Kranken, die durch schlechte Gewohnheiten, durch Mißbrauch von Mercur oder Chinin oder Alkohol ihren Magen so heruntergebracht haben, daß selbst die leichteste Speise Indigestion verursacht. Säuren insbesondere tun nicht gut, obgleich auch die mildeste Speise ein Gefühl von Druck nach dem Essen hervorrufen wird. Zuweilen wird ein nagender Schmerz während oder unmittelbar nach dem Essen geringer, aber bald zeigen sich Gefühl von Schwere und Ziehen und andere Indigestionserscheinungen. Verlangen nach Kaffee und Austern ist da, welch letztere zuweilen keine Beschwerden machen.

Die Leber wird von *Lachesis* affiziert. Wie alle Schlangengifte, verursacht sie Gelbsucht. Die gewöhnlichen Symptome sind vorhanden; selbst wenn Abszesse sich bilden, kann sie nützen wegen der Empfindlichkeit bei Druck, Unleidlichkeit der Bekleidung und wegen des tiefen Klopfens in der rechten Seite.

Die Darm-Symptome sind nicht zahlreich, obgleich sie von Wichtigkeit sind. Wir finden Diarrhöe durch dies Mittel hervorgebracht, wässerige, stinkende Stühle, Diarrhöe während der Klimaxis, Diarrhöe bei Trinkern. Besonders kann sie gebraucht werden bei chronischer Diarrhöe mit großer Schwäche und Verschlimmerung im Frühling. Die Zunge ist glatt, rot und glänzend. (*Kali bichr.* hat genau dieselbe Zungenbeschaffenheit.) Der Bauch ist aufgetrieben und sehr empfindlich gegen Berührung um die Taille. Beständig quälender Drang im Mastdarm, aber kein Stuhl. Es ist allein ein krampfartiger Zustand der Eingeweide mit einem sehr reizbaren Schließmuskel. Der Mastdarm tritt heraus und wird durch den zusammengezogenen Sphinkter gehalten, nach dem

Stuhl ist in dem Mastdarm das Gefühl vorhanden, als ob kleine Hämmer darin schlügen. Diese Symptome sind häufig genug besonders bei Dyspepsie nach Alkohol-Mißbrauch. Sie sind nicht selten mit großen und hervortretenden Hämorrhoidalknoten verbunden, die bei Menopausis oder spärlicher Menstruation schlimmer sind, mit Stechen nach aufwärts bei jedem Husten oder Niesen. Sie kommen auch in Verbindung mit Stuhlverstopfung vor. Der Patient versucht den Stuhl zu erzwingen, muß aber wegen der Schmerzen im Sphinkter davon abstehen. Unaufhörliches Drängen, der After wie verschlossen. Die Ausleerungen hart wie Schafskot und sehr stinkend.

Bei dieser Form von Dyspepsie ist *Lachesis* sehr ähnlich dem *Hepar*. Das letztere jedoch hat auffallende Besserung durch Gewürze.

Bei *Hepar* macht die mildeste Kost Beschwerden. Das Verlangen ist ganz eigentümlich. Als ob der Kranke instinktiv wüßte, was den Magen „stärken" kann, verlangt er nach Gewürzen oder Wein. Essen lindert das Gefühl von Schlaffheit, aber die Speise belästigt, sobald der Verdauungsprozeß seine langsame und unvollkommene Arbeit beginnt. Die Därme entleeren sich sehr träge, selbst wenn die Stühle weich sind.

China schwächt auch die Verdauung und macht große Schwäche und Hinfälligkeit nach der Mahlzeit. Sie hat ferner Gelüste nach Kaffeebohnen. Obst macht Durchfall mit Gären im Bauch. Beide verursachen Vollsein nach dem Essen; aber nur *China* hat das Gefühl von Vollsein bis zur Schmerzhaftigkeit mit wenig oder keiner Erleichterung nach Aufstoßen. Bitteres Aufstoßen, bitterer Geschmack kommt bei beiden vor; bei letzterem ändert sich der Geschmack nach dem Niederschlucken, beim Kauen behält die Speise ihren normalen Geschmack.

Die Darmentleerungen sind stinkend, wie die Blähungen; gelbe, wässerige, unverdaute Stühle. Aber die merkliche Verschlimmerung in der Nacht, nach dem Essen, und die davon resultierende Prostration sind durchaus nicht der *Lachesis* ähnlich. Bei Dysenterie usw., wenn der Zustand putrid oder gangränös wird, ist die Wahl schwerer. Beide haben kadaverös riechende Entleerungen, schokoladenfarbig, mit Kälte und großer Hinfälligkeit. Und obgleich die *China* weit vorzuziehen ist, wenn die Krankheit von Malaria kommt, so kontraindiziert doch eine solche Komplikation nicht das Schlangengift. Die auffallend große Ähnlichkeit wird vermehrt durch die nervöse Reizbarkeit bei beiden. Leichte Berührung ist unangenehm, das Epigastrium ist empfindlich, und Bekleidung ist lästig bei beiden. Aber bei *China* ist eine vermehrte allgemeine Sensibilität, während bei *Lachesis* ein allgemeiner Torpor mit Hyperästhesie der Hautnerven. Die erstere ist passend, wenn die stinkenden Entleerungen einer heftigen, schnell erschöpfenden

Entzündung folgen, oder wenn Frequenz und Quantität der Entleerungen die Vitalität sehr herabgesetzt haben und so den retrogressiven Prozeß fördern. Wenn hektische Erscheinungen zugegen sind, wird die Wahl erleichtert. Übrigens können wir auf die wohlbekannten anämischen Erscheinungen der *China* verweisen, Blässe, Sausen vor den Ohren, Neigung zu Ohnmacht usw., die sofort ihre Einwirkung auf das Blut zeigen.

Mercurius zeigt manche Ähnlichkeit mit *Lachesis*. Letztere folgt häufig dem ersteren und ist Antidot beim Mißbrauch desselben. Man bemerkt Mangel an Appetit, belegte Zunge, Nausea mit Oppression und Empfindlichkeit des Epigastriums; Druck auf die Magengrube macht tödliche Ohnmacht. Der Magen hängt schwer herab, selbst nach leichter Mahlzeit von Speise gewöhnlicher Verdaulichkeit. Die Empfindlichkeit des Magens gegen Bekleidung ist Teilerscheinung einer ähnlichen, über beide Hypochondrien sich erstreckenden Empfindlichkeit mit Vollsein und Druck nach oben vom Bauche her. Der Kranke kann nicht auf der rechten Seite liegen. Ist er ein Hypochonder, so ist er argwöhnisch, ängstlich und unruhig des Nachts mit Gefäß-Erethismus und Schweiß. In der Tat ist dieser Erethismus das gerade Gegenteil von Torpor der *Lachesis*.

Bei Unterleibsentzündungen mit Eiterung, wie bei Typhlitis, sind beide Mittel nützlich und folgen gut aufeinander. *Mercurius* hat seinen immer vorhandenen, nicht erleichternden Schweiß; schleimige Stühle oder viel Stuhldrang mit oder ohne Entleerung. *Lachesis* folgt, wenn ein typhöser Zustand droht. Der Kranke kann nur auf dem Rücken liegen mit aufgezogenen Knien; dreht er sich auf die linke Seite, so scheint eine Kugel im Bauch herüberzurollen.

Im Rectum und Anus hat *Mercurius* anhaltenderen Tenesmus; Hervordrängen des Rectum, das entzündet und schwärzlich aussieht; bei *Lachesis* mehr krampfiger Tenesmus mit Zusammenschnüren des Afters, der das ausgetretene Rectum fest umschnürt. Beide haben chronische Verstopfung. Der erstere macht viel Stuhldrang mit zähem oder bröcklichem Abgang; Frösteln während der Entleerung.

Arsenicum hat noch intensiver die gastrische und allgemeine Schwäche, die wir bei den eben betrachteten Mitteln erwähnten. Wenn es auch wahr ist, daß der Kranke seinen Kraftverlust nicht vollständig zeigt und daher nicht eben bemüht ist, ruhig zu liegen, so ist nichtsdestoweniger die Summe seiner Lebenskraft bedeutend herabgesetzt. Mit einem Wort, er ist außerordentlich schwach, fühlt sich aber nicht so. Jede Anstrengung erregt Ohnmacht. Geschmack ist weg oder bitter, sauer und faulig. Gefühl im Magen wie geschwollen, als ob voll Wasser. Verlangen nach Saurem und Kaffee; der letztere bekommt dem Kranken, wie bei *Lachesis*.

Gefühl von Brennen, rote, rauhe Zunge, Ängstlichkeit und Unbehagen nach dem Essen, eine subakute Gastritis, wie kein Mittel sie besser zeichnet. Übelkeit ist häufig und oft periodisch (12 Uhr nachts) und begleitet von großer Hinfälligkeit. Erbrechen mannigfacher Art, aber verschieden von dem galligen, schleimigen oder blutigen Erbrechen der *Lachesis* durch seinen unregelmäßigen, krampfigen Charakter, der die gastrische Reizbarkeit anzeigt. *Lachesis* paßt für die nervöse Schwäche und das Zittern der Säufer; für Magenkrämpfe, krampfige Zusammenschnürungen, die zeitweilig durch Essen erleichtert werden; für Erbrechen von Galle oder Schleim; *Arsenicum* für periodischen Brennschmerz mit scharfsaurem Erbrechen, heftigem Durst, wobei das Wasser erbrochen wird.

Cadmium sulf. für Übelkeit, gelbliches oder schwarzes Erbrechen, salzig-ranziges Aufstoßen, kalten Gesichtsschweiß, Brennen, Schneiden im Magen; Kneipen in dem unteren Teil der Därme, Krämpfe nach Bier. Beide verursachen auffallende Empfindlichkeit gegen Berührung am Magen oder Bauch (Peritonitis), stinkende, blutige, schokoladenfarbige Entleerungen, wie bei Dysenterie, mit Zusammenschnüren in den Därmen und Schneiden in denselben. Aber bei *Arsenicum* ist mehr Jammern mit verfallenem Gesicht; unruhiges Umherbewegen trotz der Schmerzen. Das Zusammenschnüren der Därme ist quälend, der Kranke erklärt, es nicht aushalten zu können, und wälzt sich in Angst umher, verzweifelt am Leben. Die übermäßige Empfindlichkeit der Magengrube bezeichnet einen mehr positiven Zustand akuter Entzündung, als *Lachesis* bewirkt.

Beim Erbrechen im Gelbfieber hat *Lachesis* außerdem braunen Belag an den Zähnen, Empfindlichkeit des Bauches.

Arsenicum hat auch krampfhaftes, sehr schmerzvolles Herausdrängen des Mastdarms; Tenesmus mit Brennen; Hämorrhoiden; besonders bei Säufern; sie treten beim Stuhlgang hervor mit Brennen. Stuhlentleerungen sind stinkend, dunkel, zuweilen unwillkürlich, mit großer Schwäche und Kälte. Aber *Lachesis* hat weniger Tenesmus des Mastdarms, und das Unbehagen ist mehr einer Zusammenschnürung des Afters zuzuschreiben, die bei den anderen Mitteln nicht gefunden wird. *Arsenicum* verursacht überdies mehr Schärfe der Stuhlentleerungen mit Roheit und Exkoriationen des Afters.

Alles, was ich hier aufgeführt habe, könnte schon als Unterscheidung zwischen zwei Mitteln beschrieben werden, von denen das eine große Reizbarkeit verursacht und akute Gewebsentzündung, Angst und äußerste Prostration; das andere Torpidität mit Verlust von Lebenskraft, aber verbunden mit nervöser Erregbarkeit, Zusammenschnürungen und Hyperästhesie der Haut. Indessen manchmal muß man mehr auf das einzelne sein Augenmerk richten;

und jeder gewinnt sicherer einen allgemeinen Überblick, wenn das einzelne mit hinreichender Rücksicht beachtet wird.

Wenn Verschwärung der Därme vorhanden, Neigung zum Abstoßen der Schleimhaut mit stinkenden, eitrigen oder blutigen Entleerungen, dann stehen die zwei Mittel sich sehr nahe. Die Vitalität ist sehr tief gesunken, Blut sickert aus aufgesprungenen Lippen und Zunge, und die Extremitäten sind kalt. Aber selbst hier gibt die besten Unterscheidungen die Reizbarkeit für *Arsenik* und die Unleidlichkeit des Drucks für *Lachesis*.

Carbo vegetabilis ist der *Lachesis* ähnlich bei schwacher Verdauung, bei Säuferbeschwerden, Asthma flatulentum, Zusammenschnürung des Ösophagus, Belästigung der Kleidung um die Taille, bei stinkenden, blutigen, entmischten, eitrigen Stühlen, Collaps usw.

Verlangen nach Kaffee ist da, aber er lindert nicht. Milch bekommt nicht bei beiden Mitteln; aber nur das Schlangengift hat Verlangen darnach. *Carbo veg.* hat Verschlimmerung von Fett, verdorbenem Fleisch oder Fisch, Austern, von blähenden Speisen, Eis, Essig und Sauerkohl — letzterer hauptsächlich, weil er Blähungen verursacht. Aufstoßen ist sauer, ranzig. Beide Mittel haben Erleichterung der Blähungsauftreibung durch Aufstoßen, aber *Lachesis* hat außerdem Gefühl von Übelsein, das erleichtert wird durch Aufstoßen. Bei beiden Mitteln wird das Atmen freier durch Aufstoßen. Bei *Carbo veg.* zeigt sich dies als Nachlassen der Spannung und des Aufwärtsdrängens, welches den Ansatz des Zwerchfelles um die Rippen markiert; *Lachesis* hat eine Erleichterung nach Aufstoßen, das ihn zu ersticken scheint. Es kommt schnell und erregt die für *Lachesis* eigentümliche Zusammenschnürung des Halses. Das letztere Mittel hat auch leeres Aufstoßen, das die Schmerzen steigert.

Carbo veg. hat Schwere, Vollsein, Schläfrigkeit nach dem Essen, mit Vollsein im Bauch fast zum Bersten. Brennen im Magen ist auch stark. Diese Schwere ist sehr charakteristisch und wird ebenso im Bauch bemerkt, der schwer herabzuhängen scheint; auch im Kopf, der schwer sich fühlt, wie Blei. Das Brennen wird begleitet von einem Gefühl, als ob etwas nach dem Halse hinaufkröche. Bei *Lachesis* ist Vollsein und Druck wie von einer Last, und das Vollheitsgefühl macht Niedergeschlagenheit. Ferner ist das Gefühl, als läge ein großer Klumpen im Magen und in den Därmen; Brennen, mit harter Auftreibung des Bauches, und Gefühl, als stiege ein Stein herab; er muß stillstehen oder vorsichtig schreiten. Dies Klumpengefühl ist wahrscheinlich eine Teilerscheinung der *Lachesis*-Zusammenschnürung, die wir so oft als hochcharakteristisch bezeichnet haben. Bei *Carbo veg.* sind die Blähungen mehr ranzig, faulig oder, nachdem sie den After passiert haben, brennend, feucht, stinkend. Die Blähungsversetzung mit Brennen verursacht viele Symptome und ist erheblicher als beim Schlangengift. Sie macht auch ein Drängen abwärts auf Blase und Kreuzbein. Bei *Lachesis* läßt der beim Essen entstandene Magenschmerz nach; *Carbo veg.* heilt, wenn Brennen vorhanden mit zusammenziehendem Krampf, der zum Zusammenkrümmen zwingt; die Schmerzen treten in Paroxysmen auf und benehmen den Atem. Das Brennen dehnt sich aufwärts zur Brust und abwärts zum Bauch aus, augenscheinlich dem Sympathicus folgend.

Tenesmus recti ist am vorherrschendsten bei *Carbo veg.*, Zusammenschnürung des Afters bei *Lachesis.* Das letztere Symptom erklärt, wie wir vorher bemerkten, den vergeblichen Stuhldrang; während bei *Carbo veg.* der Drang vergeblich ist wegen Blähungsdruck. Beide haben bläuliche, hervortretende Hämorrhoiden, wie nach Völlerei. Diese Zusammenschnürung unterscheidet sie, ferner auch der Kopfschmerz und Durchfall. Jede hat klopfenden Kopfschmerz: aber *Carbo veg.* hat mehr Schwere und der Durchfall ist dünn.

Bei typhösen Formen, sowohl beim eigentlichen Typhus, als im Gefolge von Peritonitis, Dysenterie usw., gibt *Carbo veg.* mehr das vollkommene Bild des Collapsus, während bei *Lachesis* die Herzschwäche, Schlafsucht, kalte Extremitäten usw., die sinkende Vitalität, aber nicht den Tod so nahe bezeichnen, als die der Kohle angehörenden Erscheinungen: Tympanites, kalte Beine, besonders die Knie, fadenförmiger Puls, kalter Atem, mangelnde Stuhlentleerungen oder unwillkürlicher, fauliger, blutiger, eitriger Durchfall.

Bei Hernien hat *Carbo veg.* Angst, wie *Arsenik,* aber es ist mehr Unbehagen, als die unruhige Lageveränderung; und sie ist der *Lachesis* ähnlich in der Belästigung durch Kleider, Fäulnis der eingeklemmten Teile usw. Es sind jedoch mehr Meteorismus und stinkende Blähungen vorhanden.

Graphites hat Angst, Melancholie; Zungenspitze mit Bläschen; Gefühl von einem Klumpen in der linken Halsseite, über den die Speise mit Mühe wegzugleiten scheint; beim Verschlingen zusammenschnürendes Würgen vom Ösophagus nach dem Kehlkopf; muß die Kleider nach dem Essen lösen; Magenschmerz, besser durch Essen; chronische Gastritis, besonders nach Mißbrauch alkoholischer Getränke. Gefühl von einem Klumpen im Magen; Blähungsauftreibung des Bauches, mit Kongestion nach dem Kopf; stinkende Blähungen. Erstickungsanfälle wecken aus dem Schlaf, muß aus dem Bett springen, muß etwas essen. Stinkende Stühle.

Aber das Mittel macht mehr Flatulenz, als *Lachesis.* Die Magenschmerzen sind brennend und kneifend; und das Gefühl von einem Klumpen im Magen wird von anhaltendem Pulsieren begleitet; das Sodbrennen ist ranzig. Die Erstickungsanfälle sind gewöhnlich schlimmer nach 12 Uhr nachts, statt während oder nach dem Schlafen zu beliebiger Zeit. Und die beim Einschlafen bemerkbare Zusammenschnürung ist in der Brust statt im Kehlkopf. Die stinkenden Entleerungen der Därme sind halb verdaut, dunkel und weich und zeigen die unvollkommene Verdauung an, die für das Mittel so charakteristisch ist.

Es ist auch eine Ähnlichkeit in den konstitutionellen Symptomen zwischen *Graphites* und *Lachesis* vorhanden, da beide zuweilen bei Phlegmatikern nötig sind. Aber das erstere hat als unterscheidende Gruppe: fett, kalt und verstopft; Haut herpetisch, rauh, springt leicht auf und schwitzt klebrige Flüssigkeit aus.

Abgesehen also von einiger Ähnlichkeit mit dem Schlangengift, gehört *Graphites* mehr mit *Arsenik, Nux vomica* und *Lycopodium* zusammen. Den beiden ersten ähnelt er bei Gastritis und Gastralgie; dem letzteren bei Flatulenz.

Acidum sulfuricum hat etwas Ähnlichkeit mit den Schlangengiften, besonders bei Säuferbeschwerden. Ihre ätzenden Einwirkungen unterscheiden sie jedoch in hervorstechender Weise, die sich in der heftigen Entzündung des Darmkanals sichtbar machen. Aber das Nervensystem wird so mit ergriffen, daß manche Symptome denen der *Lachesis* gleichen, wie das empfindliche Epigastrium, Zusammenschnürungsgefühl in den Därmen, Kneifen, Schneiden, Winden, mit ohnmachtsähnlicher Übelkeit; Zittern, blasses Gesicht, Ängstlichkeit; flatternder Puls; Schlundkrämpfe; kann nicht schlucken; Striktur in der Speiseröhre; große Schwäche usw. Beide haben gleicherweise Verlangen nach Branntwein.

Die Säure tut gut, wenn der Kranke schwach ist, abgemagert, klagt über Zittern, aber dies ist mehr subjektiv als objektiv. Er ist ängstlich und unruhig, muß alles hastig tun. Das Gesicht ist blaß und zeigt zuweilen trockene, runzelige Stellen, besonders wenn die Hämorrhoiden sich verschlimmern. Aufstoßen ist sauer. Im Magen Gefühl von Erschlaffung und Kälte. Wein kann palliativ wirken, und spirituöse Getränke verschlimmern, wie bei *Lachesis*. Aber die Säure hat die Eigentümlichkeit, daß der Magen kaltes Wasser aufstößt, wenn es nicht mit Branntwein vermischt ist. Die Bauchmuskeln werden krampfhaft nach innen gezogen. Die Stühle gelb, wie bei *Lachesis,* aber haben ein gehacktes Ansehen und sind faserig. Der wässerige Durchfall ist sehr stinkend. Hämorrhoiden sind feucht, brennen und können die Defäkation hindern.

Da die Säure kruppöse Formen erzeugt, so müßte man an sie mit *Lachesis* denken, wenn die Stuhlgänge einen solchen Zustand in den Därmen anzeigen.

Die Säure ähnelt auch *Elaps:* Getränke erregen Kältegefühl im Magen. Aber nur die erstere hat Besserung durch Beimischung von Spirituosen. Die Diarrhöe bei *Elaps* gleicht der bei dem Rest dieser Ordnung, aber das Mittel ist besonders dann angezeigt, wenn die Stühle aus schwarzem, schlammigem Blut bestehen, mit windenden Schmerzen in den Därmen.

Colchicum verdient hier Erwähnung, zumal es, wie *Lachesis,* Kälte oder Kältegefühl im Magen verursacht (*Elaps*). Unleidlichkeit der Kleidung (bei den Prüfungen, aber Bestätigung fehlt), Brennen im Magen, Erbrechen und Abführen, Krämpfe des Sphincter ani, Stuhldrang, stinkende Blähungen, stinkenden Durchfall, Empfindlichkeit gegen leiseste Berührung, sehr große Erschöpfung, langsames Atmen, schwachen Puls. Aber es ist immer vorhanden Übelkeit, schlimmer vom Riechen der Speisen; wenn der Kranke sitzt oder recht ruhig liegt, hört das Erbrechen auf (wie bei *Veratrum*). Sinne zu geschärft; ein helles Licht, Berührung oder starke Gerüche erregen ihn (wie bei *Nux vom.*). Erbrechen und Abführen wie bei Cholera. Der Sphincter ani schnürt sich zusammen nach jeder Entleerung, mit vergeblichem Stuhldrang. Die Ähnlichkeit besteht also hauptsächlich in der Empfindlichkeit gegen Berührung und in den Zusammenschnürungen des Sphincter mit Schwäche, da die anderen Symptome so verschieden sind, daß sie die Wahl leicht machen. (Siehe auch weiter unten.) —

In der Cholera wurde *Lachesis* angewendet, wenn das Erbrechen bei der leisesten Bewegung sich erneuert und die Übelkeit von vielem Speichelfluß begleitet wird. Da *Colchicum* genau dieselben Symptome hat, so müssen andere Indikationen entscheiden.

Bei Reflexerregung, wie bei Konvulsionen mit scheckigen, schleimigen Stühlen zahnender Kinder, und Rollen des Kopfes ähnelt *Colchicum* dem *Podophyllum.*

Belladonna, Lachesis, Rhus Tox. und *Baptisia* bilden eine Gruppe, die bei Peritonitis, Enteritis usw. brauchbar ist.

Belladonna unterscheidet sich von allen durch den entzündlichen Charakter. Nur wenn die Affektion asthenisch wird, werden die andern nötig. *Lachesis* folgt auf *Belladonna,* wenn, besonders bei Kindern mit entzündlicher Diarrhöe, plötzlich Verstopfung eintritt mit Aufschwellen des Bauches und Empfindlichkeit, besonders an einer einzigen Stelle. Oder wenn Eiterung eintritt und *Mercur* fehlschlägt. Oder wiederum, wenn Gangrän droht.

Bei Peritonitis ist *Lachesis* zuletzt angezeigt, wenn das Fieber anhält und sich nach 1 Uhr nachmittags und in der Nacht verschlimmert. Die leiseste Berührung der Körperoberfläche ist unerträglich. Typhöse Symptome machen den Fall komplizierter. Es ist auch bei Typhlitis angezeigt, wenn sich bereits Eiter gebildet hat. Es folgt nach *Belladonna, Bryonia* oder *Mercurius corrosivus.* Es ist auch *Rhus Toxicodendron* ähnlich, hat aber mehr typhoide Symptome und kommt erst später in Frage.

Rhus Tox. bedingt Schläfrigkeit, das Fieber bleibt hoch oder steigt; Unruhe; Zunge trocken, wie versengt, braun, mit roter, dreieckiger Spitze; Durchfall schleimig-wässerig oder faulig, gelblichbraun und blutig, unwillkürlich während des Schlafes; gewöhnlich dabei Ziehen nach unten in die Schenkel, während *Lachesis* schmerzhafte Steifheit von der Lendengegend nach den Schenkeln hat. Bei Typhlitis, in welcher beide auf *Belladonna* folgen können, hat *Rhus Tox.* Besserung, wenn man die Geschwulst sanft von unten nach oben drückt; *Lachesis* hat Unleidlichkeit der Berührung

Bei Periproktitis kann *Rhus Tox.* nötig werden, wenn die Entzündung traumatischen Ursprungs ist; *Lachesis,* wenn ein Abszeß sich bildet und nicht aufgehen will, das umgebende Gewebe eine dunkelrote Farbe hat.

Colchicum kommt in Vergleich mit *Lachesis,* wenn äußerste Prostration vorhanden, mit Coma, heißer Bauch und kalte Extremitäten; fadenförmiger Puls; beim Aufrichten fällt der Kopf zurück und der Unterkiefer sinkt herab. Das Gesicht ist hippokratisch, die Zunge wird schwer hervorgestreckt, und Stuhlentleerung ist unwillkürlich. Aber Tympanites ist mehr markiert bei ersterem; und die Stühle enthalten weiße Flocken oder Fetzen; die Zunge ist entweder dick braun belegt oder hellrot, ausgenommen an der Wurzel, die belegt ist. Gemäß den Prüfungen und Vergiftungsfällen verursacht *Colchicum* keine Empfindlichkeit des Bauches unter dem Epigastrium.

Arnica hat tiefen Stupor mit schnaufendem Atem, trockene, unten in der Mitte braune Zunge, aufgetriebenen Bauch und unwillkürlichen Stuhl- und Harnabgang. Man kann sie unterscheiden durch die Ekchymosen und den Zerschlagenheitsschmerz, der Unruhe verursacht, welch letztere besser wird, wenn des Kranken Bedeckung heruntergestrichen wird und er seine Lage ändert.

Unter den Mitteln, die Zusammenschnüren des Anus verursachen, sind folgende der Beachtung wert: *Bellad., Caust., Acidum nitricum, Natr. mur., Ignat., Kali bichr., Opium, Plumbum, Mezereum, Cocculus.*

Die erste hat: Drücken und Drängen nach dem After und den Geschlechtsteilen, abwechselnd mit Kontraktionen des Afters; spatische Zusammenschnürung des Afters wie bei Dysenterie.

Das zweite, *Causticum,* verursacht vergeblichen Stuhldrang mit Ängstlichkeit und rotem Gesicht.

Acidum nitricum macht Stechen im Mastdarm wie von einem Splitter; die Zusammenschnürung tritt während der Stuhlung ein und hält stundenlang hinterher an; Gefühl im Mastdarm wie zerrissen.

Natrium mur. hat das Gefühl von Kontraktion im Mastdarm während der Stuhlung, die Fäces zerreißen den After; häufiger, erfolgloser Drang; krampfige Zusammenschnürung des Afters.

Ignatia macht Proktalgie; Kontraktion mit schneidenden, schießenden Schmerzen; Kontraktion des Afters schlimmer nach dem Stuhlgang. Die Symptome sind unbeständig, unregelmäßig, anfallweise wie bei Hysterie.

Kali bichr. hat Gefühl von einem Pflock, ähnlich wie *Lachesis;* Durchfall von braunem, schaumigem Wasser, der am frühen Morgen herausspritzt und welchem Tenesmus des Afters folgt.

Opium: After ist krampfhaft geschlossen während der Kolik, mit hartnäckiger Verstopfung. *Plumbum* ist sehr ähnlich.

Aber alle diese unterscheiden sich leicht durch die charakteristischen Symptome von *Lachesis:* quälendes Drängen im Mastdarm, aber wegen Zusammenschnürung des Afters wird es so schmerzhaft, daß er vom Drängen abstehen muß. Hervorgetretene Hämorrhoiden mit zusammengeschnürtem After.

Viel näher steht und in der Tat fast identisch ist hier *Mezereum;* nach der Stuhlung schnürt sich der After um den hervorgetretenen Mastdarm zusammen. In anderen Beziehungen jedoch sind die zwei Mittel sehr verschieden.

Kali bichromicum muß auch erwähnt werden als in Verwandtschaft mit *Lachesis* bei Dysenterie. Beide haben rote, aufgesprungene, glatte Zunge; schwärzliche Stühle; daher folgen sie einander gut in schweren oder typhösen Fällen und sonst auch. Der Gestank der Ausleerungen unterscheidet die letztere; der geleeartige, zuweilen faserige Schleim das erstere.

Cocculus gibt ein ganz besonderes Bild von Tenesmus Recti nach dem Stuhl mit Ohnmacht, und doch ist die Peristaltik vermindert (vergl. *Ignatia).*

Fünfte Vorlesung.

Die Ophidia.

Lachesis (Fortsetzung).

Lachesis erregt beim männlichen Geschlecht eine große Lüsternheit bei verminderter physischer Kraft. Der Geist ist eine Beute für alle Arten von Reizungen, aber Erektionen und Emissionen sind unvollkommen.

Auf die weiblichen Organe wirkt *Lachesis* sehr mächtig ein. Sie scheint eine spezielle Affinität zu den Ovarien zu haben, besonders zum linken Ovarium; Ovaritis, Ovaralgie, Geschwülste können geheilt werden, wenn Empfindlichkeit gegen Kleiderdruck und andere charakteristische Symptome des Mittels vorhanden sind. Menses spärlich, schwach, Blut klumpig, schwarz und sehr stinkend; Hüftschmerz, Drängen nach unten im linken Ovarium. — Alles besser, sobald der Fluß eingetreten ist. Der Uterus erträgt nicht den leisesten Druck.

Lachesis kann bei Metritis puerperalis gebraucht werden, besonders, wenn der Wochenfluß stinkt. Das Gesicht ist purpurrot und die Kranke bewußtlos.

Sie kann auch indiziert sein bei Eierstocksgeschwülsten, wenn das Leiden die Neigung zeigt, sich von links nach rechts auszudehnen, selbst wenn schon Eiterung eingetreten ist. Sie ist besonders zu berücksichtigen nach *Hepar* oder *Mercurius*, wenn große Adynamie vorhanden.

Bei Syphilis ist an *Lachesis* zu denken als Antidot von *Mercur* oder, wenn der Schanker brandig wird. Charakteristisch für sie sind die eigentümlichen Halsgeschwüre, die blauen Ränder der Geschwüre, nächtliche Knochenschmerzen, heftiger Kopfschmerz und der phagedänische Schanker.

Die syphilitischen Geschwüre an den Beinen sind flach und haben blaue Ränder; Karies der Tibia; die Teile sind empfindlich und livide; Geschwüre im Halse; Knochenschmerzen nachts; alles nach *Mercur*-Mißbrauch.

Die bläulichen Geschwüre hat sie gemeinsam mit: *Hepar, Asa foetida, Lycopodium, Silicea, Arsenicum.* Die Knötchen,

Bläschen oder Pusteln um die Geschwüre mit: ***Arsenicum, Phosphor, Lycopodium, Mercurius, Hepar, Silicea*** usw. Das Brennen im Umfang mit: ***Arsenicum, Lycopodium, Mercurius, Silicea.*** Den stinkenden Eiter mit: ***Arsenicum, Asa foetida, Lycopodium, Silicea, Sulfur, Hepar.*** Die flachen Geschwüre mit: ***Arsenicum, Asa foetida, Lycopodium, Mercurius, Silicea, Phosphori acid.*** usw. Wenn sie schwarz oder brandig werden, mit: ***Arsenicum, Secale corn., Silicea, Plumbum, Carbo veget., Euphorbium, Acidum muriaticum.*** Aber *Lachesis* hat das Brennen am meisten hervortretend, wenn das Geschwür berührt wird. Die Haut in der Umgebung ist fleckig. Die Beingeschwüre haben die Neigung, sich oberflächlich auszubreiten (mehr, als in die Tiefe, wie zum Beispiel bei *Kali bichrom.*), die Absonderung ist spärlich und wenig stark. Dunkle Blasen in der Umgebung der Geschwüre, und die Haut herum tot. Manchmal hört die Absonderung auf, der Kranke ist stupid, kalt, das Bein wird ödematös, und eine bläulichrote Geschwulst im Verlauf der Venen zeigt, daß Phlebitis da ist. All dies ist ähnlich wie bei *Arsenic., Carbo veget., Bufo, Secale corn., China* usw. Aber *Arsenic.* hat mehr Gefäßerregung und nervöse Reizbarkeit in der Prostration. *Carbo veget.* macht noch größere Prostration als *Lachesis,* kalten Schweiß, kühlen Atem, Collaps. Das Geschwür hat einen Leichengeruch. In milden Fällen ist durchaus keine Ähnlichkeit zwischen den beiden; denn *Carbo veget.* macht viel Brennen, Wundheit in den Hautfalten; Geschwürsränder hart, aber nicht überempfindlich wie bei *Lachesis.*

Hepar müßte als ein Verwandter von *Lachesis* erwähnt werden und besonders, weil es so nützlich ist nach Mißbrauch von Mercurialien. Der Rand des Geschwüres ist sehr empfindlich, aber es ist ein Gefühl von Wundheit und Zerschlagenheit bei der Hyperästhesie. Und obgleich der eiternde Teil bläulich werden und der Kranke schwach werden kann, so treten doch keine Erscheinungen von Verlust der Vitalität und Brand auf, wie bei dem später indizierten Mittel *Lachesis.*

Lycopodium ist ein Komplement des Schlangengiftes. Wenn syphilitische Geschwüre im Halse erscheinen, so sind sie dunkelgräulichgelb, schlimmer auf der rechten Seite. An der Stirn ist kupferiger Ausschlag, und das Gesicht ist blaß, oft gerunzelt, hat aber nicht die kleinen roten Blutgefäße, welche durch die gelbe Haut scheinen, wie bei *Lachesis.* Die Schanker sind indolent. Condylome gestielt. Die Geschwüre an den Beinen zögern zu heilen, dabei reißendes Brennen, schlimmer nachts; sie verschlimmern sich durch erweichende Umschläge oder bei jedem Versuch, sie zu verbinden. Der Eiter ist oft goldgelb. Dyspepsia flatulenta.

Acidum nitricum müßte ähnlich scheinen bei phagedänischem Schanker, bei Schienbeingeschwüren usw., kann aber leicht unterschieden werden durch die unregelmäßigen Geschwürsränder, die auch wuchernde, leicht blutende Granulationen zeigen, und durch seine Mund- und Hals-Symptome, durch die aufgesprungenen Mundwinkel, durch das Gefühl von einem Splitter im Hals usw.

Kali jodatum zeigt eine von *Lachesis* ganz verschiedene Reihe von Symptomen: nagende, bohrende Knochenschmerzen, Klopfen und Brennen in Nasen- und Stirnknochen; grünlichgelbe, exkoriierende Ozäna; Papeln, die verschwären und Narben hinterlassen; Rupia; Schanker mit harten Rändern und dickem Eiter; tieffressende Geschwüre; heftiger Kopfschmerz, viel schlimmer als beim Schlangengift, und harte Knollen am Kopf verursachend. Neigung zu interstitieller Infiltration der weichen Gewebe und auch der Knochen, aber ausgedehnter als bei *Lachesis,* die nur die weichen Gewebe infiltriert.

Bei den Gebärmutter- und Eierstocks-Symptomen müssen Sie Ihre Aufmerksamkeit auf folgende Ähnlichkeiten richten:

Platina hat profuse, dunkle Menses statt der spärlichen, und die Erregung ist viel ausgesprochener. Die Nymphomanie wird begleitet von Kitzeln und Jucken der Genitalien oder von Vaginismus. Bei Eierstocksaffektionen hat dies Mittel geholfen, nachdem *Lachesis* versagte; wie bei Eiterung des Eierstockes, nachdem der Eiter unter Einwirkung des letzteren entleert war. Die Schmerzen sind brennend, mit heftigem Drängen nach unten.

Palladium hat Verhärtung und Geschwulst des rechten Eierstocks geheilt, wie *Lachesis.* In bezug auf die Gemüts-Symptome sind beide weit voneinander verschieden. Das erstere hat einen Egoismus, der sich zeigt in dem Bemühen der Patientin um die gute Meinung anderer; demnach wird ihr Stolz oft verletzt. Gemütsbewegungen verschlimmern die Eierstocksschmerzen, wie beim Schlangengift, aber in anderer Weise. Die *Lachesis*-Kranke ist ekstatisch oder wenigstens leicht erregbar; Erzählung von Geschichten rührt sie zu Tränen. Die *Palladium*-Kranke wird leicht beunruhigt in Gesellschaft; ein lebhaftes Gespräch oder eine Abendunterhaltung vermehrt ihre Schmerzen und belästigt sie geistig und körperlich.

Bei Eierstocksaffektionen steht *Apis* ganz nahe bei *Lachesis.* Aber sie wirkt mehr auf das rechte als auf das linke Ovarium ein. Gefühl von Zerschlagenheit, Wundsein oder Stechen, Brennen. Ein andermal werden die Schmerzen als durchbohrend beschrieben.

Beim Prolapsus uteri oder während der Menses scheint das Herabdrängen im rechten Eierstock zu sein; den Schmerzen folgt Ausfluß spärlichen, dunklen Schleims.

Beide haben Schmerzen vom linken zum rechten Eierstock; aber bei *Apis* wird dies beim Ausstrecken bemerkbar. Es ist auch ein Gefühl von Zerrung vorhanden in der Eierstocksgegend, ganz charakteristisch. Die Schmerzen können nach oben gehen bei beiden; aber bei *Apis* sind sie im rechten Eierstock, zugleich verbunden mit Schmerz in der linken Brustgegend und mit Husten.

Die Gemüts-Symptome sind außerordentlich ähnlich (siehe Gemüt). Beide haben Eifersucht mit Geschwätzigkeit und vermehrtem Geschlechtstrieb; Unruhe mit geschäftigem Hantieren.

Arsenic. affiziert Eierstöcke und Gebärmutter und hat Metrorrhagie dunklen Blutes; vermehrten Geschlechtstrieb. Aber dies mächtige Mittel affiziert mehr den rechten Eierstock mit ausgesprochenem Brennen, Spannen und Unruhe, die etwas gelindert wird durch fortwährendes Bewegen der Füße; Menstrualkolik, besser durch warme Umschläge.

Lycopodium hat die umgekehrte Richtung der Schmerzen, wie *Lachesis,* Schießen von rechts nach links. Auch seine Magen-Darm-Symptome sind immer vorhanden.

Graphites affiziert auch mehr das linke Ovarium und heilt auch, wenn den Schmerzen in der rechten Eierstocksgegend Ausfluß aus der Scheide folgt, aber konstitutionell sind dies Mittel und *Lachesis* voneinander verschieden.

Ein auffallendes Symptom der *Lachesis* ist Nachlaß der Schmerzen, sobald der Blutfluß im Gange ist. Vergleiche: *Moschus,* Ziehen, Zerren beim Beginn der Menses, das aufhört mit dem Eintritt des Blutflusses. *Zincum,* Nachlaß des Bohrens im linken Eierstock (gerade wie bei *Lachesis*).

Platina und *Ammonium carb.* haben Schmerzen, die während des Flusses anhalten; die erstere selbst bei profusem Ausfluß; das letztere bei Fluß zwischen den Schmerzen. Bei *Cimicifuga* ist der Schmerz um so größer, je reichlicher der Fluß ist.

Nun Herz, Zirkulation und Fieber. Wie ich schon angeführt habe, affiziert *Lachesis* die Zirkulation auffallend; es macht Hitzeaufwallung, wie in der Klimaxis, Blutandrang nach dem Kopf, bei Kühle der Füße, Herzklopfen mit Gefühl von Konstriktion am Herzen, als ob es zusammengeschnürt wäre. Die letzteren Symptome mit den Oppressionen der Brust, mit der Dyspnöe beim Erwachen, mit der Unfähigkeit zu liegen, haben zu der Anwendung von *Lachesis* geführt bei Hydrothorax und Hydropericardium, wenn abhängig von organischen Herzkrankheiten.

Lachesis ist angezeigt bei allgemeiner Wassersucht, wenn der Urin dunkel, fast schwärzlich und eiweißhaltig und die Haut über den ödematösen Stellen dunkel bläulichschwarz ist. Ich entsinne mich eines Mannes von sechzig Jahren, der gerade diese Art Wassersucht hatte und noch sechs Monate weiter lebte beim Gebrauch von *Lachesis,* und der dann, als das Ende kam, schmerzlos starb. Sie ist besonders nützlich beim Ascites nach Scharlach und beim Ascites der Säufer, wenn die obigen Symptome zugegen sind.

Bei Nieren- und Blasenaffektionen muß *Lachesis* mehr nach den allgemeinen, als nach den örtlichen Symptomen gewählt werden. Zum Beispiel sind bei Albuminurie oder Morbus Brightii die Atmungs-Symptome, Verschlimmerung nach dem Schlaf und die blaue Hautfarbe charakteristischer, als die Harn-Symptome. Bei Cystitis ist das Mittel angezeigt, wenn der stinkende Schleim an das allgemeine Charakteristikum, Neigung zu Putreszenz, erinnert. Und je mehr dieser Gestank des Urins unverhältnismäßig intensiv ist im Vergleich zu der Zeit, daß der Schleim in der Blase zurückgehalten wird, desto mehr ist *Lachesis* das Heilmittel.

Bei Hämaturie ist das Mittel wie sein Rival *Crotalus* zu gebrauchen, wenn die Symptome als Erscheinung von Blutentmischung auftreten, wie bei schleichenden Fiebern; daher zeigt sich dann der charakteristische Niederschlag von entarteten Blutkörperchen, von Fibrin usw., der wie verkohltes Stroh aussieht. Bei Albuminurie nach Scharlach entsteht die Wassersucht aus der gehemmten Abschuppung, und der Urin ist schwarz oder enthält schwarze Stellen. Dies gefleckte Aussehen ist genau so, wie bei *Helleborus*. Andere Arzneien, die schwarzen Urin hervorbringen, sind: *Colchicum, Natrium mur., Acidum carbonicum und Digitalis. Apis, Ammonium benz., Arsenicum, Acidum benzoic., Arnica, Opium, Carbo veget., Kali carbon.* und *Terebinthina* machen dunklen, trüben Urin. Jedoch *Lachesis* allein hat den schaumigen Urin und die allgemeinen, schon erwähnten charakteristischen Erscheinungen.

Helleborus ist zu unterscheiden durch die sensorielle Apathie, die Muskelschwäche, das blasse, gedunsene Gesicht und den geleeartigen, schaumigen Durchfall, der die Wassersucht begleitet. Der Kranke kann besser atmen im Liegen, im geraden Gegensatz zu *Lachesis* und *Arsenik*.

Digitalis mit schwärzlichem, spärlichem, trübem Urin, Ohnmacht von Herzschwäche mit bläulichem Gesicht, ist insofern der *Lachesis* sehr ähnlich. Bei der letzteren findet sich Zusammenschnürung mehr im Kehlkopf, als wie Oppression und Zusammenschnüren der Brust; bei der ersteren ist die Zusammenschnürung zum Ersticken, als ob die inneren Teile der Brust zusammengewachsen wären. *Digitalis* hat auch Einsinken oder Ohnmächtigkeit am Magen, als müßte das Leben erlöschen.

Terebinthina hat rauchigen und trüben Urin, der ein Sediment wie Kaffeegrund absetzt. Sie ist oft angezeigt bei Wassersucht nach Scharlach. Das Sediment enthält entartete Blutkörperchen, Hämaturie, Dyspnöe. Der Kranke muß im Bett aufgerichtet werden. Große Schläfrigkeit. Die Zunge ist trocken und glänzend. Klinisch hat *Terebinthina* sich als nützlich erwiesen in den ersten Stadien der Nierenkrankheiten, wenn Kongestion vorherrscht, das heißt, bevor Nierenzylinder in irgend großer Menge auftreten. Sie verursacht intensiveres Brennen und Rückenschmerz als *Lachesis*, und der Urin kann Veilchengeruch haben. Bei typhösen Fiebern ähneln Nieren- und Darmausscheidungen denen der *Lachesis*. Stinkende Stühle, Darmblutungen, herrührend von Verschwärung; das Blut ist dunkel, rußig und sieht aus wie Kaffeegrund. Stinkender Urin;

entartetes Blut im Urin. Außerdem macht *Terebinthina* Stupor, trockene, glatte, glänzende Zunge und große Schwäche. Aber sie unterscheidet sich durch Vorwiegen von Tympanites mit Brennen, das begleitet wird von einer Glätte der Zunge, als hätte sie ihre Papillen verloren.

Apis ist der *Lachesis* täuschend ähnlich bei Wassersucht nach Scharlach; denn beide Mittel haben Albuminurie, spärlichen Urin, der dunkel ist von entmischtem Blut, und Dyspnöe. Aber bei *Apis* ist gewöhnlich Durstlosigkeit, blasse, wächserne Haut und hier und da nesselartiger Ausschlag, rote Knötchen oder ein erysipelatöses, rosiges Aussehen der wassersüchtigen Glieder.

Arsenicum ist in den Fällen von Nierenerkrankung, außerdem wenn der Urin spärlich und eiweißhaltend ist, ohne Blut; weiter wird das Mittel nötig wegen seiner gut charakterisierten Herz-Symptome oder wegen der Gemütsunruhe usw. Insofern ist hier keine Differenzierung nötig. Aber wenn der Urin dunkel ist, trüb, mit Blut gemischt, mit kaffeeartigem Sediment, wenn Orthopnöe mit Kälte der Beine vorhanden, Bronchialkatarrh, große Schwierigkeit beim Atmen, bis der Schleim heraus ist, krampfhaftes Zusammenschnüren des Kehlkopfes, dann erfordert die Wahl weiteres Vergleichen. *Arsenicum* heilt, wenn der Urin aussieht wie dunkle Jauche und Nierenzylinder reichlich vorhanden sind. Die Dyspnöe wird bemerkbarer, wenn der Kranke versucht, sich abends hinzulegen, und nach Mitternacht erweckt sie ihn wieder; sie wird besser durch Expektoration von Schleim. Bei *Lachesis* ist die Dyspnöe schlimmer, wenn nach dem Niederlegen er einschlafen will; Besserung tritt ein, wenn eine kleine Menge dicken, zähen Schleimes losgeräuspert oder ausgehustet wird, auch ist weit mehr Belästigung durch Berührung der Kleidung vorhanden, als bei *Arsenicum*. Bei letzteren wird die Kleidung aufgerissen, damit ihr Druck nicht den Kranken erstickt; bei ersterer handelt es sich um Hyperästhesie der Haut.

Colchicum verursacht eine intensive Kongestion der Schleimhaut des Magens und der Därme und auch der Nieren. Der Urin ist dunkel, trübe, blutig und so schwarz wie Tinte, eiweißhaltig. Wassersucht. Aber es wird leicht von *Lachesis* unterschieden durch das Überwiegen der Reizbarkeit des Sphincter vesicae mit Blasentenesmus nach dem Harnen. Es ist besonders indiziert bei Gichtkranken, die zugleich an nervöser Schwäche leiden, welche mit Überempfindlichkeit verbunden ist. Wenn das letztere Symptom auch der *Lachesis* ähnlich zu sein scheint, so können wir doch leicht den Unterschied finden durch die Allgemeinwirkung von *Colchicum;* Überempfindlichkeit gegen Berührung (ausgenommen vielleicht der tympanitische Bauch), Sinne zu scharf, besonders überempfindlich gegen starke Gerüche; gastrische Symptome hervorstechend; Geistesarbeit ermüdet und macht unfähig, die Gedanken zu fixieren oder zusammenhängend zu denken; Kopfschmerz, Gefühl von

Spannung in der Kopfhaut; Zunge belegt, Übelkeit; große Schwäche und doch leicht erregt durch äußere Eindrücke. Eine Eigentümlichkeit des *Colchicum* ist, daß, wenn auch Salivation und Harnsekretion reichlich sind, Stühle spärlich und mit Tenesmus verbunden sind, und vice versa.

Ich brauche nicht die Fieber von *Lachesis* hervorzuheben, weil ich sie erwähnte, als ich von dem Geistes- und Gemütszustande des Mittels sprach. Ich will jedoch von dem Intermittens sprechen, wo sie angezeigt ist in Fällen, die in der Frühjahrszeit wiederkommen trotz des vorher in dem Fall gegebenen *Chinins*. Der Frost tritt ein um ein oder zwei Uhr nachmittags; während des Frostes, und das ist ein charakteristisches Symptom, hat der Kranke das Gefühl, daß er die Bedeckung über sich zusammenraffen muß, nicht um sich warm-, sondern um sich stillzuhalten. Er muß fest niedergehalten werden, um das Schütteln und die Schmerzen in Brust und Kopf zu lindern. Das Fieber wird charakterisiert durch brennendes Stechen, durch Brust- und Herzbeklemmung und durch gleichzeitige Schlafsucht oder Geschwätzigkeit. Das Verlangen, bei Frost niedergehalten zu werden, hat auch *Gelsemium*.

Carbo veget. hat, wie *Lachesis,* jährliche Wiederkehr der Anfälle, Geschwätzigkeit während des Hitzestadiums, Durstlosigkeit während des Fiebers, beklommenes Atmen. Der Kranke ist sehr schwach durch die Dauer der Krankheit und durch den Chinin-Mißbrauch. Aber der Durst ist meistens während des Frostes, nicht vorher. Der Frost ist oft verbunden mit kaltem Atem, Kälte der Knie, selbst bei warmer Einwickelung im Bett. Aufwallen brennender Hitze bei den abendlichen Anfällen, ohne Durst; Flatulenz. Einseitiger Frost, hauptsächlich linkerseits. Collaps mehr hervortretend.

Capsicum paßt bei: Durst vor der Kälte; Verlangen nach Wärme; Kälte beginnt im Rücken; unregelmäßiger, intermittierender Puls. Aber bei dem roten Pfeffer fängt der Frost im Rücken an und verbreitet sich von da aus; der Durst hält an während des Frostes, und Trinken verschlimmert (siehe *Elaps*). Der Kranke fühlt sich besser durch warme Umschläge, wie durch Übergießen des Rückens mit warmem Wasser.

Menyanthes ist vorzuziehen, wenn die Krankheit sich zeigt als Kälte der Nasenspitze, der Ohrläppchen und der Finger- und Zehenspitzen. Füße bis zu den Knien eisigkalt. Hände und Füße eisigkalt, der übrige Körper warm. Wenn *Lachesis* in solchen unregelmäßigen Fällen, bei kalter Nase usw., nötig wird, so sind die livide Haut und große Schwäche, ersichtlich durch den fadenförmigen Puls, hinreichend zur Unterscheidung.

Noch genauer passen die folgenden Mittel, welche alle schwachen oder fadenförmigen Puls hervorbringen, Kälte oder

Bläue der Haut und demnach größte Prostration: *Carbo veget.* (siehe oben).

Veratrum album; aber der Frost ist verbunden mit Durst; und (wenn innerlich) geht nach unten, nicht nach oben. Haut blau, kalt, unelastisch; Hände blau; Gesicht, Mund und Zunge kalt; Atem beklommen und mühsam; Herz schwach; kalter, klebriger Schweiß, schlimmer an der Stirn; Wärme lindert nicht.

Arsenicum: äußere Wärme bessert; Mund und Zunge kalt; Gesicht blau; einzelne Hautstellen blau. Ängstliche Unruhe trotz großer Schwäche; kalter, klebriger Schweiß. Erstickungsanfälle.

Camphora: eiskalte Haut, aber innere Hitze, so daß er die Bedeckung wegstößt; Gesicht totenbleich; Glieder blau; gewöhnlich warmer Atem. Krämpfe; oder, wenn bei Bewußtsein, veränderte Stimme. Sopor folgt.

Acidum hydrocyanicum: Marmorkälte des ganzen Körpers. Puls schwach oder unfühlbar. Langanhaltende Ohnmacht. Getränk rollt hörbar die Speiseröhre hinunter. Krallen am Herzen, wie in Angst. Krämpfe, besonders sind Rückenmuskeln und Unterkiefer steif.

Helleborus: Muskeln erschlafft; er fällt plötzlich um, dabei Kälte, kalten Schweiß an der Stirn; Puls langsam. Schreckliche Konvulsionen mit sehr arger Kälte. Rheumatische Schmerzen in den Knien.

Digitalis schwächt, wie das Schlangengift, das Herz. Die Haut ist sehr kalt. Reichlicher Schweiß, aber Herz-Symptome darnach nicht besser. Puls setzt jeden 3., 5. oder 7. Schlag aus; Puls sehr langsam. Man vergesse nicht, daß *Lachesis* Brustoppression hat mit kalten Füßen. Je mehr letztere warm werden, desto mehr läßt die Oppression nach.

Secale corn.: kalte Haut; eingefallenes, blasses Gesicht und blaue Lippen. Will nicht bedeckt sein. Prickeln in den Gliedern; hält Hände und Finger weit auseinandergespreizt. Kalter, klebriger Schweiß. Sprache schwach, stotternd.

Hyoscyamus ähnelt der *Lachesis* in der Kälte über den Rücken, objektive Kälte des Körpers, Konvulsionen, Delirium. Aber der Frost ist schlimmer nachts und verbreitet sich von den Füßen nach dem Rücken und von da nach dem Nacken. Das Sinken der Temperatur ist verbunden mit niedriger arterieller Aktion, Schläfrigkeit oder mit delirierendem und erregtem Gespräch; zupft an der Bettdecke, fürchtet, vergiftet zu werden, Halluzinationen, fibrilläres Zucken usw.

Lachnanthes macht wie *Lachesis* glänzende Augen während des Frostes, Eiskälte des Körpers, besser durch Wärme. Aber nur die erstere hat glänzende Augen, umschriebene Röte der Wangen beim Fieber und Delirium.

Lycopodium folgt auf *Lachesis.* Es wird nötig bei Fiebern, wenn der Kranke schlafsüchtig oder stupid wird; Kälte, als ob er auf Eis läge. Der eine Fuß warm, der andere kalt — ein wichtiges Symptom. Hat das Gefühl, als ob das Blut aufhöre, zu zirkulieren.

Beim intermittierenden Fieber beginnt der Frost im Rücken, wie bei *Lachesis.* Er ist schlimmer von 4 bis 8 Uhr nachmittags oder um 7 Uhr nachmittags; Hände und Füße taub und eiskalt. Saures Aufstoßen oder Erbrechen ist fast immer vorhanden, besonders zwischen Frost und Hitze. Durst mindestens nach dem Schweiß. Verlangt nur warmes Getränk.

Apis steht hier, wie in vielen anderen Beziehungen, dem Schlangengift nahe. Beide passen für veraltete oder mißhandelte Fälle; nachmittags Frost, Oppression der Brust, Nase kalt, Puls flatternd, Haut an Händen und Armen blau und allgemeiner Eindruck von Collaps. Aber das Bienengift hat Verschlimmerung von Wärme, *Lachesis* nicht; das erstere hat viel bemerkbarer die Oppression der Brust mit drohender Erstickung. Die Zunge ist rot, roh und an Spitze und Rändern mit Bläschen bedeckt. Durst während und nicht vor dem Frost. Urticaria.

Cuprum vereinigt Kälte mit konvulsivischen Erscheinungen. Eiskälte des ganzen Körpers. Schwere Krämpfe in den Extremitäten, mit kaltem Schweiß, blauer Haut; auch Collaps. Harnsekretion unterdrückt. Mit Erfolg angewendet im Kältestadium der Cholera, nach Kampfer, aber auch hilfreich bei andern Formen des Collaps. Zum Beispiel war es Antidot bei Schlangenbiß mit Krämpfen, Delirium und schließlichem Torpor.

Lachesis kann auch beim Scharlachfieber indiziert sein, aber nicht bei der Sydenhamschen Art der Krankheit, sondern bei den Formen, die eine bösartige Tendenz haben. Das Kind ist schlafsüchtig und verfällt leicht in einen schweren Schlaf. Der Ausschlag kommt sehr unvollkommen oder sehr langsam heraus und hat dunkelpurpurne Farbe. Es können dazwischen Stellen mit Miliaria sein. Es kann auch Komplikation mit häutiger Ablagerung im Halse eintreten, die den Charakter hat, wie ich ihn schon bei Besprechung der Diphtherie erwähnte. Das Zellgewebe des Halses ist entzündet und droht Eiterung. Die Nackendrüsen sind geschwollen. Sehen Sie in den Hals, so finden Sie ihn dunkelrot mit schmutzig-weißem Belag auf den Mandeln, besonders links. Die Zunge ist an der Basis schmutziggelb belegt, und die roten Papillen sieht man aus diesem Belag hervortreten. Der Puls ist schwach und die Hautfläche des Körpers kühl. Es ist Neigung zum Ausschwitzen dunklen Blutes aus Mund und Nase vorhanden.

Die Mehrzahl der Ärzte macht einen Mißgriff bei ihrer Behandlung des Scharlachs. Ein Mißgriff im Anfang führt eins von zwei Dingen herbei, eine lange, beschwerliche Krankheit oder eine kurze mit tödlichem Ende. Der Mißgriff ist, *Belladonna* in jedem

Falle zu geben. Wir wollen für einen Augenblick die Unterschiede zwischen *Belladonna* und *Lachesis* betrachten. Beide Mittel haben die Himbeerzunge, klopfenden Kopfschmerz, rotes Gesicht und hohes Fieber. *Belladonna* ist nur angezeigt bei der sthenischen Form mit aktivem Delirium. Der Hals ist hellrot in der Farbe. Der Puls voll und springend. Der Ausschlag hellrot und glatt. *Lachesis* ist andererseits passend bei vorherrschender Asthenie mit purpurnem, erst später erscheinendem Ausschlag, Schläfrigkeit, merklicher Anschwellung der Nackendrüsen und andern oben aufgeführten Symptomen von Bösartigkeit.

Beim Karbunkel und Krebs jedoch denken wir an sie, wenn die Haut um den Karbunkel geschwollen ist und der Eiter sehr langsam sich bildet. *Lachesis,* unter diesen Umständen gegeben, vermehrt die Quantität und bessert die Qualität des Eiters. Die Kräfte des Kranken werden sich mächtig heben.

Bei Pustula maligna kann *Lachesis* gebraucht werden, aber Sie müssen zugleich auch Branntwein geben. Das ist eine Erfahrung von Dr. Dunham.

Nächstdem will ich einige Worte über die Eigentümlichkeiten der *Lachesis* sagen. Eigentümlichkeiten, wie Sie wissen, bezeichnen die Art und Weise, wie man die Symptome qualifiziert. Sie sind also wichtig beim Studieren der Mittel und besonders beim Unterscheiden verwandter Mittel. Zwei Arzneien zum Beispiel können Supraorbitalschmerz schießenden Charakters hervorbringen. Aber wenn die Schmerzen des einen durch Druck, die des andern durch Schlaf beeinflußt werden, so können wir sie dadurch in der Praxis unterscheiden. Eigentümlichkeiten also machen die Qualität der Symptome und sind so wesentlich, wie Eigenschaftswörter den Hauptwörtern. Man muß jedoch Sorge tragen, daß sie nicht für die Symptome, deren Eigentümlichkeit sie anzeigen, substituiert werden. Zu oft sahen wir Fälle berichtet, deren homöopathische Ähnlichkeit mit dem gewählten Mittel nur eine reine Eigentümlichkeit ist; zum Beispiel: schlechter nach Schlaf.

Die Eigentümlichkeiten der *Lachesis* sind also folgende:

Verschlimmerung. — Während des Schlafes, besonders die Hals-Symptome, Erstickungsgefühl, das ihn aus dem Schlafe schreckt; Verschlimmerung nach dem Schlafen, besonders morgens.

Tageszeit. — Gewöhnlich schlimmer von mittags bis 12 Uhr nachts. Endlich sind auch einige hervorstechende Symptome schlimmer morgens und vormittags. Das hängt zum Teil doch zusammen mit der Verschlimmerung beim Erwachen, auch wenn einige Symptome später am Morgen erscheinen, weil die Ursachen dann erst wirksam werden. Zum Beispiel: der Kranke hat Schwindel beim Erwachen, dieser kehrt aber wieder um 11 Uhr vormittags, wenn er die Augen schließt. Kopfschmerz in der linken Eminentia frontalis morgens. Schwäche morgens beim Aufstehen.

Fingerspitzen taub. Beim schnellen Aufrichten morgens wird der Atem langsam, schwierig und pfeifend.

Abends und vor 12 Uhr nachts finden wir folgende spezielle Exacerbationen: Hals empfindlich; verlangt Austern; Diarrhöe; Husten trocken, hackend. Frost beginnt zuweilen zwischen 12 und 2 Uhr mittags, aber Fieber tritt ein abends und nachts, schlimmer vor 12 Uhr nachts.

Temperatur, Wetter usw. — Schlimmer in kalter Luft, vom Temperaturwechsel und in der Bettwärme (siehe nachher unter Bewegung usw.). Schlimmer beim Naßwerden, bei nassem, windigem Wetter. Schlimmer vor einem Gewitter. Schlimmer von Sonnenhitze. Schlimmer im Frühling. Besser oft von Wärme, Einwickeln, am Ofen usw. Übermäßig kaltes oder übermäßig warmes Wetter verursacht Hinfälligkeit.

Bewegung, Ruhe, Lage usw. — Schlimmer bei und nach dem Aufstehen aus dem Bett; schlimmer beim Sitzen und besser nach Aufstehen vom Sitzen; besser beim Liegen im Bett auf der schmerzlosen Seite, aber schlimmer von der Bettwärme (siehe oben unter Temperatur) und beim Liegen auf der schmerzenden Seite. Einige Symptome werden besser durch Bewegung , die aber nicht lange anhalten darf.

Berührung, Druck, Verletzungen usw. — Fast ausnahmslos schlimmer von Berührung, auch von der leichtesten. Nützlich bei üblen Folgen von Verletzungen, wie bei penetrierenden Wunden mit vielem Blutverlust oder Gangrän.

Sechste Vorlesung.

Arachnoidea.

Unter den Arachniden oder Spinnengiften, die medizinisch gebraucht werden, will ich Ihre Aufmerksamkeit auf folgende lenken:

1. Mygale lasiodora.
2. Lycosa tarantula.
3. Tarantula Cubensis.
4. Aranea diadema.
5. Aranea scinencia.
6. Theridion curassavicum.

Die Wirkung der Mittel in dieser Gruppe ist zwiefach; sie alle vergiften das Blut, und sie alle wirken vorzugsweise auf das Nervensystem, indem sie Krampfzustände hervorrufen, wie Chorea und Hysterie. Unter anderen von ihnen hervorgerufenen Symptomen finden sich Angst, Zittern, große Unruhe, Überempfindlichkeit und nervöse Prostration.

Die meisten der Spinnengifte entwickeln einen konstitutionellen Zustand oder Dyskrasie und sind nützlich in chronischen und tiefliegenden Krankheiten.

Indem wir das Studium dieser Mittel seriatim aufnehmen, kommen wir zuerst zu

Mygale Lasiodora.

Mygale lasiodora ist eine große schwarze Spinne, einheimisch auf der Insel Cuba. Sie wurde zuerst von Dr. Houard aus unserer Stadt geprüft. Sie ist eins unserer besten Mittel bei unkomplizierten Fällen von Chorea. Die Kranke neigt zur Traurigkeit und Niedergeschlagenheit. Sie klagt über dumpfen Schmerz in der Stirn. Sie hat konstantes Zucken der Gesichtsmuskeln. Der Kopf wird oft nach einer Seite gerissen, gewöhnlich nach rechts. Es finden sich auch Zucken und Rucken der Arm- und Beinmuskeln, gewöhnlich rechts. Kontrolle über die Muskeln ist verloren. Die Kranke versucht, die Hand auf den Kopf zu legen, aber die Hand wird heftig zurückgeworfen. Beim Versuch zu sprechen werden die Worte herausgestoßen.

Ich kann einen Fall von Chorea berichten, in welchem unter dem Gebrauch dieses Mittels die Krampferscheinungen schnell beseitigt wurden und die Kranke, ein kleines Mädchen, viele Jahre gesund blieb. Dr. J. G. Houard, den ich eben als Prüfer dieses Mittels erwähnte, hat mir folgende Indikationen für den Gebrauch dieses Mittels gegeben: die Muskeln des Gesichts zucken, Mund und Augen öffnen und schließen sich in rascher Folge; kann nicht die Hand zum Gesicht führen; sie wird halbwegs eingehalten und nach unten geschleudert. Gang unstät; Beine in Bewegung beim Sitzen und schleppen nach beim Versuch zu gehen; fortwährende Bewegung des ganzen Körpers.

Das der *Mygale* bei Chorea ähnlichste Mittel ist *Agaricus**), der auch diese eckigen, choreaartigen Bewegungen hat. Aber als Unterscheidungs-Symptome haben wir Jucken der Augenlider oder verschiedener Körperteile, als hätten sie von Frost gelitten. Die Augenlider sind in fortwährender Bewegung. Der Rücken ist empfindlich gegen Berührung.

Cimicifuga racemosa ist bei Chorea anzuwenden, wenn die Bewegungen zumeist die linke Seite affizieren, und wenn das Leiden mit Myalgie oder rheumatischen Beschwerden verbunden ist oder als Reflex von Lageveränderungen des Uterus auftritt.

Tarantula ist angezeigt bei Chorea, die den rechten Arm und das rechte Bein affiziert. Die Bewegungen sind selbst nachts vorhanden.

Ignatia wird erfordert bei Chorea, die von Gemütsbewegung entstand.

Zizia kann angewendet werden in Fällen, in denen die Chorea-Bewegungen auch während des Schlafes andauern.

Die *Stramonium*-Chorea wird durch folgende Symptome charakterisiert: das Mienenspiel ändert sich fortwährend; jetzt lacht er und dann erscheint er furchtsam; Zunge schnell hervorgestreckt; Kopf abwechselnd vor- und rückwärts geworfen, krampfhaftes Drehen des Rückens und des ganzen Körpers; Extremitäten in fortwährender Bewegung, wenn auch nicht immer geschleudert, denn zuweilen ist ihre Bewegung rotatorisch, selbst graziös. Die Muskeln des ganzen Körpers sind in fortwährender Bewegung. Es kann auch Stottern dabei sein. Ist das Gemüt affiziert, so erschrickt der Kranke leicht; er erwacht aus dem Schlaf mit einem Schreck;

---

*) Durch eine wahrhaft ingeniöse Wahl des *Agaricus* von Dr. Korndörfer in dem Fall von einem zweijährigen Kinde, das entschieden Meningitis hatte und durch *Apis*, *Sulf.* usw. nicht besser wurde, wich das Rollen des Kopfes, schwanden glücklicherweise die drohenden Anzeichen von Imbecillität, und der Kranke genas vollständig. Ich wandte das Mittel in einem Typhusfall an, in welchem das Kind den Kopf rollte und ins Nachthemd biß. Etwas Besserung folgte. Dann wurde *Tarantula* gegeben mit leichter Verschlimmerung und dann dauernder Heilung. An die beiden müßte man denken bei drohender Imbecillität.

oder oft nimmt er die Attitude eines Betenden an mit brünstiger Miene und gefalteten Händen. Er erhebt häufig den Kopf vom Kopfkissen.

Nun zur *Mygale* zurückkehrend, gebe ich Ihnen zu den bereits beschriebenen Symptomen noch folgende hinzu, die durch das Mittel hervorgerufen wurden: delirierendes Geschwätz über Geschäfte, Unruhe jede Nacht; Todesfurcht; Verzagtheit mit ängstlichem Blick; Übelkeit mit heftigem Herzklopfen; Schwachsichtigkeit, allgemeine Schwäche; Zittern des Körpers abends; heftiger Frost, dreißig Minuten, dann Fieber mit Zittern; Kopfschmerz morgens, schlimmer in den Augen und von Schläfe zu Schläfe.

Man kann noch eine ganz neue Anwendung von *Mygale* machen. Dies Mittel, nachdem es eine Zeitlang einem Knaben gegeben war, brachte während der Krampf-Symptome heftige Erektionen des Penis hervor. Unglücklicherweise krümmte sich der Penis bei der Erektion nach unten, stand nicht geradeweg, und machte daher dem Kranken große Pein. Dr. Williamson, der diese Beobachtung machte, wurde dadurch veranlaßt, das Mittel bei Chorda zu gebrauchen, und zwar mit Erfolg. Er gab es in niederer Potenz. Es ist aber auch hoch mit gleichem Erfolg gebraucht worden.

Lycosa Tarantula.

Bei der durch Tarantula-Biß erzeugten Vergiftung sind die Symptome äußerst ähnlich denen der Schlangengifte. Der gebissene Teil schwillt an und verfärbt sich, die Lymphdrüsen werden größer. Dringt das Gift am Halse ein, so wird das Zellgewebe affiziert, und eine Schwellung von dunkelroter oder purpurner Färbung läuft auf. Erstickung scheint zu drohen; wenn aber Nasenbluten mit Entleerung dunkler Klumpen erscheint, bessern sich die Symptome. Hirnkongestion zeigt sich deutlich durch das heftige Schlagen der Karotiden. Aber bei all diesen Symptomen hat das Gesicht blasse, erdgraue Farbe. Die Fauces erscheinen geschwollen und purpurn, Schlingbeschwerden sind da, paralytischen Ursprungs; der Kranke hat brennenden Durst nach Wasser in großen Zügen. Die Stühle sind dunkel und stinkend und der Urin spärlich und mühsam zu entleeren. Insofern haben wir nur wenig Hilfe, diesen Zustand von einem *Lachesis*-Fall zu unterscheiden. Aber es finden sich dazu noch andere Symptome, nervöse Erscheinungen, die dem Mittel seinen Typus aufprägen. Nervöse Symptome sind vorhanden bei allen Spinnengiften, aber *Tarantula* paßt mehr als andere Glieder der Gruppe für Hysterie. Es ist ausgesprochene Spinalirritation da und, was ich als ganz charakteristisch gefunden habe, große Reizbarkeit der Nervenendigungen. Die Kranke hält die Hände in fortwährender Bewegung und versucht, die Überreizbarkeit abzutun. Das Spielen eines lebhaften Musikstückes erregt sie und macht, daß sie wie eine Verrückte sich benimmt. Wird sie nicht beobachtet, so hat sie keine hysterischen Anfälle. Sobald man aber die Aufmerksamkeit auf sie richtet, beginnt sie zu zucken usw. Hat sie Kopfschmerz, so wird ihr besser, wenn sie den Kopf ins Kissen bohrt. Reiben scheint zu lindern.

Tarantula scheint auf Uterus und Ovarien zu wirken. Sie ist palliativ bei Vergrößerung dieser Organe. Man findet Schmerz in der Uterusgegend, verbunden mit zusammenschnürendem Kopfschmerz. Es ist auch Brennschmerz im Hypogastrium und in den Hüften vorhanden mit dem Gefühl von einer großen Schwere im Becken. Die Menses sind profus, und ihnen folgt Pruritus vulvae. Die Kranke fühlt sich leidend und ganz zerschlagen, besonders beim Herumbewegen. Sie sehnt sich nach Schlaf, ist aber so nervös, daß sie nicht schlafen kann.

Nun wollen wir für einen Augenblick die mit *Tarantula* verwandten Mittel studieren, und zuerst *Kali bromatum.* Wir haben kein Mittel in der Materia medica, das so viele Reflex-Symptome aufweist, als *Kali bromatum.* Der geringste Reiz, wie Dentition oder Indigestion bei Kindern, kann Konvulsionen hervorbringen. Das Symptom jedoch, auf welches ich besonders aufmerksam zu machen wünsche, ist die peripherische Reizbarkeit, die besser wird durch Bewegung oder Gebrauch des affizierten Teiles.

Crocus verdient Erwähnung, weil er wegen des hysterischen Zustandes Exzitation zusammen mit Chorea-Symptomen hervorrufen kann. Er macht Springen, Tanzen, Lachen, Verlangen, jeden zu küssen, Kontraktionen einzelner Muskelgruppen. Sie ist ärgerlich und bereut es dann gleich; oder ärgerlich und schwatzhaft, lacht abwechselnd. Wie bei *Tarantula* affiziert Musik sie. Hört sie jemanden singen, so fängt sie unwillkürlich an einzustimmen; aber es ist nicht die nachfolgende Besserung durch Musik vorhanden, wie beim Spinnengift.

Cimicifuga racemosa gleicht den Spinnen im Hervorrufen von Schlaflosigkeit, Unruhe, Zittern und Todesfurcht; ferner sind diese Erscheinungen von Nervosität oft bei *Cimicifuga,* wie bei *Tarantula,* Reflex von Gebärmutteraffektionen. Die erstere hat: nach dem Zubettgehen Umherwerfen, beginnend mit der Seite, auf der sie liegt, und nötigt, die Lage zu wechseln, nervöses Schaudern und nervösen Frost. Geistig sind beide Mittel verschieden. *Cimicifuga* macht Nervosität, sie hat das Gefühl, als ob die Spitze des Kopfes wegfliegen wollte; Delirium mit Springen von einem Gegenstand zum andern; sieht fremde Dinge; große Ängstlichkeit als Begleiter von Gebärmutterreizung; Schmerzen, schießend in den Augapfel durch das Hinterhaupt. Fühlt sich bekümmert, beunruhigt, mit Seufzen; am nächsten Tag Zittern vor Freude, Lustigkeit und Mutwilligkeit.

Das Kopf-Symptom von *Cimicifuga* ist nicht ganz so wie bei *Theridion,* bei welchem Mittel die Kranke das Gefühl hat, als könnte sie den Kopf abheben.

Hyoscyamus ist nützlich bei gut charakterisiertem örtlichen Rucken und Zucken der Muskelbündel. Die Kranke ist schlaflos und nervös oder stöhnt und schreit im Schlaf. Der Kopf fällt von einer Seite zur andern. Geschwätzigkeit; sie lacht über alles dummerweise; Stottern. Geistige Erregung; sie ist nervös, argwöhnisch, unruhig, aber nicht maniakalisch.

Causticum hat einige Ähnlichkeit im Hervorbringen von nächtlicher Unruhe; sie kann keine ruhige Lage finden. Unerträgliches Unbehagen in den Gliedern abends. Angst und Furchtsamkeit abends. Zittern. Unbehaglich nachts; sie erwacht aus kurzem Schlaf, ängstlich, kann kaum zehn Minuten an einer Stelle bleiben; sie muß unwillkürlich ihren Kopf von einer Seite zur andern drehen, bis sie erschöpft einschläft. Während des Schlafes macht sie viele Bewegungen mit Armen und Beinen. Sie schleudert meist die rechte Seite des Körpers. Krampfhafte Bewegungen von Mund und Augen, mit Schlaflosigkeit und Unruhe, wenn die Anfälle unterdrückt werden. Es ist besonders passend für rheumatische Kranke oder für solche, die auch an paretischen Zuständen leiden, besonders der einen Seite des Gesichts oder der Zunge; der Mund ist demnach verzerrt.

Belladonna macht Unruhe im Körper und ist bei Chorea indiziert. Der Kranke muß sich hin und her bewegen, besonders muß er Hände und Füße bewegen; kann nicht lange in einer Lage verharren. Vorwiegend ist Werfen nach rückwärts, obgleich dies alternieren kann mit Zusammenkrümmen nach vorn. Es ist Bohren des Kopfes ins Kissen vorhanden, nicht das bloße Reiben gegen das Kissen, wie bei *Tarantula. Belladonna* hat auch Zusammenschnürungen, Hyperästhesie, Manie mit Lachen, Tanzen, wildem Schreien usw. Aber sie unterscheidet sich durch die Intensität ihrer Symptome; es sind heftige Kongestionen da, Schlagen der Karotiden, wilder Blick, erweiterte Pupillen und injizierte Augen.

Bei hysterischen Zuständen hat *Ignatia,* obgleich sie in vielen Beziehungen der *Tarantula* ähnelt, eine gut definierte eigene Individualität. Das Nervensystem ist überempfindlich, inkoordiniert in der Funktion und kontradiktorisch in der Aktion. Die Kranke ist übermäßig empfindlich für Gemütseindrücke. Furcht und Gram affizieren sie schwer; der leiseste Widerspruch beleidigt; sie wird leicht ärgerlich und wird so oft zu Kummer und Tränen erregt durch die geringsten Anlässe. Ihr Geisteszustand jedoch wird für gewöhnlich nicht zu Heftigkeit und Wut angeregt. Im Gegenteil, sie nährt ihren Kummer in Abgeschiedenheit und Schweigen und brütet über ihn, bis er ihr ganzes System verzehrt. In solcher Weise wächst ihre Nervosität immer mehr, und zu gleicher Zeit wird die

Kranke immer schwächer. Das Herz schlägt nervös, und der Puls wird veränderlich; häufig seufzt sie schwer und tief; leidet an Hinsein im Magen mit Übelkeit und fadem Geschmack im Munde; Gefühl von einem Klumpen im Hals, der anschwillt in Sympathie mit der Intensität ihrer Geistesstörungen. Schlaflosigkeit oder heftiges Aufzucken der Glieder, Kummer, Schreck, unglückliche Liebe oder andere ähnliche Anlässe können hysterische oder Chorea-Paroxysmen hervorrufen. Die Stimmungen wechseln in wunderbarer Schnelligkeit; jetzt lacht und scherzt sie, dann plötzlich bricht sie in Tränen aus. Ihr Tun wird hastig, so daß alles eilig vollbracht wird und daher unvollkommen und plump. Sie hat intensive Kopfschmerzen. Diese charakterisieren sich durch einen überwiegenden Druck; der Schmerz geht ins Auge mit dem Gefühl, als ob es herausgedrückt würde; oder in die Nasenwurzel; oder wiederum ist er auf eine kleine Stelle beschränkt, als ob ein Nagel drückt; daher der Name Clavus hystericus. Auf der Höhe des Paroxysmus wird sie unruhig und fröstelt und beschreibt oft eigentümliche Sehstörungen; sie sieht feurige Zickzacks, wenn sie über die Gesichtslinie hinaussieht (siehe *Theridion*). Schließlich endet der Anfall mit profusem Ausfluß farblosen Urins.

Wenn nun auch beide Mittel Traurigkeit haben, Gleichgültigkeit, tiefe Melancholie und hysterische Zustände, so hat doch *Ignatia* allein den nach innen gerichteten Gemütszustand; *Tarantula* allein die geschickten Versuche, Paroxysmen zu heucheln, und wildes Tanzen.

Platina braucht hier nicht mit den Spinnengiften verwechselt zu werden, weil sie eine andere Form von Hysterie hervorruft. In der Tat, hier findet man gestörte Koordination der Funktionen, Angst, Zittern, Furcht vor dem Tode, den die Kranke nahe glaubt; ferner Alternieren von Depression mit Lustigkeit und Lachen; geschlechtliche Erregung und Konvulsionen. Aber die Kranke maßt sich H ö h e an, eine Selbstüberhebung, die den andern betrachteten Mitteln fremd ist. Ihre Geistesstörungen entwickeln einen Zustand von Selbstschätzung, in welchem sie mit Verachtung auf ihre Umgebung niederblickt. Ihre Lachparoxysmen sind nicht bloß laut und ungestüm, sondern auch unzeitig, da sie selbst unter Anlässen trauriger Art eintreten. Die Kopfschmerzen sind zusammenschnürend, wie bei *Tarantula;* aber außerdem noch ein Quetschungsschmerz, krampfartig, mit Taubheit, und die Schmerzen nehmen gleichmäßig zu und ab.

Verhärtung des Uterus findet sich unter den Symptomen beider Mittel.

Palladium wird leicht durch seine ihm eigentümlichen Gemüts-Symptome unterschieden. Die Kranke ist nicht hochfahrend, aber sie ist reizbar und unglücklicherweise zu harter und heftiger Rede geneigt. Musik, Gesellschaft oder animierte Unterhaltung erregt sie und macht Schmerzen im rechten Ovarium; den folgenden Tag fühlt sie sich dementsprechend ganz matt. Ihr Egoismus zeigt sich in einer törichten Schwäche für die gute Meinung anderer über sie, daher fühlt sie sich fortwährend „zurückgesetzt". Die Gebärmutter-Symptome sind charakterisiert durch eine Schwäche, als ob die Gebärmutter sänke; Gefühl von Leerheit in den Weichen, als wären sie ausgeweidet.

Bei *Moschus* wiederholt sich das Keifen von *Palladium;* aber die Kranke fährt damit fort, bis ihre Lippen blau werden, ihre Augen stieren und sie ohnmächtig im Zimmer niederfällt. Sie leidet an plötzlicher Erstickung vom Schluß der Glottis oder Brustkrampf; Herzklopfen. Sie hat auch Ohnmachtsanfälle, Zittern des ganzen Körpers; Kälte des Körpers, hysterischen Kopfschmerz mit Ohnmachtsanfällen, reichlichem, hellem Urin; Todesfurcht wie *Platina* und *Tarantula,* aber mit bleichem Gesicht und Ohnmächtigkeit; spricht nur vom nahen Tod. Schwindel, Übelkeit, Schwachsichtigkeit. Schwindel, Gegenstände drehen sich im Kreise. (*Moschus* hilft, wenn *Theridion* Schwindel macht; schlimmer bei geschlossenen Augen.) Kopfschmerz, wie von einem Gewicht, das hier und da auf den Kopf drückt.

Außer *Tarantula* können in dieser Beziehung die folgenden Mittel betrachtet werden:

Zink macht Bewegung der Füße stundenlang nach dem Zubettgehen, die selbst im Schlaf andauert.

Asa foetida hat oft Unruhe geheilt, wie auch *Ammonium carbon.; Cimicifuga racem.* wurde schon erwähnt.

Arsenicum, so nützlich bei hartnäckigen Fällen von Chorea, hat folgendes: Unbehagen in den Beinen; muß die Lage der Füße immer ändern oder umhergehen, um Erleichterung zu haben.

Mephitis hat Unbehagen in den Beinen geheilt, als ob sie unempfindlich werden wollten.

Sticta pulmonaria hat das Gefühl hervorgebracht, als schwämmen die Beine in der Luft. Eine Prüferin wurde so lebhaft, daß sie sich auf ein Ruhebett legte und zu strampeln anfing unter Ausruf, daß sie das Gefühl habe, als müßte sie wegfliegen. Diese Erregbarkeit erinnert uns an *Tarantula,* die das Verlangen, zu springen, hervorruft. (Vergleiche *Stramonium, Agaricus, Cicuta, Hyoscyamus, Crocus* und *Natrium mur.* Letzteres hat: Hochaufspringen, ohne Rücksicht auf Dinge in der Nähe.)

Asarum macht ein Gefühl, als ob der Körper in der Luft schwebte. Es erregt auch Schaudern und Kälte nach jeder Gemütsbewegung. Aber es bietet keine wesentliche Ähnlichkeit mit *Tarantula,* obgleich es einige schwache Ähnlichkeit mit *Theridion* hat. Denn es affiziert, wie das letztere, die Nerven so, daß Geräusche unerträglich werden. Doch ist der Unterschied evident. *Asarum* ist so empfindlich, daß beim bloßen Denken an das Kratzen auf Seide — und wie bei Nervösen wird die Kranke fortwährend zu solchen Gedanken getrieben — ein Schauder sie durchläuft.

Obgleich ich verschiedene Mittel angeführt habe, die symptomatische Ähnlichkeit mit den Spinnen haben, so bieten doch nur die folgenden eine intime Verwandtschaft:

Ignatia, Moschus, Cimicifuga rac., Agaricus, Stramonium, Belladonna, Magnesia mur. (Die letztere bei Gebärmutterkrämpfen.)

Tarantula Cubensis.

Tarantula Cubensis, die haarige Spinne, gibt ein vollständiges Bild von Karbunkel, selbst bis zum Absterben. Sie kann mit Erfolg gegeben werden, wenn große Erschöpfung und Diarrhöe vorhanden bei intermittierendem Fieber mit abendlicher Verschlimmerung. Die diesen Zustand begleitenden wütenden Schmerzen zu lindern, wirkt sie fast zauberhaft. Sie würde in dieser Beziehung mit *Lachesis, Anthracinum* und *Silicea* zu vergleichen sein.

Aranea Diadema.

Aranea wurde durch Grauvogl eingeführt als eins der Mittel für die von ihm so benannte hydrogenoide Konstitution, eine Konstitution, die keine Feuchtigkeit ertragen könnte. Bei *Aranea* werden alle Symptome schlimmer bei feuchtem Wetter oder beim Wohnen in feuchten Räumen. Besonders gilt dies für solche Zustände, die wir chronische Intermittens nennen können, bei denen *Aranea* das Heilmittel ist, wenn die Symptome sich verschlimmern bei jedem Umschlag des Wetters zum Nassen. Der Kranke kann sich sehr behaglich an einem sonnigen Tage fühlen, aber sobald es naß wird, wird er krank. Bei dieser Verschlimmerung klagt er über Frösteln, dem wenig oder kein Fieber folgt. Der Frost kann typisch werden und zur selben Stunde einen Tag um den andern, jede Woche, oder in irgendeiner regelmäßigen Periode auftreten. Sie finden auch die Milz vergrößert und den Kranken disponiert zu Blutungen. Der Kranke kann vorher mit Chinin behandelt worden sein oder nicht.

China und *Chininum sulfuricum* sind beide der *Aranea diadema* sehr ähnlich bei dem periodischen Auftreten der Symptome. Beide sind indiziert bei geschwollener Milz und bei Intermittens vom Aufenthalt an feuchten Orten.

Cedron, von dem behauptet wurde, daß es den Biß der Klapperschlange heilen und auf Hydrophobie einwirken werde, kann auch betrachtet werden als ein Analogon von *Aranea diadema* und von den Spinnengiften überhaupt. Es soll am besten wirken auf nervöse, reizbare und selbst wollüstige Kranke, besonders Frauen. Die febrilen und neuralgischen Symptome kommen mit dem Glockenschlag wieder. Es nützt bei Wechselfieber, das in heißen Ländern entstand oder in niedrigem Marschland, in welch letzterer Beziehung es einige Ähnlichkeit mit *Aranea* hat. Aber das erstere Mittel wirkt günstig hauptsächlich im heißen Klima, während das letztere gut ist bei Frost, der durch kalte und feuchte Örtlichkeit entsteht. Frost überwiegt, Hitze ist gering oder fehlt. Bei *Cedron* im Gegenteil findet sich Kongestion nach dem Kopf, fliegende Hitze im Gesicht, wechselnd mit Frost, und trockene Hitze mit vollem, schnellem Puls.

Soweit als geprüft, entfaltet *Aranea* nicht den starken Reiz, wie die obenerwähnten drei Spinnenmittel. Dennoch ist es augenscheinlich, daß es auf das Nervensystem wirkt. Verwirrtheit und Kopfschmerz nach dem Essen, durch Rauchen gelindert; der Kopfschmerz hört in der freien Luft auf; rechts nach dem Niederlegen plötzlich heftige Schmerzen in dem Ober- und Unterkiefer; im Schlaf unruhig, mit häufigem Erwachen, immer mit dem Gefühl, als wären die Hände und die Unterarme stark geschwollen, als wären sie doppelt so stark und groß wie gewöhnlich.

Aranea heilt auch Durchfall, und solche Kranke werden oft durch diese Störung belästigt. Die Stühle sind wässerig und werden begleitet von vielem Rumpeln in den Därmen, als ob beträchtliche Gärung in ihnen vorginge.

Aranea ist nützlich beim Zahnschmerz, besonders wenn er schlimmer bei feuchtem Wetter und auch, sobald der Kranke ins Bett kommt. Hierbei denken Sie an *Mercurius*.

Es gibt noch ein Symptom von *Aranea,* das ich noch nicht Gelegenheit hatte, in der Praxis zu beobachten, nämlich Taubheit der vom Nervus ulnaris versorgten Teile.

Aranea ergreift auch die Knochen. Sie ist besonders indiziert bei Krankheit des Os calcis, wenn der Kranke über bohrende, grabende Schmerzen in diesem Knochen klagt. Das kann mit einfacher Periostitis zusammenhängen oder mit Karies verbunden sein. Zuweilen findet sich ein Gefühl in den Knochen wie von Eis. Das ist rein subjektiv.

Theridion Curassavicum.

Theridion ähnelt der *Tarantula* bei Kopfschmerz, Nervosität, Hysterie. Den Prüfungen nach findet sich ein ähnlicher unruhiger, geschäftiger Zustand; er verlangt, sich zu beschäftigen, und findet doch an nichts Gefallen. Aber es gibt ein scharf unterscheidendes Merkmal in der Empfindlichkeit für Geräusch. Diese stempelt den Schwindel, Kopfschmerz und selbst die gastrischen Beschwerden. Schwindel und Übelkeit, schlimmer beim Schließen der Augen, bei

Bewegung und bei Geräusch*). Jeder Ton dringt in die Zähne, und sein Wiederhall dringt durch den ganzen Körper. Kopfschmerz schlimmer, wenn andere über das Zimmer gehen. Wir haben den heftigsten Kopfschmerz mit *Theridion* geheilt, wenn diese Überempfindlichkeit zugegen war, wie Übelkeit und Verschlimmerung durch Bewegung. Die allgemeinen Begleiter sind wahre Spinnenwirkungen: Schwäche, Zittern, Kälte und Angst. Hysterie ferner ist *Theridion* gewichen; Zeit vergeht zu schnell; Heiterkeit; Geschwätzigkeit; Gefühl, als gehörte ihr nicht ihr Kopf, als könnte sie ihn abheben. Lichtvibrationen vor den Augen. Empfindlich gegen Licht; sieht sie ins Licht, so entstehen dunkle Vibrationen; Doppeltsehen. Ohnmacht nach jeder Anstrengung. Angst am Herzen, mit scharfem Schmerz durch die linke Brust oder nach der linken Schulter hin. Zerbeißt die Zungenspitze im Schlaf, — alles mit Schwäche, Frösteln; oder leicht erregt, kalter Schweiß. Übelkeit und Schwinden der Gedanken, sehr vermehrt beim Schließen der Augen.

Theridion ist der *Spigelia* sehr ähnlich, die scharfe neuralgische Schmerzen über dem linken Auge hat. Bei *Spigelia* jedoch kommt der Schmerz vom Nacken her und über den Kopf, und setzt sich dann über dem linken Auge fest. Der *Spigelia*-Kopfschmerz folgt gern der Sonne, beginnt morgens, erreicht seine Höhe mittags und nimmt allmählich ab zum Sonnenuntergang. Antidot von *Theridion*, wenn dieser Kopfschmerz davon entsteht, ist *Moschus*.

Bryonia hat zuweilen ähnliche Kopfschmerzen. Ich behandelte einmal eine Dame, die an heftigem Kopfschmerz mit Übelkeit litt, der bei der leichtesten Bewegung verschlimmert wurde. *Bryonia* wurde gegeben, und das Mittel half. Indessen wenn Lärm den Kopfschmerz sowohl wie die Übelkeit verschlimmert, so fand ich als Simillimum *Theridion*.

Einen anderen Gebrauch können Sie von *Theridion* bei der Seekrankheit nervöser Frauen machen. Sie schließen ihre Augen, um die Bewegung des Schiffs nicht zu sehen, und sie werden totkrank.

Das Rückenmark ist sehr reizbar. Wir haben die so bekannte Spinalirritation. Die Untersuchung zeigt große Empfindlichkeit zwischen den Wirbeln. So groß ist diese Hyperästhesie, daß der Kranke auf einem Stuhl seitwärts sitzt, um den Druck der Stuhllehne auf das Rückgrat zu vermeiden.

Eine noch eigentümlichere Anwendung von *Theridion*, die ich aber zu bestätigen Gelegenheit hatte, ist dessen Gebrauch bei *Phthisis florida*. Man rühmt, daß dies Mittel imstande ist, das gefährliche Fortschreiten dieses traurigen Leidens zum Stehen zu

*) Bei Schwindel schlimmer bei geschlossenen Augen vergleiche: *Lachesis, Apis, Arnica, Piper methysticum, Arsenicum, Thuja, Petroleum, Chelidonium, Sepia*.

bringen und in manchen Fällen aufzuhalten. Ein brauchbares Symptom hierbei kenne ich: heftige Stiche hoch oben in der linken Brust nach dem Rücken durch. Dr. Baruch hat dies Symptom glücklich mit *Theridion* beseitigt, nachdem es anderen Ärzten durchaus mißlungen war.

Myrtus communis und *Pix liquida* rivalisieren mit *Theridion* bei Schmerzen in der oberen linken Brust. Erstere hat Schmerz hindurch nach dem Schulterblatt, ein Symptom, das sie oft selbst bei Schwindsüchtigen beseitigt. *Pix* liebt eine Stelle an dem dritten linken Rippenknorpel, wo er an die Rippe sich ansetzt. (Versagt *Pix,* so wähle man *Anisum stellatum,* welches jede Seite an der dritten Rippe affiziert.) Rasseln in den Lungen und schleimig-eitriger Auswurf sind weitere Symptome für den Teer.

Dr. Baruch hat *Theridion* auch bei skrofulöser Erkrankung der Knochen angewendet, besonders nachdem *Sulfur, Calcarea, Lycopodium* und die gewöhnlichen Mittel fehlgeschlagen haben. Ich glaube, daß es auch Ozäna mit Karies heilen kann, da es die Knochen affiziert und so folgendes oft beseitigt: Ausfluß aus der Nase, gelblich oder gelblichgrün, dick und stinkend.

—86 Blase, Niere, Urin

Siebente Vorlesung.

Cantharis.

Das Mittel, das ich heute zum Studium Ihnen vorzulegen beabsichtige, ist *Cantharis,* die sogenannte spanische Fliege. Ich habe vor, über die wichtigeren, durch dies Mittel hervorgerufenen Symptome zu sprechen, und will es oberflächlich mit einer ganzen Anzahl anderer Mittel vergleichen, die ähnliche Wirkungen haben. Zuerst lassen Sie mich der Vollständigkeit wegen Ihnen Bemerkungen geben über zwei andere Mittel: *Lytta vittata* und *Cantharis strygosa.* Erstere ist die Kartoffelfliege, nicht Kartoffelkäfer, dessen Arzneiname *Doryphora* ist. Die Kartoffelfliege wirkt, auf die Haut gebracht, ganz ähnlich wie *Cantharis.* Sie macht zuerst eine Hautentzündung, der bald Bläschenbildung folgt. Die ergriffenen Teile werden rot, fast erysipelatös dem Ansehen nach. Die Bläschen platzen schließlich und hinterlassen eine geschwürige Hautfläche. Endlich kann Absterben des Teils eintreten.

Die *Cantharis strygosa* ist eine Cantharis-Art, die auf der Baumwollenpflanze haust. Diese hat ebenfalls Blasenbildung als Charakteristikum.

Es gibt noch andere Varietäten von *Cantharis,* unter ihnen *C. cinerea, C. marginata, C. atrata, C. nutalli* und *Mylabis cichorii* und *Phalateria;* die beiden letzten aus China eingeführt.

Cantharis oder Spanische Fliege wurde lange von den Allopathen als Gegenreizmittel angewendet; irgendwo auf die Körperoberfläche gebracht, macht sie heftige Entzündung. Diese Entzündung beginnt mit Erythem und geht schnell in Blasenbildung über. Die auf diese Weise entstandenen Blasen füllen sich mit einem gelblichweißen Serum. Mit fortschreitender Entzündung werden sie größer, und ihr Inhalt nimmt einen eitrigen Charakter an. Endlich stirbt der Teil ab, vorausgesetzt, daß die Applikation lange genug fortgesetzt wird. Ein andermal bilden sich große Blasen, sogenannte Bullae. Diese sind zuweilen so groß wie ein halber Silberdollar. Sie erheben sich über die Haut und füllen sich mit einer exkoriierenden Flüssigkeit. Diese Eigenschaft der *Cantharis,* zu reizen, ist der Grundstein der ganzen Prüfung. Die bei dieser Art von Entzündung auftretenden Schmerzen sind daher sehr heftig. Sie sind brennender Art. Zuweilen, wenn die Nerven in den Entzündungsprozeß hineingezogen scheinen, finden sich scharfe, stechende Schmerzen im Verlauf des Nerven ein.

Cantharis ist jedoch nicht das einzige Mittel, das so heftig reizend einwirkt bei Applikation auf die Haut oder innerlich genommen.

In dieser Weise äußerlich angewendet, werden die folgenden früher oder später Blasen auf der Haut hervorrufen: Varietäten von *Cantharis, Formica;* Varietäten von *Rhus, Anacardium orientale* und *occidentale;* Ranunculaceen, wie *Clematis, Ranunculus bulb., Ranunculus sceleratus, Pulsatilla, Aconit, Caltha, Helleborus, Actaea spic.*, Aroïdeen, besonders *Arum mac., Arum triph., Caladium; Pix, Terebinthina, Thuja, Nux jugl., Chininum sulf.;* einige Arten von *Plumbago; Allium sat.;* Euphorbiaceen, besonders *Croton Tigl., Hura, Euphorbia coroll.* und *Euphorbium offic.; Mancinella, Sinapis, Piper nigrum, Capsicum, Mezereum, Thapsia garganica, Chloral, Drosera, Podophyllum, Chimaphila, Oleander, Chelidonium, Cochlearia Arm., Veratrum album, Camphora, Acid. picrin., Ammonium caust., Calcar. caust., Sulfur, Acid. sulfur., Kalisulfid, Acid. nitr., Arsenik*-Präparate, *Acid. carbolic., Mercurius, Cuprum arsenicosum, Antimonium tartar.* usw.

Rhus Tox. und *Anacardium* machen Blasenbildung mit vieler Hautröte und Infiltration. Letzteres hat außerdem Appetitmangel und andere gastrische Symptome als wesentliche Begleiter. Ersteres macht rote Haut und zahlreiche Bläschen, die mit einem von Infiltration herrührenden roten Rand umgeben sind. Eine wohlgezeichnete Entzündungslinie markiert den Fortschritt der Krankheit. Die vorherrschenden Empfindungen sind Jucken und Prickeln, während bei *Cantharis* Brennen und Beißen wie von Salz leitende Empfindungen sind. Letztere, örtlich angewendet, macht manchmal einen ekzematösen Ausschlag um das Pflaster, und in anderen Fällen nimmt die bepflasterte Haut ein weiches, mürbes, fast brandiges Aussehen an, aber die Haut hat nicht das Rötlichbraun von *Rhus.*

Croton Tiglium läßt Myriaden von kleinen, entsetzlich juckenden Bläschen auf roter Basis aufschießen. Werden die Geschlechtsteile ergriffen, so ist Schmerz beim Harnen vorhanden, und einige der Bläschen werden groß, andere platzen und hinterlassen eine rote, feuchte Haut. Die Bläschen können in Pusteln übergehen, die schließlich aufplatzen und grauliche Krusten bilden.

Hura Brasiliensis, eine nahe Verwandte des ersteren, macht auch rote Bläschen. Beide Mittel verursachen eine Spannung der Haut, ein Gefühl von Angewachsensein, das bei *Croton* aufs beste bestätigt ist; aber *Hura* überträgt diese Eigenschaft auf die Blasenbildung, denn die Blasen werden so gespannt, daß beim Öffnen ihr seröser Inhalt förmlich herausspritzt. Charakteristisch für dies

Mittel ist ein Gefühl, als wäre ein Splitter unter den Daumennägeln. Der Ausschlag liebt besonders hervorstehende Knochenpartien, wie die Haut über dem Backenknochen.

Formica, örtlich angewendet, ruft entzündliche Röte hervor mit Jucken und Brennen, leichte Ausschwitzung und Abschuppung. Der Urin ist eiweißhaltig und blutig, auch viel Harndrang vorhanden.

Clematis crispa ist Nahrung für die Spanische Fliege. *Clematis erecta* reizt die Haut, wie wir wissen, zum Hervorbringen von brennenden Bläschen, die in Eiterung übergehen und einen gelblichen, ätzenden Ichor entleeren. Harn wird tropfenweise entleert oder in Absätzen, weil die Harnröhre verengt ist.

Ranunculus bulbosus und *Ranunculus sceleratus* wirken ähnlich. Bei ersterem können die Bläschen blau werden oder ein Sekret entleeren, das hornartig wird. Letzterer läßt Blasen aufschießen, welche eine rauhe Hautstelle hinterlassen mit scharfer Absonderung, und ähnelt *Cantharis* bei Pemphigus. In der Bläue ähnelt *Ranunculus bulbosus* mehr der *Lachesis;* letztere macht tiefliegende bläuliche Blasen (die nach Kratzen auftreten). Bei hornartigen Krusten ähnelt er *Antimonium crudum.*

Die verschiedenen Arten von *Euphorbium* machen Blasenbildung. Und die *Euphorbium officinarum* genannte Varietät wurde bei Blasenrose angewendet; rote Backen, bedeckt mit gelben Blasen, so groß wie Erbsen (von Anwendung des Saftes); heftiges Fieber. Wie Hura hat diese Pflanze und *Euphorbium cyparissias* Vorliebe für die Backenpartie. *Cantharis* affiziert die Haut der Nase (wie *Graph.*). *Euphorbia peplus* affiziert auch die Nase, aber auch die Backen.

Mancinella reizt so heftig, daß selbst das von den Blättern auf die Haut tropfende Wasser Blasen aufschießen läßt; aber das begleitende Erythem übertrifft weit das von *Cantharis.* Es ist ähnlich der Scharlachröte, und sie wurde bei dieser Krankheit gebraucht.

Thapsia garganica, eine Umbellifere, ist dem *Croton* sehr ähnlich. Sie macht jedoch mehr Pusteln und diese füllen sich schnell mit Eiter.

Mezereum macht zahlreiche kleine Blasen, mit unerträglichem Jucken; aber das Sekret bildet sich schnell zu dicken hohen Schorfen, zwischen denen ein scharfer Eiter aussickert.

Capsicum, Camphora, Terebinthina, Pix und *Piper nigrum* ziehen sehr langsam Blasen. Einige von ihnen werden mehr als Rubefacientia gebraucht. Das erstere kann dadurch unterschieden werden, daß die Blasen an Hautstellen auftreten, die vom Schweiß durchfeuchtet sind, und die Empfindung ein stechendes Brennen ist, während bei der Fliege ein beißendes Brennen, wie Salz, sich findet.

Camphora, örtlich, macht eine rosenartige Dermatitis mit heller Röte und unter Umständen Blasen (bei konzentrierter Lösung). Wir denken hauptsächlich an ihn, wenn ein Hautausschlag zurückgetreten ist mit den wohlbekannten Symptomen des Kollaps und mit Konvulsionen.

Pix und *Terebinthina* erregen heftiges Jucken, besonders ersterer, die Haut springt auf bei *Pix,* dabei Schlaflosigkeit und Bluten nach Kratzen.

Kalipräparate neigen mehr zu einem papulösen als zu Bläschen-Ausschlag, welch letztere Form in der Mitte steht zwischen Papel und Pustel. *Kalisulfid* und *Kali nitricum* machen, örtlich angewendet, papulöse Bläschen. *Kali bromatum* macht Bläschen um die Haarfollikel (bei innerlichem Gebrauch). *Kali. bichromicum* erregt Ausschlag in Bläschenform mit Depression im Zentrum; er eitert und hinterläßt beim Heilen eine Narbe. *Kali jodatum* macht papulöse Bläschen (bei innerlichem Gebrauch); die entstehenden Bläschen-Pusteln enthalten eine geringe Menge von Jod. Keiner dieser Ausschläge jedoch gleicht der Hautblasenbildung der Fliege.

Chloral kann mancherlei Ausschlagsformen hervorbringen. Seine Bläschen sind von einer deutlichen Kapillarhyperämie umgeben.

Chininum sulfuricum hat ein erythematöses Aussehen hervorgerufen, ganz ähnlich dem Scharlachfieber; aber es macht auch konfluierende Bläschen, welche eitern oder zu Krusten eintrocknen. Auch Pemphigus kann auftreten.

Beim Pemphigus ist *Cantharis* zu vergleichen mit *Causticum, Rhus, Ranunculus scelerat.* usw. Folgende Mittel haben diese Form von Ausschlag hervorgerufen und verdienen versucht zu werden: *Caltha, Acidum nitricum, Copaiva, Acidum sulfuricum, Chininum sulfuricum, Carboneum oxygen.*

Bei *Caltha* sind die Blasen von einem Ring umgeben und jucken sehr heftig. Am dritten Tage haben sie sich in Krusten verwandelt.

Copaiva affiziert die Schleimhäute, dann den Magen und die Därme und später die Haut. Ein roter, miliariaartiger Ausschlag bildet sich auf roter Basis; Urticaria; Pemphigus mit außergewöhnlich stinkender Absonderung.

Carboneum oxygen. macht leicht Blasenbildung im Verlauf der Nerven (Ischiadicus, Trigeminus usw.) und ähnlich dem Herpes Zoster, welches Leiden *Cantharis* gelegentlich heilte. Es macht auch „große und kleine Pemphigusblasen".

Cantharis hat eine sehr ausgesprochene Verwandtschaft zu den Harnorganen. Merkliche Nieren- und Blasen-Symptome können selbst nach der äußerlichen Anwendung des Mittels auftreten. Dasselbe findet statt beim innerlichen Gebrauch. Wir wollen nun einige ihrer Symptome betrachten. Wir finden dumpfe Schmerzen in der Nierengegend. Ein andermal ziehen heftige, schneidende, brennende Schmerzen von den Nieren beide Harnleiter hinunter nach der Blase. Die äußeren, über den Nieren liegenden Teile sind sehr empfindlich gegen Berührung. Anhaltender und heftiger Harndrang ist vorhanden. Oft außerdem erstrecken sich diese schneidenden Schmerzen die Samenstränge entlang nach den Hoden und nach dem Penis; die Hoden werden dabei hinaufgezogen. Ein andermal findet sich Reizung in der Glans penis, bei Kindern bemerkbar durch Zerren an diesem Teil. Dieses Leiden an der Glans penis braucht nicht schmerzhafter Natur zu sein, sondern einfach ein unangenehmes, unbehagliches Gefühl. Wenn Sie bei Kindern dies Symptom bemerken, so ist *Cantharis* gewöhnlich indiziert; ein andermal können Sie auch an *Mercurius solubilis* denken; demnach kann dies Symptom eine Gewohnheit sein, die man dem Kinde nachsah. Dies also paßt nicht für diese Mittel.

Wenn wir nun zur Blase selbst kommen, so finden wir hier übermäßige Empfindlichkeit der Haut über dem Hypogastrium (besonders wenn die Blase von Harn ausgedehnt ist) und fast unerträglichen Blasen-Tenesmus. Zuweilen hat der Kranke das Verlangen, alle zwei oder drei Minuten zu harnen. Der Harn geht nicht frei und reichlich ab, sondern träufelt in Tropfen ab mit brennenden, schneidenden Schmerzen, fast mit Zusammenbeißen der Zähne. Die Schmerzen könnten nicht schlimmer sein, wenn der Harn geschmolzenes Blei wäre. Dies Brennen und Drängen hält an nach dem Harnen, so daß der arme Leidende wirklich in fortwährender Qual ist. Exacerbationen treten alle fünf Minuten auf, wenn der Harndrang zu ungestüm ist, um unterdrückt zu werden. Der Harn selbst wechselt in seiner Zusammensetzung. Blut ist mehr oder weniger eng beigemischt, je nach dem Teil der Harnwege, von dem die Blutung kommt. Der Harn jedoch ist von tiefroter Farbe, unabhängig von seinem Blutgehalt, und setzt ein schleimiges Sediment ab. Fibrinpfröpfe der ausscheidenden Membranen derjenigen Teile, die er passiert, der Nierenröhrchen, der Harnleiter und der Blase, werden unter dem Mikroskop beobachtet.

Dies ist das Bild der *Cantharis*-Wirkungen, wenn sie ihr Maximum erreichen. Von diesen extremen Symptomen haben Sie alle Schweregrade abwärts bis zur leichtesten Reizung am Blasenhals, mit Verschlimmerung nach dem Harnen.

Diese Symptome charakterisieren *Cantharis* und indizieren sie in mannigfach verschiedenen Leiden. Sie könnten also ihre Wirksamkeit erwarten bei Nierenentzündung, besonders bei akuter Entzündung des einen oder des anderen dieser Organe mehr, als bei der chronischen Brightschen Krankheit.

Ferner finden wir, daß *Cantharis* ein wertvolles Mittel ist beim Durchgang von Nierensteinen, besonders wenn die Schmerzen sehr heftig sind. Man hat darüber gestritten, daß es ein Unsinn sei, von Erleichterung der Schmerzen beim Durchgang der Nierensteine durch homöopathische Mittel zu sprechen.

Der Urether ist eine enge Röhre, und der Stein ist oft groß, und man behauptet, daß er ohne Schmerz nicht durchgehen kann. Das ist ein Mißverständnis. Das indizierte Mittel kann die lokale Irritabilität so verringern, daß der den Durchgang der Nierensteine begleitende Schmerz sehr modifiziert werden kann.

Oft finden Sie *Cantharis* indiziert beim Gries der Kinder, wenn sie diesen den Penis hinabgehenden Reiz haben mit fast beständigem Zerren an diesem Teil.

Cantharis werden Sie bei akuter Cystisis häufiger indiziert finden, als alle anderen Mittel zusammengenommen.

Sie ist auch indiziert bei Hämaturie entzündlichen Ursprungs.

Sie hat auch eine sekundäre Wirkung, die Harnverhaltung hervorruft, welcher Effekt von der Schwere der vorhergehenden Symptome abhängt.

Bei Gonorrhöe ist *Cantharis* indiziert, wenn äußerste Reizbarkeit vorhanden ist, nicht einfacher Ausfluß mit dem notwendigen Brennen, Beißen und Kriebeln, mit heftiger und schmerzhafter Chorda. Ausgesprochener Geschlechtserethismus ist vorhanden. Sie ist auch indiziert in Fällen, wo die Krankheit durch Injektionen unterdrückt wurde und das Leiden den Blasenhals befällt.

Nun ein Wort über die verwandten Mittel, die auf die Harnorgane ähnlich wirken wie *Cantharis*.

Cannabis sativa ist der *Cantharis* sehr ähnlich in ihren Harnröhren-Symptomen. Sie hat denselben gelben, eitrigen Abfluß aus der Harnröhre. Es scheint mehr Brennen und Beißen bei *Cannabis* zu sein, während bei *Cantharis* mehr Tenesmus. Die Glans penis ist dunkelrot und geschwollen. Chorda kann zugegen sein. *Cannabis sativa* kann indiziert sein bei einfach akuter Nephritis, aber sie ist nicht von großem Nutzen bei der Brightschen Nierenkrankheit. Sie hat jedoch ziehende Schmerzen in der Nierengegend, die sich nach den Leistendrüsen ziehen, mit ängstlichem Übelkeitsgefühl im Epigastrium.

Cannabis indica wird viel in Asien gebraucht. Sie ruft die wunderbarsten Geistes-Symptome hervor, die weit die Wirkungen des Opiums übertreffen. Die zwei Hauptpunkte der Geistes-Symptome von *Cannabis indica* sind Täuschungen in bezug auf Raum und Zeit. Zeit und Raum scheinen weit ausgedehnt. Zum Beispiel, der Kranke erzählt Ihnen, daß er hungrig ist, daß er seit sechs Monaten nichts gegessen hat, während die Gerichte, von denen er soeben genossen, noch neben seinem Bett stehen; oder wenn er aus dem Fenster sieht, sagt er Ihnen, daß Gegenstände, die nur einige Fuß entfernt sind, viele Meter weit liegen. Aber es sind die Harn-

Symptome von *Cannabis indica,* die uns gerade jetzt spezieller interessieren. Sie ist der *Cantharis* sehr ähnlich, und man behauptet, daß sie derselben sogar überlegen ist bei Gonorrhöe, wenn die Chorda sehr ausgesprochen ist. Bei Nierenkrankheiten ist *Cannabis* indiziert bei Brennen, Stechen, Ziehen in den Nieren, Schmerzen beim Lachen, auch wenn Urämie eintritt, begleitet von heftigem Kopfschmerz, mit dem Gefühl, als ob der Scheitel sich öffnete und schlösse. Tritt Delirium ein, so gesellen sich die vorhin erwähnten Täuschungen in bezug auf Zeit und Raum hinzu.

Equisetum hiemale ist eine Wasserpflanze. Es enthält eine große Menge Kieselsäure und wirkt ganz ähnlich wie *Cantharis* auf Nieren und Blase. Es ist hier jedoch weniger Blutfluß und weniger Blasen-Tenesmus vorhanden, als bei *Cantharis.* Der Harn ist weniger heiß und enthält nicht so viel Fibrinflocken. *Cantharis* ist nicht so oft erforderlich, als *Equisetum,* wenn übermäßig viel Schleim im Harn sich findet. Die Blase ist empfindlich und schmerzt mit heftigem, dumpfem Schmerz, der nach dem Harnen nicht nachläßt. Es ist anhaltender Harndrang da, zuweilen mit einem Gefühl von Ausdehnung in der Blase und mit profusem Harnabgang. Während des Harnens wird Brennschmerz in der Harnröhre gefühlt. *Equisetum* ist sehr beliebt bei Enuresis. Es hat sich heilend bewiesen selbst in Fällen, wenn Blasenreizung bemerkbar ist, besonders bei Frauen, und der Harn Blut und Eiweiß enthält.

Linaria ist ein anderes Mittel, das hervorgerufen und geheilt hat Enuresis mit häufigem, schmerzvollem Harndrang, der den Kranken nötigt, nachts aufzustehen.

Eupatorium purpureum ist dem *Equisetum* ähnlich bei Blasenreizung der Frauen, bei welcher es von Dr. Richard Hughes in England angewendet wurde. Es macht häufiges und schmerzliches Drängen mit entweder übermäßigem oder geringem Abfluß hochgefärbten, Schleim enthaltenden Urins.

Petroselinum, eine der Petersilienarten, ist, wenn indiziert, ein sehr brauchbares Mittel. Es ist indiziert bei plötzlichem Harndrang. Handelt es sich um ein Kind, so wird dies plötzlich von Harndrang überfallen. Kann es den Drang nicht sofort befriedigen, so wirft es sich mit Schmerz hin und her. Sie werden *Petroselinum* bei Gonorrhöe nützlich finden, wenn dies plötzliche Drängen und Strangurie zugegen. *Cannabis, Cantharis* und *Mercurius* haben alle diesen plötzlichen Harndrang, aber er ist am heftigsten bei *Petroselinum.*

Clematis erecta ist zu wählen, wenn Schleim im Urin, aber kein Eiter darin ist; wenn der Harn absatz- und ruckweise fließt oder der Kranke lange zu warten hat, ehe der Harn kommt, und zwar nur einige Tropfen mit intensivem Beißen und Brennen in der Harnröhre, wonach ein voller Strahl schmerzlos folgt. An *Clematis* muß man denken beim Beginn entzündlicher Striktur.

Conium ist nützlich bei Harnröhren- und Blasenleiden, wenn Eiter im Harn ist. Sonst ist es der *Clematis* ähnlich. Es hat „Harnabgang absatz- und ruckweise", Schneiden in der Harnröhre nach dem Harnlassen. Der Harn fließt leichter im Stehen (*Sarsaparilla*).

Doryphora ist indiziert bei Urethritis der Kinder unter zehn Jahren, wenn das Leiden durch örtlichen Reiz entstanden ist. In solchen Fällen denken Sie auch an *Hyoscyamus*.

Capsicum ist manchmal nützlich beim Tripper, besonders bei fetten Personen von laxer Faser und mehr indolenter Disposition. Der Ausfluß ist von dicker, gelber Beschaffenheit. Der Kranke klagt über feine, stechende Schmerzen im Harngang und über Stiche in der Harnröhre zwischen den Harnakten.

Copaiva und *Cubeba* sind von den Allopathen so mißbraucht worden, daß ich glaube, wir sind zu sehr geneigt, sie zu vernachlässigen. *Copaiva* macht eine Urethritis mit Brennen am Blasenhals und in der Harnröhre. Der Ausfluß ist milchfarbig und von ätzender Beschaffenheit. Der Harngang ist geschwollen und entzündet.

Cubeba macht Schneiden und Zusammenschnüren nach dem Harnen. Der Ausfluß ist schleimiger Natur. Beide, *Copaiva* und *Cubeba,* sind nützlich bei Reizung, welche die Verdickung der Blasenschleimhaut begleitet. Keins von beiden Mitteln hat eine so heftige Einwirkung, als *Cantharis*.

Thuja gibt uns Erscheinungen von langdauerndem oder oft wiederholtem Tripper. Der Kranke hat fortwährend Drang zum Harnen. Der Drang ist heftig, aber er läßt nur wenige Tropfen blutigen Harns zurzeit; oder wenn diese nicht abgehen, ist heftiges Jucken vorhanden. Der Ausfluß ist dünn und grün. Warzige Auswüchse erscheinen an den Genitalien und am After. Nachts schmerzhafte Erektionen, die den Schlaf verscheuchen. Bei *Cantharis* verhindern die Erektionen die Harnentleerung; das ist bei *Thuja* nicht der Fall.

Argentum nitricum folgt auf *Cannabis* beim Tripper, wenn der Ausfluß eitrig wird und in der Harnröhre das Gefühl von Wundsein und Geschwulst entsteht.

Mercurius solubilis und *corrosivus* folgen, wenn der Ausfluß nachts schlimmer wird und grün und eitrig ist. Der *Corrosivus* erregt den heftigsten Tenesmus, Brennen und Geschwulst, ist also der *Cantharis* sehr ähnlich. Der Harngang ist sehr rot. *Mercurius solubilis* hat mehr Brennen zwischen den Harnabgängen, als *Cantharis*.

Chimaphila ist nützlich gefunden bei durch Steine verursachtem Blasenkatarrh. Es macht häufiges Harnen nachts mit wachsender Schwäche, mit heftigen Schmerzen vom Blasenhals bis zum Ende der Harnröhre.

Bei Reizung des Blasenhalses können Sie eine ganze Zahl von Mitteln anwenden, von denen ich einige anführen will:

Erigeron mit oder ohne Blutharn.

Pulsatilla ist indiziert, wenn dem Harnen schneidende Schmerzen folgen und Drücken und Wundheitsgefühl über den Pubes vorhanden.

Bei *Ferrum phosph.* werden die Symptome schlimmer, je länger der Kranke steht, und besser nach dem Harnen.

Epigaea, Apis und *Copaiva* sollten auch nach dieser Richtung hin studiert werden, das letztere besonders bei alten Frauen.

Capsicum hat krampfhaftes Zusammenziehen und Schneiden im Blasenhalse; *Mercurius aceticus* hat Schneiden gerade zu Ende des Harnens wie *Natrium muriaticum.*

Der *Digitalis*-Kranke findet Erleichterung beim Niederlegen, weil diese Lage sehr den Druck auf den Blasenhals vermindert.

Sulfur ist bei Resten eines Trippers zu wählen.

Ipomoea Nil, eine Varietät der Ipomoea bona nox, wurde von dem verstorbenen Dr. Jacob Jeanes bei dem Durchtritt von Steinen aus den Nieren nach der Blase angewendet, wenn folgende Symptome vorhanden waren: Scharfe, schneidende Schmerzen in beiden Nierengegenden, sich an der entsprechenden Seite in die Harnleiter erstreckend. Unterscheidet sich von anderen Mitteln dadurch, daß die Schmerzen Übelkeit hervorrufen.

Hydrangea wird auch gebraucht bei Gries oder Steine begleitenden intensiven Schmerzen.

Sarsaparilla ist nützlich gegen Gries bei Kindern, wenn sie nach dem Harnlassen vor Schmerz laut schreien, in den Leinen findet sich dann ein grauer Sand.

Ocimum ist anzuwenden bei Nierenkolik mit beträchtlichen Blutungen; wenn der Harn nicht nur ein ziegelrotes Sediment absetzt, sondern wie bei *Pareira brava* beträchtlich Blut enthält. Es begünstigt die rechte Seite.

Terebinthina hat wie *Cantharis* eine beachtliche Wirkung auf die Nieren, unterscheidet sich aber von letzterem Mittel dadurch, daß der Harn immer dunkel, trübe und wolkig ist, durch Beimischung von Blut. Dieses rührt von Kongestionen nach den Nieren her.

Cochlearia Amoracia, der Meerrettich, ist eine wertvolle Droge. Er ruft Brennen und Schneiden in der Eichel während und nach dem Harnlassen hervor, mit starkem Harndrang. Der Harn wird beim Stehen dick wie Gallert.

Alsdann haben wir *Uva ursi.* Dieses Mittel findet nicht seinesgleichen, wenn Blasen- oder Harnröhren-Symptome auf Blasensteine zurückzuführen sind. Als bezeichnend für dieses Mittel haben Sie brennenden heißen Harn; der Harnabfluß stockt plötzlich, als wenn ein Stein vor die Mündung der Harnröhre gerollt wäre. Wenn der

Harn kommt, ist er durch die Beimischung von Schleim und Blut zähe. Die Droge scheint die entzündliche Verdickung der Blasenwand zu vermindern und lindert die Schmerzen, bis der Stein durch Operation entfernt werden kann.

Diesem ähnlich ist *Pareira brava,* ein ausgezeichnetes Mittel bei Harngries und Blasenstein, wenn der Patient sich auf alle Viere niederlassen muß, um Harn lassen zu können. Starker Tenesmus, der Harn geht tropfenweise ab, die Schmerzen schießen von den Nieren hinab in die Oberschenkel und selbst bis in die Füße; der Harn setzt ein reichliches Harnsäure-Sediment ab und auch Blut.

Dies bringt mich auf *Berberis vulgaris.* Diese paßt, wenn Nierenaffektionen vorhanden mit scharf stechenden Schmerzen, die von der Nierengegend ausstrahlen nach allen Richtungen, besonders nach hinten und vorn, und das ganze Becken mit Schmerz erfüllen. Es zeigen sich Schmerzen in der Lumbal- und Hüftgegend. Der Urin ist beim Abgehen schleimiger, als der *Pareira brava*-Harn, und macht einen reichlichen lehmigen Satz von gelblich-trübem Ansehen. *Berberis* ist ein ausgezeichnetes Mittel bei Steinen im Nierenbecken oder im Harnleiter. Sie sehen nun den Unterschied zwischen den beiden Mitteln. *Pareira* hat Schmerz, der abwärts in die Dickbeine geht, bei *Berberis* geht er nur in die Hüften und Lendengegend.

Sie können veranlaßt werden, *Camphora* anzuwenden, wenn Strangurie, Harnverhaltung usw. nach Mißbrauch von *Cantharis* entstanden.

In einigen Fällen kann *Kali nitricum* für *Camphora* substituiert werden, wenn Nieren-Symptome durch *Cantharis* hervorgerufen wurden.

Apis ferner hat sich hilfreich erwiesen bei Cystitis, durch die spanische Fliege hervorgebracht.

Aconit paßt häufig im Beginn von Nieren- und Blasenaffektionen, die, wenn unbeachtet, dann zum *Cantharis*-Zustand vorschreiten. Der Harndrang, die Dysurie und Hämaturie werden begleitet von ängstlicher Unruhe und hohem Fieber, ganz verschieden von dem *Cantharis*-Bild.

Gerade wie *Cantharis* auf die Gewebe durch Erregung von Entzündung einwirkt, so erregt sie das Gehirn. Demnach finden wir den Kranken heftig, zuweilen mit Wutanfällen, er zerreißt die Kleider und beißt jeden, der sich ihm nähert. Er bellt wie ein Hund. Die leiseste Berührung verschlimmert die Symptome, ebenso auch etwas Blendendes wie ein Spiegel oder ein Glas Wasser. Die Symptome ähneln sehr denen der Hydrophobie.

Sie weisen auch auf *Cantharis* als ein nützliches Mittel bei Puerperalkonvulsionen und bei Hirnentzündung. Die Augen blitzen, die Pupillen sind weit dilatiert und das Gesicht ist blaß oder gelblich und hat den Ausdruck tiefliegenden Leidens.

Diese Symptome, die entzündliche Einwirkung im und an Gehirn anzeigen, finden ihren nächsten Verwandten in *Belladonna,* welche die Mehrzahl, wenn nicht alle obenerwähnten Symptome hat. Selbst die Unerträglichkeit des Wassers ist bei *Belladonna* vorhanden. Der Unterschied zwischen den beiden Mitteln findet sich in dem Gesichtsausdruck, indem *Belladonna* ein hellrotes Gesicht mit klopfenden Karotiden hat, *Cantharis* gewöhnlich ein Gesicht zeigt, das blaß, gelb und faltig ist mit beständigem Stirnrunzeln und Ausdruck äußersten Leidens. Fast immer, wenn *Cantharis* Heilmittel ist, werden Sie Dysurie vorhanden finden.

Camphora und *Arsenic.* stehen auch in naher Beziehung zu *Cantharis.* Bei allen den Mitteln bekunden die Angst, Unruhe und das leidende Gesicht die Schwere der Erkrankung oder das Sinken der Lebenskräfte.

Arsenic. gleicht ganz der *Cantharis* bei heftigen Entzündungen mit heftigem Brennen, Agonie, Durst und drohendem Kollaps. Die beiden Mittel können auch bei Urämie Anwendung finden. *Arsenik* jedoch hat nicht die geschlechtliche Erregung, und sein Delirium ist begleitet von der Neigung zur Selbstverstümmelung oder zum Selbstmord. Der Kranke hat Todesfurcht, Unruhe wechselt oft mit Stupor.

Camphora macht, wie *Cantharis,* Delirium, Konvulsionen, Geschlechtsmanie, Priapismus, Strangurie, innerliches Brennen bei äußerer Kälte, Hyperämie oder Entzündung innerer Teile, wie des Hirns, des Magens, der Blase usw. Die Kälte und das Sinken der Lebenskräfte bei *Camphora* werden gewöhnlich als seine charakteristischen Wirkungen angesehen, die Erregung als Reaktions-Symptome. Bei *Cantharis* im Gegenteil sind die Primärwirkungen die der Erregung, und Kälte ist das Resultat ihrer längeren oder anhaltenden Einwirkung. In der Praxis können Sie sich für *Cantharis* entscheiden, wenn Delirium, Manie oder Konvulsionen vorhanden sind mit Kälte und äußerster Prostration, besonders bei zurückgedrängten Ausschlagskrankheiten.

Auf den Schleimhäuten finden wir *Cantharis* eine ebenso heftige Entzündung erregen, wie auf der Haut. Wir finden sie indiziert bei Halsentzündung mit diphtherischem Charakter, verbunden mit heftigem Brennen und Rauheitsgefühl im Halse, arger Zusammenschnürung des Halses und Kehlkopfes, so daß diese Zusammenschnürung fast zur Erstickung sich steigert bei jedem Versuch, Wasser zu schlucken. Selbst die Blasen-Symptome verschlimmern sich durch Wasser. Es scheint, als ob das Sehen von Wasser eine Zusammenschnürung der Sphincteren hervorruft. *Cantharis* wurde mit Erfolg angewendet bei Diphtherie, wenn diese Symptome und Dysurie vorhanden waren, und wenn die Schwäche sehr hervortritt.

Während *Belladonna* Zusammenschnüren des Halses hat, das sich beim Schlucken von Flüssigkeiten verschlimmert, und heftige Halsentzündung, fehlt ihr das Brennen, die Blasenbildung usw., was für die spanische Fliege so charakteristisch ist.

Noch näher in bezug auf die Hals-Symptome stehen der *Cantharis, Mercurius corrosivus, Arsenic., Arum triphyllum, Dieffenbachia* und *Capsicum.*

Mercurius corrosivus verursacht mehr Anschwellung, besonders der Zunge. Tiefe Geschwüre bilden sich, rascher als das Blasenziehen von *Cantharis.*

Arum triphyllum ist unterschieden durch schmerzhafte, rissige Mundwinkel und Zunge, ätzenden Fließschnupfen und wundmachenden Speichelfluß.

Dieffenbachia verursacht intensive Stomatitis mit Blasen und Brennen.

Capsicum lindert brennende Bläschen; Mund und Schlund geschwollen, flache Geschwüre; schlimmer zwischen den einzelnen Schluckakten.

Cinnabaris wird auch bei Scharlach gebraucht. Der Schleim aus den hinteren Nasenlöchern ist schmutziggelb, zäh, dabei besteht Trockenheit in der Kehle, die den Patienten des Nachts weckt.

Apis hat einige Ähnlichkeit mit *Cantharis* bei erysipelatösen Zuständen des Mundes und der Kehle und bei Diphtherie; jedoch ist die Hinfälligkeit im letzteren Falle bei *Apis* früh, während sie bei *Cantharis* nur die Folge ist.

Im Verdauungskanal finden wir *Cantharis* hervorbringen: Entzündung des Magens mit demselben obenerwähnten Symptomencharakter, Rauheit, großen Durst mit Abneigung gegen Getränk und Erbrechen.

Sie ist nützlich bei Dysenterie. Die Ausleerungen sind blutig und schleimig und mit Flocken gemischt, die wie Darmschabsel aussehen. Diese, glaube ich, sind nicht wirklich Teile des Darms oder Schleimhautstücke, sondern fibrinöse, von der Entzündung herrührende Gebilde. Tenesmus zeigt sich und ist fast immer mit Dysurie verbunden. Die Schmerzen im Bauch sind kolikartig, zum Zusammenkrümmen. Sie sind schneidender, brennender oder durchbohrender Art.

Bei Dysenterie hat *Cantharis* verschiedene Verwandte. Eine von ihnen ist *Colocynthis,* die kolikartige Schmerzen zum Zusammenkrümmen hat. Die Stühle sind blutig und schleimig und verschlimmern sich bei jedem Versuch, zu essen oder zu trinken. Sie enthalten auch die sogenannten Darmschabsel. *Colocynthis* unterscheidet sich von *Cantharis* hierin: diese Kolikschmerzen bei *Colocynthis* hören auf nach dem Stuhl, und der Kranke wird besser durch Zusammenkrümmen und durch festen Druck gegen den

Bauch. Betrachtet man die beiden Mittel vom pathologischen Standpunkt, so hat *Cantharis* mehr Entzündungs- und *Colocynthis* mehr nervöse Symptome.

Ein anderes, der *Cantharis* sehr ähnliches Mittel ist *Colchicum.* Dies Mittel hat tympanitische Auftreibung des Bauches. Die Darmentleerungen sind zusammengesetzt aus gallertartigen Klumpen, und ihnen folgen heftiger Tenesmus und Zusammenschnüren des Afters, die den Kranken mehr quälen, als Drang während der Stuhlung.

Ein anderes, ähnliches Mittel ist *Capsicum,* welches gut ist bei Dysenterie, die bei feuchtem Wetter auftritt. Am besten ist es indiziert bei stark schlaffer Konstitution. Die Schmerzen und andere Symptome vermehren sich durch den leisesten Zug warmer oder kalter Luft. Wassertrinken verursacht Schauder und vermehrt die Schmerzen.

Sulfur werden Sie am besten passend finden für chronische oder hartnäckige Fälle; besonders, wenn der Tenesmus anhält von einer Entleerung zur anderen (ähnlich wie bei *Nux*), oder wenn Blut und Tenesmus nachgelassen haben, aber die Stühle doch schleimig sind, mit häufigem, plötzlichem Drang.

Zincum sulfuricum hat zuweilen subakute Fälle von Dysenterie geheilt. Die Schmerzen zeigen sich in den Bauchseiten, wahrscheinlich im Colon.

Kali bichromicum folgt auf *Cantharis,* wenn, obgleich die „Schabsel" noch fortdauern, die Ausleerungen mehr gallertartig werden.

Wir haben noch über die Einwirkung der *Cantharis* auf die Geschlechtsorgane zu sprechen. *Cantharis* erregt die Geschlechtslust und bringt ein heftiges, fast unersättliches Verlangen nach Beischlaf hervor mit so heftiger und so hartnäckiger Erektion, daß Priapismus eintritt. Selbst geschlechtlicher Verkehr vertreibt nicht immer die Erektionen. Diese Symptome indizieren das Mittel bei Chorda, die im Verlauf des Trippers auftritt. Sie weisen auch hin auf die Anwendung bei unwiderstehlicher Geilheit, mag sie von Geistesstörung herrühren oder nicht.

Dieser Priapismus von *Cantharis* darf nicht verwechselt werden mit dem eines neuen Mittels, des *Acidum picrinicum.* Bei diesem Mittel hängt der Priapismus ab von Rückenmarkskrankheit, wie Myelitis, Meningitis oder Ataxia locomotrix. Erektionen sind heftig, der Penis ist geschwollen fast zum Bersten.

Cantharis wirkt auch auf die weiblichen Geschlechtsorgane und macht Nymphomanie, für welches Leiden sie eins der Heilmittel sein kann.

Wir können *Cantharis* auch als Wehenmittel anwenden. Das Mittel vermag Molen und andere fremde Massen aus dem Uterus zu treiben. Wir können diese Eigenschaft benutzen bei zurückgebliebener Placenta sowohl bei voll abgelaufener Schwangerschaft als nach Abortus.

Cantharis ist nützlich bei Erysipelas, besonders bei der Blasenform. Die erysipelatöse Entzündung beginnt an der Nase, mit oder ohne Blasen. Sie verbreitet sich dann auf die eine oder andere Backe, mit Bildung von Blasen, die platzen und eine ätzende Flüssigkeit entleeren.

Graphites hat auch Erysipelas, an der Nase beginnend. Es paßt besser für das chronische Leiden.

An *Cantharis* müßte man denken bei Verbrennungen. Es ist bemerkenswert, was das Mittel zur Linderung von schmerzhaften Symptomen und zur Beschleunigung der Wiederherstellung affizierter Oberflächen tut. Es mag innerlich in potenzierter Form oder zu gleicher Zeit örtlich angewendet werden. Wird es bei leichter Verbrennung zeitig genug angewendet, so kann man häufig die Bildung von Blasen abwenden.

Bei Verbrennungen können Sie mit *Cantharis* vergleichen: Waschungen mit *Sodaseife, Natrium bicarb., Arsenic.* und *Acidum carbolicum,* — das Letztgenannte, wenn die affizierten Teile eitern.

Achte Vorlesung.

Hymenoptera.

Aus der Ordnung Hymenoptera entnehmen wir *Apis mellifica, Vespa Crabro, Formica rufa* und *Bombyx*. Die örtlichen Einwirkungen des Giftes dieser Insekten sind wohlbekannt. Die Haut wird rot und geschwollen, mit Brennschmerz; schließlich kann sogar Absterben erfolgen. Bei empfänglichen Personen oder nach Einführung von beträchtlichen Mengen des Giftes können Allgemeinerscheinungen auftreten, wie Ohnmacht, Prostration, Frost und Kälte; große Unruhe oder Unempfindlichkeit und selbst Tod kann eintreten.

Die Afterdrüsen unserer einheimischen und die Stacheln von einigen ausländischen geschlechtslosen und weiblichen Ameisen (Formica, nicht Termites, welch letztere zu den Neuroptera gehören) enthalten ein Gift, dessen Hauptbestandteil Ameisensäure genannt wird. Diese heftig reizende Säure wird auch in den Drüsen gefunden, die an den Haaren der Brennesseln sitzen, bei einigen Raupen und in altem Terpentinöl.

Apis mellifica.

Für dies Mittel haben wir zwei Namen, je nach der Bereitung desselben. Es ist entweder *Apis mellifica,* die Honigbiene, oder *Apium virus,* das Bienengift. Die Originalpräparate des Mittels wurden folgendermaßen gemacht: eine große weiße Schüssel wurde unter ein glockenartiges Gefäß gestellt, in welchem eine Öffnung sich befand, durch die ein Stock gesteckt war. Einige hundert Bienen wurden dann unter das Gefäß getan. Der Stock wurde hin und her bewegt, und die so gereizten Bienen stachen das Gefäß und die Schüssel. Nach einer Weile ließ man die Bienen entwischen und fand an dem Gefäß und der Schüssel zahlreiche Flecke. Diese wurden mit Alkohol übergossen, und so erhielten wir einen kräftigen Auszug des Bienengiftes. Dies ist *Apium virus*. Später wurde die ganze Biene genommen. Verreibungen des ganzen Insekts wurden gemacht. So erhalten wir *Apis mellifica*. Die Symptome der beiden Präparate wurden nicht geschieden.

Apis mellifica ist eine schätzbare Akquisition für unsere Arzneimittellehre. Um ihre Symptomatologie zu verstehen, wollen wir ihre Toxikologie betrachten. Nehmen Sie nach Belieben einen Stich an der Hand oder am Finger zur Illustration. Gleich nach dem Stich, der einen scharf-stechenden oder brennenden Schmerz hervorruft, entwickelt sich sehr prompt Geschwulst des Teiles, die beim Entstehen außergewöhnlich schmerzhaft ist. In dem Teil ist das Gefühl wie gequetscht oder zerbrochen. Die Geschwulst ist zuerst gelblichrosa. Sie breitet sich schnell aus; die Schmerzen werden heftig. Sie sind brennender, stechender oder schießender Art, selten klopfend. Die Hitze des Teiles wächst mit den brennenden und stechenden Schmerzen. Dies kann sehr bald mit Zerteilung enden, oder es geht weiter. Nimmt es den letzteren Verlauf, so werden Sie bemerken, daß diese Röte, dies rosige Aussehen intensiver wird und wirklich ein erysipelatöses Ansehen gewinnt. Noch später ändert sich die Farbe und wird blaß, aber bläulich; die beim Druck entstehenden Grübchen zeigen, daß die Teile ödematös sind. Nach einer Weile, wenn die Körperbeschaffenheit dazu neigt, tritt Gangrän des Teiles ein.

Die durch *Apis* hervorgerufene Entzündung ist also nicht sthenischer Art. Sie ist also nicht zum Beispiel eine solche, die durch *Aconit* geheilt werden könnte, schnelle, plötzliche Geschwulst des Teiles, die schnell auftritt und in Zerteilung endigt; nicht solche, die durch *Belladonna* geheilt werden würde, hellrote Geschwulst mit klopfenden Schmerzen, aber entweder mit Zerteilung oder mit Eiterung endend; sondern sie ist eine solche, die zur Zerstörung des Gewebes führt. In einem Falle, wo der Stich auf der Hand war, hatte der Kranke auch an einem Karbunkel im Nacken zu leiden.

Apis ergreift die Lebenskräfte, wie aus folgenden charakteristischen Erscheinungen des Mittels ersichtlich: der Kranke hat seltsamerweise das Gefühl, als müsse er sterben, und hat doch keine Todesfurcht, zum Unterschied von *Aconit* und *Arsenik;* das Hirn ist müde wie zum Einschlafen; Prostration selbst bis zur Ohnmacht nach Überanstrengung; Gefühl im Körper wie zerschlagen; nervöses Zittern; große Prostration bei Diphtherie, selbst beim Anfang der Krankheit; leichtes und murmelndes Delirium; sensorielle Apathie; glücklicher Gesichtsausdruck; Zunge kann schwierig herausgestreckt werden; Angst im Gesicht wie von innerlichen Leiden; Bewußtlosigkeit, besonders bei Hautkrankheiten; der Geist ist schwach; Ungeschicklichkeit, läßt fallen, was sie in der Hand hat, und lacht läppischerweise über den Unfall.

Apis kann angewendet werden bei der Hysterie ähnlichen Gemütszuständen. Die Geschäftigkeit, Unruhe, Erregbarkeit und übel angebrachtes Lachen, zusammen mit der geringen Ausdauer bei der Arbeit haben zur erfolgreichen Anwendung bei nervösen Mädchen geführt. Ferner hat man beobachtet, daß sie ungeschickt sind, Dinge fallen lassen und dann läppisch über ihre Ungeschicklichkeit lachen. Die Geschlechtslust ist zu lebhaft, und sie neigen zur Eifersucht.

Die eben erwähnte Geistesstörung und Bewußtlosigkeit indizieren das Mittel bei schweren adynamischen Krankheitsformen, wie bei malignem Scharlach, Diphtherie, Typhus usw. Auch vollständiger Stupor nach Apoplexie soll der *Apis* gewichen sein, nachdem *Opium* versagte.

Beim Scharlach geht das Fieber hoch, und die begleitende Unruhe kommt von der nervösen Erregung. Mund und Hals sind sehr rot mit Bläschen an den Zungenrändern; Rachenhöhle gedunsen, geschwollen; brennendes Stechen und Gefühl von Verbranntsein und Rauheit in Mund und Hals. Die Haut prickelt wie von Nadeln, der Ausschlag ist untermischt mit Miliaria-Eruption. Einige Stellen der Haut sind immer gedunsen. Prostration tritt früh ein. Harn wenig oder unterdrückt. Hohes Fieber und Schläfrigkeit.

Beim Typhus ist das Delirium murmelnd. Die Schwäche ist so groß, daß die Zunge mit Mühe herausgestreckt wird, und die Muskeln sind so erschlafft, daß der Kranke im Bett herabrutscht. Die Zunge hat Blasen, ist trocken, aufgesprungen und selbst geschwürig. Von großer Bedeutung ist die Schmerzhaftigkeit des geschwollenen Bauches bei Berührung.

Bei Meningitis oder bei Hirnhautreizung nimmt *Apis* eine hervorragende Stellung ein als Heilmittel. Sie hilft oft, gleichgültig, um welches Leiden es sich handelt, wenn schrille Aufschreie im Schlaf den Verdacht von Hirnreizung erregen. Solche Fälle beginnen häufig mit der nervösen Geschäftigkeit, die so charakteristisch für das Bienengift ist, und entwickeln sich zu ernsteren Zuständen. Bei Meningitis tuberculosa oder bei akuten Hirnergüssen ist ein unterdrückter oder nicht ordentlich entwickelter Ausschlag ein guter Führer zur Wahl von *Apis*.

Wir können mit Nutzen hier *Apis* vergleichen mit: ***Belladonna, Helleborus, Arsenic., Bryonia, Zink, Sulfur, Cuprum, Glonoin, Lachesis, Rhus, Hyoscyamus, Natrium mur., Bovista*** usw.

Belladonna wird zweifellos häufig angewendet, wo *Apis* besser passen würde. Mit ein wenig Sorgfalt wird der Praktiker imstande sein, die unruhige Nervosität der letzteren von der intensiveren Hirnreizung der ersteren zu unterscheiden. Die Kongestionen der ersteren sind heftiger, mit Klopfen der Karotiden, injizierten roten Augen und Schläfrigkeit, unterbrochen durch Aufrucken und schreckhafte Aufschreie. Die Adynamie ist viel geringer, als bei *Apis*. Wenn es sich um Scharlach handelt, so ist der Ausschlag glatt und hellrot, nicht miliariaartig. Die Haut ist heiß und das Gesicht rot oder manchmal blaß; aber nicht blaß und ödematös, wie bei

Apis. Die Zervikaldrüsen können geschwollen sein, aber es ist nicht die Zellgewebsinfiltration vorhanden mit einer erysipelatösen Röte, wie beim Bienengift.

Handelt es sich um Reizung der Hirnhäute, so wird *Belladonna* nötig, wenn die Symptome intensiv sind; *Apis*, wenn die nervöse Erregung vorherrscht, mit dem schrillen Aufschrei, der die durchdringend stechenden Schmerzen oder die Aufregung anzeigt. Bei Meningitis ist *Belladonna* minder indiziert, je mehr die Symptome des Ergusses zunehmen; während *Apis* mehr indiziert ist, solange die Reizungs-Symptome vorhalten und der cephalische Schrei markiert ist.

Helleborus verdient den Vorzug, wenn die Reizung von *Apis* dem Geistestorpor weicht, mit Mangel an Reaktion. Die Stirn ist gerunzelt, die Pupillen erweitert und der Unterkiefer neigt zum Herabsinken; der Sopor ist vollständig. Automatische Bewegungen des einen Armes oder des einen Beines; die Stirn ist in kaltem Schweiß gebadet. Er kann Reaktion hervorbringen, so daß nun ein anderes Mittel die Heilung vollführt. Beim Typhus sind sie weit voneinander verschieden. *Apis*, obgleich sie große Schwäche hat, Apathie und Stupor, hat eine trockene, mit Blasen besetzte Zunge und ausgesprochene Schmerzhaftigkeit des Bauches. *Helleborus* hat vollständige sensorielle Apathie, dunkle, rußige Nasenlöcher, langsamen Puls, keine Reaktion auf Berührung oder Druck.

Bryonia hat etwas leichte Ähnlichkeit, besonders wenn sie, wie *Apis*, nötig werden kann bei Hirnergüssen infolge unterdrückter Ausschläge. Aber das Sensorium ist betäubt, obgleich die Sinne nicht so gestört sind, wie bei *Apis* oder *Helleborus*. Es ist fortwährende Kinnbewegung vorhanden; Gesicht dunkelrot, Lippen aufgesprungen; wird Getränk gereicht, so wird es hastig und ungeduldig genommen. Wird das Kind bewegt, so schreit es vor Schmerz. Später, wenn die Depression des Sensoriums zum Sopor sich erhöht, folgt *Helleborus* gut, selbst wenn die Kaubewegung und hastiges Trinken noch anhält. *Apis* folgt, wenn Sopor eintritt, mit einem schrilleren cephalischen Schrei, als bei einem der andern Mittel.

Cuprum ist mit *Apis* zu vergleichen, wenn Meningitis Folge unterdrückter Exantheme ist; aber die Symptome sind sehr verschieden, Kupfer macht lautes Schreien, dem heftige Konvulsionen folgen; die Daumen sind eingeschlagen, und das Gesicht ist blaß mit blauen Lippen; Augäpfel rollen konstant. Treten Konvulsionen beim *Apis*-Fall ein, so sind sie weniger heftig und bestehen in Unruhe und Rucken der einen Körperhälfte, während die andere lahm und zitternd ist.

Viel nähere Beziehung zu unterdrückten Ausschlägen hat *Sulfur*. Die beiden folgen gut aufeinander.

Glonoin, wie *Apis*, hat den encephalischen Schrei, Gefühl, als ob der Kopf enorm ausgedehnt wäre, usw. Krampfhaftes Erbrechen zerebralen Ursprungs tritt bei ersterem sehr hervor, ebenso heftige Kongestion und Pulsieren.

Zincum macht Hirnreizung; das Kind erwacht mit Furcht, rollt den Kopf; schreit auf und schreckt im Schlaf auf. Fortwährend unruhige Bewegung der Füße. Anämische Kinder, zu erschöpft, um ein Exanthem hervorzubringen. Bei typhösen Zuständen ist die Prostration sehr groß, mit drohender Hirnlähmung. Bewußtlosigkeit, blaue Hände und Füße, mit Kälte, schwacher Puls, Unterkiefer herabgesunken. Hier wurde das Oxyd mit Erfolg gebraucht.

Rhus Toxic., obgleich ganz anders, als *Apis*, hat doch manche ähnliche Symptome. Beim Scharlach zum Beispiel passen beide bei Adynamie, geschwollenem Hals, erysipelatöser Entzündung der Halshaut, Miliaria-Ausschlag, Schläfrigkeit, Ödem. Bei *Rhus* jedoch ist der Ausschlag dunkler, das Erysipelas dunkelrot, dabei große körperliche Unruhe — nicht das geschäftige Hantieren von *Apis*.

Arsenic. ist der *Apis* in mancher Beziehung ähnlich. Beide haben ängstliches Wechseln der Lage, Todesfurcht, Unruhe; große Schwäche (auch noch in andern Beziehungen). Aber obgleich beide Reizbarkeit des Geistes haben, so ist bei *Arsenic.* mehr Angst und Furcht, mehr nervöse Unruhe bei *Apis*.

Kommen sie bei Hirnaffektionen in Anwendung, wie es vorkommen kann, besonders beim Hydrocephaloid, so ist *Arsenicum* zu wählen bei heißer Haut, blassem, heißem Gesicht. Das Kind liegt im Stupor, plötzlich zuckt es um den Mund, und ein Ruck geht durch den Körper; oder das Kind liegt wie tot, mit halboffenen Augen, Schleim auf der Conjunctiva und keine Reaktion auf Berührung der Augenlider.

Hyoscyamus und *Lachesis* sind ähnlich bei Eifersucht.

Natrium mur., Bovista, Lachesis, Aethusa, Ignatia, Nux vom. haben Ungeschicklichkeit; das erste ist am ähnlichsten.

Ich habe schon darauf hingewiesen, daß *Apis* von Nutzen sein kann bei Wassersuchten. Die hierfür erforderlichen Symptome sind kurz diese: Bei allgemeiner Wassersucht finden wir sie angezeigt durch das eigentümliche Aussehen der Körperhaut. Es ist eine Art von wächsernem Schein der Haut; die Haut ist durchsichtig, mit einem weißlichen oder vielleicht leicht gelblichen Hauch. Der Urin ist spärlich und fast immer Durstlosigkeit vorhanden. Charakteristische Symptome sind die Durchsichtigkeit der Haut und die Durstlosigkeit. Nun die Ätiologie. *Apis* ist besonders nützlich bei Wassersuchten, von den Nieren herrührend, gleichgültig, ob von Scharlach oder nicht. Der Urin ist spärlich und sehr eiweißreich und enthält Abgüsse der Harnkanälchen. Geschwulst der Augenlider ist da. In der Haut des Körpers das Gefühl von Wundheit und Zerschlagenheit; in manchen Fällen ist der Schmerz brennender Art. Kommt die Wassersucht von Herzkrankheit, so sind die Füße ödematös, besonders nach dem Gehen. Alles dies in Verbindung mit fast unerträglichem Wehtun und Brennen.

Selbst wenn die Wassersucht die Brust ergriffen hat und wir es mit Hydrothorax zu tun haben, kann *Apis* das Heilmittel sein, besonders, wenn dies Leiden vom Herzen ausgeht. Der Kranke kann nicht liegen. Er hat dasselbe Zusammenschnürungsgefühl in der Brust, das wir bei *Lachesis* finden. Er hat trockenen Husten, der von einer Stelle in der Trachea oder im Larynx auszugehen scheint, gewöhnlich in der Trachea, und der nicht weicht, bis ein kleines Stückchen Schleim gelöst wird. Insofern ist das Mittel ganz ähnlich der *Lachesis*. Aber *Apis* hat außer diesen Symptomen noch ein Gemüts-Symptom, das von der Brust kommt, nämlich eine fortwährende Empfindung, als könnte er nicht leben. Es ist nicht das Gefühl von Dyspnöe, sondern es scheint eine Art Angstgefühl zu sein, so daß der Kranke nicht begreifen kann, wie es ihm möglich werden würde, noch einen Atemzug zu tun, so groß ist dies Erstickungsgefühl. Oft hat mit diesen Brust-Symptomen zusammen der Kranke das sonderbare Gefühl, als ob er sterben müsse. Aber man muß dies von *Aconit* bei Fieberzuständen und von *Arsenicum* bei Hydrothorax unterscheiden, denn es ist keine Todesfurcht vorhanden.

Bei Pleuritis mit Exsudation ist *Apis* eines der besten Mittel, das wir haben, um die Resorption der Flüssigkeit zu bewirken. *Apis* und *Sulfur* werden die Mehrzahl dieser Fälle heilen.

Apis wirkt auch auf die Synovialhäute und gibt Ihnen ein vollständiges Bild von Synovitis, besonders, wenn das Knie ergriffen ist. Sie ist indiziert, wenn scharfe, durchbohrende, stechende Schmerzen vorhanden sind, die durch das Gelenk schießen mit Verschlimmerung bei der leisesten Bewegung.

Bryonia affiziert die Gelenke und ihre Synovialmembranen; aber die Schmerzen sind mehr stechend mit Spannung; besser durch Bettwärme, während bei *Apis* besser durch kalte Umschläge.

Jod ist nützlich bei Wassersucht des Knies und ist gut auf *Apis* folgend, besonders bei skrofulösen Kindern. (Vergl. auch *Kali jodat.)*

Wir haben noch eine andere Form von Wassersucht, in der *Apis* Heilmittel ist, nämlich Hirnwassersucht, die wir gewöhnt sind, Hydrocephalus zu nennen. Sie ist nicht so oft indiziert beim wahren Hydrocephalus, nämlich, wenn nach etwaiger mechanischer Ursache Entzündung in den Hirnhäuten aufgetreten ist, welcher Anhäufung von Serum im Hirn gefolgt ist, sondern es ist die Meningitis tuberculosa, bei der das Mittel nützlich ist. *Apis* ist hier indiziert im ersten Stadium. Die hierauf hinweisenden Symptome sind diese: das Kind bohrt den Kopf hinten ins Kissen und dreht ihn von einer Seite zur anderen; in kleinen Zwischenräumen erwacht das Kind aus dem Schlaf mit einem schrillen, durchdringenden Schrei. Dieser eigentümliche Schrei hängt von Schmerzen ab. Neben diesem Schrei ist das Kind gewöhnlich konvulsivisch; die eine Seite des Körpers ist in Konvulsionen und die andere liegt wie gelähmt. Strabismus zeigt sich. Der Puls ist schnell und schwach und der Urin spärlich. Kein Mittel kann in diesem Stadium etwas leisten, wenn *Apis* es nicht tut. In manchen Fällen zeigt sich eine Eigentümlichkeit der *Apis,* die ich zu erwähnen möchte, nämlich die Langsamkeit ihrer Einwirkung. Zuweilen werden Sie drei oder vier Tage zu warten haben, bis Sie eine Wirkung ihrer Verordnung bemerken. Der günstige Einfluß des Mittels zeigt sich zuerst durch vermehrten Harnfluß.

Bei Wassersuchten kann *Apis* zuerst mit *Arsenic.* verglichen werden, welcher dieselbe Transparenz der Haut hat und auch nützlich ist bei Wassersuchten, die mit Nieren-, Herz- und Leberleiden zusammenhängen. Die Unterschiede zwischen diesen beiden Mitteln sind folgende: Zuerst, *Arsenic.* hat unerträglichen Durst, wobei gewöhnlich nur kleine Mengen zurzeit getrunken werden, weil Wasser den Magen belästigt. Essen und Trinken machen Erbrechen. Ich habe Fälle gesehen, in denen ein einziger Teelöffel voll Arznei Erbrechen hervorrief. Der Kranke zeigt ausgesprochene Unruhe.

Ein anderes Mittel zum Vergleichen ist *Apocynum cannabinum.* Es wird viel im Westen gebraucht bei allgemeiner Wassersucht, bei Geschwulst irgendeines Körperteils, bei Ascites, Hydrothorax usw., gewöhnlich ohne organische Krankheitsursache. Der Kranke kann nicht die geringste Speise vertragen. Speise oder Wasser wird sofort herausgeworfen. In der Magengrube Gefühl von Einsinken, Wegsein, Erschöpfung.

Das der *Apis* nächstähnliche Mittel ist *Acidum aceticum.* Sie ist nützlich bei Wassersuchten, wenn Gesicht und auch die Glieder dies wächserne oder alabasterne Aussehen haben. Sie ist besonders indiziert, wenn die Unterglieder, Bauch und Glieder geschwollen sind; daher ist sie brauchbar bei Ascites. Insofern ist sie der *Apis* ähnlich. Aber sie hat Durst, den *Apis* nicht hat, und es ist fast immer gastrische Störung vorhanden, saures Aufstoßen, Würmerbeseigen und Durchfall. Die Essigsäure ist ein unverdienterweise bei Wassersucht vernachlässigtes Mittel. Sie sahen, wie sie ihre Stellung zwischen *Apis* und *Arsenic.* hat. Sie unterscheidet sich von diesen beiden Mitteln durch das Vorwiegen von gastrischen Symptomen.

Bei Hydrocephalus im Stadium der Ausschwitzung ist das der *Apis* sehr ähnliche Mittel *Sulfur. Sulfur* ist indiziert mehr nach allgemeinen Grundsätzen, als nach seiner besonderen Affinität zu den Hirnhäuten. Meningitis tuberculosa kann nicht auftreten bei einem sonst gesunden Kinde. Es muß eine Diathese auf dem Grunde des Leidens vorhanden sein. *Sulfur* hilft in demselben

Stadium wie *Apis,* wenn *Apis* nicht imstande ist, eine Reaktion hervorzurufen, besonders, wenn das Kind skrofulös ist und andere *Sulfur*-Symptome hat. Das Kind liegt im Stupor mit kaltem Stirnschweiß, mit Zucken der Glieder, besonders der Beine, mit Krämpfen der großen Zehen und zuweilen auch der Daumen. Harn ist unterdrückt. *Sulfur* ist um so mehr indiziert, wenn etwa ein Ausschlag zurückgetreten ist, ehe die Krankheit sich entwickelte.

Helleborus ist auch der *Apis* ähnlich bei Hydrocephalus. *Apis* ist nützlich, solange noch etwas Hirnreizung vorhanden, die sich durch den encephalischen Schrei kundgibt. *Helleborus* ist indiziert, wenn Torpor vorherrscht, wenn das Kind ganz bewußtlos daliegt. Die Augen reagieren nicht auf Licht. Der Harn ist unterdrückt. Es ist automatische Bewegung der einen Körperhälfte vorhanden. Sie werden ferner ein eigentümliches Runzeln der Stirnmuskeln beobachten, besonders des Occipitofrontalis. In milderen Fällen, bevor der Stupor tief wird, werden Sie *Helleborus* durch folgende Symptome indiziert finden: Dies Runzeln der Stirnmuskeln ist vorhanden, zusammen mit fortwährender Kaubewegung des Mundes. Das Kind scheint nach nichts Verlangen zu haben. Es verlangt nichts; wird aber Wasser gereicht, so trinkt es gierig.

Nun ein Wort in bezug auf die Unterschiede zwischen *Belladonna* und *Apis. Belladonna* ist für gewöhnlich nicht indiziert bei Meningitis tuberculosa. Sie ist das Hauptmittel vor allem andern bei einfacher Meningitis, aber nicht für die tuberkulöse Form der Krankheit. *Belladonna* repräsentiert in ihrer Symptomatologie das wahre Wesen der Akutheit. Jedes Symptom erscheint plötzlich und mit großer Heftigkeit. Die Meningitis tuberculosa ist eine Krankheit, die sich langsam entwickelt. Jedoch, wenn die Vorläufer heftig sind, können Sie *Belladonna* gebrauchen bei Meningitis tuberculosa im Stadium der Hyperämie mit heftigen Schmerzen, Unruhe, Umherwerfen, Aufschreien im Schlaf und Bohren des Kopfes ins Kissen, aber sie hört auf, das Heilmittel zu sein, wenn sich Exsudation einstellt. Die Reihe von *Belladonna* ist zu Ende, wenn die von *Apis* beginnt.

Es gibt noch ein Mittel, welches zuweilen in Frage kommt zwischen *Belladonna* und *Apis,* nämlich *Bryonia,* die auf die serösen Häute wirkt und reichliche Exsudation hervorbringt. Sie ist nach *Belladonna* indiziert. Das Kind wird immer stupider, weil der Druck auf das Gehirn zunimmt. Das Gesicht rötet sich plötzlich und blaßt dann wieder ab, gewöhnlich ein böses Zeichen. Das Kind schreit auf, zumal bei der geringsten Bewegung; dies ist ein charakteristisches Symptom. Der Bauch ist aufgetrieben und die Zunge gewöhnlich weiß belegt in der Mitte. Soviel über *Apis* und ihre Verwandten bei Wassersucht.

Die nächste Anwendung, die wir von *Apis* machen können, ist die bei Erysipelas. Sie ist brauchbar bei Erysipelas besonders des Gesichts, wenn es unter dem rechten Auge beginnt oder am Auge und von da sich ausbreitet übers Gesicht nach der linken Seite, die Teile schnell ödematös werden und zuerst eine gelblichrosige Farbe annehmen. Der Schmerz wird heftiger, und brennend-stechende Schmerzen folgen. Es ist hohes Fieber vorhanden mit trockener Haut und gewöhnlich kein Durst. Jetzt, wenn die Krankheit nicht steht und das Gesicht ein dunkel-livides Aussehen bekommt, kann *Apis* indiziert sein beim phlegmonösen Erysipelas, welches tief in das Zellgewebe dringt und mit Zerstörung des Teiles endet. Der Verwandten von *Apis* bei Erysipelas gibt es manche.

Zuerst von allen *Belladonna.* Der Unterschied liegt hierin: *Belladonna* ist angezeigt bei hellroter Schwellung des Gesichts (glattes Erysipelas). Es ist keine große Neigung zu Ödem oder zu Blasenbildung. Die Schmerzen sind fast immer akut mit Klopfen in den affizierten Teilen. Das Gehirn nimmt fast immer merklich teil und zeigt Ihnen Klopfen im Kopf, Visionen, sobald der Kranke die Augen schließt. Der Kranke zuckt im Schlaf. Der Puls ist voll und hart.

Ein anderes Mittel, und zwar eins, das *Apis* noch ähnlicher als *Belladonna,* ist *Rhus Tox.* Sie müssen die beiden Mittel scharf unterscheiden, weil sie feindlich sind und eins nicht nach dem andern gegeben werden kann. Bei *Rhus* ist die Gesichtsfarbe dunkelrot, nicht hellrot wie bei *Belladonna,* auch nicht rosen- oder purpur-livid wie bei *Apis.* Es bilden sich fast immer Blasen, welche brennen und stechen, und die sich von denen bei *Apis* durch das Überwiegen von Jucken unterscheiden. Bei *Rhus* geht das Leiden gewöhnlich von links nach rechts, wenn das Gesicht ergriffen wird.

Apis steht zwischen *Rhus* und *Belladonna* bei Nervosität, hat etwas gemein mit der Ruhelosigkeit des ersteren und mit der Erregtheit des Gehirns des letzteren Mittels. Keines erzeugt genau die bei einigen *Apis*-Fällen bemerkte bläuliche oder blaurote Färbung. Hier kommt *Lachesis* am nächsten. Die übrigen Symptome werden Sie in den Stand setzen, zu entscheiden.

Wenn die Nase hauptsächlich angegriffen ist, so vergleiche man *Apis* mit *Cantharis,* doch das letztere hat größere Blasen und mehr Brennen. Wenn das Gesicht nach kurzem Befallensein von Erysipelas empfindlich gegen Kälte ist, vergleiche *Rhus Tox., Belladonna, Hepar, Silicea, Sulfur* usw.

Apis kann nützlich werden bei Urticaria, wenn plötzlich auf der Körperhaut lange, gelblichweiße Quaddeln erscheinen, die über der Haut sich erheben. Jucken, Brennen und Stechen sind fast unerträglich. Sie können kommen als Folge von Erkältung oder im Verlauf von Intermittens.

Hier ist *Apis* ähnlich dem *Arsenic.,* das auch Nesseln hervorbringt, und der *Urtica urens.* Dies letztere Mittel ist indiziert bei

Nesseln, wenn sie in nicht so großen Streifen auftreten wie bei *Apis*. Jucken und Brennen sind unerträglich. Sie ist besonders indiziert, wenn das Leiden durch Genuß von Schellfisch hervorgerufen wurde.

Terebinthina und *Copaiva* sind auch nützlich bei Urticaria nach Schellfischessen.

Kali bromatum ist indiziert, wenn die Nesseln bei nervösen Leiden auftreten.

Rhus Tox., wenn sie in Begleitung von Intermittens oder Rheumatismus erscheinen.

Bovista, wenn Diarrhöe sich hinzugesellt und den Stühlen Tenesmus und Brennen folgt.

Pulsatilla kommt in Betracht, wenn die Nesseln gastrischen oder uterinen Ursprungs sind.

Calcarea carbon. ist besonders für chronische Fälle passend; und *Sepia* ist indiziert, wenn das Leiden in der freien Luft sich verschlimmert. (Ebenso *Rumex crispus.*)

Apis kann auch Anwendung finden bei Variola, wenn intensives Jucken und Geschwulst vorhanden.

Apis kann auch bei Rheumatismus gegeben werden, mag er in den Gelenken oder in den Muskeln sitzen. Sie ist häufiger indiziert beim Gelenkrheumatismus oder, wie er gewöhnlich genannt wird, Rheumatismus acutus. Sie werden finden, daß die ergriffenen Teile sich sehr steif fühlen und übermäßig schmerzhaft sind gegen Druck und oft mit einer Empfindung von Taubheit. Das oder die ergriffenen Gelenke sind geschwollen und geben dem Kranken eine Art von Gefühl des „Festumschnürtseins". Die Geschwulst ist mehr blaßrot von Farbe, und oft ist etwas Fluktuation am Gelenk vorhanden. Brennende, stechende Schmerzen sind da, schlimmer bei der geringsten Bewegung.

Die paralytische Schwäche bei *Apis* ist der Art, wie sie meist bei Tiergiften vorkommt, und ähnelt der plötzlichen und heftigen Einwirkung gewisser Pflanzen und Mineralien. Sie wurde oft mit Erfolg gegeben bei Paralyse, die auf entkräftende Affektionen folgen, wie bei Diphtherie, Typhus und auch, wenn Hirnhautergüsse nach Entzündungen zurückbleiben. In allen solchen Fällen bilden unterdrückte oder vorangegangene Exantheme eine leitende Indikation für das Bienengift, und das Wiedererscheinen der Haut-Symptome fordert dessen ununterbrochene Anwendung, solange die so erreichte Besserung anhält. *Sulfur* ist hier von großem Nutzen.

Bei diesen Fällen von Prostration ist der Kranke entweder nervös, unruhig und überempfindlich oder heiß und schlafsüchtig, durstig oder nicht.

Apis ist nützlich bei Fieberzuständen. Sie erregt einen intermittierenden Fiebertypus und kann daher bei Intermittens Anwendung finden. Sie ist besonders nützlich, wenn der Frost um drei Uhr nachmittags kommt. Es kann Durst dabei sein oder nicht.

Aber es ist Oppression auf der Brust vorhanden, mit dem Gefühl, als wäre sie zu voll, was auch in der Tat der Fall ist, da Kongestion der Brusteingeweide sich findet. Diesem Frost folgt brennende Hitze des ganzen Körpers, dabei wächst dies Oppressionsgefühl der Brust. Der Hitze folgt Schweiß, der jedoch unvollständig sein kann. Während des Schweißes gar kein Durst. Das ist charakteristisch.

Während der Apyrexie zeigen sich manche charakteristischen Symptome. Der Kranke klagt oft über Schmerzen unter den Rippen beider Seiten. Die Füße sind geschwollen und ödematös, die Haut ist gelblich oder wächsern, der Urin spärlich und Urticaria vorhanden. So sehen Sie das Mittel indiziert in mehr schweren Fällen, wenn übermäßiger Gebrauch von *Chinin* den Fall verpfuscht hat, und bei chronischen Formen, die den Gesamtzustand untergraben und Leiden der Leber, der Milz usw. hervorgerufen haben.

Am meisten der *Apis* hier verwandt ist *Natrium mur.* Es ist genau bei demselben Typus von Intermittens indiziert, wie *Apis;* der Unterschied zwischen den beiden Mitteln liegt in der Zeit, wo der Frost eintritt, um zehn Uhr morgens beim *Natrium mur.*-Fall und um drei Uhr nachmittags bei *Apis.*

Bei typhösen Fieberformen ist *Apis* zuweilen indiziert. Wir wählen sie zu allererst wegen des Geisteszustandes. Das Delirium ist nicht aktiver Art; der Kranke liegt im Stupor mit Murmeln; das Gesicht ist entweder glühend rot oder häufiger blaß und wächsern — zu anderer Zeit ist ein glücklicher Gesichtsausdruck da. Die Haut werden wir bei dieser Art Fieber brennend heiß an manchen Stellen finden, an anderen ist sie unnatürlich kalt; die Hautoberfläche ist fast immer trocken; sollte etwas Schweiß vorhanden sein, so ist er fast immer vorübergehenden Charakters; die Prostration ist so groß, daß der Kranke im Bett herunterrutscht; er kann nicht genug Muskelkraft anwenden, um sich auf dem Kissen zu halten. Die Zunge ist trocken und rot und wie bei *Lachesis,* sie fängt sich an den Zähnen, wenn versucht wird, sie herauszustrecken, und zittert; Sie finden ferner oft, daß ein weißlicher oder dunkler Belag auf dem Zungenrücken sich einstellt, während die Ränder, besonders an der Spitze, rot und mit kleinen Schilfern oder Bläschen bedeckt sein werden. Sehr wichtig ist die Schmerzhaftigkeit des geschwollenen Unterleibes.

In diesen Fällen ist *Apis* dem *Acidum muriaticum* ähnlich, das diese Prostration, aber die charakteristische saure Diathese hat.

Beim Scharlach kann *Apis* indiziert sein, wie Sie schon aus dem, was ich über das Mittel sagte, haben entnehmen können. Hier finden wir ferner dasselbe vergebliche Bemühen von seiten der Natur, ein Fieber hervorzubringen. Der Körper ist sehr heiß an manchen Stellen und kalt an anderen. Der Ausschlag ist tiefrot an Farbe, ganz gleich wie bei *Belladonna,* unterscheidet sich aber von diesem

Mittel, wie Sie sich erinnern, durch die Gegenwart der Miliaria, die *Belladonna* nicht hervorbringt. Das Kind ist schläfrig, schläft meistens, oder es ist schläfrig, kann aber nicht einschlafen. Dies Symptom müssen Sie festhalten, weil es insofern mit einem bei *Belladonna* identisch ist. In Verbindung mit diesem Schlaf- oder Wachzustand ist der Kranke geschäftig und unruhig. Sie bemerken ferner, daß er empfindlich ist und allerlei Zeichen großer Reizbarkeit darbietet.

Dieser Zustand der Unruhe bei *Apis* muß von dem bei *Rhus Tox.* und *Belladonna* unterschieden werden. Bei *Rhus Tox.* ist es ein allgemeiner unruhiger Zustand des ganzen Körpers und auch des Geistes. Der Kranke liegt zuerst auf einer Seite des Körpers und bewegt sich dann auf die andere. Hiermit ist nicht die Ängstlichkeit von *Arsenic.* verbunden. Das Allgemeingefühl ist ein Verlangen, sich zu bewegen. Bei *Apis* kommt es von einem allgemeinen Sich-nervös-fühlen.

Die Unmöglichkeit einzuschlafen bei *Belladonna* kommt von Entzündung oder Kongestion des Gehirns. Die Hyperämie gibt Ihnen diesen schlafsüchtigen Zustand, und das Gehirn ist so erschöpft, daß der Kranke nicht einschlafen kann.

Neben den schon bei Scharlach erwähnten Symptomen haben wir *Apis* ferner indiziert, wenn der Zustand zu Ergießung von Serum im Gehirn vorschreitet. Die Hals-Symptome sind ohne Belang. Sie finden oft diphtherische Flecke an den Mandeln. Der Hals innen ist geschwollen und rosenrot, während er außen gedunsen ist mit erysipelatöser Röte. *Apis* kann auch spät in der Krankheit gegen die Folgen angewendet werden, nämlich, wenn die Nieren affiziert werden und Wassersucht mit Albuminurie erscheint.

Ferner finden wir *Apis* indiziert bei Diphtherie. Gleich vom Beginn an ist das Kind in größter Prostration. Es ist nicht viel Fieber da; in der Tat zeigt sich ein verdächtiges Fehlen von Hitze. Der Puls ist schnell, aber nicht kräftig. Zuerst finden Sie den Hals von firnisartigem Aussehen, als ob die Mandeln und Fauces besonders mit glänzendem roten Firnis bedeckt wären. Die Haut bildet sich auf beiden Mandeln, öfter auf der rechten als auf der linken und ist dick, sieht aus wie Waschleder. Die Zunge ist oft geschwollen, so daß das Kind kaum schlucken kann. Ist das Kind alt genug, so wird es über ein Vollheitsgefühl im Halse klagen, das zum Schlucken nötigt, aber dies sehr erschwert. Der Grund hierfür findet sich in dem nächsten Symptom, nämlich die Uvula ist geschwollen und ödematös, daher das Gefühl von Vollsein. Untersuchen Sie den Hals genau, so werden Sie die Rima glottidis geschwollen finden, rot und hängt wie ein Wassersack herab, wodurch das Atmen sehr erschwert wird. Das Atmen ist mühsam wegen der Verengerung des Kehlkopfeinganges. In manchen solchen Fällen ist der Atem sehr fötid, während in anderen wenig oder kein Foetor vorhanden. In noch anderen Fällen werden Sie als charakteristisch für *Apis* einen roten Ausschlag über die Hautfläche finden, und dieser Ausschlag läßt Sie zuerst an einen Fall von Scharlach denken. Wir finden den Hals äußerlich geschwollen und erysipelatös. Nun gibt es verschiedene Mittel, die der *Apis* bei Diphtherie ähnlich sind. Eins von ihnen ist *Arsenic.*

Arsenicum ist indiziert in schwereren Fällen von Diphtherie, als Sie erwarten könnten, wenn der Hals sehr arg geschwollen, innerlich und äußerlich, wenn die Membran eine dunkle Farbe hat und großer Foetor vorhanden. Es findet sich dünner, exkoriierender Ausfluß aus der Nase. Der Hals ist ödematös, gerade wie bei *Apis;* der Kranke ist unruhig, besonders nach Mitternacht; der Urin ist spärlich und der Darm entweder verstopft oder stinkender wäßriger Durchfall.

In noch anderen Fällen, wenn trotz der dunkelroten Farbe des Halses und trotz der großen Schwellung und großen Prostration nur wenig Schmerz sich findet, ist *Natrium arsenicosum* das Heilmittel. Auch hier ist die Uvula mit Flüssigkeit infiltriert.

Noch ein anderes Mittel ist *Kali hypermanganicum.* Dies Mittel, das selten in hohen Potenzen gebraucht wird, ist indiziert, wenn der Hals innen und außen geschwollen ist, die Membran im Halse fürchterlich stinkt, der Hals ödematös und dünner Ausfluß aus der Nase vorhanden ist. Das Hauptcharakteristikum ist der fürchterliche Gestank.

Apis verursacht eine Reizung auf der Schleimhaut des Kehlkopfes und der Luftröhre und auch Schmerz in den Brustwänden.

Sie wurde sehr nützlich gefunden, wenn mit Kehlkopf-Symptomen Erysipelas verbunden ist, Ödem des Halses, der Glottis, des Larynx oder Unterdrückung von Ausschlägen; weniger oft bei einfacher Laryngitis oder bei Larynxkatarrh.

Schwieriges Atmen, und speziell das eigentümliche Symptom, „er weiß nicht, wie er auch nur noch einen Atemzug tun kann", hat zu der erfolgreichen Anwendung des Mittels bei Hydrothorax, Hydropericardium, Oedema pulmonum und Asthma geführt.

Die durchbohrenden, fliegenden Schmerzen, Herzklopfen, Orthopnöe usw. haben *Apis* wertvoll gemacht bei Herzentzündungen und Wassersucht. Wesentliche Symptome scheinen zu sein: Ödem oder plötzliche muköse Schwellung, Dyspnöe und plötzliche durchbohrende oder stechende Schmerzen; Unruhe und Angst. Zu vergleichen: *Lachesis, Arsenic., Sulfur, Belladonna, Kali carb., Spigelia, Digitalis, Asparagus, Apocynum cannabin.*

Arsenic. hat viele Ähnlichkeit. So offenbar gleich sind Unruhe, Lagenwechsel und Dyspnöe, daß die beiden oft fälschlich angewendet werden, eins statt des anderen. Die beste Unterscheidung liegt in der geschäftigen Unruhe, die der *Apis* eigentümlich ist. Wenn Wassersucht vorhanden, so können beide nötig werden bei blassen, straff geschwollenen Gliedern, aber bei *Apis* oft eine Röte, Jucken oder ein erysipelatöser Zustand, ebenso wie auch Durstlosigkeit.

Belladonna wird zu oft fälschlich statt *Apis* bei Kehlkopfsaffektionen angewendet. Letztere hat mehr ödematöse Schwellung mit entsprechender Dyspnöe; erstere mehr krampfiges Zusammenschnüren.

Bei Herzaffektionen haben *Arsenic.*, *Apocynum cannabinum*, *Digitalis* und *Asparagus* etwas Ähnlichkeit mit *Apis*, besonders bei großer Schwäche und Wassersucht. *Apocynum cannab.* wird nötig, wenn der Puls klein und schwach ist, der Herzschlag unregelmäßig, jetzt schwach, dann kräftiger; Einsinken der Herzgrube. *Asparagus* paßt bei Bejahrten, bei schwachem Puls und Schmerz am linken Acromion. *Digitalis* macht ein teigiges Aussehen der Haut; Puls ist langsam oder schwach, wird schnell bei jeder Körperbewegung; Schwäche, tödliches Übelbefinden im Epigastrium bald nach dem Essen.

Der Husten von *Apis* ist kein ungewöhnliches Symptom, wenn dies Mittel nötig wird. Mehr oder weniger ähnlich sind: *Lachesis*, *Carbo veget.*, *Rumex*, *Belladonna*, *Chamomilla*, *Crotalus horridus*, *Nux vomica*, *Bryonia*, *Ignatia*, *Arsenic.*, *Hyoscyamus*.

Lachesis, *Nux*, *Bryonia* und *Hyoscyamus* passen bei zähem Schleim.

Aber *Lachesis* hat Unerträglichkeit der Berührung, selbst der Kleidung, am Halse; ein Symptom, das bei *Apis* nicht bemerkt wird, ausgenommen das Erstickungsgefühl.

Rumex hat einen kratzenden, hartnäckigen Husten, schlimmer durch kühle Luft oder durch alles, was die Menge oder Schnelligkeit der eingeatmeten Luft vermehrt.

Chamomilla unterscheidet sich durch die Gemüts-Symptome.

Nux vomica heilt Husten mit zähem Schleim hoch oben in der Luftröhre; aber es ist Roheits- und Kratzgefühl im Halse vorhanden.

Bryonia hat neben dem Reiz über dem Brustbein noch solchen im Epigastrium, und die Schmerzen in der Luftröhre und in der Brustwand sind scharf, stechend, auch wie zerschlagen.

Ignatia macht einen nervösen Husten, und je mehr der Kranke hustet, desto mehr belästigt der Reiz.

Arsenic. macht mehr ein brennendes Kitzeln in der Grube, aber da er so oft mit *Apis* konkurriert, müßte er mit letzterer verglichen werden, besonders wenn der Husten Wassersucht, Herzkrankheiten usw. begleitet.

Belladonna kann fälschlich statt *Apis* gegeben werden, aber wir müssen imstande sein, sie zu unterscheiden, dadurch, daß bei ersterer größere Zusammenschnürung des Halses und die entzündliche Röte tiefer ist.

Carbo veget. paßt bei Heiserkeit, Rauheit und Kitzelhusten, aber der Reiz ist wie von Schwefeldampf.

Jetzt kommen wir zu der Einwirkung von *Apis* auf die Geschlechtsorgane. *Apis* ist oft indiziert bei Leiden der weiblichen Organe. Fast alle Prüferinnen hatten auf Uterus und Ovarien bezügliche Symptome. Sie muß mit Vorsicht während der Schwangerschaft gegeben werden, weil sie in niederen Potenzen und öfteren Gaben Abortus hervorbringen kann, besonders vor oder im dritten Monat, da *Apis* Herabdrängen im Uterus hervorruft. Wir können sie bei Amenorrhöe anwenden, wenn wir infolge derselben Kongestion nach dem Kopf haben mit Herabdrängen in der Uterusgegend ohne Erscheinen der Menses. Besonders ist sie indiziert bei Mädchen im Pubertätsalter, wenn sie etwas hysterisch sind bei dieser Amenorrhöe; sie sind nervös und ungeschickt, es ist keine angeborene Ungeschicklickeit, sondern solche, die von Inkoordination der Muskeln entsteht. Bei solchen Symptomen ist Wallung nach dem Gesicht vorhanden.

Wir können *Apis* anwenden bei Affektionen der Ovarien, besonders des rechten. Sie hat dieselbe Beziehung zu dem rechten Ovarium, wie *Lachesis* zum linken. Sie ist indiziert bei Oophoritis mit heftigem Schmerz in der Inguinalgegend, zusammen mit brennendem und stechendem Gefühl und etwas Geschwulst, über dem Becken verbreitet oder charakteristischer an Rectum oder Vagina.

Bei Ovarialcysten ist *Apis* ein herrliches Mittel, das Leiden aufzuhalten, besonders im Anfangsstadium. Wir haben hier neben brennenden und stechenden Schmerzen Taubheit den Schenkel hinab und über die rechte Körperseite, Gefühl von Zusammenschnüren der Brust mit Husten. Das ist kein Symptom von Lungenleiden, sondern Reflex vom Uterus.

Es gibt nun eine Zusammenstellung von Honig und Salz, bekannt als *Mel cum sale*. Das war seit Jahren ein Volksmittel in Deutschland bei Blasenleiden und bei besonderen Frauenleiden. Ich habe dies Mittel bei Prolapsus uteri und selbst bei chronischer Metritis gebraucht, besonders, wenn dabei Subinvolution und Entzündung des Cervix. Das eigentümliche Symptom, das Sie auf das Mittel führt, ist ein Gefühl von Schmerz quer durch das Hypogastrium von Ileum zu Ileum.

Apis kann von Nutzen sein bei Augenkrankheiten. Ich habe verschiedene Fälle von Asthenopie mit diesem Mittel geheilt, wenn Lesen Schmerz in den Augen hervorruft mit Tränenfluß und Jucken der Augenlider und etwas Brennen und Stechen. *Apis* ist auch ein Heilmittel bei Staphylom sowohl der Cornea als der Sclerotica. Bei äußerlichen Krankheiten des Auges ist *Apis* nicht ohne Wert. Die Augen sind überempfindlich gegen Licht. Die Conjunctiva ist gerötet oder geschwollen und chemotisch. Jedoch rührt diese Schwellung der Conjunctiva palpebralis bei *Apis* mehr von Kongestion her, als von einer wirklichen Chemosis, wie bei *Rhus Tox.*, das sehr ähnlich ist, besonders bei ödematöser Schwellung der Lider; Chemosis; heißer, strömender Tränenfluß; Erysipelas. Aber *Apis* hat weniger Tendenz zur Eiterbildung — ein Symptom, das sehr charakteristisch für *Rhus* ist. Bei ersterer sind die Schmerzen stechend, Verschlimmerungszeit der Abend, und kaltes Wasser tut den entzündeten Lidern gut. Sind sie erysipelatös, so sehen sie blaurot aus, wässerig, wie halb durchsichtig. Bei letzterem sind die Schmerzen schlimmer nachts, besonders nach Mitternacht, Wärme tut gut; die erysipelatösen Lider sind dunkelrot und zugleich die Backen mit kleinen Wasserbläschen besetzt. Die Schmerzen sind gewöhnlich ziehend, reißend; doch bei Erysipelas können sie brennend, stechend sein, aber mit mehr Jucken, als beim Bienengift. In den Lidern oft das Gefühl von Schwere und Steifheit.

Arsenic. ähnelt der *Apis* bei heißen Tränen, heftigen Schmerzen, ödematösen Lidern. Aber der Tränenfluß ist schärfer. Die ödematösen Lider sind blaß, nicht blaurot. Die Conjunctiva palpebralis und die Lidränder sind sehr rot. Die Unruhe ist mehr ausgesprochen. Linderung schaffen meistens warme Umschläge, doch kann der skrofulöse Kranke die Augen öffnen in der frischen, kühlen Luft, aber nicht im Zimmer, selbst wenn es verdunkelt ist. Verschlimmerung um und nach Mitternacht.

Kehren wir zu den Augen-Symptomen von *Apis* zurück, so finden wir die Lider geschwollen, rot und ödematös. Es ist Brennen der Tarsi vorhanden, mit Verklebung der Lider. Plötzliche und sehr heftige Schmerzen schießen durch die Augen und werden gelindert durch Auflegen von kaltem Wasser. Die Augen sind meist schlimmer im ersten Teil der Nacht. *Apis* ist oft indiziert bei Ophthalmia scrofulosa, in welcher Affektion oft *Kali bichromicum* folgt.

Es bleibt mir nun noch übrig, über die Intestinal-Symptome der *Apis* zu sprechen. Sie kann nützlich sein bei Diarrhöe, bei solcher zum Beispiel, die im Verlauf des Typhus oder des Scharlachs auftritt, oder als Resultat des schwächenden Einflusses anhaltender Hitze.

Sie werden sie nützlich finden bei dem Durchfall der Kinder, die sehr heruntergekommen sind. Es ist meist Hirnreizung vorhanden mit dem als Hydrocephaloid bekannten Zustand. Die Symptome sind sehr ähnlich denen, die *Apis* beim Hydrocephalus indizieren. Das Kind wacht mit einem Schrei auf. Die Stühle sind dünn, wässerig, gelb an Farbe und gewöhnlich schlimmer morgens. Bei jeder Körperbewegung werden die Stühle entleert, als ob der After keine Kraft hätte. Die Ausleerungen können stinken oder nicht.

Sie unterscheidet sich von *Bryonia,* die auch Morgendurchfall hat, schlimmer von Bewegung; bei dem Durchfall von *Apis* verschlimmert Bewegung nicht wegen der Allgemeinwirkung, sondern weil der After so unzuverlässig ist.

In schlimmen Fällen werden Sie spärlichen Harn finden.

An *Apis* kann man auch bei Panaritium denken. Der Finger schwillt rapid, dabei straffe, glänzend rote Haut und heftige brennende, stechende Schmerzen.

In dieser Beziehung ist *Apis* dem *Sulfur* sehr ähnlich, und dieser kann ihr folgen, wenn ihre Wirkung nicht vollständig genügt.

Gegenmittel von *Apis* sind *Plantago* und *Lachesis;* sie ist komplementär zu *Natrium mur.*

Ledum wurde von Teste als Antidot bei Insektenstichen vorgeschlagen. Dr. Drysdale hat nächtliches Jucken der Füße damit geheilt.

Zum Schluß möchte ich Sie erinnern an die Verwandtschaft von *Apis* zu *Arsenic., Acidum aceticum, Belladonna, Rhus* und *Sulfur.* Erinnern Sie sich auch an ihre Feindschaft zu *Rhus Tox.*

Neunte Vorlesung.

Moschus.

Die Ordnung der Wiederkäuer liefert uns einen Stoff, *Moschus* genannt, den wir vom Moschus moschiferus oder Bisambock erhalten. Er wird gefunden in einem Beutel gerade hinter dem Nabel und besteht wahrscheinlich aus einem Sekret der Vorhautdrüsen.

Das zweite Wort „moschiferus" ist eine notwendige Bezeichnung, da manche der Bisamböcke, wie Tragulus Javanicus und Meminna Indica, nicht mit dem Moschus enthaltenden Beutel versehen sind.

So durchdringend ist der Geruch dieser Substanz, daß er nur mit großer Mühe aus einem Zimmer entfernt werden kann, selbst nach ausgedehnter Reinigung und Veränderung.

Moschus hat einigen Wert bei nervösen Affektionen und auch in manchen ernsten Krankheitsformen. Tieren in die Venen injiziert, hat er Narkose hervorgerufen mit Muskelkrampf, blutige Stühle und endlich Tod. Wood betrachtet seine Einwirkung auf den Menschen als schwach und unbestimmt, obgleich er seinen klinischen Wert zugibt, wenn das Nervensystem erschöpft ist und zu gleicher Zeit Unruhe usw. vorhanden. Ringer nennt ihn übel angebracht in der Medizin wegen seines krankmachenden Geruches. Bartholow, Flint, Hammond und Rosenthal brauchen ihn nicht bei Hysterie. Deutsche Schriftsteller, zum Beispiel Jolly, gestehen ihm einen temporären Nutzen bei Hysterie zu. Wie einige amerikanische Autoritäten verwenden sie ihn mit mehr Vertrauen bei Pneumonie und Spasmus glottidis. Trousseau mit seinem charakteristischen Konservatismus verwirft die übermäßigen Lobeserhebungen älterer Schriftsteller und geht in seiner eigenen eigentümlichen Art daran, die genaue Anwendung bei Krankheiten zu definieren.

In unserer eigenen Schule hat genaues Verschreiben Einfluß geübt, um klarer die Kräfte des *Moschus* zu definieren und demnach seine Wirkung auf vernünftige Grenzen zu beschränken. Die Experimente von Jörg und Sunderlin, die Allen für passend gehalten hat, seiner Encyklopädie einzuverleiben, werden von einigen als sich widersprechend angesehen. Sie stehen jedoch nicht im Gegensatz zu anderen, durch Potenzen oder Inhalation erhaltenen Prüfungen, sind daher von Wert und verdienen beibehalten zu werden.

Homöopathisch angewendet, ist *Moschus* nützlich bei verschiedenen Leiden, wenn die nervösen Symptome überwiegen. Die Krankheit macht also nicht ihren normalen Verlauf, sondern bleibt ungeheilt oder entfaltet ernste Symptome, die nervöse Erschöpfung anzeigen. Er ist also zuweilen erforderlich bei Hysterie und Hypochondrie.

Moschus bringt ferner zahlreiche Symptome hervor, die dem Nervensystem angehören. Die folgenden sind besonders bemerkenswert:

Erregt, wie von Alkohol; Puls voll und frequenter; Temperatur etwas erhöht; Kongestion nach dem Hirn; rast, spricht schnell und konfus; schimpft, bis die Lippen blau sind, das Gesicht blaß und sie bewußtlos hinfällt; Ängstlichkeit, schreckt bei jedem Geräusch auf; Todesfurcht. Ängstlichkeit, mit Ohnmacht; Ohnmachtsanfälle, mit Kälte, blassem Gesicht, vollständiger Bewußtlosigkeit; Hysterie; schreit den einen Augenblick und bricht den nächsten in unbändiges Lachen aus; Delirium; Schlaflosigkeit, Muskelzucken; Ataxie; Gesicht hat den Ausdruck des Erstaunens; Konvulsionen, mehr tonisch als klonisch.

Begleitende Beschwerden: Herzklopfen, wie bei ängstlicher Erwartung. Nervös, geschäftig, aber schwach, läßt bald etwas fallen. Zitternde Nervosität. Anfälle von Ohnmacht, mit blassem Gesicht und Kälte. Schläfrig am Tage. Blutwallung nach dem Kopf, mit stieren Augen. Taumelig, Unfestigkeit, als bewegte sich etwas auf und ab. Schwindel. Kopfschmerzen und Schmerzen im Rücken und in den Gliedern, die sich zeigen durch ein Gefühl von Spannung, Steifheit, Druck beim Ziehen. Muskeln und Haut sind straff gespannt (tonischer Krampf). Sie klagt häufig über Übelkeit, dabei Krampfen am Nabel oder ruckähnliches Fressen, Unbehaglichkeit in den Beinen, während sie sitzt. Starke Tympanites, mit Ohnmacht. Viel wässeriger Harn. Spasmus glottidis. Die Menses sind zu früh und zu profus, ihnen voran geht Gefühl von Spannen, Ziehen und auch ein Ziehen und Zerren nach unten in die Genitalien. Geschlechtslust ist vermehrt mit örtlichem Kitzel.

Plötzliches Gefühl im oberen Teil des Kehlkopfes, als ob der Atem verschlossen würde. Eine Art von Krampf in der Lunge, beginnend mit Neigung zum Husten, allmählich steigend und ihn ganz verzweifelt machend. Erstickende Zusammenschnürung in der Brust.

Die wichtigsten hysterischen Symptome von *Moschus* sind: Anfälle selbst von Ohnmacht und Bewußtlosigkeit; Kälte der Haut; blasses Gesicht; Erstickungsparoxysmen; Schimpfen, bis sie bewußtlos hinfällt.

Zu vergleichen: *Castoreum, Nux moschata, Asa foetida, Ammoniacum, Valeriana, Ignatia, Magnesia muriatica.*

Camphora ist Antidot für manche Symptome, besonders, wenn Bewußtlosigkeit und Kälte vorhanden.

Castoreum kommt aus den Präputialsäckchen des Bibers. Wie *Moschus* macht es Nervosität, Zucken und Störung in den Menses. Aber es paßt mehr für die nervösen Symptome, welche der vollständig entwickelten Hysterie vorangehen. Es eignet sich für Frauen, die an irritabler Schwäche leiden, wobei Bauch-Symptome vorherrschen.

Chargé zum Beispiel gebraucht es bei Frauen, die während der Konvaleszenz von schwächenden Krankheiten, wie Typhus, an krampfigen Affektionen zu leiden haben, Muskelzucken, mit äußerster Erschöpfung. Der Mangel an Reaktion der Nerven neigt demnach zu ungebührlich verlängerter Konvaleszenz, und *Castoreum* durch Kräftigung der Nerven beschleunigt das Gesunden.

Trousseau verwendet das Mittel bei nervösen Koliken, mit Gesichtsblässe, kaltem Schweiß und plötzlichem Verlust der Kraft, verursacht durch Gemütsbewegungen, kalte Füße usw. Auch bei Amenorrhöe mit schmerzhaftem Tympanites; das Menstrualblut kommt nur in Tropfen wegen Tenesmus des Uterus. Teste stimmt mit ihm in der Hauptsache überein.

Die Prüfungen bringen eine Reihe von Symptomen, die ganz dieser klinischen Einwirkung entsprechen. Die Frau ist nervös, empfindlich und trüb gestimmt, bekommt solche Anfälle während der Menses. Reißende Schmerzen, besser durch Druck oder Reiben. Reißender Druck in verschiedenen Teilen während der Menses.

Bauch aufgetrieben von Blähungen; Zerren in den Weichen, Neigung zu Stuhl während der Menses. Schneiden um den Nabel.

Stühle blutigen Schleims oder weißlichen Wassers, mit Brennen im Anus. Grüne, schleimige Stühle, die zu brennen scheinen. Schneidende Kolik vor dem Stuhl, besser durch Druck oder Zusammenkrümmen.

Ein spanischer Arzt hat die Eigentümlichkeit von *Castoreum,* Linderung der Schmerzen durch Druck, bestätigt. Und wir können von französischen und spanischen Autoritäten profitieren in ihrer Behandlung nervöser Affektionen, denn wegen der nationalen Eigentümlichkeiten haben sie reichlich Gelegenheit, solche Fälle zu behandeln.

Die Ähnlichkeiten zwischen *Moschus* und *Castoreum* liegen mehr in der Art der Affektionen, bei denen sie indiziert sind, als in speziellen Symptomen. Trousseau jedoch wendet sie beide bei nervösen Anfällen an, wenn die Aura von den Baucheingeweiden ausgeht. Aber nur *Moschus* hat deutlich ausgeprägte hysterische Anfälle, mit Lungen- und Kehlkopfskrämpfen und Bewußtlosigkeit.

Und wir können, nebenbei bemerkt, sagen, nur *Castoreum* hat wässerige oder grüne schleimige Stühle geheilt bei zarten, nervösen Kindern, die unter Sonnenhitze oder bei der Dentition schwach werden und bei den gewöhnlichen Mitteln sich nicht erholen können.

Nux moschata übt einen ganz besonderen Einfluß auf den Geist aus. Der Zustand ändert sich von einer Verwirrung, in welcher die Umgebung fremd, wie im Traum oder phantastisch erscheint, zu einer Geistesabwesenheit, Schläfrigkeit und endlich zu tiefem Sopor, mit Verlust der Motilität und Sensibilität. Die Gemütszustände können wechseln. Zu einer Zeit lacht sie, als ob alles spaßig wäre. Sie scherzt selbst über ernste Dinge. Plötzlich ändert sich die Stimmung zur Traurigkeit, mit Weinen und lautem Schreien; oder ihre Miene wird stupid, alle Gedanken schwinden, und sie erscheint wie von Schlaf überwältigt. Auch Irrungen in der Perzeption sind vorhanden; eine nur momentane Bewußtlosigkeit erscheint ihr, als hätte sie lange gedauert. Ihre Hände scheinen ihr zu groß. Gegenstände scheinen immer kleiner, je anhaltender sie dieselben betrachtet. Die körperlichen Funktionen unterliegen demselben Einfluß; große Schwäche und Zerschlagenheitsgefühl im Kreuz und in den Beinen; in den Knien Empfindung wie nach einem langen Marsche; Prostration; Neigung zu Ohnmacht; Atembeklemmung, Blutwallung nach dem Herzen, Haut kalt und trocken. So erschöpft, daß Puls und Atem kaum merkbar. Kopf sinkt vornüber, das Kinn ruht auf der Brust. Kopf rollt, als wie zu dick. Därme enorm ausgedehnt von Wind, wie bei schwacher Verdauung. Selbst weiche Stühle werden schwierig entleert. Gerade diese geistige und körperliche Atonie hat zu den glänzenden, mit *Nux moschata* gemachten Kuren geführt, nicht bloß bei hysterischer Schwäche, sondern auch beim Typhus und bei Cholera infantum. Die hystero-spasmodischen Symptome des Mittels sind innig gemischt mit den obenerwähnten Symptomen; Kopf nach vorn gesunken; Kinnladen geschlossen; als ob das Herz gefaßt würde; plötzliche Oppression am Herzen, mit Gefühl von Erwürgung; tonischer Krampf, dem klonischer folgt; Bewußtlosigkeit oder Ohnmacht.

Begleiterscheinungen sind: Große Trockenheit des Mundes und Halses, worüber sie, bei ihrer Neigung, zu übertreiben, außerordentlich klagt. Die geringste Gemütsbewegung erneut die Symptome, vermehrt die Auftreibung des Bauches usw. Haut trocken und kalt, keine Neigung zu Schweiß. Herzklopfen; Puls und Herzschlag veränderlich.

Valeriana wird als Antispasmodikum so mißbraucht, daß Homöopathen zu sehr geneigt sind, sie zu vernachlässigen. Aber sie behauptet ihren beschränkten Platz in der Behandlung der Hysterie und unterscheidet sich von *Moschus, Asa foetida* und allen anderen „Nervina“. Sie ist nicht so sehr passend für hysterische

Krämpfe mit Bewußtlosigkeit, wie die schon besprochenen Mittel, sondern mehr für einen allgemeinen Zustand nervöser und vaskulärer Erregung. Geist und Körper sind beide in einem Zustande der Reizung. Die Kranke ist lebhaft, fröhlich, spricht hastig, mit schneller Jagd der Gedanken. Zuweilen bildet sie sich ein, sie sei von Gefahren umringt, oder die Umgebung erscheint fremd. Sie leidet an Kopfschmerz, Schwindel und Unruhe. Ihr Muskelsystem ist so gereizt, daß sie nicht Ruhe halten kann, sie muß sich bewegen. Demselben Einfluß unterliegen ihre Schmerzen. Die Prüfungen zeigen kneifende, ziehende, krampfige, stechende oder fliegend-reißende Schmerzen; alles schlimmer, wenn sie sitzt, und besser, wenn sie umhergeht. Auch die Zirkulation ist erregt; in ihrem Kopf das Gefühl von Völle zum Bersten; anhaltende Hitze und Unbehagen; trockene Hitze abends beim Sitzen, Hitzewallungen. Sie ist lange wach und unruhig nachts, verfällt gegen Morgen in einen traumvollen Schlaf. Verdauung ist gestört. Vor dem Essen hat sie Geschmack von stänkrigem Talg, während frühmorgens, beim Erwachen, der Geschmack fade, schleimig ist. Übelkeit, als ob ein Faden im Halse hinge, der von der Nabelgegend aufstiege und allmählich zu den Fauces käme. Aufgetriebener Bauch.

Aus der Ordnung der Umbelliferae entnehmen wir zwei Harze, die oftmals bei nervösen Affektionen gebraucht wurden. Wir erwähnen *Ammoniacum* und besonders *Asa foetida.*

Letztere wirkt sehr hervorstechend auf die Bauchganglien und von da aus auf das ganze Nervensystem. Ihre charakteristischsten Einwirkungen sind folgende: Umkehr der peristaltischen Aktion in den Därmen, im Magen und besonders nach dem Halse zu; ranziges Aufstoßen, mit profusem Speichelfluß, schmieriger Geschmack; dumpfes Gefühl im Kopf, Zusammenpressen; Brennen im Magen und Oesophagus; enormer Meteorismus des Magens; Stühle weich, braun, stinkend; krampfiges Zusammenschnüren der Brust, als ob die Lungen sich nicht vollständig ausdehnen könnten. Oppression bis zu einem tödlichen Grade; Herz kongestioniert und ausgedehnt, mit kleinem Puls. Ziehen, Zusammenschüren hier und da; Puls klein, kontrahiert mit Schauern in der Lumbalgegend. Druck an verschiedenen Stellen, gewöhnlich von innen nach außen. Schneiden, wehenartige Angst in der Uterusgegend. Urin braun, von stechendem Geruch. Später, wenn die Kranke schwach wird, findet sich Unbehagen, Gähnen, Frösteln von Zeit zu Zeit, Schwindel und Vergehen des Gesichts; kalter Schweiß.

Klinisch wurde festgestellt, daß *Asa foetida* paßt für Nervöse, wenn ihr Zustand eine direkte Folge der Unterdrückung habitueller Ausscheidungen ist, wie es die äußerliche Heilung fließender Geschwüre ist, plötzliche Unterdrückung einer Diarrhöe usw. Auch nach *Mercur*-Mißbrauch, nicht bloß, wenn der Kranke nervös ist, sondern auch, wenn Affektionen der Knochen und des Periost vorhanden, ebenso nach Karies. Es finden sich dabei äußerste Empfindlichkeit in der Gegend des kariösen Geschwüres und heftige Schmerzen des Nachts. Frauen finden zuweilen Hilfe durch *Asa foetida,* wenn eine habituelle Expektoration stockt und hysterische Symptome zusammen mit Oppression der Brust folgen. Hier entfaltet das Mittel eine Familienähnlichkeit mit *Ammoniacum,* welches häufig bei solchem Zustand der Lungen gegeben wurde.

Moschus und *Asa foetida* ähneln sich im Hervorbringen von Globus hystericus, Brustkrampf und Herzklopfen. Der erstere paßt am besten für einen voll ausgebildeten hysterischen Krampf mit Ohnmacht oder Bewußtlosigkeit. Die letztere hat mehr stinkende Ausscheidungen, und der Globus ist Teilerscheinung einer extensiven verkehrten Peristaltik. Ohnmacht wird nicht bemerkt, ausgenommen in einem Fall, wenn die Intensität des Schmerzes sie hervorruft. Tympanites ist auch gut markiert.

Magnesia muriatica ähnelt dem letzteren Mittel und auch dem *Moschus.* Wie andere *Magnesia*-Präparate, affiziert sie Magen und Därme und das Nervensystem. Daher sind das Carbonat und Phosphat indiziert bei Neuralgie, besonders in Fällen, wo wegen der nervösen Schwäche die Anfälle sich wiederholen. Das Muriat jedoch hat sich als eminent nützlich in der Hysterie bewiesen. Wir beobachten hervorstechende Bauch-Symptome; Übelkeit, mit Wasserzusammenlaufen im Munde; Leber vergrößert, Zunge groß, schlapp und gelb; sie muß eilig zu Stuhl, der krümlig ist, wie verbrannt; und als ob eine Kombination von Bauch- und nervösen Symptomen gezeigt werden sollte, haben wir Rumpeln im Bauch, mit Zerren, Greifen, Schneiden; Auftreibung und davon Schmerzen, als ob die Därme in Stücke geschnitten würden; Aufsteigen nach dem Hals wie ein Ball, fast den Atem benehmend; besser durch Aufstoßen. Blähungen sammeln sich daher im Magen und Bauch, verursachen als Reflex Krampf-Symptome in den gereizten Nerven.

Dies wird noch weiter bestätigt durch folgendes: Anfälle von Ohnmacht während der Mahlzeit. Angst mit Übelkeit und bleichem Gesicht, Zittern des Körpers, besser durch Aufstoßen. Oder hingegen: plötzliche Schwere auf der Brust während der Mahlzeit, Übelkeit, Wasser im Munde; Hitze steigt ins Gesicht; es sieht aus, als ob Aufstoßen oder Erbrechen ihr Linderung geben würde.

Phantasiegebilde wurden beobachtet. Sehr wichtig ist der Kopfschmerz; Greifen und Toben in beiden Schläfen; Gefühl, als wollte Schwindel kommen und Bewußtlosigkeit, verschwindet, wenn der Kopf mit beiden Händen gedrückt wird. Kopfschmerzen besser durch Einwickeln des Kopfes.

Der Menstrualfluß ist schwarz, klumpig, mit Schmerzen im Rücken beim Gehen und in den Schenkeln beim Sitzen. Gebärmutterkrämpfe, mit Spannung in den Leisten (Hale glaubt, in den Ligamenta lata); Schneiden im Unterbauch; Stechen in der Leiste;

Druckempfindung im unteren Bauch während der Menses. Krämpfe im Bauch, mit Druck auf Rectum und Genitalien.

Herzklopfen, nicht wie bei *Moschus*, „wie von ängstlicher Erwartung"; aber nichtsdestoweniger nicht organisch, denn es tritt auf beim Sitzen und beim Aufstehen vom Sitzen, verschwindet beim Bewegen. Dies wurde oftmals bestätigt.

Kurz und summarisch: *Moschus:* Erregung, Schnupfen, Ohnmacht; Kälte; Glottis- und Lungenkrampf.

Castoreum: Erschöpfung, Schmerzen besser durch Druck; Menstrualkolik mit Blässe und kaltem Schweiß.

Nux moschata: Irrungen der Perzeption, schläfrig; Ohnmachten; enormen Tympanites; Oppression vom Herzen nach dem Hals; Haut trocken, kalt.

Valeriana: Nerven gereizt, kann sich nicht still halten; Reißen, Krämpfe, besser bei Bewegung; Geschmack talgig oder schleimig.

Asa foetida: verkehrte Peristaltik, ranziges Aufstoßen, stinkende Blähungen; Zusammenschnüren der Brust; unterdrückte Ausscheidungen.

Magnesia muriatica: Ohnmacht bei der Mahlzeit, Besserung durch Aufstoßen; Kopf besser durch Druck und Umhüllen; Herzklopfen besser durch Herumbewegen; Stühle krümlig.

Moschus wurde von allopathischen Aerzten angewendet, wenn im Verlauf der Pneumonie ein rein nervöses Delirium eintrat. Das Gehirn ist heftig erregt, der Kranke schwatzt Unsinn mit tobender Lebendigkeit (Trousseau).

Wir brauchen Mittel gerade für solche Fälle, Mittel, welche die reizbaren, schwachen Nerven beruhigen können und die Krankheit in ihren normalen Verlauf hinüberleiten.

Die folgenden können sich wohltätig erweisen bei Krankheiten, die schlimmer wurden durch einen Zustand von Nichtreaktion wegen reizbarer Schwäche: *Moschus, Ambra grisea, Asa foetida, Valeriana, Castoreum, Coffea, Scutellaria, Cypripedium, Coca, Zinc. oxyd., China, Camphora, Agaricus, Tarantula.*

Zehnte Vorlesung.

Sepia.

Zu den Mollusken gehörig ist ein unter dem Namen *Sepia*, der Tintenfisch, bekanntes Tier. Eine harte, kalkige Substanz, dem Tintenfisch zugehörend, wird, wie Sie alle wissen, als Vogelfutter benutzt. Das Tier selbst besitzt einen kleinen Sack oder Tasche, die eine dunkelbraune, fast schwarze Flüssigkeit enthält. Wird er von einem größeren Fisch verfolgt, so stößt er diese Flüssigkeit aus, trübt dadurch das Wasser und schützt sich vor seinem Feinde. Seit langer Zeit nahm man an, daß dies der einzige Nutzen dieser Flüssigkeit sei. Nun aber Hahnemanns Experimente die Hinfälligkeit dieser Annahme gezeigt haben, darf man sicherlich vermuten, daß der Tintenfisch sie auch gebraucht, um kleinere Brut zu töten, auf die er selbst Jagd macht. Der Name *Sepia* ist ein allgemein gebräuchlicher Ausdruck, um dies Mittel in unserer Arzneimittellehre zu bezeichnen, während doch nur der eben erwähnte Saft angewendet wird. Dieser Saft wird sehr viel von Künstlern gebraucht. Die Geschichte der Einführung dieses Stoffes in unsere Arzneimittellehre ist folgende: Hahnemann hatte einen Freund, der Künstler war, und der so leidend wurde, daß er kaum imstande war, seinen Obliegenheiten nachzukommen. Trotz Hahnemanns sorgfältigster Pflege wurde er nicht besser. Eines Tags, als Hahnemann in seines Freundes Atelier anwesend war, bemerkte er, daß dieser die aus *Sepia* gemachte Farbe benutzte, und sah auch, daß der benutzte Pinsel häufig in des Künstlers Munde angefeuchtet wurde. Unmittelbar blitzte es durch Hahnemanns Geist, daß dies die Ursache des Leidens sein könne. Er teilte den Gedanken dem Künstler mit, welcher positiv erklärte, daß die *Sepia*-Farbe absolut unschädlich sei. Auf des Arztes Rat jedoch wurde das Anfeuchten des Pinsels im Munde unterlassen, und des Künstlers Krankheit ging schnell vorüber. Hahnemann machte dann Prüfungen mit dem *Sepia*-Saft. Alle von ihm beobachteten Symptome wurden seitdem bestätigt. Im Jahre 1874, als das American Institute of Homoeopathy davon ausging, daß unsere alten Mittel nachgeprüft werden müßten, wurde diese Aufgabe mit *Sepia* ausgeführt. Es wurden etwa fünfundzwanzig Prüfungen des Mittels gemacht von der dritten bis zur zweihundertsten Potenz. Diese wurden bei der Versammlung im

Jahre 1875 mitgeteilt. Sie bestätigen die Tatsache, daß die uns von Hahnemann hinterlassenen Prüfungen keiner Vervollkommnung mehr bedürfen.

Sepia ist ein Mittel von unschätzbarem Wert. Sie wirkt besonders auf den weiblichen Organismus, obgleich sie auch den männlichen beeinflußt. Sie ist besonders geeignet für schwächliche Frauen mit mehr zarter Haut, empfänglich für alle Eindrücke, gewöhnlich, obgleich nicht notwendig, mit dunklem Haar; das Gesicht meist gelb und die Augen von dunklen Ringen umgeben.

Sie wirkt sowohl auf die Lebenskräfte, wie auf die organischen Substanzen des Körpers. Sehr bald beeinflußt sie die Zirkulation, die mehr und mehr gestört wird, je nachdem die Prüfung vorschreitet. Schon früh, nach vier Stunden, entstehen Hitzüberlaufungen und Aufwallungen. Diese Wallungen enden mit Schweiß, dabei Gefühl von Schwäche und Ohnmacht. Jeder Bewegung oder Anstrengung folgen Hitzanfälle und lebhafte Schweiße.

Hand in Hand mit diesem Orgasmus geht ein Erethismus des Nervensystems, der Unruhe, Angst usw. verursacht.

Diese zwei Symptomenreihen bekunden den störenden Einfluß des Mittels auf das Nervensystem animalischen Lebens und auch auf die vasomotorischen Nerven. Hieraus entstehen Kopfschmerzen, mancherlei örtliche Kongestionen usw.

Gleich auf diese Symptome folgen solche, die sich durch Erschlaffung der Gewebe und nervöse Schwäche bemerkbar machen. Der Prüfer wird schlaff, erschöpft, ohnmächtig. In den Gelenken Schwächegefühl, als würden sie leicht disloziert werden. Die Eingeweide schlapp, und davon stammt das wohlbekannte Hinsein usw. Venöse Kongestionen halten jedoch an und werden in der Tat durch die vasomotorische Schwäche stärker. Der prolabierte Uterus wird mehr und mehr angeschoppt, die Pfortaderstasis wächst und die Leberfunktion ist matt und träge. Die Blutgefäße voll und davon in den Gliedern das Gefühl von Schmerz, Zerschlagenheit und Ermüdung. Der allgemeine deprimierende Einfluß auf die Lebenskräfte zeigt sich in großer Schwäche, Ohnmacht, Zittern. In den Gliedern Gefühl von Schwere, als wären sie gelähmt; Steifheit und Schwerfälligkeit der Beine, besonders nach Schlaf.

Die Sphinkteren, wie alle von dem Einfluß nicht gestreifter Muskeln abhängigen Strukturen, sind schwach. Daher fällt das Rectum vor, Darm- und Blasenentleerungen sind langsam und träge usw., und doch ist keine vollständige Lähmung vorhanden.

Die hervorgerufenen organischen Veränderungen zeigen sich im Antlitz, welches gelb, erdig aussieht, in den Sekretionen, die stinkend, sauer, exkoriierend sind usw., in dem Zustand der Haut, welche stinkende Ausdünstung hat und geneigt ist zu Eruptionen, Entfärbungen, Abschuppung, Geschwüren usw.

Unter den Bedingungen, welche den *Sepia*-Fall modifizieren, ist keine so wichtig, als der Einfluß der Bewegung. Zwei oder drei Prüfer erfuhren entschieden Besserung der Symptome (ein Prüfer mit Ausnahme beim Reiten) durch heftige Anstrengung. Aber manche Symptome verschlimmerten sich durch Anstrengung. Wie sollen wir deshalb entscheiden? Da manche Symptome entstehen wegen der laxen Gewebe, bei Torpidität und ganz besonders bei überfüllten Venen, so erleichtert Bewegung, weil sie den Rückfluß des Blutes zum Herzen begünstigt. Die Verschlimmerung vom Reiten oder vom Aufenthalt auf einem Schiff vermehrt notwendigerweise die Beschwerden, weil die sensitiven Teile erschüttert und die venöse Stauung vermehrt werden. Aber Kopfschmerz, Ohnmacht, Erschöpfung, Sacrolumbalschmerzen und oft auch Prolapsus uteri werden natürlich durch Gehen schlimmer.

Kurz, man fand, daß *Sepia* stark wirkt auf Männer oder öfter auf Frauen, die gedunsen oder schlapp, weniger häufig abgemagert sind; die eine gelbe oder schmutzig-gelbbraune, fleckige Haut haben; die zu Schweißen neigen, besonders an den Genitalien, Achselhöhlen und Rücken; die an Hitzwallungen leiden, morgens mit Kopfschmerzen, steif und müde erwachen und Krankheiten der Sexualorgane unterworfen sind. Der Mann hat Geschlechts-Erethismus, aber ohne Energie, und Coitus ruft große Erschöpfung hervor (Neurasthenia). Das Weib ist erethisch, dabei Hysterie oder Prolapsus uteri, Herzklopfen, Blutorgasmus, Ohnmacht usw. In beiden Fällen kann Pfortaderstasis vorhanden sein bei unvollständiger Aktion der Leber, atonischer Dyspepsie, trägem Stuhlgang, Harnsäuresediment im Harn und offenkundigen Erscheinungen schlechter Verdauung und Assimilation. Der allgemeine Eindruck ist nicht der von Kraft und Wohlsein, sondern mehr von laxer Faser, Schlaffheit und leicht eintretender Parese.

Man muß ferner festhalten, daß die *Sepia*-Symptome sich auffallend verschlimmern vormittags und abends, während der Nachmittag eine Zeit allgemeiner Erleichterung bringt. Für diese Tatsache finden sich zahlreiche Bestätigungen.

Nun sind wir befähigt, die Symptome einzeln durchzugehen und zu sehen, ob sie unsere Bemerkungen bestätigen.

Um die Symptomatologie eines so großen Mittels wie *Sepia* zu verstehen, das in seiner Pathogenese etwa zweitausend Symptome von mehr oder weniger Wichtigkeit hat, wollen wir die Wirkung betrachten, die es auf die verschiedenen Gewebe ausübt. Zuerst von allem das Blut. *Sepia* macht große Störung in der Zirkulation; manche Symptome scheinen von venöser Kongestion abzuhängen, und dies zeigt sich besonders im Pfortadersystem. Wenn wir einige von den auf diesem pathologischen Zustande beruhenden Symptomen betrachten, so finden wir Aufwallungen von Hitze, welche am Stamm zu beginnen scheinen und aufwärts zum Kopf gehen, mit

Angst, und weiter Oppressionsgefühl, das in Schweiß endet; Klopfen über den ganzen Körper, besonders im Epigastrium, in der Lebergegend, Uterusgegend und im Kreuz. Das Symptom findet sich häufig bei Hysterie und Chlorose. Nasenbluten, sogenannte Epistaxis, entweder aus mechanischer Ursache von Schlag oder Fall, von Aufenthalt im warmen Zimmer oder wegen unterdrückten Menses. Pulsierender Schmerz im Uterus, der Uterus findet sich bei der Untersuchung geschwollen, angeschoppt mit Blut, empfindlich gegen Berührung und, wie wir bei Besprechung der Lokal-Symptome sehen werden, in falscher Lage. Die Hände sind heiß und die Füße kalt, oder sobald die Füße heiß werden, werden die Hände kalt. Das ist eine ausgezeichnete Indikation für *Sepia.*

Nun wollen wir die Haut-Symptome betrachten. Hier finden wir wieder ihre Einwirkung, die von der mangelhaften venösen Zirkulation herrührt. Wir wissen, daß, wenn die vasomotorischen Nerven untätig sind, die Haut dem Einfluß von Reizen und besonders herpetischen Ausschlägen mehr ausgesetzt ist, und gerade herpetische Ausschläge sind es, die *Sepia* heilt. Kleine Bläschen bilden sich, besonders am Ellenbogen und an den Kniegelenken. Geschwüre können sich bilden an den Gelenken, besonders an den Fingergelenken. Bei *Sepia* sind diese gewöhnlich schmerzlos. Ich kenne nur zwei andere Mittel, die dies Symptom haben, nämlich *Borax* und *Mezereum*. *Sepia* wurde angewendet als Heilmittel bei Herpes circinatus.

Sepia macht auch gelbbraune Flecke, Jucken, Röte, Bläschen, wässerige Absonderung und Rauheit, Abschilferung, Pusteln. Der mit Urticaria Behaftete fühlt sich im warmen Zimmer behaglich; aber die Bettwärme verschlimmert das Prickeln in der Haut. Dunham, durch das Symptom Abschilfern geleitet, empfiehlt das Mittel als Antidote bei *Rhus*-Vergiftung.

Sepia hat guten Ruf bei Behandlung von Psoriasis, obgleich sie dem *Arsenic.* und *Arsenic. jodat.* nachsteht.

Diese gelbbraunen Flecke wurden auch beseitigt durch *Lycopodium, Nux vomica* und *Sulfur*. *Curare* wird von Dr. Baruch in Neuyork gebraucht.

Außer *Sepia* wurden *Calcarea carb., Baryta carb.* und *Tellurium* gegen Flechten empfohlen. *Baryta carb.* war in meinen Händen niemals von Erfolg. *Tellurium* ist nützlich bei Flechten, die in Gruppen aufzutreten scheinen.

Bei Scabies ist *Sepia* indiziert nach *Sulfur,* wenn Pusteln zwischen den Krätzbläschen sich zeigen.

Sepia hat eine ausgesprochene Einwirkung auf das Bindegewebe, welches sie schwächt und dadurch eine große Mannigfaltigkeit von Symptomen hervorruft. So entsteht Schwäche der Gelenke, welche beim Gehen leicht austreten; Schwäche in der Magengrube, die durch Essen nicht besser wird. Diese Einwirkung der *Sepia* kann nützlich werden bei Fällen, wo die Gelenke sich leicht dislozieren.

Wenn wir nun die Organe seriatim durchgehen, finden wir, daß *Sepia* eine ausgesprochene Einwirkung auf den Geist hat. Sie bringt einen Geisteszustand hervor, der sehr charakteristisch ist und vorhanden sein muß, wenn *Sepia* das Heilmittel ist. Der Kranke, gewöhnlich eine Frau, ist niedergeschlagen, launisch und weint leicht. Diese Traurigkeit ist meist verbunden mit Reizbarkeit. Hierin wird man bei einer *Sepia*-Frau nicht fehlgehen. Zu andern Zeiten zeigt sie einen Zustand vollständiger Indifferenz. Sie kümmert sich nicht um ihren Haushalt, selbst nicht um ihre Familie.

Dieser Gemütszustand der *Sepia* muß unterschieden werden von dem bei *Pulsatilla, Natrium mur.* und *Causticum.*

Pulsatilla jedoch ist das nächste Analogon. Beide, sie und *Sepia,* bringen einen Zustand von Weinen hervor, Angst mit Wallungen, mürrische Mißstimmung, Sorge um die Gesundheit usw. Aber nur *Pulsatilla* hat das milde, nachgiebige, anhängliche Wesen, das Trost sucht; dagegen fehlt ihr die ärgerliche Reizbarkeit und die kalte Indifferenz der *Sepia.*

Natrium muriaticum ist komplementär zu *Sepia;* sie stimmen überein im Hervorrufen von weinerlicher Stimmung, Niedergeschlagenheit, hartnäckigem Verweilen bei überstandenen Unannehmlichkeiten, Reizbarkeit, Indifferenz, Verlust des Gedächtnisses und Wechsel der Gemütszustände. Ersteres hat hervorstechend „schlimmer vom Trösten". Klinisch können wir dasselbe von *Sepia* sagen. Beide Mittel haben ebenfalls Beschwerden, schlimmer durch Verdruß und Ärger. Die Zwei sind sich augenscheinlich darin ähnlich, daß sie die Nerven schwach und reizbar machen, aber ihre komplementäre Verwandtschaft besteht darin, daß *Sepia* am meisten Gefäß-Erethismus macht; daher kommt es, daß bei *Sepia* die Gemütsstörungen Kongestion nach Brust und Kopf hervorrufen, lebhafte Unterhaltung heißes Gesicht macht und Schweiße der Erregung folgen. Bei *Natrium mur.* gipfeln die Symptome mehr in der nervösen Erregung der Schwäche allein, weshalb Gemütsbewegungen spannenden Kopfschmerz hervorrufen, lebhaftes Sprechen und Ziehen das Rückgrat hinauf und unangenehme Gedanken Traurigkeit machen, paralytische Schwäche oder Reizbarkeit ohne Wallungen. Handelt es sich um Hypochondrie, so ist ein melancholischer Zustand vorhanden, von Gemütsdepression herrührend und durch trägen Stuhlgang veranlaßt; während bei *Sepia* derselbe Zustand auch von Stasis in der Pfortader abhängt und demnach hartnäckiger ist und verbunden mit einem reizbaren Temperament. *Natrium mur.* kann nötig werden, wenn der Gemütszustand abhängt von Gebärmutterleiden oder Unregelmäßigkeit der Regeln, aber hierbei wird es sich nur um einen Prolapsus handeln, nie um die Gebärmutteranschoppung der *Sepia*. Die Gleichgültigkeit bei *Natrium mur.* stammt von Hoffnungslosigkeit und Trägheit des Gemüts; während sie bei *Sepia* eine unverstellte Abneigung gegen die nächste Umgebung und die liebsten Verwandten mit sich bringt.

Causticum macht Traurigkeit, besonders vor den Regeln. Das Gesicht ist gelb; aber die Angst ist mehr ein furchtsamer, besorglicher Zustand. Sie ist voller Ahnungen und fürchtet die Möglichkeit von Unfällen für sich und andere.

Lilium tigrinum steht sehr nahe bei *Sepia*. Es affiziert die Zirkulation, besonders die venöse, und als Reflex von Gebärmutter- und Eierstockreizung findet sich nervöse Reizbarkeit, sie muß sich beschäftigen, kann aber nicht viel leisten; hastiges Wesen. Niedergedrückt, voller Furcht vor unheilbarer Krankheit, vor Unfällen usw. Glaubt, sie wird verrückt werden, weinerliche Stimmung.

Beide Mittel passen für schwache Konstitutionen, besonders für das weibliche Geschlecht; furchterfüllt um jemandes Gesundheit; hastig, nervös, unruhig; so nervös, daß die leichteste Erregung Frieren, feuchte Hände, Herzklopfen usw. hervorruft. Bei beiden scheint die Ursache der Schwäche eine Erschlaffung des Sehnen-Apparates, der serösen Säcke und Adern. Die beiden ersten erklären die nüchternen, schwachen Gefühle; schwache Knie (sogar knackend bei *Lilium* infolge mangelnder Synovialflüssigkeit), Vorfälle usw. Die letzte erklärt die Leichtigkeit, mit der sich Pfortaderstauungen einstellen *(Sepia)*, Völle der Brust, des Herzens und der Adern in den Extremitäten.

Es besteht jedoch ein wesentlicher Unterschied darin, daß die *Lilium*-Kranke Erleichterung findet dadurch, daß sie ihr Gemüt zerstreut durch Selbstbeschäftigung; während die *Sepia*-Kranke viele nervöse Symptome hat, die durch heftiges Umherwirtschaften besser werden. Es ist in ersterem Fall ein sexueller Erethismus, der auf die angegebene Weise beschwichtigt wird; in letzterem tritt im allgemeinen die Besserung ein durch Beschleunigung der venösen Zirkulation, wobei der nervöse Erethismus nur leicht ist und verbunden mit verminderter Geschlechtslust. Überdies hat *Lilium* deutliches Nachlassen der Symptome am Vormittag, während sich *Sepia* mehr eignet, am Nachmittag Linderung zu schaffen.

Hepar entwickelt eine Stimmung, die der Betrachtung nicht unwert ist; Traurigkeit, unangenehme Dinge kommen immer wieder in den Sinn; traurig abends, selbst bis zu Selbstmordgedanken; mürrisch; das Geringste bringt ihn in Heftigkeit; er will nicht die Glieder seiner eigenen Familie sehen.

Aber dieser letztere Zustand ist durchaus nicht die Gleichgültigkeit der *Sepia*. Er kommt mehr aus einer entgegengesetzten Stimmung. Und ferner, nur *Hepar* hat solche heftige Ausbrüche von Leidenschaft.

↓ KS v. Gehirnerschöpfung → Hemikranie

Platina ist ähnlich in ihren deprimierten Gemütsstimmungen. „Gleichgültigkeit; ihn scheint es nicht zu kümmern, ob seine abwesende Frau stirbt oder nicht." Aber die Verirrung verläuft in Hochmut oder in Angst, mit Furcht vor nahem Tode; oder in jenen beschränkten Geisteszustand, der verwandt ist dem Gefühl persönlicher Überlegenheit, in welchem „alles zu kleinlich erscheint; dabei weinerliche Stimmung." Und außerdem, wie wir sogleich sehen werden, geben die Gebärmutter-Symptome wesentlichen Unterschied.

Nun wollen wir die Kopf-Symptome von *Sepia* betrachten. Es gibt ein Kopfleiden, Hemikranie genannt, für das *Sepia* eines unserer Hauptmittel ist. Die Symptome, welche sie hier indizieren, sind folgende: Schmerzen über einem Auge (auch über beiden) klopfender Art, tiefe, stechende Schmerzen, welche in den Hirnhäuten zu sitzen scheinen, und diese Schmerzen schießen fast immer aufwärts oder von innen nach außen. Der Kranke kann weder Luft, noch Geräusch oder Bewegung vertragen. Gewöhnlich bei Frauen ist die Schmerzhaftigkeit des Gesichts und Störung in der Lage der Gebärmutter oder in der Menstruation vorhanden. Wir finden ferner, daß der Kranke ein Rucken des Kopfes nach vorn und hinten haben kann. Dies wurde benutzt bei nervösen Frauen (zum Beispiel bei Hysterie) und auch bei Kindern mit offenen Fontanellen. In solchem Falle dürfen Sie nicht *Sulfur, Calcarea* oder Mittel dieser Art geben. *Sepia* ist auch nützlich bei arthritischen Kopfschmerzen, besonders, wenn sie, wie bei *Nux vomica,* schlimmer morgens sind mit Übelkeit und Erbrechen. Die Leber ist affiziert und der Urin enthält reichlich Harnsäure.

Bei Kopfschmerz von Gehirnerschöpfung ist *Sepia* durch sein kachektisches Verhalten zu wählen. Das Mittel soll besonders wirksam sein, wenn sehr einseitige Beschäftigung zur Gehirnerschöpfung führte. Vergleiche *Natrium muriaticum, Nux vomica, Sulfur, Acidum picrinicum.*

Bei Hemikranie können Sie *Sepia* vergleichen mit *Belladonna, Sanguinaria, Iris versicolor, Pulsatilla, Nux vomica* und *Theridion.*

Belladonna ist zu wählen bei Hemikranie, wenn heftige Hyperämie vorhanden, mit klopfenden Karotiden, rotem Gesicht, Unerträglichkeit des leisesten Tones, Lichtes oder Geräusches. Sie werden sehen, daß sie indiziert ist bei plethorischen Kranken und nicht bei kachektischen, wie die *Sepia.*

Sanguinaria macht rechtsseitigen Kopfschmerz, bei welchem die Schmerzen vom Hinterkopf her kommen. Sie steigen und fallen mit dem Lauf der Sonne, so daß sie mittags ihre Akme erreichen. Der Paroxysmus endet mit profuser Harnabsonderung (wie bei *Silicea, Gelsemium* und *Veratrum album).* Sie kommen alle acht Tage wieder. *Sanguinaria* hat auch einen menstrualen Kopfschmerz, der profusen Fluß begleitet. Bei *Sepia* sind die

Menses spärlich. Bei *Sanguinaria* sind die Schmerzen auf der rechten Seite, bei *Sepia* können sie auf jeder erscheinen.

Iris versicolor können Sie anwenden bei Hemikranie, wenn der Anfall mit Verschwimmen des Sehens beginnt und der Paroxysmus von saurem, wässerigem Erbrechen begleitet ist. Die Schmerzen befallen die Infraorbital- und Zahnnerven, dabei stupider oder betäubender Kopfschmerz.

Pulsatilla ist der *Sepia* sehr ähnlich. Beide sind indiziert bei spärlichen Regeln, zersprengenden, klopfenden oder bohrenden, stechenden Schmerzen auf nur einer Kopfseite, Gesichtsverdunkelung, weißer Zunge, Übelkeit und Erbrechen. *Pulsatilla* hat meist Erbrechen, dickpelzige Zunge bei klebrigem Mund und Besserung durch kalte Luft. Die Schmerzen sind wechselnd in ihrem Charakter und verbunden mit Frostigkeit. Sie sind schlimmer abends. Bei *Sepia* kommen die Schmerzen in Stößen oder blitzartig, mit dem entsprechenden Anwachsen der Hitze im Kopfe; bei dem Verschwimmen des Sehens sind die Augenlider schwer; und das Antlitz, obgleich rot beim Kopfschmerz bei beiden Mitteln, ist gewöhnlich gelb bei *Sepia* und bleich bei *Pulsatilla*.

Nux vomica paßt mehr für Männer, als *Sepia*. Sie heilt ziehenden Schmerz, Gefühl, als ob ein Nagel in den Kopf getrieben oder als ob das Gehirn zerschmettert wäre. Das Gesicht ist blaßgelb oder gelb auf rotem Grund. Die Anfälle beginnen zeitig morgens und steigern sich gewöhnlich zu wahnsinniger Höhe. Wie bei *Sepia* können veranlassende Umstände Hämorrhoiden sein, abdominale Plethora oder geistige Übermüdung. Im allgemeinen jedoch sind die beiden Mittel sehr verschieden.

Arsenicum album wird einen klopfenden, verdummenden Kopfschmerz über dem linken Auge erregen. In dieser Eigentümlichkeit ähnelt er der *Sepia;* aber die Prostration und Unruhe der beiden Mittel sind sehr verschieden, wie auch die Intensität der ärgerlichen Reizbarkeit, selbst bis zum Fluchen, die *Arsenic.* hervorruft. Der *Arsenic.*-Kopfschmerz findet ausnahmsweise eine vorübergehende Besserung durch Applikation von kaltem Wasser auf den Kopf.

Theridion hat, genau gesagt, mehr Flackern vor den Augen, als Verschwimmen. Die Übelkeit dieses Mittels wird schlimmer durch Schließen der Augen und auch durch Geräusch. Die Einwirkung von Geräusch ist intensiver als bei *Sepia*. Es scheint die Schmerzen zu steigern, und als ob es in die Zähne dränge, so empfindlich sind die Nerven für diese Art Vibration.

Silicea ist nach einer ungewohnten, obschon mäßigen Anstrengung anzuwenden. Die Schmerzen verursachen Übelkeit und Ohnmachten, gefolgt von Verdunkelung des Sehens.

Sepia ist sehr nützlich bei Augenleiden. Sie werden sie indiziert finden bei Asthenopia, welche Gebärmutterkrankheiten begleitet. Sie können *Sepia* unterscheiden von anderen Mitteln durch ihre Verschlimmerungszeit, da die Kranke gewöhnlich abends sich schlechter befindet; morgens und nachmittags ist sie ganz frei von Symptomen.

Bei Conjunctivitis werden Sie *Sepia* indiziert finden, wenn die Entzündung einen trägen Verlauf hat und meist bei skrofulösen Kindern auftritt, die Symptome sind subakut. Es ist schleimig-eitrige Absonderung morgens vorhanden. Die Augen fühlen sich verhältnismäßig leidlich am Tage, während abends eine quälende Trockenheit der Augen sich einstellt.

Die übrigen Augen-Symptome von *Sepia* können wir summarisch als folgende zusammenfassen: Katarakt und Trachom; Abschälen der Lider; Pusteln an den Lidern mit Ausschlägen im Gesicht; Augen empfindlich gegen Licht, auch wenn die Lider geschlossen sind; Lider sinken herab; peinigende, stechende Schmerzen, schlimmer durch Reiben. Ursachen: Gebärmutter- oder Leberleiden, Skrofeln, Teetrinken. Verschlimmerung morgens und abends, bei heißem Wetter, Besserung durch Kaltwaschen und nachmittags.

Ich habe seit Jahren *Sepia* angewendet bei Verschwimmen des Gesichts usw., wenn Prolapsus uteri zugegen. Ich habe sie auch ebenso wirksam gefunden bei Asthenopie, verbunden mit Erschöpfung, die von Samenverlust, freiwilligem oder unfreiwilligem, abhängt. In dieser Hinsicht ist das Mittel ähnlich *Natrium mur.*, *Lilium tigrin.*, *Jaborandi*, *Kali carb.* Das erstere hat außerdem Muskelschwäche (Rectus internus), Gefühl von Steifheit in den Augenmuskeln beim Bewegen derselben usw. Zusammenlaufen der Buchstaben oder Stiche, aber nicht das plötzliche Verschwinden des Sehens, das so markiert bei *Sepia* ist.

Lilium tigrinum macht Beißen in den Augen, Verschwimmen mit Hitze in den Lidern und Augen und scharfe Schmerzen über dem linken Auge, und gleicht insofern den Symptomen nach der *Sepia*. Es hat auch Brennen, Beißen in den Augen nach Lesen, besser in der frischen Luft, wie *Pulsatilla*, Akkomodationskrampf (siehe *Jaborandi*).

Cyclamen und *Pulsatilla* können auch mit *Sepia* in Betracht kommen bei plötzlicher Gesichtsverdunkelung; ersteres bei profusen und dunklen Menses, die zweite bei spärlichem, dunklem Fluß. Aber die *Cyclamen*-Blindheit begleitet einen halbseitigen Kopfschmerz der linken Schläfe, bei blassem Gesicht, Übelkeit im Halse und schwacher Verdauung.

Bei *Pulsatilla*, die Sie auch bei Conjunctivitis anwenden können, findet sich eine schleimig-eitrige Absonderung, aber diese ist mild und schlimmer nachts, mit Verklebung der Lider morgens. Man findet feine Granulationen an den Lidern. Der Kranke leidet an sich wiederholenden, heftig entzündeten Gerstenkörnern.

Graphites können Sie anwenden, wenn die Augenwinkel aufspringen und bluten und die Lidränder blaß und geschwollen sind, aber auch sich abschälen.

Thuja ist indiziert bei Augenaffektionen der Teetrinker. Braune, kleieartige Schüppchen häufen sich in den Cilien an, und es finden sich kleine warzenartige Geschwülste im Tarsus.

Nux vomica wird nötig werden bei Augenaffektionen, die mit Leberkrankheiten zusammenhängen. Die Symptome sind schlimmer morgens, und einige derselben werden besser durch Kaltbaden.

Natrium mur. ist, wie *Sepia,* indiziert bei Augenaffektionen, die Reflex von Gebärmutterleiden sind; die Lider sinken herab. Aber bei *Natrium mur.* ist mehr ein krampfiger Verschluß der Lider bei Conjunctivitis, die Absonderungen sind dünn und scharf, Aufspringen der Winkel und auch der Mundecken; Schmerzen über den Augen schlimmer beim Sehen nach unten.

Alumina hat auch Zufallen der Lider, Trockenheit, Brennen, Schwachsichtigkeit, aber *Alumina* hat Verschlimmerung abends und nachts. Die inneren Winkel sind affiziert.

Nächstdem kommen wir zur Einwirkung der *Sepia* auf die Bauchorgane: Wir finden sie indiziert in der Form von Dyspepsie, die ich vor einigen Minuten erwähnte, und auch bei Dyspepsie, die mit Gebärmutterleiden zusammenhängt und mit einem Gefühl von Schwäche, Leerheit im Epigastrium oder im Bauch verbunden ist, dabei saurer oder bitterer Geschmack im Munde und Verlangen nach Saurem, nach Pickles, dessen Befriedigung diese Symptome zu lindern scheint. Die Zunge ist weiß belegt, die Därme meist verstopft, wobei die Stühle hart, trocken und ungenügend sind, oder, selbst wenn nicht verhärtet, schwierig zu entleeren. Der Bauch ist geschwollen und von Blähungen ausgedehnt; und fast immer ist Schmerzhaftigkeit in der Lebergegend vorhanden. Bei der physikalischen Untersuchung finden Sie die Leber vergrößert, nicht durch fettige oder amyloide Degeneration, sondern durch Kongestion.

Hämorrhoiden sind auch eine Indikation für *Sepia,* wenn Bluten beim Stuhlgang vorhanden, mit einem Vollheitsgefühl im Rectum, als wäre es von einer fremden Masse ausgedehnt, die einen Drang zum Stuhl hervorruft. Der Harn hat einen besonders fötiden Geruch und ist sehr trübe. Beim Stehen macht er einen harnsauren Satz, der sehr hartnäckig an der Wand des Gefäßes haftet.

Lycopodium ist ein sehr wertvoller Rival von *Sepia* bei dem eben erwähnten Zustande. Der Unterschied zwischen den beiden Mitteln kann Ihnen in ganz wenig Worten gegeben werden.

Eine Empfindung von Leere im Epigastrium ist mehr charakteristisch für *Sepia;* Völle nach dem Essen für *Lycopodium.* In der Tat stellt bei dem letztgenannten die Völle die andern Symptome in den Schatten und existiert oft ohne irgendwelche

Veränderungen im Aussehen der Zunge. Saurer Geschmack und saures oder brennendes Aufstoßen ist jedoch sehr gewöhnlich. Der Bauch ist in einem Zustand von Gärung. Nach dem Essen ist die Zirkulation gestört, dabei unwiderstehliche Neigung zum Schlaf. Der Harn enthält ein Sediment von feinem, rotem Sand. Der Darm ist verstopft, dabei Drang und Zusammenschnüren des Afters. Der Harn jedoch ist nicht so stinkend wie bei *Sepia*.

Sulfur ähnelt der *Sepia* in mancher Hinsicht. Beide passen in torpiden Fällen bei fehlender Reaktion. Es ist Abdominalplethora vorhanden, Leberkongestion, Hämorrhoiden, Verstopfung, Hunger 11 Uhr vormittags; bitterer oder saurer Geschmack; Aufstoßen sauer oder mit Geschmack nach faulen Eiern; Vollsein nach wenig Speise usw. Bei *Sulfur* ist das Gesicht mehr unrein, rot und zuweilen fleckig. Speichel macht ihm Übelkeit. Er erbricht die Speise. Er hat Verlangen nach Branntwein oder Bier und Süßigkeiten, aber letztere bekommen ihm nicht. Er bekommt wirklichen Hunger um 11 Uhr vormittags; während bei *Sepia* es mehr ein Gefühl von Schwäche und Ohnmacht ist. Die Verstopfung wird begleitet von erfolglosem Drang wie bei *Nux vomica*.

Für das Gefühl von Schwäche, Leere im Epigastrium ist *Sepia* zu vergleichen mit *Calcarea carbonica, Cocculus, Kali carbonicum, Stannum, Ignatia, Carbo anim., Sarsaparilla, Niccolum, Oleander, Ipecacuanha, Thea, Staphisagria, Cimicifuga* und *Hydrastis*.

Cocculus hat Schwäche, die sich über Bauch und Brust ausdehnt. Sprechen ermüdet sie. Die Empfindung wird erneuert durch Überanstrengung und besonders durch Mangel an Schlaf.

Kali carbon. hat Leerheitsgefühl vor dem Essen, nicht im Verhältnis zu dem durch Hunger verursachten Gefühl von Leere, dabei ungebührliche Auftreibung nach dem Essen, besonders nach Suppe in geringer Menge.

Bei *Stannum* hält diese Empfindung an und dehnt sich über die Brust aus.

Bei *Ignatia* ist sie von Seufzen begleitet.

Bei *Carbo animalis* kommt sie von Verlust der Lebenskräfte.

Sarsaparilla hat sie in Verbindung mit Kollern im Bauch.

Niccolum, ohne Verlangen nach Nahrung.

Oleander, bei Gefühl von Ausdehnung des Bauches; in der Brust Gefühl von Leere und Kälte.

Cimicifuga ist ausgezeichnet, wenn bei Ohnmächtigkeit, Gefühl von Leere im Epigastrium, zugleich Empfindung von Zittern, Schwanken besteht, die vom Magen über den Körper sich verbreitet.

Hydrastis bessert, wenn Gefühl von Einsinken vorhanden, Herzklopfen und mit Schleim bedeckte Stühle.

Thea macht Gefühl von Schwäche, Ohnmacht; Übelkeitskopfschmerz, von einem Punkt ausstrahlend, und Schmerzen im linken Ovarium.

Elfte Vorlesung.

Sepia (Fortsetzung).

Wir wollen unser Studium der *Sepia* wieder aufnehmen. Gehen wir noch tiefer in den Bauch hinunter, so finden wir, daß sie eine sehr ausgesprochene Einwirkung auf das Gebärmutterorgan ausübt, da sie, wie ich früher erwähnte, Anschoppung der Gebärmutter mit Lageveränderung hervorruft. In einem weit vorgeschrittenen *Sepia*-Fall ist der Uterus vergrößert und der Cervix verhärtet. Das Organ ist entweder prolabiert oder retrovertiert. Weißfluß ist ein sehr hervorstechendes Symptom, dabei die Absonderung von gelblich-grüner Farbe und etwas stinkend. Bei diesen objektiven Symptomen finden wir abwärts drängende Schmerzen im Bauch und im Kreuz. Dies ist zeitweise so stark, daß es das Atmen zu beeinträchtigen scheint. Zuweilen hat die Kranke das Gefühl, als ob etwas mit Gewalt aus der Vulva herausgepreßt würde. Dies Gefühl scheint besser zu werden durch Sitzen mit gekreuzten Beinen. Mit dem Abwärtsdrängen verbindet sich Rückenschmerz, der der Lumbal- oder Sacralgegend angehört. Er ist entschieden schlimmer, wenn die Kranke steht oder geht. Es finden sich brennende Schmerzen im Uterus und zuweilen Schmerzen scharfer Art, die aufwärts schießen, oder es kann ein Gefühl sein, als ob der Uterus mit einer Hand gepackt würde (*Cactus* und *Lilium* haben dies Symptom auch). Die Menses sind gewöhnlich spät und spärlich, obgleich sie ausnahmsweise auch früh und profus sein können.

Das der *Sepia* ähnlichste Mittel ist *Lilium tigrinum*, dessen Prüfungen wir dem Dr. William Payne in Bath, Maine, verdanken. Er wurde veranlaßt zu den Prüfungen, nachdem er erfahren, daß die Blüten dieser Pflanze bei einem Kinde Konvulsionen hervorgebracht hatten. Er glaubte, daß es sich als ein wertvolles Mittel bei Konvulsionen der Kinder herausstellen könne. Bei seinen Prüfungen wurde er von Dr. Dunham und einer Anzahl Damen unterstützt. Er beobachtete Konvulsionen im Verlauf der Prüfungen, aber fast in jedem Stadium wurde etwas Alteration in den Funktionen des Uterus und der Ovarien bemerkt. Die Gebärmutter-Symptome bei *Lilium tigrinum* sind solche, wie sie der Schwangerschaft und der Entbindung folgen. Es ist indiziert in Fällen von Subinvolution nach der Entbindung. Der Uterus gewinnt nicht wieder seine normale Lage nach der Entbindung. Wenn die Kranke aufsteht, zum Gehen, so senkt sich der Uterus durch seine eigne Schwere. Die Kranke klagt über ein Gefühl von Schwere, Zerren, besonders in der Unterbauchgegend. Sie fühlt das Bedürfnis, die Bauchorgane mit etwas unterstützen zu müssen. Dies ist sehr ähnlich bei *Sepia;* bei *Sepia* sitzt die Frau mit gekreuzten Beinen, um so den Uterus künstlich zu stützen. Auch der Weißfluß ist ganz ähnlich. Bei *Sepia* ist er gelblichgrün, etwas stinkend und oft ätzend. Bei *Lilium,* glaube ich, ist der am meisten charakteristische Weißfluß wässerig, gelblich oder gelblichbraun und ätzend. Diese ätzende Eigenschaft bei *Lilium* ist ganz charakteristisch. Die Prüferinnen von *Lilium* hatten in zwei Fällen Prolapsus und in einem Retroversio des Uterus; Harndrang ist bei *Lilium* vorhanden; beim Lassen macht der Harn Brennen und Beißen, dieselbe Art von Empfindung am Meatus urinarius, wie der Weißfluß sie an der Vulva hervorruft. Ferner werden Sie auch Stuhldrang finden; Morgendurchfall, der die Kranke aus dem Bett jagt, wobei der Stuhl gelb, weich ist und ein Gefühl von Exkoriation am Anus verursacht. Hier trifft *Lilium* mit *Sulfur* zusammen, der charakteristisch frühmorgens Durchfall hat. Die *Lilium*-Symptome sind gewöhnlich schlimmer nachmittags, während die von *Sepia* vormittags schlimmer sind.

Lilium hat einige Brust-Symptome, die der Beachtung wert sind. Die Kranken haben das Gefühl von Vollsein bis zum Übermaß in der Brust, als wäre zu viel Blut darin; sie wollen die Fenster offen haben, als ob frische Luft Erleichterung schaffte. Diese Oppression der Brust wird durch venöse Stase verursacht. Bei diesem Oppressionsgefühl ist ein Geschmack, als ob Blut im Munde wäre, an *Pulsatilla* und *Hamamelis* erinnernd, die beide dies Symptom haben. Es findet sich das Gefühl von einem Niet oder einer Kugel in der Mammillargegend; auch ein Gefühl von Kälte am Herzen. *Natrium mur.* heilt dies letzte Symptom, wenn es bei Geistesanstrengung erscheint; *Lilium,* wenn es als eine Folge von Uterinleiden auftritt. *Kali bichromicum, Kali chloratum* und *Carbo animalis* haben es auch, und Dr. Richard Hughes berichtet einen Fall mit diesem Symptom, den er mit *Petroleum* heilte.

„*Helonias*“, nach Dunham, „macht tiefe Melancholie, tiefe, unbestimmte Depression, mit Gefühl von Schmerzhaftigkeit und Schwere in der Gebärmutter; sie fühlt, daß sie eine Gebärmutter hat.“ *Lilium* benimmt den Intellekt, macht das Gefühl von Eile, dabei Unvermögen zur Ausführung, und Angst, basiert auf Furcht, eine fatale oder ernste Krankheit zu haben. Ferner ist *Helonias* ein ausgezeichnetes Mittel, wenn ein Gefühl von Ermüdung, Schmerz und etwas Brennen im Rücken und in den Beinen vorhanden. Dies ist häufig genug bei Frauen, und kein Mittel, außer *Acidum picrinicum,* heilt prompter. Die Hinfälligkeit bei *Helonias* ist die

Folge schlechter Ernährung. Experimente haben deutlich bewiesen, daß von ihrem Gebrauche eine Verminderung der roten Blutkörperchen eintritt und eine allgemeine Verarmung des Blutes.

Sulfur ist oft nötig, um die *Sepia* in chronischen Fällen zu unterstützen. Die komplementäre Verwandtschaft liegt in der gemeinschaftlichen Macht beider Mittel, Abdominalkongestion und andere Gefäßirregularitäten zu korrigieren. Zuweilen, wenn letzteres anzuwenden, macht sich ein Vormittags-„Hinsein" als eine Elf-Uhr-Ohnmacht, ein Hungergefühl bemerkbar. Oder Hitzeaufwallungen halten an. Ferner ein einseitiger Kopfschmerz kehrt hartnäckig wieder und schwächt den Kranken. Hämorrhoiden werden schlimmer. Das Herabdrängen wird anhaltend, dabei Schwächegefühl in den Genitalien. Dann wird *Sulfur* verabreicht, und sofortige Besserung zeigt sich. Nach einer Weile jedoch spitzen sich die Symptome zum *Sepia*-Gebrauch; und so alternieren die beiden. Viele solche Fälle wurden beobachtet. Eine Kranke aus dem Westen wurde vollständig geheilt mit diesen beiden Mitteln und ist noch gesund. Sie war invalid seit Jahren.

Murex, eine Molluske, hat Familienähnlichkeit mit *Sepia.* Prüfungen sind bis jetzt mager. Aber klinische Erfahrung hat einige Symptome bestätigt. Dr. Dunham und nach ihm Dr. B. F. Betts stellten Vergleiche an zwischen *Murex* und *Sepia,* die ausreichend Führer sind bei ihrer Unterscheidung.

Murex, wie seine Verwandte, macht Kongestion zum Uterus, epigastrisches „Hinsein", Blasenreizung, Muskelschwäche und Gemütsdepression.

Sie unterscheidet sich jedoch dadurch, daß sie geschlechtliche Erregung hervorruft; „so heftiges Verlangen, daß die Vernunft zum Schweigen kommt"; „Geschlechtslust, geweckt bei der leisesten Berührung".

Absonderungen kopiöser, als bei *Sepia* gewöhnlich. Daher sind die Menses profus statt spärlich. Kopiöse Harnabsonderung nachts; Harn blaß; wacht auf mit einem Ruck und hat heftiges Drängen zum Harnen. Dies ist nicht so markiert bei *Sepia.* Beide jedoch haben intermittierende Menses.

Beide Mittel sind brauchbar bei Cervixaffektionen: *Murex,* wenn Gefühl von Schmerzhaftigkeit zugegen oder „ein Gefühl, als ob etwas auf eine wunde Stelle im Becken drückte" (Betts). Lancinierende Schmerzen aufwärts nach dem Bauch oder Thorax; dicke, grüne oder blutige Leukorrhöe. *Murex* ähnelt mehr *Lilium* und *Platina* bei geschlechtlichem Erethismus und dem *Kreosot* in den Harn-Symptomen.

Klinisch wurde sie gebraucht bei Polyurie, mit häufigem Drang nachts. *Kreosot* hat plötzlichen Drang, kann nicht schnell genug aus dem Bett kommen; harnt mit großer Hast und läßt eine große Menge; Urin stinkt.

Kreosot hat überdies einige Ähnlichkeit mit *Sepia.* Beide haben intermittierenden Menstrualfluß, Zerren abwärts im Rücken und Herausdrängen in den Genitalien; schmerzhaften Coitus; Erbrechen bei Schwangerschaft; Harn macht ein rotes Sediment, ist trübe und stinkt.

Aber die Menses sind gewöhnlich kopiös. Sie werden begleitet von einigen Reflex-Symptomen, die verschieden sind von denen der *Sepia;* besonders schweres Hören, mit Summen und Sausen im Kopf. Das Zerren im Rücken wird besser durch Bewegung, nicht schlimmer wie bei *Sepia,* und der Weißfluß reizt mehr, ist scharf; er exkoriiert die Teile, über die er fließt. Zuweilen ist er gelb und hat dann den Geruch von frischem, grünem Getreide.

Diese Schärfe des Weißflusses zeigt deutlich den Unterschied des *Kreosot* von *Sepia* sowohl, als auch von *Murex.* Sie führte zu der Anwendung des Mittels bei cancrösen und anderen Ulcerationen des Cervix uteri. Und wir wählen es nun, wenn Brennen, Empfindlichkeit und Schwellung des Cervix vorhanden, mit blutigen, ichorösen Absonderungen, Empfindlichkeit bei Berührung oder Coitus und ein putrider Zustand, der den anderen erwähnten Mitteln fremd ist.

Stannum ähnelt der *Sepia* bei einfachem Prolapsus uteri et vaginae mit „Hinsein", Abwärtsdrängen, Melancholie. - Aber sein Charakteristikum ist Herabtreten des Uterus und der Vagina bei hartem Stuhlgang. Dr. Hughes schreibt mit Anerkennung von seiner Anwendung, um das Gefühl von Abwärtsdrängen zu beseitigen, das beim weiblichen Geschlecht so häufig vorkommt, und fügt hinzu: „Ich bin ganz erstaunt gewesen über seine Macht bei Prolapsus. Es scheint die Gebärmutterbänder zu kräftigen." (Pharmacodynamics, 4. Ausgabe.)

Nux vomica ähnelt der *Sepia* im Hervorbringen von Pfortaderstockung, Gebärmutterkongestion, Hämorrhoiden; Drang zum Stuhl; Rückenschmerz, schlimmer durch Bewegung; erwacht um 3 Uhr früh. Aber *Nux* erregt eine eigentümliche Irritabilität der Gewebe, indem sie den Kranken überempfindlich macht, während die Funktionen anfallweise, krampfhaft und unharmonisch sich vollziehen. Gastrische Symptome überwiegen, und zwar sind es solche, die bei einer nervösen Person auftreten von Mißbrauch der Stimulantien, stark gewürzten Speisen usw. Demnach beengt die Kleidung nach dem Essen; Aufstoßen mehr als wirkliches Erbrechen. Man findet Übelkeit, Schwäche und Ohnmachtsgefühl nach dem Essen, wie nach einem starken Abführmittel; aber nie das „Hinsein" von *Sepia* oder *Murex.* Es ist häufiges, aber erfolgloses Drängen zum Stuhl vorhanden, nicht Energielosigkeit des Rectum. Menses sind zu früh, obgleich nicht sehr profus, und werden begleitet von mehr krampfigen Schmerzen und krampfigen Bewegungen im Bauch als bei *Sepia,* aber mit weniger anhaltendem

Abwärtsdrängen und Zerren. *Nux* hat nur ein Symptom, gewöhnlich nach eingerissenem Damm, nämlich: innerliche Schwellung und Brennen der Vagina wie beim Prolapsus.

Aloë wirkt auf die Leber, vermehrt die Galle, macht Kneipen in den Därmen und Durchfall. Ihre Einwirkung auf Därme und Uterus erinnert uns an *Sepia*, denn sie ruft ein Hinströmen des Blutes nach diesen Teilen hervor, mit Anfüllung der Venen und folgender Reizung. Aber die Erschlaffung, die bei *Sepia* sich zeigt durch Sichhinschleppen und „Hinsein" mit Schwäche der Sphincteren, tritt bei *Aloë* mehr als vollständige Atonie, als Parese auf. Sie zeigt sich als schweres Gewicht, mit Zerren nach unten. Diese Schwere gehört dem Becken an, dem Uterus, Perinäum, Rectum, der Kreuzbeingegend und den unteren Därmen. Sie ist in der Tat ganz allgemein, selbst den Kopfschmerz charakterisierend; dumpfer Kopfschmerz geht durch die Stirn, mit Schwere in den Augen und Übelkeit — muß die Augen klein machen vor Schmerz —, Schwere auf dem Scheitel. Daß die Kopfschmerzen den Darm- und Gebärmutteraffektionen angehören, wird bewiesen durch die Tatsache, daß sie mit den Symptomen des letzteren alternieren (ähnlich *Podophyllum*).

Verbunden mit Schwäche und Kongestion ist eine Schwäche der Sphinkteren. Der Kranke kann sich nicht recht auf sie verlassen; fürchtet, daß Stühle mit den Winden abgehen werden — Kot und Harn gehen zusammen ab — jedesmal, wenn sie Harn läßt, Gefühl, als ob etwas dünner Stuhl abgehen würde — plötzlicher Drang morgens.

Aloë ist ferner nötig, wenn bei Kongestion und Prolapsus des Uterus Schwere im Bauch und Rücken vorhanden, unzuverlässige Kontrolle des Rectum. Die Frau leidet häufig an flüssigen Stühlen. Ohne welche Warnung fühlt sie sich schwach, hat sie die Empfindung, als müsse sie Diarrhöe bekommen. Tritt Ausleerung ein, so ist es mehr Wind, als Substanz, und sie wird erschöpft und mit klebrigem Schweiß bedeckt. Hat sie Hämorrhoiden, so treten sie heraus und werden durch kalte Umschläge besser.

Podophyllum führt sich gerade hier ein. Es wirkt auch auf die Leber, macht Durchfall und Prolapsus des Uterus und Rectum; Hohlgefühl im Epigastrium; Schmerzen in den Ovarien (rechts) und den Nervus cruralis anterior hinunter. Brennen im Hypogastrium und in der Kreuzbeingegend, bei verspäteten Menses.

Sein Prolapsus uteri ist jedoch nahe verwandt dem von *Stannum*, Herabdrängen, als ob die Genitalien während des Stuhlganges heraustreten würden. Bei *Stannum* jedoch, wie man berichtet, tritt er bei hartem Stuhl ein; *Podophyllum* macht die meiste Erschlaffung in der Beckengegend.

Wie es scheint, affiziert *Podophyllum* zuerst Magen und Leber, und dann erst zeigen sich Gebärmutter- und Mastdarm-Symptome.

Wir finden es daher am wirksamsten, wenn die gastrischen mit den Gebärmutter-Symptomen zusammentreffen. Während es der *Sepia* ähnelt im Verursachen von Herabdrängen in der Unterbauch- und Kreuzbeingegend, besser durch Hinlegen, Schmerz in den Ovarien, unterscheidet es sich durch die Magen-Leber-Symptome, Vollheit, Schwere und Zerren in der Leber, Schmerzhaftigkeit, besser durch Reiben, Durchfall nur frühmorgens oder am Tage; zuweilen sind die Ausleerungen ganz fäkal, aber zu häufig. Wässeriger Durchfall, in Güssen, von 3 Uhr morgens bis zum Vormittag. Prolapsus ani vor dem Stuhl. Nach dem Stuhl Gefühl von Schwäche, Ohnmächtigkeit im Bauch, Schwäche und Prolapsus des Rectums. Die Schwäche ähnelt der *Aloë*. Sie ist die Lähmung wie von einem heftigen Purgiermittel, nicht die allgemeine Erschlaffung der *Sepia*.

Pulsatilla steht der *Sepia* sehr nahe. Sie heilt spärliche, späte Menses, Herabdrängen, Gebärmutterkrämpfe; Rückenschmerz; Ohnmacht; Hemikranie, Clavus. Passend für Frauen, die unentschlossen sind, nachgiebig, weinerlich; oder schweigend, empfindiich, denen nichts recht ist. Ängstlichkeit, die vom Epigastrium oder vom Herzen auszugehen scheint, mit Übelkeit. Ängstlichkeit, wie in heißer Luft, auch nachts, wie von Hitze. Ohnmächtig, muß frische Luft haben. Frostig, doch im allgemeinen besser im Freien; frostig bei den Schmerzen; Anämie; Chlorosis.

Die Gebärmutterschmerzen von *Pulsatilla* sind schneidend, drückend, dabei Schweregefühl, das nach den Schamteilen zu konvergiert. Das Schweregefühl gleicht dem von einem Stein und wird in der Unterbauch- und Kreuzbeingegend beobachtet. Zusammenschnürende, kolikartige, krampfige Schmerzen herrschen vor; wirkliches Herabdrängen ist nicht so ausgesprochen. Daher wenden wir sie so häufig bei zögernden Menses und bei Entbindung an. Sie wirkt stoßweise; daher kommen die Gebärmutterschmerzen anfall- und ruckweise, wie auch der Menstrualfluß; Wehen sind krampfhaft, unregelmäßig und hören endlich vor völliger Kraftlosigkeit auf. Daher ist Mangel an Kraft gleich von Anfang an vorhanden, ersichtlich aus dem ruckweisen Auftreten der Kontraktionen und aus dem schließlichen gänzlichen Aufhören derselben. *Sepia* macht mehr Herabdrängen bei dem Krampf. Angezeigt bei der Entbindung, paßt sie, wenn ein indurierter und unnachgiebiger Cervix den Fortgang verzögert. Und dann können krampfige Zusammenziehungen des Os uteri und aufwärtsschießende Schmerzen vorhanden sein. Hier paßt auch *Gelsemium* und *Calcarea;* während *Pulsatilla* mit *Caulophyllum* und *Secale* zusammengehört.

Im Temperament ist *Pulsatilla* weinerlich, mild oder empfindlich, launisch, unglücklich; *Sepia* ist weinerlich, niedergedrückt, aber leicht erregt und gereizt oder gleichgültig.

Wie schon erwähnt, ist *Sepia* nützlich bei Kongestion oder Induration des Cervix uteri, mit Schmerzhaftigkeit und Brennen. *Aurum, Aurum mur., Aurum mur. natron.* sind ähnlich. Aber wiewohl Gold Hyperämie verursacht, so wirkt es doch ganz verschieden von *Sepia.* Beim Studium seiner Wirkungen prägen sich vorwiegend zwei Reihen assoziierter Symptome ein, nämlich nervöse Exzitation und vaskuläre Irritation. Und doch repräsentiert die erstere nicht mehr Innervation, als die zweite wirkliche Plethora. Sie bezeigen irritable Schwäche. Leber-, Nieren- und Gebärmutterkongestionen scheinen sekundär aufzutreten bei Herzirritation mit Hyperämie.

Die längere Einwirkung von Gold macht ein dem *Mercur* nicht unähnliches Fieber, mit profusem Schweiß, Salivation und reichlichem Harnabgang. Dabei ist ferner eine Tendenz zum Überwuchern des fibrösen Gewebes, woraus Cirrhosen entstehen. Die Drüsen, zuerst gereizt, werden gelegentlich größer und indurieren. Das Periost erkrankt, und endlich werden die Knochen kariös.

In Verbindung mit diesen Veränderungen treten charakteristische Erscheinungen auf. Unter seiner Einwirkung werden die Gemütsbewegungen sehr erregt; leicht wütend bei geringem Widerspruch; Heiterkeit; aber der hartnäckigste Zustand ist der der Melancholie und des Lebensüberdrusses, mit Neigung zum Selbstmord. Sie bildet sich ein, daß sie die Liebe ihrer Angehörigen verloren habe; das Schicksal ist gegen sie; sie ist nicht länger tauglich für diese Welt und sie wünscht zu sterben. Sie hat Präcordialangst und zittert vor Furcht. Blutwallungen nach der Brust, wenn sie schnell oder lange Zeit geht, mit Vollheit zum Bersten. Zerschlagenheitsschmerz in der Gebärmuttergegend. Überempfindlich gegen Schmerz, nervös, zitternd, erregt. Uterus kongestioniert und prolabiert durch seine eigene Schwere, Geschlechtstrieb vermehrt.

Während nun Kongestionen, Prolapsus und Melancholie hier wie bei *Sepia* und *Murex* vorhanden sind, so ist doch der Verlauf der Symptome verschieden, und besonders sind die Gemüts-Symptome verschieden. Bei *Aurum* findet sich Melancholie mit Depression wegen vermeintlichen Verlustes der Liebe; bei *Sepia* ist Gleichgültigkeit gegen die Angehörigen. Angst bei ersterem ist präcordial, muß sich von Ort zu Ort bewegen (wie bei *Arsenic.*), schon ein Geräusch macht sie ängstlich. Die Angst bei letzterer kommt, es ist wahr, bei gestörter Zirkulation, aber sie geht nicht speziell vom Herzen aus und ist begleitet von Hitzeaufwallungen. Beide machen Lebensüberdruß, mit Verlangen nach dem Tode, selbst mit Neigung zum Selbstmord; *Aurum,* weil sie die Liebe ihrer Angehörigen verloren hat (Talcott); *Sepia* aus reiner Unlust zum Leben.

Platina ähnelt einerseits dem Gold, anderseits der *Sepia*. Alle drei haben Lebensüberdruß. *Platina* jedoch hat dabei große Furcht vor dem Tode, den die Kranke ganz nahe wähnt. Wie bei *Aurum* fühlt die *Platina*-Kranke sich vereinsamt, aber sie hat einen eigentümlichen Gemütszustand, der eine physische Parallele in ihrer Einbildungskraft findet. Sie ist mit der Welt zerfallen, denn alles scheint ihr zu eng. Gegenstände in ihrem eignen Heim erscheinen ihr fremd bei ihrer Rückkehr nach kurzer Abwesenheit. Personen sieht sie von oben herab an als erbärmlich, unbedeutend und weit unter ihr stehend. Und ähnlich, Gegenstände in ihrer Umgebung erscheinen ihr kleiner, als sie wirklich sind.

Weder *Aurum* noch *Sepia* ähneln der *Platina* in der ausgesprochenen Nymphomanie und wollüstigen Erregung der Genitalien. Der Menstrualfluß bei letzterer ist profus und klumpig, statt spärlich.

Platina und *Sepia* haben Gebärmutterkrampf, aber bei letzterer ist er greifend, als ob plötzlich gefaßt und dann losgelassen würde; bei ersterer ist es ein entschiedenes Krampfen, dem Eingeschlafensein folgt — ein Symptom, das diesem Mittel allgemein zukommt.

Die Kohlen sollen mit *Sepia* verglichen werden. Sie kommen zur Anwendung, wenn Verhärtung oder Geschwürigkeit vorhanden ist, nach „Venosität", stinkenden, wundmachenden Ausleerungen und mit gastrischen Störungen, charakterisiert durch Anhäufung und Abgang stinkender Blähungen.

Carbo animalis hat sich als ebenbürtig, wenn nicht vorzüglicher als *Sepia* bewährt bei Indurationen des Cervix, mit brennendem, ziehendem Schmerz durch die Schamteile. Es sind wehenartige Schmerzen im Becken und Kreuzbein; Weißfluß macht gelbe Flecke; auf die Menses folgt große Schwäche, sie kann kaum sprechen; „Hinsein" nicht besser nach Essen. Wünscht allein zu sein. Sie vermeidet jede Unterhaltung; Ängstlichkeit und Orgasmus. Die Kohlen wirken auf die Venen, machen stinkende Blähungen, stinkende Absonderungen und Exkoriationen, welch letztere oberflächlich sind und unregelmäßig am Rande. Entzündungen verlaufen träge, aber neigen zu Eiterung oder Absterben des Teiles, mit brennenden Schmerzen, großer Schwäche, Collaps.

Carbo veg. hat Herabdrängen in Rectum und Vagina gemacht; das Os uteri ist ungewöhnlich weit offen; Schwere im Uterus und rechten Ovarium; Menses haben einen starken Geruch; Weißfluß ätzend; Genitalien stellenweise wund, beißen, jucken, brennen, sind aphthös. Angst bei ausgedehnten Venen; ein elendes, nervöses Gefühl im Uterus, das in den Schenkeln kulminiert; nervös, unruhig, geschäftig. Gemütsdepression vor den Menses.

Carbo veg. kann variköse Venen der Genitalien heilen, mit Bläue und Brennen — bläuliche Geschwülste (*Carbo animalis* ist vorzuziehen, wenn sie induriert sind) — Geschwüren, Fisteln, Scheidenfluß, wenn dieser ätzend, dünn und ichorös ist, während er bei *Sepia* weniger ätzend und dicker ist. Brennen im Kreuzbein, Zerren vom Bauch nach dem Kreuz. Brennschmerz tief im Becken, zunehmend und abnehmend (Leadam).

Carbo animalis macht heftiges Drücken im Rücken, in den Leisten und Schenkeln während der Menses, mit erfolglosem Drang zum Aufstoßen. Sie unterscheidet sich von *Sepia* durch einen klopfenden Kopfschmerz, der auf die Menses folgt. Sie hat auch kupferfarbige Akne im Gesicht.

Graphites ist eine unreine Kohle, die Spuren von Eisen enthält. Er vereinigt in sich die stinkenden Absonderungen, Flatulenz und Haut-Symptome der Kohlen mit Anämie.

Nach Dunham ist der Eintritt der Menses von einer Reihe accessorischer Symptome begleitet, wie bei *Sepia*.

Das Mittel ist nicht oft angeführt gegen Prolapsus uteri, aber es ist sicherlich notwendig, wenn das Gefühl vorhanden, als ob die Gebärmutter aus der Scheide gepreßt würde. Schweres Gewicht im Bauch; lancinierende, elektrische Stöße nach den Schenkeln hinunter (Leadam).

Der Weißfluß ist profus, kommt gußweise und exkoriiert. Das Mittel affiziert die Ovarien entschieden mehr, als *Sepia;* linkes Ovarium verhärtet, geschwollen, Schmerz, sobald die Teile berührt werden.

Gleich *Sepia* verursacht er Entzündung und Aufspringen der Brustwarzen. Er ist sehr nützlich, Narbengewebe der Mammae zu schmelzen oder zu beseitigen (wie *Phytolacca)*.

Aber *Graphit* paßt am besten für Frauen, die, obgleich fett, anämisch sind, die fortwährend kalt sind, verstopft, und deren Haut leicht rauh und herpetisch wird. Die Ausschläge sind feucht, der Schweiß stinkt wie bei *Sepia,* aber nur *Graphit* hat die Klebrigkeit der Absonderungen besonders merkbar. Die Haut wird hart, springt auf und blutet. Es findet weniger Abschuppung statt, als bei *Sepia*.

Graphit muß wegen seiner Einwirkung auf Narbengewebe und Verhärtung sich nützlich erweisen, den Cervix zu erweichen, wenn, wie es oft der Fall, ein Einriß ungeheilt blieb und dies eine Quelle der Reizung wird.

Natrium carbonicum und andere Natronsalze sind komplementär zu *Sepia*.

Das Carbonat ist nötig, wenn Herabdrängen vorhanden, als ob alles heraus wollte. Der Patient ist melancholisch, empfindsam; überempfindlich für Musik. Rückenschmerz sehr ähnlich wie bei *Sepia;* Schwere, schlimmer beim Sitzen, besser bei Bewegung, Zerschlagenheitsschmerz im Rücken nachts, Geschwülste, Bohren von der Spitze des linken Schulterblattes hindurch. Haut trocken, rauh.

Klinisch wurde es benutzt, wenn der Cervix vergrößert ist, mit schlecht geformtem Os. Dr. Betts hat damit Erfolg gehabt bei angeborener defekter Bildung der vorderen Scheidenwand und bei diesem schlecht geformten Os.

Natrium muriaticum paßt für anämische Frauen mit schmalem Gesicht und allgemeiner Abmagerung. Sie sind melancholisch, leicht ärgerlich, leiden an nervöser Schwäche, mit Herzklopfen, Zittern, Angst und vorherrschender Kälte, neigen zu Schweiß, Schweiß in den Achselhöhlen mit Kälte über den Rücken; Prolapsus uteri; Krämpfe, spärliche Menses, Harn mit rotem Sediment; schmerzhafter Coitus. Es ähnelt demnach *Pulsatilla* und *Sepia.* Aber Zureden verschlimmert (*Pulsatilla* ist leicht beruhigt, sucht Zuspruch); Kopfschmerzen kongestiv, pseudoplethorisch, mit berstenden Schmerzen, schlimmer bei der leisesten Bewegung, selbst der Augäpfel; Schleimhäute beißen wie bei *Sepia,* aber hier ist abnorme Trockenheit vorhanden; daher Trockenheitsgefühl der Zunge, Augenlider trocken, Rectum trocken, beißt usw. Dabei Tendenz zu Erosionen, mit beißendem Brennen; daher Zunge wund und geschwürig; Zahnfleisch wund und blutend. Haut unnatürlich trocken. Der Prolapsus uteri ist schlimmer morgens, muß sich setzen, um ihn zu verhüten, mit Rückenschmerz, der sich bessert bei Rückenlage. Spannung in der hypogastrischen und Inguinalgegend, als ob die Haut straff wäre *(Apis).* Weißfluß grünlich, mit Beißen und Gefühl von Trockenheit. Schneiden in der Harnröhre, das am meisten nach dem Harnen bemerkt wird. Menses spärlich oder spärlich einen Tag oder zwei und dann reichlich.

Natrium hypochlorosum weicht etwas von seinen Verwandten ab. Nach dem Prüfer Dr. R. T. Cooper ist es brauchbar bei heruntergekommenen Personen von laxer und mehr träger Fiber in geistiger und körperlicher Beziehung. Diese Schwäche ist verbunden mit Abmagerung, nervöser Erschöpfung und anderen Erscheinungen tief im Organismus sitzender Veränderungen. Es zeigt sich Schwindel zum Umfallen, mit Schmerz durch die Stirn und Herabdrängen im Uterus; Gefühl von Schwimmen, als ob die Spitze des Schädels wegschwimmen wollte. Schmerzen durch Stirn und Augen oder auf dem Schädel, mit Uterin-Symptomen. Gefühl im Hirn von Lähmung, auch in den Gliedern, Finger taub; Ohnmachtsanfälle. Zunge groß, mit Abdruck der Zähne; Flatulenz, Verstopfung, Auftreibung nach dem Essen, Asthma flatulentum — alles weist auf Abdominalplethora.

Diese Symptome stehen in Verbindung mit Uterin-Erkrankungen. Menses klumpig, schwarz; Schläfrigkeit, dunkle Ränder um die Augen. Herabdrängen im Uterus, der kongestioniert sein kann, vergrößert und empfindlich; fortwährendes Aussickern von Blut, schlimmer bei jeder Anstrengung. Gefühl in der Gebärmutter, als ob sie sich öffne und schließe; also nicht so das Greifen und Erschlaffen der *Sepia*. Gefühl, als würde die Gebärmutter in die Höhe gedrängt beim Hinsetzen (ein Symptom, das auch *Ferrum jodat.* hat). Schwellung tief unten im Bauch, geht nach der Brust hinauf, macht Dyspnöe, schlimmer nach Essen. Ein Gewicht scheint von der Spitze der Brust nach dem Bauch zu fallen, mit Schmerz auf dem Scheitel. Schwellung in der Gegend des linken Ovariums zur Zeit der Regel. Es schien den prolabierten Uterus wieder in seine Lage hinaufzubringen und erinnert an eine der Erfahrungen des Dr. Jackson mit *Sepia*. Pruritus. Schwächegefühl in der Brust. Leicht überwältigt von der Hitze. Dies letztere ist auch bei *Sepia* und *Natrium mur.* und *Natrium carb.* der Fall.

Cimicifuga ist unschätzbar in der Behandlung der Frauen. Sie ist besonders passend für solche, die zu Muskelrheumatismus und Myalgie disponiert sind. Sie verursacht Hyperämie des Hirns und des Rückenmarks und selbst Entzündung des Nacken- und Rückenmarks. Daher kommen ihre Hinterhauptsschmerzen, blitzähnliche Schmerzen, Delirium usw. (siehe unten). Sie ähnelt hier dem *Absinth., Abrotanum, Gelsemium;* das letzte jedoch hat mehr Schläfrigkeit und Muskellähmung mit weniger Erregung. *Sepia* hat außerdem Vollheit der Rückenmarksgefäße, aber weniger merklich als *Cimicifuga,* mehr passiv, mehr torpide. Die Sinnesnerven bei *Cimicifuga* werden erregt, während zu gleicher Zeit sie, wie die motorischen Nerven und Muskeln, schwach sind. Das Herz agiert schwach und nervös, der Puls ist entweder sehr schnell und schwach oder zu langsam und intermittierend. Dabei ist der Urin spärlich und macht ein rotes oder gelbes Sediment. Es findet sich ein allgemeines Gefühl von Unbehagen, Unruhe und Geschäftigkeit oder Zittern, nervöses Frieren. In den Muskeln Gefühl von Weh, Zerschlagenheit, Steifheit; heftige neuralgische Schmerzen mit Taubheitsgefühl. Schmerzen heftig, treten blitzartig auf. Phillipps empfiehlt sie selbst bei Anasarka unter den obenerwähnten Herz- und Harn-Symptomen, „selbst wenn *Digitalis* fehlschlug".

Cimicifuga ist ferner hauptsächlich ein Mittel bei „irritabler Schwäche". Wie bei *Sepia* findet man Nervosität, Unruhe, Melancholie, spärliche Menses mit Herabdrängen usw. Aber *Cimicifuga* macht mehr entschieden nervöse Erregung, die zu Delirium führen kann, mit Halluzinationen von Ratten usw.; sie verursacht eine überwältigende Empfindlichkeit ohne rechte Ursache, die aber nicht beherrscht werden kann und die Kranke zur Verzweiflung bringt. In ihrer Erregung hat sie das Gefühl, als ob die Spitze des Kopfes wegfliegen und sie verrückt werden würde. Sie wird argwöhnisch, reizbar und ist schwindlig, wie berauscht. Alle diese Symptome bilden einen Teil des allgemeinen nervösen Zustandes, der von einer Reizung des Uterus und der Ovarien abhängt oder wenigstens dadurch unterhalten wird. Und die Störung des Uterus scheint auf rheumatischer Diathese zu beruhen. Sie leidet mehr an Neuralgie, als die *Sepia*-Kranke; dumpfer Schmerz vom Hinterkopf zum Scheitel; schmerzhaftes Weh in den Augäpfeln, scharfe Schmerzen von da nach dem Scheitel, mit roten, kongestionierten Augen — alles in Verbindung mit Flexion oder Reizung des Uterus. Sehr wichtig sind außerdem neuralgische Schmerzen in und an dem letzteren Organ; Uterus empfindlich gegen Berührung, Schmerzen schießen quer durch von einer Seite zur anderen; Herabdrängen mit Zusammenschnüren um die Hüften, Menses spärlich, Schmerz dauert fort, nachdem der Fluß begonnen. Die epigastrische Schwäche ist nicht ganz das „Hinsein" bei *Sepia*. Sie ist verbunden mit Nervosität, Zittern, Beschwerden, die von hier aus überall hin ausstrahlen, Gefühl, wie erschreckt. *Sepia* kann nötig werden bei Asthenopie als Reflex vom Uterus; *Cimicifuga* mehr bei Hyperästhesie der Retina oder bei Ciliarneuralgie als Reflex vom Uterus. Beide sind sehr brauchbar in der Klimaxis; *Sepia* bei Hitzeaufwallungen; *Cimicifuga,* nach Hughes, bei Irritabilität, Schmerz auf dem Scheitel und Einsinken der Magengrube.

Kaliferrocyanid heilte Herabdrängen; eiterartigen Weißfluß, profus, aber nicht scharf; Traurigkeit bis zum Weinen. Gefühl von Einsinken in dem Epigastrium. Passive Gebärmutterhämorrhagie mit nachfolgender Schwäche (Bell, Mc. Clatchey).

Aber diese Erscheinungen müssen nicht mit denen der *Sepia* verwechselt werden. Denn das Mittel ist ein intensives Gift, das auf Muskeln und Herz wirkt usw. Das Einsinken der Herzgrube hängt zusammen mit Schwäche des Herzens, dessen Schläge an Zahl und Kraft sich verringern, mit nachfolgender Kälte, Hinsinken, Schwindel, Eingeschlafenheit und Zittern. Das Mittel paßt also für Heruntergekommene, wenn die Herztätigkeit nachläßt. Es steht dem *Kali carb.* sehr nahe bei Herzschwäche.

Calcarea carbonica macht Druck im Unterbauch bei physischer Anstrengung. Herabdrängen, schlimmer beim Stehen; Schmerz in den Schenkeln. Weher Schmerz, Spannung, schlimmer beim Geradehalten oder Rückwärtsbeugen. Stechen im Cervix, Stiche. Aber die Menses sind profus und zu früh, und die allgemeinen Symptome sind, wie wohlbekannt, sehr verschieden von denen der *Sepia*.

Calcarea phosphorica (wie *Phosphorus*) bringt ein Gefühl von Schwäche und Hinsinken im Hypogastrium hervor; Gefühl von Leere und Hinfälligkeit im Epigastrium. Prolapsus ist schlimmer beim Stuhlgang oder Harnen, mit Gefühl von Schwäche und Angst, Schmerz im Uterus. Schneiden durch nach dem Sacrum. Rahmartiger Weißfluß. Brennen in der Vagina, mit Schmerz auf beiden Seiten der Blase und des Uterus; Brennen wie Feuer oben in der Brust. Hitzeaufwallungen, Angst, Ohnmacht, Schwäche; sie schwitzt leicht.

Aber die Menses sind profus und geschlechtliche Erregung ist zugegen. Sie ist schwach und abgemagert, schwindsüchtig; leidet an örtlichen profusen Schweißen; aber diese sind nicht stinkend wie bei *Sepia.* Jedes Bloßstellen vermehrt ihre rheumatischen Schmerzen und mit diesen ihre Beschwerden am Uterus.

Unter den übrigen Mitteln will ich kurz die folgenden erwähnen:

Mitchella, Cervix angeschoppt, dunkelrot, geschwollen. Dies ist verbunden mit einer Reizung am Blasenhals, mit Harndrang. Es finden sich jedoch keine allgemeinen Ähnlichkeiten mit *Sepia.* Das Mittel kann besser zusammengestellt werden mit *Eupatorium purpureum,* Blasenreizung bei Frauen (Hughes); *Hydrocotyle,* Reizung des Blasenhalses; Cervix uteri rot, mit Hitze und Jucken der Vagina (bestätigt durch Dr. Mitchell) — *Vespa,* Geschwür am Os; *Apis* bei Dysurie.

Sepia darf nicht verwechselt werden mit *Secale cornutum* und *Ustilago;* denn obgleich diese drei Herabdrängen verursachen, Kongestion, schmerzliche Angst und Prolapsus uteri, so sind doch die Umstände sehr verschieden. Die zwei letzteren wirken auf die muskuläre Seite der Blutgefäße und auf die unwillkürlichen Muskelfasern im allgemeinen. Sekundär wegen übermäßiger Relaxation machen sie Schwellungen, passive Hämorrhagien. Ihr „Herabdrängen" hält lange an, ist sehr merklich (wie *Caulophyllum).* *Ustilago* heilte Gebärmutterhämorrhagie; auch Blutbrechen bei einer Dame mit Gebärmutterleiden; passiven Blutfluß; der untersuchende Finger stößt auf einen weichen, breiten Cervix und wird mit Blut besudelt (Woodbury).

Viburnum Opulus machte und heilte Schmerzen, die wie bei *Sepia* um das Becken entstehen und nach der Gebärmuttergegend gehen, auch „Hinsein", Leerheitsgefühl im Magen; Herabdrängen; „Nervosität". Aber das Herabdrängen ist viel heftiger und kulminiert im Uterus in intensivem Krampf; mehr ähnlich *Caulophyllum, Cimicifuga, Secale* usw. als der *Sepia.*

Inula und *Hedeoma* wurden geprüft, aber klinische Erfahrung fehlt. Wie *Sepia* machen sie Gebärmutterschmerzen und Herabdrängen; erstere Zerren in den Genitalien, Rückenschmerz, Drang zu Stuhl und Harn; die zweite Herabdrängen mit großer Schwäche in den Beinen.

Sepia hat in wenigen Fällen choreaartige Symptome geheilt. Plötzliches Vor- und Rückwärtswerfen des Kopfes; Winden im Magen und dann ein Aufsteigen nach der Kehle.

Unter ähnlichen Mitteln dürfen wir nicht *Zizia* vergessen. Sie macht eine Blutvermehrung im Uterus, Rückenschmerz, Beißen, Brennen im Rücken; krampfige Bewegungen des Gesichts und der Glieder. Das Gemüt ist zuerst heiter, dann gedrückt und endlich in indifferentem Zustand. Am meisten charakteristisch jedoch ist Unruhe, Choreabewegungen, schlimmer im Schlaf.

Wenn Prolapsus uteri ein Symptom von allgemeiner mangelhafter Ernährung ist, mit wenig oder nicht örtlicher Kongestion, so steht *Sepia* zurück gegen *Aletris, Caulophyllum, Abies canadensis, Lac defloratum, Calcarea phosph., Natrium mur., Helonias, Natrium hypochlor*.

Bei drohendem Abortus ist *Sepia* nicht so sehr wegen der Schmerzen indiziert, als wegen der offenbar gestörten Zirkulation. Dies zusammen mit den irritablen Nerven und der Laxheit der Gewebe gibt die Ursache der drohenden Katastrophe. Man wird bemerken, daß hier sind oder waren Vollheit und Drängen des Blutes nach Kopf und Brust, Schweregefühl im Bauch, Hämorrhoiden; Hitzeaufwallungen mit Ohnmacht und momentanen Anfällen von Blindheit — besonders beobachtet, wenn die Kranke in warmem oder geschlossenem Raum war, kniete wie in der Kirche, die Augen anhaltend gebrauchte usw. Gewöhnlicher Begleiter und klarer Ausdruck der Natur des *Sepia*-Falles ist die ausgezeichnete Bemerkung des Dr. H. N. Guernsey: Gefühl von Schwere im Anus wie von einer schweren Kugel.

Dies letzte Symptom ist einzig und unterscheidet wesentlich von dem Drang bei *Nux* und *Sulfur,* dem Druck bei *Lilium* und der Völle und Schwere bei *Aloë*. Letztere hat auch Gefühl von einem zwischen Symphysis pubis und Os Coccygis eingeklemmten Pflock.

Zwölfte Vorlesung.

Nosoden.

Diese Klasse von Mitteln besteht, wie ich schon in meiner Einleitungs-Vorlesung mitteilte, aus Krankheitsprodukten. Von manchen unter ihnen wurde nachgewiesen, daß sie medizinische Eigenschaften besitzen, daher sind sie brauchbar bei Behandlung menschlicher Krankheiten. Es liegt hier sicherlich ein immenses Feld vor. Für jetzt jedoch kennen wir kaum den Anfang unserer Arbeiten in dieser Richtung. Ich glaube, die Zeit wird kommen, wo die in dieser Gruppe befindlichen Arzneien sich äußerst nützlich in der Behandlung chronischer Krankheiten erweisen werden. Einige der Nosoden stammen von Krankheiten der Tiere, andere von denen der Pflanzen ab.

Wichtige Einwände wurden gegen die Nosoden als Arzneien der homöopathischen Praxis erhoben. Es ist gut, wenn Sie die Vorurteile kennen lernen, die sowohl unter den Laien, wie unter den Ärzten herrschen. Einwand wurde gemacht gegen *Psorinum,* das, wie Sie wissen, aus der Krätzpustel entnommen wird, und auch gegen *Syphilinum,* das Syphilisgift, aus dem Grunde, daß sie garstig und schmutzig sind. Dieser Einwand ist sicherlich absurd, weil niemand auch nur einen Augenblick daran denken würde, diese Substanzen in niedriger Potenz anzuwenden; und demgemäß wird niemand behaupten, daß etwas Schmutziges oder Unappetitliches für jemandes Gefühl darin läge, einem Kranken *Psorinum* in der zweihundertsten Verdünnung zu verordnen.

Ein anderer Einwand, der gegen die Nosoden erhoben wurde und der sicherlich einiges Gewicht hat, ist der, daß diese Substanzen nicht heilen, sondern den Fortschritt der Homöopathie beeinträchtigen durch Vermischung mit Isopathie. So wurde von hervorragenden Ärzten in unseren Reihen behauptet, daß, wenn Sie in einem Falle von Skrofeln *Psorinum* geben, Ihre Praxis nicht homöopathisch, sondern isopathisch sei. Ich sage, daß hier wohl Grund zur Diskussion vorhanden ist, und ich hoffe, Sie werden teilnehmen an der Aufklärung dieser Sache. Indessen müssen wir zurückkommen auf das Tribunal, vor das alle Verordnungen gelangen sollen, das ist die Erfahrung. Die Homöopathie ist keine induktive Wissenschaft, zu der man nicht durch einen natürlichen

Gedankenprozeß gelangte. Hahnemann begann mit Versuchen. Wir können räsonnieren, soviel wir wollen, aber wir müssen immer die Tatsachen des Falles im Auge behalten. Nun, ich weiß nicht, wie weit ich mich mit diesen Nosoden einlassen möchte. Korrekt angewendet, sind sie keine isopathischen Mittel. Was ich reine Isopathie nenne, ist die von Dr. S. Swan in Neuyork vorgeschlagene Praxis. Zum Beispiel, wenn ein Kranker so veranlagt ist, daß er keine Erdbeeren essen kann, ohne davon krank zu werden, so potenziert er Erdbeeren und gibt sie dem Kranken und behauptet, daß dadurch die Idiosynkrasie getilgt werde. Die Isopathie bleibt bei der kühnen Behauptung, daß, was Krankheit macht, sie heilen wird bei Anwendung in hoher Potenz. Die Anwendung der Nosoden in der Homöopathie ist darin verschieden, weil wir in diesem Falle von einer Erfahrungstatsache ausgehen. Wir haben diese Substanzen genommen, sie am Gesunden geprüft und sie am Krankenbett gegeben. Wir haben sie wirksam gefunden, deshalb haben wir dasselbe Recht, sie als Arzneien zu rühmen, wie jede andere Molekularsubstanz. Wir wollen nun mit ihrer Symptomatologie vorgehen und zuerst beginnen mit

Psorinum.

Psorinum wurde genügend geprüft, um uns zur erfolgreichen Anwendung bei der Krankenbehandlung zu befähigen. Wir finden es speziell indiziert bei psorischen (um Hahnemanns Ausdruck zu gebrauchen) Konstitutionen, bei solchen, die an Drüsen- und Hautaffektionen leiden und die auf offenbar gut gewählte Mittel nicht reagieren. Zum Beispiel, das für den Fall passende Mittel ist *Pulsatilla.* Die Symptome scheinen für sie zu sprechen. Die Verordnung stimmt mit jeder Regel der „Schulen", und doch ist die Besserung nur vorübergehend. In solchen Fällen, wie Sie wissen, liegt irgendeine Dyskrasie der Krankheit zugrunde, und diese muß beseitigt oder modifiziert werden, bevor Sie hoffen können, es erfolgreich mit dem Leiden aufzunehmen. Weiter: Sie behandeln einen Fall von Scharlach; Ihre Verordnungen nützen nichts, und das Kind stirbt. Manche dieser Fälle würden gerettet werden, wenn wir diesen Teil unserer Materia medica gründlicher erforschten. Die verschiedenen Konstitutionen oder Dyskrasien, denen chronische und akute Affektionen unterliegen, sind in der Tat sehr zahlreich. Und doch kennen wir sie nicht alle. Wir wissen, daß eine derselben bei Gonorrhöe sich zeigt, einer Krankheit, die schrecklich verbreitet ist, so daß die von diesem Leiden entspringende Konstitution rapide zunimmt. Nun will ich Ihnen sagen, warum das so ist. Weil allopathische Ärzte, und manche Homöopathen ebenso, sie nicht ordentlich behandeln. Ich glaube nicht, daß der Tripper eine örtliche Krankheit ist. Wird er nicht ordentlich behandelt, so entwickelt sich ein konstitutionelles Gift, das auf die Kinder übertragen werden kann. Seit Jahren des Experimentes und der Beobachtung weiß ich, daß der Tripper ein ernstes Leiden ist, und daß er ferner manche Fälle, die wir zu behandeln haben, kompliziert. Dasselbe gilt von Syphilis in modifiziertem Grade; Tripper scheint die edleren Gewebe zu ergreifen, die Lungen, das Herz und das Nervensystem, die alle von der Syphilis erst nach Jahren getroffen werden.

Um von dieser Abschweifung zurückzukehren: an *Psorinum* ist zu denken in Fällen, die dem *Sulfur* ähnlich sind, wo ausgesprochenes psorisches Leiden vorhanden und das gut gewählte Mittel keine Reaktion hervorruft. Wir wollen einige Symptome betrachten und so den Weg bezeichnen, wie *Psorinum* die Gewebe affiziert. Es ruft einen Ausschlag auf der Haut hervor, der gewöhnlich herpetischen Charakters ist und von argem Jucken begleitet wird. Dies Jucken wird unerträglich schlimmer, sobald der Kranke im Bett warm wird. Nach und nach werden Sie bemerken, daß die Haut ein schmutziges, unsauberes Aussehen hat, als ob der Kranke sich nie gewaschen hätte (was nicht der Fall zu sein braucht). An einigen Stellen sieht die Haut grob aus, wie mit Öl bestrichen. Die Talgdrüsen sondern übermäßig ab. Der Ausschlag wird besonders bei Kindern an der Kopfhaut bemerkt. Er kann den ganzen Kopf einnehmen, aber er findet sich charakteristisch vom Kopf herunter nach beiden Gesichtsseiten, überzieht Wangen und Ohren, wie Tinea capitis, die er in der Tat ist. Dieser Ausschlag ist zuweilen feucht und sondert eine Masse ab, die sehr stinkt. Zu andern Zeiten ist er trocken, kleieartig, wie man ihn dann nennt. Meist findet sich verbunden mit diesen Haut-Symptomen eine Otorrhöe, die dünn ist, ichorös und entsetzlich stinkt mit Geruch wie von faulem Fleisch. Geschwüre treten an den Beinen auf, meist an der Tibia oder um die Knöchel und andere Gelenke. Diese Geschwüre haben das für sie Charakteristische, daß sie schwer heilen; sie sind indolent. Ich will noch bemerken, daß die eben erwähnten herpetischen und juckenden Ausschläge gern in den Gelenkbeugen, in den Ellenbogenbeugen und Kniekehlen auftreten. Das Kind ist sehr abgemagert. Die ganze Körperhaut stößt einen stänkrigen Geruch aus, der trotz sorgfältigster Waschung fortbesteht. Dies kommt von dem Zustande der Haut und von der mangelhaften Tätigkeit der Hautdrüsen. Sie eliminieren nicht ordentlich, daher bleiben die Absonderungen zurück, zersetzen sich und geben diesen Geruch, der nie beseitigt werden kann, bis die Haut des Kindes gesund ist.

Zur Sommerzeit neigen diese Kinder sehr zu Cholera infantum. Es gibt kein Mittel, das *Psorinum* in seinem Wert bei dieser Krankheit ersetzt. Die Kinder werden leicht nervös und unruhig nachts, ein Vorläufer-Symptom für die Cholera infantum. Sie erwachen nachts wie erschreckt oder schreien im Schlaf auf;

dann, zwei oder drei Nächte darauf, beginnt der Durchfall; die Stühle sind profus und wässerig, dunkelbraun oder selbst schwarz, sehr stinkend, fast putrid an Geruch und schlimmer nachts, oder treiben den Patienten am frühen Morgen aus dem Bett.

Psorinum heilt eine Form von Cephalalgie mit pochenden Schmerzen im Kopf, als wenn er zerspringen wollte, mit Flimmern oder Flecken vor den Augen, Verdunkelung des Gesichts, von Hunger begleitet. Zuweilen ist der Patient am Tage vor dem Anfall außerordentlich hungrig. Dieses Hungergefühl ist ein häufiger Begleiter von *Psorinum*-Beschwerden. Heißhunger geht einem Anfall von Diarrhöe voran. Hunger des Nachts, muß aufstehen, um etwas zu essen, wie *Phosphorus* und *China,* ein Zustand, wie man ihn zuweilen bei Schwangerschaft trifft.

Wir finden *Psorinum* auch indiziert bei den üblen Folgen unterdrückter Krätze. Wie Sie wissen, entsteht diese Krankheit durch die Krätzmilbe. Sie sind berechtigt zur Lokalanwendung irgendeines Mittels, um die Milbe zu töten, aber nicht, die Krankheit zu unterdrücken. Solch ein Mittel haben Sie im *Lavendelöl,* das sowohl die Insekten wie ihre Eier tötet. Wurde die Krätze unterdrückt, so ist Psorinum ein herrliches Mittel, sie wieder hervorzurufen; gewöhnlich wird es dann auch zugleich die Krankheit nach ihrem Wiedererscheinen heilen.

Psorinum ist auch nützlich, wenn Pusteln oder Beulen zurückbleiben, nachdem die Krätze etwa durch andere Mittel behandelt war.

Wir können auch noch einen anderen Gebrauch von *Psorinum* machen, den ich noch nicht erwähnte, der aber ebenso wichtig ist, als ein anderer. Wir finden zuweilen nach akuten oder ernsten Leiden den Kranken sehr heruntergekommen. Zum Beispiel nach Typhus; er ist niedergedrückt in der Stimmung, schwach im Körper, traurig, hofft nicht auf Genesung, und doch sind Sie absolut überzeugt, daß der Kranke genesen kann, daß keine organischen Veränderungen vorliegen. Er hat schwächende Nachtschweiße. In solchen Fällen ist *Psorinum* Ihr Mittel.

In solchen Fällen können Sie auch an *China* denken, die ein herrliches Mittel ist bei plötzlicher, auf akute Krankheiten folgender Erschöpfung, besonders wenn Blutverlust stattfand, langanhaltende oder profuse Diarrhöe oder profuse Schweiße. Sie ist dem *Psorinum* ähnlich beim Nachtschweiß; aber letzteres ist dann vorzuziehen, wenn der eben erwähnte Gemütszustand — diese Verzweiflung an Genesung — vorhanden.

Laurocerasus ist zu beachten, wenn Mangel an Reaktion vorhanden, besonders bei Brustleiden.

Capsicum ist indiziert bei mangelnder Reaktion bei Kranken mit laxer Fiber.

Opium ist ein sehr hervorragendes Mittel in solchen Fällen, wenn der Kranke stupid und schlafsüchtig ist.

Valeriana, Moschus und *Ambra grisea* sind zu gebrauchen bei nervösen Affektionen, wenn das offenbar gut gewählte Mittel im Stich läßt.

Carbo veget. ist indiziert bei Fällen von Bauchleiden, wenn große Körperkälte vorhanden. Der Atem ist kalt; der Puls rapid.

Psorinum ist, wie Sie sehen, dem *Sulfur* sehr ähnlich und ist Komplement für dieses Mittel. Es ist feindlich zu Lachesis und hat sein Antidot in *Coffea*.

Ambra grisea.

Man nimmt an, daß *Ambra grisea* ein Krankheitsprodukt vom Walfisch ist. Sie hat entschieden arzneiliche Einwirkung. Wie alle Substanzen, die einen starken Geruch haben, wirkt sie hervorragend auf das Nervensystem. Wenn nicht wenigstens einige nervöse Symptome vorhanden im gegebenen Fall, so können Sie schwerlich etwas Gutes von ihrer Anwendung erwarten. *Ambra* affiziert das zerebro-spinale Nervensystem und macht Krampferscheinungen hier und da im Körper. Die Gesichtsmuskeln zucken. Sie kann auch nützlich werden bei Schlaflosigkeit, die von Gemütszerrüttung herrührt, wie bei Geschäftsverlusten. Der Kranke kann in solchen Fällen sich zur Ruhe begeben, weil er sich ziemlich müde fühlt, doch sobald der Kopf das Kissen berührt, kann er nicht einschlafen. Ein solcher Fall weicht häufig der *Ambra*. Dies Mittel ist besonders indiziert bei hageren, schmächtigen Männern, die ein entschieden nervöses Temperament haben, bei denen die Nervosität auf Kosten der Ernährung vorherrscht. Sie ist speziell indiziert bei den nervösen Plagen alter Leute, besonders wenn sie vergeßlich sind und nicht die einfachsten Dinge behalten können. Schwindel tritt auf, wenn der Kranke sich umherbewegt, und die Beine sind unzuverlässig; er schwankt, wenn er geht. Er hat Taubheit in den Füßen und Prickeln in den Beinen. Die Glieder schlafen leicht ein. Diese Symptome zeigen Ihnen, daß entweder funktionelle oder organische Schwäche des zerebro-spinalen Nervensystems vorhanden ist. Wir können das Mittel auch anwenden bei Erweichung des Hirns und Rückenmarks, senilen Ursprungs oder nicht.

Es gibt noch eine andere Anwendung, die wir von *Ambra grisea* machen können. Sie ist ein sehr schnell wirkendes Mittel. Wir können sie demnach bei Nervenkrankheiten geben, wenn mangelnde Reaktion vorhanden. Wir haben schon eine ähnliche Anwendung von *Psorinum* kennen gelernt; bei letzterem Mittel geht die mangelnde Reaktion von konstitutionellem Grunde aus. Aber hier bei *Ambra grisea* kommt sie von nervöser Schwäche. Solche Fälle finden wir häufig, besonders bei Männern.

Wir können *Ambra* bei Husten anwenden, wenn er sich verschlimmert, sobald fremde Personen im Zimmer sind, oder unter andern Umständen, die das Nervensystem erregen würden. Es handelt sich also um einen Husten, der ein Reflex von Gemütseinflüssen ist. In diesem Fall ähnelt sie ganz genau dem *Phosphor*.

Ambra ist auch indiziert bei Husten, ob Keuchhusten oder nicht, wenn dem Husten Aufstoßen von Luft aus dem Magen folgt. Es gibt nicht viele Mittel, die dies Symptom beseitigen. *Ambra grisea* ist eins derselben und das beste, andere sind *Acidum sulfuricum, Arnica, Sanguinaria* und *Veratrum album*. Manchmal kommt das Aufstoßen während des Hustens, was gewöhnlich ein sehr beunruhigendes und schmerzhaftes Symptom ist. Hier stimmt *Ambra* mit *Arsenicum, Cimex, Lachesis* und *Angustura* überein. Wir können *Ambra* beim Asthma verwenden, wenn es begleitet ist von Herz-Symptomen, Atembeklemmung und einem Gefühl von Last oder Klumpen in der linken Brust und Flattern in der Herzgegend. Dies rührt von einem Zusammenschnürungsgefühl her, nicht als ob eine Hand das Herz faßte, sondern als ob etwas in der linken Brustseite zu einem Klumpen zusammengequetscht würde. Meist ist dabei Herzklopfen vorhanden.

Ambra grisea wirkt auffallend auf die weiblichen Geschlechtsorgane; ihre Wirkung ist hier von großer Bedeutung und einzig. Sie macht Atonie des Uterus. Die Menses sind regelmäßig der Zeit nach oder sie kommen einige Tage zu früh, aber sie sind sehr profus und verbunden mit Nasenbluten und vermehrter Anschwellung der Varikositäten an den Beinen (das heißt, wenn die Kranke solche Varikositäten an den Beinen hat). Es findet sich Blutfluß zwischen den Perioden. Eine kleine Erregung oder eine Extra-Anstrengung beim Drängen zum Stuhl bringt Blutfluß aus der Scheide und zeigt Ihnen, wie angeschoppt der Uterus ist und wie erschlafft und schwach die Gewebe, daß sie solchen Blutaustritt gestatten. Der Weißfluß besteht hauptsächlich aus Schleim von bläulicher oder bläulichgrauer Farbe.

Sie können *Ambra* auch im Wochenbett gebrauchen, besonders wenn die Verstopfung hartnäckig ist. Sie paßt für solche nervöse Frauen, die mager sind und elend aussehen, wenn große Angst vorhanden und Unruhe mit dieser Verstopfung verbunden, und die speziell dann schwer zu Stuhle gehen können, wenn die Wärterin oder jemand anderes zu gleicher Zeit im Zimmer ist.

Dreizehnte Vorlesung.

Secale cornutum.

Secale cornutum wird auch „Mutterkorn“ genannt. Ergot, ein aus dem Französischen entlehnter Ausdruck, ist der Name des Mittels in der Pharmakopöe der alten Schule. Das Mittel kommt nicht vom Roggen selbst, sondern von einer Pilzwucherung, die das Korn befällt, wahrscheinlich, wenn es noch sehr jung ist.

Secale cornutum oder Ergot wurde längst in der herrschenden Schule angewandt wegen seiner wohlbekannten Eigenschaft, Kontraktion nichtgestreifter Muskelfasern zu erregen, sobald es in hinreichenden Dosen gegeben wird. Besonders übt es diese Einwirkung aus auf diejenigen unwillkürlichen Muskelfasern, die eine zirkuläre oder transversale Richtung haben. Ich glaube, es tut dies wegen seiner Einwirkung auf die vasomotorischen Nerven, und daß aus diesem Grunde alle seine Symptome sich erklären lassen. Zunächst können die Symptome von *Secale* in zwei Reihen geschieden werden: in solche, die sich auf die Zirkulation, und solche, die sich direkt auf das Nervensystem beziehen. Wir wollen die zuletzt genannten zuerst betrachten. Wir finden, daß Mutterkorn Konvulsionen macht, und diese Konvulsionen sind eigentümlich und stellen ein hervorstechendes Symptom von Ergotismus dar, einen durch chronische Vergiftung mit Mutterkorn hervorgerufenen Zustand. Ergotismus ist durchaus nicht ungewöhnlich auf dem Festlande von Europa, besonders in einigen Gegenden Deutschlands, wo die Landleute so viel Roggen bauen, wie wir in Amerika Weizen. Da Roggen das Hauptgetreide ist, so findet sich Vergiftung mit Mutterkorn häufig. In den letzten Jahren, seit man mehr acht gibt, haben die Fälle von Ergotismus an Zahl nachgelassen. Wir wollen nun von dieser kleinen Abschweifung umkehren und den Charakter dieser Konvulsionen beschreiben.

Zu Zeiten ist der Körper steif und zu andern wechselt die Steifheit mit Erschlaffung, besonders wird dies an den Fingern bemerkt. Die Hände sind geballt oder sonst die Finger weit auseinandergespreizt. Die Gesichtsmuskeln zucken. Das Muskelzucken beginnt im Gesicht und verbreitet sich über den ganzen Körper. Der Bauch ist eingezogen wegen der Kontraktion der geraden Bauchmuskeln. Es ist Retention des Harnes vorhanden — bemerken Sie, ich sage nicht Suppression — wegen krampfiger Kontraktion des Blasenhalses. Es zeigt sich viel krampfiges Aufstoßen, aber nicht viel eigentliches Erbrechen. Der Magen ist schmerzhaft zusammengezogen.

Kommen wir nun zu der Einwirkung des *Secale* auf die Zirkulation, das heißt auf die Blutgefäße, so finden wir, daß die auf gestörte Zirkulation bezüglichen Symptome herzuleiten sind von der Wirkung auf die unwillkürlichen Muskelfasern. Wir bemerken, daß die primäre Wirkung auf die Kontraktion geht, während die sekundäre Dilatation hervorruft. Wir finden die Finger von bläulichschwarzem Aussehen, als ob das Blut dort stockte. Die Haut ist runzelig und trocken. Nach einiger Zeit wird ein Absterben des ganzen oder eines Teils des Gliedes eintreten. Nun, die Erklärung hierfür ist folgende: Es fand eine langanhaltende Kontraktion der Kapillaren statt, welche die Zirkulation aufhob und eine Blutstockung hervorbrachte. Auf diese Weise wird die örtliche Ernährung gestört, und der Teil stirbt infolgedessen ab. Diese Wirkung des *Secale* hat zu seiner Anwendung bei trockenem Brand geführt, besonders an den Zehen alter Leute.

Wir kommen nun zum Uterus, als einem Muskelorgan, das nichtgestreifte Muskelfasern enthält, und finden, daß *Secale* merkliche Kontraktion dieses Eingeweides hervorruft, mehr auf den schwangeren, als auf den nichtschwangeren Uterus wirkt, mehr auf die Gebärmutter solcher, die geboren haben, als derer, die nicht geboren haben. Je mehr Muskelfasern im Uterus sich entwickelt haben, desto mächtiger ist die Einwirkung des Mutterkorns. Welche Symptome ruft nun das Mittel hervor? Sie wissen, daß man es anwandte, um Kontraktion des Uterus hervorzubringen, Abortus zu erregen, die Austreibung des Fötus zu beschleunigen, wenn Abortus unvermeidlich; Wehen zu verstärken, die Nachgeburt auszutreiben und, wo überall erwünscht, Kontraktionen der Gebärmutter zu erregen. Seine charakteristischen Symptome sind diese: die Wehen ziehen sich lange hin, sind aber effektlos. Das ist e i n Symptom. Ein anderes, das Sie zuweilen bei zurückgehaltener Placenta bemerken werden, ist die stundenglasartige Zusammenziehung des Uterus. Diese eigentümliche Kontraktion hindert die Ausstoßung der Placenta. Sie können mit Hilfe der Hand die Nachgeburt entfernen; aber sicher ist es, einige Dosen *Secale* zu geben.

Sie können *Secale* auch anwenden bei mageren, hageren Frauen, deren Haut runzelig, trocken und rauh ist, deren Gesicht gelblich und deren Wehen schwach. Die Wehen scheinen gänzlich zu fehlen. Der Uterus ist so schlaff, als wäre er nur eine Schleimhaut und nicht ein muskulöses Organ. Zuweilen klagen die Frauen über Herabdrängen in der Sacralgegend, eine Art von langanhaltendem Dranggefühl im Bauche.

Mutterkorn hat noch in anderer Weise Einfluß auf das Blut. Es scheint die Fähigkeit zum Koagulieren zu verringern. Daher wird es Hämorrhagien hervorrufen, wobei die Blutung dunkel, dünn und anhaltend ist. Sie kann aus dem Uterus oder irgendeiner anderen Körperhöhle kommen. Sie können es geben bei Uterusblutung, wenn sie passiv, dunkel und möglicherweise stinkend ist. Die Frau kann so reduziert sein, daß sie bewußtlos und kalt daliegt. Bevor sie in diesen bewußtlosen Zustand gelangt, klagt sie über Prickeln im ganzen Körper und bittet die Umgebung, die Glieder zu reiben. Ameisenlaufen ist der beste Ausdruck für dieses Prickelgefühl bei *Secale*. Sie hält die Finger auseinandergespreizt. Dies Symptom scheint sie sogar mehr zu beunruhigen, als die Blutung selbst. Unter solchen Umständen ist *Secale* das Heilmittel.

Ferner können wir *Secale* anwenden bei zurückbleibender Placenta, wenn dies nicht von stundenglasartiger Kontraktion des Uterus herrührt, sondern bei Frühgeburt eintritt, besonders in den ersten Monaten der Schwangerschaft. Der den Lochien entsprechende Ausfluß ist stinkend. Die Kranke ist kalt und fast pulslos vom Blutverlust; die Kontraktionen der Gebärmutter sind sehr unvollkommen, oder es findet sich sonst langdauernde tonische Kontraktion. In solchen Fällen ist *Secale* noch weiter indiziert durch die Geistes-Symptome. Die Kranke hat Manie, in der sie lacht, die Hände über dem Kopf zusammenschlägt und vollständig verrückt zu sein scheint.

Secale wirkt sehr hervorragend auf die Magen-Darm-Organe. Es bringt ein der Cholera sehr ähnliches Bild hervor und ist nützlich bei Cholera infantum, Cholera morbus und Cholera asiatica. Es ist indiziert, wenn der Kranke kalt und fast pulslos ist, mit krampfigem Muskelzucken in verschiedenen Körperteilen; besonders wird das Auseinanderspreizen der Finger beobachtet. Die Augen sind eingesunken und die Züge verfallen. Es ist arges krampfiges Aufstoßen vorhanden, aber nicht viel Erbrechen. Die Körperhaut ist rauh, runzelig und trocken, als ob keine Feuchtigkeit mehr darin gelassen wäre. Die Harnabsonderung unterdrückt. Es findet sich Kriebeln oder Ameisenlaufen über den ganzen Körper. Die Stühle sind profus und wässerig und werden mit großer Heftigkeit ausgestoßen. Der Kranke ist zwar kalt, kann aber doch nicht leiden, zugedeckt zu werden.

In der Cholera infantum ist *Secale* indiziert bei profusen, unverdauten Stühlen, die wässerig und sehr stinkend sind und stoß- und ruckweise entleert werden, denen intensive Prostration folgt. Nun muß *Secale* von den ihm ähnlichen Mitteln unterschieden werden, sonst können Sie es nicht mit bestem Nutzen verwenden.

Man hat bemerkt, daß bei einer Fabrik, in welcher arsenikhaltige Substanzen fabriziert wurden, die Arsenikdämpfe die umgebende Vegetation zerstörten, ausgenommen den Roggen; und der Roggen wuchs üppiger unter den Dämpfen dieser Fabrik, als gewöhnlich. Wenn wir dazu kommen, die arzneilichen Einwirkungen von *Secale* und *Arsenic.* zu studieren, so finden wir, daß sie viele Symptome gemein haben; beide bringen Einschrumpfungen hervor, beide machen Gangrän, beide machen choleraartige Symptome und folgen gut eins dem andern. Wir können wenige Unterschiede angeben, die vollkommen genügen; es sind hauptsächlich diese: zuerst wird die *Arsenic.*-Gangrän und fast alle ihre anderen Symptome schlimmer durch Kälte und besser durch Wärme. Der Kranke verlangt nach warmer Umhüllung. Der *Secale* - Kranke findet Besserung durch Kälte. Dasselbe gilt von Geschwüren. Haben Sie ein indolentes Geschwür, das ichorösen, stinkenden Eiter absondert, denken Sie fast immer an *Arsenic.* Und doch kann *Secale* das rechte Mittel sein. Der Unterschied ist dieser: *Arsenic.* hat Linderung durch Wärme, *Secale* durch Kälte.

In der Cholera haben beide Mittel profuse, stinkende, wässerige Stühle, die sehr erschöpfend sind. Dem *Arsenic.* fehlt das Kriebeln, das fast immer zugegen, wenn *Secale* das Heilmittel ist. *Arsenic.* hat mehr Unruhe, Angst, ängstliches Umherwerfen und Reizbarkeit der Faser. Der Kranke wünscht, warm eingehüllt zu werden; während der *Secale*-Kranke nach Kälte verlangt.

In dem Kollaps-Stadium ist *Secale* indiziert durch die erwähnten Symptome. Hier ist es sehr ähnlich der *Carbo veget.* Letztere ist indiziert, wenn die Prostration so groß, daß der Kranke ganz ruhig liegt, zu schwach, sich zu bewegen, mit passiven Blutungen aus der Nase und vielleicht auch aus den Därmen. Der Körper ist kalt, und zwar charakteristisch, von den Füßen bis zu den Knien. Der Puls ist schnell, fast fadenförmig, und der Atem kalt. In solch alarmierenden Fällen kann *Carbo veget.* zuweilen helfen.

Ein anderes Mittel ist *Camphora,* welches dem *Secale, Arsenic.* oder *Carbo veget.* vorzuziehen ist bei der Cholera, wenn der Körper durch die Plötzlichkeit oder Heftigkeit des Giftes überwältigt wird, bevor Erbrechen oder Diarrhöe sich zeigt, und wenn die Prostration intensiv ist. Der Körper ist so kalt wie Eis. Die Stimme ist quiekend oder heiser. *Camphora* wird hier in der Urtinktur gebraucht, einige Tropfen in Wasser, und eine Gabe alle fünfzehn Minuten, bis Reaktion eintritt und ein anderes Mittel indiziert ist.

Veratrum album ähnelt dem *Secale* in der Kälte und Bläue der Haut, mit profusen, wässerigen Stühlen; aber es unterscheidet sich in e i n e m Symptom, das ist: kalter Schweiß an der Stirn. Keines der eben erwähnten Mittel hat dies Symptom außer *Arsenic.*, und bei diesem Mittel ist die Unruhe größer, als bei *Veratrum,* weil der kalte Stirnschweiß weniger merkbar ist.

Bei Gebärmutter-Symptomen, Hämorrhagien usw. haben wir noch einiger Mittel zu gedenken, die dem Secale sehr ähnlich sind. Ich will beiläufig hier *Carbo veget.* erwähnen als ein Mittel, das dem *Secale* bei hartnäckigem Nasenbluten sehr ähnlich ist. Der Fluß geht, Tag für Tag, ohne scheinbar im geringsten nachzulassen, wobei das Blut dunkel und nicht gerinnbar ist. Sie müssen zwischen den beiden Mitteln nach ihren anderen charakteristischen Symptomen unterscheiden.

Ustilago ist als ein Genosse von *Secale* zu erwähnen. Es ist ein Pilz, der auf Mais wächst. Er wirkt ähnlich wie Mutterkorn. Sorgfältige chemische Untersuchung zeigt, daß es Ergotin enthält, gerade wie *Secale. Ustilago* kann bei Blutungen gebraucht werden, die im Charakter etwas von denen des *Secale* verschieden sind. Die Blutungen, bei denen es am meisten wirksam ist, sind solche aus dem Uterus, wenn der Fluß hellrot, teils flüssig und teils klumpig ist. Ist dieser Zustand da, dann können Sie *Ustilago* geben, mag er in der Klimaxis oder bei Wehen oder bei Abortus oder bei der Menstruation auftreten. Dies Mittel wirkt auf den Uterus nicht ganz so wie *Secale.* Es macht passive Kongestion des Uterus. Es ist speziell indiziert, wenn die leiseste, bei der Untersuchung mit dem Finger notwendige Manipulation Aussickern von Blut hervorruft. Ein anderer Zustand, für den es Heilmittel, ist Menorrhagie von Retroflexio uteri. Ich habe es gewöhnlich in der sechsten Potenz angewendet. Es scheint den Uterus zu stärken, so daß dies Organ nicht mehr das weiche, schwammige Gefühl dem untersuchenden Finger darbietet. Die Zirkulation durch den Uterus verbessert sich und Blutung tritt weniger leicht ein.

Wir haben zwei oder drei andere Mittel, die bei solchen Uterusanschoppungen dienlich sind, und da diese so schwer zu heilen sind, will ich sie Ihnen hier mitteilen.

Eins von ihnen ist *Bovista,* der Staubschwamm. Wenn diese Pflanze reif ist, platzt die Hülle des Schwammes, und aus der Höhle wird ein bräunliches Pulver geschleudert, das aus den Sporen der Pflanze besteht. Wird dies auf die Haut gebracht, so macht es einen Ausschlag, der ganz dem Herpes gleicht und leicht blutet. *Bovista* affiziert die Zirkulation in ganz eigentümlicher Art. Sie scheint eine Erschlaffung des ganzen Kapillarsystems hervorzubringen. Ob sie durch das Blut oder durch das Nervensystem wirkt, vermag ich nicht zu sagen. Diese Erschlaffung der Kapillaren begünstigt die hämorrhagische Diathese. Wegen dieser eigentümlichen Wirkung der *Bovista* finden wir sie nützlich bei Nasenbluten. Ob die Blutung mit unregelmäßigen Menses zusammenhängt oder von Traumen herrührt, *Bovista* kann sie beseitigen.

Wir finden sie brauchbar bei Gebärmutterblutung, wenn der Uterus angeschoppt ist (ganz ähnlich *Ustilago* und *Secale*), besonders, wenn sich Blutung zwischen der Menstrualperiode zeigt bei leichter Überanstrengung; hier ist ganz ähnlich *Ambra grisea.* Der Menstrualfluß von *Bovista* hat das Charakteristische: der Fluß tritt hauptsächlich oder nur nachts oder frühmorgens auf. Es möchte scheinen, als ob die Beschäftigung bei Tage, indem sie die Zirkulation fördert, die Gebärmutterkongestion vermindert.

Hämorrhagie bei Uterusstauungen wird bei *Ustilago* und *Secale* angetroffen.

Eine andere Eigentümlichkeit von *Bovista,* die ich hier erwähnen möchte, ist eine Gedunsenheit der Körperoberfläche. Eine Dame z. B. hält ihre Schere und bemerkt, daß eine tiefe Falte am Daumen und Finger sich durch das Instrument bildet, was beweist, daß ein leichter ödematöser Zustand hervorgebracht wird durch das langsamere Strömen des Blutes durch die Venen.

Bovista macht auch Symptome von Suffokation. Sie wird zum Beispiel in manchen Gegenden gebraucht zur Betäubung der Bienen, um die Einsammlung des Honigs zu erleichtern. Die Symptome von Asphyxie sind sehr ähnlich denen von Kohlendunst, daher wurde *Bovista* als ein Antidot gegen Kohlendunst verwendet.

Andere Antidote gegen Kohlendunst sind *Arnica* und *Opium.*

Alle diese Symptome von *Bovista* müssen Sie gegenwärtig haben und auch eine andere Gruppe, die von der Zirkulation abhängt, nämlich Gefühl im Herzen, als wäre es enorm groß, mit Brustbeklemmung und Herzklopfen nach dem Essen und auch während der Menstruation. Verbunden mit dem Herzleiden und auch mit den Regelstörungen ist ein Kopfschmerz tief im Gehirn mit dem Gefühl, als wäre der Kopf enorm groß oder geschwollen.

Ein anderes Mittel ist *Mitchella,* die bei Anschoppung des Uterus gebraucht werden kann, wenn die Blutung nicht so passiv ist, wie bei den schon erwähnten Arzneien. Das Blut ist hell an Farbe und die Blutung mit Dysurie verbunden.

Das nächste Mittel, das ich als dem *Secale* bei Blutungen ähnlich erwähnen will, ist *Trillium pendulum.* Diese Arznei ist nützlich bei einem von dem des ersteren ganz verschiedenen Typus der Blutung. Es ist indiziert, wenn der Blutfluß hellrot und profus ist, dabei ein Gefühl von Ohnmacht im Epigastrium, Kälte der Extremitäten und schneller und schwacher Puls. Es steht viel näher der *China,* als einem der in dieser Richtung erwähnten Mittel, und ist mehr indiziert bei der aktiven akuten Hämorrhagie, als bei dem chronischen langsamen Aussickern, das für *Secale* spricht. Bei der leichtesten Bewegung strömt helles, rotes Blut. Die Kranke hat das Gefühl, als wenn die Synchondrosis sacro-iliaca getrennt wäre und das Becken festgebunden werden müßte.

Hamamelis ist ebenfalls bei Hämorrhagie indiziert. Sie wirkt besonders auf die Venen. Sie wird nötig, wenn hämmernder Kopfschmerz zugegen, besonders in den Schläfen. Die Kranke hat keine Sorge oder Angst in betreff der Hämorrhagie. Das Blut ist dunkel und mehr passiv. Es ist Gefühl von Wehtun in dem affizierten Teil vorhanden. Die Kranke wird durch den Blutfluß sehr erschöpft.

Erigeron canadense ist indiziert bei Hämorrhagien aus dem Uterus, die mit schmerzhaftem Harnen verbunden sind. Wie ist hier der Unterschied von *Mitchella?* Die *Erigeron*-Hämorrhagie kommt ruck- und stoßweise; sie kommt in einem plötzlichen Guß und hört dann wieder auf.

Zuweilen blutet die nach Zahnextraktion entstandene Höhlung hartnäckig. Wenn Sie diese Höhle reinigen, um den Pfropf zu entfernen, und Sie verwenden dazu ein mit Tinktur von *Trillium* getränktes Stück Watte, so werden Sie oft diese Blutung stillen, selbst wenn andere Styptika versagen. *Erigeron* habe ich nie zu solchem Zweck angewendet und kann also auch nicht sagen, welchen Erfolg es haben würde. Ich habe *Trillium* in derselben Weise beim Nasenbluten angewendet.

Ich möchte hier *Ferrum phosphoricum* noch erwähnen. Es wirkt auf die Zirkulation sehr energisch, wie Hamamelis. Es ist ein ausgezeichnetes Mittel in demjenigen Stadium der Entzündung, das wir als „Dilatation der Blutgefäße" beschreiben. Hierbei gegeben, hindert es die weitere Ausdehnung der Krankheit. Solcherweise hindert es bei Anschoppung der Lungen die sonst folgende Pneumonie. In der Brust Gefühl von Schmerz und Zerschlagenheit, der Puls ist voll und rund, aber nicht fadenförmig wie bei *Aconit*. Die Expektoration ist spärlich und blutstreifig. Wenn immer der Auswurf Blut enthält, und Sie haben nicht das sthenische Fieber, welches dem *Aconit* entspricht, so mögen Sie sich an *Ferrum phosph.* halten. Zuweilen dehnen sich bei sommerlichen Leiden der Kinder die Blutgefäße des Bauches außerordentlich aus. Die Diarrhöe, die sich einstellt, ist etwas wässerig und enthält Schleim und Blut. Es kann etwas Drängen zum Stuhl dabei sein, aber kein Tenesmus. Tritt Tenesmus auf, so ist *Ferrum phosph.* nicht mehr das Heilmittel. Schreitet der Prozeß vor zur Produktion von Eiter oder Schleim-Eiter, dann kann *Ferrum phosph.* nichts nützen.

Sie können *Ferrum phosph.* auch beim Beginn des Hydrocephaloids anwenden; wenn bei einem dieser heftigen Anfälle im Sommer das Kind schlafsüchtig und matt wird, die Augen mit Blut unterlaufen und der Puls voll und weich ist. Es ist nicht der hart gespannte Puls von *Aconit* oder *Belladonna*.

Vierzehnte Vorlesung.

Das Pflanzenreich.

Ich habe nun die Mehrzahl der aus dem Tierreich stammenden Arzneien und die wichtigsten der Nosoden durchmustert. Wir kommen nun zunächst zu der zweiten großen Abteilung in der Naturgeschichte, zum Pflanzenreich. Das Pflanzenreich bietet uns viele Arten arzneilicher Substanzen, manche von großem praktischen Nutzen und andere, die nur einen beschränkten Anwendungskreis haben. Die aus diesem Reich entnommenen Mittel verdanken ihre Arzneiwirkungen den Säften, die sie enthalten, oder gewissen Eigenschaften, die in den Wurzeln, in den Blüten oder in den Samen sitzen. Sie können die arzneilichen Eigenschaften einer Pflanze aus verschiedenen Teilen derselben entnehmen, und diese Eigenschaften können variieren nach den Teilen. Man sagt zum Beispiel von der *Belladonna,* daß ein Teil der Pflanze uns mehr von den scharfen Eigenschaften des Mittels liefert, während ein anderer mehr von den narkotischen gibt. Wir müssen also beim Prüfen von Pflanzenteilen dafür sorgen, daß wir genau wissen, welchen Teil der Pflanze wir anwenden; und beim Veröffentlichen dieser Prüfung müssen wir den gebrauchten Teil angeben, oder ob dieser allein oder alle anderen zusammen gebraucht wurden.

Ein Studium des Pflanzenreichs involviert einigermaßen das des Mineralreichs, weil manche arzneilichen Eigenschaften des ersteren ihre Existenz solchen in ihnen enthaltenen Substanzen verdanken, die aus dem Mineralreich stammen. Die Hauptwirkungen mancher Gräser entspringen aus dem großen Gehalt derselben an *Silicea.* Neunundneunzig Prozente der *Laurocerasus*-Wirkungen kommen von der Blausäure. Dasselbe kann man von *Amygdala persica* sagen. Nun aber werden diese Substanzen, die aus dem Mineralreich stammen und im Pflanzenreich enthalten sind, wirksamer, als im Mineralreich; das heißt, Chemikalien, die im Laboratorium gemacht sind, würden nicht so auffallende Arzneiwirkungen hervorbringen, als wenn man sie einer Pflanze entnimmt. Die obigen

Bemerkungen passen auch für das Tierreich und Pflanzenreich. Stoffe, die im Tierreich existieren und auch im Pflanzenreich gefunden werden, sind viel wirksamer im ersteren. Demnach zeigt der Colorado-Käfer, der sich von den Kartoffelpflanzen nährt und deren Solanin enthält, mächtiger die Wirkungen des letzteren, als Solanin selbst.

Wir werden die Mittel des Pflanzenreichs nach der Klassifikation der Botaniker studieren. Es finden sich einige Inkongruenzen in der heutigen Botanik; zum Beispiel, in der Ordnung der Leguminosen, aus der wir Erbsen und Bohnen erhalten, ist auch *Lathyrus,* mit sehr giftigen Eigenschaften, untergebracht. Weil eine äußerliche Ähnlichkeit zwischen *Lathyrus* und der süßen Erbse vorhanden, scheint es nicht ein wenig inkongruent, sie zusammenzustellen, wenn ihre Wirkungen so entgegengesetzt sind.

Die fünf Verwandtschaften der Mittel, die ich schon erwähnt habe, gelten hier wie im Tierreich. Hier ist daran zu erinnern, daß Stoffe, die dieselbe Abstammung haben, für gewöhnlich nicht aufeinanderfolgen. Zum Beispiel, wenn Sie *Ignatia* gaben, so ist es nicht gut, *Nux vomica* folgen zu lassen und vice versa, weil beide Strychnin enthalten. Obgleich sie viele Symptome gemeinsam haben, wirken sie zu sehr in derselben Linie. Ein anderes Beispiel hat man an *Glonoin* und Wein. Bei der Prüfung von *Glonoin* fand man, daß es eine entschiedene Einwirkung auf den Puls habe. Alle Symptome verschlimmerten sich, wenn die Prüfer Wein nahmen. Wein macht eine Erregung, sehr ähnlich der von *Glonoin,* aber seine Wirkung scheint in derselben Richtung zu sein, daher macht es die Wirkungen des letzteren intensiver.

Aber die verschiedenen Ordnungen, Unterordnungen und Klassen, in welche die Botaniker die Pflanzen teilen, sind so extensiv und haben so vage Ähnlichkeiten, daß wir uns nicht strikt an diese Regel binden können und, indem wir die Mittel in einer weiten Ordnung nehmen, behaupten, sie können nicht gut aufeinanderfolgen. Nehmen Sie die Ranunculaceae, aus denen wir *Pulsatilla, Aconit, Helleborus* und *Staphisagria* erhalten. Nun, die Ähnlichkeiten zwischen diesen vier Mitteln sind nicht der Art, daß sie nicht aufeinanderfolgen können ohne Schaden. Wenn wir also bei unserm Studium der Symptomatologie der Mittel finden, daß keine Ähnlichkeiten zwischen ihnen vorhanden, so paßt die Regel nicht. Die Regel würde nicht passen bei den Anacardiaceae mit *Anacardium* und *Rhus Tox.* Diese Mittel haben eine Familienähnlichkeit, aber ihre Divergenzpunkte sind so groß, daß ein Mittel als Antidot des anderen auftreten kann. Die Regel würde gelten für *Ignatia* und *Nux vomica* und für *Pulsatilla nuttaliana* und *Pulsatilla pratensis.* Ich will nun an die Betrachtung der einzelnen Mittel aus dem Pflanzenreich gehen.

Apocynaceae.

In der Ordnung der *Apocynaceae* gibt es eine Anzahl Pflanzen, die wir als Arzneien gebrauchen. Unter diesen mag erwähnt werden: *Apocynum cannabinum* und *androsaemifolium, Gelsemium sempervirens, Vinca minor, Oleander, Nux vomica, Ignatia, Curare Alstonia scholaris* und *Spigelia.* Von einigen Autoritäten wurden *Gelsemium, Nux vomica, Ignatia, Curare* und *Spigelia* in eine andere Ordnung, in die Loganiaceae, gesetzt. Diese Pflanzenordnung ist sehr giftig; einige derselben können sogar töten.

Apocynum cannabinum.

Plinius behauptete, daß *Apocynum cannabinum* den Hunden schädlich sei, und von diesem Umstand wurde sein Name hergeleitet. Es hat eine zähe Faser, wie Hanf, und wurde zu Stricken gebraucht.

Apocynum cannabinum hat einen merklichen Einfluß auf Vermehrung der Harnabsonderung. Es genügt jedoch nicht, in dem gegenwärtigen Kursus das Mittel als einfaches Diuretikum zu behandeln, denn es hat so entschiedene Einwirkung auf die Lebenskräfte, daß es ausgedehnte Beobachtung verlangt. Es stimmt die Lebenskräfte bedeutend herab, wie ersichtlich aus den erschlafften Sphinkteren, Mangel an Muskelkraft usw. Dieser Mangel an Kraft ist ein wichtiges Allgemein-Symptom, denn es qualifiziert, wie wir gleich sehen werden, die Herz-, Nieren- und Darm-Symptome.

In den letzten Jahren ist *Apocynum* in sehr ausgedehnten Gebrauch gekommen bei Behandlung vieler Arten von Wassersucht. Wenn ich Ihnen ein knappes Resumee seiner Symptome gebe, werden Sie sehen, daß seine unterschiedslose Anwendung bei wassersüchtigen Zuständen durchaus nicht streng homöopathisch ist. Wenn es nicht eigens durch die Symptome angezeigt ist, müssen größere Dosen gegeben werden, um eine Wirkung zu erzielen. *Sarothamnus scoparius* und auch die Hülsen einiger anderen Leguminosen verursachen eine vermehrte Nierentätigkeit und unterstützen die Beseitigung wassersüchtiger Anschwellungen. Aber wir haben es hier mit einer Kunst zu tun, welche solche Verordnungen nicht zuläßt, die nach Bestimmtheit, nicht nach Verallgemeinerung strebt. Sie lehrt die Wahl des Simillimums, nicht die eines zeitweiligen Palliativs.

Wenn indiziert, verlangt *Apocynum,* daß folgende Symptome vorhanden sind: Verwirrung und Schwere im Kopf; Schläfrigkeit und Schwäche oder gestörter, unruhiger Schlaf. Die Funktionen sind träge. Puls langsam. Die Därme verstopft, wenn auch die Fäces nicht hart sind. Die Nieren torpid, der Harnabgang kopiös und fast unwillkürlich wegen Erschlaffung der Sphinkteren. Nase und Hals mit dickem, gelbem Schleim erfüllt beim Erwachen.

Druckgefühl in Herzgrube und Brust, kann kaum Atem schöpfen zum Sprechen, selbst nach Mahlzeiten, die leichter als gewohnt sind. Der Kranke hat ein Gefühl von Oppression auf der Brust; er muß häufige tiefe Atemzüge tun. Es ist Flattern des Herzens vorhanden, Schleudern und Prostrationsgefühl in der Herzgegend. Der Puls ist unregelmäßig, intermittierend und zuweilen schwach, dann langsam. Das Herz schlägt regelmäßig, dann flattert es und wird schwach, dann langsam und mühsam, dann und wann setzt ein Schlag aus. Wir haben hier die Gruppe charakteristischer Symptome bei Herzwassersucht, und sie zeigt die Verwandtschaft des Mittels zur Herzregion. Es wirkt oft lindernd bei Herzverfettung mit Wassersucht alter Leute.

Hier können Sie verschiedene Mittel vergleichen: zuerst *Arsenicum*. Dies Mittel hat denselben Durst und dasselbe Gefühl von Hinfälligkeit im Epigastrium wie *Apocynum*, aber es ist in mehr vorgeschrittenen Fällen indiziert, und der Kranke zeigt stets mehr Reizbarkeit der Faser.

Die Unterschiede zwischen *Apis, Acidum aceticum* und *Apocynum* zeigte ich Ihnen, als ich über *Apis* las.

Helleborus und *Digitalis* sind dem *Apocynum* ähnlich im Verursachen von Torpidität, langsamem Puls usw. Aber ich glaube, *Apocynum* ist in der Regel vorzuziehen, da *Digitalis* sich oft unzuverlässig erweist.

Apocynum hat auch einige Einwirkung auf die Gelenke, da es einen rheumatischen Zustand hervorruft. Steifheitsgefühl in den Gelenken, besonders beim Bewegen morgens.

Sie wollen sich ferner erinnern, daß ich *Apocynum* als ein Arzneimittel bei Hydrocephalus erwähnte; der Kopf ist groß; Hervorwölbung des Stirnbeines; die Fontanellen weit offen; Schielen und in extremen Fällen Blindheit; die eine Seite gelähmt. Der Fall ähnelt sehr *Apis,* aber es fehlt der encephalische Schrei. Es ist indiziert in Fällen, die mehr vorgeschritten sind, als bei *Apis*. Ein oder zwei Fälle wurden durch anhaltenden Gebrauch des Mittels geheilt.

Es gibt eine Diarrhöe, die *Apocynum* erfordern kann. Die Stühle sind kopiös, gelb, wässerig oder bräunlich und enthalten zuweilen unverdaute Speisen. Sie werden mit einer expulsiven Kraft entleert, wie ein Kork aus einer Flasche. Der Sphincter ani ist so schwach, daß die Stühle unversehens entweichen, oder während der Kranke einen Flatus läßt. Nach dem Stuhl fühlt er sich schwach oder hat ein Gefühl von „Ganzhinsein" im Bauche. Das Gesicht ist bleich und mit kaltem Schweiß bedeckt.

Aloë hat eine ähnliche schwächende Einwirkung auf den Sphincter ani und die große Prostration nach dem Stuhl; aber die Stühle bei diesem Mittel enthalten einen gallertartigen Schleim und dabei Kolik, besser durch Zusammenkrümmen.

Gummi Gutti hat Stuhlgang, dem exzessives Schneiden am Nabel vorangeht. Der Stuhl wird herausgetrieben „ganz auf einmal" nach ansehnlichem Drängen, und ihm folgt das Gefühl großer Erleichterung.

Apocynum hat auch Hämorrhoiden, verbunden mit einer Empfindung, als ob im After gehämmert würde.

Anacardium ist ein anderes Mittel, welches das Gefühl hat, als ob ein Keil in den After getrieben würde.

Oleander Nerium.

Oleander Nerium stammt aus Palästina, aber er findet sich wild im südlichen Europa und wird in Gärten und Gewächshäusern überall kultiviert; er gedeiht besonders an feuchten Orten. Als Pflanze ist er ein herrlicher Schmuck mit seinen großen rosig gefärbten Blüten. Er ist jedoch sehr giftig, indem er eine entschiedene Prostration des Nervensystems mit Symptomen von Narkose hervorruft. Verfehlen Sie nicht, diesen deprimierenden Charakter des Mittels sich gegenwärtig zu halten. Er macht schwaches Gedächtnis, Vergeßlichkeit. Nicht bloß diese Einwirkung hat er, sondern er verlangsamt auch die Perzeption. Der Kranke hat große Mühe, den Sinn Ihrer Bemerkung zu fassen. Neben diesen Geistes-Symptomen findet sich Schwindel, als Resultat von Schwäche. Alles spitzt sich auf Depression des Sensoriums zu. *Oleander* ist ein wichtiges Mittel, wenn die eben erwähnten Symptome Vorboten von Lähmung sind.

Einmal behandelte ich mit Glück einen Fall von Kopfschmerz mit *Oleander*. Es sind einige Jahre her. Eine junge Lady war die Kranke. Der Kopfschmerz wurde besser, wenn die Augen mit Gewalt schielten. Beim Nachsehen in der Materia medica fand ich, daß *Oleander* Kopfschmerz hat, besser durch Sehen nach der Seite. Aus diesem Grunde verordnete ich das Mittel.

Studieren wir die Einwirkung von *Oleander* auf die Bauchorgane, so finden wir Leerheit und Hinsein in der Magengrube, selbst nach dem Essen, besser durch Branntweingenuß. Sie werden dieses Symptom als Anzeige für *Oleander* bei sehr schwächlichen Frauen finden, die ein Kind an der Brust haben. Unmittelbar nach dem Stillen wird die Kranke von Zittern ergriffen und ist so schwach, daß sie kaum durch das Zimmer zu gehen vermag.

Carbo animalis ist auch passend für diesen Zustand.

Oleander ist nützlich bei Durchfall. Die Stühle sind dünn und enthalten unverdaute Speisen, wobei es ein charakteristisches

Symptom ist, daß der Kranke unverdaute Speisen entleert, die er den Tag zuvor gegessen. Dies Symptom mögen Sie sich merken bei Kindern mit Cholera infantum und Marasmus. Ein anderes Symptom, das auf *Oleander* weist bei Säuglingen und Kindern, ist, „jedesmal, wenn sie Winde lassen, beschmutzen sie ihre Windeln".

Hier müssen Sie *Oleander* studieren in Verbindung mit *Ferrum, Arsenicum, Argentum nitricum* und *China*. *Ferrum* hat Durchfall mit Stühlen, die unverdaute Speisen enthalten. Dieser Stuhl ist nicht von Schmerz begleitet und kann während des Essens eintreten.

Arsenicum ist indiziert bei Durchfall, verursacht von Erkältung des Magens durch kalte Substanzen. Die Stühle sind von gelber Farbe und von brennenden Schmerzen begleitet. Der Kranke ist schlechter nach Mitternacht, als zu irgendeiner anderen Zeit. Großer Durst ist vorhanden.

Argentum nitricum ist indiziert bei Durchfall, wenn die Därme sich entleeren, sobald der Kranke trinkt.

China ist nützlich bei Durchfall mit wässerigen Entleerungen, die unverdaute Speisen enthalten; der Durchfall ist sehr schwächend; die Stühle können unwillkürlich abgehen nach dem Essen. Er wird verursacht oder schlimmer durch Genuß von Obst.

Apis mellifica ist ein gutes Mittel bei Cholera infantum mit offenem Anus und unwillkürlichem Abgang der Fäces.

Phosphorus und *Aloë* haben auch unwillkürlichen Abgang der Fäces; das Symptom kann man am besten bezeichnen als Mangel an Verlaß auf den Sphincter ani. Bei *Phosphor* gehen die Fäces ab, sobald sie ins Rectum gelangen, als ob der Anus offen stände.

Bei Paralyse ist *Oleander* indiziert, wenn das Leiden ein oder das andere Glied befällt, schmerzlos ist und gewöhnlich Schwindel vorangeht. Ich denke, daß *Oleander,* wie *Gelsemium,* nur bei funktioneller Paralyse indiziert ist. Ich glaube nicht, daß er Paralyse zentralen Ursprungs heilen wird. Er geht jedoch weiter, als *Gelsemium,* indem er sowohl das Sensorium, als auch die motorischen Nerven in Anspruch nimmt.

Oleander hat auch Einwirkung auf die Haut. Er macht sehr empfindliche Haut, so daß die leiseste Reibung Schmerz und Wundheit erregt, besonders im Nacken oder zwischen dem Scrotum und den Schenkeln. Er ruft einen Ausschlag hervor auf der Kopfhaut und hinter den Ohren, ähnlich der *Crusta lactea,* der nässend ist und Ungeziefer erzeugt. Er ist ein ebenso wichtiges Mittel bei diesem Leiden wie *Sulfur, Mezereum, Viola tricolor* usw. Die Unterscheidung, die Sie machen können, liegt in den anderen Symptomen; d. h. wenn die charakteristischen gastro-enterischen Symptome vorhanden, wird *Oleander* das Heilmittel sein.

Gegen die durch akute Vergiftung mit diesem Mittel entstandenen Symptome ist *Camphora* das beste Antidot. Gegen die chronischen Symptome, zumal wenn einige Hautstörungen dabei, ist *Sulfur* wahrscheinlich am besten, weil er am ähnlichsten ist. Den Wert dieser letzten Vermutung verbürge ich nicht. Ich gebe sie Ihnen als das, was sie wert ist.

Vinca minor.

Dies ist eine der Singrünarten. Diese *Vinca minor* enthält ein bitteres und adstringierendes Prinzip, das sie nützlich macht als Tonicum, um nach der Art der alten Schule zu reden, und auch als Stypticum, um Blutungen zu stillen. Diese Eigenschaften behält sie auch in Potenzen. Zum Beispiel, sie kann gebraucht werden bei profuser Menstruation oder Menorrhagie, wenn das Blut in einem kontinuierlichen Strom ohne Unterbrechung fließt und demnach große Schwäche sich einstellt. Ich finde, daß Dr. Richard Hughes in seinem Manual of Pharmacodynamics von drei Fällen postklimakterischer Hämorrhagie spricht, die alle durch *Vinca minor* behandelt wurden. In einem trat andauernde Heilung ein; in den zwei andern kehrte die Hämorrhagie wieder, und in dem einen dieser zwei hing das Leiden von Carcinom ab.

Vinca minor macht, wie ihr Verwandter *Oleander,* einen stinkenden Ausschlag auf der Kopfhaut und im Gesicht und hinter den Ohren, der Ungeziefer erzeugt. Sie macht eine Kruste, unter welcher die Absonderung sich anhäufen kann, und deren Zersetzung gibt Nahrung für das Ungeziefer; das Haar fällt aus und an seine Stelle tritt graues Haar.

Vinca minor ist auch nützlich bei Plica polonica, einem Zustand, bei dem das Haar sich verfilzt.

Bei diesen Haut-Symptomen können Sie *Vinca minor* mit andern Mitteln vergleichen, zunächst mit *Viola tricolor.* Diese nützt bei Crusta lactea, wenn die Exsudation sehr kopiös ist; wie *Vinca* verfilzt sie das Haar, aber es ist eine Eigentümlichkeit dabei, die Sie stets befähigt, zwischen den beiden zu unterscheiden, nämlich *Viola* hat sehr stark riechenden Harn, der passend mit Katzenurin verglichen wurde, so streng ist der Geruch. Sie können an *Viola* denken, wenn hartnäckiges Ekzem von Störungen in den Harnorganen begleitet wird, entweder zu kopiöse Absonderung oder plötzliche Unterdrückung derselben eintritt.

Ein anderes Mittel ist *Arctium Lappa,* welches nützlich ist bei nässendem, stinkendem Ausschlag, der graulichweiße Krusten bildet, besonders wenn die Drüsen geschwollen sind; die Achseldrüsen können sogar in Eiterung übergehen. Dabei besteht Polyurie mit Schmerz in der Blase nach dem Harnlassen.

Noch ein anderes Mittel ist *Nux juglans* bei Crusta lactea oder Tinea favosa mit Wundheit an und hinter den Ohren (*Graphit* hat auch dies Symptom); die Kopfhaut ist rot und juckt heftig. Schorfe erscheinen an den Armen und in der Achselhöhle (ebenso *Arsenicum jodat.)*

Staphisagria ist ein gutes Mittel bei nässendem, stinkendem Ausschlag; das Haar fällt aus. Ausschlag schlimmer am Hinterkopf. Kratzen scheint die Stelle des Juckens zu verändern. Sie ist besonders indiziert bei kränklichen Kindern mit blassem Gesicht und dunklen Ringen um die Augen. Sie sind leicht ärgerlich, gerade wie bei *Chamomilla.* Sie ist speziell indiziert nach Mercur-Mißbrauch.

Ustilago hat zwar einen schmierigen Ausschlag auf der Kopfhaut verursacht, wobei ein Teil der Haare ausfiel, während der Rest sich verfilzte, aber Heilung ist noch nicht bestätigt. Ein wässeriges Serum sickerte fortwährend aus dem Ausschlag.

Alstonia scholaris.

Alstonia, soweit als sie geprüft ist, verursacht Schwäche, niedriges Fieber, oft mit Diarrhöe und, wenn unterdrückt, Schüttelfrost, Schweiß usw., Durchfall, Krämpfe und Schwindel. Klinisch wird sie angewendet bei Frost und Fieber, bei Diarrhöe, von Malaria herrührend, hier mit *China* konkurrierend, und bei chronischem Wechselfieber infolge Chinin-Mißbrauchs.

Alstonia enthält Ditaïn, welches wie *Curare* die peripherischen motorischen Nerven lähmt, und zwar nicht wie bei Chinin durch Anregung der Reflexe. Ditaïn lähmt die vasomotorischen Nerven. Es scheint *China* zu gleichen bei Diarrhöe, Frost usw., besitzt aber nicht die Reizbarkeit des letzteren.

Fünfzehnte Vorlesung.

Gelsemium sempervirens.

Gelsemium sempervirens ist eine gelb blühende Pflanze, im Süden heimisch. Es ist ein Immergrün und bringt seine duftenden Blüten unter den ersten im Frühling hervor. Es ist sehr giftig; besonders wirksam in dieser Richtung ist die Rinde der Wurzeln. Während unseres letzten Bürgerkrieges wurde diese Pflanze viel im Süden als Narkoticum an Stelle des *Opiums* verwendet.

Es ist ein Glied der Loganiaceen, die alle mehr oder weniger giftig sind. Aus dieser Ordnung erhalten wir auch *Nux vomica, Ignatia* und *Spigelia.*

Das darin enthaltene Alkaloid Gelsemin ist ein Mydriaticum wie Atropin und Duboisin. Lokal oder innerlich in größeren Dosen gebraucht, erweitert es die Pupillen. Jedoch innerlich in kleinen Dosen gegeben, zieht es die Pupillen zusammen.

Eine gründliche Kenntnis von *Gelsemium* sich zu erwerben, wird Ihnen nicht viel Mühe machen. Seine Wirkungssphäre ist wohl begrenzt. In Vergiftungsfällen finden wir, daß das hervorstechende und allgemeine Symptom Paralyse der motorischen Nerven ist. Der Geist ist zuerst klar, oder es kann ein Zustand leichten Stupors da sein, wie von Rausch, eine Trägheit im Denken und in Emotion. Noch später bei toxischer Einwirkung des Mittels werden Sie bemerken, daß die Sphinkteren erschlaffen; der Anus bleibt offen und läßt Fäces entschlüpfen. Urin entgeht leicht und unwillkürlich. Später wird die Atmung mühsam, als ob die Muskeln nicht die Kraft hätten, die Brust zu heben. Endlich versagt der Herzmuskel, und der Kranke stirbt. Betrachten wir diese Symptome, wie in einer Nußschale die Einwirkung dieses Mittels repräsentierend, so finden wir, daß es eine Depression hervorruft. Es wirkt auf das Cerebrospinalsystem, besonders auf den vorderen Rückenmarksstrang. Wir sahen auch, daß es, indem es diese Trägheit der Gedanken, diesen stupiden Geisteszustand hervorruft, eine Einwirkung auf das Gefäßsystem haben muß. Durch die vasomotorischen Nerven macht es passive Kongestion, und ich möchte sagen, daß diese Kongestion entweder venös oder arteriell sein kann. Passive Kongestion ist gewöhnlich venösen Ursprungs; aber bei *Gelsemium* erstreckt sich diese passive Hyperämie auf Arterien und Venen. Außer dieser Einwirkung des Mittels auf das Nervensystem hat es noch einige Affinität zu den Schleimhäuten, da es katarrhalische Entzündungen entstehen läßt. Es ist nicht schwer, mit diesem Abriß des Mittels die Charakteristik desselben auszuführen.

Wir finden, daß es infolge seiner paralytischen Aktion Diplopie verursacht. Dies Doppeltsehen, wenn *Gelsemium* das Heilmittel ist, kommt von Lähmung der Augenmuskeln.

Ptosis oder Lähmung des oberen Augenlides weist auf *Gelsemium,* wenn dabei unbeholfenes Sprechen vorhanden und das Gesicht rot unterlaufen ist. Schmerz in den Augäpfeln, der sich verschlimmert beim Bewegen der Augen. In diesem letzten Symptom ist *Bryonia* ähnlich.

Bei Ptosis können wir *Gelsemium* vergleichen mit *Causticum, Rhus Toxic., Sepia, Kalmia* und *Alumina. Rhus Tox.* nützt bei Ptosis oder wirklich bei Lähmung eines der Augenmuskeln, wenn das Leiden bei rheumatischen Kranken auftritt, nach Naßwerden.

Sepia ist indiziert bei Ptosis, wenn das Leiden verbunden ist mit Unregelmäßigkeiten der Menstruation.

Kalmia ist auch nützlich bei Ptosis rheumatischen Ursprungs, wenn Gefühl von Steifheit in den Lidern zugegen.

Causticum bei Ptosis rheumatischer Personen.

Alumina ist angezeigt bei Ptosis, verbunden mit Darmträgheit und daraus folgender Stuhlverstopfung.

Zu *Gelsemium* nun zurückkehrend, finden wir Schwierigkeit beim Schlucken, sogenannte Dysphagie. Dies Symptom kommt von der mangelhaften Funktion der Schlingmuskeln.

Aphonie oder Stimmangel kann sich zeigen; dem Kranken gelingt es, zu flüstern, aber er kann kaum einige Töne herausbringen wegen des Lähmungszustandes der Kehlkopfmuskeln. Dies Symptom wird häufig beobachtet bei hysterischen Frauen nach Gemütserregung, besonders nach Erregungen deprimierender Art. Lähmung nach Erregung wird bei anderen Mitteln beobachtet; zum Beispiel bei *Natrium mur.,* welches hat „der Arm verliert fast seine Kraft nach einem Anfall von Ärger".

Das Herz wird von *Gelsemium* affiziert. Der Kranke wird beim Einschlafen plötzlich aufgeschreckt von dem Gefühl, als ob das Herz aufhörte zu schlagen. Er fühlt, daß das Herz aufhören würde zu schlagen, wenn er sich nicht bewegte. Hier ist der Herzmuskel in geschwächtem Zustand, und es ist eine Art von Instinkt des Kranken, sich zu bewegen, um ihn zur Tätigkeit zu stimulieren.

Digitalis hat gerade das Gegenteil des eben erwähnten *Gelsemium*-Symptoms, nämlich der Kranke fürchtet, das Herz würde aufhören zu schlagen bei der geringsten Bewegung.

Grindelia robusta hat große Schwäche des Herzens und der Lungen. Wenn der Kranke einschlafen will, erwacht er plötzlich mit dem Gefühl, als hätte die Atmung aufgehört.

Bei Lähmungen nach Diphtherie ist *Gelsemium* unser wertvollstes Mittel. In einem sehr schweren Falle dieses Leidens bewirkte *Gelsemium* unter meiner Behandlung vollständige Heilung. Das Kind hatte nicht Kraft genug, sich aufrecht zu halten, die Wirbelsäule in der oberen Nackengegend war rückwärts gebogen. Die eine Körperseite war gelähmt. Beim Versuche, zu gehen, schwankte das Kind, als ob es keine Kontrolle über die Muskeln hätte. Versuchte es sich umzudrehen, so wollte es fallen. Das Sprechen war unbeholfen und schwierig, als ob die Zunge zu groß wäre für den Mund. Ausgesprochener Strabismus. Sensibilität fast normal. Ich ließ die Kranke täglich zweimal entkleiden und ins Bett legen und gut reiben. Innerlich gab ich ihr *Gelsemium*. Beim Gebrauch dieses Mittels wurde sie vollständig hergestellt.

Ich bezweifle, daß *Gelsemium* Paralyse organischen Ursprungs heilen wird, wenn Alterationen im Gehirn, im Rückenmark oder in den peripherischen Nerven selbst vorhanden.

Gelsemium nützt in manchen Fällen von Kopfschmerz.

Ich sagte kurz vorher, daß *Gelsemium* eine passive Kongestion verursacht, und damit meine ich nicht einen heftigen, plötzlichen Zufluß von Blut nach einem Teil, sondern einen solchen Zustand der Blutgefäße, wo sie erweitert sind, gerade, wie ich ihn erwähnte einst bei *Ferrum phosph.* Der Kopfschmerz beginnt im Nacken, geht über den Kopf weg und setzt sich über den Augen fest. Er ist gewöhnlich morgens schlimmer und verbunden mit Steifheit des Nackens. Der Kranke kann effektiv nicht denken oder seine Aufmerksamkeit fixieren. Er wird unlustig und stupid; Schwindel mit verschwommenem Sehen und Schwere des Kopfes. Diese Symptome werden gelindert durch Entleerung von wässerig aussehendem Harn.

Oleum animale hat Migräne mit Polyurie geheilt, wenn der Urin vollständig klar ist. Vergleiche auch *Ignatia, Sanguinaria, Kalmia, Melilotus, Aconitum* und *Silicea*.

Das Gesicht rot unterlaufen. Die Augen werden schwer und mit Blut unterlaufen. Große Schwierigkeit, die oberen Lider zu heben; oft auch ist das Sprechen unbeholfen, als ob die Zunge schwerfällig wäre. Alles zusammengenommen, hat das Gesicht das Ansehen, als ob jemand betrunken wäre. Das Denken ferner ist langsam, so daß der Kranke auf Fragen entweder langsam oder unvollkommen antwortet. Dieser Zustand wird begleitet von einem Pulse, der voll und rund ist und unter den Fingern wie ein Wasserstrom zu fließen scheint. Er gleicht genau dem *Aconit*-Puls, nur fehlt der Tonus, d. h. die Härte, Unnachgiebigkeit des Pulses, die

Aconit **hat.** Nicht selten geht dem Kopfschmerz Blindheit voraus, wie **bei *Psorinum*.**

Demnach haben Sie hier Symptome, die *Gelsemium* in vielerlei Krankheiten empfehlen. Wie nützlich muß es im kongestiven Stadium des Fleckfiebers sein! Dies Mittel hat neben den schon erwähnten Symptomen noch eins, das charakteristisch für Fleckfieber ist, nämlich die Depression. Der Körper scheint sich abzumühen mit einer Vergiftung, die er nicht überwältigen kann. So haben Sie hinlängliche Indikation hier für Anwendung des Mittels bei dieser fürchterlichen Krankheit. Schreitet der Fall zu aktiver Entzündung vor, zeigt sich Ausschwitzung, so tritt *Gelsemium* zurück und macht anderen Mitteln Platz.

Neben der obenbeschriebenen Form von Kopfschmerz gibt es noch einen andern, der mit dem Gefühl verbunden, als läge ein Band um den Kopf oder quer über die Stirn.

Nun kommen wir zu dem Fieber, das *Gelsemium* erregt. *Gelsemium* macht ein Fieber, welches remittiert oder intermittiert in seinem Typus. Sie werden es als ein wertvolles Mittel finden gegen remittierende Fieberformen bei Kindern. Sie finden den Kranken schlafsüchtig und im Bett sich herumwerfend. (Sie können in solchen Fällen nicht *Aconit* geben, wenn nicht die Geistes-Symptome dieses Mittels vorhanden sind.) Das Gesicht ist rot; es hat diese unterlaufene Röte, von der ich vor einigen Minuten sprach. Erwacht das Kind aus diesem schläfrigen Zustand, so ist es mürrisch, empfindlich, nervös oder etwas erregbar, hat aber nicht das heftige Umherwerfen von *Aconit*. In extremen Fällen kann die Schlaflosigkeit in konvulsive Bewegung übergehen. Die Gesichtsmuskeln zucken; das Kind wird starr, als ob es eine Konvulsion bekommen wollte. Gewöhnlich ist nicht sehr viel Durst da, aber große Prostration, so daß das Kind zu schwach scheint, sich zu bewegen. Jeder Körperteil scheint so weh zu tun, daß es schreit, wenn Sie es bewegen. Diese Symptome können nachlassen, und möglicherweise zeigt sich am nächsten Morgen leichter Schweiß. Den nächsten Nachmittag kommen die früheren Symptome wieder.

Bei intermittierenden Fiebertypen können Sie *Gelsemium* für den Anfang wählen. Der Frost läuft den Rücken hinauf oder geht von den Füßen aus und verbreitet sich aufwärts. Er ist zuweilen verbunden mit kopiösem Harnabgang und Zerschlagenheitsgefühl im ganzen Körper. Der Kranke wünscht gehalten zu werden, damit er nicht so heftig durchschüttelt werde. Dann kommt das Fieber mit den schon erwähnten Symptomen. Zuweilen zeigt sich Irritabilität. Der Kranke kann weder Geräusch, noch Licht ertragen. Der Schweiß ist gering oder an einzelnen Teilen, aber er lindert alle Beschwerden. Die Zunge ist weiß oder gelb belegt. Sprechen beschwerlich. Die Därme sind verstopft und die Stühle gelb. Es ist besonders indiziert bei Intermittens, die nicht von Malaria kommt.

Bei Erwachsenen finden wir *Gelsemium* als Heilmittel im biliösen Fieber, besonders in dem biliösen remittierenden. Der Grund, daß es nützlich beim biliösen Fieber ist, liegt darin, daß es eine passive Kongestion der Leber hervorruft. Das Blut fließt langsam durch die Leber. Es handelt sich hier nicht um dieselbe Pfortaderstase, die Sie bei *Nux vomica* finden, sondern es ist ein träges Fließen des Blutes. Deshalb wird die Leber mit Blut überladen, die Galle kann nicht abgesondert werden, und Sie haben einen biliösen Typus von Fieber.

Im Typhus ist *Gelsemium* indiziert, besonders in den Anfangsstadien, wenn in der ersten Woche der Kranke sich übel und ganz zerschlagen fühlt, als ob er zermalmt wäre. Er scheut sich, sich zu bewegen. Hat Kopfschmerzen. Mehr als das, er verliert die Muskelkraft. Er ist schlafsüchtig und hat das rotunterlaufene Gesicht. In solchen Fällen wird *Gelsemium* den Verlauf des Fiebers so modifizieren, daß der Kranke es mit verhältnismäßig milden Symptomen durchmachen wird.

Wir können *Gelsemium* bei Katarrhen indiziert finden, die bei warmem, feuchtem, erschlaffendem Wetter entstehen, mit exkoriierendem Ausfluß aus der Nase, der die Nasenlöcher und -flügel rauh und wund macht. Es findet sich häufiges Niesen und böser Hals, wobei die Mandeln rot und etwas geschwollen sind, mit Schlingbeschwerden. Beiläufig möchte ich Ihnen in Erinnerung bringen, daß diese Schlingbeschwerden nicht die von *Belladonna* sind. Bei diesem letzteren Mittel kommt die Beschwerde von der ausgedehnten Schwellung und auch von der krampfhaften Kontraktion der Fauces, herrührend von der Hyperästhesie der Nerven. Eine Kleinigkeit Wasser, die den Hals berührt, wird durch die Nase ausgestoßen. Bei *Gelsemium* ist die Dysphagie Resultat des paretischen Zustandes der Muskeln, oder der Kranke war muskelschwach, als er sich erkältete. Bei dieser Erkältung werden Sie trockenen, kratzenden, kitzelnden Husten mit sehr geringer Expektoration finden. Sie finden allgemeine Prostration und außerdem oft Gesichtsneuralgie.

Quillaya (Seifenrinde) heilt durch warmes, erschlaffendes Wetter zugezogene Erkältungen. Wie bei *Gelsemium,* besteht Muskelschwäche, Verlangen nach Ruhe und Stille, allgemeines Zerschlagenheitsgefühl, selbst in den Augäpfeln usw. Das erstere hat überhaupt nicht die Empfindung von Verstopfung in der Nase, das letztere einen fließenden, wundmachenden Schnupfen mit Gesichts- und Kopfneuralgien.

Bei Prosopalgie kann *Gelsemium* nützlich sein, wenn das Leiden e i n e Seite befällt und intermittierenden Typus hat. Das siebente Nervenpaar ist ergriffen und der Kranke macht allerlei Grimassen.

Gelsemium hat etwas leichte Einwirkung auf die Haut. Es macht Jucken und Röte dieses Gewebes; dies Jucken ist heftig genug, um den Kranken am Einschlafen zu hindern. Ein geringer Ausschlag von kleinen Knötchen und etwas masernartig kann auftreten. *Gelsemium* kann demnach bei Masern im Anfang gebraucht werden, wenn Fieber hervortretendes Symptom ist und wir den Schnupfen des Mittels haben; wässeriger Ausfluß aus der Nase, der die Flügel und Oberlippe exkoriiert. Damit kann verbunden sein ein harter, bellender, kruppartiger Husten und Heiserkeit.

Aconit unter andern gleichen Umständen ist das beste Mittel, das wir für den Beginn der Masern besitzen. Wenn Sie zu einem Fall kommen, von dem Sie annehmen, daß Masern ausbrechen werden, dabei Fieber, Unruhe, Photophobie, Schnupfen, Niesen und harter kruppartiger Husten, so geben Sie mit Fug und Recht *Aconit.*

Pulsatilla ist nicht das Heilmittel, wenn irgend Fieber vorhanden.

Wenn Schweiß beim Fieber ausbricht, so würde *Belladonna* mehr passen.

Findet sich schlafsüchtiger Zustand und unterlaufenes Gesicht, so können Sie *Gelsemium* bei Beginn von Hautkrankheiten geben, auch wenn Konvulsionen vorhanden.

Nächstdem möchte ich über die Einwirkung von *Gelsemium* auf die Geschlechtsorgane sprechen. Bei den männlichen Organen macht *Gelsemium* einen Zustand, der sehr nahe an Impotenz grenzt; häufige, unwillkürliche nächtliche Ergießungen mit Erschlaffung der Organe, keine lasziven Träume und oft kalten Schweiß am Scrotum. Die Organe sind erschlafft. Es ist besonders indiziert bei solchen Fällen, die von Masturbation herrühren.

Ich möchte, daß Sie hier sich ein anderes Mittel merken, nämlich *Dioscorea.* Diese ist ausgezeichnet gegen die sogenannten atonischen Samenergüsse, wenn ein passiver Zustand vorhanden, nachts zwei oder drei Träume mit Samenerguß. Den darauf folgenden Tag fühlt der Kranke sich schwach, besonders in den Knien. In diesen Fällen kenne ich kein besseres Mittel, als *Dioscorea.* Ich gebe sie gewöhnlich zuerst in der 12., nachher in der 30. Potenz.

Caladium seguinum ist indiziert bei den üblen Folgen geschlechtlicher Exzesse, wenn nasse Träume auftraten ohne irgendwelche Lüsternheit oder ohne irgendwelche geschlechtliche Erregung.

Agnus castus ist das Heilmittel für Spermatorrhöe alter Sünder.

Andere Mittel, die mit *Gelsemium* in seiner Einwirkung auf das männliche Geschlecht verglichen werden können, sind *Digitalis,*

Phosphorus, Nux vomica, Calcarea carb., Lycopodium und *Camphora.*

Sepia, Selenium und *Conium* machen ähnliche Samenschwäche mit Erethismus und leichten Emissionen.

Bei Gonorrhöe ist *Gelsemium* indiziert im Anfang, wenn merklicher Urethralschmerz vorhanden. Auch ist Brennen da im Meatus und im Verlauf der Urethra. Der Ausfluß ist noch dünn und nicht purulent geworden. Das Leiden kann unterdrückt gewesen und infolgedessen mit Epididymitis kompliziert sein. Bei Tripper-Rheumatismus kann es ein nützliches Mittel sein.

Bei Krankheiten der weiblichen Organe ist *Gelsemium* ein unschätzbares Mittel. Zu allererst finden wir es nützlich bei rigidem Os uteri. Sie müssen diesen Zustand nicht verwechseln mit dem gewöhnlicheren Krampf des Os, der für *Belladonna* spricht. Oft finden wir bei Wehen, nachdem sie einige Stunden gedauert haben, daß das Os sich nur träge erweitert hat. Der untersuchende Finger findet das Os unnachgiebig, hart und dick. Die Patientin ist hysterisch und voller nervöser Erregung. Die Schmerzen verlassen den Uterus und fliegen über den ganzen Körper, schießen aufwärts und rückwärts. Zu anderer Zeit gehen die Schmerzen von vorn nach rückwärts, und der Uterus scheint nach oben gestoßen zu werden. Oder es besteht das Gefühl, als wenn ein Strom vom Uterus nach der Kehle aufstiege, mit Würgen endigend. Diese Zustände sprechen für *Gelsemium.*

Ein anderer Zustand, gerade entgegengesetzt, erfordert *Gelsemium,* nämlich komplette Atonie des Uterus. Der Hals des Uterus ist weich, wie Glaserkitt. Er ist vollständig erschlafft. Der Körper des Uterus zieht sich gar nicht zusammen. Die Wasserblase hängt schlaff aus dem Os. Keine Spur von Expulsion. In solchen Fällen geben Sie einige Dosen *Gelsemium.*

In den prämonitorischen Stadien von Puerperal-Konvulsionen ist *Gelsemium* ein wundervolles Mittel. Albuminurie kann vorhanden sein. Die Kranke ist gewöhnlich schlafsüchtig und hat Zucken in verschiedenen Körperteilen. Das Os ist entweder rigid, wie ich eben erwähnte, oder vollkommen untätig; der Puls ist voll und groß, aber weich. Schmerz scheint gerade durch den Magen zu gehen und dann nach dem Rücken; scharf schneidende Schmerzen, die gerade durch den Gebärmutterhals und dann aufwärts zu gehen scheinen. Bei diesen Schmerzen Wallungen im Gesicht.

Gelsemium kann auch bei nichtschwangerem Zustande in Anwendung kommen. Der Uterus ist merklich anteflektiert, dabei das Gefühl, als ob er von einer Hand gequetscht würde. Diese Uterin-Symptome sind nun verbunden mit Kopfschmerz in der Stirn und Schwachsichtigkeit. Im Kopf Gefühl, als wäre er enorm vergrößert und wilde Verwirrung darin. Diese Symptome alternieren mit scharfen wehenartigen Schmerzen im Uterus, die sich nach den

Hüften und dem Rücken und selbst nach unten in die Schenkel ausdehnen. *Gelsemium* ist oft nützlich bei neuralgischer und kongestiver Dysmennorrhöe, wenn Herabdrängen dabei.

Caulophyllum ist ähnlich dem *Gelsemium* bei Dysmennorrhöe und folgt gut auf dasselbe.

Cimicifuga hat Kopfschmerzen als Reflex von Uterinreizung.

Gelsemium ist nützlich bei den Folgen von Gemütsbewegungen, besonders nach Schreck und Furcht. Eine plötzlich auftretende Diarrhöe, die nach Gemütsbewegung entsteht, erfordert *Gelsemium*. Die Stühle sind kopiös, gelb und weich. Die Zunge weiß oder gelblich belegt.

Andere Mittel, die in Frage kommen bei Diarrhöe nach Gemütsbewegungen, sind *Opium, Veratrum album, Argentum nitricum* und *Pulsatilla*.

Opium bei Fällen als Folge von Schreck, besonders wenn das Bild des Gegenstandes, durch welchen der Schreck hervorgerufen wurde, beständig vor dem Geist erscheint.

Veratrum album bei Durchfall nach Schreck, mit kaltem Stirnschweiß.

Argentum nitricum, wenn Durchfall auf große Erregung folgt, besonders, wenn Einbildung im Spiele war.

Pulsatilla bei Durchfall von Schreck, wenn die Stühle grünlich sind, gelb und schleimig oder sehr veränderlich und schlimmer in der Nacht, mit Zittern, Weinen.

Gelsemium kann auch einen nach deprimierenden Affekten drohenden Abortus verhüten, mit den besonderen, oben in Verbindung mit Wehen erwähnten Schmerzen. Bei diesen Zuständen können Sie *Aconit* und *Opium* vergleichen.

Conium, Physostigma und *Tabacum* verstärken die Wirkung von *Gelsemium*.

Antidote von *Gelsemium* sind Stimulantien: *Belladonna, Digitalis, China* und *Coffea*.

Sechzehnte Vorlesung.

Nux vomica.

Nux vomica ist ein Mittel, das schon sehr früh, 1540, bekannt wurde, in welchem Jahre ein Valerius Cordus eine merkwürdig genaue Beschreibung gab. Die Frucht des Baumes ist ungefähr von der Größe einer Apfelsine und enthält eine bittere, gallertartige Masse. Diese Masse, wie man sagt, wird von einigen Vögeln in Indien verzehrt, obgleich sie bekanntermaßen Strychnin enthält. Die Nuß selbst ist der von Fleisch und Schale befreite Samen. Diese Samen sind diskusförmig und haben etwa einen Zoll im Durchmesser bei einem Viertelzoll Dicke. Ihre Haut ist wie Atlas wegen einer dicken Lage fest anliegender, strahlender Haare.

Sie wollen sich erinnern, wie ich schon erwähnte, daß *Ignatia* und *Nux vomica* beide als aktives Prinzip zwei als *Strychnin* und *Brucin* bekannte Alkaloide enthalten; *Brucin* ist in viel geringerer Menge als das andere vorhanden und mehr enthalten in der Rinde des Baumes, als in der Nuß selbst. Seine Eigenschaften sind denen des *Strychnins* etwas ähnlich. Neben beiden Alkaloiden findet sich eine Säure, Igasursäure (in älteren Werken Isagursäure), identisch mit der in Äpfeln und Birnen gefundenen Apfelsäure. *Strychnin*, das Hauptalkaloid von *Ignatia* und *Nux vomica*, hat eine gut gezeichnete Symptomatologie; es ist ein Gift, das nicht selten zu Selbstmord und anderen Morden verwendet wird und auch zur Tötung niederer Tiere, Katzen, Ratten usw. *Strychnin* erregt Unruhe, Zittern der Glieder, Steifheit des Nackens und Kiefers. Der Hals ist zusammengeschnürt, ähnlich wie bei *Belladonna*. Zuweilen finden sich tetanische Konvulsionen mit Opisthotonus. Diese tetanischen Konvulsionen unterscheiden sich vom eigentlichen Tetanus nur dadurch, daß die Muskeln zwischen den Paroxysmen erschlaffen. Die Temparatur des Körpers ist nicht so hoch wie im eigentlichen Tetanus, und Trismus kommt spät bei *Strychnin*-Vergiftung. Die *Strychnin*-Konvulsionen werden wiedererregt durch jede Sinneseindrücke, besonders durch die leiseste Berührung, während Reiben den Kranken erleichtert. In sehr großen oder oft wiederholten

Gaben macht *Strychnin* Lähmung der motorischen Nerven. Endlich tritt Collaps als Folge von Erschöpfung der motorischen Zentren ein. Ich gebe Ihnen diese *Strychnin*-Symptome zu zwei Zwecken. Einmal, damit Sie mit ihnen vertraut sind, um sie wieder zu erkennen, wenn unglücklicherweise einer Ihrer Kranken durch das Mittel vergiftet wurde. Zweitens, damit Sie besser die Wirkung der *Nux vomica* verstehen, da Sie, weil Strychnin ihr Hauptingredienz ist, durch ihre ganze Symptomatologie diese Überimpressionabilität durchlaufend finden werden; jedes Ding macht den Kranken übermäßig impressionabel. Äußere Eindrücke, wie Töne, Gerüche, Geräusche, erregen ihn, und diese Überreizbarkeit, sage ich, ist charakteristisch für das Mittel.

Strychnin ist ähnlich *Picrotoxin, Veratrin, Cicuta virosa, Thebain, Acidum hydrocyan., Belladonna, Stramonium, Aconit, Physostigmin, Passiflora, Curare, Camphora* und *Phytolacca,* aber speziell sind seine Wirkungen dem traumatischen Tetanus ähnlich.

Picrotoxin ist nach Bartholow in der Wirkung gleich mit *Strychnin;* aber die Atmung wird beschleunigt, nicht so sehr wegen Krampf der Atemmuskeln, als wegen Krampf der Glottis; auch ist weniger Empfindlichkeit gegen leichte Berührung. Gubler versichert, daß *Picrotoxin* mehr choreaartige Symptome hervorruft.

Veratrin macht Inkoordination, indem es Erschlaffung einiger Fasern bei Kontraktion anderer hervorruft; nämlich längerer Kontraktion der Muskeln folgt ein Zustand partieller Erschlaffung mit fibrillären Kontraktionen. Hier ähnelt es etwas dem *Strychnin;* aber es unterscheidet sich sehr durch Abführen und Erbrechen und allgemeine Paralyse, die nicht von Erschöpfung, sondern von direkter Abtötung der Muskeln herkommt.

Thebain macht Tetanus, kann aber durch seine hypnotischen Symptome unterschieden werden. Es soll das giftigste der im *Opium* wirksamen Prinzipe sein.

Physostigmin kann mit *Strychnin* nur in beschränkter Weise verwechselt werden. Es vermehrt die Reizbarkeit der sensiblen Nerven und macht auch tetanische Krämpfe der unwillkürlichen Muskeln. Aber hauptsächlich unterscheidet es sich weit von *Strychnin* dadurch, daß es Spinalparalyse und verminderte Reflexaktion erregt. Wenn demnach manche Symptome, wie Zusammenschnüren des Halses, Krämpfe in Magen und Därmen, Tenesmus recti, Steifheit in Rücken und Beinen, Spanngefühl in und an den Augäpfeln eine Ähnlichkeit mit *Strychnin* darbieten, so werden doch solche zusammengehörige Erscheinungen von Spinalparalyse, wie die folgenden, zur Unterscheidung dienen: Zittern, schwach, kann kaum gehen, kann mit Not die Muskeln dem Willen unterwerfen (ähnlich *Gelsemium, Conium*), unsicher beim Gehen mit geschlossenen Augen. Bei *Strychnin* tritt der Tod ein durch Asphyxie von tetanischem Krampf der Atemmuskeln, bei Physostigma durch

Paralyse. Ferner sind die Pupillen verschieden; ersteres macht Dilatation, letzteres Kontraktion mit mangelnder Akkommodation und Zucken der Augenlider.

Betrachten wir nun die späteren Einwirkungen von *Strychnin* — solche, die auf schwere, aber nicht tödliche Vergiftung folgen, oder die häufig durch Potenzen hervorgerufen werden —, so können wir sie unterscheiden durch die charakteristische Irritabilität, die mehr bei Strychnin hervortritt; jedes Ding macht zu heftigen Eindruck; Ohnmacht von Gerüchen; Muskelzittern mit Erregung; Verlangen nach Beischlaf, aber während einer Emission wird er impotent usw.

Curare, selbst wenn es *Strychnin* enthält, wirkt ganz verschieden von letzterem. Es zerstört die Erregbarkeit der Endorgane des Muskelnerven, läßt aber die Muskeln selbst intakt. Reflexaktion ist vermindert oder zerstört und die Atmung gelähmt. Die Sensibilität ist nicht wesentlich alteriert. Wegen Paralyse der Vagusendigungen wird die Herzaktion beschleunigt, aber der Blutdruck ist nicht vermehrt. In der Tat erweitern sich wegen Paralyse der vasomotorischen Endigungen die Blutgefäße und leisten dem Blutstrom geringeren Widerstand. Vermehrte Peristaltik hängt nicht von Krampf, sondern von Paralyse des hemmenden Splanchnicus ab.

Wir haben nicht sehr zuverlässige Prüfungen von *Curare.* Doch hat Baruch es bei sogenannten „Leberflecken“ angewendet; und Dr. Paul Pitet berichtet einige interessante Kuren von Muskelschwäche, erschwerter Respiration wegen mangelnder Kraft, Unbeweglichkeit mit starrem Blick beim Erwachen, und bei Ekzem der Kinder, schlimmer im Gesicht und hinter den Ohren; bei skrofulösen Kindern (Worlds Homöop. Convention, Vol. I).

Es wurde auch bei Katalepsie angewendet, mit Krampf des Unterkiefers, ich glaube von Baruch.

Phytolacca unterscheidet sich wesentlich von *Strychnin* sowohl durch ihre scharf narkotischen Eigenschaften, als durch die träge Magen-Darm-Erregung und Collaps. Jedoch sind die Krampf-Symptome etwas ähnlich; Glieder steif, Hände fest geschlossen, Füße gestreckt und Zehen gebeugt, Zähne zusammengebissen und Lippen umgestülpt, Opisthotonus; Kinn zum Sternum gezogen; dabei abwechselnd Erschlaffung und Krampf der Gesichtsmuskeln.

Passiflora incarnata wurde nicht geprüft, aber sie hat Fälle von Tetanus geheilt in heißen Ländern, wo sie unglücklicherweise nur zu oft vorkommen. Dr. Archibald Bayne auf Barbados, W.-I., erzählt zwei Heilungen mit der Urtinktur und der ersten Dezimale (Hahn. Monthly, May, 1881).

Angustura wird zu den Aromatischbittern gerechnet und gilt als ein Tonicum. Aber sie ist mehr als das. Sie macht Ziehen,

Spannung und Steifheit der Muskeln und Gelenke, mit Gefühl von Zerschlagenheit, Schmerz, wie nach einem Schlag. Diese Spannung ist deutlich genug in dem Temporalis und Masseter, um an Trismus zu denken. Das Mittel affiziert auch die Knochen. Es finden sich Vergleichspunkte zwischen *Angustura* und einer andern Rutacee, *Ruta graveolens.* Verletzungen am Periost verlangen oft die letztere; und es ist sehr wahrscheinlich, daß Verletzung mit beginnender Muskelkontraktion die erstere erfordert.

Dr. Hering, der sich sehr wohl hütete, *Angustura* mit *Strychnin* zu verwechseln, erzählt nichtsdestoweniger eine Heilung von Tetanus mit der ersteren und druckte deshalb die Symptome ab in seinen *Guiding Symptoms.* Dr. Hubbard berichtet über eine mit *Angustura* gemachte Kur (Med. Investigator, April 1870).

Daß *Angustura vera* auf die Knochen wirkt, ist voll bestätigt. Ägidi benutzte sie, wenn die langen Knochen affiziert waren (siehe Raues Pathology). Dr. C. G. Raue schreibt mir, daß das Präparat, mit dem er Podarthrocace heilte, ohne Frage die *vera* war. Es stammte von Jenichen, und dieser Verfertiger unterschied sorgfältig zwischen *Angustura vera* und *Angustura falsa* oder *Nucis vomicae cortex seu Brucea antidysenterica.*

Dr. August Korndörfer brauchte Jenichens zweihundertste bei Nekrose des Unterkiefers. Die eine Seite des Kiefers war mit Erfolg exzidiert worden; aber das Leiden erschien auf der anderen Seite; die Heilung gelang vollkommen.

In die allgemeine Charakteristik der *Angustura* können wir die Reizbarkeit gegen leichte Verletzung beziehen (bei Karies). Verlangen nach Kaffee (klinisch, aber bestätigt durch Dunham, Bönninghausen und Ägidi). Tenesmus recti bei weichem Stuhl; Drang zum Harnen bei reichlichem Abgang (siehe einen Fall von Dr. Edmundsen, Hahn. Monthly, Oktober 1876). Demnach kann ich gar nicht Dr. Hughes beistimmen, welcher versichert, daß *Angustura* keine Anerkennung in der Therapie hat.

Aconit macht in einer seiner Manifestationen eine allgemeine Spannung der Nerven und Gefäße, charakterisiert durch die wohlbekannte Angst, Hitze usw. (siehe Hughes' Pharmacodynamics). Er erzeugt auch Trismus, Steifheit der Glieder und selbst Opisthotonus. Wir erkennen nun, weshalb Reynold ihn mit Erfolg beim Trismus der Pferde verwenden konnte (Trousseaus Therapeutics, Vol. II); und ferner, warum er bei beginnendem traumatischen Tetanus empfohlen wird.

Er macht jedoch nicht, wie *Strychnin,* vermehrte Reflexerregbarkeit. Es findet sich eher verminderte oder verkehrte Sensibilität, die sich in Prickeln und Taubheit zeigt.

Bei drohendem Tetanus haben wir sicherlich wirksame Mittel, den vollen Ausbruch der Krankheit zu verhüten; *Aconit,* Fieber,

Angst, Muskelspannung, Prickeln und Taubheit; *Veratrum viride, Hypericum,* qualvoller Schmerz in der Wunde; *Belladonna, Cicuta, Silicea* und möglicherweise *Angustura,* wenn die Wunde eitert oder plötzlich aufgehört hat zu eitern.

Acidum hydrocyanicum wurde beim Tetanus zuerst von Bégin empfohlen; und Dr. Hughes zitiert in seiner Schrift über diese Säure, vorgetragen beim Weltkongreß 1876, Vergiftungsfälle, welche ihre Homöopathizität bei Epilepsie und Tetanus beweisen. Die Beziehung der Säure zu diesem letzteren Leiden ist deutlicher dargelegt in Dr. Hughes' Pharmacodynamics, wo wir lesen: „Blausäure macht Tetanus; es findet sich nicht, wie bei *Strychnin,* deutlich vermehrte Reflexerregbarkeit; sondern, wie bei *Aconit* und *Cicuta,* anhaltender tonischer Krampf; dies tut sie durch direkte Einwirkung auf das Rückenmark.

Sie scheint besonders nützlich, wenn die tetanischen Symptome sich am meisten zeigen in den Muskeln des Gesichts, Kiefers und Rückens; es ist Trismus vorhanden, Risus sardonicus und erschwerte Respiration, dabei livider und schaumiger Mund. Dr. Charles A. Barnard berichtet zwei Fälle von traumatischem Tetanus, die mit dieser Säure geheilt wurden. In beiden Fällen ließen nur die Krämpfe des Gesichts, Kiefers und der Brust nach, und andere Mittel wurden für die rückbleibenden Symptome nötig (siehe N. E. Med. Gazette, Oktober 1882). Diese Beziehung der Blausäure für den oberen Teil des Körpers kontraindiziert das Mittel nicht bei Opisthotonus und bei allgemeiner tetanischer Starre, denn bei ihrer giftigen Einwirkung werden Stamm und Extremitäten krampfhaft ergriffen. In einem Fall begannen die Krämpfe in den Zehen und verbreiteten sich über den Körper. Indes die Säure affiziert zweifellos die Medulla oblongata am mächtigsten, und demnach leiden Lungen, Herz und Larynx wegen des Vagus-paares. Sie hat nur wenig Ähnlichkeit mit *Strychnin,* ist aber ähnlich *Cicuta, Lachesis* und *Nicotin.*

Lachesis hat geheilt, wenn bei Trismus und Kehlkopfkrampf Bläue vorhanden wegen Asphyxie und der Kranke im Paroxysmus einschläft.

Cicuta virosa enthält ein flüchtiges Alkaloid, *Cicutin,* das bis jetzt noch nicht isoliert wurde. Nach Boehm macht diese Pflanze Erbrechen, Durchfall und tetanoide Krämpfe und beim Menschen auch Synkope und Strabismus. Das flüchtige Öl, das sie enthält, soll identisch sein mit dem Kümmelöl und ist nicht giftig. Aber ein alkoholisches resinöses Extrakt, das nach Trojanowski Cicutoxin enthält, verursacht bei Fröschen abwechselnd tonische und klonische Krämpfe. Die Respiration ist beschleunigt, die Inspiration überwiegt die Exspiration so mächtig, daß das Tier von Luft aufgetrieben wird. Bei Säugetieren ist die erste Einwirkung profuse Salivation, Beben der Muskeln und dann Krämpfe. Die Atmung wird sehr rapid, und dann brechen plötzlich Konvulsionen aus. Die Atmung wird, wie bei *Strychnin,* durch Kontraktion der Respirationsmuskeln suspendiert. Bei Reizung erneuern sich die Krämpfe; sind die Paroxysmen vorüber, so liegt das Tier vollständig erschöpft da.

Diese Betrachtungen der Wirksamkeit von *Cicuta* zeigen nun Charakteristisches, das die Homöopathen seit Jahren geleitet hat bei der Wahl dieses mächtigen Heilmittels; plötzliche Starrheit, dann Umherwerfen und schreckliche Verdrehung, worauf übermäßige Prostration folgt. Tonische Krämpfe, durch Berührung von neuem erregt. Große Atemnot. Kinnbackenzwang, Gesicht dunkelrot; Schaum vor dem Mund. Opisthotonos. Bewußtlosigkeit.

Der Anfall bei *Cicuta* ist mehr epileptiform, als bei *Strychnin,* und es ist meist Bewußtlosigkeit da. Reflexerregbarkeit ist bei ersterer weniger deutlich. Die Erschöpfung bei *Cicuta* wird nur von *Chininum arsen.* erreicht.

Tabacum und *Nicotinum* machen: Kopf rückwärts gezogen, mit Starrheit der Nacken- und Rückenmuskeln; Kontraktion der Augenlider- und Kaumuskeln; zischende Respiration wegen Krampf der Kehlkopf- und Bronchialmuskeln; abwechselnd tonische und klonische Krämpfe, denen allgemeine Erschlaffung und Zittern folgt; Retraktion der Bauchmuskeln; Kontraktionen solcher Teile, die von unwillkürlichen Muskeln versorgt werden, wie Därme, Ureteren usw.; diese Kontraktionen werden begleitet von intensiven Schmerzen, Übelkeit, kaltem Schweiß und schnellem Collaps, Asphyxie.

Tabacum wirkt ferner aufs Rückenmark, besonders auf die Medulla oblongata; und auch auf die Bauchganglien. Seine tetanischen Symptome mit Asphyxie ähneln denen der Blausäure mehr, als denen des *Strychnins.* Ein charakteristischer Unterschied zwischen *Tabacum* und *Nux* zeigt sich deutlich in ihrer bezüglichen Anwendung bei Nierenkolik: Schmerz den rechten Ureter hinab nach Genitalien und Bein, Übelkeit, Erbrechen: *Nux.* Schmerzen den Ureter hinab mit tödlichem Kranksein und kaltem Schweiß: *Tabacum.*

Veratrum album macht Konvulsionen mit Glottiskrampf und Zusammenschnüren der Brust, die fast zur Erstickung geht; Hände und Füße werden einwärts gezogen, und die Pupillen sind kontrahiert. Sie unterscheiden es von *Strychnin* hierdurch: bei *Veratrum album* sind die erschöpfenden Leiden sekundär und nie primär wie bei *Strychnin.*

Stramonium macht wie *Strychnin* tetanische Konvulsionen, die sich verschlimmern durch Berührung und Licht; der Unterschied liegt hauptsächlich hier: Bei *Stramonium* ist fast immer Manie zugegen, während bei *Strychnin* der Geist klar ist bis zu den letzten Stunden des Lebens.

Camphora ist dem *Strychnin* sehr ähnlich bei tetanischen Krämpfen. Läßt die Zähne sehen wegen Aufziehens der Mundwinkel. *Camphora* ist indiziert bei tetanischen Krämpfen mit der stets vorhandenen tödlichen Kälte.

Beim Studium der *Nux vomica* wollen Sie sich an diese einleitenden Bemerkungen erinnern. Nächstdem lassen Sie mich erwähnen, daß *Nux vomica* komplementär zu *Sulfur* ist. Damit meine ich, daß sehr häufig, nachdem *Nux vomica* ihre Schuldigkeit getan, die noch bleibenden Symptome in *Sulfur* das Mittel finden, welches die Heilung vollständig macht.

Nun will ich Ihnen über das *Nux vomica*-Temperament sprechen. Es ist nicht nötig, daß Sie von dem Gebrauch der *Nux* abstehen, wenn die Konstitution, die ich Ihnen beschreiben werde, nicht vorhanden; aber sie wirkt besser bei der zu erwähnenden Konstitution. *Nux vomica* paßt bestens für mehr schlanke, hagere Kranke. Sie scheint nicht so gut auf Fleischige zu wirken. Besonders ist sie indiziert, wenn der Kranke mehr zornig und schnell und lebhaft in seinen Bewegungen ist. Er hat ein nervöses Temperament. Das Gesicht ist mehr fahl oder gelblich. Es ist eine Art falscher Plethora vorhanden, die dem Kranken zuweilen rote Backen auf gelbem Hintergrund macht. Im allgemeinen werden Sie ferner finden, daß der Kranke an Überanstrengung des Geistes leidet, besonders wenn diese Überbürdung der Geisteskräfte verstärkt oder verschlimmert wird durch sitzende Lebensweise. Demnach finden Sie das Mittel von großem Wert bei solchen, die sich selbst Schlaf und Bewegung rauben im Verfolg ihrer Studien. Sie werden sie häufig indiziert finden bei Beamten, die sich sehr wenig Bewegung machen und dyspeptisch geworden sind. Sie haben Kopfschmerz und sind müde des Morgens, wenn sie erwachen. Der *Nux*-Kranke liegt nachts häufig wach; sein Geist ist so erregt, daß er nicht schlafen kann. Gedanken laufen verwirrt durch den Kopf. Lange nach Mitternacht schläft er ein, und dann erwacht er zeitig des Morgens, um vier oder fünf Uhr vielleicht. Er schläft wieder ein, und wenn er dann nochmals erwacht, fühlt er sich so abgemattet, als wäre er auf einem Gelage gewesen und als hätte der Schlaf ihm nichts genützt. Er hat bittern Geschmack im Munde; die Zunge ist belegt; er klagt über dumpfen Kopfschmerz und wirklich über lauter Symptome, die auf Zerrüttung des Körpers durch Überarbeitung hinweisen. Dies also ist die Art von Kranken, bei denen Sie *Nux* am wirksamsten finden werden.

Nux kann das Kommen von Gehirnerweichung verhüten, besonders bei sitzender Lebensweise und wenn schwere geistige Anstrengung vorhergegangen ist, ebensowohl in Fällen, in denen Unmäßigkeit vorherging. Der Kranke klagt über Kopfschmerz, wenn er den Geist anstrengt. Sein Gedächtnis ist unbeständig, er ist schwindlig und sein Gang wird unstet. Dem Mittel kann *Phosphorus, Acidum picrinicum* oder *Sulfur* folgen.

Der *Nux*-Kranke hat, wie Sie finden werden, eine Masse Beschwerden von seiten der Verdauungsorgane. Er leidet an Kopfschmerz. Dieser Kopfschmerz sitzt entweder am Hinterhaupt oder über dem einen oder andern Auge, gewöhnlich links. Wenn er über dem Auge sitzt, so beginnt er gewöhnlich morgens und steigert sich den ganzen Tag bis zum Abend und ist meistens begleitet von saurem Geschmack im Munde (weniger häufig von bitterem Geschmack), von Blähungsanhäufung und quälendem Aufstoßen. Hiermit kann verbunden sein Erbrechen von Speisen und sauren Massen; aber der hervorstechende Zug des Erbrechens ist das heftige Aufstoßen, oft mehr oder weniger erfolglos, das Ihnen den gereizten Zustand des Magens kundgibt. Er hat diesen eigentümlichen Schlaf, erwacht zeitig um drei oder vier Uhr morgens, schläft wieder ein und fühlt beim Erwachen sich schlechter, als vorher; die Därme sind verstopft, und diese Verstopfung besteht, ganz charakteristisch, in erfolglosem Drang zum Stuhl. Sie sehen demnach, daß sie nicht abhängt von Atonie des Rectums, sondern von unregelmäßiger, ruckweiser Aktion. Er leidet auch an Gastralgie, die gewöhnlich durch Essen sich verschlimmert. Sie ist jedoch zuweilen schlimmer, wenn der Magen leer ist. Der Schmerz geht vom Epigastrium aus und strahlt nach verschiedenen Richtungen aus, nach dem Rücken usw. Die Paroxysmen haben große Neigung, periodisch jeden Morgen wiederzukommen, und sind oft verbunden mit Erbrechen saurer Massen und erfolglosem Stuhldrang. Die Schmerzen selbst sind kneifender, kratzender Natur, als ob eine Hand die innere Magenwand kratzte; sie werden oft durch heißes Getränk beruhigt. Nun wollen Sie sich merken, daß die Symptome, die ich für *Nux vomica* erwähnte, im pathologischen Sinne ausgedrückt, unter die Bezeichnung „gastrische Irritabilität" zu setzen wären. Die Nerven sind in solchem Zustande der Überreizung, daß Speise krampfhafte Aktion des Magens und Auswerfen seines Inhaltes hervorruft. Dies ist, wie Sie bemerken werden, pathologisch ähnlich dem Zustande des Rectums.

Bei dieser außergewöhnlichen gastrischen Reizbarkeit haben wir *Nux vomica* und zwei oder drei andere Mittel, die wir nicht gut übergehen können. Sie haben einen Kranken zu behandeln, der durch sein Leiden heruntergekommen ist; sobald er Speisen verschluckt, kommen sie wieder herauf. Hier ist *Nux* eins der Heilmittel, besonders bei Kindern, die sehr erregbar sind, und bei Erwachsenen, wenn sie übermäßigem Essen sich hingeben oder sonst schwelgten.

In anderen Fällen, wo viel Brennen im Magen mit dem heftigen Speiseerbrechen vorhanden, ist *Bismuth* das Heilmittel. *Bismuthum subnitricum* ist das Mittel für reine Gastralgie, die nicht mit Katarrh oder sonstigen Symptomen von Indigestion verbunden ist. Die Magenschmerzen können brennend sein, kneifend oder durchbohrend und verbunden mit dumpfem Rückenschmerz, Druck, Schwere, Brennen im Magen, mit konvulsivischem Brechwürgen. Der Kranke erbricht in Zwischenräumen, wenn der Magen voll wird, und dann ist die erbrochene Menge ungeheuer. Wasser wird, sobald es in den Magen gelangt, erbrochen. Aber ungleich *Nux* werden die Schmerzen durch kaltes Trinken gebessert, und es ist die Körperoberfläche, obgleich der Kranke sehr erschlafft ist, warm.

In noch anderen Fällen finden wir *Arsenic.* als Heilmittel, wenn außer dem Brennschmerz wir die unerträgliche Unruhe und Angst, Durst usw. haben. Er gibt ein vollständiges Bild von subakuter Gastritis. Noch ein anderes Mittel, wertvoller als alle bisher erwähnten, ist *Kreosot. Kreosot* ist ein Mittel für diese irritable Magenschwäche. Speise kann nicht verdaut werden. Aber ich glaube, sein Unterscheidungscharakter liegt darin, daß, obgleich der Magen die Speise einige Stunden bei sich behält, er sie doch schließlich unverdaut hinauswirft.

Eine andere Form von Magenstörung, bei welcher *Nux* anwendbar, ist eine Dyspepsie, die sich merklich verschlimmert eine Stunde oder so herum nach dem Essen. Der Kranke klagt über großen Hunger etwa vierundzwanzig Stunden oder so ungefähr, bevor der Anfall eintritt. In solchen Fällen ist Verlangen nach Fleisch, Fleischsaft und Fettem vorhanden. Er hat heftigen Durst, und Wasser beschwert den Magen und treibt ihn auf; der Kranke muß, selbst nach leichter Speise, die Kleider lösen. Er wird durch saures und bitteres Aufstoßen und durch Schlucksen geplagt.

Wenn bei gastrischen Symptomen, die auf Gelage folgen, *Nux* zuweilen im Stich läßt, ist *Carbo veg.* ein gutes Mittel; ebenso kann zu *Sulfur* gegriffen werden.

Pulsatilla ist der *Nux* vorzuziehen, wenn die Symptome Folge von Mischmaschspeisen sind, wie Fleisch, Kuchen, Speiseeis usw., besonders wenn das Temperament paßt.

Bei Verstopfung ist *Nux* manchen Mitteln ähnlich. *Lycopodium* hat Verstopfung mit vergeblichem Stuhldrang, aber bei diesem Mittel wird der erfolglose Drang hervorgerufen durch Zusammenschnürung des Rectums und Anus.

Carbo veg. hat Stuhldrang, ähnlich der *Nux*, aber er wird besser durch Abgang von Flatus, was beweist, daß diese den Drang hervorrufen.

Bei *Opium, Bryonia* und *Alumina* ist die Verstopfung nicht mit Stuhldrang verbunden. *Opium* hat Verstopfung wegen Untätigkeit der Därme; der Stuhl besteht aus harten, runden, dunklen Ballen.

Die *Bryonia*-Verstopfung kommt von Trockenheit des Verdauungskanals. Die Stühle sind groß, trocken und hart.

Auffällige Untätigkeit des Rectums charakterisiert *Alumina*. Selbst ein weicher Stuhl erfordert große Anstrengung zu seiner Entleerung.

Nux vomica hat ausgesprochene Einwirkung auf die Leber. Sie ist besonders indiziert bei Leberaffektionen solcher, die in alkoholischen Getränken schwelgten oder stark gewürzte Kost liebten oder durch drastische Abführmittel sich herunterbrachten. *Nux* ist eins unserer besten Mittel, die Wirkungen allopathischer Gaben aufzuheben. Sie werden oft nötig haben, bei Übernahme eines Falles aus der Behandlung der alten Schule, *Nux* zu verordnen, bevor Sie in dem Fall sich zurechtfinden können. Die Leber werden Sie oft in diesen Fällen geschwollen finden, hart und empfindlich gegen Kleiderdruck. Oft begleitet Kolik diese gastrischen und biliösen Beschwerden. Die Kolik kann entstehen durch Anhäufung von Blähungen, welche nach aufwärts zur Brust drücken und Atembeschwerden erregen; oder abwärts auf Rectum und Blase, Stuhl- und Harndrang hervorrufend. Oder es kann auch Hämorrhodialkolik sein. Damit meine ich Leibschmerzen, die auf plötzliche Unterdrückung eines Hämorrhoidalflusses folgen. Der Kranke litt seit Jahren an Hämorrhoiden, die beim Stuhl bluten. Wird aus irgendeinem Grunde dieser Fluß plötzlich unterdrückt und Kopfschmerz oder Kolik stellt sich ein, so wird *Nux* helfen. Ist die Leber vergrößert, so müssen Sie *Nux* in wiederholten Dosen geben, und Sie werden oft finden, daß die Leber ihre natürliche Größe wiedergewinnt. Geschieht dies nicht, dann müssen Sie auf *Sulfur, Sepia* oder *Magnesia mur.* zurückkommen.

Nux kann auch angezeigt sein bei Lebervergrößerung der Trinker. Hier können Sie es vergleichen mit *Sulfur, Acidum fluoricum, Arsenicum* und *Ammonium muriaticum.*

Nux vomica ist auch nützlich bei Gelbsucht, die durch heftigen Ärger entstand, durch Chinin-Mißbrauch oder durch zu üppiges Leben. Der Kranke hat Anfälle von Ohnmacht, nach denen er sich sehr krank und schwach fühlt.

Chamomilla kann bei Gelbsucht infolge von Ärger Anwendung finden, ebenso *Bryonia, Natrium sulfuricum* und *Aconitum.*

Bryonia ist nützlich bei Gelbsucht, wenn der Fall durch *Calomel*-Mißbrauch verhunzt wurde.

Carduus marianus ist indiziert bei Gelbsucht mit dumpfem Kopfschmerz, Bittergeschmack im Munde, weißer Zunge, besonders wenn sie in der Mitte weiß, an der Spitze und an den Rändern rot ist. Dabei Übelkeit mit Erbrechen einer saueren, grünen Flüssigkeit. Die Stühle sind gallig und der Harn goldgelb. Dabei unbehagliche Völle in der Lebergegend.

Bei Hämorrhoiden kann *Nux* dienlich sein, wenn Jucken vorhanden, das den Kranken nachts weckt und oft so heftig ist, daß es den Kranken nötigt, sich in ein Gefäß mit kaltem Wasser zu setzen zur Erleichterung. Dabei häufiger erfolgloser Stuhldrang. Blutung aus den Hämorrhoiden. Wenn *Nux* nicht vollständig indiziert ist, so sollte man sie nicht verordnen, denn wenn sie in solchen Fällen auch die Hämorrhoiden beseitigen mag, so wird sie andere Beschwerden hervorrufen, die unerträglicher sind, als die beseitigten.

Analoge Mittel mit *Nux* bei Hämorrhoiden gibt es verschiedene; zuerst *Aesculus Hippocastanum*. Das ist ein wundervolles Mittel bei Abdominalplethora. Sie werden es indiziert finden, wenn Pulsieren tief im Bauch, besonders in der hypogastrischen Gegend vorhanden. Die Hämorrhoiden, mögen sie bluten oder nicht, sind begleitet von einem Trockenheitsgefühl im Rectum, als ob kleine Holzstückchen oder Splitter die Falten der Schleimhaut stächen. Das ist der Schlüssel für *Aesculus*. *Aesculus* hat auch Schwächegefühl in der Symphysis sacro-iliaca, als ob die Beine versagen wollten.

Das nächste Mittel, das ich in dieser Beziehung erwähnen will, ist *Aloë*. Dies Mittel hat Abdominalplethora und Flatulenz, wie *Nux* und *Sulfur*, und Hämorrhoiden, wie *Nux*, *Sulfur* und *Aesculus*. Aber sie unterscheidet sich von diesen Arzneien dadurch, daß sie fast ausschließlich auf das Rectum wirkt, indem sie Rectumkatarrh hervorruft. Die Stühle werden von einer immensen Ausstoßung von Blähungen begleitet. Die Hämorrhoiden treten traubenartig hervor und finden große Erleichterung durch kaltes Wasser. Es findet sich auch eine Art Unsicherheit im Rectum, sichtbar in einem Gefühl, als wollte Stuhlgang eintreten. *Aloë* heilt auch Kopfschmerz, der, wie bei *Nux vomica*, über den Augen sitzt. Er wird von einem Gefühl begleitet, als ob ein Gewicht die Augen niederdrückte. Besserung, wenn man die Lider etwas schließt.

Collinsonia ist bei Hämorrhoiden angezeigt, wenn Gefühl vorhanden, als ob Holzstückchen im Rectum wären. Verstopfung zumeist. Stuhlgang pflegt mehr abends einzutreten. *Collinsonia* ist auch nützlich bei Prolapsus uteri, der mit Hämorrhoiden kompliziert ist. Sie ist gerade so oft indiziert bei diesem Zustand, wie *Podophyllum* bei Prolapsus uteri mit Durchfall und Prolapsus recti. Wir finden bei *Collinsonia* ein Symptom wie bei *Opium;* trockene Knollen von Kotmasse gehen aus dem Rectum, aber sie unterscheiden sich von denen bei *Opium* durch ihre helle Farbe.

Hamamelis ist bei Hämorrhoiden erforderlich, wenn beträchtliche Blutung mit auffälligem Schmerz der affizierten Teile vorhanden. Im Rücken Gefühl, als wollte er brechen.

Nux vomica kann angewendet werden bei Durchfall nach Gelagen. Der Kranke befindet sich gewöhnlich schlechter morgens. Die Stühle sind weich oder wässerig und charakteristisch durch ihre Spärlichkeit, oft dabei Stuhldrang, entsprechend dem Charakter der *Nux*. Der Kranke hat morgens Aufstoßen, erbricht vielleicht ein wenig Schaum oder saure Flüssigkeit. Er verlangt nach Schnaps, aber sein Magen ist so reizbar, daß er ihn gleich nach dem Nehmen ausbricht. Solche Personen scheinen besonders Milch nicht zu vertragen.

Wir können *Nux* bei Dysenterie geben, wenn häufiger Stuhldrang vorhanden und dieser Drang aufhört, sobald Stuhlgang eintritt. Die Stühle sind blutig, schleimig und wässerig und auch spärlich. Der Kranke befindet sich schlechter morgens. *Nux* ist durch diese Symptome indiziert, mag das Leiden durch Erkältung entstanden sein oder von Unterdrückung einer Sekretion, wie des Schweißes, herkommen.

Mercurius unterscheidet sich von *Nux* bei Dysenterie dadurch, daß der Stuhldrang nicht aufhört mit der Entleerung, wenn diese auch ganz leicht vor sich geht.

Ein anderes ähnliches Mittel bei Dysenterie ist *Aloë*. Dies Mittel nützt bei Dysenterie, wenn kneifender Schmerz im Hypogastrium vor dem Stuhl vorhanden, und ist insofern der *Nux* sehr ähnlich. Der Stuhl besteht aus Blut und Schleim, der in gallertartigen Massen herauskommt. Das Kneifen kann nach der Stuhlung aufhören oder nicht. Ferner können wir eine außerordentliche Quantität entleerten Schleimes vorfinden.

Ich will nun von der Anwendung der *Nux* sprechen bei eingeklemmtem Bruch, bei Leisten- oder Nabelbruch, dann bin ich mit ihren Bauch-Symptomen fertig. *Nux* ist indiziert, wenn der Kranke klagt über ein Gefühl von Schwäche im Bauch beim Aufstehen morgens. Sie affiziert besonders die linke Seite.

Lycopodium kann gebraucht werden bei rechtseitigem Leistenbruch.

Cocculus indicus kommt in Frage beim Nabelbruch, wenn *Nux* versagt hat.

Nun wollen wir die Einwirkung von *Nux* auf die verschiedenen Organe betrachten, zum Beispiel auf die Augen — wir finden sie bei manchen Augenkrankheiten indiziert. An erster Stelle können Sie dieselbe geben bei der gewöhnlichen Conjunctivitis, besonders, wenn sie sich morgens verschlimmert. Diese Verschlimmerungszeit ist so bezeichnend, daß sie charakteristisch für das Mittel wird. Es findet sich Verklebung der Lider und Photophobie morgens. Diese Symptome können das Mittel auch indizieren bei Ophthalmia scrofulosa und Blepharospasmus.

Bei Augenentzündungen soll *Euphrasia* verglichen werden. Es hat Verklebung am Morgen. Die Lichtscheu macht sich aber besonders bei künstlichem Licht bemerkbar. Die Tränen sind reichlich und scharf, die Lider schmerzhaft machend, während bei *Nux* die Augenlider jucken und brennen ohne Entleerung.

Bei Krampf der Lider ist *Agaricus* gewöhnlich das beste Mittel, doch können Sie auch *Belladonna, Natrium mur., Euphrasia, Pulsatilla* u. a. zu Rate ziehen.

Sie kann auch indiziert sein, wenn tiefere Gebilde des Auges ergriffen sind. Zum Beispiel kann sie gegeben werden bei jener schrecklichen Krankheit, bei der Atrophie der Retina, mag diese von Chorioido-Retinitis kommen oder nicht.

Wir finden sie ferner bei einem anderen Zustande der Retina indiziert, bei Hyperästhesie der Retina. Sie ist indiziert durch die Unerträglichkeit gegen Licht, schlimmer morgens; dem geringsten Versuch, die Augen zu gebrauchen, folgen intensive Schmerzen und Krampfbewegung der verschiedenen Augenmuskeln; dabei kann exkoriierender Tränenfluß vorhanden sein und häufig Kopfschmerz auf dem Scheitel.

Bei Amblyopie oder Abnahme des Gesichts infolge von Tabak und Vergiftung durch Getränke oder Völlerei gibt es kein Mittel, welches die Kräfte der geschwächten Sehnerven besser wiederherstellt. Selbst wenn bereits Atrophie begonnen hat, bewirkt *Nux* Linderung, wenn er nicht zur völligen Heilung führt.

Ein anderer Zustand, bei dem Sie *Nux* indiziert finden, sind die Ekchymosen der Sklerotica, wenn eine gewisse Blutmenge unter die Conjunctiva sich ergießt. Diese folgen oft auf Gelage oder auf langes Aufsitzen nachts beim Studieren bei mit Dyspepsie behafteten Personen.

Sind diese Ekchymosen traumatischen Ursprungs, dann müssen wir an *Ledum, Arnica* und *Hamamelis* denken.

Nun *Nux vomica* bei Katarrhen. *Nux* paßt für die Anfangsstadien des gewöhnlichen Schnupfens, besonders wenn er durch trockenes, kaltes Wetter entstand oder durch Sitzen an kalten Orten, besonders nach Sitzen auf kalten Stufen. Dem Leiden gesellt sich Niesen und Verstopfungsgefühl in der Nase zu. Die Nase scheint trocken zu sein, die Absonderung nicht der Rede wert; die Augen wässern, und kratzende Rauheit im Hals ist da. Zuweilen scheinen diese katarrhalischen Symptome im warmen Zimmer sich zu verschlimmern und im Freien sich zu bessern.

Diese Rauheit unterscheidet sich von der bei *Mercurius*. Es ist nicht ein wehes, rauhes Gefühl, als ob die Haut wund wäre, sondern mehr ein rohes, kratzendes Gefühl. *Mercurius* ist demnach nützlich bei Schnupfen mit Rauheit und Wehtun der Nase und des Halses bei Verschlimmerung in feuchtem Wetter.

Pulsatilla ist das Mittel für einen „reifen“ Schnupfen, wo die Absonderung grün und mild ist. Wird *Pulsatilla* gleich im Anfang verordnet, so schneidet sie gewöhnlich den Fall ab.

Wenn trotz des Gebrauches von *Nux* die Erkältung abwärts geht und die Brust ergreift, so fand ich, daß *Phosphor* gut folgte.

Es gibt ein Nasenbluten, das durch *Nux vomica* heilbar. Es tritt ein bei Personen mit Hämorrhoidalanlage. Ihm geht meist Kopfschmerz mit geröteten Backen voraus. Es kommt meist nachts im Schlaf, doch auch zu jeder andern Zeit.

Nux kann auch Anwendung beim Katarrh der Eustachischen Röhre finden. Es ist Jucken und Kriebeln in der Tuba und dadurch häufiges Verlangen, zu schlucken.

Sie werden zuweilen Mund-Symptome finden, die *Nux* als Heilmittel erfordern. Geschwüre bilden sich an den Lippen, welche brennend und stechend schmerzen. Geschwüre zeigen sich auch im Mund. Die Stomakace der *Nux* ist gastrischen Ursprungs.

Der Husten von *Nux vomica* ist nicht sehr charakteristisch; aber Sie können sie anwenden bei Husten nervösen Ursprungs, zum Beispiel bei Husten, erregt durch geistige Arbeit. Sie kann auch bei Husten gastrischen Ursprungs gegeben werden; nach dem Essen leidet der Kranke an Husten. Er ist meist begleitet von Weh im Hypogastrium.

Bei Brustkrankheiten finden wir *Nux* nicht oft indiziert; doch ist sie manchmal nützlich im Asthma. Dies Asthma ist meist nicht das rein nervöse Asthma, sondern das, welches von gastrischer Störung kommt. Es ist verbunden mit einem Gefühl von Völle und Druck im Magen, was besonders nach einer tüchtigen Mahlzeit auftritt, wobei der Kranke alle Kleider um die Hypochondrien lösen muß. Der Bauch ist von Blähungen ausgedehnt. Aufstoßen erleichtert diesen asthmatischen Zustand. Die asthmatischen Symptome verschlimmern sich nach der Mahlzeit, nach Mitternacht, gegen den Morgen, nehmen immer zu in kalter Luft oder durch irgenwelche Anstrengung, besonders beim Steigen in die Höhe. Aufstoßen lindert.

Wir haben ein der *Nux vomica* analoges Mittel, das oft von unserer Schule übersehen wird, nämlich *Zingiber*. *Zingiber* oder Ingwer hat, wenn nicht mißbraucht, eine tonisierende Wirkung auf den Magen. Er ist kein eigentlicher Nahrungsartikel, den man Kindern oder solchen geben dürfte, die etwa an den Nieren leiden, da er die Entwickelung von Morbus Brightii begünstigt. Als Arznei kann *Zingiber* bei Asthma gastrischen Ursprungs gegeben werden. Die Anfälle treten nachts gegen Morgen auf. Der Kranke muß sich aufsetzen, um Atem zu schöpfen. Trotz der Heftigkeit der Paroxysmen scheint keine Angst vorhanden zu sein.

Carbo veget. und *Lycopodium* können in Anwendung kommen bei Asthma von Abdominalreizung mit ausgesprochener Flatulenz.

Bei Hämoptysis oder Blutspucken ist *Nux vomica* indiziert, wenn das Leiden von Gelagen entsteht. Der Anfall erscheint nach einem Trinkgelage oder nach heftiger Gemütsbewegung, wie Ärger. Er kann auch von unterdrücktem Hämorrhoidalfluß kommen.

Nux vomica ist ein brauchbares Mittel bei Krankheiten der Harn- und Geschlechtsorgane. Sie ist indiziert bei Nierenkolik, wenn die eine oder andere Niere, meist die rechte, Sitz des Leidens ist. Die Schmerzen erstrecken sich in die Geschlechtsteile und nach dem Bein hinunter. Sie sind gewöhnlich mit intensivem Rückenschmerz verbunden. Wir müssen hier *Nux* von einigen anderen Mitteln unterscheiden, von *Lycopodium, Cantharis, Belladonna* und *Berberis. Lycopodium* gleichwie *Nux* wählen gewöhnlich die rechte Seite, die Schmerzen verlaufen der Harnröhre entlang bis zur Blase, steigen jedoch nicht in die Schenkel hinab. Der Rückenschmerz wird durch Harnlassen gebessert. Es mag nach *Nux* folgen.

Eins der besten Mittel während der Paroxysmen ist *Cantharis,* die dem Kranken wohltut, indem sie die große örtliche Reizung vermindert und so den Stein durchgehen läßt unter geringeren Schmerzen des Kranken.

Beim Abgang von Gallensteinen finde ich *Aether* äußerlich und innerlich sehr gut. Er wirkt hier besser als *Chloroform.*

Belladonna ist ein anderes Mittel bei Gallensteinen. Die Schmerzen sind scharfer, schießender Art; sie kommen plötzlich und strahlen in verschiedenen Richtungen aus vom Zentralpunkt der Reizung. Der Kranke wird fieberisch und reizbar.

Berberis ist ein ausgezeichnetes Mittel sowohl bei Gallen-, als bei Nierensteinen. Die Schmerzen sind schießender Art. Der Kranke kann nicht die geringste Bewegung machen und muß nach der rechten Seite zusammengebeugt sitzen, um die Schmerzen von der kranken Stelle zu vertreiben. Wenn er ferner über scharfe, fliegende Schmerzen klagt, die dem Verlauf des Ureter folgen und nach den Beinen hinein sich erstrecken, so gibt es kein besseres Mittel, als *Berberis.* Sie finden im Harn einen rötlichen Satz von Schleim, Epithelien und amorphen Uraten.

Berberis hat zuweilen Gallensteine in Verbindung mit Nierenkrankheit. *Belladonna* ist ebenfalls nützlich bei Cholelithiasis, aber das Mittel zu anhaltender Behandlung der Gallensteine ist *China.* Sie wurde sehr empfohlen durch Dr. Thayer in Boston. Wenn nicht ein oder einige Symptome Sie speziell auf ein anderes Mittel hinweisen, so setzen Sie Ihren Kranken auf eine *China*-Kur und lassen Sie ihn dieselbe einige Monate lang fortführen.

Bei dem Durchtritt von Gallensteinen finde ich, wenn andere Mittel fehlschlagen, Äther innerlich und äußerlich sehr gut, der hier oft besser wirkt wie *Chloroform.*

Wir finden *Nux* indiziert bei Hämaturie, wenn sie von denselben Ursachen wie die Hämoptysis herkommt.

Nux vomica ist auch bei Blasenaffektionen indiziert, besonders bei Strangurie mit qualvollem Harndrang, wenn nur wenige Tropfen zurzeit abgehen, mit brühend-heißem Brennen und anderen lästigen Empfindungen. Mit dem Harndrang ist dann auch Stuhldrang verbunden.

Bei Tripper ist *Nux* brauchbar nach Mißbrauch von *Cubeben* und *Copaiva,* wenn der Ausfluß dünn ist. Zuweilen habe ich bemerkt, daß, nachdem Tripper, soweit es den Ausfluß betrifft, geheilt war, der Kranke doch über Reizung weit hinten in der Urethra, wahrscheinlich in der Prostata, klagt, die ein lästiges Gefühl hervorruft, das der Kranke an die Wurzel des Penis verlegt. *Nux* bessert diesen Zustand oft.

Nux ist brauchbar bei sexuellen Exzessen, besonders bei den üblen Folgen frühzeitiger Masturbation. Sie ist eines der Mittel aus einer Gruppe, die in solchen Fällen immer seit Hahnemanns Zeit gebraucht wurde. Diese Gruppe besteht aus *Nux vomica, Sulfur, Calcarea* und *Lycopodium. Nux* ist zu geben, wenn der Kranke Kopfschmerz hat, häufige unwillkürliche nächtliche Ergießungen und Schwierigkeit beim Gehen. Wiederholen Sie Ihre Arznei nicht zu oft, und wenn die Besserung unter *Nux* aufhört, so werden Sie fast immer finden, daß *Sulfur* das nächste Mittel ist, welches dem Kranken Linderung verschafft.

Calcarea folgt gewöhnlich auf *Nux* und *Sulfur,* besonders wenn Nachtschweiße jeder Ergießung folgen; oder wenn nach der Verheiratung auf jeden Coitus Schwäche des Geistes und Körpers folgt.

Lycopodium ist noch später indiziert, wenn der Fall zu vollständiger Impotenz geführt hat; wenn entweder gar keine oder unvollständige Erektionen vorhanden. Die Geschlechtsteile sind kalt und etwas schrumpelig.

Staphisagria ist nötig bei den üblen Folgen von Masturbation, besonders wenn große Abmagerung vorhanden mit dunklen Ringen um die Augen, fahlem Gesicht und sehr ausgesprochenem mürrischen und scheuen Wesen.

Es gibt noch ein anderes Mittel, das ich in dieser Beziehung erwähnen möchte, nämlich *Kobalt.* Er ist ein ausgezeichnetes Mittel bei Rückenschmerz in der Lumbalgegend, der auf freiwillige oder unfreiwillige Samenergießungen folgt; dieser Rückenschmerz verschlimmert sich besonders im Sitzen.

Nux vomica ist indiziert bei einer großen Menge Leiden der weiblichen Geschlechtsorgane. Wir finden, daß sie ein Mittel ist, das Prolapsus uteri hervorgebracht hat und demnach auch heilen kann. Sie ist zu gebrauchen, wenn das Leiden frisch ist und Folge eines plötzlichen Körperdrucks. Diese Symptome sind oft verbunden mit Stuhlverstopfung, wobei erfolgloser Stuhldrang. Wenn *Nux* nicht vollständig heilt, so folgt am besten *Sepia.*

Die Menses sind bei *Nux* fast immer profus und gewöhnlich dunkelfarbig und sind von Brechwürgen und Krämpfen im Unterleibe begleitet. Die Kranke hat oft Ohnmachtsanfälle zur Zeit der Menses, besonders im warmen Zimmer.

Während der Schwangerschaft ist *Nux* ein brauchbares Mittel gegen die Frühübelkeit. Die Kranke steht morgens auf mit dem Gefühl von Unbehagen und Übelkeit im Magen. Je mehr Würgen das Brechen überwiegt, desto mehr können wir von *Nux vomica* erwarten. Selbst Gelbsucht kann zugegen sein. Die Haut ist fahl, die Därme verstopft und der Appetit geschwunden. Noch später klagt die Kranke über großen Druck nach oben, als ob sie nicht atmen könnte.

Während der Wehen ist *Nux* das Mittel, wenn die Verstopfung es erfordert. Die Wehen können sehr krampfig und heftig sein; die Frau hat fortwährend Drang zu Stuhl und Harn. Dies Symptom hängt, wenn *Nux* Heilmittel ist, nicht von mechanischen Ursachen, vom Druck des Kindskopfes ab, sondern ist reiner Reflex. Oft werden Sie Ohnmacht während der Schmerzen finden, oder die Schmerzen sitzen im Rücken und gehen von da in die Hinterbacken und Schenkel. Wir können auch *Nux* geben, wenn die Wehen fast oder ganz aufhören, gerade wie bei *Pulsatilla.* Das Temperament der Kranken wird Sie anleiten, zwischen den beiden zu entscheiden. *Nux* ist oft nützlich, die Wiederkehr von Metrorrhagien, wie sie den Wechseljahren vorangehen, oder während der Wehen zu verhüten.

Nun kommen wir zur Einwirkung der *Nux vomica* auf das Rückenmark. Sie verursacht, wie wir bei Besprechung des *Strychnins* sahen, Reizung der motorischen Zentren und der motorischen Nerven. Der durch *Nux* heilbare Rückenschmerz sitzt in der Lumbalgegend. Er ist meist schlimmer nachts beim Liegen im Bett, und der Kranke kann sich nicht umdrehen, ohne sich vorher aufzusetzen. Demnach ist sie nützlich bei Lumbago. Je länger er morgens im Bett liegt, desto mehr schmerzt der Rücken.

Sie ist auch indiziert bei Torticollis, von Erkältung und Rückenmarksleiden.

Belladonna ist das beste Mittel bei Nackensteifheit rheumatischen oder katarrhalischen Ursprungs. Die Steifheit tritt gern auf der linken Seite auf.

Causticum hat die Steifheit in dem sterno-cheiro-mastoideus der rechten Seite mit Ziehen. Torticollis mag von einer paralytischen Schwäche herkommen, als den accessorischen Spinalnerv einschließende Affektionen. Hier sind auch *Agaricus* und *Lachesis* zum Vergleich heranzuziehen.

Bei Spinalirritation können Sie *Nux* anwenden, wenn der eben beschriebene Rückenschmerz zugegen in Verbindung mit folgenden Symptomen: plötzlicher Kraftverlust in den Beinen morgens; Hände und Füße schlafen leicht ein; Steifheit und Spannung in der Kniekehle; Gefühl, als ob die Kleider um die

Taille zu fest wären; Gefühl von einem Band um die Taille; Verlangen, zu liegen; Taubheit und Ameisenlaufen im Rücken und in den Extremitäten. Diese Symptome indizieren *Nux* auch bei Myelitis und in den ersten Stadien der Ataxia locomotrix, besonders wenn das Leiden nach Erkältung oder nach sexuellen Exzessen entstand.

Physostigma hat eine Symptomatologie, die fast typisch für Spinalirritation ist. Jeder Nerv spinalen Ursprungs ist bei diesem Mittel in Erregung. Der Fingerdruck zwischen die Wirbel läßt den Kranken ausschlagen. *Physostigma* macht Starrheit der Muskeln wegen Reizung der Meningen. Schließlich entsteht Trismus und Tetanus.

Ambra grisea paßt wie *Nux vomica* für hagere, „ausgetrocknete", nervöse Personen. Sie hat auffallende Taubheit der Haut. Verschiedene Körperteile schlafen leicht ein. Es findet sich auch Steifheit im Kreuz nach Sitzen und Spannung in den Lendenmuskeln, schlimmer beim Erwachen. Selbst im Scrotum und Penis Gefühl von Taubheit. Solche Kranke, die über diese Symptome klagen, neigen zu exzessiver Nervosität und Schwäche. In Gesellschaft werden sie leicht verwirrt, sprechen und handeln hastig. Durch ihre Nervosität haben sie das stürmische Verlangen, zu reden, aber lassen schnell nach (ähnlich *Cocculus, Veratrum album, Calcarea carbonica, Alumina, Sulfur* und *Kali carb.).* Unterhaltung und Anstrengung ermüden leicht.

Asarum europaeum paßt für eine noch andere Art von Nervosität. Es paßt besonders für reizbare Frauen, die so übermäßig empfindlich sind, daß selbst der Gedanke an eine knisternde Seide oder ein ähnliches Geräusch Verschlimmerung der Symptome hervorruft.

Castoreum ist indiziert, wenn Frauen nervös sind und nach Krankheiten sich nicht erholen. Demnach kann es gebraucht werden nach Typhus, besonders wenn die Kranken an Kopfschmerzen leiden, die den Kopf sehr empfindlich gegen Berührung machen. Diese sind begleitet von Kriebel- und Krabbelempfindungen, welche durch Schlaf sich bessern.

Nux ist brauchbar bei Rheumatismus, wenn er die größeren Gelenke und Muskeln ergreift. Sie ist speziell indiziert bei Rheumatismus des Stammes. Die Geschwulst an den Gelenken ist gewöhnlich mehr blaß. Die Symptome sind fast immer schlimmer gegen Morgen.

Hirnerweichung kann durch *Nux vomica* abgewendet werden. Besonders ist an dies Mittel zu denken, wenn sitzende Lebensweise und geistige Anstrengung ebenso wie Unmäßigkeit eingewirkt haben, dies Leiden zu erzeugen; speziell bei Personen, die zu gut gelebt haben. Das Gedächtnis ist unzuverlässig, Kopfschmerz kommt bei jedem Versuch, den Geist anzustrengen. Er hat Schwindel morgens beim Erwachen, und sein Gang ist schwankend.

Phosphorus ist das Mittel, welches am häufigsten auf *Nux* bei diesem Zustand folgt.

Es gibt ein neues Mittel, das ich hier erwähnen möchte, nämlich *Acidum picrinicum*. Das ist ein heftiges Gift. Man muß daran denken, wenn nach jeder stärkeren geistigen Anstrengung der Kranke an heftigem Kopfschmerz klopfender Art leidet, der mehr an der Basis des Gehirns gefühlt wird. Oft findet sich dazu Kongestion nach dem Rückenmark mit vermehrter Geschlechtserregung, so daß Erektionen fast so heftig werden, daß sie als Priapismus zu bezeichnen sind.

Nun wollen wir *Nux vomica* im Typhus betrachten. Bei der Wahl von *Nux* in solchen Fällen werden Sie geleitet durch die gastrischen und biliösen Symptome, Bittergeschmack im Mund, besonders morgens, Übelkeit, Galleerbrechen und die charakteristische Verstopfung des Stuhles. Die Schwäche, welche notwendig zum Typhus gehört, zeigt sich bei *Nux* durch das heftige Verlangen, zu liegen. Die Nächte werden in nervösem, aufgeregtem Schlaf verbracht; leise Geräusche lassen ihn gleich aufschrecken. Er träumt den großen Teil der Nacht und kann auch delirieren.

Nux vomica ist brauchbar bei intermittierenden Fieberformen, wenn dem Frost vorangeht oder ihn begleitet: Bläue der Fingernägel; Gähnen ist sehr bemerkbar. Immer ist Schmerz in den Gliedern und im Rücken vorhanden; darauf folgt Hitze und dieser Schweiß. Während der Apyrexie haben wir hervorstechende gastrische und biliöse Symptome.

Eine erwähnenswerte Eigentümlichkeit der *Nux* ist, daß sie die Wirkung von *Sepia* zu verstärken scheint. Dieselbe Beziehung besteht zwischen *Sepia* und *Lilium tigrinum* und zwischen *Sulfur* und *Mercur*. *Nux vomica* ist feindlich zu *Zincum*.

Der *Nux*-Kranke befindet sich immer besser nach ununterbrochenem Schlaf. Geleitet von diesem Symptome, heilte Dr. P. P. Wells seinen Freund Dr. Dunham bei Diphtherie mit *Nux*, da das charakteristische Symptom, merkliche Besserung nach einem Schläfchen, sich fand. Wenn der Schlaf gestört wird, verschlimmert sich der *Nux*-Kranke immer. Früh am Abend ist er unwiderstehlich schläfrig.

Nux wirkt am besten, wenn abends gegeben. Nach Hahnemann sollten empfindliche Personen sie nicht nüchtern morgens nehmen oder gleich beim Erwachen, weil dann ihre mächtigsten Symptome auftreten. Auch sollte sie nicht gleich vor oder nach dem Essen genommen werden oder wenn der Geist angestrengt wird.

Siebzehnte Vorlesung.

Ignatia amara.

Ignatia amara oder, genauer gesagt, *Strychnos Ignatii* ist ein großer Kletterstrauch, der auf den Philippinen und in Cochinchina wächst. Die Frucht ist kugelig oder oval, ungefähr vier Zoll im Durchmesser. Ihre Schale ist glatt und brüchig und enthält einige zwanzig oder dreißig Samen. Ihr Name stammt von den Jesuiten, welche sie St. Ignatiusbohne nannten wegen ihrer Eigenschaften. Obgleich chemisch oder botanisch der *Nux* ähnlich, unterscheidet sich *Ignatia* merklich von diesem Mittel in der Symptomatologie und noch dazu trotz der großen Familienähnlichkeiten.

Ignatia ist überwiegend ein Rückenmarksmittel, wie auch *Nux vomica.* Gleich der *Nux* scheint sie die Impressionabilität aller Sinne zu verstärken, vielleicht sogar mehr, als jenes Mittel. Bei *Nux* zeigt sich diese Überreizbarkeit durch Ärgerlichkeit, Heftigkeit und Jähzorn; bei *Ignatia* durch Melancholie mit Neigung zum Weinen. Während nun diese Melancholie mit der weinerlichen Stimmung vorhanden ist, beruhigen sich doch die Kranken über ihren Kummer. Die *Ignatia*-Kranken nähren ihren Gram, verbergen ihn vor andern, während bei *Nux vomica* die Kranken heftig und zornig sind; sie schlagen auf jeden ein, der sich ihnen entgegenstellt; sie sind so trotzig, daß man kaum mit ihnen leben kann. Sie müssen diese melancholische Stimmung von jener der *Pulsatilla* unterscheiden.

Das „*Pulsatilla*-Weib“ ist weinerlich, traurig und melancholisch wie bei *Ignatia,* aber es ist nicht dies nach Innen gekehrte Wesen wie bei *Ignatia* vorhanden. Sie teilt ihren Kummer jedermann mit, der ihr nahe kommt. Sie sucht Sympathie. Sie ist furchtsam und nachgiebig in ihrer Sinnesart.

Wir finden *Ignatia* angezeigt bei nervösen Frauen, die unter ihrem Kummer leiden, besonders wenn er neueren Ursprungs ist, namentlich wenn die Kranke ihren Gram für sich behält. Solche Fälle finden dann Heilung durch *Ignatia,* wenn sie noch nicht lange dauern.

Für chronische oder langdauernde Folgen von Kummer haben wir *Acidum phosphoricum* und *Natrium muriaticum.* Oft, wo dies Mittel indiziert ist, klagt die Kranke über Nachtschweiße, die nicht von organischer Krankheit, sondern von reiner Erschöpfung herrühren. Sie hat wenig oder keinen Appetit und klagt über ein Gefühl von schwerem Druck am Scheitel des Kopfes, als ob eine große Last dort läge. Abmagerung, Langeweile und Nachtschweiße sind charakteristische Symptome. In einigen Fällen sind die Symptome solche, daß *Phosphorus* dem *Acidum phosphoricum* vorzuziehen ist.

Natrium muriaticum ist in seinem Geisteszustand *Ignatia* sehr ähnlich, jedoch zeigt es mehr Reizbarkeit bei seiner Melancholie. Frost verschlimmert und ruft eine ärgerliche Ablehnung hervor. Dabei besteht Kopfschmerz im Wirbel und zitternder Herzschlag bei jedem fremden Geräusch. Wenn *Ignatia* zur gänzlichen Vertreibung der Symptome nicht ausreicht, vollendet *Natrium muriaticum* häufig die Heilung.

Ignatia finden wir ferner nützlich bei den Folgen von Gram, und auch wegen dieser großen Empfindlichkeit für äußere Eindrücke bei Hysterie, besonders wenn die Kranke abwechselnd lacht und weint, mit andern Worten, wenn sie veränderlich in ihrer Stimmung ist. Das Gesicht rötet sich bei jeder Erregung. Zuweilen wird das Lachen krampfhaft und endet mit Schreien und selbst mit Brustkrämpfen bei blauem Gesicht. Wir haben auch Globus hystericus oder Gefühl, als ob eine Kugel nach dem Halse aufstiege. Dies wird oft gelindert durch Aufstoßen, während Wassertrinken Verschlimmerung der konvulsivischen Aktion im Halse hervorruft. Die Kranke kann in einen halb bewußtlosen Zustand verfallen mit eingeschlagenen Daumen und blauem Gesicht, wie wir es bei *Cuprum* finden. Schließlich deutet ein Seufzer und ein langgezogener Atem die Rückkehr zum Bewußtsein an. Nun wollen wir einige der *Ignatia* bei solchen hysterischen Zuständen ähnliche Mittel betrachten.

Platina ist indiziert bei hysterischen Frauen mit ausgesprochener Manie.

Hyoscyamus wird nötig, wenn der Gemütszustand der Kranken merklich Eifersucht aufweist. Sie ist voller Argwohn. Sie fürchtet, vergiftet zu werden, und kann deshalb alle Nahrung und Arznei verweigern.

Asa foetida hat, wie *Ignatia,* den Globus hystericus; Blähungen häufen sich im Bauch an, drücken auf die Lungen und beengen den Atem. Sie ist besonders nützlich bei hysterischen Konvulsionen nach unterdrückten Ausscheidungen.

Moschus ist sonderlich passend, wenn die Kranke leicht ohnmächtig wird. Sie setzt sich zum Essen und fällt in tödliche Ohnmacht, wenn eine geringe Extramenge von Speisen in den Magen gelangt. Sie hat auch heftige Brustkrämpfe, wobei es scheint, als ob sie fast sterben müsse. Sie wird blau im Gesicht und bekommt Schaum am Mund. Sie kann zum Schimpfen Neigung haben, und auch das macht ohnmächtig.

Valeriana ist nützlich bei hysterischen Frauen, wenn die leichteste Anstrengung heftigen Kopfschmerz verursacht. Sie klagen oft über ein Gefühl, als ob ein Faden in die Brust hinabhinge. Am späteren Abend haben sie Neigung zu Hitzeaufwallungen. Der leiseste Schmerz verursacht Ohnmacht. Sie klagen über ein Gefühl von Wärme, die vom Hals nach dem Magen geht mit Globus hystericus. Sie werden oft *Valeriana* nötig haben bei Schmerzen, die Rheumatismus in den Gliedern vortäuschen. Sie sind schlimmer im Sitzen und besser, wenn die Kranke umhergeht.

Cocculus hat etwas von dem Modus wie *Ignatia*. Empfindlich, ängstlich, mit erschrecktem Blick; Verlust des Gedächtnisses, Geistesverwirrung, Schwindel; Krämpfe im Uterus; große Schwäche und Übelkeit bis zum Ohnmächtigwerden. Eine Art von halbparalytischem Zustande geht durch den ganzen Körper: erstickende Beklemmung in dem oberen Teil der Fauces mit schwierigem Atmen; hysterische Lähmung. Diese Symptome von *Cocculus* sind gewöhnlich das Resultat von Nachtwachen oder Einbuße an Schlaf.

Nux moschata ist bei Hysterie indiziert, wenn dabei häufiger Wechsel in den Gemütserregungen und enorme Auftreibung des Bauches nach leichter Speise. Die Kranke klagt über exzessive Trockenheit des Mundes, selbst wenn diese Höhle normal feucht ist.

Belladonna ist indiziert bei hysterischen Zuständen, wenn die Kranke heftig und wild ist, mit rotem Gesicht usw.

Zincum valerianicum habe ich angewendet gegen ein häufiges Symptom bei hysterischen und nervösen Personen überhaupt, gegen die sogenannte unruhige Geschäftigkeit. Sie können nicht stillsitzen oder müssen die Beine in fortwährender Bewegung halten. Ich habe es angewendet und erinnere mich nicht, daß in einem einzigen Falle es versagt hätte. Dieses Unbehagen der Füße ist kein ungewöhnliches Symptom in allen Fällen von Gebärmutterleiden; ich gebe das Mittel gewöhnlich in der zweiten oder dritten Potenz.

Der Kopfschmerz von *Ignatia* sitzt meist an einer Stelle des Kopfes, gerade als ob ein Nagel an der Stelle eingeschlagen wäre. Jede leichte geistige Arbeit oder wirklich jede außergewöhnliche, ermüdende oder ernstere Arbeit, jeder starke angenehme oder unangenehme Geruch, jede Gemütsbewegung, die von einem andern, dessen Nervensystem in natürlichem Zustande ist, unbeschadet ertragen würde, kann diesen Kopfschmerz hervorrufen. Der Anfall endet oft mit Erbrechen. Diese Kopfschmerzen sind oft periodisch, kehren jeden zweiten Tag wieder. Sie schließen oft ab mit reichlichem Abgang blassen, klaren Urins. Manche andere Mittel haben dies letztgenannte Symptom: Kopfschmerz, besser durch reichlichen Harnabgang. Dies sind: *Aconit, Gelsemium, Kalmia, Melilotus, Sanguinaria, Silicea* und *Veratrum album*. Manchmal ist der *Ignatia*-Kopfschmerz von klopfendem Charakter, schlimmer in den Augen, über den Augenbrauen und der Nasenwurzel; er wird durch Wechseln der Lage auf einige Zeit gebessert. Ferner mag *Ignatia* indiziert sein bei Kopfschmerz, wenn Schweregefühl im Kopfe besteht, wie von Kongestionen, und der Schmerz doch durch Vorwärtsneigen gebessert wird; zuweilen tritt Verschlimmerung durch Bücken ein, da haben wir das, was Hahnemann alternierende Wirkungen nennt. Der *Ignatia*-Kopfschmerz wird verschlimmert durch Sprechen oder aufmerksames Zuhören und durch Kaffee.

Die Eigenschaft von *Ignatia,* gesteigerte Erregbarkeit hervorzurufen, macht sie brauchbar bei Krämpfen, nicht bloß hysterischen Ursprungs, sondern auch bei solchen, die bei zarten, nicht hysterischen Frauen und bei Kindern auftreten. Die Krämpfe werden hervorgerufen durch Gemütsaffekte, wie Schreck oder Furcht, z. B. das Kind bekommt Krämpfe nach einer Züchtigung. Ferner dann, wenn das Kind schläft, so wimmert es im Schlaf. Das heilt *Ignatia* auch. Unter gewöhnlichen Umständen wird das Kind über die Störung ohne Behandlung hinwegkommen; aber wenn das Kind äußerst zart ist, oder wenn die Störung während der Dentition auftritt, oder wenn man Grund hat, Konvulsionen oder Hydrocephalus zu fürchten, so kann *Ignatia* großenteils der Krankheit vorbeugen. Während der Konvulsionen werden Sie, wenn *Ignatia* das Heilmittel ist, das Gesicht bleich finden oder selbst zeitweise rot, aber meist totenbleich. Es ist Zucken einzelner Muskeln vorhanden, der Augenlider oder des Mundes, und das Kind wird steif. Speziell ist *Ignatia* das Heilmittel, wenn die Konvulsionen nach Kummer, Schreck oder nach heftigen Gemütsaffekten auftraten.

Nervöse Frauen können bei der Entbindung *Ignatia* nötig haben gegen Krämpfe. Diese Krämpfe müssen jedoch von denen unterschieden werden, die auf *Belladonna, Stramonium* usw. hinweisen, durch das Fehlen von Fieber oder starker Kongestion, und von *Hyoscyamus* durch die Bewußtlosigkeit oder Manie, welche letzteres hervorruft.

Bei durch Gemütsaffekte erregten Konvulsionen können Sie, wenn Sie nicht vollständig die Unterschiede zwischen den einzelnen Mitteln gegenwärtig haben, nicht so prompt heilen, als Sie müssen. *Opium* ist, wie *Ignatia,* ein Mittel für die plötzlichen Wirkungen von Gemütsaffekten. Es hilft wenig oder nichts bei den späteren Folgen. Es ist schlimmer nach Züchtigung, Schreck oder Furcht. Der Körper wird steif, und der Mund und die Muskeln des Gesichts zucken. Insofern ist es der *Ignatia* ganz ähnlich. Die Unterscheidung liegt besonders darin: Bei Opium ist das Gesicht dunkelrot und gedunsen. Die Krämpfe sind gewöhnlich verbunden mit lautem Schreien, häufiger als bei *Ignatia.*

Glonoin macht plötzliche, heftige Kongestionen nach dem Kopf, wie *Opium.* Wie *Opium* und *Ignatia* kann es bei plötzlichen Einwirkungen heftiger Gemütsaffekte gebraucht werden. Bei den Konvulsionen sind die Finger auseinandergespreizt und in Extension, ein Symptom, das Sie auch bei *Secale* finden.

Veratrum album paßt auch bei Konvulsionen nach plötzlichen heftigen Gemütserregungen. Aber Sie finden das Gesicht kalt und blau, mit kaltem Stirnschweiß.

Hyoscyamus hat plötzliches Rucken und Zucken der Muskeln, mehr als *Ignatia;* ein Arm wird zucken und dann der andere. Die Bewegungen sind alle eckig. Es zeigt sich großenteils Schaum am Mund. Der Kranke scheint rasend zu sein.

Belladonna ist wahrscheinlich häufiger indiziert, als irgendein anderes Mittel bei Konvulsionen als Folge heftiger Gemütsbewegungen, Zorn usw., mit hellrotem Gesicht, Verdrehung der Augen, heißem Kopf und Glottiskrämpfen.

Opium ist vermutlich das beste Mittel, wenn nach Erschrecken der Amme das Kind Urinverhaltung bekommt.

Cuprum ist bei Konvulsionen indiziert, wenn die Finger geballt werden. Gesicht und Mund sind auffallend blau. Jeder Versuch, Flüssigkeiten zu schlucken, macht Gurgeln im Hals.

Chamomilla ist nützlich bei Konvulsionen der Kinder nach jeder Gemütserregung. Sie unterscheidet sich leicht von *Ignatia* durch das trotzige, zornige Wesen des Kindes. Eine Backe ist rot, die andere blaß und warmer Schweiß am Gesicht und Kopf.

Es gibt ein Halsleiden, das durch *Ignatia* heilbar ist. Der Kranke klagt über ein Gefühl, als wäre ein Pflock im Halse, schlimmer beim Nichtschlucken. Untersuchen Sie die Mandeln, so finden Sie dieselben mit kleinen oberflächlichen Geschwüren besetzt,, die eine gelblichweiße Farbe haben. Dabei ein Zusammenschnürungsgefühl im Halse, mit großer Nervosität und Schlaflosigkeit.

Der Husten von *Ignatia* entsteht durch Zusammenziehen des Kehlkopfes oder durch ein Gefühl, als wenn eine Feder darin wäre. Je mehr der Kranke hustet, desto schlimmer wird der Kitzel.

Ignatia kann bei Frostigkeiten und Fieber gebraucht werden, wenn Durst während des Frostes vorhanden und wenn Ofen- und künstliche Wärme den Frost lindert. Das ist kein gewöhnliches Symptom. Das ist sehr verschieden von *Nux vomica,* die keine Besserung findet durch Zudecken oder Ofenwärme. *Capsicum* hat Erleichterung bei Anwendung einer Wärmflasche; *Lachesis* hat Verlangen nach Feuerhitze, doch wird das Frieren dadurch nicht vermindert; *Arsenicum* hat Frieren, gebessert durch Wärme. Andere Mittel sind: *Rhus Tox., Menyanthes, Nux moschata* und *Sabadilla.*

Die Einwirkung von *Ignatia* auf die Geschlechtsorgane muß noch erwähnt werden, da wir sie indiziert finden bei Dysmenorrhöe, verbunden mit sogenannter Menstrualkolik, nämlich, wenn viel Herabdrängen in der Unterbauchgegend vorhanden. Die Kranke hat hysterische Symptome. Die Schmerzen sind wehenartig und scheinen besser zu werden durch Druck, Hinlegen und Lageveränderung. Die Menses sind dunkel, häufig und kopiös.

Unter den nächsten Mitteln ist zuerst *Cocculus indicus*. Er hat Gebärmutterkrämpfe und schwarzes Regelblut; aber der Rückenschmerz erleichtert es Ihnen immer, dies Mittel von andern zu unterscneiden. Er hat ein Gefühl von Schwäche, Lähmigkeit im Kreuz, als ob die Kranke gelähmt werden möchte. Die Glieder zittern, wenn die Kranke anfängt zu gehen. Dazu kommt, daß sie oft klagt über ein Gefühl von Leerheit oder Hohlheit in verschiedenen Körperhöhlen, speziell in Brust und Bauch.

Pulsatilla ist zuweilen nützlich bei dieser Menstrualkolik, besonders wenn die Menses dunkelfarbig sind und sich verzögern. Der Fluß kommt meist mit Unterbrechungen. Die Kranke neigt zu Frostigkeit; und je ärger die Schmerzen sind, desto mehr fröstelt die Kranke.

Chamomilla ist ein drittes der *Ignatia* bei Gebärmutterkrämpfen ähnliches Mittel. Sie ist angezeigt durch ihre Gemüts-Symptome. Die Kranke ist sehr störrig, kann kaum jemand höflich antworten.

Ich möchte Sie auch noch an *Magnesia mur*. erinnern, die indiziert ist bei Uterinkrämpfen, welche Induration des Uterus begleiten, mag diese skirröser Natur sein oder nicht.

Cimicifuga wird nötig bei Uterinkrämpfen, wenn die Schmerzen quer durch das Hypogastrium fliegen von einer Seite zur andern.

Bei Verdauungsstörungen ist *Ignatia* nützlich, wenn der Kranke klagt über bitter oder sauer schmeckenden Schleim im Munde und reichliche Salivation. Er hat ausgesprochenen Widerwillen gegen bestimmte Speisen. Speisen können regurgitieren. Gastralgie vorhanden. Er hat Schlucksen, schlimmer durch Essen und Rauchen und speziell bei Kindern durch Gemütsaffekte. Es ist Gefühl von Leere, Hinsein im Epigastrium zugegen, mit Wabbligkeit. In manchen Fällen findet sich leeres Aufstoßen, besser durch Essen. Der Kranke erbricht nachts das am Abend genommene Essen. Der Stuhlgang ist in Unordnung.

Hyoscyamus ist eins unserer besten Mittel gegen Schlucksen, welches nach Operationen am Bauch auftritt.

Stramonium und *Veratrum album* bei Schlucksen nach warmen Getränken und *Arsenicum* und *Pulsatilla* nach kalten Getränken.

Teucrium Marum verum ist gut bei Schlucksen nach dem Stillen von Kindern.

Cajeputum paßt, wenn Schlucksen bei dem leichtesten Anlaß auftritt *(Acidum sulfuricum)*, dabei krampfhafte Einschnürung der Speiseröhre, geschwollenes Gefühl der Zunge. Es besteht Flatulenz.

Ammonium muriaticum ist charakterisiert durch Schlucksen mit Stichen auf der Brust, nüchternes und nagendes Gefühl im Magen nach einer vollen Mahlzeit.

Ignatia ist nützlich bei Prolapsus ani, der von Hämorrhoiden begleitet sein kann oder nicht. Sie haben als charakteristisches Symptom scharfe, stechende Schmerzen, die ins Rectum hineinschießen. Dieser Prolapsus ani kann den Kranken belästigen, auch wenn weicher Stuhlgang vorhanden. Dabei ist Zusammenschnürung am After, schlimmer nach der Stuhlung und besser beim Sitzen, Jucken und Kribbeln im After wie von Würmern, bei welchem Zustand *Ignatia* manchmal ein ausgezeichnetes Mittel ist.

Indigo soll ein gutes Mittel gegen Spulwürmer sein, besonders bei melancholischen Kindern. Honig, abends und morgens gegeben, soll als Palliativ wirken. *Teucrium* soll auch in dieser Beziehung wirksam sein.

Ignatia erregt eine ganze Menge auf das Auge bezüglicher Symptome und wird dadurch ein nützliches Mittel bei manchen Leiden dieses Organs. Wie *Agaricus* hat sie Blinzeln der Augenlider mit krampfartiger Affektion der Gesichtsmuskeln. Neuralgische Schmerzen an den Augen finden sich. Sie sind außerordentlich heftig und oft mit dem Globus hystericus verbunden. *Ignatia* kann auch bei Ophthalmia phlyctaenulosa gebraucht werden, wenn intensive Photophobie und Gefühl von Sand im Auge vorhanden.

Der Zahnschmerz von *Ignatia* ist schlimmer zwischen als während der Eßakte. Dies steht in voller Harmonie mit den Hals-Symptomen des Mittels; nämlich das Gefühl von einem Klumpen im Hals wird nicht w ä h r e n d, sondern z w i s c h e n den Schlingakten bemerkt. Den Klumpen (?) mag man schmerzhaft beim Schlingen fühlen, merklicher aber zwischen den Schlingakten. Dies Symptom hat zu der Wahl von *Ignatia* bei aphthösen Halsleiden (die Mandeln sind geschwollen und mit weißen, flachen Fleckchen besetzt) und selbst bei Diphtherie geführt.

Zincum hat eine sehr eigentümliche Beziehung zu *Ignatia* und *Nux vomica*. Es folgt gut auf *Ignatia*, während es sich zu *Nux vomica* feindlich stellt.

Natrium muriaticum folgt gut auf *Ignatia*, namentlich bei seelischen Leiden.

Achtzehnte Vorlesung.

Spigelia Anthelmia.

Spigelia ist ein anderes Glied aus der Ordnung der Loganiaceen. Sie als Heilmittel kennen zu lernen, ist nicht schwer, wenn wir von dem Gedanken ausgehen, daß sie auf die Nerven als neuralgisches Mittel wirkt, da sie als ganz charakteristisch Neuralgie hat. Verbunden mit diesen neuralgischen Symptomen finden wir fast immer sympathisch Kopf-Symptome, mögen diese neuralgischer Natur sein oder nicht. In bezug auf das Gemüt finden wir den Kranken furchtsam, ängstlich, ahnungsvoll, als ob ihm etwas zustoßen würde. Dies ist ein bei nervösen, neuralgischen Männern und Frauen sehr häufiges Symptom, besonders bei solchen, deren Nerven sehr herunter sind. Ein anderes zuweilen auftretendes Symptom ist Furcht vor spitzigen Dingen; zum Beispiel, der Kranke fürchtet sich vor Nadeln. Oft ist auch Präcordialangst vorhanden.

Die Neuralgie selbst, sobald sie den Kopf hineinzieht, beginnt im Hinterkopf, geht nach vorn und setzt sich über dem linken Auge fest. Sie zieht auch die Backen hinein, besonders die linke. Sie hat auch brennende, stoßende, ziehende Schmerzen, verschlimmert durch jedes Geräusch oder jedes Rütteln des Körpers. Außerdem verschlimmern sie sich meistens beim Witterungswechsel, besonders bei stürmischem Wetter. Auf der Höhe des Schmerzes stellt sich gewöhnlich Galleerbrechen ein. Die Periode der Exacerbation ist sehr markiert. Der Schmerz beginnt morgens mit der Sonne, steigert sich am Tage und nimmt gegen Abend ab.

Wir finden *Spigelia* oft indiziert bei Migräne, wenn der Kranke weder Geräusch, noch Rütteln des Körpers ertragen kann.

Spigelia ist unsere Haupthilfe bei Neuralgia ciliaris. Sie kann in beiden Augen, häufiger im linken auftreten. Die Augen-Symptome sind folgende: Es ist Photophobie vorhanden wegen leichter Retinitis; scharfe stechende Schmerzen im Auge oder vom Auge ausstrahlend. Die Supraorbitalgegend ist empfindlich gegen Berührung. Im Augapfel Gefühl von Geschwollensein, als wäre er zu groß für die Höhle. Verbunden mit diesen Symptomen sind Tränenfluß und Schnupfen.

Drei Mittel sind hier mit *Spigelia* zu vergleichen. Das erste ist *Mezereum.* Dies ist brauchbar bei Neuralgia ciliaris. Die Schmerzen strahlen und schießen nach unten. Es ist ein Kältegefühl im Auge zugegen, als ob ein kalter Luftstrom gegen das Auge bläst. Es ist besonders indiziert, wenn die Knochen ergriffen sind, speziell nach *Mercur*-Mißbrauch.

Ein anderes Mittel ist *Thuja.* Diese ist bei Neuralgie nützlich. Wie *Mezereum* hat sie Kältegefühl im Auge, aber die Schmerzen nehmen die entgegengesetzte Richtung, sie gehen nach oben und hinten.

Noch ein anderes Mittel, an das man zu denken hat, ist *Cedron.*

Spigelia ist ein wertvolles Herzmittel. Man muß an sie denken, wenn scharfe, stechende Schmerzen zugegen sind, die der linken Brust angehören und in den Arm und Hals schießen; wenn man beim Auflegen der Hand auf das Herz ein eigenartiges Schnurren fühlt. Der Kranke fühlt sich schlechter bei leisester Bewegung der Hände oder der Arme. Er kann nicht liegen. Der Puls ist nicht synchronisch mit dem Herzen.

Spigelia kann auch gegen Würmer gegeben werden. Sie macht folgende Symptome: Strabismus, von Bauchreizung ausgehend, Zucken der Augen, Blässe des Gesichts mit blauen Ringen um die Augen. Der Kranke fühlt sich ohnmächtig und übel, wenn er morgens erwacht mit Hunger, und fühlt sich besser nach dem Frühstück; Kolik schlimmer um den Nabel; die Stühle bestehen aus Schleim, Fäces und Würmern.

Curare.

Curare oder *Woorari,* das berüchtigte Pfeilgift von Süd-Amerika, aus der Rinde der Strychnos toxifera. Das in Handel kommende Präparat ist eine braunschwarze Paste von schwankender Zusammensetzung. Das wirksamste Ingredienz ist das Alkaloid Curarin.

Curare wirkt auf die Peripherie der motorischen Nerven und macht daher Paralyse der Bewegung ohne irgendwelche Störung der Sensibilität. Innerlich genommen, erregt es heftige Symptome, plötzlichen Schwindel, verbunden mit großer Schwäche der Beine. Früher oder später erfolgt Galleerbrechen. Vor einiger Zeit behandelte ich einen Mann mit Lebercirrhose. Jeden Morgen um zehn oder elf Uhr hatte er einen Anfall von Galleerbrechen, dem ein Frösteln voranging. Nichts schien zu helfen. Aber da er dies eben erwähnte Schwindelgefühl hatte, gab ich ihm endlich *Curare* 500, und dies stillte das Erbrechen, nachdem es zwei oder drei Wochen gedauert hatte. Der Mann lebte noch zwei oder drei Monate danach.

Dr. Pitet in Paris empfiehlt *Curare* bei der Dyspnöe von Emphysem, wenn der Kranke ganz heruntergekommen scheint. Er gibt dies Mittel in der dritten oder sechsten Potenz.

Ganz nahe verwandt der *Nux vomica* und der Klasse von Mitteln, die wir in der nächsten Woche vornehmen werden, sind gewisse Mittel, welche gehören zur Ordnung der

Juglandaceae.

Alle *Juglandaceae* scheinen einen Zustand des Blutes hervorzubringen, in welchem diese Flüssigkeit dunkel und pechfarbig wird. Alle machen Hämorrhagien.

Juglans regia, Wallnuß, ist nützlich bei Menses, die zu früh kommen und nur aus schwarzen Coagula bestehen.

Alle machen Hauteruptionen. Am wichtigsten ist hier *Juglans cinerea,* zuweilen *Juglans cathartica* genannt.

Diese *Juglans cinerea* ist eins der besten Mittel bei Hinterhauptschmerz. Die Schmerzen sind scharfer, schießender Art; mit diesem Symptom können Sie das Mittel bei Hirn- und Rückenmarkskrankheiten anwenden.

Juglans cinerea macht auch Gelbsucht, gerade wie *Nux vomica,* mit stechenden Schmerzen in der Leber, Schmerz unter dem rechten Schulterblatt (ebenso *Chelidonium* und *Bryonia),* der Kranke erwacht um drei Uhr morgens und kann nicht wieder einschlafen, und oft sind diese Symptome mit dem eben erwähnten Hinterkopfschmerz verbunden. Die Stühle sind gallig oder gelblichgrün, brennend am After und mit Tenesmus verbunden.

Bei Brustwassersucht ist *Juglans cinerea* nützlich, wenn dabei rote Flecke auf der Haut auftreten, die ganz wie Flohstiche aussehen.

Neunzehnte Vorlesung.

Araceae.

Die Pflanzenordnung, die wir heute studieren wollen, sind die *Araceae* oder, korrekter gesprochen, die *Aroideae*. Die Pflanzen in dieser Gruppe enthalten alle in mehr oder weniger Quantität ein scharfes Prinzip in ihrem Saft. Die *Dieffenbachia*, in den Mund genommen, erregt eine geradezu erschreckende Stomakace; der Mund ist mit einer gelblichweißen Membran überzogen; Geschwüre bilden sich in und am Munde. Dies Mittel wurde von einem Studenten dieses College geprüft. Seitdem wurde es zur Behandlung heftiger Formen von Stomakace verwendet.

Wir haben als Glieder dieser Ordnung zu betrachten *Arum triphyllum*, *Arum dracontium*, *Caladium seguinum* (= *Dieffenbachia*), *Dracontium foetidum* und *Calamus aromaticus* (von dem wir nur wenig oder nichts wissen).

Araceae	*Arum triphyllum*	*Ailanthus, Ammonium, Acid. nitri., Acid. muriatic., Lycopod., Selenium, Graphites.*
	Caladium	
	Dracontium foetidum *Calamus aromaticus*	*Pix liquida, Eriodictyon californicum, Balsam. Peruv., Guajacum.*

Arum triphyllum.

Der sogenannte „Hans auf der Kanzel“ ist das erste Mittel der Ordnung für unsere Betrachtung. Dies Mittel hat eine interessante Geschichte. Vor etwa fünfundzwanzig Jahren trat eine Scharlachepidemie auf, in welcher fast jeder Fall, der nicht gleich im Anfang heilte, tödlich verlief. Die Verlustprozente unter homöopathischer wie unter anderer Behandlung waren wirklich erschreckend. Der Grund hierfür war, daß wir kein Mittel hatten, welches die Symptome der Epidemie deckte. In einer armen Familie, die in einer kleinen Straße wohnte, lagen fünf Kinder an dieser epidemischen Form von Scharlach krank. Der herbeigeholte Arzt hatte bei den gebräuchlichen Mitteln so viele Fälle verloren, daß er es für nutzlos hielt, auf sie zurückzukommen. Er hielt es für besser, etwas Neues zu versuchen. Mit *Arum triyhyllum* waren nur Versuche bis zu einem gewissen Grade gemacht worden, aber es war doch von ihm bekannt, daß es gewisse Symptome hervorbringe, die ihn zur Wahl des Mittels leiteten, das er in niederer Potenz verordnete. Alle Fälle heilten. Es wurde nachher in andern Fällen während derselben Epidemie verordnet; mit auffallendem Erfolge. Seit der Zeit wurde *Arum triphyllum* als wertvolles Mittel betrachtet in der Behandlung von Dyphtherie, bösen Formen von Scharlach und andern Fiebern mit typhösen Formen.

Im Scharlach machen wir von *Arum triphyllum* Gebrauch, wenn folgende Symptome zugegen: Exkoriierender Ausfluß aus Nase und Mund, der Nase und Oberlippe rauh und wund macht. Die Zunge schwillt; ihre Papillen sind groß und rot und geben ihr das Rauheitsgefühl wie bei der Katzenzunge. Der Hals ist sehr böse und die Mandeln sehr geschwollen. Oft findet sich außerdem ein trockner Husten, der das Kind so arg verletzt, daß es sich windet und unwillkürlich die Hände an den Hals legt, als ob es den Schmerz dadurch lindern könnte. Der Ausfluß aus dem Mund macht außerdem die Lippen und die umliegenden Gesichtspartien wund, aufspringend und blutend, wobei der Speichel selbst sehr scharf ist; Schorfe bilden sich; das Kind will den Mund nicht öffnen. Es ist exzitabel und irritabel an Geist und Körper. Sie sehen demnach, daß *Arum triphyllum* ein außerordentlich reizendes Mittel ist. Das Kind ist ruhelos, wirft sich umher, ist störrig und schlaflos des Nachts. Der Ausschlag kann sehr gut herauskommen, und es kann doppelte Abschuppung stattfinden. Ein anderes Mal ist der Ausschlag dunkel und unvollständig entwickelt; das Kind stochert und bohrt die Finger in die Nase oder zupft nervös an einer Stelle, bis sie blutet. In gelinden Fällen kann der Urinabgang sehr profus sein, oder wenn dies nicht der Fall, so ist das Erscheinen von profusem Urin ein Zeichen, daß das Mittel gut einwirkt. In sehr bösen Fällen jedoch, wo sich die Bösartigkeit in den innern und äußern Symptomen zeigt, werden Sie ein vollkommen entwickeltes Bild von Urämie finden, während deren das Kind sich bewußtlos im Bett umherwirft und dies unwillkürliche Zupfen an einer Stelle und das Bohren der Finger in die Nase hat; und der Harnabgang ist vollständig unterdrückt. Das Gehirn ist sehr bedeutend gereizt, wie ersichtlich aus dem unruhigen Umherwerfen und dem Bohren des Kopfes in das Kopfkissen. In solchem Fall kann *Arum triphyllum* den Kranken retten, wiewohl besten Falls der Verlauf ein ganz zweifelhafter ist.

Ich habe niemals Hirnentzündung dem *Arum triphyllum* weichen sehen, wenn nicht ein oder mehrere dieser Symptome zugegen waren; entweder Irritation an Hals, Mund oder Nase, oder selbst dies eigentümliche Zupfen oder Bohren an der Nase oder einer Stelle, bis sie blutet. Ich glaube, daß es nur indiziert sein würde, wenn die Hirnentzündung von Unterdrückung eines heftig wirkenden Giftes käme, wie wir es bei Scharlach oder Diphtherie finden. Auch würde ich nicht daran denken, *Arum* zu geben bei Urämie, wenn diese im Verlauf der gewöhnlichen Brightschen Krankheit aufträte. Ich glaube nicht, daß es das Mittel sein würde, wenn nicht die schon erwähnten Symptome zugegen sind.

Arum triphyllum hat deutliche Einwirkung auf den Larynx. Es macht Heiserkeit, die sich charakterisiert durch Verlust der Kontrolle über die Stimmbänder. Wenn der Sprecher versucht, seine Stimme zu erheben, so schnappt sie plötzlich mit Quicken über. Mit diesem Symptom können Sie *Arum* bei Halsleiden der Prediger anwenden, entweder ist diese Affektion das Resultat von Überanstrengung der Stimme oder von Erkältung.

Möglichst ähnlich hier bei dieser Heiserkeit und bei dieser Unzuverlässigkeit der Stimme ist *Graphites,* der ein ausgezeichnetes Mittel ist für Sänger, wenn sie ihre Stimmbänder nicht kontrollieren können; wenn sie heiser werden, sobald sie zu singen anfangen und die Stimme sich überschlägt.

Bei *Carbo vegetabilis* ist die Stimme tief, versagt, wenn Anstrengungen gemacht werden, sie zu heben.

Ein anderes Mittel ist *Selenium.* Der Kranke wird heiser, sobald er anfängt zu singen.

Nun wollen wir auf einige Augenblicke die Verwandten von *Arum triphyllum* studieren; und zwar zuerst von allen

Acidum nitricum. Dies war früher das einzige Mittel, das wir für bösartigen Scharlach hatten. Es hat exkoriierenden Ausfluß aus der Nase, kein Mittel hat dies ausgesprochener, selbst nicht *Arum.* Der Ausfluß aus der Nase macht Nasenlöcher und Lippen wund. Damit verbunden ist große Prostration. Der Hals ist äußerst schmerzhaft und mit einer Haut überzogen. Diese Haut hat diphtherischen Charakter und ist entweder dunkel und stinkend oder auch gelblichweiß. Der Mund (mag es sich um Diphtherie oder Scharlach handeln) ist mit Geschwüren besetzt, die zuerst an der Innenseite der Wangen, an den Lippen und an den Zungenrändern auftreten. Diese Ulceration ist von Speichelfluß begleitet, wobei der Speichel gewöhnlich wässerig und sehr ätzend ist, nicht dick und klebrig. Der Puls setzt häufig jeden dritten und fünften Schlag aus. Das ist ein sehr böses Symptom. *Acidum nitricum* ist auch jedem andern Mittel vorzuziehen in der Diphtherie mit diesen exkoriierenden Ausflüssen, wenn das Leiden vorschreitet und den Magen affiziert (ob die Membran in diesen Fällen sich bis zum

Magen erstreckt oder nicht, vermag ich nicht zu sagen); wenn bei Prostration und Membranbildung in Hals und Nase Not und Unbehagen auf den Magen zurückzuführen sind, mit gänzlicher Verweigerung jeglicher Nahrung.

Acidum muriaticum ist noch ein anderes Mittel bei diesen bösen Fällen von Scharlach und Diphtherie. Bei diesem Mittel findet sich die intensivste Prostration. Der Kranke scheint kaum Leben genug zu haben, um sich zu bewegen. Er befindet sich schlimmer gegen zehn oder elf Uhr morgens. Der Mund ist besetzt mit Geschwüren, die einen schwarzen oder dunklen Grund haben und in die Tiefe gehen. Sie haben die Neigung, die Teile, auf denen sie sitzen, zu perforieren. Oft haben Sie auch bei *Acidum muriaticum* den intermittierenden Puls von *Acidum nitricum* und außerdem noch unwillkürlichen Abgang von Harn und Stuhl.

Neben *Acidum nitricum* und *Acidum muriaticum* mögen Sie bei Fällen mit dieser gefährlichen Symptomen-Gruppe an *Alkohol* denken. Erinnern Sie sich, daß v. Grauvogel fand, daß die diphtherische Haut aufgelöst und ihr Wachstum gestört wurde durch manche Substanzen, unter ihnen *Alkohol.* So ist diese Substanz zu einem Mittel gegen Diphtherie geworden. *Alkohol* in Form von Branntwein und Wasser hat nicht bloß die Tendenz, das Wachstum zu zerstören, sondern hilft auch der schrecklichen Prostration entgegenzuarbeiten.

Lycopodium ist dem *Arum triphyllum* ähnlich bei Scharlach und Diphtherie. Es hat ähnlichen Ausfluß aus der Nase, gewöhnlich jedoch verbunden mit dumpfem, klopfendem Kopfschmerz an der Nasenwurzel oder über den Augen. Die Nase ist so verstopft, daß das Kind nachts nicht atmen kann. Der Kranke bohrt und zupft an der Nase gerade wie bei *Arum triphyllum*. Sie werden bei dem *Lycopodium*-Fall finden, daß die diphtherische Ablagerung von rechts nach links geht. Der Kranke fühlt sich immer schlechter nach dem Schlafen, selbst nach einem kurzen Nickerchen. Er erwacht plötzlich aus dem Schlaf, schreit wie erschreckt auf, kann durch nichts beruhigt werden. Er ist reizbar und mürrisch. In noch schlimmeren für *Lycopodium* passenden Fällen werden Sie das Kind bewußtlos und in tiefem Schlaf finden. Der Unterkiefer hängt herab, der Harn ist spärlich oder selbst unterdrückt, und was abgeht, färbt das Bettzeug oder die Kleider rot und setzt roten Sand ab. Das Atmen ist schnell und mehr rasselnd und leicht schnarchend. Alle Symptome spitzen sich zu auf drohende Hirnlähmung.

Ammonium causticum wurde zuerst von Dr. J. P. Dake angewendet bei Diphtherie, die in den Nasenhöhlen auftritt mit brennendem, exkoriierendem Ausfluß aus der Nase und großer Prostration. Die obenerwähnten Symptome führten Dr. Dake zur Anwendung des Mittels bei einer Epidemie in Nashville, Tennessee.

Zuletzt will ich *Ailanthus* erwähnen. Dieses Mittel ist ein Glied aus der Ordnung der Simarubaceen. Es ist ein Analogon zu *Quassia, Cedron, Brucia* usw., welche alle von bitterem Geschmack sind und antimalarische Eigenschaften besitzen. Die Geschichte dieses Mittels ist folgende: Dr. P. P. Wells in Brooklyn hatte zwei Vergiftungsfälle bei Kindern. Ihm schien es, als hätte er böse Fälle von Scharlach vor sich; aber da es zu der Zeit keine solche Epidemie in der Gegend gab, suchte er nach andern Ursachen und fand, daß sie Blüten von *Ailanthus* gekaut hatten. Dies überzeugte ihn sofort, daß *Ailanthus* ein Mittel bei Scharlach werden würde. Er prüfte das Mittel und fand, daß die Prüfung lediglich das bestätigte, was er schon aus diesen Vergiftungsfällen gelernt hatte. Seitdem wurde dies Mittel oft und mit Erfolg angewendet. Vor einem Jahre behandelte ich ein armes Kind an Scharlach. Das Kind lag im Stupor mit weit offenem Munde. Der Hals war geschwollen, die Nase verstopft, und was an wenigem Ausschlag auf dem Körper heraus war, war dunkel und mit dunkelblauen Flecken untermischt. Ich gab *Lycopodium* ohne irgendwelchen Nutzen. Das Kind wurde schlechter, statt besser. Ich dachte dann an *Ailanthus* und gab ihn in der sechsten Potenz; der Erfolg war vollständige Heilung des Kindes. Ich glaube, der Kranke wäre gestorben ohne *Ailanthus*.

Worin ähnelt nun *Ailanthus* dem *Arum triphyllum?* In der Schärfe der Ausscheidungen. Es zeigen sich exkoriierende Ausflüsse aus Mund und Nase, die die Lippen wund machen. Wir finden eine ähnliche Schwellung des Halses, innerlich und äußerlich. Soweit diese äußerlichen Symptome in Betracht kommen, sind die Fälle identisch. Aber eine große Verschiedenheit zeigt sich in den anderen Symptomen. Der *Ailanthus*-Kranke wird schlafsüchtig und liegt im Stupor, daher ist das Mittel indiziert, wenn mehr Torpidität vorhanden, als das unruhige Umherwerfen bei *Arum triphyllum*.

Der *Ailanthus*-Ausschlag kommt unvollständig heraus; er ist dunkelrot oder bläulich und mit Petechien untermischt.

Kurz vorher haben einige von Ihnen mich gebeten, ich möchte über die bei Diphtherie nützlichen Mittel sprechen; so will ich, da es sich gerade um *Arum* und dessen Verwandte bei dieser Affektion handelt, Gelegenheit nehmen, diesem Wunsche nachzukommen.

Baptisia tinctoria, wie Sie wissen, hat lange großen Ruf beim Typhus genossen. Sie wurde letzthin gebraucht bei Diphtherie und auch bei Scharlach, wenn das Kind weit heruntergekommen ist und in halb stupidem Zustande daliegt, wie berauscht. Das Gesicht ist dunkelrot und hat einen dummen Ausdruck, und der Ausfluß aus Mund und Nase stinkt entsetzlich, so arg in der

Tat, daß man glauben möchte, die ergriffenen Teile wären brandig geworden.

Rhus Tox. finden wir indiziert in recht schweren Fällen, wenn die Membran dunkelfarbig ist und blutiger Speichel aus dem Munde im Schlaf fließt. Zu dem Symptom gesellt sich Entzündung der Halsdrüsen mit dunkler erysipelatöser Farbe.

Phytolacca decandra ist nützlich, wenn im Beginn der Krankheit Überlaufen, Frösteln und Rückenschmerz auftreten. Der Kranke ist schwach und wird ohnmächtig beim Aufrichten im Bett. Sehen Sie in den Hals, so finden Sie ihn dunkelrot, fast purpurfarbig. Arges Brennen im Hals ist vorhanden mit Verschlimmerung durch warmes Getränk.

Amygdala amara, wenn scharfe lancinierende Schmerzen durch die geschwollenen Mandeln gehen. Gaumen und Fauces sind dunkelrot gefärbt, und der Kranke ist sehr heruntergekommen.

Naja tripudians ist zu verordnen, wenn Herzlähmung droht. Der Kranke ist blau. Beim Erwachen aus dem Schlaf schnappt er nach Luft. Der Puls ist intermittierend und fadenförmig. Dr. Preston in Norristown hatte sehr günstige Erfolge, wenn die erwähnten Symptome vorhanden waren.

Apis mellifica ist nach meiner Ansicht bei Diphtherie indiziert. Gleich vom ersten Anfang an ist das Kind in großer Prostration. Es ist nicht viel Fieber da; in der Tat zeigt sich ein verdächtiger Mangel an Wärme. Der Puls von 130 bis 140 Schlägen ist sehr schwach. Zuerst finden Sie, daß der Hals ein gefirnistes Aussehen hat, als wären Mandeln und Fauces mit glänzend rotem Firnis überzogen. Die Membran bildet sich auf beiden Mandeln, öfter auf der rechten, als auf der linken, und ist dick, wie Waschleder. Die Zunge ist oft geschwollen. Ist das Kind alt genug, so wird es über ein Gefühl von Völle im Hals klagen, das zum Schlucken nötigt, aber den Schlingakt sehr beschwerlich macht. Die Uvula und wirklich der ganze Hals ist ödematös und geschwollen. Die Rima glottis ist geschwollen, rot und ödematös, erschwert das Atmen. In manchen dieser Fälle ist der Atem sehr stinkend, in andern nicht im geringsten. In manchen Fällen erscheint ein roter Ausschlag auf dem Körper, der sehr dem Scharlach ähnelt.

Arsenicum album wird nötig in mehr schweren Fällen von Diphtherie, wenn der Hals sehr arg geschwollen innerlich und äußerlich, wenn die Membran dunkelfarbig ist und sehr stinkt. Dünner, exkoriierender Ausfluß aus der Nase. Der Hals ödematös, gerade wie bei *Apis.* Der Kranke ist unruhig, besonders nach Mitternacht. Der Urin spärlich. Der Stuhl verstopft oder auch stinkender, wässeriger Durchfall.

Natrium arsenicosum ist Heilmittel, wenn eine dunkle Purpurfarbe im Hals sich findet mit großer Schwellung und großer Prostration, aber nicht viel Schmerz.

Kali permanganicum ist nützlich, wenn die Membran im Hals entsetzlich stinkt. Der Hals ist ödematös und dünner Ausfluß aus der Nase; das Hauptcharakteristikum für das Mittel ist der fürchterliche Gestank.

Lachesis ist nötig, wenn die Membran sich zuerst auf der linken Mandel bildet und von da nach rechts geht. Wie können Sie dies Mittel von anderen ähnlich wirkenden unterscheiden? Durch folgende Symptome: die Symptome sind schlimmer beim leeren Schlingen und werden oft besser durch Essen oder Schlingen fester Speise. Es ist ein fortwährendes Gefühl von einem Klumpen auf der linken Seite des Halses; dieser steigt bei jedem Schlingakt hinunter, kommt aber wieder herauf. Zuweilen ist beim Erwachen vom Schlafen ein Gefühl, als wären Nadeln im Hals, welches Erstickung verursacht. Manchmal, wenn die Mandeln sehr arg geschwollen, kommen Flüssigkeiten aus der Nase zurück. Die Fauces sind dunkelpurpurfarbig, und große Prostration ist zugegen. Die Herztätigkeit ist schwach. Verschlimmerung nach Schlaf und Empfindlichkeit des Halses bei der leisesten Berührung.

Belladonna ist kein besonderes Mittel bei Diphtherie. Wenn Sie dieselbe bei diesem Leiden geben, so müssen Sie überzeugt sein, daß sie das Heilmittel ist, oder Sie werden nur kostbare Zeit verlieren. Sie kann jedoch das Mittel sein in den ersten Stadien, wenn die Heftigkeit des Anfalles für sie spricht, wenn Kongestion nach dem Kopf vorhanden, bevor die Membran sich gebildet hat.

Andere Mittel, als diese eben erwähnten, sind oft indiziert, zum Beispiel: *Kali bichromicum, Jod, Brom, Merc. bijod., Merc. cyan.* und andere. Die Indikationen für sie werden Sie in künftigen Vorlesungen erhalten.

Caladium seguinum.

Caladium ist indiziert bei korpulenten Personen mit schlaffer Faser, die zu Katarrhasthma neigen, nämlich zu Asthma mit Produktion von Schleim, der nicht leicht losgeht, der aber, wenn gelöst, dem Kranken Erleichterung gibt.

Es ist ein Mittel, an das man zu denken hat bei Spermatorrhöe oder Geschlechtsschwäche, besonders bei nächtlichen Entleerungen, wenn vollständige Erschlaffung der Organe vorhanden, so daß die Ergüsse ohne irgendwelche Träume erfolgen, oder wenn im Traum, so hat dieser durchaus nichts mit sexuellen Dingen zu tun. Sie sehen also, es ist indiziert bei weit vorgeschrittenen Fällen ohne Erektionen.

Dracontium foetidum.

Ich erwähne Ihnen dies Mittel, um einige Worte über die ihm ähnlichen zu sagen. *Dracontium* wurde nicht in hohen Potenzen geprüft. Es bringt Symptome hervor, die denen von *Arum tryphyllum* ähnlich sind, es wirkt indes auf eine tiefere Partie des Respirationsapparats. *Arum* macht Kehlkopfhusten. *Dracontium* wirkt auf Trachea und Bronchien, erregt einen heftigen Anfall von Bronchialkatarrh mit rapider Bildung von zuerst wässerigem, brennendem Auswurf, und später entwickelt sich schnell Eiter oder Schleimeiter, daher als Symptome gelblich-eiteriger Auswurf mit argem Brennen und Rohsein und andere Erscheinungen heftiger Entzündung.

Neben *Dracontium* habe ich eine Reihe von Mitteln gestellt, von denen manche Ihnen unbekannt sein mögen. Der *Perubalsam* muß erwähnt werden als wundervolles Mittel bei Bronchialkatarrh, wenn Schleimeiterbildung zugegen. Legen Sie Ihr Ohr an die Brust, so hören Sie lautes Rasseln, und die Expektoration ist dick, rahmartig und gelblichweiß; der *Perubalsam* ist ein herrliches Mittel, selbst wenn Nachtschweiße und Hektik anrücken, so daß die Krankheit zu einem alarmierenden Zustand vorschreitet. Dies Mittel wende ich in niederer Potenz an.

In die Nähe stelle ich *Pix liquida,* der nicht bloß herrliches Mittel bei Bronchialkatarrh, sondern auch bei Phthisis pulmonalis ist. Der Teer ist indiziert bei Expektoration eitriger Massen, die stinkend riechen und schmecken, und dabei Schmerz, der auf den dritten linken Rippenknorpel zu beziehen ist (eigentlich auf den linken Bronchus). Dieser Schmerz kann ersichtlich nach dem Rücken hindurch gehen oder nicht. In solchen Fällen ist *Pix liquida* Heilmittel. Er ist speziell indiziert im dritten Stadium der Phthisis.

Hierneben habe ich *Guajacum* gestellt, woran man auch denken muß im späten Stadium der Tuberkulose, wenn pleuritische Schmerzen in der linken Spitze auftreten und dabei stinkendes, schleimig-eitriges Sputum.

Eriodictyon californicum (auch *Yerba santa* genannt) hat bis jetzt eine sehr beschränkte Symptomatologie, aber es wurde erfolgreich angewendet bei dem, was wir Bronchialphthisis nennen können. Der Kranke hat Nachtschweiße, und der Körper zehrt ab. Nahrung wird gar nicht vertragen. Es wird nötig bei Phthisis, die eine Folge häufiger Bronchialkatarrhe, und auch bei Asthma, das sich bessert durch Expektoration.

Dracontium foetidum (auch *Pothos foetidus* genannt) ist auch ein Mittel, an das Sie bei Asthma denken müssen. Es nützt bei Asthma, das sich verschlimmert durch Einatmen von Staub, zum Beispiel durch Einatmen von Staub auf dem Heuboden, und das durch Stuhl gelindert wird.

Hierin ist die durch ihre therapeutische Richtung gekennzeichnete Hysterie eingeschlossen. Geistesabwesend, reizbar; der hysterische Paroxysmus gleicht dem Tetanus, mit ungeheurer Aufgetriebenheit des Unterleibes.

Zwanzigste Vorlesung.

Anacardiaceae.

Heute führe ich Ihnen zum Studium eine Gruppe von Pflanzen vor, die als Anacardiaceae bekannt sind. Das ist eine sehr wertvolle Ordnung, aus der wir manche sehr nützliche Arzneien erhalten. 1. *Anacardium orientale,* das aus Osten kommt. 2. *Anacardium occidentale,* das westliche Anacardium oder die Elefantenlaus. 3. *Comocladia dentata,* das gewöhnliche *Rhus* der südlichen Partien der Vereinigten Staaten und Cubas. Von den Blüten dieses Gewächses nähren sich Bienen zu gewissen Jahreszeiten. Wer von dem Honig in solchen Zeiten genießt, bekommt leicht einen Ausschlag, sehr ähnlich dem Erysipelas. Diese Comocladia ist dem *Rhus Tox.* sehr ähnlich. Beide Mittel haben Schmerz, besser durch Bewegung; beide können nötig werden bei Erysipelas; beide verursachen Scharlachröte des Körpers mit Brennen und Jucken, beide Schwäche, Taubheit, Unruhe usw. Die Mittel unterscheiden sich in ihren Augen-Symptomen. *Comocladia* hat Schmerzen im rechten Auge mit einem Gefühl, als wäre dies Organ größer, oder als ob es aus dem Kopf herausgedrängt würde. Diese Augen-Symptome verschlimmern sich in der Nähe des warmen Ofens; während die von *Rhus* durch diese Einwirkung sich bessern. *Apis* hat Augen-Symptome, schlimmer in der Nähe des warmen Ofens. Die Augenentzündung von *Mercurius, Argentum nitricum* und *Antimonium crudum* wird auch durch strahlende Hitze verschlimmert. *Comocladia* ähnelt dem *Euphorbium officinarum* in den Haut-Symptomen, sogar in den roten Streifen auf der Haut. 4. *Rhus Toxicodendron* oder Giftsumach, den ich des längeren in meiner nächsten Vorlesung betrachten werde. 5. *Rhus glabra,* der gemeine Sumach; eine *Rhus*-Varietät, nicht so giftig, wie die schon erwähnten. Er hat Hinterkopfschmerz geheilt und auch Nasenbluten, von der linken Seite ausgehend. 6. *Rhus radicans,* von manchem als identisch mit *Rhus Tox.* angesehen. 7. *Rhus venenata,* eine außergewöhnlich giftige Varietät. Er hat eine große Blume von dunkel-rötlichbrauner Farbe. Er ist schon ein Baum, wird zuweilen zehn Fuß hoch und ähnelt sehr dem *Ailanthus.*

Diese ganze Pflanzenordnung besitzt giftige Eigenschaften, vergiftet das Blut und ruft Ausschlag auf der Haut hervor, der zuerst vesikulär und schließlich pustulös und ekzematös ist. Sie können auch Erythem erzeugen, das in Erysipelas endet. Trotz der erwähnten Ähnlichkeiten gibt es große Verschiedenheiten in ihrer physiologischen Wirkung; diese Verschiedenheiten können so groß sein, daß sie in manchen Punkten sich feindlich zueinander verhalten.

Anacardium orientale.

Anacardium	Geist und Gemüt	Lachesis, *Acidum nitric.*, *Stramonium*, *Belladonna*,
↓	Magen und Darm	*Nux vomica*, *Sulfur*, *Sepia*, *Lamium album*.
Gegenmittel, *Rhus Tox.*	Haut, Rückenmark, Gelenke, Herz.	
↓		
Hat als Antidot Juglans		

Anacardium übt einen sehr deprimierenden Einfluß aus, nicht bloß auf Geist und Gemüt, sondern ebenso auf den Körper. Es macht Gedächtnisschwäche; auf dies Symptom treffen wir oft als Folge akuter Krankheiten; zum Beispiel bei akuten Exanthemen, wie Pocken. Der Ausschlag von *Anacardium* ist analog dem der Variola. Nehmen wir diese zwei Symptome, Gedächtnisschwäche und Ausschlag wie bei Variola, so haben wir vortrefflichen Grund, dies Mittel zu verordnen, wenn Gedächtnisschwäche als eine der Folgen dieser Krankheit sich einfindet. *Anacardium* kann auch nützlich sein, wenn diese Gedächtnisstörung bei alten Leuten auftritt oder als Folge von Hirnerweichung.

Neben dieser Einwirkung auf den Intellekt finden wir auch die Geisteskräfte sehr bedeutend gestört; der *Anacardium*-Kranke bildet sich ein, Stimmen zu hören, die weit von ihm entfernt zu ihm sprechen. Hier ist etwas ähnlich *Stramonium*. Er hat das Gefühl, als hätte er zwei Willen — der eine befiehlt zu tun, was der andere verbietet. Das ist kein ungewöhnliches Symptom beim Typhus, in welcher Krankheit Pflanzen, die das Blut vergiften, wie die betrachteten, außerordentlich nützlich sein können. Dies Gefühl, als ob der Kranke zwei Willen habe, findet sich auch bei andern Mitteln. Sie werden es zum Beispiel bei *Lachesis* finden, die, wenn Sie sich erinnern, hat: „Der Kranke glaubt, unter der Gewalt einer übermenschlichen Macht zu stehen". Ein ähnliches Symptom findet sich auch bei *Belladonna*.

Ein anderer Geisteszustand, der *Anacardium* charakterisiert, ist die Neigung zum Fluchen. Glauben Sie nur nicht, daß ich *Anacardium* empfehle zur Kur der Gottlosigkeit, wenn sie aus Unmoralität resultiert; das sei fern. Wenn jedoch die Neigung zum Fluchen als Folge geistiger Störung auftritt, so kann *Anacardium* gute Dienste tun. Ich behandelte einst einen Geistlichen, der auffallende Neigung zum Fluchen hatte; beim besten Willen konnte er es nicht lassen. Dies Leiden affizierte ihn nicht, bis er an einem eigentümlichen Kopfschmerz litt, der sich durch ein Gefühl charakterisierte, als ob ein Pflock im Kopfe säße. *Anacardium* heilte vollständig in diesem Fall.

Ein anderes Mittel, das Neigung zum Fluchen hervorruft, ist *Acidum nitricum;* aber ich habe nie etwas Gutes davon gesehen in diesen Fällen, außer nach *Mercur*-Mißbrauch. Die Kranke kann sich einbilden, daß sie einen Teufel in sich habe. Sie hat fixe Ideen, daß ihr Körper und Geist getrennt seien. Sie bildet sich ein, daß ihr Kind nicht ihr eigenes sei. Ich möchte auch Ihre Aufmerksamkeit auf ein Symptom dieses Mittels lenken, auf die Autorität hin von Dr. Falcot in Middletown, Neuyork, nämlich Neigung zum Selbstmord durch Erschießen, ein Symptom, das Sie auch bei *Antimonium crudum* finden werden.

Wir finden *Anacardium* auch als Mittel für die schlechten Folgen geistiger Überanstrengung, mit anderen Worten bei Geistesermüdung. Geistige Arbeit macht ziehenden Kopfschmerz, wobei die Schmerzen meistens in der Stirn und hinter der Stirn sitzen. In anderen Fällen kann der Kopfschmerz verschiedene Phasen annehmen, so daß der Kranke über ein Gefühl klagt, als säße ein Pflock in irgendeinem Teile des Kopfes, oder über ein Zusammenschnürungsgefühl, als wäre ein Band um den Kopf gelegt. Mit diesen Kopfschmerzen von *Anacardium* verbunden ist große geistige Reizbarkeit, die jedoch nicht immer so groß ist, daß sie den Kranken zum Fluchen verleitet.

Wir haben auch Hypochondrie, die sich durch *Anacardium* entwickelt. Der Kranke ist leicht schwerfällig und plump in seinem Benehmen und recht arg niedergedrückt. Da ist wieder die Idee von der Dualität, der Geist ist vom Körper getrennt, ein Fremder begleitet ihn. Diese Gemüts-Symptome leiten ihren Ursprung häufig von gastrischen Störungen her.

Die gastrischen, sehr charakteristischen Symptome von *Anacardium* sind diese: Sie werden bemerken, daß der Kranke die meiste Zeit hungrig ist; er fühlt sich besser beim Essen, aber schlechter nach dem Essen. Er neigt zur Verstopfung; es ist häufiger Stuhldrang da, aber wenn ein Versuch zur Entleerung gemacht wird, geht der Drang vorüber. Das Rectum erscheint kraftlos; er klagt über ein Gefühl, als wäre ein Pflock oder ein fremder Körper im Rectum; dies Symptom ist nicht mechanische Folge der zurückgehaltenen Fäces. Hier bemerken Sie wieder das Gefühl von einem Pflock oder einem fremden Körper, der die normale Funktion des Organs aufhebt. Diese erwähnten Symptome sind nun häufiger, als wir denken. Wenn sie auftreten, denken wir leichter an *Nux, Ignatia* und *Sulfur* und vergessen *Anacardium*.

Speziell ähnelt *Anacardium* der *Nux* in der Frühübelkeit. Wie *Nux* kann ersteres nützlich sein bei der Frühübelkeit Schwangerer; die Leidende wird besser während des Essens, aber die Symptome kommen bald wieder. Es ist auch Ähnlichkeit in den Gemüts-Symptomen der beiden Mittel vorhanden. Worin unterscheiden sie sich? Es gibt einen wesentlichen Unterschied in der Pathologie der Fälle, die diese Mittel erfordern. Während Sie bemerken werden, daß *Anacardium* Drang zum Stuhl hat, hat es auch außerdem noch Kraftlosigkeit oder Untätigkeit des Rectums, wodurch es einen paretischen Zustand zeigt, der nicht der *Nux vomica* zukommt, da letztere für irreguläre Peristaltik der Därme paßt. Ferner wird das Gefühl von einem Pflock im Rectum bei *Nux vomica* nicht gefunden.

Vergessen Sie nicht den Unterschied, den ich Ihnen zwischen *Anacardium* und *Nux* gegeben habe; ich erinnere Sie nochmals daran, weil ich weiß, daß wir oft *Nux* geben, wo wir hätten *Anacardium* geben müssen.

Sepia ist ähnlich dem *Anacardium*. Dies Mittel hat Drängen, als ob ein fremder Körper im Rectum wäre; ein beständiges Vollheitsgefühl im Rectum, selbst nach der Stuhlung. Außerdem hat sie Untätigkeit des Rectums, so daß selbst ein weicher Stuhl mit Mühe ausgeleert wird. Es ist wahr, daß diese *Sepia*-Symptome fast immer das Zugegensein irgendeines Uterinleidens verlangen, damit *Sepia* Heilmittel sei.

Ein französischer Arzt hat *Anacardium* als unschätzbares Mittel bei innerlichen Hämorrhoiden empfohlen. Er verordnet das Mittel in der dreißigsten Potenz, einigemal täglich, einige Wochen lang. Er rühmt sich, viele Heilungen erzielt zu haben; ich war nicht imstande, seine Erfahrung zu bestätigen.

Derselbe Arzt wendet *Lamium album* bei äußeren Hämorrhoiden an. Dieses Mittel hat einen Kopfschmerz, der von einem eigentümlichen Vorwärts- und Rückwärtsbewegen des Kopfes begleitet ist.

Wir wollen nun die Einwirkung von *Anacardium* auf die Haut studieren. Wir finden es nützlich, wenn das Gesicht geschwollen ist, besonders auf der linken Seite, und bedeckt mit kleinen Bläschen von pockenähnlichem Aussehen. Diese Bläschen haben einen Nabel; sie können auch an anderen Körperstellen auftreten. Sie sondern ein gelbliches Serum ab, das an der Luft zu Krusten erhärtet. Das Jucken ist sehr heftig, so groß in der Tat, daß es den Kranken fast zwingt, mit den Nägeln die Haut zu durchwühlen. Mit diesen Haut-Symptomen sind oft einige der vorhin erwähnten gastrischen Symptome verbunden.

Anacardium occidentale oder Elefantenlaus, der Kern ist eßbar, macht vesikulösen Ausschlag gewöhnlich im Gesicht, aber auch an anderen Körperstellen, und fast unerträgliches Jucken, wie Sie erwarten konnten, und mit genabelten Pusteln, wie bei Pocken. Es macht erysipelatösen Ausschlag im Gesicht, und dieser geht von links nach rechts. So zeigt es sich bei der Prüfung. Sie erinnern sich, daß ich in meinen Vorlesungen am Institut sagte, wenn bei Prüfungen die Symptome nach einer Richtung sich bewegen, daß das Mittel, welches die Symptome hervorbringt, eine Krankheit heilen muß, die in entgegengesetzter Richtung geht. Zum Beispiel bei der Prüfung von *Rhus* geht die erysipelatöse Entzündung von rechts nach links, daher heilt es Erysipelas, das von links nach rechts geht. Da dies *Anacardium* dem *Rhus* ähnliche Symptome hat, die aber in entgegengesetzter Richtung sich bewegen, kann es als Antidot von *Rhus Tox.* wirken.

Wir wollen nun von der Einwirkung des *Anacardium orientale* auf das Herz sprechen. *Anacardium* ist indiziert bei Herzklopfen, besonders bei Bejahrten, wenn es sich kompliziert mit so leichten Beschwerden, wie ein gewöhnlicher Schnupfen. Dies Herzklopfen ist oft verbunden mit Gedächtnisschwäche.

Wir finden es auch indiziert bei rheumatischen Affektionen des Pericardium, bei rheumatischer Pericarditis, charakterisiert durch scharfe Stiche in der Herzgegend, wobei diese Stiche doppelt sind, nämlich zuerst kommt ein Stich, und diesem folgt schnell ein anderer, und dann tritt ein langer Zwischenraum ein.

Nächstdem wollen wir einige Worte sagen über die Einwirkung des *Anacardium* auf Rückenmark, Rücken und Gliedmaßen. *Anacardium* kann bei Rückenmarkskrankheiten gewählt werden. Die Symptome, welche es hier indizieren, sind: Gefühl, als wäre ein Band um den Körper gelegt, Gefühl, als wäre ein Pflock ins Rückenmark gesteckt, so daß jede Bewegung des Körpers einen Schmerz erregt, als würde der Pflock noch tiefer in den Körper gedrückt. Die Knie besonders haben ein Schwächegefühl bei diesen Spinalaffektionen. Lähmungsgefühl in ihnen. Der Kranke ist kaum imstande, zu gehen, und hat dabei das Gefühl, als wären die Knie fest umbunden.

Werfen Sie einen Blick in Bönninghausens Schriften, so werden Sie finden, daß *Anacardium* Einwirkung auf das Kniegelenk hat. Sie werden finden, daß *Pulsatilla* auf dieselbe Lokalität wirkt. Die Schwellung bei *Anacardium* ist chronischer Art und ist begleitet von einem Unterschwärungsgefühl.

Anacardium, daran müssen Sie denken, wird nicht in *Rhus Tox.* ein Antidot haben, obgleich unter manchen Umständen es ein Antidot für dies Mittel ist. Aber sein Antidot ist *Juglans* — auch starker Kaffee ohne Zucker und Milch.

Nächstdem kommen wir zu den verschiedenen Varietäten von *Rhus. Rhus Tox.,* wie ich schon andeutete, wird vollends in meiner nächsten Vorlesung zur Betrachtung gelangen. Ich will jetzt einige Worte über *Rhus radicans* sagen und über die antidotarische Behandlung der *Rhus*-Vergiftung. *Rhus radicans* wird sehr empfohlen gegen Hinterkopfschmerz, verbunden mit rheumatischer Steifheit im Nacken.

Manche Antidote wurden gegen *Rhus*-Vergiftung angewendet. Eins der besten ist *Croton Tiglium.* Örtlich angewendet und auch innerlich genommen, macht es einen Ausschlag, der fast identisch mit dem von *Rhus Tox.* ist. Zuerst tritt ein Erythem mit entschiedener Entzündung und Grübchenbildung bei Druck auf. Kleine Bläschen bilden sich, sehr nahe aneinander, dabei fast unerträgliches Jucken, Brennen und Stechen. Die Bläschen füllen sich mit einem gelblichen Serum, platzen schließlich und bilden mehr oder weniger dicke Krusten.

Ammonium carbon. wurde auch angewendet. Es kann innerlich und örtlich gegeben werden. Es macht einen feinen roten Ausschlag mit großem Brennen und Jucken und schlimmer nachts.

Ärzte im Westen haben neuerdings *Grindelia robusta* angewendet. Sie wurde bei uns nicht gebraucht.

An *Arsenic.* ist zu denken, wenn der Ausschlag von wie Feuer brennenden Schmerzen in der Haut und großer Unruhe begleitet ist.

Chronische *Rhus*-Vergiftung findet ihr Heilmittel in *Graphites,* aber *Sulfur* und besonders *Sepia* sind bei der Behandlung von sehr hartnäckigen Fällen von großem Nutzen.

Grindelia robusta, die ich so kurz erwähnte, ist ein wundervolles Mittel wegen ihrer Einwirkung auf die pneumogastrischen Nerven. Sie scheint eine Parese dieser Nerven hervorzurufen, so daß, wenn der Kranke einnickt zum Schlafen, er den Atem verliert und daher durch das Verlangen nach Luft aufgeweckt wird. Sie sehen, daß sie in dieser Beziehung der *Lachesis* und *Gelsemium* nahesteht.

Einundzwanzigste Vorlesung.

Rhus Toxicodendron.

Das Mittel, über das ich heute morgen sprechen will, ist das Hauptglied der Anacardiaceae, nämlich der Giftsumach oder *Rhus Toxicodendron*. Sie müssen sich erinnern, daß er ein Komplement zu *Bryonia* ist, welche Tatsache durch Hahnemann entdeckt wurde bei seinen Erfahrungen in einer Epidemie des Kriegstyphus, während deren er viele Fälle behandelte und nur zwei verlor; der Erfolg, den er errang, wurde von allen Seiten anerkannt. Manches Leben wurde seitdem gerettet durch Anwendung dieser zwei Mittel im Wechsel; d. h. der Wechsel besteht darin, daß man *Bryonia* gibt, wenn *Bryonia*-Symptome vorhanden, und *Rhus Tox.*, wenn der Kranke Symptome zeigt, die für dies Mittel sprechen. Solche Alternation ist legitimiert. Wir müssen auch an eine Tatsache erinnern, die ich früher besprach, die aber so wichtig ist, daß ich hier darauf zurückkomme, nämlich, daß *Rhus Tox.* eine feindliche Beziehung zu *Apis mellifica* hat. Obwohl die Symptome der beiden oberflächlich ähnlich sind, so folgen sie doch aus irgendwelchem Grunde, den ich nicht erklären kann, nicht gut das eine dem andern.

Wir finden *Rhus Tox.* als Zentrum einer recht großen Gruppe von Mitteln. Wollten wir sie alle vergleichend studieren, so würde das manche Stunde wegnehmen. Zum Beispiel, da es in der Tat wichtige Beziehungen zum Typhus hat, so gibt es in dieser Richtung viele Mittel, die im typhösen Stadium der Krankheiten angewendet werden. *Bryonia,* wie schon erwähnt, steht ihm nahe. Ferner haben wir nach anderer Richtung hin *Arsenicum,* in noch anderer *Acidum muriaticum, Phosphorus, Carbo veg.* usw., dazu *Baptisia* und eine ganze Zahl anderer.

Zuerst wollen wir die Einwirkung von *Rhus Tox.* auf das Zirkulationssystem studieren. Wir finden, daß es einen Erethismus, ein Anwachsen der Zirkulation oder mit andern Worten Blutwallungen erregt. Es wirkt auf das Zentralorgan der Zirkulation, das Herz. Demnach finden wir es indiziert bei unkomplizierter Hypertrophie dieses Organs, d. h. Hypertrophie, die nicht mit Klappenfehlern verbunden ist. Aus welcher Ursache? Aus Folgen von Überanstrengung, wie sie häufig bei Athleten und Maschinisten auftreten kann, die schwere Geräte handhaben.

Andere bei solchen Zuständen dienliche Mittel sind: *Arnica* und *Bromum*. Wenn diese Mittel indiziert sind, so müssen sie anhaltend, tage- und selbst wochenlang gegeben werden, bis es Ihnen gelingt, das Plus der Herzmuskelfasern zur Aufsaugung zu bringen. Wir finden ebenso *Rhus* indiziert bei Herzklopfen, das auf Überanstrengung folgt. Wenn *Rhus* Heilmittel bei Herzleiden ist, so finden Sie häufig in Begleitung der Störung ein Gefühl von Taubheit im linken Arm und in der Schulter. Der Kranke bemerkt ein Schwächegefühl in der Brust, als wäre der Herzmuskel ermüdet. Das verschlimmert sich nach jeder Anstrengung. Palpitation macht sich fühlbar selbst beim Stillsitzen.

Rhus Tox. ↓ *Bryonia*	1. Blut	Herz, Puls. Typhöse Symptome.
	2. Fieber. — Intermittens usw.	
	3. Fibröses Gewebe	Aponeurosen, Sehnen. Gelenke. Zellgewebsentzündung. Überanstrengung.
	4. Haut	Hautausschläge. Erysipelas.
	5. Schleimhäute	Influenza. Diarrhöe.
	6. Organe.	

Rhus zu vergleichen mit	*Arnica, Bromum, Aconitum, Kalmia, Pulsatilla, Cimicifuga, Phytolacca dec.*	bei Herzaffektionen.
	Phosphorus, Arsenicum, Acidum muriaticum, Carbo vegetabilis, Baptisia, Arnica, Acidum phosphoricum, Taraxacum, Bryonia	beim Typhus.
	Arnica, Arsenicum, Sulfur, Petroleum, Ruta, Staphisagria, Kali carbonicum, Ledum, Valeriana, Anacardium, Conium, Lycopodium, Pulsatilla, Ferrum, Rhus rad., Kalmia, Colchicum, Rhododendron	bei rheumatischen Affektionen.
	Lachesis, Ailanthus, Arum triphyllum, Belladonna, Calcarea carbonica	beim Scharlach.
	Mezereum, Nux juglans	beim Ekzem.
	China, Acidum sulfuris, Belladonna, Spigelia, Carbo animalis	bei Kopf-Symptomen.
	Calcarea carbonica, Sepia, Gelsemium, Kalmia	bei Augen-Symptomen.

Aconit hat Kriebeln in den Fingern bei Herzleiden. In den Fingern Gefühl, als ob sie einschlafen wollten. Angst ist bei diesem Mittel immer zugegen.

Kalmia ferner, die dasselbe Gefühl im linken Arm hat bei Herzaffektionen.

Cactus hat dieses Symptom mit einem beklemmenden Gefühl, als wenn ein eisernes Band um das Herz gelegt wäre; und *Sumbul* mit Schwere und ziehende, schießende Schmerzen in den Fingern.

Pulsatilla hat Taubheit, besonders am Ellenbogen, sehr häufig bei Hypertrophie oder Dilatation des rechten Ventrikels.

Cimicifuga hat das Gefühl, als wäre der Arm fest an den Körper gebunden.

Phytolacca indessen affiziert die rechte Körperseite. Sie hat dieselbe Empfindung im rechten Arm, wie *Aconit, Kalmia* und *Rhus* im linken.

Nun zum Puls von *Rhus Tox.*: *Rhus* wirkt deprimierend auf das System, daher kann der Puls nicht voll und kräftig sein, wie bei *Aconit*. Er ist beschleunigt, aber bei dieser Beschleunigung neigt er zu schwachen Schlägen. Ein andermal ist er unregelmäßig oder selbst intermittierend; all dies ist charakteristisch für *Rhus Tox*. Bei diesen verschiedenen Arten des Pulses finden wir oft die schon erwähnte Taubheit im linken Arm.

Nächstdem wollen wir die typhösen Symptome von *Rhus* vornehmen; hiermit meine ich die typhusähnlichen Symptome, solche, welche Sinken der Lebenskräfte anzeigen, wie es bei Krankheiten vorkommt, die einen üblen Verlauf nehmen. Bei gleichen Umständen können Sie sich auf *Rhus* verlassen, wo immer akute Krankheiten einen typhösen Charakter annehmen. Sie werden finden, daß, wenn Dysenterie diesen Charakter annimmt, *Rhus* nötig wird. Sie werden dasselbe finden bei Peritonitis, Pneumonie, Scharlach und Diphtherie unter ähnlichen Verhältnissen und wenn kein anderes Mittel positiv angezeigt ist. *Rhus* muß also vergiftend auf das Blut einwirken.

Die Symptome, welche es im eigentlichen Typhus indizieren, sind folgende: In erster Linie hilft Ihnen das Temperament großenteils. Der Kranke ist von mehr mildem Temperament. Das Delirium ist milder Art, nicht heftig. Zuweilen, das ist wahr, kann der Kranke die Neigung haben, aus dem Bett zu springen, oder er versucht zu entlaufen, aber sobald er mehr oder weniger bei Bewußtsein ist, zeigt er sich wenig gewalttätig oder reizbar. Es ist also kein heftiger Zorn, der *Rhus Tox*. charakterisiert. Sie werden bemerken, daß dies Delirium verbunden ist mit Unruhe, nicht bloß seelischer, sondern auch körperlicher. Der Kranke wirft sich fortwährend im Bett umher. Er liegt erst auf der einen, dann auf der andern Körperseite. In dem einen Augenblick sitzt er auf, während er im andern sich hinlegt. Sie beobachten also ein fortwährendes Verlangen nach Bewegung, und es ist wohl möglich, daß der Kranke durch die Lageveränderung sich Erleichterung verschafft. Zuweilen finden wir ausnahmsweise, im Anfang der Krankheit, daß der Kranke ganz stillzuliegen wünscht. Das kommt dann von der großen Schwäche. Er fühlt sich vollständig hin. Er ist gleichgültig gegen alles. Dies Schwächegefühl steht in gar keinem Verhältnis zu allen andern Symptomen. Zuweilen hat der Kranke Halluzinationen. Er fürchtet, vergiftet zu werden. Er will nicht die Medizin nehmen, die Sie ihm geben, oder die ihm gereichten Speisen und Getränke, weil er fürchtet, seine Umgebung werde ihn vergiften. Schreitet der Stupor vor, so antwortet der Kranke sehr langsam, wie widerwillig oder sogar trotzig; aber er ist nicht heftig. Er hat heftigen Kopfschmerz, den er mit dem Gefühl vergleicht, als wäre ein Brett vor die Stirn gebunden. Dies ist oft verbunden mit Blutwallung nach dem Kopf, die sich in plötzlichem Aufflammen des Gesichtes zeigt. Er bekommt Nasenbluten, wodurch der Kopfschmerz besser wird. Das ausfließende Blut ist dunkelfarbig. Sein Schlaf ist unruhig, er träumt von Herumstreifen auf den Feldern oder von großen Anstrengungen, wie Klettern, Schwimmen. Das Typhusgift kann die Lungen ergreifen und Pneumonie hervorrufen mit dem gewöhnlichen dieser Affektion zukommenden Husten, erschwertem Atem, rostfarbigem Sputum; bei all diesen Symptomen finden Sie die Zunge dunkelbraun, trocken und aufgesprungen. Die Risse sind beträchtlich und bluten sogar manchmal. Zuweilen sind Zunge und Mund mit bräunlichem, zähem Schleim bedeckt. Ein andermal zeigt die Zunge die Eindrücke der Zähne. Nun möchte ich Sie bitten, nicht *Mercur* zu geben. *Mercur* hat sehr wenig Verwendung im Typhus; er wird Ihnen den Fall verhunzen, wenn nicht entschieden ikterische Symptome vorhanden sind. Die Zunge von *Rhus Tox.* zeigt oft eine dreieckige rote Spitze, ganz verschieden von der gleichmäßig belegten weißen Zunge von *Mercur.* Ferner finden sich Magen- und Darmstörungen. Der Kranke hat Diarrhöe mit gelblichbraunen Entleerungen, die kadaverös riechen. Die Stühle können unwillkürlich im Schlaf abgehen. Der Harn geht unwillkürlich weg und hinterläßt manchmal einen rötlichen Fleck. Der Kranke klagt über ziehende Schmerzen in den Gliedern mit fast unerträglichem Rückenschmerz. Schläft er ein, so ist er unruhig und träumt, daß er im Felde umherschweift und schwere Arbeiten unternimmt. Zuweilen (wie bei *Bryonia*) träumt er von Tagesgeschäften. (*Aurum, Causticum* und *Aurum mur.* haben ebenfalls diese Unruhe in den Gliedern, schlimmer des Nachts.)

Die Haut des Körpers ist trocken und heiß und oft unnatürlich rot. Zuweilen finden sich rote Flecke auf der Haut. Ist Schweiß vorhanden, so ist er kopiös und riecht sauer, dabei ein Miliariaausschlag. Der Bauch ist tympanitisch und besonders empfindlich an zwei wichtigen Stellen, in der rechten regio iliaca und in der Gegend der Milz, welches Organ, nebenbei bemerkt, geschwollen ist. Schließlich werden die Stühle spärlich und grünlich, aber ohne Tenesmus. Bei Frauen kann Gebärmutterblutung sich einstellen, die aber keine Besserung bringt. Symptome von Lungenkongestion treten auf. Rasseln hört man über die ganze Brust. Besonders bemerkt man die Störung in den unteren Lungenlappen. Der Husten ist erst trocken, wird dann häufiger und locker mit Expektoration blutstreifiger Sputa. Das sind also die Hauptsymptome, die Sie anleiten, *Rhus* bei Typhusbehandlung zu wählen. Ganz kurz will ich Ihnen noch zeigen, wie Sie es von ähnlichen Mitteln unterscheiden können; zuerst werde ich von einigen sprechen, die auf *Rhus* folgen können.

Phosphorus folgt gut auf *Rhus,* wenn diesem die pneumonischen Symptome nicht gewichen sind, und wenn der Durchfall anhält. Die Stühle sind gelb und blutstreifig, sehen manchmal wie „Fleischwasser“ aus.

Arsenicum muß auf *Rhus folgen* in der erethischen Form des Typhus. Trotz der entsetzlichen Prostration ist der Kranke doch irritabel und voller Angst, selbst bis zu den letzten Lebensstunden. Die tiefe Schwäche hält an, der Mund wird schwärzer, die Diarrhöe weicht nicht, trotz *Rhus.* Hier möchte ich Ihnen ein Wort zur Vorsicht zurufen. Anfänger geben leicht *Arsenicum* zu früh. Ist dies geschehen, so beschleunigen Sie die Leiden, die Sie verhüten wollten. *Arsenicum* ist ein herrliches Mittel, wo es indiziert ist, aber schrecklich beim Mißbrauch. Ich warne Sie also, ihn nicht zu früh im Verlauf des Typhus zu geben, wenn nicht die Symptome deutlich auf ihn hinweisen. Wie *Rhus* hat *Arsenicum* Unruhe, Prostration und hervorstechende Bauch-Symptome. Durst ist intensiv. Die Schmerzen sind brennender Natur. Die Stühle dunkelbraun, stinkend und blutig und stellen sich häufiger nach Mitternacht ein.

Acidum muriaticum ist ebenfalls nützlich bei der erethischen Form. Es hat manche Symptome mit *Rhus* gemein. Es ist vorzuziehen, wenn die Entmischung noch evidenter; die Prostration ist groß, der Kranke so schwach, daß er ans Fußende des Bettes rutscht. Stuhl und Harn gehen unwillkürlich ab.

Hyoscyamus hat das Symptom: Furcht, vergiftet zu werden, in ausgeprägterem Grade als *Rhus,* aber andererseits hat es keine große Ähnlichkeit damit.

Wir finden nun auch Mittel, die dem *Rhus* in der torpiden Form des Typhus ähnlich sind. Zuerst in der Reihe steht *Carbo veg.* Der *Rhus*-Kranke gelangt oft in den *Carbo veg.*-Zustand; dann liegt er völlig torpid da, ohne Zeichen von Reaktion. Die Glieder sind kalt, besonders die Beine von den Füßen bis zu den

Knien, dabei kalter Schweiß. Der Puls schnell und klein. Die Darmentleerungen stinken entsetzlich.

Noch ein anderes Mittel ist *Baptisia.* Sie ist indiziert, wenn wir, wie bei *Rhus,* braun oder schwärzlich belegte Zunge und sehr ausgesprochenes Fieber haben. Das Gesicht sieht dunkelrot und dumm aus, wie beim Rausch. Die Darmentleerungen sind dunkel, flüssig und sehr stinkend. Der Kranke ist schlummersüchtig und stupid; er schläft ein beim Antworten auf Fragen; oder er ist unruhig, wirft sich im Bett umher, bildet sich ein, er sei doppelt oder entzweigegangen und müsse seine Teile wieder zusammensuchen. Er beklagt sich, sein Bett sei zu hart. Die Zunge ist oft mit aphthösen Geschwüren besetzt.

Arnica und *Baptisia* habei beide Schlummersucht und Stupor, der Kranke beklagt sich, das Bett sei zu hart, und schläft beim Antwortgeben ein. Indes bei *Arnica* ist vollständige Apathie; Ekchymosen und Durchliegen zeigen sich. *Arnica* hat ebenfalls unwillkürlichen Abgang von Stuhl und Harn; auch sind — bei Affektion der Lungen — die Sputa blutig.

Acidum phosphoricum folgt gut auf *Rhus,* wenn große Schwäche oder Prostration mit vollständiger Apathie zugegen. Die Stühle sind blutig und schleimig. Wenn Nasenbluten vorhanden, so bringt es keine Besserung.

Taraxacum müßte auch in Betracht gezogen werden. Bönninghausens Sohn bekam den Typhus und wurde von seinem Vater behandelt. Unter den Symptomen fand sich die als charakteristisch für *Rhus Tox.* erwähnte Unruhe, aber dies Mittel brachte keine Besserung. Als nun Bönninghausen die Materia medica nachsah, fand er, daß *Taraxacum* dieselbe Unruhe der Glieder hatte mit ziehenden Schmerzen und zugleich noch ein Symptom, das bei seinem Sohne vorhanden, nämlich die landkartenartige Zunge. Er reichte *Taraxacum* mit promptem Erfolg.

Die Indikationen für *Bryonia* beim Typhus will ich hinausschieben bis zum nächsten Monat, wo ich speziell über dies Mittel lesen werde.

Ferner sehen wir Störungen in der Zirkulation, hervorgebracht durch *Rhus,* die in anderer Fieberform sich zeigen, nämlich bei Intermittens. *Rhus* paßt für Wechselfieberformen, wenn der Frost in dem einen Bein beginnt, meist im Oberschenkel. In einzelnen Fällen kommt er zwischen den Schulterblättern her. (Es ist sehr wichtig, den Punkt zu beachten, von dem der Frost bei dieser Krankheit ausgeht. *Bei Natrium mur.* und *Eupatorium* beginnt er im Kreuz; bei *Gelsemium* läuft er den Rücken hinauf.) Während des Frostes zeigt sich ein trockener, quälender Husten, welches Symptom Sie auch bei *China, Sulfur, Bryonia* und *Sabadilla* finden werden. Zugleich mit dem Frost äußerlich ist Hitze innerlich vorhanden. Durst fehlt. Oft zeigen sich außerdem Haut-Symptome, wie Urticaria und Fieberbläschen, letztere am Munde. Der Schweiß ist ganz allgemein, nur nicht im Gesicht.

Wir wollen nun die Einwirkung von *Rhus* auf die fibrösen Gewebe studieren. Es sei mir gestattet, unter dies Gewebe auch die Aponeurosen und Sehnen, die Gelenkbänder und das Bindegewebe mit einzuschließen. Kein Mittel hat tiefere Einwirkung auf die fibrösen Gewebe, als *Rhus Tox.* Zuerst will ich von seiner Einwirkung auf die Sehnen sprechen. Wir finden *Rhus* nützlich, wo immer diese Sehnen entzündet sind, mag dies von Überanstrengung oder von plötzlicher Zerrung kommen, wie bei Verrenkung. Wir können *Rhus* auch geben bei manchen Affektionen, die durch Überanstrengung entstehen. Zum Beispiel, wenn ein Musiker durch zu langes Spielen von Blasinstrumenten Lungenblutung bekommt, so wird *Rhus* ihn heilen. Wenn von heftiger Anstrengung ein Kranker Lähmungserscheinungen hat, so kann dies Übel dem *Rhus Tox.* weichen. Bei Verrenkungen folgt *Calcarea carbonica Hahnem.*, wenn *Rhus* Linderung gebracht hat, aber die Heilung ausbleibt.

Ich will hier noch einige andere Mittel erwähnen, die anwendbar sind bei üblen Folgen von Überanstrengung, damit Sie dieselben von unserem jetzt behandelten Mittel unterscheiden können.

Arnica wirkt mehr auf das Muskelgewebe, als auf die Ligamente. Daher finden wir sie angezeigt, wenn nach langanhaltender Anstrengung großer Schmerz in den Muskeln vorhanden. Der Kranke fühlt sich wie zerschlagen. Er hat nicht das Verrenkungsgefühl von *Rhus*. Ist ein Gelenk offenbar verrenkt, so ist nicht *Arnica* das beste Mittel, wenn nicht eine beträchtliche Entzündung der Weichteile dabei vorhanden ist.

Arsenicum ist in Betracht zu ziehen bei Folgen von Überanstrengung, besonders wenn diese Anstrengung geschieht beim Erklimmen steiler Hügel und Berge. Hierbei haben Sie sowohl die Folgen von Atmen verdünnter Luft, als auch die der Anstrengung. Es ist auch nützlich bei Entzündung und Schmerzen in den Kugelgelenken, durch Erschütterung hervorgerufen, z. B. wenn der Kopf des Femur heftig in die Pfanne gedrückt wird.

Das allgemeine Kennzeichen jedoch, das Ihnen hilft, für *Rhus* in allen diesen Fällen sich zu entscheiden, ist dies: Der Kranke bekommt Linderung seiner Symptome durch fortgesetzte Bewegung, während es schlimmer ist beim Anfang der Bewegung. Grund hierfür ist, daß die fibrösen Gewebe geschmeidiger werden durch fortgesetzte Bewegung.

Ich möchte sagen, daß es eine Art von Ausnahme bei diesem Charakteristikum gibt, nämlich das als Lumbago bekannte schmerzhafte Leiden. Ich finde nämlich, daß im Anfang dieser Affektion *Rhus* heilt, mag der Kranke durch Bewegung sich besser fühlen oder nicht. Die für *Rhus* sprechenden Symptome sind große Schmerzen beim Versuch aufzustehen, steifer Hals rheumatischen Ursprungs vom Sitzen in Zugluft, rheumatische Schmerzen in der Interscapulargegend, besser durch Wärme und schlimmer durch Kälte. Es können auch zusammenschnürende Schmerzen in den Rückenmuskeln vorhanden sein, die sich bessern durch Rückwärtsbeugen.

Sulfur hat auch rheumatische Schmerzen mit Steifheit in der Lumbalgegend, mit plötzlicher Kraftlosigkeit beim Versuch sich zu bewegen.

Petroleum und *Ruta* nützen, wenn diese rheumatischen Schmerzen im Rücken schlimmer sind morgens vor dem Aufstehen.

Bei *Staphisagria* nötigen die Lumbalschmerzen den Kranken, früh aufzustehen.

Kali carb. hat scharfe Schmerzen in der Lumbalgegend, schlimmer 3 Uhr morgens, die den Kranken nötigen, aufzustehen und umherzugehen. Die Schmerzen gehen die Hinterbacken hinab.

Ledum hat Rückenschmerz, vergleichbar dem Steifheitsgefühl, als wenn man lange stillgesessen hat. Es ist ein Krampfschmerz über den Hüften abends. Morgens sind die Füße steif und starr.

Valeriana verursacht und heilt heftige, ziehende, schießende, ruckende, plötzlich auftretende Schmerzen in den Gliedern. Sie sind schlimmer beim Sitzen, besser bei Bewegung. Der Kranke hat ein Verrenkungsgefühl in der Lumbalgegend mit derselben Modalität wie die Gliederschmerzen.

Beim Rheumatismus ist *Rhus* indiziert, nicht so sehr bei der entzündlichen Form, als bei der rheumatischen Diathese, wenn die eben erwähnte charakteristische Modalität vorhanden und wenn Verschlimmerung bei nassem Wetter oder beim Aufenthalt an feuchten Orten eintritt. Eine andere Eigentümlichkeit von *Rhus* ist, daß vorspringende Knochen schmerzhaft gegen Berührung sind, z. B. die Backenknochen. Dies zeigt Ihnen, daß *Rhus* das Periost affiziert. Noch ein anderes Charakteristikum ist, daß der Kranke durchaus nicht vertragen kann, sich kalter Luft auszusetzen.

Rhus kann auch nützlich werden bei Pferden und Menschen, wenn der Kranke, durch Anstrengung warm geworden, in heftigen Schweiß geriet und dieser durch Regen oder Nässe unterdrückt wurde.

Bei diesen verschiedenen rheumatischen Affektionen möchte ich Ihnen zum Vergleichen zuerst *Anacardium* nennen, das steifen Hals hat, schlimmer beim Anfang der Bewegung.

Conium hat Verschlimmerung beim Anfang der Bewegung, aber Besserung durch fortgesetzte Bewegung.

Bei *Lycopodium* und *Pulsatilla* zeigt sich Besserung durch langsames Bewegen.

Ferrum hat neuralgische und rheumatische Schmerzen, schlimmer nachts, besser durch langsames Herumbewegen nachts.

Capsicum, welches viele Symptome hat, besser durch Herumbewegen.

Rhus radicans hat auch ziehende, reißende Schmerzen in den Beinen. Es hat auch rheumatische Schmerzen im Hinterkopf. Es ist nützlich bei Pleurodynie oder falscher Pleuresie, wenn die Schmerzen nach den Schultern gehen. Bei den Prüfungen durch Dr. Jostin folgen die verursachten Schmerzen dem Verlauf des Ulnarnerven.

Kalmia latifolia hat reißende Schmerzen die Beine hinunter, ohne Anschwellung, ohne Fieber, aber mit großer Schwäche. Sie sehen, daß sie hierin dem *Colchicum* ähnlich ist.

Rhododendron hat große Empfindlichkeit gegen Witterungswechsel, besonders gegen Wechsel von warm zu kalt und zu elektrischen Veränderungen in der Atmosphäre. Mit dieser Empfindlichkeit gegen Witterungswechsel sind Taubheitsgefühl, Ameisenlaufen usw. verbunden; Schmerzen in den Gliedern, besonders in den Knochen des Vorderarmes, der Hände und Füße. Wie bei *Rhus Tox.,* schlimmer in der Ruhe. Zuweilen klagt der Kranke über Schwäche- und Lähmungsgefühl. Die Symptome können nach Stunden oder Tagen nachlassen. *Rhododendron* ist besonders nützlich bei chronischem Rheumatismus, der die kleineren Gelenke affiziert. Es ist eins der besten Mittel für die Gicht und für harte. rheumatische Anschwellungen in dem Gelenk der großen Zehe, oft irrtümlich für eine Entzündung des Ballens der großen Zehe gehalten.

Ledum ist ein unschätzbares Mittel bei Gicht und Rheumatismus, wenn die kleineren Gelenke affiziert sind. Charakteristisch steigen die Schmerzen aufwärts. Knoten an den Gelenken finden sich. In der Gicht ist *Ledum* nützlich, wenn sich die Schmerzen durch Bettwärme verschlimmern und durch Anwendung von Kälte bessern; wenn die Füße ödematös sind; wenn *Colchicum*-Mißbrauch stattfand und der Kranke an Kraft herunterkam durch dies asthenische Mittel. Sie werden finden, daß beide, *Ledum* und *Colchicum,* heftige reißende Schmerzen in den Gelenken machen, mit paralytischer Schwäche der Glieder, Taubheit und Kälte der Haut. Wie bei *Rhus Tox.* schmerzt das Gehirn bei jedem falschen Tritt. *Ledum* hat auch ziehende Schmerzen in den Gelenken, durch Wein verschlimmert; die Muskeln schmerzen, als wenn sie aus ihrer Lage gebracht wären.

Sie bemerken in dem obenstehenden Schema, daß *Rhus* Einwirkung auf das Zellgewebe hat. Es ist nützlich bei Cellulitis, wie sie Diphtherie begleitet, bei Cellulitis orbitalis mit Eiterbildung.

Hierin liegt ein wesentlicher Unterschied zwischen *Rhus* und *Apis,* die niemals abszedierende Cellulitis verursacht.

Beim Karbunkel, einer anderen Art von Zellgewebsentzündung, ist *Rhus* indiziert beim Beginn, wenn die Schmerzen intensiv sind und die ergriffenen Teile dunkelrot. Zeitig gegeben, kann *Rhus* die ganze Krankheit abschneiden. Wenn nicht, so müssen Sie später zu *Arsenicum, Carbo veg.* oder selbst zu *Anthracinum* Ihre Zuflucht nehmen.

Rhus hat eine höchst auffällige Einwirkung auf die Haut. Es macht ein Erythem, das schnell bis zur Blasenbildung fortschreitet, oft von Ödem begleitet wird und schließlich zur Bildung von Eiter und Schorfen führt. Die Haut um den Ausschlag ist rot und hat entzündliches Aussehen.

Rhus ist beim Ekzem indiziert. Ist das Gesicht affiziert, so haben wir Ödem des lockeren Zellgewebes an den Augenlidern, mit Schmerzen, die wir brennend, juckend und kriebelnd nennen können, um einen feinen Unterschied von *Apis* zu machen, die brennende und stechende Schmerzen hat. Der Hautausschlag ist feucht, von unangenehmem Geruch, eiternd, zuweilen schorfig. Eine rote Linie bezeichnet die Ausbreitung der Krankheit.

Rhus gibt uns auch ein vollständiges Bild von Blasenrose. Die Teile, für welche dies Mittel eine spezielle Affinität hat, sind Kopf- und Gesichtshaut und die Geschlechtsteile. Die ergriffenen Teile sind dunkelrot, und die Entzündung geht (beim Kranken) von links nach rechts.

Das Erysipelas von *Apis* geht von rechts nach links; die affizierten Teile sind rosenrot, blaßrot oder dunkelpurpurn. Durst fehlt. Bei *Apis* muß Ödem zugegen sein.

Beim Scharlach ist *Rhus* indiziert, speziell bei adynamischen Formen, und muß sehr schnell *Belladonna* ersetzen, sobald folgende Symptome auftreten: Das Kind wird schlafsüchtig und unruhig. Die Zunge ist rot und manchmal glatt, ein bei Scharlach sehr ungewöhnliches Symptom. Die Fauces sind dunkelrot und haben ein eigentümliches ödematöses Aussehen. Die Cervicaldrüsen sind vergrößert, auch kann die linke Parotis vergrößert sein. Es kann sogar Eiterung dieser Teile drohen. Das Zellgewebe am Halse ist entzündet, so daß die Haut darüber eine dunkelrote oder bläuliche, erysipelatöse Farbe hat. Deliriert das Kind, so ist das Delirium immer mild. Der Ausschlag kommt nicht vollständig heraus, aber wenn er erscheint, so ist er dunkelfarbig und wird leicht miliariaartig. *Rhus,* wie Sie sehen, wirkt auf die Lebenskräfte. Es deprimiert das Sensorium, wie ersichtlich aus der Schlafsucht und dem milden Delirium. Die Sekretionen werden alteriert und scharf. Nicht bloß die Cervicaldrüsen, sondern die Drüsen aller Körperteile können sich vergrößern, speziell die der Achselhöhle. Der Körper magert ab, und der Kranke wird schwächer.

Lachesis und *Ailanthus* folgen gut auf *Rhus* bei solchem Zustand, aber sie geben ein noch mehr adynamisches Bild. *Ailanthus* ist speziell indiziert, wenn die Haut mit spärlichem dunkelbläulichen Ausschlag bedeckt ist. Der Hals ist innen geschwollen. Das Zellgewebe des Halses ist infiltriert. Es zeigt sich exkoriierender Ausfluß aus der Nase. Das Kind ist schlafsüchtig und stupid.

Arum triphyllum ist dem *Ailanthus* darin ähnlich, daß es wundmachenden Schnupfen hat. Die Mundwinkel sind wund, rissig und blutend. Der Speichel selbst ist scharf. Das Kind ist reizbar und unruhig. (Siehe die Vorlesung über die *Araceae*.)

Belladonna hat auch diese Vergrößerung und Induration der Achseldrüsen, aber sie kommt nicht oft in Frage bei diesem Zustande. Sie ist speziell nützlich bei solchem Symptom, wenn es bei Frauen in der Klimaxis auftritt.

Beim Scharlach ist *Calcarea carb.* zu vergleichen. Die Parotiden werden affiziert. Der Ausschlag tritt zurück, wobei das Gesicht gedunsen und bleich wird.

Bei Variola werden Sie *Rhus* indiziert finden, wenn die Pusteln schwarz werden von Blutaustritt, und wenn Durchfall mit dunkel gefärbten, blutigen Stühlen vorhanden.

Beim Ekzem könnten Sie mit *Rhus* vergleichen *Mezereum*, besonders bei skrofulösen Fällen, wenn harte, dicke Krusten sich bilden, diese platzen und reichlich Eiter austreten lassen. Jucken ist sehr intensiv in der Nacht, wenn der Kranke sich warm zugedeckt hat. Manchmal finden sich Pickel in der Umgebung des Hauptsitzes.

Nux juglans ist eins Ihrer allerbesten Mittel bei Tinea favosa, besonders wenn sie auf der Kopfhaut und hinter den Ohren auftritt; Jucken ist nachts intensiv, so daß der Kranke mit Mühe schlafen kann. Schorfe erscheinen an den Armen und in der Achselhöhle.

Psorinum ruft einen schuppigen, schmutzig aussehenden Ausschlag hervor mit Jucken, welches in der Bettwärme schlimmer wird.

Graphites hat eine mehr rauhe Haut und Heraussickern einer klebrigen Flüssigkeit.

Wir wollen nächstdem die Einwirkung von *Rhus* auf die Schleimhäute studieren. Es macht reichlich absondernde Coryza mit Röte und Ödem des Halses. Es ist indiziert bei Influenza mit heftigem Schmerz aller Knochen, mit Niesen und Husten. Der Husten ist trocken und verschlimmert sich von Abend bis Mitternacht (*Mezereum* hat dieselbe Eigentümlichkeit beim Husten), und wenn der Körper nicht zugedeckt ist. Besonders ist *Rhus* indiziert, wenn das Leiden von Durchnässung herkommt.

Mezereum hat Husten schlimmer nachts gegen 12 Uhr. *Sanguinaria* und *Pulsatilla* haben Abendhusten, gebessert durch Aufsitzen im Bett, die erstere mit Linderung durch Aufstoßen.

Hepar ähnelt *Rhus* in der auf das äußerste gesteigerten Empfindlichkeit gegen kalte Luft, so daß schon, wenn man die Hand kalter Luft aussetzt, der Husten hervorgerufen wird, welcher gewöhnlich feucht ist.

Bei für *Rhus* passender Diarrhöe bestehen die Stühle aus Blut, gemischt mit rötlichgelbem Schleim. Sie erkennen darin den dysenterischen Charakter. Bei diesem Charakter der Stühle ist *Rhus* indiziert gegen Dysenterie, wenn reißende Schmerzen die Oberschenkel hinabgehen während der Ausleerung. Ich heilte einmal mit *Rhus* einen Fall von Pocken, die in einen hämorrhagischen Typus entartet waren; die Pusteln enthielten blutigen Eiter; die Indikation für das Mittel waren: Stühle mit dunklem Blut, mit nach den Schenkeln ziehenden Schmerzen.

Bei anderen Unterleibsentzündungen, die einen typhösen Charakter annehmen, kann *Rhus* indiziert sein, wie ich schon sagte, mag das Leiden Peritonitis, Enteritis, Typhlitis, Perityphlitis oder Metritis sein. Bei Krankheiten im Puerperium ist *Rhus* ein Kapitalmittel, wenn die Symptome typhöser Natur sind.

Es gibt auch eine durch *Rhus* heilbare Kolik. Sie kann rheumatischen Ursprungs sein oder nicht. Der Schmerz wird gebessert durch Zusammenkrümmen und H e r u m b e w e g e n. Sie unterscheidet sich von der *Colocynthis*-Kolik insofern, als diese Linderung nur durch Zusammenkrümmen hat, aber nicht durch Bewegung, dennoch kann die Heftigkeit des Schmerzes den Patienten zur Herumbewegung treiben.

Nun kommen wir zu den Kopf-Symptomen von *Rhus*. Es gibt eine Art Schwindel, häufig bei alten Leuten, der auftritt, sobald der Kranke vom Sitzen sich erhebt. Er ist verbunden mit Schweregefühl in den Gliedern. Zweifellos weist das auf einige Veränderungen im Gehirn hin. *Rhus Tox*. ist eins der Mittel, die bei diesem Zustand palliativ einwirken. Zuweilen haben sie ein Gefühl von Schwappen im Gehirn bei Bewegung. Bei diesem Gefühl von Schwappen im Gehirn vergleichen Sie *Rhus* mit folgenden Mitteln: *China, Acidum sulfuricum, Belladonna, Spigelia* und *Carbo animalis*.

Rhus ist wertvoll bei manchen Augenaffektionen. Wir finden es nützlich bei Ophthalmia scrofulosa, wenn Phlyktänen auf und um die Cornea sich bilden. Intensivste Photophobie ist vorhanden. Die Augenlider, die auch in den entzündlichen Prozeß hineingezogen sind, sind krampfhaft geschlossen. Ziehen Sie die Lider mit Gewalt auseinander, so quillt gelber Eiter hervor. Die Schmerzen in den Augen verschlimmern sich nachts.

Sie können es auch anwenden bei Conjunctivitis nach Durchnässung (ebenso *Calcarea carb.*).

Rhus kann auch Anwendung finden bei Iritis rheumatischen oder traumatischen Ursprungs. Die Entzündung kann bis zur Chlorioidea gehen und diese hineinverwickeln, und doch wird *Rhus* heilen. Schmerzen schießen durch die Augen nach dem Hinterkopf und verschlimmern sich zur Nacht. Beim Öffnen der Augen fließen profus heiße Tränen hervor. In manchen Fällen kann es zur Suppuration kommen.

Bei Glaukoma hat *Rhus* manchmal sich nützlich erwiesen.

Bei Cellulitis orbitalis ist *Rhus* fast ein Spezifikum. Es sollte immer gegeben werden in Fällen, wo die Symptome kein anderes Mittel indizieren.

Es ist auch eins der besten Mittel gegen Ptosis, die bei rheumatischen Personen auf Durchnässung eintritt.

Causticum steht hier dem Rhus am nächsten, aber Sie müssen auch an *Gelsemium, Sepia* und *Kalmia* bei diesem Symptom denken. Letztgenannte hat Gefühl von Steifheit in den Augenlidern und Augenmuskeln.

Die Ohrenschmerzen von *Rhus* sind nachts von Pulsieren in dem Ohr begleitet; Gefühl, als wenn jemand in das Ohr bliese; Pfeifen usw., Lautwerden, als wenn das Trommelfell geborsten wäre beim Niederlegen.

Ein Lokalsymptom im Gesicht, das für *Rhus* bei Rheumatikern spricht, ist Schmerz in den Kiefergelenken, als ob der Kiefer brechen wollte. Sooft der Kranke eine Kaubewegung macht, knackt der Kiefer. Wenn der Unterkiefer sich leicht verrenkt, so spricht das für *Rhus*. *Ignatia* und *Petroleum* sind ähnlich in dieser Beziehung.

Bei Zahnschmerz kann *Rhus* indiziert sein, wenn die Schmerzen sich verschlimmern durch Kälte und sich bessern durch Wärme. Es gibt jedoch eine Ausnahme hiervon, nämlich bei herumziehendem Zahnschmerz, wenn der Schmerz für einen Augenblick sich bessert durch Auflegen der kalten Hand. In den Zähnen Gefühl, als wären sie locker oder zu lang. Das Zahnfleisch tut weh, als ob es geschwürig wäre.

Bei verschiedenen Formen von Paralyse kann *Rhus* indiziert sein, besonders bei Rheumatikern, wenn die Krankheit von Überanstrengung oder Durchnässung oder von Liegen auf feuchtem Boden entstand. In letzterem Fall entspringt das Leiden wahrscheinlich aus einer rheumatischen Entzündung der Rückenmarkshäute.

Wenn aber die Durchnässung Myelitis hervorruft, so ist *Dulcamara* Heilmittel.

Rhus kann auch angewendet werden bei der akuten Spinalparalyse der Kinder.

Bei diesen verschiedenen Formen von Paralyse steht *Sulfur* in komplementärem Verhältnis zu *Rhus*.

Zweiundzwanzigste Vorlesung.

Compositae.

Die nächste Pflanzenordnung für unsere Betrachtung sind die Compositae, eine sehr große Abteilung, aus der wir eine ganze Anzahl von Mitteln erhalten, nämlich: *Arnica, Chamomilla, Cina, Eupatorium perfoliatum* und *purpureum, Artemisia vulgaris, Artemisia Abrotanum, Artemisia tridentata, Absinthium, Millefolium, Taraxacum* und *Calendula.*

Compositae	*Arnica*	Kapillaren. Typhus. Verletzungen. Organe.
	Chamomilla.	
	Cina	Bauch. Hirn und Rückenmark. Fieber. Organe.
	Artemisia vulgaris *Absinthium*	Hirn und Rückenmark.
	Millefolium.	
	Eupatorium perf. *Eupatorium purp.*	Fieber.
	Taraxacum. — Leber.	

Wir wollen nun das erste dieser Mittel studieren.

Arnica montana.

Arnica montana wird gewöhnlich Leopardengift genannt. Die Tinktur von *Arnica montana* sollte lieber aus den Wurzeln der Pflanze bereitet werden, als aus den Blumen, weil in letzteren ein kleines Insekt haust, dessen Körper mit den Eiern zusammen beträchtlich die Wirkung der reinen Droge modifizieren und demnach Symptome beifügen kann, die den genuinen Einwirkungen von *Arnica* fremd sind. Wir finden auch ein ätherisches Öl in den Blumen, das in etwas sich von dem der Wurzel unterscheidet. Ich weiß nicht, warum die Pflanze Leopardengift heißt, denn sie ist kaum giftig. Da einige von übermäßigem Gebrauch entstandene Todesfälle auf Präparate aus den Blumen hinweisen, so ist es nicht unwahrscheinlich, daß die meisten derselben den tödlichen Ausgang den Insekten verdanken. Die in unserer Materia medica offizinelle Spezies, *Arnica montana,* wächst nicht bei uns, sondern ist in Europa heimisch. Ihr ätherisches Öl enthält ein unvollständig bekanntes Alkaloid, *Arnicin,* und eine stärkehaltige Substanz, *Inulin.*

Um *Arnica* als ein Ganzes ordentlich aufzufassen, müssen Sie wissen, daß sie die Blutgefäße affiziert. Wie sie dies exakt tut, kann ich Ihnen kaum sagen, da es mir selbst nicht ganz klar ist; daß sie es aber tut, k a n n ich Ihnen sagen. Also sie affiziert die Blutgefäße, besonders die Kapillaren, in der Art, daß Dilatation der kleineren Gefäße und Blutextravasation möglich wird. Diese Schwächung der Kapillarwände, welche den Blutaustritt gestattet, erklärt die Anwendung von *Arnica* bei Traumen. Sie erklärt ebenso die Anwendung des Mittels bei typhösen Zuständen. Nun stellen Sie sich vor, daß *Arnica* in der Art die Kapillaren alteriert, daß Blut durch ihre Wandungen austritt, und Sie werden ihre Symptome verstehen. Es scheint eine venöse Stase vorhanden zu sein, die Blutaustritt herbeiführt. Solcher Blutaustritt kann nicht bei einem gesunden Gefäß vorkommen.

Arnica ist verwendbar für akute und chronische Folgen von Verletzungen. Die akuten Verletzungen, bei denen sie nützlich, sind folgende: Einfache Quetschungen mit auffälligen Ekchymosen; Erschütterungen des Hirns, des Rückenmarks oder beider. Wir haben kein Mittel, welches der *Arnica* gleichkommt bei letztgenannten Fällen. Selbst Kompression des Hirns paßt für *Arnica,* mag diese Kompression Folge eines dislozierten Knochenfragments bei Schädelbruch sein oder Folge von Bluterguß in die Schädelhöhle. *Arnica* wird jedoch in ersterem Falle nicht völlig heilen; eine Operation ist nötig, um dauernde Heilung zu bewirken.

Sie können *Arnica* anwenden bei Verletzungen der Muskeln nach Dehnung oder plötzlicher Zerrung, wie bei Schwerheben und bei Hämorrhagien mechanischen Ursprungs. Knochenbrüche können *Arnica* erfordern äußerlich und innerlich, um Schwellung und Auftreibung des Gliedes und auch das Zucken der Muskeln, Reflex-Symptom der Fraktur, zu beseitigen.

Bei chronischen Folgen von Verletzungen können wir *Arnica* anwenden, wenn Krankheiten, deren Erscheinungen selbst ganz fremd der eigentlichen Symptomatologie des Mittels sind, auf traumatischen Ursprung zurückgeführt werden können. Dabei ist es gleichgültig, ob das Krankheiten des Hirns, der Augen, der Lungen oder Nerven sind; ist Verletzung die Ursache, so kann *Arnica* mit Recht gebraucht werden.

Da *Arnica* zweifellos auf das Muskelgewebe selbst wirkt, so können wir sie auch bei Muskelerkrankungen verwenden, zum Beispiel, wenn jemand sehr schwer gearbeitet hat und demnach der ganze Körper sich weh und zerschlagen, wie geprügelt, fühlt; oder auch, wenn schwere Arbeit Hypertrophie des Herzens erzeugt hat. Das Letztgenannte ist eigentlich keine Krankheit, endet aber in Krankheit. Das Herz ist ein Muskel, der unter dem Reiz der Anstrengung ebenso wächst, wie der Biceps am Arm. Als Folge der Herzhypertrophie klagt der Kranke über Schwellung der Hände bei jeder Anstrengung. Die Hand wird röter, als natürlich, und schwillt, sobald der Arm herabhängt. Den Puls finden Sie voll und kräftig. Ist das Herz zu diesem Stadium der Hypertrophie gelangt, so finden sich neben den erwähnten noch örtliche Symptome. Im Herzen das Gefühl, als würde es fest mit der Hand gefaßt. In der ganzen Brust Weh- und Zerschlagenheitsgefühl, und die Berührung derselben durch die Kleidung ist unerträglich.

Dies wird Ihnen sofort *Cactus* nahelegen, der diese Zusammenschnürung am Herzen hat. Bei *Cactus* jedoch fehlt der traumatische Ursprung der Symptome.

Die Empfindlichkeit der Brust ist auch bei *Lachesis;* aber das *Arnica*-Symptom unterscheidet sich dadurch, daß es nicht die Empfindlichkeit der Nervenendigungen wie *Lachesis* hat, sondern es ist ein wirkliches Wehtun wegen Anfüllung der Blutgefäße.

Andere Mittel, die bei dieser Herzhypertrophie mit *Arnica* zu vergleichen wären, sind:

Rhus Tox., besonders bei rheumatischer Diathese.

Arsenicum, wenn Erklimmen hoher Berge die Ursache.

Brom wurde bei diesem Zustande auch mit Erfolg angewendet.

Nun will ich Ihnen die typhösen Symptome von *Arnica* geben, die, wenn auch verschieden von den eben erwähnten, doch von ähnlichen Zuständen der Blutgefäße abhängen.

Die in den Blutgefäßen durch das Typhusgift hervorgerufenen Veränderungen begünstigen die Bildung von Ekchymosen hier und da am Körper. Es ist auch passive Kongestion im Hirn vorhanden. Sie zeigt sich in Schlafsucht und Gleichgültigkeit gegen die Umgebung und gegen den eigenen Zustand. Der Kranke schläft ein beim Antworten auf Fragen, gerade wie bei *Baptisia.* Bei diesen Symptomen finden Sie fast immer den Kopf heiß und den Körper nicht heiß. Ich erwähne hier das kurz. Das Symptom in der Materia medica lautet: der Kopf ist heiß und der Körper kühl oder wenigstens nicht heiß; das beweist, daß eine Differenz in der Temperatur zwischen Kopf und dem übrigen Körper vorhanden. Dies Symptom wurde so oft bestätigt, daß Sie es wohl im Gedächtnis behalten müssen. Der Kranke klagt über ein Zerschlagenheitsgefühl im ganzen Körper, so daß ihm das Bettlager zu hart vorkommt. Er ist unruhig und wirft sich im Bett umher, um eine weiche Stelle zum Liegen zu finden; aber das Übel liegt nicht am Bett, sondern an ihm selbst. Sugillationen erscheinen am Rücken durch Hypostase. Die Lungen werden affiziert; und hier zeigt sich wieder derselbe Charakter der *Arnica*, nämlich Husten mit Expektoration von Schleim und Blut. Hat der Kranke noch Bewußtsein genug, so wird er über ein Gefühl von Wehtun und Zerschlagenheit in den Brustwandungen klagen. Schreitet die Krankheit noch weiter vor, so kann *Arnica* auch nötig werden, wenn der Blutdruck im Hirn so steigt, daß apoplektische Symptome verursacht werden. Das Atmen wird schwer und selbst stertorös. Der Unterkiefer sinkt herab, Petechien erscheinen auf der Haut, Stuhl und Urin gehen unwillkürlich ab, weil der Kranke im Stupor liegt. Das sind die typhösen Symptome von *Arnica*.

Nun kommen wir zu den Muskel-Symptomen. *Arnica* verursacht eine wirkliche Myalgie. Die Schmerzen treten an den Muskeln jeglichen Körperteils auf. Sie sind traumatischen Ursprungs oder kommen von Überanstrengung, und dabei besteht dies Weh- und Zerschlagenheitsgefühl, das so notwendig für die Wahl des Mittels ist.

Beim Rheumatismus können Sie *Arnica* anwenden, nicht bei dem eigentlich entzündlichen, sondern bei dem örtlichen Rheumatismus, der bei Winterwetter auftritt und oft eine kombinierte Folge von Durchnässung und Erkältung und Zerrung der Muskeln bei Überanstrengung zu sein scheint. In den affizierten Teilen Weh- und Zerschlagenheitsgefühl. Jede Bewegung verschlimmert demnach das Gefühl. Es sind scharfe, schießende Schmerzen, die vom Ellenbogen den Vorderarm hinunterlaufen oder die durch die Beine und Füße schießen. Die Füße schwellen oft und haben das Weh- und Zerschlagenheitsgefühl.

Bei Verletzungen kommen mit *Arnica* folgende Mittel in Betracht: Zuerst *Rhus Tox.*, welches, wie ich Ihnen schon mehr als einmal sagte, der *Arnica* vorzuziehen ist, wenn mehr die Gelenksbänder, als die weichen Teile von der Verletzung betroffen werden. Es wirkt auf die fibrösen Gewebe. *Arnica* paßt mehr für die Schwellung der anderen Gewebe.

An *Calendula* ist zu denken, wenn die Verletzung eine gerissene oder zerfleischte Wunde verursacht, möglicherweise mit Substanzverlust. *Calendula* entfernt den entzündlichen Zustand und bahnt auf diese Weise gesunde Granulation an.

Hypericum ist für *Arnica* zu substituieren, wenn die Nerven neben den anderen Weichteilen verletzt wurden. Nichts gleicht dem *Hypericum* bei gequetschten Fingern. Es lindert den Schmerz und fördert die Heilung. Es folgt oft auf *Arnica* bei Rückenmarkserschütterung. Dr. Ludlam in Chicago ist sehr eingenommen für *Hypericum* bei diesem Leiden des Rückenmarks. Er hat manchen schweren Fall damit geheilt.

Noch ein anderes Mittel ist *Staphisagria*. Dies ist das Mittel für glatte, reine Schnitte, wie sie das chirurgische Messer macht, und paßt daher für Symptome, die mit chirurgischen Operationen im Zusammenhang stehen. Selbst wenn die auftretenden Symptome sich nicht ganz mit der Symptomatologie von *Staphisagria* decken, so können Sie doch bei der in Rede stehenden Ursache Erfolg von ihrer Anwendung erwarten.

Ledum ist nützlich nach *Arnica,* wenn diese im Stich läßt, den Schmerz zu lindern. Es ist auch passend bei Verletzungen durch spitze Instrumente, also bei Stichwunden.

Symphytum officinale ist das eigentliche Mittel bei Knochenverletzungen. Zum Beispiel, wenn ein Schlag aufs Auge die Orbitalplatte des Stirnbeines verletzt. Es kann auch gegeben werden bei irritablem Stumpf nach Amputation und ebenso bei Irritabilität des Knochens nach Fraktur.

Ist letztgenannter Zustand Folge schlechter Ernährung, so müßte *Calcarea phosph.* verordnet werden.

Gegen heftig brennende, stechende Schmerzen in einem Stumpf nach der Operation ist *Allium Cepa* das Mittel.

Arnica kann gegeben werden, um Pyämie zu verhüten. Manche Ärzte nehmen an, daß dies Mittel die Entleerung des Eiters fördert, daß es das Hervortreten des Eiters auf der Wundfläche befördert. Um Pyämie zu verhüten, geben manche Chirurgen *Arnica* nach Operationen örtlich und innerlich zu gleicher Zeit.

Diese Eigenschaft der *Arnica,* Pyämie zu verhüten, stützt sich auf die stereotype Praxis der Ärzte, dies Mittel Frauen nach der Entbindung zu geben. Es mildert die Nachwehen und fördert besser die Zusamenziehung des Uterus und die Austreibung der Coagula und etwa zurückgebliebener Häute.

Arnica wirkt auf die Haut, verursacht Furunkel über den ganzen Körper. Sie beginnen mit Schmerz, gehen in Eiterung und es folgen ihnen andere Furunkel. Sie kann auch bei Geschwüren und Abszessen gegeben werden, die teilweise reif waren, aber statt sich zu entleeren, zusammenschrumpfen wegen Resorption des vorhandenen Eiters. *Arnica,* innerlich und äußerlich angewandt, bringt wieder Abszedierung.

Ferner möchte ich in Verfolg der *Arnica*-Wirkung Ihre Aufmerksamkeit auf die Wirkungen des Mittels auf den Tractus gastrointestinalis lenken. Wir finden sie indiziert bei Dyspepsie, wenn nach dem Essen apoplektische Kongestion nach dem Hirn droht mit klopfendem Kopfschmerz und Schlafsucht; und ebenso, wenn etwa Verdauungsstörungen da sind; dabei fauler Geruch des Atems, schleimig-gelber Zungenbelag, Aufstoßen von Gas mit Geschmack nach faulen Eiern, tympanitische Auftreibung des Bauches und faul riechende Stühle.

Arnica kann erforderlich werden bei Cholera infantum, Diarrhöe oder Dysenterie; die Stühle haben faulen Geruch, sind schleimig, blutig, selbst eitrig und dabei viel Drängen und Zwängen zum Stuhl. Die eben erwähnten dyspeptischen Erscheinungen werden zugegen sein und scharfe stechende Schmerzen in den Bauchwandungen. Der Kranke hat Durst und doch weiß er nicht, was er trinken möchte.

Ich möchte nun noch zum Schluß die Anwendung der *Arnica* beim Keuchhusten erwähnen. Sie ist indiziert bei Kindern, die heftigen Kitzelhusten haben, der einzutreten scheint, sobald das Kind sich ärgert. Das Kind verliert den Atem, wenn es weint. Vor dem Paroxysmus fängt es an zu weinen. Warum? Lungen und Luftröhre schmerzen. Der kleine Kranke weiß, was kommt, und fürchtet sich davor; das ist die Erklärung der Erscheinung. Der Auswurf ist schaumig, schleimig und immer mit Blut gemischt.

Bei Kompression des Hirns nach Apoplexie kann *Arnica* gegeben werden, wenn mit der Hemiplegie ein schmerzliches Wehtun im ganzen Körper verbunden ist. Durchliegen tritt sehr leicht ein.

Artemisia vulgaris.

Artemisia vulgaris, ein anderes Glied der Ordnung Compositae, ist ein sehr brauchbares Mittel bei Epilepsie, wenn die Anfälle entstanden waren durch heftige Gemütsbewegungen und besonders durch Schreck; wenn die Anfälle in dichter Folge sich wiederholen, das heißt, wenn etliche Konvulsionen gleich hintereinander kommen und dann eine lange Ruhepause. Den Anfällen folgt gewöhnlich Schlaf. Ferner scheint *Artemisia vulgaris* von einigem Nutzen zu sein bei jener Form von Epilepsie, die als „le petit mal" bekannt ist. Der Kranke geht auf der Straße, steht plötzlich still, starrt ins Leere, murmelt vielleicht einige Worte, kommt wieder in seinen normalen Zustand und geht seiner Wege, weiß aber nicht, daß ihm etwas Ungewöhnliches passiert ist.

Artemisia hat, wie andere Glieder dieser Ordnung (*Cina* hervorragender, als alle andern) Einwirkung auf die Augen. Wir finden bei diesem Mittel das Symptom: „Farbiges Licht macht Schwindel"; zum Beispiel, wenn jemand an einem Fenster mit buntem Glas sitzt, wird er schwindlig. Außerdem macht das Mittel eine gut entwickelte Asthenopie folgender Art: Versucht der Kranke die Augen zu gebrauchen, so empfindet er Schmerz in ihnen, wobei Verschwimmen des Gesichts, was momentan durch Reiben der Augen gebessert wird. Dies ist leicht zu erklären; die Asthenopie hängt ab vom Versagen der Muskeln und von einem Fehler der Akkomodation. Durch Reiben der Augen wird die Akkomodation zeitweise hergestellt.

Absinthium.

Absinthium, eine andere Art Wermut, ist für Sie von Interesse nicht bloß als Arznei, sondern auch, weil Ihnen Fälle vorkommen werden, in denen Mißbrauch desselben als Schnaps statthatte. Die Erstwirkung von *Absinth* ist Aufheiterung, worauf nachteilige Folgen sich einstellen, unter ihnen ein entsetzliches Delirium. In diesem Delirium ist der Kranke gezwungen, herumzulaufen. Merken Sie sich, daß dies Symptom bei allen Mitteln dieser Ordnung vorkommt. *Chamomilla* und *Cina* haben Besserung durch Umherlaufen, und *Artemisia* hat Verlangen, umherzugehen; auch hier bei *Absinth* läuft der Kranke in Angst umher und hat allerlei Visionen. Von *Absinth* können wir bei der Schlaflosigkeit im Typhus Gebrauch machen, wenn Kongestion nach der Hirnbasis sich einstellt.

Millefolium.

hat Interesse für Sie als Mittel bei Blutungen aus Lungen oder Därmen aus mechanischer Ursache. Die Blutung ist gewöhnlich hellrot.

Es unterscheidet sich von *Aconit* durch Fehlen der Angst.

Taraxacum.

Der gewöhnliche Löwenzahn ist ein entschiedenes Lebermittel. Lange genug gegeben, wird es reichlichen Gallenausfluß aus den Därmen verursachen. Die leitenden Symptome für Sie bei seiner Wahl sind folgende: die Zunge ist landkartenartig, Bittergeschmack im Munde, Frösteln nach Essen oder Trinken, Schmerz und Weh in der Lebergegend und galliger Durchfall. Der Nutzen dieses Mittels beim Typhus wurde neulich erwähnt bei *Rhus Tox.*

Artemisia tridentata paßt bei Leberkranken, die an Kopfschmerz, Schwindel, Übelkeit, bitterem Geschmack, Rückenschmerzen usw. leiden.

Eupatorium perfoliatum

oder Knochenheil ist ein Volksmittel in Malariadistrikten gegen Kälte und Fieber. Bei diesem Leiden ist es indiziert durch folgende Symptome: der Frost beginnt von sieben bis neun Uhr vormittags mit Durst. Er erscheint zuerst im Rücken mit Schmerz in den Gliedern, als wären alle Knochen im Leibe zerbrochen. Hierauf folgt hohes Fieber mit Anwachsen des Schmerzes, dann Schweiß, der nach einigen spärlich, nach anderen profus sein soll. In manchen Fällen findet sich doppelte Periodizität; der Frost kommt morgens an dem einen Tage und abends am nächsten.

Sie können auch an *Eupatorium perfoliatum* denken bei Influenza mit Heiserkeit, die sich morgens verschlimmert, und Husten mit argem Schmerz die Luftröhre entlang und bis zu den feinsten Verzweigungen der Bronchien. Dabei finden sich die gewöhnlichen Symptome; Schmerzen durch den ganzen Körper, als wenn sie in den Knochen säßen, was den Leidenden zum Herumbewegen veranlaßt, wodurch jedoch keine Besserung erlangt wird.

Eupatorium purpureum wurde gegen Frost angewendet, der im Rücken beginnt. Ich kenne keine Symptome, die es von *Eupatorium perfoliatum* unterscheiden.

Artemisia Abrotanum.

Artemisia Abrotanum, Eberraute, hat einen stark bitteren Geschmack, paßt für plötzlich auftretende Fälle von Rückenmarksentzündung und für chronische Myelitis. Es treten plötzlich arge Schmerzen im Rücken auf, die durch Bewegung besser werden, Taubheit und Lähmung. Sie wird besonders nötig bei rheumatischen Kranken mit Lähmung und Steifheit der Gelenke. Es ist nützlich bei Kranken, welche unter der Wirkung niederdrückender Verhältnisse leiden. Es besteht eine starke Neigung zu Metastase, so daß der Rheumatismus entweder aus freien Stücken oder infolge unberufener lokaler Behandlung die Extremitäten verläßt und nach dem Herzen geht. Nach Exstirption von Hämorrhoiden oder Stopfen von Diarrhöe treten gastrische Symptome hinzu.

Abrotanum ist eines von den Mitteln, die bei Metastase von Mumps, der Hoden oder der Brustdrüsen anzuwenden ist, und das zusammen mit *Pulsatilla, Carbo vegetabilis* und vielleicht *Arsenicum* studiert werden sollte.

Wir finden es auch angezeigt bei schwachen, abgezehrten, faltigen, blassen Kindern mit blauen Ringen um die Augen, hungrig nagend, mit aufgetriebenem Unterleib. Sie können das Mittel von anderen und ähnlichen Symptomen hauptsächlich dadurch unterscheiden, daß die Abzehrung zuerst an den oberen Extremitäten wahrzunehmen ist.

Dreiundzwanzigste Vorlesung.

Cina und Chamomilla.

Cina.

Die arzneilichen Eigenschaften von *Cina* hängen meistens, obgleich nicht gänzlich, ab von einem giftigen aktiven Prinzip, das sie enthält; dies aktive Prinzip ist *Santonin*, dessen Zentralwirkungspunkt in den Bauchganglien liegt, von wo aus Nervenwirkungen auf alle anderen Körperteile reflektiert werden, besonders auf Hirn und Rückenmark. Infolge dieser Primärwirkung auf die Bauchganglien haben wir als Reflex-Symptome konvulsives Zucken und Rucken der Glieder und selbst heftige Krämpfe, welch letztere gewöhnlich tonischen Charakter haben. Strabismus ist ebenfalls vorhanden. Unter der Einwirkung von *Cina* ist das Gesicht blaß, und zuweilen bleibt es so, selbst wenn Fieber vorhanden. *Ipecacuanha* und *Bryonia* haben dies Symptom ebenfalls teilweise. Bei dem bleichen Gesicht der *Cina* finden sich meist dunkle Ringe um die Augen. Die Pupillen sind erweitert. Das Kind knirscht mit den Zähnen im Schlaf. Es zupft und bohrt mit dem Finger in der Nase. Der Schlaf ist unruhig und durch Aufschreien unterbrochen. Dies ist die Allgemeinwirkung von *Cina*. Sie wissen nun, was Sie von dem Mittel zu erwarten haben. In Beachtung dieser Symptome kommen wir dazu, *Cina* gegen Würmer im Darmkanal anzuwenden. Die sorgfältigste Analyse klinischer Erfahrung hat bewiesen, daß *Cina* sehr viel vermag zur Austreibung von Spulwürmern. Dies leidende Aussehen im Gesicht, die blauen Ringe um die Augen und das Zähneknirschen, verbunden mit Heißhunger, geben ein vollständiges Bild für das Mittel. *Cina* korrigiert insofern die Bauchorgane und tonisiert die Bauchganglien, als die Schleimhaut des Darmkanals eine normale Sekretion liefert, so daß die Würmer keine eigentliche Nahrung für ihre Subsistenz mehr finden, absterben und ausgeleert werden. Das also ist der Nutzen von *Cina*.

Bei Oxyuris, diesen kleinen Würmern am After und im Rectum, nützt *Cina* nichts, weil deren Symptome nicht die der *Cina* sind. Für diese haben wir eine andere Gruppe von Mitteln.

Aconit, wenn das Kind fiebert und nicht schlafen kann.

Wenn das Kind einfach sehr aufgeregt ist, können Sie *Ignatia* geben.

Indigo ist das beste Mittel, wenn Konvulsionen von Würmern entstehen.

Schlagen alle diese fehl, dann denken Sie an *Quassia.*

Caladium seguinum ist das beste Mittel, wenn die Würmer bei kleinen Mädchen über das Perinäum wandern und in die Scheide kriechen. Der dadurch entstandene Reiz kann Masturbation hervorrufen.

Wir können *Cina* auch in Gebrauch ziehen bei Augenaffektionen, besonders bei Asthenopie von mangelhafter Akkomodation. Sobald der Kranke versucht, zu lesen, fangen die Augen an zu schmerzen, die Buchstaben laufen durcheinander, und eine Wolke legt sich über das Gesichtsfeld. Besserung tritt ein durch Reiben der Augen. Derselbe Zustand findet sich, wie ich Ihnen schon sagte, bei *Artemisia vulgaris.*

Eine ganz eigentümliche, durch *Santonin* hervorgebrachte Wirkung auf die Augen ist die, daß die Gegenstände gelb aussehen.

Da *Cina* ein Krampfmittel ist, so erwarten wir Nutzen von ihr beim Keuchhusten, bei welchem Leiden sie indiziert ist, wenn die Anfälle regelmäßig Nacht und Tag kommen und mit tonischen Konvulsionen verbunden sind. Gleich nach dem Anfall hört man einen gurgelnden Ton. *Cina* kann auch gegeben werden bei Husten, der Reflex von Wurmreiz ist.

Allen diesen Zuständen entsprechend finden wir das Temperament von *Cina.* Sie ist indiziert bei Kindern, die leicht erregbar sind, nervös und eigensinnig. Sie sind widerwillig und leiden nicht, daß man ihnen nahekommt.

Cina scheint einige Beziehung zur Blase zu haben, da sie nächtliches Bettnässen hervorbringt. Der Harn ist weiß und trübe und riecht manchmal sehr streng. Das letztere Symptom wird Sie an *Acidum phosphoricum* erinnern, welches auch Bettnässen zu Anfang der Nacht hat.

Mutmaßlich ist das am häufigsten bei Bettnässen im ersten Schlaf genannte Mittel *Sepia,* obgleich es auch unter *Acidum benzoicum* und *Kreosot* sich finden wird.

Cina wird nicht häufig bei Intermittens verwendet, aber sie ist zuweilen indiziert durch Durst während des Frostes und gelegentlich auch während der Hitze. Das Gesicht ist blaß, selbst im Hitzestadium. Dabei Erbrechen, Heißhunger und reine Zunge.

Wie bei vielen anderen Gliedern der Ordnung Compositae hat der *Cina*-Kranke Besserung durch Bewegung.

Chamomilla.

Die *Chamomilla* der homöopathischen Arzneimittellehre ist die deutsche Spezies *Matricaria Chamomilla.* Das Mittel wirkt augenscheinlich am besten auf Kranke mit krankhaft sensiblem

Nervensystem. Sie ähnelt also *Coffea, Ignatia* und *Belladonna,* insofern sie nervöse Reizbarkeit mindert.

Leichte Eindrücke machen Not und Angst; Schmerzen führen oft zu Ohnmacht. In dieser Beziehung sind ähnlich *Valeriana, Hepar* und *Veratrum album.* Sie ist besonders verwendbar bei diesen Symptomen, wenn dieselben auftreten nach lange fortgesetztem Gebrauch von narkotischen Mitteln.

Bei jedem Leiden, wo *Chamomilla* indiziert ist, bemerken wir diese eigentümliche Reizbarkeit. Jeder Kranke, Kind oder Erwachsener, eine Frau als Kreißende oder mit Zahnschmerz, ist störrig und reizbar. Ist dieser Gemütszustand nicht vorhanden, so werden Sie mit *Chamomilla* meist fehlgehen.

Wenn heftige Gemütserregungen, wie Ärger, die Eingeweide befallen, wie zum Beispiel die Leber mit Gelbsucht, so mögen Sie das Mittel in Erwägung ziehen. Bei solchem Zustande sind wenige Mittel ähnlich.

Staphisagria ist indiziert bei Kindern, wenn Kolik auf Ärger folgt.

Bryonia hat gastro-enterische Symptome nach Ärger. Bei diesem Mittel jedoch sind die Symptome mit Frösteln verbunden, bei *Chamomilla* mit Hitze; bei *Bryonia* ist das Gesicht dunkelrot, bei *Chamomilla* blaß mit einer roten Backe. Die *Bryonia*-Zunge ist weiß belegt, die von *Chamomilla* gelb.

Colocynthis hat Erbrechen, Diarrhöe und heftige Kolikschmerzen nach einem Zornausbruch, kann aber leicht durch die Tatsache unterschieden werden, daß die Schmerzen durch Krümmen und festen Druck gebessert werden.

Gehen wir die nervösen Symptome von *Chamomilla* weiter durch, so finden wir das Mittel nützlich bei Schlaflosigkeit der Kinder, wenn diese im Schlaf aufschrecken und Gesichts- und Handmuskeln zucken. Bei diesen Symptomen findet sich leicht Kolik; das Gesicht ist rot, besonders die eine Backe, Kopf und Kopfhaut sind in warmem Schweiß gebadet. Ein Wort zur Erklärung ist hier nötig: Zuweilen wird während eines Fieberanfalles bei einem Kinde die Backe, auf der es liegt, rot; das ist nun kein *Chamomilla*-Symptom. Diese nervösen Symptome von *Chamomilla* sind gewöhnlich Reflexe vom Bauch her. Ein klein wenig Delirium ist in solchen Fällen sichtbar. Sind Hirnkomplikationen vorhanden, so hört die Hilfe von *Chamomilla* auf und *Belladonna* tritt ein.

Wenn während der Dentition *Chamomilla* versagt, so ist *Belladonna* Heilmittel, weil sie einem weiter vorgeschrittenen Stadium entspricht.

Derselbe nervöse Zustand von *Chamomilla* kann zu ihrer Anwendung bei Rheumatismus führen. Rheumatische Schmerzen treiben den Kranken aus dem Bett und zwingen ihn, umherzugehen. Er hat Durst, Hitze und ist fast außer sich vor Unruhe. Stechende

Schmerzen springen von Ort zu Ort, aber ungleich der ***Pulsatilla,*** haben sie das Gefühl von Schwäche und Benommenheit. Schweiß befreit nicht davon, aber bessert die Schmerzen.

Ähnliche Mittel sind hier *Rhus Tox.,* dem die Erregung von *Chamomilla* fehlt; *Ferrum metallicum,* das Rheumatismus hat, der sich bessert bei langsamer Bewegung; *Veratrum album,* das rasende Schmerzen hat, die den Kranken zwingen, umherzugehen. Bei letzterem Mittel ist nicht die Fiebererregung vorhanden, welche für *Chamomilla* charakteristisch.

Chamomilla wirkt auch auf die Schleimhäute, da sie Katarrherscheinungen hervorruft. Sie ist bei Katarrhen der Kinder indiziert, wenn die Nase „verstopft" ist und doch heißer, wässeriger Schleim aus den Nasenlöchern tropft; dabei Niesen und Unfähigkeit, zu schlafen, nebst trockenem Kratzhusten, der das Kind aufweckt oder auch im Schlaf auftreten kann; oder der Husten ist rasselnd, als wären die Bronchien voll Schleim. Besonders ist *Chamomilla* nützlich bei Erkältungen, die in kalten, windigen Tagen entstehen.

Nux vomica ist auch bei Katarrhen indiziert, wenn „Verstopfungsgefühl" in der Nase, aber dabei ist keinerlei Absonderung.

Sambucus ist bei Katarrh indiziert, wenn das Kind plötzlich auffährt, als wolle es ersticken.

Sticta paßt für harten, trockenen Bellhusten; die Nase ist „verstopft" und trocken; eigentlich ist es so, daß die Nasenabsonderung so schnell trocknet, daß sie nicht entleert werden kann.

Chamomilla hat eine Anzahl gastrischer Symptome. Sie ist nützlich bei Galligkeit, die durch Zorn hervorgerufen wurde. Wir finden sie auch bei Gastralgie indiziert, besonders, wenn die genossene Speise wie eine Last im Magen zu liegen scheint. Dabei Auftreibung der Hypochondrien; die Zunge gelblichweiß belegt und Bittergeschmack im Munde; kolikartige Schmerzen im Bauch, die sich bessern durch eine Tasse Kaffee.

Chamomilla verursacht Durchfall mit heißen, gelblichgrünen Stühlen, die wie gehackte Eier aussehen, oft mit Galle vermischt sind, Wundsein am Anus hervorrufen und nach Schwefelwasserstoff stinken; er ist besonders schlimmer gegen Abend; tritt leicht während der Dentition ein.

Auf *Chamomilla* folgt bei solchem Zustande häufig *Sulfur,* weil beide Mittel dieselben Stühle mit Schmerzhaftigkeit des Magens hervorbringen. Ist viel Tenesmus bei diesen Symptomen, so hilft *Mercurius.*

Ist der Stuhl schlimmer morgens und kommt er mit einem Guß, so müssen wir an *Podophyllum* und *Sulfur* denken.

Chamomilla ist ein unschätzbares Mittel für Wöchnerinnen; sie ist indiziert, wenn die Wehen im Rücken beginnen und die Innenseite der Oberschenkel hinuntergehen. Große nervöse Erregung ist vorhanden; die Wehen scheinen übermäßig schmerzhaft zu sein; ist die Entbindung vorüber, so scheint der Lochialfluß dunkel und zu profus zu sein; die Nachwehen sind heftig und unerträglich.

Chamomilla kann bei drohendem Abortus gebraucht werden, wenn Ärger Anlaß dazu war, wenn die Schmerzen den eben beschriebenen Charakter haben und der Blutfluß dunkel ist.

Viburnum ist nützlich bei drohendem Abortus, wenn die Schmerzen aus dem untern Teil des Bauches kommen und in die Oberschenkel gehen. Es wird die Schmerzen beseitigen, auch wenn es den Abortus nicht heilen kann.

Vierundzwanzigste Vorlesung.

Melanthaceae.

Melanthaceae.	*Veratrum album.*	Geist. Bauch.
	Veratrum viride.	— Zirkulation.
	Sabadilla.	
	Colchicum. . . .	1. Nerven. 2. Bauch. 3. Fibröse Gewebe. 4. Organe.

Aus den *Melanthaceae* entnehmen wir folgende Arzneien: *Veratrum album, Veratrum viride, Sabadilla* und *Colchicum.* Von diesen Mitteln werden nach meiner Überzeugung *Veratrum album* und *Veratrum viride* ganz gut gewürdigt und werden daher nicht so leicht falsch angewendet. Ich bin aber auch überzeugt, daß *Colchicum* nicht den Platz in der Praxis einnimmt, den es verdient. Wahr ist es, es kommt zu uns aus der allopathischen Schule als ein für Gicht hoch empfohlenes Mittel. Wir dürfen jedoch wegen des übermäßigen Gebrauches in jener Schule nicht zu dem entgegengesetzten Extrem übergehen und es als Heilmittel gänzlich vernachlässigen.

Colchicum.

Die Symptome von *Colchicum* habe ich in vier Hauptstücken untergebracht. Das erste, die Nerven, schließt typhöse Zustände und Schwäche mit ein. Sie müssen wissen, daß es die Tendenz des Mittels ist, große Prostration hervorzubringen, und daraus entsteht die große Gefahr, es in großen Dosen routinemäßig bei Gicht und Rheumatismus anzuwenden. Während die Schmerzparoxysmen auf diese Weise gebessert werden können, tritt sehr leicht ein Schwächezustand ein, der den Kranken in andere und neue Gefahren stürzt.

Wir wollen nun sehen, wie wir diese Wirkung des Mittels nach unserm Heilgesetz verwerten können. Wir finden es indiziert bei

Schwäche, besonders bei Schwäche, die auf Mangel an Schlaf folgt; zum Beispiel, wenn jemand nicht so zeitig, als er es gewohnt ist, sich abends zurückziehen kann, so daß er eines Teils seines gewohnten Schlafes beraubt wird und nun am nächsten Morgen müde und matt sich fühlend erwacht; er kann kaum ein Bein dem andern nachschleppen; Appetit ist weg; schlechter Geschmack im Munde, selbst Übelkeit. Die Schwäche kommt also von der Verdauung oder involviert diese als Folge von Schlaflosigkeit. Sie sehen, wie nahe dies dem *Nux vomica* - Zustand kommt. Die Schwäche jedoch ist sogar größer, als bei *Nux vomica.* Manchmal scheint Widerwillen gegen alle Nahrung vorhanden zu sein; der Geruch vom Speisekochen macht dem Kranken Übelkeit; er wird reizbar; jeder kleine äußerliche Anlaß verstimmt ihn; in dieser Hinsicht ist es genau der *Nux vomica* gleich.

Bei einer anderen Form von Schwäche oder schwächendem Fieber finden wir *Colchicum* zuweilen indiziert im Typhus. Die Stellung von *Colchicum* beim Typhus ist zwischen *Arsenicum* und *China.* Zuerst finden wir, daß des Kranken Intellekt umwölkt ist. Obgleich sein Geist benebelt ist, beantwortet er Ihre Fragen doch korrekt zum Beweis, daß er nicht in völligem Stupor liegt. Wird er nicht gefragt, so äußert er sich nicht über seinen Zustand, der ihm nicht gefahrvoll erscheint. Es ist nicht jene Furchtsamkeit, jene Todesfurcht vorhanden, die charakteristisch für einige andere beim Typhus indizierte Mittel ist. Die Pupillen sind weit dilatiert und sehr wenig empfindlich gegen Licht. Kalter Schweiß an der Stirn tritt auf; es fällt Ihnen hier sofort die Ähnlichkeit mit *Veratrum album* auf. Sobald der Kranke versucht, den Kopf vom Kissen zu erheben, fällt dieser gleich wieder zurück, und der Mund steht weit auf. Sie sehen also, wie schwach die Muskeln sind in dem *Colchicum*-Fall. Das Gesicht sieht leichenhaft aus. Die Züge sind scharf und spitzig, die Nase sieht aus, wie zusammengedrückt oder gequetscht, und die Nasenlöcher sind trocken und selbst schwarz. Die Zunge ist schwer und steif, wird mit Mühe hervorgestreckt. In extremen Fällen ist sie bläulich, besonders an der Basis. Dabei fast vollständiger Verlust der Sprache und der Atem kalt. Oft findet sich Übelkeit und Erbrechen, letzteres begleitet von vielem Würgen. Diese Symptome verbinden sich mit Unruhe und Krämpfen in den Beinen. Der Körper ist heiß, während die Extremitäten kalt sind. Gehen wir zur Bauchgegend, so finden wir Tympanites außerordentlich stark bemerkbar. Stühle, wässerig und häufig, gehen unwillkürlich ab. Das sind die Symptome, die Sie auf *Colchicum* leiten bei typhösen Zuständen. Sie ähneln sehr denen, die für *Arsenicum* und *China* sprechen. Sie ähneln dem *Arsenicum* in der intensiven Schwäche und der *China* in dem tympanitischen Zustand. *Colchicum* scheint zwischen beiden zu stehen, indem es die Unruhe und Schwäche von *Arsenicum* mit der

Tympanie von *China* vereinigt. Merken Sie sich, daß die *Colchicum*-Symptome ursprünglich abdominal sind. Einige von ihnen leiten auf *Veratrum album*. Sie müssen also das Mittel in Ihrem Geiste neben *Colchicum* stellen, damit Sie den notwendigen Unterschied zwischen beiden machen können.

Carbo vegetabilis steht dem *Colchicum* nahe in der Kälte des Atems, in der Tympanie und in der großen Prostration. Aber *Carbo veg.* scheint zu passen, wenn die Lebenskräfte auf die Neige gehen. Der Kranke liegt kalt und fast pulslos da, der Puls fühlt sich wie ein leiser Wellenschlag unter dem untersuchenden Finger; es ist kein entschiedenes Pulsieren. Füße und Beine unter dem Knie sind kalt, oder Knie und Füße sind kalt, die Teile dazwischen aber nicht. Ferner: der wässerige Stuhl ist nicht so charakteristisch für *Carbo veg.*, da die Entleerungen entweder fehlen oder, wenn vorhanden, dunkelbraun sind und entsetzlich stinken.

Nächstdem kommen wir zu den Bauch-Symptomen. Tympanie und Durchfall wurden bereits erwähnt. Neben diesen Symptomen haben wir noch andere, die stark darauf hindeuten, daß das Mittel unter Umständen für Cholera paßt. Übelkeit und Erbrechen sind da; die Übelkeit scheint durch den Geruch der Speisen veranlaßt zu werden. Sobald der Kranke sich aufsetzt, werden Übelkeit und Erbrechen schlimmer. Die erbrochenen Massen sind wässerig und gallig. Sind dysenterische Erscheinungen vorhanden, so werden die Stühle häufig, wässerig und blutig und enthalten Schabsel, die man früher für Teile der Darmschleimhaut hielt, von denen man aber jetzt weiß, daß sie plastische Formationen aus Exsudaten darstellen. Tenesmus ist heftig, und ihm folgt Krampf des Sphincter ani. Haben Sie einen Ruhrfall mit diesen Symptomen, so wird *Colchicum* Ihnen heraushelfen. Wenn dabei noch Tympanie vorhanden, so ist es um so mehr indiziert und dann weit vorzuziehen der *Cantharis*, dem *Mercur* oder andern Mitteln unserer Materia medica.

Das dritte Hauptstück in unserer Liste ist „Fibröse Gewebe". Das führt uns zur Betrachtung des *Colchicum* bei Rheumatismus und Gicht. *Colchicum* hat nun eine spezielle Affinität zu den fibrösen Geweben. Ich fasse unter diese Bezeichnung die Sehnen und Aponeurosen der Muskeln, Gelenkbänder und selbst das Periost. Die durch *Colchicum* erzeugte Schwellung ist entweder dunkelrot oder blaß an Farbe und neigt nicht gerade zur Eiterung, ist äußerst empfindlich gegen Berührung und hat große Neigung, von einem Gelenk zum andern zu springen. Beim eigentlichen Rheumatismus ist *Colchicum* indiziert, wenn er in dem einen Gelenk beginnt und von da nach einem andern wandert, oder in der einen Seite des Körpers und dann nach der andern geht. Die Schmerzen verschlimmern sich abends. Das Gelenk ist äußerst empfindlich gegen die leiseste Bewegung. Der Harn ist dunkelrot und spärlich, gerade, wie Sie ihn bei Gicht oder Rheumatismus erwarten würden. Solche

Kranke werden Sie übermäßig reizbar finden. Jede kleine äußere Einwirkung, wie Licht, Geräusch oder starke Gerüche, belästigen sie, und die Schmerzen scheinen unerträglich. Der einzige Unterschied zwischen diesen Symptomen und denen der Gicht ist der, daß bei letzterer die große Zehe affiziert wird, und daß der Paroxysmus nachts sich einstellt.

Manchmal findet Metastase von Rheumatismus und Gicht nach der Brust statt. Auch dann kann *Colchicum* heilen. Bei Herzklappenfehlern oder Pericarditis, als Folge von Rheumatismus, ist es indiziert durch heftige schneidende und stechende Schmerzen in der Brust, besonders am Herzen, mit großer Oppression und Dyspnöe. Dabei das Gefühl, als würde die Brust von einem festen Bande zusammengeschnürt. *Colchicum* steht fast einzig da bei Gicht und Rheumatismus. Es gibt keine Mittel, die in dieser Beziehung ihm ähnlich wären an Wirksamkeit.

Colchicum ist zuweilen indiziert bei Wassersucht mit Harnunterdrückung. Die Wassersucht pflegt meist als Hydrothorax aufzutreten. Was an Harn abgeht, enthält Blut, ist fast so schwarz wie Tinte und eiweißhaltig. Sie sehen demnach, daß es indiziert ist bei Wassersucht, die von Brightscher Krankheit herrührt. In dieser Hinsicht ähnelt es ganz besonders der *Lachesis,* die auch schwarzen Urin hat.

Sie ähnelt ferner *Terebinthina,* welche Kongestion der Nieren verursacht mit Ruptur der feinen Kapillaren und Blutaustritt in die Nierenbecken. Der Harn enthält Zylinderabgüsse. Er sieht rauchig aus und macht einen schmutzigen, blaßrötlichen Satz.

Sie haben nun also gesehen, wann *Colchicum* zu gebrauchen ist beim Rheumatismus, beim Typhus und bei einfacher Schwäche. Die Prostration, von der ich Ihnen sprach als Folge längerer Anwendung des *Colchicum,* kann in dieser Weise ausgenutzt werden: wenn nach häufigen akuten Gichtanfällen der Kranke sehr schwach wird.

Bei Herzaffektionen steht *Colchium* sehr nahe der *Spigelia.*

Ist *Colchicum* mißbraucht worden, so kann *Spigelia* als Antidot zur Anwendung kommen.

Veratrum album.

Veratrum album ist kein schwerverständliches Mittel. Es wurde seit Hahnemanns Zeiten gegen Cholera asiatica, Cholera morbus und gegen andere Bauchaffektionen angewendet. Seine Symptome in dieser Beziehung sind wohl bekannt, aber, wenn Sie nicht acht haben, werden Sie eine gleich wichtige Anwendung des Mittels vernachlässigen, nämlich die bei Geisteskrankheiten. Bei Vergiftungen mit *Veratrum* finden sich nur sehr wenige aufs Gehirn bezügliche Symptome. Es scheint vorwiegend auf die Bauchorgane zu wirken, wahrscheinlich durch die splanchnischen Nerven. Werden diese Nerven gelähmt, so werden die Blutgefäße mit Blut überladen und lassen ihr Serum austreten. In dieser Hinsicht ist *Elaterium* ähnlich. Die Prostration, die Kälte und das schreckliche Verfallgefühl, die zu *Veratrum* gehören, gehen alle von diesen Nerven aus. Aber *Veratrum* kann gleichwohl das Gehirn affizieren. Selbst dann, wenn die Symptome mit Kälte, Schwäche usw. verbunden auftreten.

Veratrum album kann indiziert sein bei Delirium. Sie müssen sich besonders merken, daß in dieser Beziehung es der *Belladonna* ganz augenscheinlich nahesteht. Das Delirium ist verbunden mit Unruhe, mit Sucht, die Kleider zu zerreißen, mit Geschwätzigkeit, mit hastigem, eifrigem, lautem Sprechen; er schlägt seine Umgebung; Angst; fürchtet sich vor imaginären Dingen; Geilheit; unlautere Reden; er springt aus dem Bett und stürzt im Zimmer umher, als fände er dadurch Erleichterung. Insofern sind die Symptome derart, daß Sie dieselben nur schwer von denen von *Belladonna* und *Stramonium* unterscheiden können. Der Unterschied besteht darin: *Veratrum* hat Kälte der Körperhaut mit kaltem Schweiß an der Stirn. Manchmal ist das Gesicht rot und die Lippen blau und Kriebeln geht durch die Glieder.

Veratrum album ist ferner passend für Frauen, wenn sie Zeichen abnormer Geistesrichtung zu haben scheinen, die von Störung in der Geschlechtssphäre herrühen; zum Beispiel bei Nymphomanie. Die Kranke ist geil zum Extrem. Sie stürmt im Zimmer herum und möchte jeden küssen. Diese Anfälle haben speziell die Neigung, vor jeder Menstrualperiode aufzutreten. Sie denkt sich fortwährend die übertriebensten Lügen aus.

An *Veratrum* ist auch zu denken, wenn nach Schreck arge Kälte des Körpers mit Durchfall eintritt. *Gelsemium, Argentum nitricum, Aconit* und *Opium* haben auch Durchfall nach Schreck. Bei *Veratrum* ist er verbunden mit Kälte und Prostration.

Nun zu einigen Bauch-Symptomen. *Veratrum album* ist indiziert bei Affektionen der Gedärme, bei Cholera morbus, Cholera infantum und Cholera asiatica und bei Darmverschlingung. Die bei Durchfall für *Veratrum* sprechenden Stühle sind profus, wässerig und grünlich, enthalten zuweilen kleine Flocken, die wie Spinat aussehen. Manchmal sind sie auch blutig und immer mit scharfen, schneidenden Bauchschmerzen verbunden und oft auch mit Krämpfen in den Gliedern. Große Schwäche ist vorhanden und fast Ohnmacht bei jeder Anstrengung zum Stuhlgang. Reichliches schaumiges Erbrechen. Kalter Schweiß an der Stirn.

Bei den verschiedenen choleraartigen Affektionen ist *Veratrum* indiziert durch folgende Symptome: Erbrechen und Abführen zur selben Zeit, kolikartige Schmerzen im Bauch mit Krämpfen, besonders in den Waden, profuse, wässerige Stühle, sogenannte Reiswasserstühle. Sie sind begleitet von großer Schwäche und kaltem Schweiß, besonders an der Stirn. Es ist nutzlos, *Veratrum* zu geben bei Choleraaffektionen, wenn kein Schmerz vorhanden. Der Kranke ist schlimmer nachts. Abmagerung tritt schnell ein.

Das erste Mittel, das hier mit *Veratrum album* in Betracht kommt, ist *Camphor.* Wie ersteres, ruft er Kälte und Collapserscheinungen hervor. *Camphor.* paßt besser bei Cholera, wenn die Ausleerungen spärlich sind und die Übelkeit ausgesprochen. Zuweilen wird die Oberlippe hochgezogen, so daß die Zähne sichtbar werden und der brecherliche Ausdruck im Gesicht noch widerwärtiger wird. Der ganze Körper ist kalt. die Stimme ist quiekend oder überschlägt sich.

Jatropha curcas macht ein noch prägnanteres Bild von Cholera als *Veratrum.* Sie verursacht Erbrechen zäher, eiweißartiger Massen mit Abführen, wie Wasser aus einem Hydranten; Kälte, Übelkeit und Gurgeln im Leibe.

Podophyllum ähnelt dem *Veratrum* darin, daß es ein vollständiges Bild von Cholera morbus hervorruft. Es ist besonders indiziert, wenn der Fall durch Fehlen von Schmerz sich charakterisiert. Hierin unterscheidet es sich sehr von *Veratrum.* Die Anfälle kommen gewöhnlich im Sommer. Die Stühle sind wässerig und kommen mit einem Guß und einem Getöse, wie Wasser aus einem Hydranten. Ausgesprochener Ekel vor Speisen. Die Entleerungen kommen mehr nach Mitternacht und gegen Morgen. Die Stühle sind sehr geneigt, die Farbe zu wechseln, bald gelb, bald grün usw.

Es gibt ein Mittel, das, wie ich denke, besser für die Sommerleiden der Kinder paßt, als *Veratrum.* Ich meine *Iris versicolor.* Sie ruft merkliche Entzündungserscheinungen hervor, dabei Gefühl von Exkoriation und Rohsein am After. Der Kranke ist schlimmer um zwei oder drei Uhr morgens. Übelkeit und saures, zuweilen galliges Erbrechen. Die Stühle sind entweder wässerig oder gelblichgrün und mit Galle oder öligen Partikeln gemischt.

Pulsatilla wird nötig bei Durchfall nach Mitternacht, wenn er durch fette Speisen usw. verursacht wurde, oder durch Genuß von Speiseeis unmittelbar nach dem Essen.

Croton Tiglium kommt in Frage, wenn die Ausleerungen gelblich sind oder gelblichgrün, mit einem Guß oder Getöse herausspritzen, wie Wasser aus einem Hydranten. Sie treten ein bei jedem Versuch, zu essen oder zu trinken.

Elaterium ist das Mittel für profuse wässerige Stühle, wenn sie olivengrün gefärbt sind.

Ich habe *Veratrum* oft nützlich gefunden bei Herzschwäche, die nach akuten Krankheiten auftritt, wenn der Herzmuskel so schwach wird, daß der Puls fadenförmig ist. Der Kranke wird ohnmächtig, wenn er sich bewegt. Beim Liegen ist das Gesicht rot, beim Aufsitzen wird es totenbleich. Oft werden Sie die Hände kalt und klebrig finden.

Veratrum viride.

Obgleich der Name dieses Mittels dem eben betrachteten ähnlich ist, so dürfen Sie darum nicht glauben, daß es dieselben Symptome hervorbringt. *Veratrum viride* verursacht Kongestion der Hirnbasis und des oberen Teils des Rückenmarks. Es beeinträchtigt demnach die Funktion der pneumogastrischen Nerven. Zuerst scheint es Anschoppung der Lungen hervorzurufen, wie sie sich bekanntlich beim Beginn der Pneumonie zeigt. Dies ist verbunden mit einem hohen Grade arterieller Erregung. Gehen diese Symptome ungestört weiter, so haben wir Schwindel und Ohnmacht beim Versuch, aufzusitzen, Übelkeit, kalten Schweiß und Orthopnöe und wirklich alle Symptome von Herzlähmung aus Überanstrengung dieses Organs. Sie sehen also, daß *Veratrum viride* in Frage kommt als ein unschätzbares Mittel bei jenen heftigen Kongestionen, die der Pneumonie vorangehen. Es kann auch die ganze Krankheit abschneiden.

Veratrum viride macht ferner Ösophagitis, bei welchem Leiden es auch indiziert sein kann, selbst wenn das Übel aus traumatischen Ursachen entstand. Es wird nötig wegen der Schwierigkeit beim Schlucken und der wie Feuer brennenden Schmerzen im Ösophagus.

Bei Chorea ist es ebenfalls indiziert, wenn neben den chronischen Zuckungen heftige Kongestion der Nervenzentren vorhanden. In niederer Potenz gegeben, beseitigt es die Kongestion und dadurch die nervösen Störungen.

Wir können uns auf *Veratrum viride* selbst bei Puerperalkonvulsionen verlassen. Die Hirnkongestion ist sehr groß. Die Kranke liegt in einem Zustand, ähnlich der Apoplexie. Zwischen den Konvulsionen ist sie nicht bei Bewußtsein, sondern liegt in tiefem Schlaf. Das Gesicht ist rot, die Augen injiziert und dabei heftiges konvulsives Zucken.

In manchen Fällen hilft *Gelsemium,* wenn der Geisteszustand benommen und schlafsüchtig ist; aber der Puls ist hier, obgleich voll, weich und fließend.

Sabadilla.

Wie *Veratrum album* ist *Sabadilla* ein nützliches Mittel wegen seiner Geistes-Symptome. Sie kann mit Erfolg gegeben werden in Fällen eingebildeter Krankheit. Zum Beispiel, die Kranke bildet sich ein, daß sie schwanger ist, während die Anschwellung nur von Blähungen herrührt; oder daß sie ein schreckliches Halsleiden habe, das sicher tödlich enden werde.

Thuja hat das Symptom, sie bildet sich ein, daß sie doppelt oder dreifach ist, oder daß sie aus Glas ist, und fürchtet daher fortwährend sich vor Berührung, damit sie nicht zerbreche.

Sabadilla ist nützlich bei Influenza und bei dem lästigen Leiden Heufieber. Heftiges krampfhaftes Niesen und Tränenfluß beim Gehen im Freien; auch der Hals ist affiziert und gibt ein vollständiges Bild von Tonsillitis. Die Beschwerden beginnen links und gehen nach rechts; Verschlimmerung beim Leerschlingen und Besserung durch warmes Trinken. Zuweilen das Gefühl, als wäre ein Faden oder Bändchen im Halse, oder sogar Gefühl von Zusammenschnüren im Hals, als wäre er mit einem Band zusammengeschnürt.

Lachesis hat, wie Sie wissen, Halsschmerzen, die von links nach rechts gehen. Es ist leicht zu unterscheiden durch die deutliche Verschlimmerung durch heißes Trinken oder nach Schlafen.

Wir können *Sabadilla* auch verwenden bei Würmern, wenn Übelkeit vorhanden und Erbrechen, dabei eine eigentümliche Kolik, als würden die Därme wie ein Rad umgedreht.

Fünfundzwanzigste Vorlesung.

Menispermaceae.

Die *Menispermaceae* sind keine große Pflanzenordnung, aus der wir nur ein Mittel entnehmen, das wir in diesem Kursus von Vorlesungen betrachten wollen. Dies Mittel ist *Cocculus indicus*. Der Name der Ordnung wurde von der Form der Samen hergeleitet.

Cocculus indicus.

Cocculus indicus verdankt seine Eigenschaften einem aktiven Prinzip, *Picrotoxin* genannt, ein zusammengesetztes Wort aus dem Griechischen, welches bedeutet „Bittergift". Sie bemerken in dem unterstehenden Verzeichnis, daß ich die Symptomatologie des Mittels unter zwei Hauptstücke zusammengefaßt habe, zuerst die Nerven und zweitens die Organe im allgemeinen.

Cocculus indicus.

1. Nerven	Zerebrospinale. Schwäche. Typhus. Krämpfe.
2. Organe	

Welch individuelle Charakteristika immer Sie bei einem Mittel in einem individuellen Falle auch haben mögen, so müssen diese Charakteristika mit der Allgemeinwirkung des Mittels zusammenstimmen; andernfalls treffen Sie eine partielle Wahl. Zum Beispiel: von *Belladonna* kennen Sie das Symptom „schläfrig, kann aber nicht einschlafen"; das ist charakteristisch für das Mittel. Aber wir haben dasselbe Symptom bei *China, Ferrum* und *Apis*. Wie können Sie zwischen ihnen unterscheiden? Indem Sie die Allgemeinwirkung von *Belladonna* zugrunde legen, in welche das einzelne hineinpassen muß.

Nun werden wir bei *Cocculus* Symptome finden, die auch bei manchen andern Mitteln vorhanden, aber bei keinem andern Mittel haben sie denselben Zusammenhang, wie hier. Was ist nun die Allgemeinwirkung von *Cocculus indicus?* Das ist die wohlbekannte Einwirkung des Mittels auf das Zerebrospinal-System; auf die Nerven und das Ganglien-System hat es nur sehr geringen Einfluß.

Wie können Sie das herausfinden? Nicht eben leicht, das gebe ich zu, aber es wurde erreicht, indem man das Mittel als ein Ganzes studiert; indem man sich bemüht, herauszubringen mit Hilfe der Physiologie, Pathologie oder einer andern hierher gehörigen Wissenschaft, auf welche Teile des Körpers es wirkt, welche Funktionen es alteriert, und welche Gewebe es verändert. Dann haben Sie eine kräftige Basis, auf der Sie Ihre Symptomatologie aufbauen können.

Cocculus wirkt auf das Zerebrospinal-System, macht große Schwäche dieser Organe; die Einwirkung des Mittels auf das Gehirn selbst werde ich Ihnen klarlegen, sobald ich über seine Anwendung im Typhus sprechen werde. Wir wollen nun betrachten, wie das Mittel das Rückenmark affiziert. Es macht eine paralytische Schwäche des Rückenmarks und speziell der motorischen Nerven; demnach finden wir *Cocculus* als ein zuverlässiges und häufiges Mittel bei Paralyse, die von Rückenmarksleiden herrührt. Besonders ist er indiziert im Anfang des Leidens, mag es resultieren von funktioneller oder von schwerer organischer Krankheit des Rückenmarks; mag das Leiden Spinalirritation durch Samenverluste, Erweichung des Markes oder Ataxia locomotrix sein. In solchen Fällen ist er speziell indiziert, wenn der Lumbalteil des Markes affiziert ist; Schwäche im Kreuz, als wäre es gelähmt; das Kreuz versagt beim Gehen. Schwäche der Beine; mit den Beinen meine ich die ganzen unteren Extremitäten; die Knie versagen beim Gehen; in den Fußsohlen Eingeschlafenheitsgefühl; die Oberschenkel schmerzen wie zerschlagen; erst schläft die eine, dann die andere Hand ein; manchmal schläft der ganze Arm ein und in der Hand Gefühl wie geschwollen. Diese Symptome ruhen auf dem Grunde der Symptomatologie des ganzen Mittels; sie alle scheinen von Rückenmarksschwäche abzuhängen. Wir finden diese Symptome häufig genug bei Frauen mit Menstruationsbeschwerden, wenn der Rücken morgens versagt, nach geschlechtlichen Exzessen und auch bei Schlaflosigkeit.

Es gibt ein begleitendes Symptom, das Sie fast immer in Verbindung mit den eben erwähnten finden, nämlich Gefühl von Hohlheit in einer der Körperhöhlen, entweder im Kopf, in der Brust oder im Bauch. Es ist mehr, als Schwäche; es ist absolut ein Gefühl, als wären die Teile hohl. Sprechen ermüdet solche Kranke ganz besonders.

Die Schwäche von *Cocculus* kommt vom Rückenmark her. Besonders folgt sie leicht auf Schlaflosigkeit; der Kranke kann nicht einmal eine oder zwei Stunden später als gewöhnlich des Abends aufbleiben, ohne sich matt oder erschöpft den ganzen nächsten Tag zu fühlen.

Nächstdem will ich die typhösen Symptome von *Cocculus* aufzählen; bei diesem Kapitel werde ich auch von den Hirn-Symptomen sprechen. Sie dürfen nicht erwarten, daß *Cocculus* bei einem Typhusfall indiziert ist, wenn die Veränderungen in den Peyerschen Plaques oder Ulceration derselben besonders hervortreten, oder wenn profuse Diarrhöe, Pneumonie und ähnliche Komplikationen sich finden: sondern in der nervösen Form des Fiebers, wenn das Zerebrospinal-System den Stoß der Krankheit auszuhalten hat, ist *Cocculus* eines der Mittel, das uns über den Fall hinweghilft. Die indizierenden Symptome sind folgende: Der Kranke klagt über argen Schwindel, der schlimmer wird im Sitzen, oder wenn er versucht, aus ruhender Stellung in sitzende überzugehen. Oft ist dabei Übelkeit, Brechneigung und sogar Ohnmacht. *Bryonia* hat auch dies Symptom. Insofern das Symptom selbst in Betracht kommt, ist kein Unterschied zwischen *Bryonia* und *Cocculus,* wenn Sie jedoch den Fall gründlich prüfen, so werden Sie finden, daß bei *Cocculus* es sich um Schwäche der zerebrospinalen Nerven handelt, die das Symptom veranlaßt. Große Verworrenheit des Verstandes ist vorhanden; eine Art von Verwirrung, Verdunklung möchte besser bezeichnen, was ich meine. Es kostet große Mühe, deutlich zu sprechen. In manchen Fällen können die Kranken nicht die gewünschten Worte finden, ihre Meinung auszudrücken. Überhaupt liegen solche Kranke ruhig in Gedanken versunken; die Augenlider sind schwer, als könnten sie kaum gehoben werden. Hier haben Sie ein Symptom, das Sie an *Gelsemium* erinnert. Ist der Kranke noch so viel bei Bewußtsein, um Ihnen seinen Zustand zu beschreiben, so wird er über ein Spannungsgefühl des Hirns klagen, als ob jeder Nerv im Kopfe stramm angezogen würde. Ein andermal hat er dies Leerheits-Hohlheitsgefühl im Kopf. Jeder Versuch, den Kranken zu bewegen, macht Ohnmächtigkeit oder wirkliche Ohnmacht. Die Zunge ist gewöhnlich weiß oder gelb belegt; Bittergeschmack im Munde. Der Bauch ist sehr aufgetrieben und tympanitisch; dieser Tympanites bei *Cocculus* ist nicht derselbe, wie bei *China, Carbo veg., Colchicum, Sulfur* oder *Lycopodium.*

Es gibt verschiedene Ursachen von Tympanites. Er kann entstehen aus den Blutgefäßen, aus der mit den Speisen verschluckten Luft, aus Veränderungen in den Speisen selbst und auch aus Retention derselben. Der letztere Zustand ist die Ursache des Tympanites bei *Cocculus indicus.* Man hat an ihn nicht zu denken, wenn die Flatus entstehen aus der zersetzten Nahrung. Das erfordert *Carbo veg. Cocculus* hat beträchtliche Beklemmung der Lungen, und zwar nervösen Ursprungs. Der Kranke verlegt sie gewöhnlich in die Brustwände. Die Kranken sind schlaflos, oder wenigstens geschäftliche Gedanken drängen sich in den Geist und verursachen einen halbwachen Zustand, auch hier wieder ähnlich, wie bei *Bryonia.* Das sind die Symptome, die Sie auf *Cocculus* beim Typhus führen.

Die nächste Abteilung für unsere Betrachtung sind „Krämpfe“. *Cocculus indicus* ist nützlich bei krampfigen Affektionen, wenn der

Kranke sehr geschwächt ist in bezug auf das Zerebrospinal-Nervensystem. Irritable Schwäche ist der Zustand, aus dem die Krämpfe entstehen, für welche *Cocculus* Heilmittel ist. Speziell ist er nützlich, wenn Krampferscheinungen auftreten als Folge langer Schlaflosigkeit. Diesen Zustand treffen wir häufiger bei Frauen, als bei Männern. Erstere sind auch mehr der Rückenmarksschwäche unterworfen. Sie können *Cocculus* auch geben bei Krämpfen nach unterdrückten Menses. Die Augen sind gewöhnlich geschlossen während dieser Konvulsionen, und die Augäpfel oszillieren rapid zwischen den geschlossenen Lidern. Aber die Frau muß schwachen, nervösen Temperaments sein, sonst paßt *Cocculus* weniger.

Unter dem Abschnitt „Organe" haben wir noch ein Wort über *Cocculus* zu sagen. Zuerst über den Kopfschmerz. Vor einigen Jahren hatten wir eine Epidemie von Fleckfieber in unserer Stadt. In dieser Epidemie starben viele Kinder, besonders in ihren ersten Lebenstagen. Nach einer Weile wurde ein charakteristisches Symptom der Epidemie aufgefunden, nämlich intensiver Kopfschmerz in der Occipitalgegend, im untern Teil des Hinterhauptes und im Nacken. Der intensive Kopfschmerz zeigte sich in verschiedener Weise. Kinder im Stupor zeigten ihn, indem sie den Kopf nach hinten drehten, als ob dies die Spannung der Hirnhäute milderte; andere, die bei Bewußtsein waren, legten die Hände an den Hinterkopf; noch andere klagten über Hinterkopfschmerz, als ob dieser Teil abwechselnd sich öffne und schlösse. Dies Symptom fand sich bei *Cocculus*. Nach dessen Anwendung verliefen nur sehr wenig Fälle tödlich. Hinterkopfschmerzen sind schwer zu beseitigen. *Cocculus* ist ein gutes Mittel dazu. *Gelsemium* ein anderes. Bei letzterem haben wir passive arterielle Kongestion, womit ich meine, daß das arterielle Blut leicht einem Teile zufließt, dabei ist der Puls voll und rund, nicht fest und gespannt, wie bei *Belladonna* oder *Aconit*. Außerdem ist bei *Gelsemium* auch noch oft erschwerte Sprache.

Noch ein anderes Mittel bei Hinterhauptschmerz ist *Juglans cathartica*, zuweilen *Juglans cinerea* genannt, Butternuß. Diese halte ich für das beste Mittel bei scharfen Schmerzen in der Occipitalgegend. Sie wird oft begleitet von Übelkeit, dumpfem Schmerz im rechten Hypochondrium, Gelbsucht und anderen Symptomen von Leberaffektionen.

Wir haben schon einige *Cocculus*-Symptome vorweggenommen, die zu den weiblichen Geschlechtsorganen gehören. Hier noch einige dazu. Die Menses sind entweder profus, kommen zu oft und mit einem Guß und schwächen sehr oder erscheinen spät, und die Kranke leidet jeden Monat an der sogenannten Menstrualkolik. Wir haben eine kleine Gruppe von Mitteln für diesen Zustand, eins von ihnen ist *Cocculus*. Die andern sind *Pulsatilla* und *Chamomilla*. Ich will zuerst die Symptome von *Cocculus* besprechen. Dies Mittel ist indiziert bei Kolik, wobei Schmerz, als ob scharfe Steine im Bauch sich aneinander rieben. Sehr oft ist mit dieser Kolik exzessive Auftreibung des Bauches durch Blähungsanhäufung verbunden. Die Kolik neigt besonders dazu, nachts aufzutreten und die Kranke zu erwecken. Sie wird besser durch Aufstoßen, kommt aber wieder, sobald sich wieder Blähungen anhäufen. Die Kranke ist reizbar.

Bei *Chamomilla* ist der Menstrualfluß sehr dunkel. Die Geistes-Symptome, die ich Ihnen in meiner Vorlesung über dies Mittel beschrieb, müssen notwendig vorhanden sein.

Pulsatilla hat spärlichen Menstrualfluß, der anfalls- und ruckweise kommt; greifende Schmerzen nötigen die Kranke, sich zusammenzukrümmen; Stimmung mild und weinerlich.

Cyclamen ist der *Pulsatilla* ähnlich. Es hat Frösteln bei den Schmerzen; weinerliche, tränenreiche Stimmung; Dyspepsie, schlimmer nach Fettem und Kuchen; spärliche Menses; Menstrualkolik. Wir unterscheiden folgendermaßen: *Cyclamen* hat nicht Besserung in kalter Luft oder in kaltem Zimmer, und in manchen Fällen hat *Cyclamen* Durst. Die Ähnlichkeit zwischen *Cyclamen* und *Cocculus* besteht darin, daß beide Mittel passen bei Depressionszustand des Cerebrospinal-Nervensystems. *Cyclamen* hat: Der Kranke fühlt sich schwindlig; gewöhnlich schlimmer beim Aufrichten, schwach von jeder Bewegung; sehr anämisch. Diese Symptome sind gewöhnlich verbunden mit Schwachsichtigkeit. Wir finden auch bei *Cyclamen* diese Blähkolik von Gasentwickelung in den Därmen, die nachts auftritt und nur durch Aufstehen und Umhergehen sich bessert. Zu vergleichen bei Menstrualkolik auch *Ignatia* und *Nux vomica.*

Sechsundzwanzigste Vorlesung.

Papaveraceae.

Wir kommen nun zum Studium der Papaveraceae, einer Pflanzenordnung, aus der wir *Opium, Sanguinaria canadensis* und *Chelidonium majus* entnehmen. Sie wirken auf die Blutzirkulation mit der Tendenz, Narkose größeren oder geringeren Grades zu erregen durch Hervorrufung von Blutüberfüllung in den Gehirngefäßen. Die in solcher Weise auf das Sensorium geübte Wirkung geht in allen Formen von Einschläferung bis zum Stupor. Dies, wie sie wissen, gilt in eminenter Weise von *Opium* und in geringerem Grade von *Sanguinaria* und *Chelidonium*. *Fumaria officinalis* enthält in seiner Asche eine große Menge Pottasche: *Argemone Mexicana,* Stachelmohn, Teufelsfeige, wird bei der Behandlung von Grind (Tinea) angewendet. Sie hat einen gelben Saft, der, der Luft ausgesetzt, wie Gummi gutti aussieht. Wir wollen nun das Studium dieser Mittel seriatim vornehmen.

Opium.

Opium.
- Gehirn. Gemütsbewegungen.
- Krämpfe. Paralyse.
- Marasmus.
- Verstopfung. Blase.
- Schlaf.
- Brust, Lungen, Herz.
- Mangelnde Reaktion.

Opium wird, wie Sie wahrscheinlich wissen, aus den unreifen Kapseln der Mohnpflanze, Papaver somniferum, gewonnen. Die unreifen Kapseln werden gewöhnlich genommen zu seiner Darstellung, weil sie am meisten einschläfernde Wirkung haben. In manchen Beziehungen ist *Opium* das beachtenswerteste Mittel in unserer Materia medica. Sie wissen, daß viele Mittel ihre arzneiliche Wirksamkeit den aktiven Prinzipien verdanken, die sie enthalten. So verdankt *Belladonna* ihre Wirksamkeit dem Atropin, *Stramonium* dem Solanin, *Nux vomica* dem Strychnin usw., aber *Opium* scheint eine endlose Zahl von Prinzipien zu enthalten, und noch jedes folgende Jahr scheint neue zu bringen. Ich will sie aufzählen — es sind folgende:

Morphin,
Pseudomorphin,
Codein,
Apocodein,
Thebain,
Cotamin,
Hydrocotamin,
Apomorphin,
Desoxymorphin,
Nornarcotin,
Thebenin,
Laudanisin,
Narcotin,
Lanthopin,
Protopin,
Methylnornarcotin,
Deuteropin,
Laudanin,
Codamin,
Papaverin,
Rhöadin,
Rhöagenin,
Dimethylnornarcotin,
Mecondin,
Cryptopin,
Narcein,
Meconicum acidum,
Lacticum acidum.

Diese verschiedenen Alkaloide werden aus dem *Opium* dargestellt durch mehr oder weniger komplizierte Prozesse. Sie alle haben mehr oder weniger narkotische Eigenschaften, ähnlich denen von *Opium* selbst. Die Wirkung einiger dieser Alkaloide ist wohl bekannt, während wir über die Wirkung anderer noch nichts wissen.

Morphin (hauptsächlich als Sulfat gebraucht) ist wahrscheinlich am besten unter ihnen bekannt. Es wird reichlich angewendet von den Ärzten der alten Schule hypodermatisch zur Schmerzlinderung. Wir aber gebrauchen es als homöopathisches Mittel. In so schweren Leiden, wie Krebs, wurde *Morphin* erfolgreich gegeben gegen eine seiner sekundären Erscheinungen, gegen die extreme Überempfindlichkeit für Schmerzen; die Schmerzen sind so heftig, daß Krämpfe drohen oder Zucken und Umherwerfen der Glieder entsteht. Unter solchen Umständen ist *Morphin* ein homöopathisches Mittel. Es heilt nicht, aber es lindert die Schmerzen, nicht wie ein Opiat durch Abstumpfung, sondern nach dem Grundgesetz der Homöopathie.

Morphin hat die Eigenschaft, Tympanie hervorzurufen. Das ist eine wichtige Sache für Sie zur Beachtung, damit Sie nötigenfalls beginnende Peritonitis von Morphiumwirkung unterscheiden können.

Codein, ein anderes Alkaloid, ist ein brauchbares Mittel zur Behandlung der Phthisis. Es ist indiziert bei jenem trockenen Kratzhusten, der den Kranken Tag und Nacht quält.

Ferner hat *Codein* hervorgerufen und geheilt Zucken der Muskeln, besonders der Augenlider. Das ist eine sehr lästige Erscheinung; sie wird manchmal auch durch *Crocus* beseitigt.

Apomorphin verursacht und heilt Erbrechen. Dies Erbrechen ist nun nicht derart, daß Sie *Ipecac., Tartar. em., Lobelia* usw. geben. Es ist ein Reflexerbrechen gewöhnlich vom Gehirn her. *Apomorphin,* subkutan angewendet, macht Erbrechen, lange bevor es eine lokale Einwirkung auf den Magen haben kann. Sie können diese Wirkung des Mittels beim Erbrechen zerebralen Ursprungs benutzen und auch bei jenem lästigen Leiden, von dem manche befallen werden, und für das es wenig Sympathie gibt, bei der Seekrankheit. In solchen Fällen zerebralen Erbrechens können Sie auch an *Belladonna, Glonoin* und *Rhus Tox.* denken.

Es gibt noch einige andere dieser Alkaloide, die etwas geprüft, aber noch nicht genau beschrieben sind. Es gibt auch zahlreiche Präparate von *Opium,* die reichlich in der allopathischen Praxis gebraucht werden; wir haben jedoch nichts mit ihnen zu tun, außer, den Mißbrauch gutzumachen. Die verschiedenen *Opium*-Präparate finden sich in der Komposition von Hustenmixturen und Linderungssirupen, die häufig in der Volkspraxis gebraucht werden. Ihre Wirkungen sind entschieden verderblich, besonders bei Kindern. Eine hervorragende Autorität der alten Schule sagt, daß der Gebrauch von Linderungssirup bei Kindern entschieden verwerflich ist. Es hindert ihr Wachstum, macht sie reizbar und eigensinnig und wirkt übel auf die Entwickelung des Gehirns. *Nux vomica* ist eins der Antidote bei solchen üblen Folgen schmerzstillender Präparate. Noch besser vielleicht als Antidot ist *Chamomilla,* welche paßt, wenn Opiate einige Zeit gegeben wurden und sekundäre Wirkungen hervorriefen; das Kind kann nicht schlafen; leichte Schmerzen sind unerträglich. Finden Sie einen solchen Zustand, dann ist *Chamomilla* Ihr Mittel, mag es sich um ein Kind oder um einen Erwachsenen handeln.

Kein Mittel ist mehr mißbraucht worden von Allopathen und Homöopathen (!), als das, welches wir heute studieren. Ich wollte, ich hätte Gelegenheit und Geschicklichkeit, die Praktiker der alten Schule zu überzeugen von der Absurdität ihrer unterschiedlosen Anwendung von Opiaten, dann könnte ich auch noch ernstlicher hoffen, die Homöopathen abzuhalten, ihre Ignoranz zu verbergen unter der schmerzstillenden Wirkung einer gelegentlich eingeschobenen Dosis von Morphin oder Laudanum. Die eine Klasse, die keine andern Mittel der Schmerzstillung kennt, und die andere, die zu faul ist, ihre Fälle zu studieren, beide suchen Linderung für ihre Kranken in den schmerzstillenden Mitteln. Stellen Sie dieselben zur Rede für ihr unwissenschaftliches Treiben, so bemerken sie Ihnen: „Meine Pflicht ist es, den Kranken Erleichterung zu schaffen." Ich erwidere: „Um jeden Preis? Müssen Sie tun, was Sie für schädlich halten?" „Nein, aber wie machen Sie es ohne Schaden?" Ich will in einem kurzen Resumee den Modus operandi mit *Opium* erörtern, und wenn dann diese Frage nicht beantwortet ist, mache ich ferner keine Einwendungen gegen schmerzstillende Mittel.

In kleinen Dosen hat *Opium* zuerst eine vorübergehende erheiternde Einwirkung. — Es scheint jedoch die Gemütssphäre mehr als die intellektuelle zu affizieren. Der Geist fühlt sich schwimmend in der Luft, unbelastet von den Gesetzen des Raumes und der Schwere. Die Einbildung hat volles Spiel. Wird nun die Dosis gesteigert, in Quantität oder in öfterer Wiederholung, so folgt ein Schlafzustand. Dieser Schlaf durchläuft alle Stadien von einem behaglichen Gefühl angenehmen Dämmerns bis zum tiefsten Stupor. Diese narkotische und schmerzstillende Wirkung von *Opium* ist Resultat der vermehrten Blutzirkulation im Gehirn. Dies geschieht nicht bloß dadurch, daß mehr Blut dem Gehirn zugeführt wird, sondern auch dadurch, daß dessen Rückkehr zum Herzen behindert wird. Ich will einige Augenblicke abschweifen und von der physiologischen Erklärung des Schlafes sprechen. H a m m o n d hat gezeigt, daß während des Schlafes die in der Schädelhöhle zirkulierende Blutmenge bedeutend vermindert ist. Wenn Sie *Opium* geben, um Schlaf zu machen, was tun Sie? Machen Sie Anämie des Gehirns? Nein, gerade das Gegenteil. Ich frage Sie demnach: ist die Verabreichung von Opiaten zur Schmerzstillung rationell?

Kehren wir zu den *Opium*-Wirkungen zurück. Das Gesicht wird tiefrot und geschwollen, wegen Ausdehnung der Blutgefäße. Je tiefer der Stupor, je dunkler rot das Gesicht. Es kann auch eine bräunliche Farbe bekommen. Die Pupillen sind kontrahiert. Der Puls ist voll und langsam. Die Respiration ist tief, und je intensiver der Stupor wird, desto beschwerlicher wird sie, und endlich wird sie stertorös. Was bedeutet dieser Stertor? Er bedeutet, daß, sobald die giftige Einwirkung des *Opiums* zunimmt, ein paretischer und endlich paralytischer Zustand der Muskeln der Uvula und der Backen eintritt. Diese Teile, die also ganz erschlafft sind, schlappen vor- und rückwärts bei jeder Respiration. Der Puls ist voll, rund und langsam und zeigt Ihnen, daß das Herz agiert mit dem vollen Volumen des Blutes, aber nicht mit seiner gewöhnlichen Schnelligkeit. Geht der Fall von Stunde zu Stunde weiter, so finden Sie ein Bild vollständig entwickelter Paralyse. Die praktische Anwendung hiervon werde ich Ihnen geben, wenn ich von Typhus spreche. Die Sphinkteren verlieren ihre Kontrolle, so daß Harn und Fäces unwillkürlich abgehen. Der Unterkiefer sinkt herab, und endlich tritt der Tod ein.

Bei diesen tödlich verlaufenen Fällen zeigt die Autopsie die Hirnwindungen abgeflacht, die Gefäße der Cerebrospinalaxe mit Blut angeschoppt und Serum ergossen in die Arachnoidea und in die Hirnventrikel.

Dies sind die Symptome akuter *Opium*-Vergiftung.

Diese Erscheinungen hängen nun ab von der Einwirkung des *Opiums* auf die Nerven. Von Irritation kommt die erste kurze Exzitation. Von der folgenden paralysierenden Wirkung kommen Schläfrigkeit, Muskelerschlaffung und Coma. Von Anfang an werden die Hirngefäße mit Blut überladen, und das nimmt gradatim zu, bis Stupor eintritt. Nun, meine Herren, frage ich, ist es ein rationelles Verfahren, Schmerzen zu stillen mit einer Substanz, die paralysiert und auf diese Weise lindert, daß sie nicht die Krankheit beseitigt, sondern die Fähigkeit, zu empfinden, das Bewußtsein des Schmerzes?

Was sind die Wirkungen des gewohnheitsmäßigen Gebrauchs des Mittels? Die erste Wirkung ist die, welche ich Ihnen schon beschrieben habe, nämlich träumerische, imaginäre Tätigkeit des Geistes. Später, wenn der Gebrauch des Mittels fortgesetzt wird, wird jedes Gewebe des Körpers affiziert. Die Haut wird trocken, blaß und hängt in Falten; die Glieder magern ab; und der Intellekt wird benommen.

Das beste Antidot gegen *Opium* ist starker schwarzer Kaffee, so lange wiederholt gegeben, bis Reaktionszeichen eintreten. Daneben können Sie Elektrizität anwenden. Sie könnten auch, falls noch etwas Gift im Magen vorhanden, durch Brechmittel oder Magenpumpe es entfernen und den Kranken auffordern, umherzugehen, damit kein Stupor eintritt.

Opium habe ich Ihnen so weit beschrieben, daß Sie leicht ersehen können, bei welchen Krankheiten es indiziert ist.

Sie sehen das Bild von *Opium* beim Typhus mit hochgradiger Cerebralaffektion, die in Hirnlähmung übergeht, bei herabsinkendem Unterkiefer und röchelndem Atem. Oft, wenn *Opium* bei dieser Krankheit erforderlich, ist der Körper in warmem Schweiß gebadet. Dieser Schweiß ist nicht kritisch. Er ist von schlechter Bedeutung, ein Zeichen des nahenden Todes, weil er eine Folge von Lähmung der Schweißdrüsen ist. Dies Symptom findet sich auch bei *Stramonium*.

Beim Typhus mit drohender Hirnlähmung würden Sie auch an *Lachesis* denken müssen, dessen Symptome ich Ihnen beschrieb, als ich über dies Mittel las; auch an *Hyoscyamus*, der das stertoröse Atmen hat; den Unterschied werden Sie in einer künftigen Vorlesung kennen lernen.

In einem Falle, wo ein tiefes Coma dem *Opium* nicht weichen wollte, stellte *Apis* den Kranken her.

Opium muß in Betracht gezogen werden bei Behandlung der Apoplexie. Die Annahme ist ganz natürlich, daß ein Mittel, welches solche Anfüllung der Hirngefäße verursacht, leicht bei prädisponierten Personen eine Ruptur herbeiführt und demgemäß Symptome von Blutextravasat in die Hirnsubstanz.

An *Opium* ist zu denken wegen der Gesichtsfarbe, wegen des röchelnden Atmens und wegen der starrkrampfartigen Steifheit des Körpers. Besonders ist es indiziert bei Apoplexie der Säufer.

Opium folgt der *Belladonna* bei Apoplexie.

Bei Apoplexie der Säufer müssen Sie auch an *Baryta carb.* und *Lachesis* denken.

Arnica paßt bei Apoplexie, wenn der Puls voll und stark ist, die Lähmung mehr linkerseits und röchelndes Atmen vorhanden.

Apis wird nötig, wenn das Coma dem *Opium* nicht weichen will.

Bei Apoplexie mit Konvulsionen denken Sie an *Belladonna, Hyoscyamus, Lachesis* und *Opium*.

Bei Apoplexie, auf welche Paralyse folgt, *Arnica, Belladonna. Lachesis, Nux vomica* und *Rhus Tox*.

Wenn Idiotismus folgt: *Helleborus*.

Bei apoplektischem Blutandrang mit Schläfrigkeit nach Mahlzeiten ist *Opium* mit *Nux vomica* und *Rhus Tox.* zu vergleichen.

Opium ist nützlich bei M a n i a a p o t u oder Delirium tremens. Speziell ist es indiziert bei „alten Sündern", bei solchen, deren langes Exzeßleben gänzlich die Konstitution zerstört hat; bei solchen, die einmal nach dem andern das Leiden gehabt haben. Es bedarf dann nur einer kleinen Menge von Schnaps, um sie von neuem ins Delirium zu stürzen. Das Gesicht hat einen konstanten Ausdruck von Furcht oder Schrecken. Sie haben Visionen von Tieren, die aus verschiedenen Teilen des Zimmers aufspringen. Sie bilden sich ein, Geister, Teufel usw. zu sehen, mit denen sie sich unterhalten, obgleich sie durch ihre Visionen erschreckt werden. Wenn es ihnen gelingt, in Schlaf zu kommen, so hat dieser den schon erwähnten stertorösen Charakter.

Es gibt einige Mittel, die, zeitig genug verabreicht, es Ihnen ermöglichen, Ihre Kranken mit Delirium tremens glücklich über den Anfall hinwegzubringen. *Opium* habe ich schon erwähnt; ein anderes ist *Lachesis*, die speziell indiziert ist, wenn die Kranken Visionen von Schlangen oder von anderen scheußlichen Dingen haben, mit Erstickungsgefühl im Halse, und die plötzlich aus dem Schlaf wie aus einem Traum aufspringen.

Ein anderes Mittel ist *Stramonium*, auf das Sie durch die Heftigkeit der Symptome geführt werden. Der Kranke fährt auf aus dem Schlaf in vollständigem Horror, mit Visionen von Tieren, die auf ihn zukommen aus jeder Zimmerecke; er versucht zu entfliehen, sein Gesicht ist hellrot.

Noch ein anderes Mittel ist *Cannabis indica* oder Haschisch. Es ist eins der besten. Es wurde in dieser Hinsicht nur in niederen Potenzen gegeben. Die Symptome, die es zu charakterisieren scheinen, sind Irrungen in Auffassung von Raum und Zeit.

In andern Fällen haben wir *Arsenicum* zu gebrauchen, wenn Todesfurcht zugegen und der Kranke nicht allein gelassen sein will.

Ein oft vergessenes, aber doch nützliches Mittel ist *Calcarea carbonica*. Sofort, wenn der Kranke seine Augen schließt, hat er Visionen, die ihn nötigen, sie wieder mit Schrecken zu öffnen.

Sie können *Opium* bei Cholera infantum gebrauchen, wenn das Gesicht rot oder bleich ist und dabei verdächtiger, sich steigernder Stupor; die Pupillen reagieren entweder gar nicht auf Licht oder nur sehr langsam. Das Leiden scheint gleich mit Hirnaffektion zu beginnen; weder Diarrhöe, noch Erbrechen ist zugegen; es sieht aus, als hätte das Kind zu viel Arznei bekommen. Wird *Opium* in solchem Falle gegeben, so bringt es den Kranken wieder zum Bewußtsein. Durchfall tritt ein, und die Krankheit nimmt ihren natürlichen Verlauf zur Genesung. Das Mittel kann ebenfalls gegeben werden, wenn die Vitalität geschwunden und die gut gewählten Mittel ihre Wirkung versagen. Der Kranke ist entweder träge oder schlafsüchtig. Es ist in solchen Fällen ebenso nützlich, als *Carbo veg.*, *Sulfur*, *Valeriana*, *Ambra grisea*, *Psorinum* oder eins der anderen Mittel, die bei mangelnder Reaktion nötig sind.

Es gibt ein Mittel, das ich Ihnen hier nennen will, aber mit Vorsicht, weil es eine sogenannte Hinterpresentation ist, das heißt, es wurde klinisch verwendet, ehe es geprüft war. Dies Mittel ist *Ferrum phosph.* Es ist nötig bei Cholera infantum, wenn die Darmentleerungen häufig sind; in vierundzwanzig Stunden ist das Kind sehr heruntergekommen und verfällt in Stupor mit rotem Gesicht, dilatierten Pupillen, Rollen des Kopfes und weichem, voll schlagenden Puls. Wir wissen, daß Eisen diese Art des Pulses hat; wir wissen, daß Kongestion allen Eisenpräparaten zukommt. In einem meiner Fälle mit den obigen Symptomen waren *Belladonna* und *Sulfur* im Wechsel gegeben, ließen aber im Stich. Ich gab dann *Ferrum phosph.*, und in zwölf Stunden kam das Kind wieder zum Bewußtsein und lebt heute noch.

Sie können *Opium* auch anwenden bei Lungenvereiterung, die sich einstellt bei solchen, die sehr dem Trunke ergeben sind; das Atmen ist mühsam und von Rasseln und Schnurren begleitet. Husten ist sehr beschwerlich und dabei Erstickungsanfälle; das Gesicht wird blau beim Husten.

Eine andere bei Säufern auftretende Lungenaffektion, nämlich Hämoptysis, weist auf *Opium*, wenn die Brust heiß und die Glieder kalt sind; der Husten ist heftig und dabei Expektoration von schaumigem Schleim und Blut; der Kranke ist schlafsüchtig beim Husten.

Antimonium tartaricum hat ebenfalls Husten mit Schläfrigkeit und Gähnen.

Wir finden *Opium* zuweilen indiziert bei Krämpfen, besonders wenn sie auftreten als unmittelbare Folge von Schreck oder Ärger; oder wenn ein Säugling Krämpfe bekommt, nachdem eine Amme sich erschrocken hat; der Körper ist in einem Zustand starrkrampfähnlicher Steifigkeit; Opisthotonus; der Krampf führt sich ein mit einem lauten Schrei; Schaum tritt vor den Mund; das Gesicht wird dunkelrot, selbst purpurn, und der Körper ist oft in heißem Schweiß gebadet; tiefer, schnarchender Schlaf folgt dem Krampf.

Opium macht und heilt Verstopfung, und zwar solche Verstopfung, wobei Trägheit des Rectums und des ganzen Intestinaltrakts; es ist gar keine Neigung zum Stuhl vorhanden; daher sind die Därme mit Fäces vollgepackt; Blähungen häufen sich an im oberen Teil der Därme und drängen aufwärts gegen die Brust. Dies Symptom findet sich oft nach schwächenden oder langdauernden Krankheiten. In solchen Fällen habe ich gewöhnlich *Opium* in wiederholten Dosen gegeben, bis Kolikschmerzen eintraten; das zeigt die Restauration der Darmperistaltik an. Ich verordne dann eine Injektion von Cocosnußöl oder von Seife und Wasser, um die Fäkalmassen zu erweichen, worauf eine Darmentleerung leicht erfolgt. Der *Opium*-Stuhl in seinem vollständigen Bilde besteht aus kleinen, harten, trockenen, schwarzen Kugeln. Diese Art der Verstopfung erinnert uns an *Alumina, Plumbum* und *Bryonia.*

Bryonia hat Verstopfung mit Trägheit des Rectums; die Stühle sind groß und trocken.

Plumbum ist dem *Opium* sehr ähnlich, aber es findet sich etwas krampfige Zusammenschnürung der Anus; der Stuhl besteht aus harten, schwarzen Kugeln.

Alumina hat Trägheit des Rectums mit hartem, trockenem, knolligem Stuhl, dabei aber oft weiche Fäces.

Bei Tympanites oder Blähungsanhäufung ist *Opium* zu vergleichen mit *Terebinthina, Lycopodium, Carbo veg., Colchicum* und *Raphanus.*

Das charakteristische, auf das letztgenannte Mittel bei Tympanites hinweisende Symptom ist, daß der Kranke Blähungen weder nach oben, noch nach unten seit Tagen los wird.

Opium kann bei Blasenleiden gebraucht werden, besonders bei Harnverhaltung. Es ist indiziert, wenn diese Harnverhaltung von Schreck entstand nach der Entbindung. Das letztgenannte Symptom habe ich zweimal bestätigt gefunden.

Bei dieser Harnverhaltung nach Entbindung sind mit *Opium* zu vergleichen *Hyoscyamus, Causticum* und *Arsenicum.*

Bei Suppressio urinae können Sie an *Stramonium, Zingiber, Lycopodium* und *Pulsatilla* denken.

Die Fähigkeit des *Opiums,* Schrumpfung jeder Körperfaser hervorzubringen, führt zu seinem Gebrauch bei Marasmus der Kinder. Der Kranke ist verrunzelt und sieht aus, wie ein eingetrockneter alter Mann; der charakteristische *Opium*-Stupor ist zugegen.

Wenn der obengenannte Zustand durch *Opium* erzeugt wurde, so können *Sulfur, Argentum nitricum* oder *Sarsaparilla* als Antidote gegeben werden. *Acidum muriaticum* ist das Heilmittel für die anhaltende, auf *Opium*-Gebrauch folgende Muskelschwäche.

Wir können *Opium* indiziert finden bei jenem gefahrvollen Zustand der Darmeinklemmung. Heftige Kolikschmerzen und Erbrechen fäkalriechender Massen sind dabei.

Bei Kolik kann es gegeben werden, wenn große Tympanie mit Drängen nach unten nach dem Mastdarm und der Blase vorhanden; viel Aufstoßen ohne Erleichterung.

Vergleiche hier *Nux vomica, China* und *Lycopodium.*

Veratrum hat Kolik, als wenn die Därme verschlungen wären; der Unterleib gespannt. Je länger sich der Abgang von Blähungen verzögert, desto schwieriger gehen sie fort.

Opium leistet gute Dienste bei eingeklemmtem Bauch, Ileus, Blinddarmentzündung, mit vollständiger Verstopfung, Koterbrechen oder wenigstens Erbrechen von Massen mit fäkalem Geruch.

Zuweilen finden wir *Opium* nützlich bei Metrorrhagie, mag sie nach Entbindung auftreten oder nicht. Die Kranke ist unruhig; das Bettlaken kommt ihr heiß vor; sie ist müde, kann aber nicht einschlafen.

In anderen Fiebern, als bei Typhus, kann es gegeben werden, wenn der Frost verbunden ist mit Hitze des Kopfes und großer Schläfrigkeit; der Körper ist brennend heiß, selbst wenn reichlicher Schweiß vorhanden. Verlangen, sich zu entblößen, Bewußtlosigkeit; Gefühl, als wenn seine Beine irgendeinem andern gehörten (vergleiche *Baptisia* und *Stramonium).*

Puerperalfieber weist zuweilen auf *Opium* hin, besonders, wenn Schreck Ursache war. Überempfindlichkeit aller Sinne, selbst ferne Geräusche belästigen die Kranke; der Ausfluß aus dem Uterus ist sehr stinkend. Der Fall nähert sich einem Zustand von Stupor.

Bei Uterusblutungen ist *Belladonna* zu vergleichen, die Ausfluß hellroten Blutes hat, das dem Arzt und der Kranken heiß vorkommt.

Hyoscyamus hat dies ebenfalls. Aber bei diesem Mittel findet sich viel krampfhaftes Zucken des Körpers.

Sie werden einsehen, warum ich sagte, daß *Opium* ein unschätzbares Mittel gegen die üblen Folgen von Schreck sei, mögen Konvulsionen oder Durchfall davon entstehen.

Gelsemium, Pulsatilla und *Veratrum* wollen Sie sich ins Gedächtnis rufen als nützlich bei Durchfall nach Schreck.

Für die chronischen Folgen von Schreck müssen Sie an *Natrium mur., Silicea* und *Acidum phosphoricum* denken; das erstgenannte speziell bei Chorea oder paralytischer Schwäche dieser Herkunft.

Opium, wie *Bovista* und *Arnica,* ist nützlich bei den üblen Folgen von Kohlendunsteinatmung.

Bei Lungenkrämpfen ist *Moschus* und *Ipecacuanha* zu vergleichen.

Drosera ist auch indiziert beim Krampfhusten Schwindsüchtiger, der abends sich einstellt und zuweilen wieder nach Mitternacht. Jeder Versuch, ein wenig Schleim herauszubringen, endet mit Aufstoßen und Erbrechen.

Siebenundzwanzigste Vorlesung.

Sanguinaria und Chelidonium.

Bevor wir zu unserem Studium der *Sanguinaria* übergehen, will ich erwähnen, daß es eine Varietät von Mohn gibt, die in Mexiko wächst, *Argemone Mexicana* genannt. Sie wird in Mexiko gerade so gebraucht, wie bei uns *Opium*. Sie macht auch Hautausschläge und wurde zur Vertreibung des Bandwurms angewendet. Der gesammelte und getrocknete Saft der Pflanze hat ganz das Aussehen von Gummigutt. Ich erwähne dies, nicht weil es wichtig ist, sondern zur Information, die sich einmal nützlich erweisen kann.

Wir wollen nun das Studium einer anderen Papaveracee aufnehmen, der *Sanguinaria canadensis* oder Blutwurzel. Dies ist eine Pflanze, die man leicht aus dem Charakter ihrer Wurzel erkennen kann, welche durchgeschnitten rot ist und eine Flüssigkeit ausspritzt, die wie Blut aussieht, weshalb die Pflanze passend „Blutwurzel" genannt wurde. Die Samen von *Sanguinaria* sind etwas narkotisch. Sie können eine Ähnlichkeit zwischen ihr und *Opium* auffinden, nicht in ihrer vollen Symptomatologie, sondern eine Familienähnlichkeit, die hinreicht, sie neben *Opium* zu stellen, aber doch so große Unterschiede darbietet, daß keine Gefahr entsteht, die beiden Mittel zu verwechseln. Bei starker Narkose durch *Sanguinaria* finden wir Mattigkeit und Torpor, erweiterte Pupillen, mit Sehstörungen und unregelmäßigem Puls. Die Symptome sind nicht unähnlich denen, die auf *Stramonium* - Vergiftung folgen. Beim Studieren des Mittels können wir alle unnütze Wiederholung der Symptome durch Beachtung des folgenden Schemas ersparen:

Mit *Sanguinaria canadensis* zu vergleichen	*Belladonna*, *Iris versicolor*, *Paullinia*, *Melilotus*,	bei Kopfschmerz.
	Veratrum viride, *Phosphorus*, *Antim. tart.*, *Sulfur*,	bei Pneumonie.

Sanguinaria canadensis irritans für

- Gehirn: Angst, Irritabilität.
- Nase: Ohnmacht von Gerüchen.
- Ohren: Empfindlichkeit gegen plötzliche Geräusche.
- Zirkulation:
  - Kopfschmerzen.
  - Schwindel.
  - Blutungen.
  - Klimaxis.
  - Fieber.
  - Menstruation.
  - Phthisis florida.
  - Örtliche Kongestionen.
- Schleimhäute:
  - Trockenheitsgefühl oder Rauheit.
  - Husten.
  - Krupp.
  - Ulceration.
  - Polypen.
  - Diarrhöe.
  - Pneumonie.
- Drüsen: Salivation.
- Haut: Akne, Geschwüre.
- Muskeln: Rheumatismus, Myalgie, Schwäche, Nausea, Ohnmacht.

Sanguinaria ist an erster Stelle ein Reizmittel, mag sie durch den Mund genommen, auf die Haut appliziert oder durch das Blut zu andern Geweben geführt sein. Als primäre und wichtigste Wirkung des Mittels haben wir demnach Irritation des Gewebes. Zum Beispiel das Gehirn wird durch *Sanguinaria* gereizt. Dies verdient zuerst Erwähnung wegen der prädominierenden Wichtigkeit aller Geistes-Symptome, mögen sie das Gemüt oder die Intelligenz betreffen. Angst ist fast immer mit den *Sanguinaria*-Symptomen verbunden. Diese Angst ist jedoch kein isoliertes Symptom. Sie qualifiziert die Kopfschmerzen, die gastrischen Beschwerden, die Herz- und Brust-Symptome und wirklich alle Leiden, gegen welche *Sanguinaria* verwendbar ist. Wie fast immer Angst, so sind Unregelmäßigkeiten oder Störungen in der Zirkulation vorhanden. Ebenso Reizbarkeit des Temperaments, die den Kranken moros, reizbar, eigensinnig oder erregt macht. Ferner bemerken wir auch, daß die Ohren durch das Mittel gereizt werden. Zunächst kommt diese Reizung von der reizenden Einwirkung auf die Zirkulation. Es zeigt sich vermehrte Röte des äußeren Ohres, mit Hämmern und Brausen in den Ohren wegen gesteigerter Blutzirkulation in den Gehörorganen. Es findet sich auch eine Hyperexzitation der Gehörsnerven mit folgenden charakteristischen Symptomen: schmerzhafte Empfindlichkeit, besonders gegen plötzliche Geräusche;

Gefühl, als ob die Kranke auf der Eisenbahn oder in einem Gefährt wäre, das rasselnd sie fortbringt, mit einer Empfindung, als ob ihre ganze Umgebung schnell und konfus spräche; die Kranke wünscht, daß man sie halte, um diese nervöse vibrierende Empfindung im Körper loszuwerden. So sehen Sie die irritierende Primärwirkung auf das Ohr als Reflex des ganzen Nervensystems diese Symptome hervorbringen, die, wie ich gelegentlich erwähne, nicht selten sind bei Frauen in der Klimaxis. *Sanguinaria* ist in solchen Fällen ähnlich dem *Glonoin.*

Dies Verlangen, gehalten zu werden, erinnert an *Gelsemium,* das Herzleiden und Frost mit Zittern des ganzen Körpers und Verlangen, festgehalten zu werden, hat, und *Lachesis,* das während des zeitweise aussetzenden Frostes niedergehalten zu werden verlangt.

Nächstdem kommen wir zu den Nasen-Symptomen. Der Geruchssinn ist meist gesteigert; daher bemerken wir eine eigentümliche Empfindlichkeit gegen Gerüche, die dem Kranken Ohnmachtsgefühl erregt. Das ist kein seltenes Symptom beim „Rosenschnupfen". Es gehört auch der Hysterie an und stellt *Sanguinaria* an die Seite von *Phosphor, Ignatia, Valeriana, Nux vomica* und ähnlichen Mitteln.

Die Störungen in der Zirkulation finden wir zuerst im Schwindel ausgeprägt, indem Blutandrang nach dem Kopf mit dieser Schwindligkeit entsteht; die Kranke hat das Gefühl von Übelkeit und Ohnmacht, als ob sie fallen würde beim Versuch, vom Sitzen aufzustehen.

Ferner haben wir die Zirkulationsstörungen repräsentiert in der Migräne, und *Sanguinaria* hat nicht ihresgleichen in diesem Kopfschmerz, besonders in der Form, die in unserem Lande so häufig vorkommt, daß sie den Namen „amerikanische Migräne" erhalten hat. Der Kranke leidet an Blutdrang nach dem Kopfe, und dieser macht Ohnmacht und entschiedene Übelkeit, die sogar noch fortdauert, bis Erbrechen eintritt. Die Schmerzen, die sehr heftig sind, beginnen in der Hinterhauptgegend, verbreiten sich von da über den Kopf und setzen sich über dem rechten Auge fest. Sie sind von scharfem lancinierenden Charakter und zuweilen klopfend. Auf der Höhe des Leidens kann der Kranke weder Geräusche noch Gerüche ertragen. Bemerken Sie die Einwirkung auf die Gehör- und Riechnerven. Sie kann nicht leiden, daß jemand durchs Zimmer geht, denn das leiseste Geräusch belästigt sie. Erreicht der Kopfschmerz seine Höhe, so treten Übelkeit und Erbrechen ein; die erbrochenen Massen bestehen aus Speisen und Galle. Die Kranke ist genötigt, ruhig in einem verdunkelten Raum zu bleiben. Die einzige Erleichterung gewinnt sie, wenn sie in Schlaf kommt. Manchmal ist der Schmerz so heftig, daß die Kranke außer sich gerät, oder sie sucht Erleichterung dadurch, daß sie den Kopf mit den Händen preßt oder ihn ins Kissen drückt. Dies ist der *Sanguinaria*-Kopfschmerz in seiner Vollständigkeit. Das Mittel wirkt nicht bloß palliativ, sondern heilend.

Studieren Sie *Sanguinaria* mit ihr ähnlichen Mitteln, so tritt Ihnen am auffallendsten *Belladonna* entgegen, weil sie die rechte Seite affiziert, klopfende Schmerzen, Hirnkongestionen und Unerträglichkeit gegen Licht und Geräusche hat. Sie sehen, daß die beiden Mittel sehr ähnlich sind. Praktisch gesprochen, *Sanguinaria* ist das nützlichere von beiden bei der gastrischen Form. Bei *Belladonna* finden Sie fast immer kalte Füße bei heißem Kopf, was nicht notwendig bei *Sanguinaria* der Fall sein muß. Ferner wird der *Belladonna*-Kranke nicht besser durch Niederlegen, sondern durch Geradeaufsitzen, während *Sanguinaria* Besserung durch Hinlegen hat. Ferner hat *Belladonna* nicht so charakteristisch wie *Sanguinaria* die Richtung des Schmerzes; nämlich „Schmerz, vom Hinterkopf sich verbreitend über den Kopf, usw." ist nicht so hervorstechend bei *Belladonna,* wie bei *Sanguinaria.*

Melilotus, eine Kleeart, macht äußerst heftige Hirnkongestion mit Kopfschmerz, der den Kranken fast zum Wahnsinn treibt. Es scheint dem Kranken wirklich, als ob das Gehirn durch die Stirn brechen würde. Das Pulsieren ist fast so heftig, wie bei *Glonoin.* Bei einer der Prüfungen dieses Mittels hatte eine Dame diesen kongestiven Kopfschmerz mit Prolapsus uteri und heftigem Herzklopfen. Zuweilen wird der Schmerz durch reichliches Harnlassen gebessert.

Noch ein anderes, der *Sanguinaria* sehr nahestehendes Mittel ist *Iris versicolor.* Dies Mittel nützt bei Migränen, besonders wenn sie periodisch auftreten, zum Beispiel jeden Sonntag. Weil nämlich die Anstrengung der vorigen sechs Tage aufgehört hat, so fühlt nun der Kranke die Folgen der Anstrengung und bekommt diesen Kopfschmerz. Das Mittel paßt besonders für Schullehrer, Professoren, Studenten usw. Die Schmerzen sind intensiv, pulsierend und supraorbital. Oft affizieren sie die Augen und verursachen temporäre Blindheit. Auf der Höhe des Kopfschmerzes tritt oft Erbrechen ein; die erbrochenen Massen sind bitter oder sauer oder beides.

Ich will ferner *Paullinia sorbilis* erwähnen. Diese hat eine kleine Geschichte. Vor einer Reihe von Jahren trat ein Spezifikum auf in Form von Pillen gegen Migräne, dessen Hauptbestandteil diese *Paullinia* war. Sie erwies sich als ein wirksames Mittel. Das Bedenken, das ich gegen das Mittel habe, ist, daß es in großen Dosen gegeben werden muß, daher glaube ich nicht, daß es eine wahre Symptomen-Verwandtschaft zu dem Leiden hat, gegen welches es empfohlen wurde. Sein wirksames Prinzip soll mit Coffein und Thein identisch sein.

Indem wir mit unserm Studium der Einwirkungen von *Sanguinaria* auf die Zirkulation weitergehen, finden wir sie zuweilen bei Blutungen indiziert, nicht gerade häufig, aber wenn die Symptome auf sie hinweisen, würden Sie an dieselbe denken können. Sie ist speziell indiziert bei Metrorrhagie in der Klimaxis. Das Blut ist hellrot, klumpig und oft stinkend. Besonders ist sie zu gebrauchen, wenn die Metrorrhagie von jener Form der Migräne begleitet wird, die ich schon beschrieben habe, und von Wallungen nach dem Gesicht und Hitzaufsteigen, die in der Wechselzeit der Frauen auftreten. Das Gesicht wird scharlachrot. Diese Röte verliert sich unter Feuchtwerden und Ohnmächtigkeit, dabei Schwäche- und Übelkeitsgefühl. Hier müssen Sie also *Sanguinaria* mit *Glonoin, Amylnitrit* und *Lachesis* zusammenstellen. Der Menstrualfluß von *Sanguinaria* ist hellrot, klumpig und stinkend; später wird er dunkel und verliert seinen Gestank.

Noch ein anderes Faktum, das die Unregelmäßigkeiten der Zirkulation illustriert, ist die Anwendung von *Sanguinaria* bei Phthisis florida. Indem ich Ihnen die Symptome, die auf dies Mittel bei Phthisis florida hinweisen, detailliere, will ich auch den Charakter des Hustens und ebenso den Gebrauch des Mittels bei Pneumonie erwähnen, weil die Symptome in jedem Falle ähnlich sind, obgleich verschiedenen Krankheiten angehörend. Sie finden den Kranken im hektischen Fieber. Das Fieber kommt gewöhnlich gegen zwei oder vier Uhr nachmittags; auf den Backen umschriebene hellrote Flecke. Der Husten ist zuerst meist trocken und scheint zu entstehen von einem Kitzeln oder Kratzen im Larynx und im oberen Teil der Brust, wahrscheinlich in der Trachea und vielleicht im Anfang der Bronchien. Dabei ist viel Brennen und Vollsein in der oberen Brustpartie, als wäre sie zu voll von Blut, was in der Tat der Fall ist. Der Kranke klagt über scharfe, stechende Schmerzen, besonders in der rechten Lunge und in der Warzengegend. Die Schmerzen sind höchstwahrscheinlich myalgisch. Die Brustmuskeln tun demnach weh bei diesem Schmerz. Auch ist große Dyspnöe vorhanden. Demnach, in einem frühen Stadium des Leidens gegeben, wird *Sanguinaria,* indem sie die Zirkulation besänftigt, die Kongestion nach der Brust beseitigt, das hektische Fieber verringert, Ihren Kranken vor dem Ende bewahren, das ihn in einigen Monaten hinweggraffen würde.

Wenn Pneumonie auf *Sanguinaria* hinweist, so haben wir außer den schon erwähnten Symptomen rostfarbenes Sputum mit Husten (gerade wie im Stadium der roten Hepatisation) eine sehr quälende, hochgradige Dyspnöe, Hände und Füße brennend heiß, oder auch gerade das Gegenteil, kalt. Zuweilen, selbst bevor die Höhe der Hepatisation dies begründet, läßt die Herzaktion nach. Das Herz wird schwach und unregelmäßig in seiner Tätigkeit.

Schwäche- und Ohnmachtsgefühl am Herzen. Der Kranke wird ohnmächtig. Er ist mit Schweiß bedeckt und bekommt Nausea.

Lokalisierte Kongestionen sind häufig genug in der Symptomatologie von *Sanguinaria*. Sie haben gesehen, wie sie Hirnkongestion, umschriebene Röte der Backen usw. verursacht. Sie können sie auch anwenden gegen einen Kratzhusten, der den Kranken nötigt, nachts aufrecht zu sitzen. Der Husten hört auf, sobald der Kranke Blähungen läßt oder durch Aufstoßen. Verbunden mit dieser Art Erkältung ist ein Gefühl, als ob ein warmer Strom von der Brust zum Magen liefe. Die Krankheit kann von der Brust auf den Bauch übertragen werden und das ganze Leiden mit Diarrhöe abschließen.

Sanguinaria ähnelt in der Pneumonie verschiedenen Mitteln. Dem *Veratrum viride* ist sie ähnlich in der Anschoppung der Lungen und in der Intensität der Symptome. *Veratrum viride* hat mehr ausgesprochen als *Sanguinaria*, arterielle Erregung. Es hat noch keine Hepatisation stattgefunden. Wird *Veratrum viride* gegeben, so setzt es dann den Puls herunter, reduziert die Kongestion und modifiziert die Pneumonie. Es ähnelt auch der *Sanguinaria*, wenn die Anschoppung so gewaltig, daß sie den Kranken mit dem Tode bedroht. Der Puls wird schnell und zitternd, das Gesicht livid und alle Symptome nahender Lungenlähmung treten ein. Hat Hepatisation stattgefunden, ist *Veratrum viride* nicht indiziert.

Phosphorus ist der *Sanguinaria* ähnlich bei Pneumonie. Seine Symptome werde ich erwähnen, sobald ich über dies Mittel lese.

Antimonium tartaricum ähnelt der *Sanguinaria*, wenn das Gesicht livid wird, das Blut mit Kohlensäure überladen, Rasselhusten usw. vorhanden ist.

Sulfur ähnelt der *Sanguinaria* im Stadium der Resolution, wenn die Hepatisation der Lunge nicht ordentlich abfällt und das Sputum eitrig wird. In solchen Fällen sind beide Mittel indiziert, *Sanguinaria* aber vorzuziehen, wenn die Expektoration, sogar dem Kranken selbst, sehr unangenehm riecht.

Kehren wir zu *Sanguinaria* zurück und betrachten ihre Einwirkung auf die Schleimhäute, so finden wir, daß sie hochgradig reizt, indem sie zuerst äußerste Trockenheit erregt, mag es sich um die Conjunctiva handeln, um die Schleimhaut des Mundes, der Nase oder um eine andere Schleimhaut. Abwechselnd mit dieser Trockenheit und das Mittel in einer andern Phase indizierend, ist Rauheit mit Brennen, als ob die Schleimhaut ihres Epithels beraubt wäre. Dies findet sich häufig genug bei Katarrhen. Die Nase ist wund und roh mit exkoriierendem Fließschnupfen. Der Husten ist von der erwähnten Art und scheint abzuhängen von dieser Trockenheit oder Reizung der Schleimhäute.

Ist die Kehlkopfschleimhaut affiziert, so haben wir sehr quälende Symptome. Aphonie ist vorhanden und außerdem ein Gefühl von Schwellung im Hals, als wollte der Kranke ersticken. *Sanguinaria* ist indiziert beim Kehlkopfkatarrh. mag er von Phthisis oder von einer einfachen Erkältung oder Unachtsamkeit herrühren.

Der Krupp, bei dem wir von *Sanguinaria* Gebrauch machen können, ist ein solcher, bei dem sich eine Pseudomembran bildet mit Trockenheit, Brennen und Geschwulstgefühl im Halse und mit metallischem Krupphusten, der nicht anders als mit keuchend-pfeifend charakterisiert werden kann. Er ist zu schrill, um nur „keuchend", und zu feucht, um nur „pfeifend" zu sein. Sind dabei Trockenheit und Brennen und noch andere katarrhalische Symptome, so wird *Sanguinaria* schnell die ganze Affektion beseitigen.

Zuweilen haben wir Ulceration der Schleimhäute mit den schon erwähnten bezeichnenden Symptomen.

Eine andere Einwirkung auf die Schleimhäute bilden die Polypen. Sie können in der Nase oder an andern Körperteilen auftreten. *Sanguinaria* ist speziell nützlich bei Schleimpolypen, wenn sie profus bluten. Zeigen sie sich in der Nase, so ist dabei die schon erwähnte Form des Schnupfens. Man findet auch profuse Salivation, zum Beweis, daß das Mittel die Speicheldrüsen irritiert.

Auch die Haut wird von *Sanguinaria* affiziert. Sie macht Akne im Gesicht, besonders bei Frauen, die spärlich menstruiert sind und an unregelmäßiger Blutverteilung leiden.

Schließlich affiziert das Mittel die Muskeln, da es Entzündung derselben macht und das Bild von akutem Muskelrheumatismus gibt. Die Schmerzen ziehen umher, sind scharf und stechend, die Muskeln tun sehr weh und sind steif, besonders die am Rücken und Hals. *Sanguinaria* hat eine spezielle Affinität zum rechten Deltoideus. Die Schmerzen sind intensiv. Der Kranke ist unfähig, den Arm zum Kopf zu heben. *Sanguinaria* hat dieselbe Beziehung zum rechten Deltoideus, wie *Ferrum* zum linken.

So viel über *Sanguinaria canadensis.*

Chelidonium majus.

Chelidonium.	Leber, Lungen, Herz. Neuralgie, Zahnschmerz. Augen, Nieren, Fistel. Gelenke, Diaphragma. Haut, Frost und Fieber.
Zu vergleichen mit *Chelidonium majus.*	*Antimon. tart.* *Mercurius.* *Kali carb.* *Bryonia.* *Lycopodium.*

Ich will kurz sein in meinen Bemerkungen über *Chelidonium,* da wir nicht Zeit haben, erschöpfend das Mittel zu behandeln. Es ist ein eigentümliches Mittel, das aber doch Ähnlichkeitspunkte mit seinen Verwandten besitzt, mit *Sanguinaria* und *Opium* und auch mit *Nux vomica, Mercurius, Phosphorus* und *Kali carbonica*. Die Pflanze gibt einen scharfen, gelben, bittern Saft, der, örtlich aufgelegt, Entzündung und selbst Blasenbildung hervorruft. Der Hauptwert von *Chelidonium* liegt in seiner Einwirkung auf Leber, Lungen und Nieren. Der Kranke ist niedergeschlagen, neigt zum Weinen, ohne einen Grund dafür angeben zu können; unruhig, geht von einem Platz zum anderen, mit innerlicher Angst; Kopfschmerz, mit Kältegefühl, das sich vom Nacken über den Hinterkopf ausbreitet; der Kopf ist so schwer, daß ihn der Kranke kaum vom Kopfkissen erheben kann; Druck im Hinterkopf abwärts nach dem linken Ohr. *Chelidonium* kann indiziert sein bei manchen Affektionen der Leber, von der einfachen Kongestion an bis zur positiven Entzündung. Es macht Schmerzen im rechten Hypochondrium vom einfachen Wehtun an bis zu der heftigsten Art scharfer, stechender Schmerzen, die von der Leber nach dem Bauch hinunter schießen oder in den Rücken von der hintern Seite der Leber. Dabei ausgesprochener Schmerz unter dem Winkel des rechten Schulterblattes. Das ist das Kennzeichen für das Mittel bei Leberleiden. Außerdem haben Sie die gewöhnlichen Leber - Symptome: Leberschwellung, Frost, Gelbsucht, gelb belegte Zunge, bittern Mundgeschmack, Zunge mit Abdruck der Zähne, wie bei *Mercur*, und Verlangen oder Gelüste nach Milch, die ausnahmsweise auch bekommt. Ferner ist gewöhnlich auch Gelüste nach Saurem und sauren Dingen, wie Pickles und Weinessig. Die Stühle sind charakteristisch profus, hellgelb und diarrhöisch oder tonfarbig. Dies sind die Symptome von *Chelidonium* und sie sind sehr bezeichnend. Ich will Ihnen nun sagen, wie Sie dieselben zu verwenden haben. Sie können das Mittel geben bei einfachem biliösen Zustand, bei Leberkongestion oder Entzündung und auch bei Pneumonie mit biliösen Symptomen, bei sogenannter biliöser Pneumonie. Die Symptome für letztere Affektion will ich Ihnen gleich geben.

Dieser Schmerz unter dem Winkel des rechten Schulterblattes bei *Chelidonium* erinnert an Schmerzen ähnlichen Charakters bei andern Mitteln. *Chenopodium* hat dumpfen Schmerz mehr unten, als am Winkel des rechten Schulterblattes, und näher an der Wirbelsäule.

Ranunculus bulbosus hat Schmerz längs des ganzen innern Winkels des linken Schulterblattes, der manchmal bis zum untern Winkel und durch die linke Brust geht.

Lobelia syphilitica hat Schmerz unter, nicht unterhalb, dem innern Rand der linken Scapula, schlimmer nach Weinen.

Angustura hat scharf schneidenden Schmerz gerade unter der rechten Scapula bis zur Brust neben der Warze.

Bryonia steht dem *Chelidonium* sehr nahe bei Leberaffektionen. Beide haben scharfe, stechende Schmerzen, beide haben Schmerz unter dem rechten Schulterblatt, beide haben bitteren Mundgeschmack und gelb belegte Zunge, und beide haben Leberschwellung. Aber *Bryonia* unterscheidet sich durch ihren Stuhl, der entweder hart, trocken und braun ist, oder, wenn flüssig, so ist er weich und profus und dabei Kolik, sehr ähnlich der von *Colocynthis*. Zuweilen riechen die Stühle nach altem Käse.

Lycopodium, das einige Ähnlichkeit mit *Chelidonium* hat, ist leicht zu unterscheiden, besonders durch das Poltern der Blähungen im linken Hypochondrium, durch den mehr sauren als bitteren Geschmack, durch das saure Erbrechen, durch das Vollsein selbst nach kleinen Mahlzeiten und durch den Charakter der Schmerzen, die dumpf und peinlich bei *Lycopodium,* scharf und lancinierend bei *Chelidonium* sind.

Sie können *Chelidonium* bei Neuralgie des Gesichts anwenden. Die Schmerzen gehen vom rechten Backenknochen in die Zähne oder ins Auge, oder der Schmerz kann in den Supraorbitalnerven sitzen. Diese Neuralgie wird jedoch dem *Chelidonium* nicht weichen, wenn Sie nicht einige der Leber-Symptome des Mittels dabei haben. Die Neuralgie hängt von Leberstörungen ab und ist keine idiopathische Prosopalgie.

Chelidonium ist brauchbar, wie ich schon andeutete, bei biliöser Pneumonie. Es ist auch bei Bronchitis capillaris der Kinder indiziert, wenn diese Leber-Symptome vorhanden sind, besonders nach Masern oder Keuchhusten. Das Gesicht ist in solchen Fällen meist dunkelrot. Große Oppression der Brust ist zugegen, wie sich in der Anstrengung des Atmens zeigt und in der blasebalgähnlichen Ausdehnung der Nasenflügel (ein *Lycopodium*-Symptom), dabei der eine Fuß heiß, der andere kalt (auch ein *Lycopodium*-Symptom). Der Husten ist gewöhnlich trocken und rasselnd. Der Auswurf kommt nicht leicht heraus.

Mercurius ist zuweilen indiziert bei biliöser Pneumonie. Er unterscheidet sich von *Chelidonium* durch den Charakter des Stuhles, mehr als durch irgend etwas anderes. Der *Mercur* - Stuhl ist schleimig und verbunden mit großem Tenesmus vor, bei und nach der Entleerung, während er bei *Chelidonium* ganz frei abgeht. Der *Mercur*-Auswurf pflegt blutstreifig zu sein, und scharfe Schmerzen zeigen sich, die durch den unteren Teil der rechten Lunge nach dem Rücken hin schießen. Dies letzte Symptom kann auch bei *Chelidonium* auftreten.

Antimonium tartaricum hat gelbe Haut. Harn und Erbrechen wie bei biliöser Pneumonie, Stechen unter den rechten falschen Rippen, schaumiges, gelbes, zähes Sputum, Röcheln auf der Brust mit Erstickungsanfällen, blasebalgähnliches Bewegen der Nasenflügel, große Beklemmung, starker Herzschlag.

Kali carb. ist ein bei Pneumonie oft vergessenes Mittel. Es ist nicht im Anfang indiziert, aber später, wenn reichliche Exsudation in den Lungen vorhanden mit viel Schleimrasseln während des Hustens. Die Symptome verschlimmern sich gegen zwei oder drei Uhr morgens. Der Auswurf enthält kleine Eiterkügelchen. Es können selbst cyanotische Symptome mit Gedunsenheit über beiden Augenlidern vorhanden sein.

Achtundzwanzigste Vorlesung.

Cucurbitaceae.

Cucurbitaceae.
1. *Citrullus Colocynthis,* Koloquinte.
2. *Bryonia alba.*
3. *Citrullus vulgaris* (Wassermelone). Die Samen sind diuretisch.
4. *Cucumis Melo* (Melone).
5. *Momordica Balsamina.* — Flatulenz.
6. *Ecballium Elaterium.* -- Därme und Fieber.

Heute beginnen wir unser Studium der Cucurbitaceae. Diese Ordnung liefert uns etwa sechs oder acht Arzneien und auch einige eßbare Substanzen. Unter den letzteren finden wir die Wassermelone, Warzenmelone (Zatte) und Gurke. Die Samen einiger haben diuretische Eigenschaften, und die von der Wassermelone wurden als Wurmmittel gebraucht.

Von den arzneilichen, aus dieser Ordnung stammenden Substanzen können wir behaupten, daß sie alle hervorragend auf den Tractus alimentarius wirken. Sie scheinen, im allgemeinen gesagt, abführend zu wirken. Sie wirken wahrscheinlich lähmend auf die vasomotorischen Nerven des Bauches. Sie machen kneifende Schmerzen, strömende, wässerige Diarrhöe. Dies letzte Symptom tritt am meisten bei *Elaterium* hervor.

Ich will nun diese Arzneimittel aufzählen. Die Fünfte in der Reihe ist *Momordica Balsamina,* von der wir nur ein charakteristisches Symptom haben, nämlich Anhäufung von Blähungen in der Flexura splenica des Colon, genau wie *Lycopodium.* Es ist sehr nützlich, dies zu wissen. Zum Beispiel, wenn im Verlauf einer mehr oder weniger chronischen Krankheit dies eine Symptom sehr lästig wird und Sie die Wirkung des gerade gereichten Mittels nicht stören wollen, so interponieren Sie einfach eine Dosis *Momordica,* die das Symptom beseitigt und Ihnen die Fortführung der bisherigen Behandlung ermöglicht.

Elaterium, ein anderes Glied dieser Ordnung, wurde in unserer Schule hauptsächlich in einer eigentümlichen Form von Diarrhöe gebraucht. Wie alle Cucurbitaceae wirkt es mächtig auf den Darmkanal, indem es plötzlichen und enormen Erguß von Serum in die Därme hervorbringt. Auf diese Weise erregt es wässerige Diarrhöe, wobei die Stühle sehr profus sich entleeren. Das charakteristische

Symptom des Mittels und das allein Sie zu seiner Wahl bei Cholera infantum führt, ist: wässerige Stühle von olivengrüner Farbe, die mit einem Guß hervorstürzen. Daraus sehen Sie, daß es zu vergleichen ist mit *Croton Tiglium, Podophyllum* und *Veratrum album* und andern Mitteln dieser Art.

Es unterscheidet sich leicht von *Croton Tiglium,* welches für profusen, gelben, wässerigen Stuhl paßt, der jedesmal eintritt, sobald der Kranke ißt oder trinkt.

Podophyllum hat, wie Sie alle wissen, morgendliche Verschlimmerung zur Unterscheidung.

Die noch übrigen, zu den Cucurbitaceae gehörenden Arzneien sind *Citrullus cucumis* oder Wassermelone; *Cucumis Melo* oder Melone, deren sowie des Kürbis Samen gegen Taenia gebraucht wurden; *Colocynthis* und *Bryonia alba;* die zwei letztgenannten Mittel sind von großer Bedeutung; wir wollen sie nun in extenso betrachten.

Citrullus Colocynthis.

Colocynthis
1. Nerven { Neuralgie. / Krampf.
2. Därme.
3. Urin.
4. Gicht.

Die Koloquinte liefert uns ein ungefähr orangegroßer Kürbis mit grüngesprenkelter Oberfläche, der sich getrocknet braun färbt. Sie ist nicht heimisch bei uns, sondern wird aus Syrien und der Türkei importiert. Oft jedoch findet man sie auf dem Markt, geschält und getrocknet, von Ansehen eines markartigen Balles, voller Samen und von sehr leichtem Gewicht. Sie ist geruchlos, aber von stark bitterem Geschmack.

Wie die andern Glieder dieser Gruppe, macht *Colocynthis* zuerst heftige Darmreizung mit profusen, wässerigen Entleerungen, später mit Schleim und Blut. Die Schmerzen sind gräßlich, kneipend, schneidend usw. Aber dies ist nicht alles. Das Mittel wirkt auch mächtig auf das Nervensystem, daher seine wohltätige Wirkung bei der Behandlung verschiedener Neuralgien. In ihren Nerven-Symptomen steht *Colocynthis* der *Dioscorea villosa* sehr nahe.

Fernerhin hat das Mittel, das so lange nur auf Besserung von Kolik allein beschränkt blieb, Heilung bewirkt bei gewissen tiefliegenden Erkrankungen der Ovarien, wie Ovarialtumoren. *Colocynthis* wirkt direkt auf die Ovarien und auch auf die Nebenhoden. Es ist irrtümlich, zu behaupten, es könne keine entzündliche Wirkung haben, wie wir das früher getan; denn in einem Vergiftungsfall offenbarte die Autopsie frisch gallertartige Eingeweide, also ein entzündliches Exsudat zeigend. Es ist angezeigt bei Affektionen der Eierstöcke, bei stechenden Schmerzen, wie von Nadeln tief in der rechten Ovarialgegend und krampfhaften Schmerzen, gebessert durch Zusammenkrümmen und durch Druck. Zwei Fälle von Ovarialtumor sind durch *Colocynthis* auf diese Symptome hin als geheilt mitgeteilt worden.

Ich erinnere mich, eine Dame von Ovarialkolik, an der sie drei Jahre gelitten hatte, mit *Colocynthis* geheilt zu haben. Hier waren keine organischen Veränderungen vorhanden.

Lassen Sie uns nun die Wirkung von *Colocynthis* auf den Unterleib und seine Organe mit den begleitenden Symptomen betrachten: lang anhaltender bitterer Geschmack; heftiger Durst; nüchtern Aufstoßen; Übelkeit; Erbrechen von bitterer Flüssigkeit oder von Speisen; kneipende Schmerzen, welche ihn zwingen, sich zusammenzukrümmen oder fest gegen den Bauch zu drücken. Dieses Kneipen ist das wohlbekannte Leib-Symptom dieses Mittels und ist dafür bezeichnend, ob es von örtlicher Herkunft oder Reflex ist, ob es von Blähungen, unverdauten Speisen oder Erkältung herrührt, oder ob es durch heftige Erregung hervorgerufen, was man als „nervöse Kolik" bezeichnet. Die Stühle können flüssig, reichlich, faulig, blähend und breiig sein; oder schleimig und blutig nach vorhergegangenem heftigen Stuhldrang; aber in allen Fällen ist das Kneipen da, das weit öfters dem Stuhl vorangeht und nachher gebessert ist, obgleich es sich manchmal nach dem Stuhlgang fortsetzt. Die Ausleerungen werden durch die geringste Nahrungsaufnahme oder Trinken veranlaßt, ebenso auch der Schmerz. Bei manchen Gelgenheiten entwickelt sich das Kneipen zu schneidenden, stechenden Schmerzen, die sich über den ganzen Unterleib ausbreiten und abwärts bis in das Becken. Sie werden durch Abgang von Blähungen gebessert. Der Druck der Blähungen kann die Blase belästigen. Besserung, wie auch augenblicklich nachfolgendes Kollern im Darmkanal. Der Harn ist stinkend und lagert einen schleimigen Bodensatz ab.

Wir werden nun *Colocynthis* mit einigen seiner konkordanten Mittel vergleichen.

Bei den üblen Folgen von Ärger steht *Colocynthis* sehr nahe der *Chamomilla* und *Staphisagria* und entfernter zu *Causticum*. Der *Chamomilla* ist sie ähnlich in der Heftigkeit der Gemütserregungen. Beide Mittel können gebraucht werden bei Kindern, wenn heftige Erregungen Krämpfe und selbst biliöse Stühle hervorrufen. *Chamomilla* unterscheidet sich von *Colocynthis* durch die Heftigkeit ihrer kongestiven Symptome, heißen Schweiß am Kopf usw. Das charakteristische *Chamomilla*-Temperament hilft Ihnen auch zur Unterscheidung.

Staphisagria ist zuweilen der *Colocynthis* zu substituieren bei Folgen heftiger Erregung bei Frauen und Kindern, wenn die heftigen Bauchkrämpfe diesem Mittel nicht weichen wollen.

In seinen Unterleibs-, Magen- und Darm-Symptomen werden Sie es mit *Aconit, Veratrum album, Bovista, Croton Tiglium, Elaterium* und *Mercurius* vergleichen.

Veratrum album hat Bauchschmerzen, die den Kranken zum Zusammenkrümmen nötigen, aber er muß umhergehen, um sie zu lindern. Er hat auch kalten Schweiß an der Stirn. Es ist besonders passend bei Ileus oder Intussusceptio der Därme.

Die Kolik von *Bovista* hat Besserung durch Zusammenkrümmen nach dem Essen. Der Harn ist rot.

Croton Tiglium hat solche Schmerzen mit profuser, wässeriger Diarrhöe. Die Stühle sind gelblich, bräunlich oder grün und profus, kommen mit einem Guß heraus, wie Wasser aus dem Hydranten. Sie verschlimmern sich nach dem Säugen oder Essen.

Wie bei den Symptomen gezeigt wurde, ist *Colocynthis* ein Mittel, dessen man bei Sommererkrankungen und Dysenterie bedarf. Es unterscheidet sich von *Croton Tiglium,* welches Stuhlgang hat, wenn der Kranke ißt oder trinkt, insofern, als das letztere übermäßige und wässerige Entleerungen hat, die wie das Wasser aus einem Hydranten hervorschießen. Bei *Elaterium* dagegen ändert sich das Bild, indem es olivengrüne, reichliche, hervorschießende Stühle hat. *Croton Tiglium* hat auch grüne Stühle, sie sind jedoch braungrün.

Colocynthis weicht von *Mercur* ab, indem der vorhergehende Stuhldrang usw. nach dem Stuhlgang aufhört. Es unterscheidet sich von *Nux vomica* dadurch, daß, obwohl der Schmerz nach dem Stuhlang bei *Nux* aufhört, die Entleerungen gering sind und häufig ein vergebliches Drängen besteht.

Das Kneipen ist, wie schon bemerkt, bei *Colocynthis* nicht auf den Verdauungstrakt beschränkt. Wir können das Mittel zuversichtlich anwenden, wenn das Kneipen sich auf die Blase erstreckt, bei einigen Formen von Harndrang oder bei Krampf der Eingeweide, auch bei Menstrualkolik, sowohl des Uterus wie der Ovarien. Zu alledem ist es erforderlich, daß das nervöse Moment über das entzündliche vorherrscht, mit Besserung nach Zusammenkrümmen und äußerlichem festen Druck.

Überträgt man die Wirkung dieses Mittels von dem sympathischen auf das willkürliche oder Cerebrospinal-System, so finden wir folgende Symptome: linksseitige ziehende, krampfige Schmerzen nach Beängstigung und Betäubungsgefühl; bohrende, reißende Kopfschmerzen, bohrende Stiche, scharf schneidende Schmerzen in den Augäpfeln, die sich bis in den Kopf ausdehnen; schlimmer durch Ruhe und beim Bücken, besser durch festen Druck und Herumgehen; beim Bücken Gefühl, als wenn das Auge herausfallen wollte; reichliche scharfe Tränen. Diese Symptome weisen auf *Colocynthis* hin als Mittel bei gichtischen und biliösen Kopfschmerzen und auch bei hartnäckigen Schmerzen bei Iritis, Ciliarneuralgie und Glaukom.

Hier ist zu vergleichen *Chamomilla, Cedron, Spigelia* und *Prunus spinosa.*

Chamomilla hat auch linksseitige reißende Kopfschmerzen nach Ärger, mürrisches Wesen usw., aber sie hat mehr rotes Gesicht, heißen Schweiß usw.

Spigelia ist *Colocynthis* sehr ähnlich. Gefühl, als wenn die Augen zu groß wären; die Schmerzen sind stechend, reißend und strahlend; sie werden durch Druck und Bewegung vermehrt; bei *Colocynthis* finden wir Besserung durch Herumgehen im warmen Zimmer und durch Druck.

Prunus hat mehr drückenden Schmerz; Gefühl, als wenn die Teile auseinandergedrückt würden, oder heftigen Kopfschmerz, als sollte der Kopf zerspringen, die bis in den Hinterkopf schießen.

Colocynthis hat sich als nützlich erwiesen bei Hüfterkrankungen, besonders der rechten Seite; dumpfe Stiche während des Gehens, muß stillstehen; gefolgt durch Schwere und Gefühllosigkeit der affizierten Teile; krampfiger Schmerz, als wenn die Teile in einen Schraubstock gepreßt wären; liegt auf der affizierten Seite mit angezogenen Knien.

Beim Studium dieser Symptome kommen wir auf Anwendung des Mittels bei Ichias; die Schmerzen verlaufen dem Hüftnerv entlang, bis zum Knie oder selbst bis zum Fuße, durch jede Bewegung verschlimmert. Den Schmerzanfällen folgen Unempfindlichkeit des ganzen Gliedes und teilweise Lähmung. Ist der Fall von längerer Dauer, so ist die Ernährung des Gliedes mangelhaft. Manchmal werden die Krämpfe in den Schenkeln so stark, daß der Kranke das Gefühl hat, als wenn der ganze Schenkel durch eiserne Hände niedergehalten würde. Die Schmerzen verschlimmern sich gewöhnlich nachts.

Gnaphalium ist der *Colocynthis* bei Ischias sehr ähnlich. Es hat intensive neuralgische Schmerzen entlang dem Verlauf des Nervus ischiadicus, abwechselnd mit Taubheit.

Bei Krämpfen der Muskeln können Sie mit *Colocynthis* vergleichen *Nux vomica, Veratrum album* und *Cholos terrapina.* Ich kenne bei einfachen Muskelkrämpfen kein besser anzuwendendes Mittel, als das letztgenannte.

Bei Rheumatismus kann *Colocynthis* nützen, besonders bei Steifheit der Gelenke, die auf das akute Leiden folgt.

Sind jedoch Konkremente in den Gelenken, dann müssen Sie an *Causticum* und *Guajacum* denken.

Durch die zusammenziehende Eigenschaft geleitet, haben Ärzte *Colocynthis* bei Paraphimose angewendet.

Colocynthis ist Antidot gegen *Coffea, Camphora* und *Staphisagria.*

Neunundzwanzigste Vorlesung.

Bryonia alba.

Bryonia
1. Blut.
2. Seröse Häute.
3. Muskeln.
4. Haut.
   a) Röteln; Masern.
   b) Scharlach.
   c) Unterdrückte Ausschläge.
5. Schleimhäute.
6. Organe.

Es gibt zwei Spezies von *Bryonia;* sie sind fast so identisch, daß Allen sie in seiner Encyclopädie in einem Kapitel untergebracht hat. Sie ist eins der ältesten Mittel in der homöopathischen Arzneimittellehre und eins der bestgeprüften. Sie ist häufig in England und auch im übrigen Europa. Die Essenz wird aus der frischen Wurzel hergestellt. *Bryonia* ist ein Polychrest, passend für viele Arten von Krankheit. Ihnen alle ihre Symptome, auch nur alle ihre charakteristischen, zu geben, würde zwei oder drei Stunden stetiger, harter Arbeit erfordern. Ich will in der heutigen Stunde Ihnen die Einwirkung der *Bryonia* insoweit auseinandersetzen, daß Sie imstande sind, das Mittel anzuwenden und, wie ich schon öfter sagte, die Mängel nach Belieben auszufüllen.

Wir finden *Bryonia* indiziert vor allen Dingen bei Veränderungen des Blutes; bei Veränderungen hinsichtlich der Quantität, der Qualität und der Zirkulation. Zum Beispiel ist sie indiziert bei Fieberzuständen; bei Fieber mit intermittierendem Typus sehr oft; zuweilen noch bei synochalem Fieber und auch bei rheumatischen, gastrischen, biliösen, traumatischen und typhösen Fiebern. Die Symptome, die ihre Fieber charakterisieren, sind im allgemeinen diese: Vermehrte Herzaktion, welche einen frequenten, harten, gespannten Puls macht, gerade so, wie Sie ihn bei *Aconit* finden. Es handelt sich wirklich um vermehrte Kraft und Macht der Herzaktion. Diese Aktion steigert sich durch jegliche Bewegung des Körpers, weshalb der Kranke ängstlich bemüht ist, sich ganz ruhig zu halten.

Ferner finden Sie, daß fast immer intensiver Kopfschmerz bei diesen Fiebern vorhanden ist. Er ist dumpf-klopfend, oder es können auch scharfe stechende Schmerzen im Kopf sein. Er ist fast immer mit scharfen Schmerzen in oder über den Augen verbunden. Alle diese Teile sind exquisit empfindlich gegen die leiseste Bewegung. Zum Beispiel, der Kranke möchte nicht einmal die Augen bewegen, weil der Schmerz dadurch sich verschlimmert. Der geringste Versuch, den Kopf vom Kissen zu erheben, erregt das Gefühl von Ohnmacht und Übelkeit. Der Mund ist sehr trocken und die Zunge belegt bei den milderen Formen des Fiebers, wie zum Beispiel beim Synochalfieber oder beim leichten gastrischen Fieber. Der Zungenbelag ist weiß und zeigt sich besonders hinten in der Mitte. Die Ränder der Zunge können vollkommen rein sein.

Wird das Fieber intensiver, so kann es dem typhösen Typus sich nähern. Biliöse Symptome überwiegen. Die bisher weiße Zunge wird gelblich, dabei entschieden bitterer Geschmack im Mund. Kopfschmerz zum Bersten zeigt sich, Empfindlichkeit im Epigastrium, mit Stichen; Schmerz oder Empfindlichkeit im rechten Hypochondrium. Steigern sich die typhösen Symptome, so wird die Zunge mehr und mehr trocken, behält aber doch ihren Belag. Ist das Fieber von intermittierendem Typus, so werden Sie immer die Kälte mit Hitze gemischt finden, das heißt, während des Frostes ist der Kopf heiß, die Backen tiefrot, dabei entschiedener Durst, und zwar für große Quantitäten in langen Intervallen. In manchen Fällen kann der Durst anhaltend sein. Der Puls ist hart, frequent und gespannt. Der Schweiß wird hervorgerufen durch die leiseste Anstrengung und riecht entweder sauer oder ölig.

Beim Typhus ist *Bryonia* indiziert in den ersten Stadien und durch folgende Symptome: der Geist ist etwas konfus; das Sensorium deprimiert, dabei aber keine Sinnestäuschungen. Während des Schlafes Delirium, gewöhnlich von mildem Charakter. Schließt er die Augen zum Schlaf, so glaubt er Personen zu sehen, die nicht da sind. Öffnet er die Augen, so ist er überrascht, sich geirrt zu haben.

Mit diesem Delirium ist verbunden oder ihm vorangegangen Reizbarkeit. Die Sprache ist hastig, wie bei *Belladonna*. Schreitet die Krankheit weiter, so begleitet Benommenheit, die sich fast dem Stupor nähert, den Schlaf. Der Kranke träumt von Tagesgeschäften. Bei diesem Delirium leidet der Kranke häufig an peinigendem Kopfschmerz, der meist in der Stirn sitzt. Ist der Kranke fähig, ihn zu beschreiben, so wird er Ihnen sagen, daß er das Gefühl habe, als solle der Kopf bersten. Man kann ihn nicht besser bezeichnen, als mit „spaltendem Kopfschmerz". Er ist kongestiver Art. Wallungen im Gesicht treten auf, das dunkelrot gefärbt ist. Er wird gesteigert, wie alle andern Symptome des Mittels, durch jede Bewegung des Kopfes und wird oft von

Nasenbluten begleitet. Das Bluten tritt gern um drei oder vier Uhr morgens ein; häufig geht ihm ein Gefühl von Vollsein im Kopf voraus. In sehr schweren Fällen werden Sie bemerken, daß der Kranke seine Hand an den Kopf legt, als ob er dort Schmerz hätte, und sein Gesicht hat den Ausdruck von Schmerz. Und doch ist er so stupid, daß er keine anderen Schmerzensäußerungen macht, als diese automatischen Bewegungen. Ein anderes, bei diesen typhösen Fiebern zu erwähnendes Symptom ist die Trockenheit der Schleimhäute, besonders im Mund und Magen. Sie ist Folge mangelhafter Sekretion. In keinem Falle zeigt sich dieser Zustand mehr, als beim Typhus. Der Mund ist trocken, wie ich schon andeutete, und doch braucht kein Durst da zu sein. Ist Durst vorhanden, so scheint er den Charakter zu haben, den ich bei Intermittens erwähnte. Der Kranke trinkt große Quantitäten, aber nicht sehr häufig. Nach Wassertrinken oder beim Versuch, sich aufzurichten, hat der Kranke das Gefühl tödlicher Übelkeit und zuweilen selbst Erbrechen. Zu andern Zeiten klagt er über schweren Druck im Magen, als ob ein Stein dort läge. Dies Symptom hängt zweifellos von demselben pathologischen Zustand ab, der sich bei der Schleimhaut des Mundes findet. Die Sekretion des Magensaftes ist mangelhaft, daher liegt die Speise unverdaut im Magen. Die Därme sind gewöhnlich verstopft, wenn *Bryonia* paßt. Sind Ausleerungen da, so ist der Stuhl dick, hart und trocken und braun oder schwarz gefärbt. Er wird schwierig entleert wegen Atonie des Rectums. Manchmal bei weit vorgeschrittenen Fällen von Typhus werden Sie weiche, musige Stühle finden, die auf *Bryonia* hinweisen. Es gibt ein Symptom, das zuweilen beim Typhus gegen Ende der ersten Woche des vollentwickelten Fiebers gefunden wird, nämlich eine Art Delirium, bei welchem der Kranke fortwährend „wünscht, nach Hause zu gehen". Er wähnt, nicht zu Hause zu sein, und wünscht, dahin zu kommen, um ordentlich gepflegt zu werden. Dies Symptom ist ein starker Hinweis auf *Bryonia* und verschwindet oft nach zwei oder drei Dosen des Mittels.

Bei diesen Fieberzuständen ist es nötig, *Bryonia* in die richtige Stellung zu ihren Verwandten zu bringen. Zuerst *Aconit*. *Aconit* hat intime Beziehung zu *Bryonia* in allen diesen Fieberformen, ausgenommen das gastrische, intermittierende und typhöse. *Aconit* hat in seiner Totalität keine spezielle Beziehung zu irgendeinem dieser Fieber, obgleich es inkorrekterweise gegeben wird, um die Temperatur herabzusetzen. Die Symptomatologie von *Aconit* ist in jeder Hinsicht der des Typhus entgegengesetzt. Beim gastrischen Fieber mag es im Anfang gegeben werden, wenn der Puls voll ist, die Haut heiß und trocken und die dies Mittel bezeichnende Unruhe vorhanden; aber schreitet das Fieber weiter vor, so ist es dann nicht mehr indiziert, wenn nicht biliöse Komplikationen zugegen; dann aber ist es ein ganz passendes Mittel. Die

Unterschiede, die Sie zwischen *Aconit* und *Bryonia* zu machen haben, sind folgende: An erster Stelle sind *Aconit* und *Bryonia* und nicht *Bryonia* und dann *Aconit* zu berücksichtigen; das heißt, *Aconit* ist eher zu geben betreffendenfalls, als *Bryonia*. *Aconit* entspricht der Hyperämie, Kongestion oder selbst dem Frost, der einem entzündlichen Fieber vorangeht. *Bryonia* ist später indiziert, wenn *Aconit* versagt. Die Geistes-Symptome der beiden Mittel sind so verschieden, daß Sie sie nicht zu verwechseln brauchen. *Aconit* verlangt, daß der Geist erregt, der Kranke unruhig ist, sich im Bett umherwirft, voller Furcht. Er bildet sich ein, daß er sterben werde. Der *Bryonia*-Kranke kann gerade so viel zu leiden haben, als jemand, dem Sie *Aconit* geben würden, aber er liegt vollkommen still. Er ist ruhig, weil Bewegung seine Symptome verschlimmert. Früh im typhösen und zuweilen im rheumatischen Fieber können Sie Indikation für *Bryonia* bei folgendem Symptom haben. Der Kranke ist unruhig und wirft sich im Bett umher wegen Nervosität, und doch verschlimmert er sich durch Bewegung. Wenn Beängstigung bei *Bryonia* vorhanden ist, nimmt sie mehr die Form von Furcht an; der Kranke fürchtet sich, daß er nicht genug zum Leben habe.

Noch ein anderes Mittel, an das in Verbindung mit *Bryonia* bei solchen Fiebern zu denken wäre, ist *Belladonna,* und zwar besonders im Beginn des Typhus. Tatsächlich findet sich nichts in der Symptomatologie von *Belladonna,* das auf sie hinweisen würde in einem schon vorgeschrittenen Fall von Typhus. Nur im Anfang könnten Sie sie mit *Bryonia* verwechseln. An erster Stelle hat sie Erethismus. Hierbei können Sie sie unterscheiden durch ihr Delirium, das heftiger Natur ist. Der Kranke wirft die Glieder umher und schreckt im Schlaf auf. Er springt erschreckt aus dem Schlaf auf. Sobald er seine Augen schließt, sieht er allerlei Dinge und Personen, die verschwinden, wenn er die Augen offen hält. Ferner hat *Belladonna* mehr Zerebral-Erethismus und heftigeres Delirium, als *Bryonia*. Beim *Belladonna*-Kopfschmerz sind die Schmerzen klopfend, und der Kranke kann gezwungen sein, mehr aufrecht zu sitzen, als sich vollkommen ruhig zu verhalten, um die Schmerzen zu lindern.

Ein anderes mit *Bryonia* zu vergleichendes Mittel ist *Rhus Tox*. Dies ist oft beim Typhus indiziert. Sie alle kennen die historische Tatsache, daß Hahnemann in einer der Kriegstyphusepidemien viele Fälle mit diesen beiden Mitteln heilte. Seit Hahnemanns Zeit ist der Gebrauch dieser Mittel allgemein geworden. Bedenken Sie jedoch, daß es keine Spezifika sind. Jede Epidemie kann im Charakter so verschieden sein, daß sie andere Mittel erfordert. *Rhus Tox*. ist indiziert, wenn die Unruhe besonders hervortritt. Der Kranke liegt erst auf der einen Seite, dann wendet er sich auf die andere. Auf einige Augenblicke fühlt er sich besser in der einen Lage, dann fängt die Seite an, weh zu tun, und er dreht sich wieder um. Wie *Bryonia* hat *Rhus Tox.* Nasenbluten, welches die Symptome des Kranken lindert und auch den Kopfschmerz, den ich Ihnen im vergangenen Monat beschrieb als „ein Gefühl, als ob ein Brett fest quer über die Stirn gebunden wäre". Dabei sind rheumatische, peinigende Schmerzen in den Gelenken und Muskeln der Glieder. Die Zunge unterscheidet sich von der bei *Bryonia.* Sie ist braun und trocken und selbst rissig und hat eine rote Spitze. Das ist auch eine ausgezeichnete Indikation für *Sulfur.* Bei *Rhus Tox.* ist häufig Durchfall gleich von Anfang an. *Bryonia* hat gewöhnlich Verstopfung.

Ich erwähnte soeben bei *Belladonna* das Symptom: „der Kranke sieht Personen und Dinge, wenn er die Augen schließt, welche verschwinden, sobald die Augen geöffnet werden". *Calcarea carb.* und *China* haben beide dies Symptom. Bei letzterem Mittel jedoch zeigt es sich nicht im Typhus, sondern nach Blutverlusten.

Nächstdem will ich über die Wirkung von *Bryonia* auf die serösen Häute sprechen. *Bryonia* wirkt mächtig auf sie, indem sie Entzündung derselben verursacht. Daher werden wir veranlaßt, sie zu verordnen, wenn die Hirn- und Rückenmarkshäute, die Pleura und das Peritoneum und die Synovialhäute entzündet sind. Die Indikationen für *Bryonia* bei diesen serösen Entzündungen sind besonders zu beachten, nachdem Exsudation stattgefunden hat. Scharfe stechende Schmerzen sind vorhanden, die sich verschlimmern durch irgendwelche Bewegung. Das Fieber kann hoch gehen oder durch vorangegangene Mittel zum Teil beseitigt sein.

Vergleichen Sie nun *Aconit* weiter mit *Bryonia,* so werden Sie dieselbe Regel hier wie vorhin anwendbar finden: *Bryonia* ist nach und nicht vor *Aconit* indiziert. Nehmen Sie zur Erläuterung einen normalen Fall von Pleuresie. Beim Beginn der Krankheit, wenn das Fieber hoch geht, wählen Sie *Aconit,* aber sobald das Fieber anfängt nachzulassen und die Ausschwitzung beginnt, was durch Reibungsgeräusche sich kundgibt, hört *Aconit* auf, wohltätig zu sein, und *Bryonia* tritt ein als ganz passendes Mittel. Manche Ärzte haben die Gewohnheit, *Aconit* gegen das Fieber und *Bryonia* gegen das pleuritische Leiden zu geben. Das ist nutzlos. *Bryonia* paßt für den ganzen Fall. Sie hat nicht solche Unruhe, wie sie *Aconit* verlangt. Der Kranke ist ruhig und voller Schmerzen. Er liegt auf der leidenden Seite. Warum? Weil durch den solcherweise auf die Rippen ausgeübten Druck er die affizierten Teile weniger bewegt, als wenn er auf der gesunden Seite läge.

Wenn die Hirnhäute affiziert werden, so ist *Bryonia* ein wertvolles Mittel, aber hier folgt sie, mit Ausnahme einiger seltener Fälle, lieber auf *Belladonna,* als auf *Aconit.* *Belladonna* hört auf, bei Meningitis Heilmittel zu sein, mag es sich um tuberkulöse oder andere handeln, wenn Erguß in die Ventrikel oder zwischen die

Häute beginnt, sie weicht dann dem *Sulfur* in manchen Fällen, der *Apis* in andern und der *Bryonia* in noch andern. *Bryonia* ist indiziert, wenn Meningitis folgt auf Unterdrückung von Hautausschlägen, wie Scharlach oder Masern. Das Gesicht des Kindes ist rot oder auch rot und blaß abwechselnd. Das Kind schreit plötzlich auf, als ob es großen Schmerz habe, was auch wirklich der Fall ist. Die Schmerzen sind scharfer, lancinierender Art und zeigen sich besonders, wenn das Kind bewegt wird. Man bemerkt Schielen des einen Auges oder beider. Die Därme sind gewöhnlich verstopft, der Bauch aufgetrieben, und das Kind hat deutliche Depression des Sensoriums, die sich dem Stupor zu nähern scheint. Rütteln Sie das Kind auf und reichen ihm Getränk, so nimmt es dasselbe ungestüm oder hastig, gerade wie bei *Belladonna*. Letztere hat mehr Rollen des Kopfes.

Passenderweise wollen wir nun die Katarrhe von *Bryonia* studieren und die Einwirkungen des Mittels auf das Lungengewebe. Wir finden *Bryonia* indiziert beim Nasenkatarrh, wenn entweder große Trockenheit der Nasenschleimhaut vorhanden oder (häufiger) der Ausfluß dick und gelb ist. Sie ist ebenso indiziert, wenn der Ausfluß den eben genannten Charakter hatte und plötzlich unterdrückt wurde. Als Folge tritt dann dumpfer, klopfender Kopfschmerz gerade über den Stirnhöhlen ein. *Bryonia* ist dennoch bei Katarrhen ohne Magen- und Darm-Symptome nicht oft angezeigt. Die Behandlung von Erkältungen ist ein schwerwiegendes Zeugnis für die ärztliche Kunst. Wenn Sie imstande sind, dieselben glücklich zu behandeln, so wissen Sie mit Homöopathie gut umzugehen. Sie gehören zu den schwierigsten Fällen, mit denen wir zu kämpfen haben. Und zwar aus zwei Gründen. Der eine Grund ist, daß die Kranken sich fortwährend aussetzen müssen, und der andere, daß sie nicht hinreichende Pflege finden. Haben Sie Gelegenheit, die Fälle sorgfältig zu überwachen, so daß Sie je nach Lage der Dinge Ihre Verordnungen ändern können, so werden Sie prompt heilen. *Lachesis* ist auch brauchbar bei unterdrücktem Schnupfen. Aber sie hat nicht so merkliche Verschlimmerung von Bewegung; auch nicht diesen gelben Ausfluß.

Aconit soll in Fällen gegeben werden, wo die Unterdrückung von trockenen, kalten Winden herrührt und dabei das Gesicht gerötet, Fieber vorhanden ist usw. *China* wird angewendet, wenn der Kopfschmerz durch den leisesten Luftzug verschlimmert und durch Druck gebessert wird.

Wir können *Bryonia* auch bei Pneumonie anwenden. Die Form der Krankheit, bei welcher sie indiziert ist, ist die wirkliche kruppöse Form. Gerade, wie wir *Bryonia* indiziert finden bei Pleuresie mit Erguß, so ist sie auch nützlich bei Pneumonie, nachdem die kruppöse Ausschwitzung stattgefunden hat. Gewöhnlich, wenn sie hierbei nötig wird, ist auch etwas Pleuritis vorhanden, daher ist sie anwendbar bei Pleuropneumonie. Sie ist nicht indiziert im Beginn des Leidens, weil die Ausschwitzung in diesem Stadium nicht auftritt. Sie ist nach *Aconit* indiziert bei folgendem, leicht verständlichem Zustand. Das Fieber besteht noch fort, aber die Haut ist nicht so heiß, das Gesicht nicht so rot und der Kranke nicht so unruhig, als wenn *Aconit* indiziert war. Der Kranke ist ruhiger, sein Gesicht und sein ganzes Verhalten drücken Angst aus. Ich wünschte, Sie unterschieden zwischen diesem Zustand und dem, der auf *Aconit* hinweist. Es ist nicht so sehr die Gemütsangst, die *Aconit* malt, als es ein Ausdruck von Lungenoppression ist. Dies müssen Sie festhalten. Der Husten, der bei *Aconit* trockener, kratzender Art war, mit schaumigen Sputa, bleibt wohl noch lästig, ist aber lockerer und feuchter. Es ist immer noch sehr wenig Expektoration, aber das Wenige ist entweder gelblich oder blutstreifig. Abhängig von der Entzündung der Pleura werden scharfe pleuritische Stiche in der Brust gefühlt. Sie sind schlimmer auf der linken Seite. Der Kranke klagt über schweren Druck gerade über dem Sternum. Der Puls ist voll, hart und gespannt. Der Urin dunkelrot und spärlich.

Noch ein anderes Mittel, an das wir neben *Bryonia* bei Pneumonie zu denken haben, ist *Antimonium tartaricum*. Es ist indiziert bei Pneumonie, die als Bronchitis beginnt und nach abwärts geht. Es paßt besonders für Fälle, die in der rechten Seite beginnen und diese scharfen, stechenden Schmerzen haben, hohes Fieber, große Oppression der Brust, wie bei *Bryonia*. Aber es ist mehr bei katarrhalischer, als bei kruppöser Pneumonie erforderlich. Schleimrasseln hört man deutlich in der Brust. Die Erkältungen bei *Bryonia*, die in der Nase anfangen, gehen nach abwärts.

Manche anderen Mittel außer *Bryonia* haben solche Schmerzen in den Brustwänden. *Gaultheria* hat Pleurodynie mit Schmerz im Mediastinum anterior.

Ranunculus bulbosus ist entschieden das beste Mittel bei Intercostalrheumatismus; er hat scharfe, stechende Schmerzen und einen wehen Fleck in der Brust; die Schmerzen verschlimmern sich durch jede Bewegung (selbst beim Atmen), Druck oder Temperaturwechsel. Die Atemnot ist in solchen Fällen oft qualvoll.

Arnica ist manchmal nützlich, wenn das Weh- und Zerschlagenheitsgefühl in der Brust vorherrscht.

Rhus radicans wird erforderlich bei Pleurodynie, wenn die Schmerzen in die Schulter schießen.

Senega wirkt am besten bei fetten Personen mit schlaffer Faser. Sie nützt bei Erkältungen, wenn viel Schmerz und Wehtun in den Brustwänden vorhanden und viel Schleim in der Brust. Heiserkeit ist dabei; der Hals ist so trocken und empfindlich, daß Sprechen dem Kranken Schmerz macht; der Husten endet oft mit Niesen.

Rumex crispus hat scharfe, spitzige oder stechende Schmerzen durch die linke Lunge; er ist indiziert mehr in den frühen Stadien der Phthisis. Wenn der Kranke mit der linken Seite sich dreht, so fühlt er Schmerz.

Asclepias tuberosa hat scharfe Stiche durch den oberen Teil der linken Brust, durch Bewegung verschlimmert. *Kali carbonicum* hat Stiche, unabhängig von Bewegung, die sich nachmittags gegen 2 oder 3 Uhr verschlimmern.

Trifolium pratense hat Heiserkeit und Stickanfälle nachts bei dem Husten. Der Hals ist steif, Krämpfe in den Sterno-cleido-mastoideus-Muskeln sind vorhanden, die durch Wärme und Reiben besser werden.

Cimicifuga hat Pleurodynie, schlimmer auf der rechten Seite, hauptsächlich bei nervösen Frauen.

In der Bronchitis ist *Bryonia* indiziert bei demselben Druck über dem Sternum; die Dyspnöe ist groß; der Husten trocken und scheint vom Magen auszugehen. Kopfschmerzen wie zum Zerspringen bei jedem Husten. Zuweilen wird ein wenig zähes, blutstreifiges Sputum ausgeworfen. Der Husten ist schlimmer nach Essen und kann selbst mit Erbrechen enden. Während des Hustens drückt der Kranke seine Hand gegen die Seite, um das Stechen zu lindern. Dasselbe Symptom läßt das Mittel bei Keuchhusten angezeigt erscheinen. Die Kinder husten unmittelbar nach der Mahlzeit, erbrechen die genossenen Speisen, dann kehren sie zur Tafel zurück.

Kehren wir nun zu der Einwirkung von *Bryonia* auf die serösen Häute zurück, so finden wir, daß sie Synovitis hervorruft. Das affizierte Gelenk ist blaßrot und geschwollen. Es findet also Erguß in den Synovialsack statt. Scharfe, stechende Schmerzen, verschlimmert durch jede Bewegung. *Bryonia* ist indiziert bei solchen Fällen, mag die Synovitis rheumatischen oder traumatischen Ursprungs sein.

Am nächsten verwandt mit *Bryonia* ist hier *Apis*, die ein ausgezeichnetes Mittel bei Synovitis ist, besonders des Kniegelenkes. Scharfe, lancinierende und stechende Schmerzen und Erguß ins Gelenk sind ferner Indikationen für das Mittel. *Apis* scheint der *Bryonia* vorzuziehen zu sein, wenn diese Synovitis skrofulösen Ursprungs ist oder wenigstens bei einer skrofulösen Konstitution auftritt. *Apis* hat auch noch eine andere Art von Entzündung, die mit Verdickung des serösen Sackes und der Gewebe und Knorpel am Gelenk endet, der Ihnen wohlbekannten weißen Kniegeschwulst.

Sie können auch an *Sulfur* in diesen Fällen denken. Dies Mittel ist Supplement für *Bryonia* und *Apis* und fördert sie weiter, wenn sie in ihrer Wirkung nachlassen.

Wir wollen nun die Einwirkung der *Bryonia* auf das Muskelsystem studieren. Sie ist eins der wenigen Mittel, die eine positive

Entzündung der Muskelsubstanz hervorbringen; Sie dürfen daher erwarten, das Mittel brauchbar beim Muskelrheumatismus zu finden. Die Muskeln tun weh bei Berührung, sind zuweilen geschwollen und, wie Sie erwarten können, zeigt sich Verschlimmerung der Schmerzen bei leisester Bewegung. *Cimicifuga* wirkt auch auf die Muskelsubstanz selbst.

Bryonia kann auch beim Gelenkrheumatismus indiziert sein. Wir finden das Fieber nicht sehr heftig, Schmerzen und Geschwulst verändern entweder gar nicht die Stelle oder nur sehr langsam. Die örtliche Entzündung ist heftig; das ist charakteristisch für *Bryonia*. Die Teile sind sehr heiß und dunkel- oder blaßrot. Der Puls ist in diesen Fällen voll und kräftig und die Zunge entweder gleichförmig weiß oder, charakteristischer, trocken und weiß die Mitte hinunter. Die Därme sind verstopft. Es ist unnötig zu sagen, daß die Schmerzen durch Bewegung sich verschlimmern.

Der Unterschied zwischen *Bryonia* und *Rhus* ist vorerst der: *Rhus* paßt bei Rheumatismus nach Durchnässung, besonders bei überhitztem und schwitzendem Körper. Ferner findet der *Rhus*-Kranke außerdem Linderung durch Bewegung. *Rhus* ergreift die fibrösen Gewebe, die Muskelscheiden, *Bryonia* das Muskelgewebe selbst.

Der Unterschied zwischen *Ledum* und *Bryonia* kann so gefaßt werden: *Ledum* ist nützlich bei rheumatischer oder gichtischer Entzündung der großen Zehe; statt Neigung zu reichlichem Erguß, ist derselbe spärlich und erhärtet leicht zu Knoten. Bei entzündlicher Schwellung des Hüftgelenkes kann man an *Ledum* als hilfreicher wie *Bryonia* denken.

Actaea spicata hat spezielle Affinität zu den kleineren Gelenken. Sie hat folgende Charakteristik: Der Kranke geht aus mit dem Gefühl leidlichen Wohlseins, aber sobald er geht, tun die Gelenke weh und schwellen sogar.

Viola odorata hat spezifische Wirkung auf das rechte Handgelenk.

Caulophyllum ist speziell passend bei Rheumatismus der Phalangeal- und Metacarpalgelenke, besonders bei Frauen.

Sabina wirkt auch auf die kleinen Gelenke; Gichtknoten, Schmerzen verschlimmern sich im warmen Zimmer.

Bei *Colchicum* haben wir entschiedene Verschlimmerung abends; die ergriffenen Gelenke sind geschwollen und dunkelrot. Es paßt besonders für schwache, heruntergekommene Personen oder bei solchen, welche ungeachtet einer lokalen rheumatischen Entzündung allgemeine Symptome von Torpor aufweisen. Der Magen ist gewöhnlich angegriffen; Übelkeit bei riechenden Speisen. Der Urin ist spärlich und rot und brennt beim Durchgehen durch die Harnröhre; die Schmerzen sind reißender oder zuckender Art, als wenn sie in der Knochenhaut säßen. Die Schmerzen sitzen im Sommer oberflächlich und im Winter tief. Geht der Rheumatismus nach dem Herzen, hat man an beide Mittel zu denken.

Bryonia hat große Oppression unter dem Sternum, schlimmer von Bewegung; scharfe Stiche in der Herzgegend, Erguß ins Pericardium bei kräftigem Puls. *Colchicum* hat pericardialen Erguß, Vollsein und Beklemmung beim Liegen auf der linken Seite, was den Kranken nötigt, sich umzudrehen. Der Puls ist klein, schwach und beschleunigt. Die *Colchicum*-Schmerzen erscheinen am Hals und an den Schultern oder an einer kleinen Stelle des Körpers zur Zeit und wechseln dann schnell die Stelle.

Guajacum ist nützlich bei chronischen Formen des Rheumatismus, wenn die Gelenke durch die Konkremente verunstaltet worden sind. Es ist auch indiziert bei Pleuresie im zweiten Stadium der Phthisis mit schleimig-eitrigem Sputum.

Arctium Lappa ist auch mit *Bryonia* bei Rheumatismus zu vergleichen. Es heilt Muskelschmerzen, dumpfe Schmerzen, die sich durch Bewegung verschlimmern; hochgefärbter Harn. Alle Prüfer waren so ermüdet und schläfrig, daß sie nicht arbeiten konnten.

Wir wollen nun den Darmkanal studieren. Wir haben schon über die Anwendung der *Bryonia* in dieser Beziehung so häufig gesprochen, daß ihre Symptome nur vorübergehend berücksichtigt zu werden brauchen. Es finden sich Trockenheit der ganzen Schleimhaut; die weißbelegte Zunge, der charakteristische Durst, Gefühl, als ob ein Stein oder eine schwere Last im Magen läge, der harte, trockene, braune Stuhl, der beschwerlich abgeht, was von der Härte der Fäkalmassen, der Atonie des Rectums abhängt, und Nichtvertragen vegetabilischer Nahrung. Alle Symptome verschlimmern sich im Sommer. Es scheint, als ob der *Bryonia*-Kranke die Sonnenhitze nicht vertragen kann.

Auch die Leber ist affiziert. Wir finden sie kongestioniert oder selbst entzündet. Die eben erwähnten gastrischen Symptome komplizieren den Fall. Das die Leber überziehende Peritoneum ist entzündet, daher scharfe Stiche im rechten Hypochondrium, die sich verschlimmern durch jede Bewegung und bessern durch Liegen auf der rechten Seite. Bei Gelbsucht von Duodenalkatarrh können Sie *Bryonia* geben, besonders, wenn die Störung durch Ärger entstand. Obgleich der Kranke warm erscheint, klagt er über ein Gefühl von Frösteln.

Chelidonium ist ein wundervolles Mittel für der *Bryonia* sehr ähnliche Symptome; scharfe Schmerzen in der Lebergegend, nach allen Richtungen hin schießend, hinauf in die Brust, hinunter in den Bauch; sehr merklicher Schmerz unter dem Schulterblatt, der sogar durch die Brust geht wie ein Nagel; und Durchfall mit lehmfarbigen oder gelblichen Stühlen. Es unterscheidet sich von *Bryonia* besonders in dem Charakter des Stuhles und durch den besonderen Schmerz unter dem Schulterblatt.

Bryonia ist auch dem *Kali carbon.* ähnlich, welches indiziert ist bei biliösen Affektionen, wenn scharfe Schmerzen im rechten Hypochondrium vorhanden, die hinauf in die Brust schießen; oft dabei scharfer Schmerz, der vom unteren Lappen der rechten Lunge ausgeht. Der Unterschied zwischen diesen und den *Bryonia*-Schmerzen ist der, daß sie nicht notwendig durch Bewegung sich verschlimmern.

Yucca filamentosa ist ein wundervolles Mittel bei Galligkeit mit Schmerz, der durch den oberen Teil der Leber nach dem Rücken geht. Schlechter Geschmack im Mund; die Stühle durchfällig und übermäßig viel Galle enthaltend. Eine große Menge Blähungen gehen aus dem Rectum.

Chamomilla, wie *Bryonia,* ist bei Galligkeit indiziert, die auf Ärger folgt. Bei *Bryonia* pflegt Frösteln mit dem Ärger verbunden zu sein; bei *Chamomilla* ist der Kranke warm und schwitzt.

Berberis vulgaris hat auch scharfe, stechende Schmerzen in der Lebergegend; aber die Schmerzen schießen abwärts von der zehnten Rippe nach dem Nabel.

Die Därme, wie ich schon sagte, sind gewöhnlich verstopft bei *Bryonia,* aber in manchen Fällen findet sich der entgegengesetzte Zustand. *Bryonia* ist indiziert bei Durchfall, wenn die Anfälle hervorgerufen werden durch reichlichen Genuß von Pflanzenspeisen oder geschmortem Obst und auch durch Überhitzung zur Sommerzeit. Die Durchfälle sind besonders schlimmer morgens nach dem Aufstehen und wenn man anfängt, sich umherzubewegen, unterscheiden sich insofern von *Sulfur* und sind ähnlich dem *Natrium sulfuricum.* In anderen Fällen wird der Kranke von plötzlichen Schmerzen ergriffen, die ihn zusammenkrümmen, mit kopiösen, schleimigen Stühlen. Zuweilen sind die Stühle dunkelgrün durch Beimischung von Galle. Sie riechen nach altem Käse.

Wir kommen nun zu der Einwirkung von *Bryonia* auf die verschiedenen Organe. Die Geistes-Symptome wurden eingehend besprochen beim Typhus. Ich will hier nur erwähnen, daß die Kranken reizbar sind und leicht sich ärgern. Das zeigt sich bei den biliösen Symptomen, beim Kopfschmerz und bei der Dyspepsie, es ist in der Tat charakteristisch für das Mittel.

Der Kopfschmerz von *Bryonia,* wie ich Ihnen schon sagte, verschlimmert sich durch jede Bewegung; selbst Bewegung der Augenlider verstärkt den Schmerz. Der Schmerz beginnt im Hinterkopf oder auch in der Stirn und geht dann rückwärts in den Hinterkopf. Er ist schlimmer morgens beim Erwachen, nach heftigem Ärger und durch Bücken. Er wird verursacht durch Aussetzen der Hitze, besonders feuchter, heißer, nebeliger Luft; Erkälten; Schwelgerei und Rheumatismus. Kopfschmerz vom Plätten.

Am nächsten in dieser Beziehung steht der *Bryonia Gelsemium,* das Kopfschmerz hat mit diesem Wehtun der Augen bei Bewegung derselben.

Natrium muriaticum hat Kopfschmerz mit Klopfen wie von kleinen Hämmern, mit Verschlimmerung von Bewegen des Kopfes und der Augen.

Mit dem Hinterkopfschmerz der *Bryonia* können wir auch *Petroleum* vergleichen, das klopfenden Hinterhauptschmerz hat, und

Juglans cinerea bei Hinterkopfschmerz mit Schmerzen scharfer Art.

Carbo vegetabilis und *Nux vomica* haben Hinterkopfschmerz mit biliösen Anfällen.

An dem äußeren Kopf finden wir, daß *Bryonia* öligen, sauer riechenden Schweiß hervorbringt.

Ein ähnliches auf das Gesicht bezügliches Symptom findet sich bei *Natrium muriaticum.*

Bryonia ist ein wertvolles Mittel bei Krankheiten der Augen, jedoch nicht, wenn die äußeren Häute des Auges affiziert sind. Man hat an sie zu denken bei Metastasen von Rheumatismus auf die Augen. Die Schmerzen sind heftig und schießen durch den Augapfel in den Hinterkopf oder nach oben zum Scheitel. Verschlimmerung durch jede Bewegung des Kopfes oder der Augen. Dabei auch ein Gefühl von Spannung, als ob die Augäpfel auf die Folter gespannt wären. *Antimonium tartaricum* hat auch Metastase von Rheumatismus auf die Augen. Nun wissen Sie, warum ich sagte, daß *Bryonia* indiziert ist bei Entzündung der serösen Häute mit Ausschwitzung. *Bryonia* muß symptomatisch und pathologisch ein Heilmittel bei Glaukoma sein. Die Spannung des Augapfels ist sehr vermehrt. Heiße Tränen fließen aus den Augen. Photophobie und Sehschwäche sind zugegen.

Der Zahnschmerz von *Bryonia* ist rheumatischen Ursprungs und kommt von Erkältung. Sie werden ihn häufig finden bei Zähnen, die gar keinen Zerfall zeigen. Wir müssen also annehmen, daß der Nerv affiziert ist. Mehr als ein Zahn kann ergriffen sein, und momentane Linderung zeigt sich, wenn der Kopf fest gegen das Kissen gedrückt wird oder bei Anwendung von Kälte.

Zahnschmerz bei Kindern von schadhaften Zähnen, der durch Kaltwasserumschläge sich bessert, findet sein bestes Heilmittel in *Coffea.*

Kreosot hat Gesichtsschmerz mit Brennschmerz, der ärger wird durch Bewegen und Sprechen, besonders bei nervös-reizbaren Personen, deren Zähne schnell schadhaft werden.

Bei mundfäuleähnlichem, wundem Mund ist *Bryonia* von Nutzen. Das Kind nimmt die Brust, mit einem Male läßt es los und schreit. Wenn der Mund durch Milch angefeuchtet ist, obschon das Kind nicht genügend gestillt ist. Wir merken hier die charakteristische Trockenheit des Mittels.

Der Harn von *Bryonia* ist dunkel, fast rotbraun ohne jedweden Satz. Die Veränderungen in seinem Aussehen hängen ab von dem Übermaß färbender Massen.

Bryonia hat Einwirkung auf die weiblichen Geschlechtsorgane. Sie ist indiziert bei Menstrualbeschwerden, wenn der Fluß dunkelrot und profus ist, aber noch spezieller, wenn derselbe unterdrückt wurde und wir das haben, was man vikariierende Menstruation nennt.

Hier können Sie *Pulsatilla* und *Phosphorus* vergleichen, besonders wenn die Unterdrückung des Flusses Hämoptysis oder Hämatemesis hervorruft.

Senecio, wenn der Kranke Husten mit blutiger Expektoration hat.

Hamamelis und *Ustilago* und *Millefolium* bei Hämatemesis.

Bryonia ist indiziert im Wochenbett. Seit Jahren bin ich gewohnt, *Bryonia* bei dem sogenannten Milchfieber anzuwenden. Ich betrachte sie mehr als irgendein anderes Mittel als indiziert, weil die *Bryonia*-Symptome vorhanden sind. Es ist kein besonderes Fieber da, aber diese Spannung der Brüste mit Kopfschmerz, Reißen in den Gliedern, und die Kranke ist müde und wünscht stillzuliegen.

Bei drohender Abszedierung der Mamma ist *Bryonia* indiziert, wenn scharfe, stechende Schmerzen vorhanden, Spannung der Mamma und die Geschwulst blaßrot.

Bei beginnendem Mamma-Abszeß können Sie zu allererst *Belladonna* vergleichen, welche zu geben ist, wenn die Symptome heftig sind; Röte schießt radienförmig vom Zentralpunkt der Entzündung aus.

Phytolacca ist ein ausgezeichnetes Mittel, wenn von Anfang an die Brüste Neigung zum Hartwerden zeigen. Besonders ist *Phytolacca* Heilmittel, wenn Eiterung unvermeidlich ist. Wenn das Kind saugt, geht Schmerz von der Warze durch den ganzen Körper.

Phellandrium aquaticum ist ein vortreffliches Mittel, wenn Schmerzen die Milchgänge entlang auftreten zwischen den Saugakten.

Croton Tiglium, wenn Schmerz von der Warze aus nach dem Rücken durchgeht beim Anlegen des Kindes, als ob mit einem Strick gezogen würde.

An *Bryonia* ist bei Masern zu denken. Hier ist sie hauptsächlich indiziert durch das langsame Auftreten des Ausschlags. Dabei trockener, harter Husten, der das Kind zum Weinen bringt. Das Kind krümmt sich, als ob es dem reißenden Schmerz entgehen wolle, den der Versuch zum Husten verursacht. Etwas oder kein Auswurf kann da sein. Die Augen sind entzündet. In andern Fällen verschwindet der Ausschlag plötzlich, und Hirnerscheinungen treten auf. Das Kind ist schlummersüchtig. Das Gesicht ist bleich und Muskelzucken im Gesicht, an den Augen und am Mund zeigt sich. Jede Bewegung bringt das Kind zum Schreien vor Schmerz. In anderen Fällen haben Sie statt dieser Hirnerscheinungen entzündliche Leiden der Brust, Bronchitis oder selbst Pneumonie.

Beim Scharlach ist *Bryonia* nicht oft indiziert, wenn aber, so finden Sie einige oder alle diese Symptome zu Ihrer Orientierung. Der Ausschlag hat nicht den glatten Charakter, der bei *Belladonna* beobachtet wird. Er ist untermischt mit Miliaria. Der Ausschlag kommt unvollständig heraus, und die schon erwähnten Brust- und Hirn-Symptome zeigen sich. Wenn nun auch alle Sinne betäubt sind in diesen Fällen, so haben Sie doch nicht förmliche Halluzinationen der Sinne, wie bei *Belladonna;* die Kranken hören keine Stimmen, die zu ihnen sprechen, wie bei *Anacardium;* sie erwachen nicht aus dem Schlaf und klammern sich an die Umgebung, wie bei *Stramonium* oder *Cuprum*.

Wurde ein Ausschlag unterdrückt und infolgedessen das Hirn affiziert, so können Sie auch *Cuprum* in Betracht ziehen, welches Heilmittel ist, wenn die Symptome heftig sind. Das Kind fährt auf im Schlaf. Entschiedene Sinnestäuschungen sind da und die für *Cuprum* charakteristischen Krämpfe.

Helleborus ist anzuwenden, wenn das ganze Gefühlsleben ausgeschaltet ist und das Kind in tiefem Stupor liegt.

Zincum ist vorzuziehen, wenn das Kind zu schwach ist, einen Ausschlag hervorzubringen. Der Ausschlag kommt sparsam heraus. Die Körperoberfläche ist ziemlich kühl. Das Kind liegt im Stupor, knirscht mit den Zähnen, fährt im Schlaf auf. Schielen und Rollen der Augen beobachtet man und große Unruhe in den Füßen.

Ipecacuanha ist zu beachten, wenn die Brust affiziert wird nach Zurücktreten der Masern, wenn Atembeschwerden, Husten usw. eintreten.

Tartarus emeticus wird der *Bryonia* vorgezogen, wenn es sich um Variola handelt.

Bryonia ergänzt *Alumina*. Es ist Antidot bei *Chamomilla, Nux vomica, Pulsatilla, Rhus Toxicodendron* und *Senega*.

Dreißigste Vorlesung.

Coniferae und Euphorbiaceae.

Coniferae.

Abies nigra. — Magen.
Sabina Juniperus. — Abortus.
Pinus silvestris. — Atrophia infantilis.

Terebinthina. { Nieren, Blase usw.
Schleimhäute.
Uterus.
Typhöse Zustände.
Nierenwassersucht.

Zu vergleichen: *Arsenicum, Cantharis, Copaiva, Camphora, Phosphorus.*

Pix liquida. — Lungen; Ausschläge.

Zu vergleichen: *Anisum stellatum.*

Thuja. { Nervensystem.
Sykosis.
Syphilis.
Variola.
Marasmus.

Zu vergleichen: *Pulsatilla, Kali bichromicum, Spigelia, Mercurius, Acidum nitricum, Natrium sulfuricum, Euphrasia, Staphisagria.*

Die große Ordnung der Coniferae oder Zapfenträger ist der Gegenstand unseres heutigen Studiums. Aus dieser Ordnung stammen die verschiedenen Varietäten von Kiefer, Fichte und Tanne, von denen die verschiedenen Präparate des Terpentins entnommen werden. Die Hauptmittel dieser Gruppe werden Sie aus dem vorstehenden Schema ersehen. Es sind *Abies nigra* oder Schwarztanne; *Sabina juniperus,* eine Art von Juniperus, von der Oleum Sabinae, das allbekannte Abortivmittel gewonnen wird; *Pinus silvestris,* eine Kieferart; *Terebinthina* oder Terpentin, der aus manchen Kiefern gewonnen wird; *Pix liquida* oder Teer, und *Thuja occidentalis,* Arbor vitae oder Lebensbaum.

Abies nigra.

Ich kann nicht umhin, ein Symptom dieser *Abies nigra* zu erwähnen, und zumal ein Symptom, das oft bestätigt wurde. Ich meine die Anwendung des Mittels bei Dyspepsie, wenn der Kranke über ein Gefühl klagt, als habe er eine unverdauliche Substanz verschluckt, die an der Cardia des Magens steckengeblieben wäre. Das ist Hauptsymptom und Schlüssel für das Mittel. Dabei ist Niedergeschlagenheit vorhanden, Hypochondrie und die zur Dyspepsie gehörige Stuhlverstopfung.

Sabina juniperus.

Ich bin auch genötigt, *Sabina juniperus* obenhin zu behandeln wegen Mangel an Zeit. Sie kennen sie als ein Mittel bei Uterinkrankheiten und um drohenden Abortus besonders im dritten Monat zu verhüten. Die Symptome, die sie hier indizieren, werden Sie von Dr. Betts, Professor der Gynäkologie, lernen. Ich will nur in kurzem sagen, es sind folgende: Schmerz, der im Kreuz anfängt und um und durch die Pubes geht, ziehende, beim Abortus so häufige Schmerzen und Schmerzen, die vom Sacrum zu den Pubes durchgehen. Dies letzte Symptom ist sehr charakteristisch für *Sabina*. Außer diesen Schmerzen ist hellroter, klumpiger Blutfluß, der bei jeder Bewegung zunimmt. Sie können *Sabina* auch bei Blutung post partum gebrauchen, wenn die Placenta zurückgeblieben und die eben erwähnten Symptome zugegen sind.

Terebinthina.

Terebinthina oder Terpentin ist ein Mittel, das durch die Ärzte der alten Schule arg mißbraucht und deshalb von den Homöopathen sehr vernachlässigt wurde. Indem wir uns von dem Mißbrauch der Ärzte alter Schule fernhalten, unterlassen wir zugleich oft die Anwendung eines Mittels. Alles, was mir die Zeit erlaubt, über *Terebinthina* zu sagen, ist, daß ihre Hauptwirkung auf Nieren und Blase geht. Wenn Sie Metritis vor sich haben, Peritonitis, Typhus oder Scharlach oder irgendein ernstes Leiden bedenklicher Art mit folgenden Nieren-Symptomen, so tritt *Terebinthina* als Ihr Heilmittel ein: dumpfer Schmerz in der Nierengegend, Brennen in den Nieren, Schmerzen, die sich von den Nieren nach den Ureteren hinabziehen; Brennen beim Harnen, Strangurie, Eiweißharn und, sehr charakteristisch, Harn dunkelrot und rauchig aussehend, als ob er zersetztes Blut enthielte, was auch wirklich der Fall ist. Er hat auch den Veilchengeruch wie *Cantharis, Copaiva, Osmium* und *Selenium*. Der wirkliche pathologische Zustand der Nieren in diesem Fall ist nicht akute Brightsche Krankheit, auch nicht kruppöse

Entzündung der Nieren, sondern Nierenkongestion mit Blutaustritt in das Nierenbecken. Dieser Zustand wird nicht selten durch das Leben in feuchten Wohnungen verursacht. Sind die obigen Harn-Symptome vorhanden, so können Sie *Terebinthina* mit Vertrauen geben, gleichgültig, um welche Krankheit es sich handelt.

Andere Symptome, die diese schweren Zustände charakterisieren, sind Herzschwäche bei Pneumonie, intensives Brennen im Uterus bei Metritis mit typhösen Symptomen; Brennen bei Peritonitis; Auftreibung durch teilweise Darmlähmung.

Terebinthina wirkt oft mächtig auf die Schleimhäute. Sie macht Brennen in den Luftwegen, mit dünnem Auswurf, der sich schwer löst. Es wird auch gelegentlich bei feuchtem Asthma gebraucht, bei gleichzeitigem Auftreten der Harn-Symptome.

Würmer sind durch *Terebinthina* vertrieben worden. Das Kind springt und schreit im Schlafe auf; bohrt in der Nase; hat ein würgendes Gefühl und einen trockenen, kurzen Husten; zuweilen treten auch krampfhafte Zustände auf.

Alkohol begünstigt die Wirkung von *Terebinthina.*

Pix liquida.

Pix liquida hat nur zwei Symptome, die der Beachtung wert sind. Das eine kommt von seiner Einwirkung auf die Lungen. Sie können ihn mit Vertrauen geben bei eitrigen Prozessen, die die linke Lunge affizieren, mit Schmerz am dritten linken Rippenknorpel.

Anisum stellatum hat denselben Schmerz, aber hier bezieht er sich auf den rechten dritten Rippenknorpel. Die obigen Symptome von *Pix* und *Anisum* haben in der Praxis sich immer wieder und wieder bewährt.

Mittel, die Schmerzen in der linken Brust haben und erwähnenswert sind: *Myrtus communis* (oberer Teil), *Sumbul* (viel Schmerzen), *Acidum fluoricum, Acidum oxalicum, Cimicifuga* (unter der Brustwarze), *Lilium tigrinum* (durch das Herz oder durch die Brüste nach dem Rücken), *Kali carbonicum, Sulfur* (durch den Rücken), *Sarsaparilla* (vom Rücken durch die linke Brust), *Pulsatilla Nuttaliana* (von der linken Seite unter dem Arm, nahe dem Rücken), *Guajacum* (Stiche in den oberen drei Rippen; eitriges Sputum), *Theridion, Phophorus* und *Silicea.*

Der Teer macht auch Hautausschlag, besonders auf dem Handrücken, der nachts unerträglich juckt und beim Kratzen blutet.

Thuja occidentalis.

Den Rest der Stunde wollen wir auf *Thuja occidentalis* verwenden, das letzte Glied dieser Gruppe, und wir werden hinreichend

Zeit haben, ihr volle Beachtung zu widmen. Die Geschichte der Einführung dieses Mittels in den Arzneischatz ist eine kleine Novelle. Hahnemann empfing in seiner Sprechstunde eines Tages einen Kranken, der über einige Erscheinungen an seinen Geschlechtsteilen klagte, die mindestens verdächtig waren. Es war dicker, eitriger Ausfluß aus der Harnröhre vorhanden, mit Brennen beim Urinieren. Es fanden sich auch kleine Auswüchse, welche juckten, an der Glans penis und etwas Schwellung der Teile. Hahnemann beschuldigte den Kranken, sich einen Tripper geholt zu haben. Dies wurde hartnäckig vom Kranken geleugnet, der, beiläufig gesagt, Student der Theologie war. Jedoch nach dem überall geltenden Grundsatz, einen Menschen für unschuldig zu halten, bis der Beweis seiner Schuld geliefert ist, beschloß Hahnemann, dem jungen Mann keine Arznei zu geben, und bestellte ihn zum Bericht nach drei Tagen. Da kam derselbe ganz gesund wieder. Hahnemann war in Verlegenheit. Er fragte den Kranken gründlich aus, fand aber keine Ursache. Der junge Mann erinnerte sich jedoch, daß, als er vor einigen Tagen durch einen Garten schlenderte, er einige Blätter vom Lebensbaum abgebrochen und gekaut habe. Dies führte Hahnemann dazu, die Eigenschaften der *Thuja* zu untersuchen, und dabei fand er, daß der Student die Wahrheit gesagt hatte.

Thuja muß jedoch nicht bloß bei Sykosis angewendet werden, da sie auch andere wichtige Einwirkungen auf den Körper hat, besonders auf das Nervensystem. Wenn Sie bedenken müssen, daß diese nervösen Erscheinungen auf sykotischer Basis beruhen können, so dürfen Sie auch nicht vergessen, daß sie vorhanden sein können ohne diese Seuche. Grauvogl spricht von hydrogenoider Konstitution, bei welcher das Trippergift am heftigsten wirkt. Wenn jemand mit dieser Konstitution sich die Krankheit zuzieht, so ist er mehr disponiert, die konstitutionelle Seuche zurückzubehalten. Diese Konstitution kann aber auch existieren unabhängig von einer sykotischen Seuche. Bei ihren Opfern ist die Vakzination höchst schädlich. Wenn Sie einen Menschen von der Vakzination her erkrankt haben und die Lymphe rein war, so können Sie annehmen, daß dieser Kranke der hydrogenoiden Konstitution angehört. Wir haben zwei Antidote gegen diese üblen Folgen der Vakzination: *Silicea,* die fast allen Symptomen entspricht, selbst Konvulsionen, und *Thuja,* besonders wenn Diarrhöe eintritt und die Vakzinepusteln sehr große sind. Mit Bezug auf dies letztgenannte Symptom empfahl Bönninghausen *Thuja* bei Variola. Er gab sie, sobald die Bläschen anfingen, sich in Pusteln zu verwandeln, und behauptete, damit die Narbenbildung verhindert zu haben.

Wir wollen nun aber zu unserm Studium der Einwirkung von *Thuja* auf das Nervensystem zurückkehren. Der Kranke bietet ein hastiges und ungeduldiges Wesen dar. Er spricht hastig. Seine Bewegungen sind unnatürlich lebhaft und hastig. Seine Temperament ist leicht erregt. Selbst Kleinigkeiten machen ihn ärgerlich und erregt. Manche sanfteren Gefühle werden geweckt. Zum Beispiel Musik rührt zu Tränen und macht Zittern der Füße. Es gibt eine Form von Wahnsinn oder Manie, bei der Sie *Thuja* als einziges Heilmittel finden werden, nämlich bei der fixen Idee des Kranken, daß er aus zerbrechlicher Masse bestehe, deshalb will er niemand an sich heranlassen aus Furcht, daß er zerbrochen werde. Dies ist nicht der *Antimonium crudum* - Zustand. Es ist nicht der gereizte Geisteszustand, der jedweden wegtreibt und nicht einmal das Anblicken erlaubt, sondern es ist ein Symptom, das von fixen Ideen aus körperlichen Zuständen herrührt. Oder er denkt, daß sein Körper und seine Seele getrennt sind, oder daß ein Fremder an seiner Seite ist.

Ein anderes eigentümliches Charakteristikum von *Thuja* ist eins, das zuerst bei einem alten Mädchen angetroffen wurde. Sie hatte das Gefühl, als ob ein lebendes Kind in ihrem Bauche wäre. Dies Symptom führte zur Anwendung der *Thuja* bei Pseudoschwangerschaft.

Mit diesen Symptomen des Nervensystems, die das Mittel bei Melancholie und anderen Wahnsinnsformen indizieren, finden wir mancherlei Störungen der Zirkulation verbunden, mit andern Worten Blutwallung. Ferner als Illustration für die Wirkung dieses Mittels auf das Nervensystem finden wir verschiedene Formen von Neuralgie. Demnach ist *Thuja* indiziert in der als Clavus bekannten Form von Kopfschmerz, wobei der Kranke das Gefühl hat, als würde ein Nagel in den Scheitel oder in den einen oder andern Stirnhöcker getrieben. *Thuja* kann auch gegeben werden bei Neuralgie, die den Kopf oder das Gesicht oder beide affiziert. Die Schmerzen sind intensiv stechend und nahezu unerträglich. Setzt der Kranke sich auf, so treiben diese Schmerzen ihn fast zum Selbstmord; sie können auch Bewußtlosigkeit machen. Er bleibt daher in horizontaler Lage. Die Schmerzen scheinen im Gesicht zu beginnen, an den Backenknochen und Augen, und gehen dann nach hinten in den Kopf. Sie können von einem unterdrückten Ausschlag herkommen. Es ist eine Neuralgie, die uns an *Mezereum* und *Spigelia* erinnert, die wir aber von der des letztgenannten Mittels durch die Richtung der Symptome unterscheiden. Bei *Spigelia* beginnen die Schmerzen hinten im Kopf und gehen nach vorn.

Nachdem ich Ihnen diese eigentümlichen nervösen Symptome detailliert habe, gehe ich nun zur Anwendung des Mittels bei Sykosis über. Erinnern Sie sich, daß diese nervösen Erscheinungen eine sykotische Basis haben können oder nicht. *Thuja* ist ein Mittel, das die Tendenz hat, die sykotische Konstitution zu alterieren, den Boden, auf dem dies Gift wächst, zu verändern. Es gibt zwei Elemente, die diese Krankheit konstituieren, die Elemente der Krankheit selbst und die der Konstitution, auf welcher sie wuchert.

Die sykotische Konstitution, die ich erwähnte, modifiziert jedes folgende Leiden, und zwar kann dabei Harnröhrenfluß vorhanden sein oder nicht.

Bei Gonorrhöe können Sie *Thuja* anwenden, wenn der Ausfluß dünn und grünlich ist und brühend heißer Schmerz beim Harnen. Nach dem Harnen ein Gefühl, als ob noch einige Tropfen Harn in der Harnröhre hervorliefen. Warzen oder Condylome erscheinen an den Genitalien, am Anus, am Perinäum und auf den Schleimhäuten. Ich habe einen Fall behandelt, wo die Warze sich mitten auf der Zunge bildete. Sie wurde schnell durch *Thuja* geheilt. Diese Warzen sehen aus wie Samen oder können auch die Gestalt von Blumenkohl haben. Blumenkohlartige Excrescenzen pflegen besonders aus der Cervix uteri heraus zu wachsen. In andern Fällen sind diese Warzen feucht und schwitzen eine klebrige Flüssigkeit aus. Zuweilen finden wir Geschwüre an den Genitalien und diese haben ganz das Ansehen von schankerartigen. Sie haben eine schmutziggelbe Basis mit harten Rändern. Sehr charakteristisch sind solche Geschwüre, wenn sie die Originalform von Warzen haben. Zuweilen bemerken wir tiefe Fissuren oder Furchen am Anus, Perinäum, Scrotum oder an der Glans penis. Sie sind sehr tief und mit Eiter bedeckt. Dabei ist süß riechender Schweiß an den Geschlechtsteilen. Die Innenseiten der Schenkel sind rot und wund. Die Hoden sind oft beteiligt, der eine oder andere wird in die Höhe gezogen wegen Kontraktion des Cremaster. Der Hoden ist geschwollen und schmerzt wie zerschlagen. Es kann Balanorrhöe vorhanden sein, das ist purulente Entzündung der innern Vorhautfläche und des Sulcus hinter der Corona glandis.

An den weiblichen Geschlechtsteilen finden wir blumenkohlartige Excrescenzen, die ich schon erwähnte, fungöse Gewächse venerischen Ursprungs an den Genitalien, Condylome mit dickem, grünem Weißfluß entsprechend dem dünnen, grünlichgelben Ausfluß des Mannes.

Hingegen wenn eine Gonorrhöe unterdrückt wurde durch Injektion, durch Erkältung oder durch irgendeinen andern Einfluß, so können konstitutionelle Symptome auftreten, die auf *Thuja* hinweisen. Speziell ist dies Mittel indiziert, wenn die Komplikation Gelenkrheumatismus oder Prostatitis ist. Das Haar wird trocken und spaltet sich an den Enden, die Kopfhaut schuppt ab und bedeckt sich mit trocknen Schorfen; Iritis tritt auf, von Condylomen auf der Iris begleitet; die Augenlider sind entzündet und werden warzig. Ozäna kann eine weitere Komplikation sein mit dickem, grünem Ausfluß. Die Zähne werden an der Wurzel schadhaft, während die Kronen anscheinend normal sind. Andere erwähnenswerte Symptome sind Pusteln von großer Ähnlichkeit mit denen von *Tartarus emeticus*, Frösteln beim Harnlassen; Nervosität und Unruhe bei Tag und Nacht; Ohrenfluß; stinkender Atem; Heiserkeit.

Thuja hat die besondere Eigenschaft, harte Gewebe zu erweichen, von Natur harte Gewebe, wie Nägel. Hierin liegt die Erklärung für die Fähigkeit des Mittels, Warzen zu vertreiben; sie erweicht dieselben und verursacht ihre Absorption.

Das Mittel hat eine spezifische Wirkung bei Verhärtung.

Der Husten von *Thuja* verschlimmert sich während des Tages; selten tritt er in der Nacht auf. Das Sputum ist wie alter Käse.

Thuja ist ein Mittel bei Skrofeln und Marasmus. Solche Fälle sind nicht notwendig sykotisch, aber sie haben gerade solche Konstitutionen, wie sie die Entwickelung dieser Erkrankung begünstigen. Die Stühle sind wässerig, gurgelnd, gewaltsam herausschießend, täglich nach dem Frühstück verschlimmert, von vielen lauten Blähungen begleitet; Augenliderentzündung, mit trockenen kleieartigen Schuppen; unregelmäßige und unvollkommene Augenwimpern; Kinder sind dickbäuchig; sie schreien beim Erwachen auf und werden erst nach längerer Zeit vollkommen wach.

Ich möchte nun die noch übrigen Augenblicke der Stunde verwenden auf die Betrachtung der Mittel, die der *Thuja* bei den obenerwähnten Zuständen ähnlich sind. Eins der nächsten ist *Pulsatilla,* die Ozäna mit dickem, grünlichem Ausfluß hat. Auch bei Eiterung haben die Mittel dieselbe Absonderung, die aber bei *Pulsatilla* dicker ist. Ferner noch Tripperrheumatismus, Orchitis und Prostatitis sind gerade so charakteristisch für *Pulsatilla,* wie für *Thuja.*

Kali bichromicum ist nützlich bei Ozäna in sykotischen Konstitutionen, wobei die Absonderung gelblich oder öfter grünlich. In der Nase Gefühl von unnatürlicher Trockenheit. Dunkelgrünliche Pflöcke werden aus dem hinteren Nasenraum ausgeräuspert.

Acidum nitricum ist der *Thuja* ähnlich bei Condylomen oder Warzen. Es ist auch nützlich bei Geschwüren mit zerrissenen Rändern und bei Anschwellung der Mandeln, mögen diese Affektionen syphilitischen oder gonorrhoischen Ursprungs sein. *Acidum nitricum* hat auch nässende Anusfissur (die, wie Sie wissen, bei *Thuja* sich findet), Balanorrhöe und dünne grünliche Leukorrhöe. *Acidum nitricum* hat jedoch, zum Unterschied von *Thuja,* mehr peinliche Schmerzen in den Knochen, besonders an solchen Stellen, die nicht von Muskelgewebe bedeckt sind, wie Tibia, Sternum und Cranium.

Staphisagria paßt für lange, fadenförmige Condylome. Der Körper ist überhaupt heruntergekommen, wie ersichtlich aus der Gesichtsblässe, den dunklen Ringen um die Augen, dem schwammigen Zahnfleisch, der gelblichweißen Haut und der großen Schwäche. Sie ist besonders indiziert, wenn *Mercur*-Mißbrauch voranging. Gewöhnlich ist Induration des einen oder anderen Hodens vorhanden.

Ich möchte hier noch *Jacaranda* erwähnen. Das ist eine südamerikanische Pflanze, die zuerst von Muir geprüft wurde. Sie ist thuja: nur unbedeckte Körperteile schwitzen

ein ausgezeichnetes Mittel bei Balanorrhöe und bei roten schankrösen oder schankerähnlichen Geschwüren am Penis. Sie hat sich entschieden als ein gutes Mittel bewährt.

Corallium rubrum ist ein herrliches Mittel bei schankerähnlichen Geschwüren, die sehr rot sind.

Mercurius ist der *Thuja* ähnlich bei Iritis, Balanorrhöe und bei dem grünen Harnröhrenfluß und bei Rheumatismus. Der Unterschied ist folgender: Bei *Mercurius* verschlimmert Schwitzen die Symptome, wie auch Bettwärme. *Thuja* hat dies Symptom, das nicht oft angetroffen wird, das aber Bönninghausen verhalf, ein Leben zu retten, nämlich, nur unbedeckte Körperteile schwitzen. merc.

Sabina nützt bei Condylomen, die jucken und brennen, besonders bei Frauen.

Euphrasia wird nötig, wenn die Condylome groß sind und wie Hahnenkamm aussehen. euphr.

Cinnabaris ist ein vortreffliches Mittel, wenn es sich um Kombination von Syphilis und Sykosis handelt. Die Feigwarzen pflegen fächerförmig zu sein. Es ist viel Jucken vorhanden, besonders an den Gelenken. Cinna

Das Komplement zu *Thuja* bei diesen sykotischen Leiden ist *Natrium sulfuricum.*

Sarsaparilla ist indiziert, wenn ein sykotischer Ausschlag, aus kleinen Flecken bestehend, spärlich auf der Haut erscheint, oft ein wenig abschuppt, aber wie Roseola syphilitica aussieht, unerträglich juckt und schlimmer im Frühling ist; ferner, wenn ein nässender Ausschlag auf der Kopfhaut erscheint, dessen Eiter eine Entzündung derjenigen Teile verursacht, die er berührt. Sykotischer Kopfschmerz findet sich bei *Sarsaparilla.* Der Schmerz beginnt im Hinterkopf, geht nach vorn und setzt sich an der Nasenwurzel fest, dabei Schwellung der Nase; nässender Ausschlag an den Genitalien oder zwischen Scrotum und Oberschenkeln. sars

Petroleum hat auch das letztgenannte Symptom und außerdem ein anderes, nämlich: häutige Fetzen am Anus. petr.

Euphorbiaceae.

Die Euphorbiaceae als Ordnung enthalten ein scharfes Prinzip, das in einigen Fällen öliger, in anderen harziger Natur ist; in letzterem Falle tritt ein milchiger Saft aus der Pflanze, der zu einem Gummi eintrocknet. Diese Öle oder Gummis haben zweierlei Eigenschaften. Auf die Haut gebracht, machen sie Röte und Blasenbildung. Die Blasen füllen sich mit gelblichweißem Serum, können sogar eitern und honigfarbene Schorfe bilden. Sie alle wirken mehr oder weniger intensiv als Purgiermittel, indem sie wässerigen Durchfall verursachen, verbunden mit Kolik, Tenesmus, Flatulenz, Brennen, Übelkeit und Erbrechen. Die Arzneien, die wir dieser

Ordnung entnehmen, sind *Croton Tiglium, Jatropha Curcas, Yucca filamentosa, Euphorbium officinarum, Euphorbia corollata, Mercurialis perennis, Hippomane Mancinella* und *Ricinus communis.*

Croton Tiglium verursacht Durchfall mit gelblich-wässerigem Stuhl, der wie Wasser aus einem Hydranten hervorstürzt, oft verbunden mit Übelkeit und Erbrechen. Diese Übelkeit ist sehr schlimmer Natur und vergesellschaftet mit Ohnmacht und Verlust des Sehvermögens. Kolik ist dabei, die durch warmes Getränk sich bessert. Die Ausleerungen erneuern sich bei jedem Versuch, zu essen oder zu trinken.

Die nächste Verwandte von *Croton Tiglium* ist *Jatropha Curcas,* die ein vollständiges Bild von Cholera asiatica hervorbringt, mit großer Prostration und gleichzeitigem Erbrechen und Abführen. Die erbrochenen Massen sehen aus wie Reiswasser oder Eiweiß. Auch sind Wadenkrämpfe vorhanden und Kälte des Körpers.

Das nächstähnliche Mittel ist *Euphorbia corollata.* Diese bewirkt Erbrechen und Abführen, gerade wie das vorige Mittel, mit kaltem Schweiß über den ganzen Körper. Sie hat, mehr hervortretend als die andern Glieder dieser Gruppe, einen eigentümlichen Gemütszustand — der Kranke wünscht zu sterben.

Cascarilla hat Besserung ihrer Bauch-Symptome durch warme Getränke. Aber sie scheint in einer von den vorigen Arzneien verschiedenen Klasse von Fällen zu nützen. Wir wenden sie an, wenn knotige Stühle vorhanden, die von Schleim bedeckt, wie *Graphites,* und mit Kolik und Brennen verbunden sind, gerade wie bei den andern Mitteln dieser Gruppe. *Cascarilla* hat auch häufige, blaßrote Blutungen aus den Därmen. Diese Blutungen bestehen nicht in einfachem Austreten von Blut, wie es oft auf den Stuhlgang bei Hämorrhoiden erfolgt, auch ist es nicht eine Darmblutung, von Leberleiden herrührend, sondern sie entsteht durch Krankheit der Blutgefäße.

Yucca filamentosa hat Überwiegen der biliösen gegen die gastrischen und Darm-Symptome. Sie hat Stirn- oder Schläfenschmerz, häufige Wallung nach dem Gesicht, gelbes oder blasses Gesicht und gelb oder gelblichweiß belegte Zunge, die den Eindruck der Zähne zeigt. Dabei dumpfer Schmerz im Zentrum der Leber, dürftiger Appetit, aufgetriebener Leib, der gegen Berührung empfindlich ist, Kolik oder kolikartige Schmerzen, Tenesmus mit häufigem Abgang von Blähungen, häufige wässerige oder gelblichbraune Stühle.

Nun wollen wir die Einwirkung dieser Mittel auf die Haut studieren. *Croton Tiglium* auf die Haut gebracht, ruft Erythem hervor, dem schnell eine Gruppe von Bläschen folgt, die fast zusammenfließen, ganz unerträglich brennen und jucken. Wird die Einwirkung des Mittels fortgesetzt, so bilden diese Bläschen einen gelblichen Schorf, der sehr dem Milchschorf ähnelt; bei diesem Leiden kann *Croton Tiglium* indiziert sein, besonders wenn die Darm-Symptome passen.

Hippomane Mancinella wurde zuerst von Dr. Muir geprüft. Ihre Eigenschaft, Bläschen zu verursachen, wurde beim Scharlachfieber benutzt. Ihre Symptome sind folgende: Delirium; schlimmer Hals, mit Unmöglichkeit zu schlucken wegen Konstriktion im Hals und Ösophagus; Brennen der Augen, verschlimmert durch Schließen der Lider.

Yucca erregt erythematöse Röte der Haut. Bei zwei Prüfern erregte sie Brennen und Geschwulst des Präputium mit Röte des Meatus urinarius. Eine Durchsicht der allopathischen Lehrbücher wird Ihnen zeigen, daß *Yucca* gegen Tripper empfohlen wurde.

Euphorbium officinarum unterscheidet sich etwas von den andern. Wie diese verursacht es erythematösen und vesikulösen Ausschlag. Sein Hauptwert jedoch besteht in seiner Einwirkung auf die Knochen. Es wird gebraucht bei Leiden dieser Gewebe mit Brennschmerz, besonders nach *Mercur*-Mißbrauch.

Ricinus communis hat die Eigenschaft, die Quantität der Milch bei stillenden Frauen zu vermehren.

Hierbei ist er ähnlich der *Urtica urens,* die ein herrliches Mittel ist bei Milchmangel nach der Entbindung.

Bei Ricinusöl-Mißbrauch gibt es zwei Antidote, entsprechend den bezüglichen charakteristischen Symptomen: *Bryonia* und *Nux vomica; Bryonia* wegen spezifischer Beziehung zu den Symptomen von *Ricinus* und *Nux* wegen ihrer Beziehung zu den drastischen Mitteln überhaupt.

Einunddreißigste Vorlesung.

Ranunculaceae.

Ranunculaceae.
- *Aconitum Napellus.*
- *Helleborus niger.*
- *Clematis erecta.*
- *Paeonia.*
- *Pulsatilla.*
- *Hydrastis canadensis.*
- *Staphisagria.*
- *Cimicifuga.*
- *Actaea spicata.*
- *Coptis trifoliata.*
- *Ranunculus bulbosus.*
- *Ranunculus sceleratus.*

Heute haben wir die Ranunculaceae an der Reihe, eine Pflanzenordnung, die viele Arzneien umfaßt. Sie hat ihren Namen von den verschiedenen Varietäten des Hahnenfußes. Als Ganzes scheint die Ordnung einen scharfen Stoff zu enthalten, einige ihrer Glieder sind etwas narkotisch. Aus dieser Ordnung erhalten wir *Aconitum, Cimicifuga, Actaea spicata, Captis trifolia, Ranunculus bulbosus, Ranunculus sceleratus, Hepatica, Pulsatilla, Hydrastis canadensis, Clematis erecta, Staphisagria, Helleborus* und *Paeonia. Staphisagria* enthält Dephinin. *Hydrastis canadensis* soll frisch sowohl ein Narkoticum wie auch Säure enthalten. Es wird wegen seiner stärkenden Wirkung gebraucht; bei Mißbrauch treten Symptome wie bei *Chininum sulfuricum* auf: Klingen und Summen in den Ohren und Abnahme des Pulses. *Clematis Vitalba* ist so ätzend, daß es als Ersatzmittel für *Cantharis* gebraucht wird. Ähnliche Eigenschaften zeigt *Clematis crispa,* welches die spanischen Fliegen mit Begierde fressen. *Clematis Viorna,* deren zähe Schößlinge zu Papier gemacht werden, ist auch blasenziehend.

Wir werden nur die Hauptrepräsentanten der Ranunculaceae zu studieren Zeit haben. Wir wollen zuerst *Aconit* betrachten.

Aconitum Napellus.

Aconitum Napellus ist der Sturmhut. *Aconit* selbst bedeutet: ohne Staub. Die Pflanze hat ihren Namen von der botanischen Tatsache, daß sie auf trockenen Felsen wächst, wo nur spärlich Erde vorhanden, doch genug, daß sie Wurzel fassen kann. Darin zeigt sich die Kühnheit der Pflanze. Sie wird Sturmhut genannt wegen der Form der Blüten, die sich umschlagen und das Ansehen haben, als ob eine Haube über den Kopf gestülpt sei. *Aconitum Napellus* enthält ein kristallinisches Alkaloid Aconitin. Es findet sich in größerer Menge in der Wurzel. Einige andere wirksame Prinzipien kommen darin vor. Sie sind von unbestimmter Zusammensetzung und schwer zu isolieren. In der Tat enthält das käufliche Aconitin immer etwas von diesen Stoffen. Aconitin und seine verwandten aktiven Prinzipien finden sich in verschiedenen Verhältnissen bei manchen Gliedern dieser Gruppe. Einige derselben enthalten Aconitsäure, an Kalk gebunden. Ich habe gehört, daß manche Bewohner Persiens die Spitzen von *Aconitum ferox* trocknen und ungestraft essen. Ich kann nicht sagen, wieviel Wahres daran ist, aber es ist bekannt, daß diese Aconitart Pseudoaconitin enthält, welches weniger giftig ist, wie das echte Aconitin. Es wird ferner behauptet (auch dies kann ich nicht verbürgen), daß an manchen Orten in der Schweiz *Aconit* in Reihen die Straßen entlang gezogen wird, daß die Spitzen abgeschnitten und als Gemüse genossen werden. Dies illustriert die Tatsache, daß Pflanzen ihre Eigentümlichkeiten verlieren durch Domestikation.

In giftigen Dosen genommen, wirkt *Aconit* deprimierend auf das zerebro-spinale Nervensystem. Es verursacht ein Gefühl von Taubheit, begleitet von Prickeln und Kriebeln in den Extremitäten und selbst komplette Anästhesie. Anfangs werden die Erregungen durchaus nicht abgestumpft. Es affiziert auch das Gefäßsystem. Nachdem zuerst Gefühl diffuser Wärme empfunden wurde, folgt eine intensive innerliche Hitze und profuser heißer Schweiß. Ein andermal bedeckt sich die Haut mit einem Miliariaausschlag, der intensiv juckt. Puls und Respiration werden sehr beschleunigt. Später wird die Körperoberfläche kühl, mit kaltem klebrigen Schweiß bedeckt, der Puls wird schwach und der Tod beschließt die Szene.

Aconit schmälert zuerst Verstand und Gemüt nicht. In seiner Wirkung auf die Nerven unterscheidet es sich dadurch von *Cocculus indicus,* welcher zuerst das Bewußtsein trübt. Dies Mittel verursacht jedoch eine komplette motorische und nicht sensorielle Paralyse. Es unterscheidet sich auch von *Gelsemium, Conium* und *Nux vomica,* die zuerst die motorische, weiterhin die sensorielle Tätigkeit zerstören. Mit Hinsicht auf ihre Symptome bei Collaps ähneln diese *Camphora* und *Veratrum album;* aber nur *Veratrum* hat das charakteristische Abführen und Erbrechen, mit kaltem

Schweiß auf der Stirn. Beide, *Aconit* und *Nux vomica,* verursachen tetanische Krämpfe, aber sie sind bei *Aconit* nur teilweise und sind von großer Muskelschwäche begleitet.

Aconit erregt zwei verschiedene Reihen von Symptomen, die sich gänzlich in ihrem Charakter unterscheiden und so getrennt sind, als ob das Mittel aus zwei Substanzen bestände, von denen jede die ihr eigenen Symptome entwickelt. Die zweite Reihe von Symptomen, die am meisten bekannt ist, ist die Tendenz von *Aconit,* Fieber und Entzündung zu erregen. Das tut es wegen seiner Einwirkung auf das sympathische Nervensystem. Wir finden es indiziert beim genuinen entzündlichen Fieber, das als synochal oder sthenisch bezeichnet wird. Alle diese Beziehungen passen für ein Fieber, das keine Qualität von Schwäche oder Asthenie an sich hat. Die für *Aconit* sprechenden Symptome der Fieber sind folgende: gewöhnlich trockene Hitze der Haut und voller, harter, springender Puls. Dies Fieber ist meist verbunden mit Angst. Die Gemüts- und die lokalen Symptome, die Hahnemann uns überliefert hat, sind wahrhaft leitend bei der Wahl von *Aconit.* Es kann nicht das heilende Mittel sein, wenn nicht Angst, Unruhe und Todesfurcht vorhanden sind. Der Schweiß, der auf solches Fieber folgt, ist gewöhnlich kritisch und bessert alle Symptome. Er ist profus, warm oder selbst heiß. Es wurde bewiesen, daß *Aconit* keine Veränderung in der Qualität des Blutes hervorruft, deshalb können Sie nicht erwarten, daß es indiziert sei bei einer Fieberform, bei welcher es sich um ein Gift im Blute handelt, das diese Flüssigkeit zerstört oder deren Körperchen verdirbt, dessen Plasma alteriert oder irgendwie dessen Qualität ändert. Der Typus des *Aconit*-Fiebers ist sthenisch und kontinuierlich und nicht intermittierend oder remittierend. Es hat kein Symptom in seiner Pathogenese, das auf Intermittens hinweist. Es beginnt mit initialem Frost oder Frösteln, dann folgt trockene Hitze, welche anhält, bis Schweiß Erleichterung bringt. Dann ist das Fieber vorüber, insofern, als *Aconit* in Betracht kommt. Es hat keine typische Rückkehr dieser Fieberanfälle. Daher können Sie *Aconit* nicht geben bei Intermittens. Hingegen muß man festhalten, daß zuweilen das Fieber nicht die Krankheit selbst ist, sondern ein Symptom, das notwendig für die eigentliche Entwickelung der Krankheit ist. Sie müssen nicht versuchen, solches Fieber durch Darreichen von *Aconit* abzuschneiden, ebensowenig als Sie ein einzelnes Symptom in einer andern Krankheit abschneiden würden. Wenn also Fieber nur ein Symptom ist, so darf *Aconit* nicht gegeben werden, um es zu beseitigen. Nehmen Sie zum Beispiel Scharlach. Das Fieber kann dabei hoch gehen, die Haut kann heiß und trocken sein und der Puls hart. Oberflächlich erscheint *Aconit* indiziert, aber Sie wissen, wenn die anderen Symptome: Rückenschmerz, Erbrechen, Halsschmerz vorhanden, und wenn andere Fälle der Krankheit in der

Nachbarschaft sind, daß Scharlach sich entwickeln wird. Sie wissen, daß, wenn Sie das Fieber beseitigen, Sie ein Symptom wegnehmen, das nötig ist für die eigentliche Entwickelung des zur Krankheit gehörigen Ausschlags. Deshalb hat man selten an *Aconit* beim Scharlach zu denken. Es kann ausnahmsweise Fälle geben, in denen das Fieber unverhältnismäßig hoch ist und die charakteristischen Gemüts-Symptome vorhanden sind, in solchem Falle mögen Sie *Aconit* verordnen, aber neun Fälle unter zehn würden durch die Verordnung von *Aconit* verhunzt werden.

Ebenso wird ein Mißgriff getan, wenn man *Aconit* bei typhösen Fieberformen gibt, um den Puls herunterzusetzen und die Temperatur zu vermindern. *Aconit* hat nicht die geringste Beziehung zum Typhus. Es wird hier rein symptomatisch gegeben und nicht aus Kenntnis der Pathologie und Symptomatologie. Ich möchte Sie bitten, nicht solche Praxis zu betreiben; das wird Sie nur zum Alternieren führen.

Bei traumatischen oder entzündlichen Fiebern muß *Aconit* andern Mitteln weichen, wenn nicht diese Unruhe oder Angst zugegen ist. Eins dieser Mittel ist *Bryonia,* die vollen harten Puls hat, vermehrte Herztätigkeit, trockene Haut und Verschlimmerung aller Symptome durch Bewegung. Der Kranke liegt vollkommen still. Er ist durchaus nicht unruhig.

Es ist von Wichtigkeit, daß Sie zwischen *Aconit, Gelsemium* und *Apis* bei fibrilen Zuständen unterscheiden. Ich will Ihnen daher die Symptome und Bedingungen detaillieren, welche zur Wahl des einen oder andern dieser Mittel führen. Wenn ich wiederhole, was schon gesagt wurde, so soll die Wiederholung nur dazu dienen, die Unterscheidung zwischen diesen Mitteln Ihnen aufs festeste einzuprägen.

Aconit ist Typus für das synochale Fieber; *Gelsemium* für das remittierende und intermittierende; *Apis* für das intermittierende oder typhöse. *Aconit* verursacht entschieden Frost, dem trockene, heiße Haut und voller, harter, springender Puls folgt; später folgt warmer, profuser, kritischer Schweiß mit Erleichterung. *Gelsemium* macht partiellen Frost, der in den Händen beginnt oder den Rücken auf und ab läuft; darauf folgt allgemeine Hitze, am entschiedensten an Kopf und Gesicht. Schweiß gradweise und mäßig, aber immer erleichternd. *Apis* verursacht Frost, darauf brennende Hitze über den ganzen Körper, oder einige Stellen sind heiß, andere kühl. Hitze ist hauptsächlich im Bauche bemerkbar. Die Haut heiß und trocken oder abwechselnd trocken und feucht. Schweiß fehlt oder bricht stellenweis aus und trocknet schnell ab.

Bei *Aconit,* wie bekannt, ist der Puls voll, hart, springend. Bei *Gelsemium* voll, fließend, aber nicht hart. Bei *Apis* beschleunigt, voll und stark, oder flatternd, drahtförmig und frequent. *Aconit* setzt voraus, daß das Blut nicht qualitativ verändert ist. *Gelsemium* gestattet einige Veränderung, die zu Depression hinneigt. *Apis* hat Tendenz zu Toxämie mit typhösem Charakter.

Aconit ist demnach nur das Mittel, wenn das Fieber sthenisch ist; wie nach Erkältung bei trocknen, kalten Winden; bei Erkältung nach Überhitzung; bei plötzlicher Verkühlung, wenn der Körper warm und im Schweiß ist usw. Bei biliösem Fieber ist es indiziert in dem ersten Stadium bei sthenischem Charakter, besonders weil es auf die Leber wirkt. Es ist auch wirksam beim entzündlichen Fieber, mag es traumatisch sein oder nicht, wenn nur der Typus paßt; besonders bei vollblütigen, robusten Individuen, die leicht an plötzlichen aktiven Kongestionen leiden. Es hat keine Beziehung zu dem intermittierenden Fiebertypus; wird es bei solchem Fieber gegeben, so wirkt es nur durch Verminderung der Herzaktion und nie kurativ, also nie homöopathisch. Auch hat es nicht die geringste Beziehung zum Typhus. *Gelsemium* ist Heilmittel, wenn das Fieber sich entwickelt unter Umständen, die zu Parese der motorischen Nerven der willkürlichen und unwillkürlichen Muskeln hinneigen. Es entspricht jenem Stadium, in welchem die Blutgefäße erweitert und voll sind, aber die Strammheit und Resistenz einer vollentwickelten sthenischen Entzündung entbehren. Solche Fieberform ist begleitet von Schlaffheit, Muskelschwäche, Verlangen nach absoluter Ruhe und Schlafsucht. Unter solchen Umständen könnten die Kongestionen doch aktive sein, wie bei *Aconit,* aber sie zeigen eine Passivität, die hinreichend charakteristisch ist. Der Puls ist voll, fließend, aber nicht hart. So kann *Gelsemium* indiziert sein bei biliösen Fiebern, wobei die Leber passiv kongestioniert ist. Hingegen paßt es bei typhösen Formen, aber nie, nachdem Erschlaffung und Schläfrigkeit, die zur Erschlaffung gehört, eingetreten sind, und demnach die passive Hirnkongestion in große Prostration und Stupor übergegangen ist.

Apis hat offenbare Ähnlichkeit mit dem sthenischen Fieber von *Aconit* in der heißen Haut, starkem Puls usw., und dies zeigt sich besonders im Beginn erysipelatöser Entzündungen oder, noch mehr, bei Entzündung seröser oder synovialer Häute. Aber *Apis* tendiert nach dem Typhus hin oder zu Ergüssen; *Aconit* zu keinem von beiden. Demnach kann *Aconit* passen beim Fieber, das den Anfang einer Meningitis, Pleuritis oder Synovitis begleitet; aber seine Macht hört auf, wenn der Cri encephalique, Dyspnöe und dumpfe Perkussion oder Gedunsenheit, teigige Geschwulst am Gelenk, je nach dem Fall, Ausschwitzung anzeigt. In ihrer intermittierenden Fieberform hat *Apis* weder mit *Aconit,* noch mit *Gelsemium* Ähnlichkeit. Selbst in der rheumatischen Form, wo beide, *Aconit* und *Apis,* auftreten, ist die Ähnlichkeit nur oberflächlich; denn *Apis* verursacht entweder erysipelatöse Entzündung oder brennend-stechenden Schmerz und exquisites Wundheitsgefühl, was alles sich auf die Blutgefäße bezieht.

Bei den Formen, die zum Zerfall neigen, läßt *Apis Aconit* hinter sich und überragt *Gelsemium* vollständig. Sie ist indiziert beim genuinen Scharlach, bei Diphtherie und beim Typhus. Es ist Tendenz zur Defibrination des Blutes vorhanden und zuletzt Dekomposition der Säfte. In solchen Fällen werden die ängstliche Unruhe von *Aconit* und die Irritabilität oder Schlafsucht von *Gelsemium* durch rastlose Unruhe und Betäubung ersetzt. Die Aufregung und das Delirium von *Aconit* und das nur halbbewußte Murmeln von *Gelsemium* verwandeln sich in tiefmurmelndes Delirium und Bewußtlosigkeit. Ordnen wir die bezüglichen Symptome nach den Forderungen des Organon, so haben wir jedes Mittel folgendermaßen charakterisiert: *Aconit* ängstlich, verzweifelt, unruhiges Umherwerfen im Fieber; fürchtet, er wird sterben; stößt die Kleider weg; Puls voll, hart. springend; Haut heiß, trocken. Alles endet mit reichlichen Schweißen. *Gelsemium* reizbar, empfindlich; Kinder können manchmal nicht einschlafen, sind nervös, auch Konvulsionen drohen oder Schläfrigkeit, Augenlider schwer, Aussehen wie betrunken; Verlangen nach vollständiger Ruhe. Frost den Rücken auf und ab, darauf Hitze mit vermehrter Schlafsucht; Puls voll, fließend. Schweiß mäßig, gradweis, aber mit Erleichterung. *Apis* rastlose Unruhe; wünscht zu schlafen, kann aber nicht vor Nervosität; oder tiefes, murmelndes Delirium; Sopor. Frost beginnt an den Knien oder am Bauch, drei Uhr nachmittag; Hitze mit trockener Haut oder gelegentlichen vorübergehenden Anfällen von Schweiß; will nicht zugedeckt sein; große Oppression der Brust; Haut heiß an manchen Stellen, an andern kühl. Puls beschleunigt und stark; oder, wenn Schwäche sich zeigt, drahtförmig und frequent; intermittierend, unfühlbar.

Belladonna kommt in Betracht als ein anderes, dem *Aconit* ähnliches Mittel. *Belladonna,* wie wir häufig sehen werden, wirkt nicht primär auf die vasomotorischen Nerven oder die sympathischen Ganglien, daher vermindert sie nicht das Kaliber der Blutgefäße. Sie wirkt primär auf das Zerebrospinal-Nervensystem, deshalb finden wir sie indiziert bei Fiebern, die mit Hirn- und Rückenmarks-Symptomen beginnen. Wir finden sie indiziert bei Fiebern, die mit dem *Aconit*-Typus beginnen, aber beim Fortschreiten das Gehirn in Mitleidenschaft ziehen. Demnach folgt *Belladonna* oft gut auf *Aconit. Belladonna* erfordert, daß Hirn-Symptome, wie Aufschrecken aus dem Schlaf, klopfender Kopfschmerz, heißer Kopf und kalter Körper und kalte Extremitäten zugegen sind.

Veratrum viride verdrängt *Aconit* beim Fieber, wenn man das Auftreten von Pneumonie gewahr wird und große arterielle Erregung vorhanden ist, angezeigt durch vollen, raschen Puls. Das

Atmen ist mühsam und beschwerlich, oder später Übelkeit beim Aufstehen, Schwäche, träger Puls, Kältegefühl.

Wenn das synochale Fieber dem *Aconit* nicht weichen will, dann ist *Sulfur* das beste Mittel. Die Symptome, die Sie zur Wahl dieses Mittels führen werden, sind folgende: Trotz Anwendung von *Aconit* dauert die trockene Hitze fort. Entweder zeigt sich gar kein Schweiß, oder wenn etwas, so geht er leicht vorüber. Der Kranke, zuerst schlaflos und unruhig, wird schlummersüchtig und antwortet langsam auf Fragen oder läßt Pausen zwischen Ihren Fragen und seinen Antworten. Die Zunge wird trocken und die Sprache etwas schwer. Der Kranke zeigt deutlich, daß er in einen typhösen Zustand verfällt, der von der anhaltenden Erschöpfung durch diese Hitze herrührt.

Ferrum phosphoricum, über das ich schon mehr als einmal gesprochen habe, muß von *Aconit* unterschieden werden. Es wirkt auf die Blutgefäße, indem es einen Zustand von Halblähmung hervorruft, wobei sie erweitert werden, wie im zweiten Stadium der Entzündung. Der Puls ist voll und mehr weich, nicht hart oder gespannt, wie bei *Aconit.* Es ist indiziert bei Kongestionen eines Körperteils, wenn die Ausscheidungen dieses Teiles blutstreifig sind. Dies kann zutreffen bei Dysenterie, Hämoptysis und bei sekundärer Pneumonie.

Arsenicum album verursacht, wie *Aconit,* intensives Fieber, mit Angst, Todesfurcht und Unruhe; aber Fieber und Entzündung von *Arsenic.* sind derart, wie sie intensiven örtlichen Leiden entsprechen und einer Entzündung, die zur Zerstörung des betreffenden Teiles führt, und einem Fieber von typhösem Charakter mit putriden Entleerungen usw.

Aconit kann bei entzündlichen Affektionen des Gehirns gebraucht werden. Sie müssen jedoch unterscheiden zwischen idiopathischer Entzündung des Gehirns und einer aus tiefliegendem Leiden entspringenden. *Aconit* kann nur wenig Einfluß auf Meningitis tuberculosa haben. Aber bei Meningitis oder Hirnkongestion, wenn man mit dem Kopf direkt den Sonnenstrahlen ausgesetzt, besonders schlafend, gelegen hat, ist es das Heilmittel und hierbei dem *Glonoin* oder der *Belladonna* überlegen. Es kann auch gegeben werden, wenn Hirnkongestion auf einen Ärger folgt. *Aconit* kann ferner indiziert sein beim Sonnenstich, wenn die große Hitze eine lähmende Einwirkung auf die Zirkulation hatte. Erst arbeitet das Herz kräftiger; dann beginnt es seine Kraft zu verlieren und schlägt 120 bis 130 Schläge in der Minute.

Amylium nitrosum ruft ein ähnliches Bild hervor. Das Gesicht ist gerötet, die Augen treten heraus; Brausen in den Ohren, Lähmung der Gefäßnerven, Lähmung des Herzens, demzufolge herabgesetzter Blutdruck in den Kapillaren. *Aconit* kann auch gebraucht werden, wenn die Gehirnkongestionen von Ärger oder von einem Zornausbruch herrühren.

Sie können *Aconit* bei Augenaffektionen gebrauchen, bei Conjunctivitis, die auf chirurgische Operationen folgt oder durch einen fremden Körper im Auge entsteht. Es ist auch bei entzündlichen Affektionen der Augen indiziert, die auftreten nach Erkältung bei trockenen, kalten Winden. Große Hitze und Brennen im Auge findet sich dabei. Im Auge das Gefühl von Sand und übergroße Empfindlichkeit. Die Schmerzen sind so intensiv, daß der Kranke zu sterben wünscht; er behauptet, sie nicht ertragen zu können. Im Augapfel das Gefühl, als würde er aus der Augenhöhle gedrängt, und Schmerz; dieser Schmerz wird schlimmer, wenn die affizierte Partie bewegt oder berührt wird. Starke Lichtscheu. Die Pupillen sind kontrahiert und ein blauer Ring um die Cornea, sowie heftiger Schmerz in den Augäpfeln, wie bei Episkleritis. Selbst Glaukom kann *Aconit* erfordern, wenn außer den oben aufgezählten Symptomen Schmerzen eintreten, die nach dem Gesicht ausstrahlen, wie bei Tic douloureux, besonders nachdem man sich heftiger Kälte oder kalten Winden ausgesetzt hat, oder bei rheumatischen Kranken. Wenn jedoch *Aconit* nicht prompt hilft, so müssen Sie sofort zu anderen Mitteln greifen, da diese Krankheit die Sehkraft unglaublich schnell zerstört.

Sulfur ist bei Conjunctivitis indiziert, wenn fremde Körper das Auge reizen, sobald *Aconit* im Stich läßt.

Spigelia hat manche dem *Aconit* ähnliche Schmerzen, besonders im linken Auge; aber ihre Entzündung ist weniger allgemein als im *Aconit*-Fall.

Sie werden sich erinnern, daß ich sagte, *Aconit* hat zwei bestimmte Typen seiner Wirksamkeit; wir haben den zweiten und besser bekannten Typus betrachtet, lassen Sie uns nun den andern, der sehr verschieden ist von dem bisher betrachteten, studieren. Die folgenden Symptome gehören mehr dem Zerebrospinal-Nervensystem an. Zuerst wollen wir sprechen von den Symptomen des Geistes selbst. Wir finden *Aconit* nützlich bei Geisteskrankheiten oder Hysterie, wenn eigentümliche Abneigung gegen Anregung, speziell gegen geschäftsreiche Straßen vorhanden. Die Kranken getrauen sich nicht über solche Straßen zu gehen, weil sie fürchten, es könnte ihnen etwas zustoßen. Dies Symptom ist ganz normal unter gewissen Umständen; ist es aber übertrieben, so zeigt es eine Überreiztheit des Gehirns an, wie sie häufig bei Hysterischen vorkommt. Sie sind ängstlich. Sie können Musik nicht ertragen. Sie können keinen Schall ertragen, so empfindlich sind die Ohren. Sie bilden sich ein, daß irgendein Teil des Körpers nicht richtig ist, z. B. ein Glied nicht an rechter Stelle, Lippen zu dick, Züge entstellt, bilden sich ein, alle ihre Gedanken kämen aus dem Magen. Zuweilen haben solche Kranke in den Anfällen der Krankheit „Ideen“, in denen sie die Todesstunde voraussagen. Sie können das Symptom zuweilen beim Puerperalfieber bemerken. *Argentum nitricum* und *Coffea* haben auch das Symptom: Voraussage der Todesstunde, namentlich im Kindbett.

Aconit macht ferner Paralyse; eine Paralyse, an die man sich leicht erinnern kann durch zwei oder drei subjektive Symptome; die Paralyse wird begleitet von Kälte, Taubheit und Kriebeln. Ist nicht Kriebeln in dem affizierten Teile vorhanden, so finden wir selten *Aconit* indiziert. Selbst Paralyse beider Beine, Paraplegie kann dem *Aconit* weichen, wenn diese charakteristische Kälte der Glieder und Kriebeln zugegen. Wir können *Aconit* auch anwenden bei verschiedenen Arten örtlicher Lähmungen, wie bei Gesichtslähmung, wenn dabei die obenerwähnten Symptome und wenn sie darauf zurückzuführen sind, daß man trockenen, kalten Winden ausgesetzt war. Aber diese Lähmung ist niemals organischen Ursprungs.

Sulfur ist das Haupt-Antidot, wenn Lähmung die Folge von zu starken Gaben von *Aconit* ist.

Cannabis indica und *Staphisagria* muß man im Sinne haben bei Paralyse mit Kriebeln in den affizierten Teilen; und *Rhus Tox.*, *Sulfur* und *Causticum* bei Lähmung nach Erkältung.

Die Neuralgie, welche *Aconit* heilt, entsteht, wenn man sich trockenen, kalten Winden ausgesetzt hat. Besonders ist es indiziert, wenn heftige Kongestion nach dem affizierten Teil stattfindet, der gewöhnlich das Gesicht ist. Das Gesicht wird rot und geschwollen. Die Schmerzen treiben den Kranken fast zur Verzweiflung. Gewöhnlich findet sich Kriebeln in dem affizierten Teil. Sie können hier *Spigelia* vergleichen, die nützlich ist bei linkseitiger Prosopalgie mit heftigen, brennend-stechenden Schmerzen. Der Kranke befindet sich in ungemeiner Erregung und kann die Schmerzen kaum ertragen.

Colchicum ist ebenfalls bei linkseitiger Prosopalgie indiziert. Die Schmerzen sind mit paralytischer Schwäche der Muskeln verbunden, sind aber nicht so heftig, wie die bei *Spigelia*.

Amylium nitrosum ist lieber als *Aconit* anzuwenden bei Gesichtsschmerz mit mehr örtlichen Kongestionen.

Aconit ist ein sehr wichtiges Mittel bei der Behandlung von Herzaffektionen. Die Symptome, die es in solchen Fällen indizieren, sind zahlreich und wichtig, und das ist notwendigerweise so, weil *Aconit* den Blutlauf stört und auch spezielle Wirkung auf das Herz und seine Nerven ausübt. Man findet Kongestionen zu Herz und Lungen, Herzklopfen mit Angst, Herzbeklemmung und selbst Synkope. Das Herzklopfen verschlimmert sich beim Gehen. Lancinierende Stiche treten auf und hindern den Kranken, eine gerade Stellung einzunehmen und tief zu atmen. Anfälle intensiven

Schmerzes gehen vom Herzen den linken Arm hinunter und sind verbunden mit Taubheit und Kriebeln in den Fingern.

Bei Hypertrophie des Herzens wird *Aconit* indiziert durch dieses Taubsein und Kriebeln in den Fingern. Aber nur bei unkomplizierter Hypertrophie des Herzens dürfen Sie dies Mittel geben. Bei Hypertrophie von Klappenfehlern her kann es großen Schaden tun. Hier müssen Sie mit *Aconit* vergleichen: *Arnica, Aurum, Rhus Tox.* und *Cactus grandiflorus. Kalmia* und *Rhus* haben auch Taubsein und Kriebeln im linken Arm bei Herzleiden.

Aconit kann gegeben werden in den ersten Stadien der Pneumonie, wenn das Fieber hoch geht und Frost ihm voranging. Symptome von Anschoppung der Lungen sind zugegen. Der Husten ist gewöhnlich hart und trocken und ziemlich schmerzvoll. Zumeist ist die Expektoration serös oder wässerig und etwas blutstreifig, oder nicht dick und blutstreifig. Der Kranke ist natürlich voller Angst.

Veratrum viride ist schon angegeben; es mißt sich mit *Aconit* bei beginnender Pneumonie. Es wirkt wunderbar, wenn der Blutandrang nach den Lungen stark ist, mit heftiger Erregung des Herzens, die sich durch schnellen und vollen Puls zu erkennen gibt, sowie Übelkeit, Schwäche beim Aufstoßen, Zunge unter der Mitte gerötet.

Bryonia kann die Stelle von *Aconit* vertreten, besonders wenn Hepatisation begonnen hat. Der Husten ist noch hart und schmerzend und verbunden mit dickerer Expektoration. Die Angst ist nur zu beziehen auf die Atembeklemmung und nicht auf das Fieber; der Kranke liegt nun lieber still, als daß er sich umherwirft.

Aconit kann auch bei Pleuresie indiziert sein, aber nur ganz im Anfang, bevor Exsudat vorhanden; wenn sich scharfe Stiche auf beiden Brustseiten einfinden; wenn Frostschauer, denen febrile Aktion folgt, auftreten; wenn die ganze Krankheit entstand aus unterdrücktem Schweiß oder Erkältung in frischer Luft.

Bei Krupp, mag es katarrhalischer oder häutiger sein, könnten Sie *Aconit* geben, sobald das Leiden entstand, nachdem der Kranke sich trockenen, kalten Nordwestwinden ausgesetzt hatte. Der Kranke wird aus dem Schlaf durch lange Erstickungsanfälle aufgeweckt. Der Husten hat harten, trockenen, bellenden Charakter und kann durchs ganze Haus gehört werden. Dabei große Atemnot, Angst und hohes Fieber.

Spongia ist zu geben, wenn der Atem „sägend“ wird. Der Husten ist stets bellend, harsch und raspelnd. Sie ist speziell indiziert bei blauäugigen Kindern mit zarter Gesichtsfarbe, besonders, wenn die Krankheit vor Mitternacht sich verschlimmert.

Hepar müßte gegeben werden, wenn der Husten sich gegen Morgen verschlimmert und mit Schleimrasseln verbunden ist.

Sambucus ist nötig, wenn Spasmus glottidis vorhanden. Das Atmen ist keuchend und krähend und schlimmer nach Mitternacht und wenn der Kranke mit dem Kopf tief liegt.

Bei Hämoptysis, die für *Aconit* spricht, ist das Blut hellrot. Das Leiden ist immer verbunden mit Angst und mit Fieber. Bei Hämoptysis können Sie folgende mit *Aconit* vergleichen:

Millefolium hat Hämoptysis mit profusem Fluß hellroten Blutes, aber ohne Fieber.

Ledum bei Hämoptysis der Trinker oder von Personen rheumatischer Konstitution. Das Blut ist hellrot und schaumig.

Cactus grandiflorus bei Hämoptysis mit starkem Herzschlagen. Er hat aber weniger Angst und weniger Fieber als *Aconit*.

Aconit ist häufig von Nutzen bei Bauchleiden, besonders bei entzündlichen Affektionen dieser Teile. Sie können ihn anwenden bei Magenentzündung oder gastrischem Katarrh; wenn die Störung durch Bloßliegen veranlaßt wurde, durch Unterdrücken eines akuten Ausbruches oder durch plötzliche Abkühlung des Magens durch Trinken von Eiswasser. Es besteht Druck auf den Magen, als wenn ein kalter Stein dort läge, auch nach wiederholtem Erbrechen bleibend. Vergleiche auch *Colchicum, Arsenicum, Elaps* usw. Sie können auch *Aconit* bei entzündlicher Kolik geben, wenn die Schmerzen, die sich in keiner Lage bessern, den Kranken zwingen, sich zu krümmen. Dies Symptom ist unschätzbar beim Beginn entzündlicher Prozesse im Bauche und auch in einigen Fällen von Eierstocksdysmenorrhöe. *Colocynthis* kann hier verglichen werden. Dieses Mittel hat keine Entzündung und dennoch tritt Besserung ein durch Zusammenkrümmen und durch Druck.

Aconit kann auch gegeben werden bei Dysenterie, besonders wenn die Krankheit im Herbst auftritt, sobald auf warme Tage kalte Nächte folgen. Bei diesem Leiden folgt auf *Aconit* sehr gut *Mercurius*.

Die Diarrhöe von *Aconit* ist entzündlichen Ursprungs. Die Stühle sind wässerig, schleimig und blutig. Sie erscheint gewöhnlich im Sommer infolge kalten Trinkens oder unterdrückten Schweißes.

Cholera infantum erfordert *Aconit*, wenn die Stühle aussehen wie gehackter Spinat und die schon erwähnten entzündlichen Symptome vorhanden sind.

Sie können an *Aconit* auch bei eingeklemmtem Bruch denken, wenn Entzündung im eingeklemmten Darm aufgetreten ist mit Brennschmerz im affizierten Teil. Dabei ist auch Galleerbrechen, große Angst und kalter Schweiß.

Bei beginnender Nierenentzündung, ob wahre Brightsche Nierenkrankheit oder nicht, bessert *Aconit*, wenn der Kranke über scharfe, schneidende Schmerzen klagt, die von der Nierengegend kreisförmig über den Unterleib und die Hüftbeine ausgehen.

Kommen wir nun zu den Geschlechtsorganen, so finden wir *Aconit* zuweilen indiziert bei Dysmenorrhöe, von der man annehmen kann, daß sie Folge von Verdickung des Peritoneum über den Ovarien ist. Die charakteristische Kolik, die ich vor einigen Minuten beschrieb, ist zugegen.

In der Schwangerschaft kann *Aconit* verordnet werden bei gewissen Gemüts-Symptomen, wie Todesfurcht, erregbarem Temperament usw. Es kann auch gegeben werden bei drohendem Abortus, dessen Ursache Ärger ist.

Während der Entbindung selbst kann es gegeben werden, wenn die Wehen unnatürlich heftig und häufig sind. Die Kranke klagt, daß sie nicht atmen kann, daß sie die Schmerzen nicht ertragen kann. Sie ist unruhig und ängstlich und der Körper mit warmem Schweiß bedeckt.

Beim sogenannten Milchfieber ist *Aconit* zu geben, wenn die Brustdrüsen heiß und geschwollen sind und die Haut heiß und trocken. Mit diesen Symptomen verbunden sind Unruhe und Angst.

Unterdrückung der Lochien ist eine Indikation für *Aconit*, wenn sie durch heftige Gemütsbewegung entstand, und wenn dabei hohes Fieber, Durst und Angst. Die Mammae sind schlaff und der Bauch aufgetrieben und empfindlich gegen Berührung.

Aconit ist nicht oft bei Puerperalfiebern indiziert, weil diese meistens septischen Ursprungs sind, aber bei einer gewissen Art von Kindbettfieber ist es das einzige Mittel, das die ganze Sache in wenig Stunden beseitigen kann. Die Wärterin hat vielleicht nach harter Geburtsarbeit die Kranke nicht sorgsam gehütet, hat sie mit zu kaltem Wasser gewaschen oder gedankenlos ihre Wäsche ohne die nötige Vorsicht gewechselt, und es ergeben sich die folgenden Symptome: Hohes Fieber; Durst; Augen glänzend und wild; scharfer, ängstlicher Ausdruck; Leib geschwollen und gegen Berührung empfindlich; Brüste schlaff und ohne Milch. Wenn Sie dieses Symptomenbild haben, können Sie zuversichtlich *Aconit* geben.

Wenn auch *Aconit* im Scharlach nicht nötig ist, so kann es doch in dieser Krankheit gegeben werden, sobald nach dem Stadium der Desquamation das Kind sich erkältet und akuter Morbus Brightii auftritt. Das Kind fährt aus dem Schlaf auf in vollkommener Agonie mit kaltem Schweiß an der Stirn und mit kalten Gliedern. Wassersucht ist auch vorhanden.

Bei Masern ist *Aconit* beizeiten in dem Falle angezeigt, wenn hohes Fieber, Röte der Bindehaut, trockener, bellender Husten, Unruhe, Stechen und Brennen der Haut auftreten. Es geht *Pulsatilla* voraus und bessert so lange, als hohes Fieber besteht. Der Ausschlag ist rauh und hirsekornartig.

Gelsemium unterscheidet sich dadurch, daß es mehr Schläfrigkeit und das Verlangen nach Ruhe verursacht.

Bei akutem Schnupfen finden Sie *Aconit* indiziert, wenn das Leiden aus den gewöhnlichen *Aconit*-Ursachen entstand, wenn die Nasenschleimhaut trocken und heiß ist und dabei sehr heftiger, klopfender Kopfschmerz. Der Kranke fühlt sich besser in frischer Luft. In den Muskeln des ganzen Körpers Gefühl von Schmerz, so daß Niesen zwingt, die Brust festzuhalten. Fieber, Unruhe und die begleitenden Symptome sind da. All das wird hervorgerufen nicht durch feuchtes Wetter und nicht durch Aussetzen rauher Luft, die Erkältung hervorruft, sondern durch kalte, trockene Winde oder unterdrückten Schweiß.

Sie können *Nux vomica* vergleichen bei Erkältungen, die durch kaltes Wetter verursacht sind.

Belladonna ist zu geben, wenn der Kopf sehr heiß ist, der Schlund rot und die Mandeln geschwollen sind.

China ist nützlich bei Kopfschmerz von unterdrücktem Schnupfen, mit Schmerzen, die an der freien Luft schlimmer anstatt besser werden, wie bei *Aconit*.

Bei Hautkrankheiten ist *Aconit* zuweilen angezeigt. Es ist kein Mittel für Scharlach, aber Sie werden es zuweilen von Nutzen finden bei Scharlach-Ausschlag mit hohem Fieber, Beklemmung und anderen eigentümlichen Symptomen.

Sulfur ist das eigentliche Heilmittel bei *Aconit*-Mißbrauch.

Zweiunddreißigste Vorlesung.

Cimicifuga racemosa, Ranunculus bulbosus und Ranunculus sceleratus.

Cimicifuga racemosa = Actaea racemosa.

Wir haben in der homöopathischen Arzneimittellehre zwei Varietäten von *Actaea: Actaea racemosa* und *Actaea spicata*. Die letztgenannte kann mit sehr wenig Worten abgefertigt werden. Sie wirkt auf die Gelenke, besonders auf die kleineren, wie die der Hände und Füße. Sie ist nützlich bei Rheumatismus, der diese Teile befällt, besonders wenn Hände und Handgelenke ergriffen sind.

Cimicifuga wirkt auf das Zerebrospinal-Nervensystem und speziell auf die motorischen Nerven. Sie scheint entschiedenen Einfluß auf die in den Muskeln verteilten Nerven zu haben, da sie ein vollständiges Bild von Myalgie hervorbringt.

Cimicifuga ist auch schätzbar wegen ihrer Reflexnerven-Symptome. Sie hat Neuralgie irgendeines Körperteils als Reflex-Symptom von Uterin- oder Ovarialleiden. Eins ihrer wichtigsten, auf dieser Grundlage erscheinenden Symptome ist ein Gefühl von Hitze auf dem Scheitel des Kopfes, gerade hinter der Mitte. Andere Symptome, die Sie sich am Kopfe merken können, sind Gefühl, als ob die Spitze des Kopfes wegfliegen wollte; scharfe lancinierende und neuralgiforme Schmerzen in und über den Augen, Supraorbitalschmerzen, die nach der Spitze des Kopfes hinaufschießen. Diese Symptome indizieren *Cimicifuga* in manchen den Frauen eigentümlichen Leiden und bei Krankheiten, die das Auge selbst betreffen. Bei manchen Augenleiden, wenn Schmerzen obengenannter Art zugegen, ist *Cimicifuga* eins der ersten Mittel, an die man denken muß.

Spigelia hat ähnliche Schmerzen. Bei diesem Mittel kommt und geht die Neuralgie mit der Sonne, das heißt, sie erreicht ihre Höhe mittags und schwindet abends. Der *Cimicifuga*-Schmerz ist schlimmer nachts, als am Tage. Der *Spigelia*-Schmerz beginnt im Hinterkopf, geht nach vorn und setzt sich über dem einen oder anderen Auge fest. Dies Mittel hat auch ein Gefühl, als ob der Augapfel enorm groß wäre. Wenn jedoch dies letztgenannte Symptom auf Lageveränderung des Uterus sich bezieht, ist *Cimicifuga* vorzuziehen.

Cedron ist ein unschätzbares Mittel bei neuralgiformen Affektionen, wenn die Schmerzen den Supraorbitalnerven und das Auge ergreifen und schlimmer auf der linken Seite sind. Das Auge brennt, als ob es im Feuer wäre. Die Schmerzen kommen regelmäßig zur selben Stunde jeden Tag wieder.

Ein anderes in diesem Zusammenhang zu erwähnendes Mittel ist *Kalmia latifolia,* welche Supraorbitalneuralgie hat, schlimmer auf der rechten Seite.

Cimicifuga kann auch gebraucht werden bei Kopfschmerz mit dem Gefühl, als würde der Kranke verrückt werden. Besonders wertvoll ist sie, wenn Uterin-Symptome zugegen.

Sie ist auch erforderlich, wenn Schmerz in der linken Inframammillargegend auftritt, der von Gebärmutterstörungen abhängt.

Wir kommen nun zu der Einwirkung von *Cimicifuga* auf die weiblichen Geschlechtsorgane. Sie ist indiziert bei der Entbindung oder bei drohendem Abortus, wenn die Schmerzen durch den Leib fliegen von einer Seite zur andern (*Lycopodium* von rechts nach links; *Ipecacuanha* von links nach rechts und dabei Nausea). Die Schmerzen scheinen die Kranke zusammenzukrümmen. Sie kann auch in den ersten Monaten der Schwangerschaft gebraucht werden bei jenen Schmerzen in den Bauchwänden, welche die Kranke so quälen.

Wenn dabei arges Wehtun im Bauch, so ist die örtliche Anwendung von *Hamamelis*-Tinktur ein gutes Mittel.

Die Wehen scheinen mit Anfällen von Ohnmacht verbunden zu sein oder mit lautem Schmerzensschrei, so schlimm sind sie.

Bei Nachwehen ist sie nur nützlich, wenn diese heftig sind, wenn die Kranke, übermäßig empfindlich, sie nicht ertragen kann, und wenn sie schlimmer sind in den Weichen.

Cimicifuga kann auch bei Puerperalmanie gebraucht werden. Die Kranke erklärt, daß sie verrückt werden wird, und jede ihrer Handlungen beweist augenscheinlich, daß sie Wort halten wird. Sie ist argwöhnisch. Sie spricht Unsinn, und doch scheint sie dessen, was sie tut, sich bewußt zu sein, und sie sagt, sie könne nicht anders. Zuweilen hat sie Visionen von Ratten usw. Diese Symptome können das Mittel auch bei Delirium tremens indizieren.

Hier können Sie *Lachesis* vergleichen, welche hat „erwacht aus dem Schlaf und springt aus dem Bett, nicht bloß mit übermenschlicher Kraft, sondern auch in großem Schreck“.

Ebenso *Arsenic.*, das oft auf *Lachesis* folgt, wenn der Kranke sich fürchtet, allein gelassen zu werden.

Calcarea carbonica: Visionen von Ratten und Mäusen, sobald der Kranke die Augen schließt.

Ein anderes Symptom, das wir als Anzeige für *Cimicifuga* bei Entbindung finden, ist „Schauer oder nervöses Frösteln" im ersten Stadium der Wehen. *Gelsemium* ist ebenfalls nützlich bei solchem Zustand.

Cimicifuga verursacht keine Phthisis, aber sie kann eins der ersten Mittel sein, das wir anwenden, wenn die Krankheit nicht hereditär ist, besonders wenn das Leiden durch Erkältung entstand, oder wenn der gut charakterisierte Husten von *Cimicifuga* zugegen ist, nämlich ein trockener Kratzhusten, nachts schlimmer, mit wenig oder keinem Sputum und meist mit Pleurodynie verbunden.

Bei Pleurodynie, mit Tuberkulose verbunden, werden Sie in *Guajac.* ein Mittel finden, das selten im Stich läßt.

Sie können *Cimicifuga* bei Angina pectoris gebrauchen, wenn die Schmerzen über die ganze Brust ausstrahlen und mit Hirnkongestion und Bewußtlosigkeit verbunden sind. Das Gesicht ist livid und im Arm das Gefühl, als wäre er fest an den Körper gebunden.

Einen andern Gebrauch von *Cimicifuga* können wir in dem als Spinalirritation bekannten Zustande machen. Speziell ist sie indiziert, wenn die oberen und unteren Cervicalwinkel, besonders die letzteren, empfindlich gegen Druck sind. Daher mag die Kranke nicht den Rücken anlehnen, weil sie dann Beschwerden hat. Dies Symptom von *Cimicifuga* ist gewöhnlich Reflex von Uterinreizung.

Wir haben nun verschiedene der *Cimicifuga* bei Spinalirritation ähnliche Mittel. Eins von ihnen ist *Natrium muriaticum*, das auch Empfindlichkeit zwischen den Wirbeln hervorbringt. Der Hauptunterschied zwischen ihm und *Cimicifuga* ist darin, daß bei ihm die Kranke Erleichterung fühlt, wenn sie flach auf dem Rücken liegt, und selbst dann, wenn Lageveränderung des Uterus zugegen. Eine andere auf *Natrium muriaticum* weisende Indikation ist partielle Lähmung wegen Schwäche des Rückenmarks. Besonders ist es indiziert, wenn diese Symptome herrühren von Kummer, Ärger usw.

Physostigma oder Calabarbohne liefert ein vollständiges Bild von Spinalirritation. Es macht alle Arten von Brenn- und Kneifgefühlen, die sich auf die Wirbelsäule erstrecken, mit Taubheit der Füße und Hände und anderer Körperteile, Krampfschmerzen in den Händen, plötzliches Rucken der Glieder beim Einnicken zum Schlaf. Die Rückenmuskeln werden starr, und selbst tetanischer Zustand kann sich einstellen.

Agaricus muscarius macht ein vollständiges Bild von Spinalirritation, mit gut ausgesprochenem Kriebeln oder Ameisenlaufen im Rücken, mit Jucken oder Brennen der Haut, wie bei Frostbeulen, Zucken der Muskeln, besonders der Augenlider, und an verschiedenen Körperteilen Empfindungen, als würden Eisnadeln in die Haut gestoßen.

Diese Spinalirritation kann partielle Paralyse hervorrufen, in welchem Fall wir zwei Mittel haben, auf die wir zurückkommen können. Eins davon ist *Zincum metallicum.* Es macht ein vollständiges Bild von Spinalirritation mit Schmerz im Rücken, etwa am letzten Rückenwirbel, der im Sitzen schlimmer ist, als beim Gehen oder Liegen. Außerdem macht es Schwäche der Beine, besonders mittags, wenn der Kranke hungrig ist. Sie mögen auch im Gedächtnis behalten, daß die Rücken-Symptome von Zink durch Weintrinken verschlimmert werden.

Das zweite Mittel ist *Cocculus indicus.* Diesen wenden wir bei Frauen mit Rückenschwäche an, wenn paralytischer Schmerz im Kreuz vorhanden ist. Die Kranke hat die Empfindung, daß sie kaum gehen könne. Neben diesen Symptomen findet sich auch ein Gefühl von Leere und Hinsein im Bauch, in welchem die Empfindung von Hohl- und Leersein bemerkbar.

Bei Männern finden wir diese Symptome nicht, ausgenommen als Folge geschlechtlicher Exzesse, in welchem Falle *Nux vomica* das Heilmittel ist.

Kobalt ist nützlich bei Spinalirritation durch geschlechtliche Exzesse, wenn folgendes Symptom vorhanden: Rückenschmerz, schlimmer beim Sitzen, mit Schwäche in den Beinen.

Ranunculus bulbosus.

Ranunculus bulbosus {
- Seröse Häute.
- Muskeln.
- Alkoholmißbrauch.
- Haut.

Zu vergleichen: *Aconit, Arnica, Cactus, Bryonia, Rhus, Arsenic., Mezereum.*

Wir haben zwei Varietäten von Ranunculus heute zu betrachten. Das sind *Ranunculus bulbosus* und *Ranunculus sceleratus.* Beide Pflanzen besitzen einen Saft, der außerordentlich reizend auf die Haut wirkt. Örtlich angewendet, verursacht er Erythem, dem später ein Ausschlag folgt, der zuerst vesikulös ist und von Brennen, Beißen und Jucken begleitet wird. Dauern die Symptome fort wegen der heftigen Einwirkung des Mittels, so folgt Ulceration und selbst Gangrän der Teile, wobei die Gangrän mit Fieber und Delirium verbunden ist. Dies ist ein extremes Bild, aber es kann auf längere Anwendung einiger der Ranunculaceae folgen.

Wir wollen nun *Ranunculus bulbosus* betrachten, und zwar zuerst seine Einwirkung auf die serösen Häute. Wir können an

Ranunculus bulbosus denken bei Entzündung seröser Häute, besonders der Pleura oder des Peritoneum, wenn heftige stechende Schmerzen vorhanden in der Brust, sobald es sich um Pleuritis handelt und dabei Erguß von Serum in die eine oder andere Höhle, je nachdem die eine oder andere Haut entzündet ist. Verbunden mit diesem Erguß finden wir große Angst, Dyspnöe und Qual, bedingt zum Teil durch die Anhäufung von Flüssigkeit und zum Teil durch die von den Schmerzen selbst herrührende Angst. Diese Symptome sind nun nicht allgemein bekannt unter den Ärzten, aber Sie werden finden, daß *Ranunculus* Ihnen ebenso gute Dienste leisten wird, als *Apis, Bryonia* oder *Sulfur* oder selbst bessere als diese, wenn die Art der eben beschriebenen Schmerzen vorhanden ist.

Die zweite Nummer in dem Schema am Anfang ist „Muskeln". Wir finden hier *Ranunculus* als kuratives Agens wirkend. Er ist speziell indiziert beim Rheumatismus der Muskeln, besonders der Rumpfmuskeln. Intercostalrheumatismus weicht viel schneller diesem Mittel, als irgendeinem andern. Gewöhnlich ist großer Schmerz bei Berührung vorhanden und in den Muskeln Zerschlagenheitsgefühl, als ob sie gequetscht wären. Ich weiß, daß *Aconit, Arnica* oder *Bryonia* oft gegeben wird, wenn *Ranunculus* indiziert ist.

Aconit kann das Mittel sein bei Pleurodynie, wenn hohes Fieber dabei (was nicht oft der Fall), besonders, wenn Sie die Erkrankung herleiten können von einer Erkältung nach Überhitzung.

Ranunculus bulbosus kann auch gegeben werden bei Personen, die leicht Stiche an der Brust bekommen bei jedem Witterungswechsel.

Ferner kann es verabreicht werden, wenn schmerzende Stellen in und an der Brust nach Pneumonie zurückbleiben. Die charakteristische Empfindung, die den *Ranunculus*-Schmerz begleitet, ist das Unterschworenheitsgefühl, das rein subjektiv ist. Dies Symptom ist auch für *Pulsatilla* charakteristisch.

Ferner kann *Ranunculus* bei Schmerzen an den Lungen gegeben werden, die von Adhäsionen nach Pleuresie herrühren.

Die rheumatischen Schmerzen von *Ranunculus* verschlimmern sich bei feuchtem Wetter und besonders beim Wetter- oder Temperaturwechsel. Selbst rheumatischer Kopfschmerz, der diese Art Verschlimmerung hat, kann auf *Ranunculus* hinweisen.

Wir können ihn auch bei Diaphragmitis indiziert finden, wenn scharfe Schmerzen zugegen, die von den Hypochondrien und dem Epigastrium nach dem Rücken hin schießen.

Ein anderes Mittel, das ich bei dieser letzteren Krankheit nützlich gefunden habe, ist *Cactus grandiflorus,* der ausgezeichnet ist bei scharfen Schmerzen im Diaphragma, besonders wenn ein Gefühl vorhanden, als wäre ein Band um die Taille gebunden, das gerade den Ansatz des Diaphragmas an die Ränder der unteren Rippen markiert.

Nächstdem können Sie an *Ranunculus bulbosus* bei den üblen Folgen von Exzessen im Trinken denken, beim Schlucksen und selbst bei epileptiformen Anfällen und beim Delirium tremens.

Schließlich kommen wir zur Einwirkung des Mittels auf die Haut. *Ranunculus bulbosus* ist nützlich bei Herpes Zoster oder Zona. Bläschen erscheinen auf der Haut, füllen sich mit Serum und brennen. Manchmal haben diese Bläschen ein bläulichschwarzes Aussehen. Speziell ist *Ranunculus* indiziert, wenn das Leiden dem Verlauf des Supraorbital- oder der Intercostal-Nerven folgt und scharfe, stechende Schmerzen auftreten. Hier können Sie *Rhus Tox.*, *Arsenic.* und *Mezereum* vergleichen.

Ranunculus kann auch Pemphigus verursachen. Große Blasen bilden sich, welche bersten und die Haut roh hinterlassen.

Ferner können Sie *Ranunculus* beim Ekzem anwenden, das sich mit Hautverdickung kompliziert und wobei sich harte, hornige Schorfe bilden.

Hier ist er dem *Antimonium crudum* ähnlich, das auch hornige Excrescenzen hat oder Kallositäten an den Fußsohlen.

Die Geschwüre, welche *Ranunculus* verursacht, sind flach und mit vielen stechenden Schmerzen verbunden. Die Absonderung ist ichorös.

Schließlich die Einwirkung von *Ranunculus* auf die Schleimhäute. Er ist eins von den Mitteln, die beim Heufieber nützlich sind. Sie werden finden, daß Beißen in den Augen vorhanden ist; die Augenlider brennen und schmerzen; die Nase ist verstopft, besonders gegen Abend, mit Druck an der Nasenwurzel und Kriebel- und Krabbelgefühl in der Nasenhöhle. Zuweilen befällt dies Gefühl die Nares posteriores und veranlaßt den Kranken zum Räuspern und Schlucken und verleitet auf alle mögliche Art, den affizierten Teil zu kratzen. *Arsenic.* und *Silicea* haben auch dies Symptom. Sie werden außerdem bemerken, daß bei diesem Heufieber sich findet Heiserkeit und sehr wahrscheinlich scharfe, stechende Schmerzen in und an der Brust, allgemeiner Muskelschmerz. Der Blasenhals kann affiziert sein und etwas Brennen beim Wasserlassen stattfinden.

Ambrosia artemisiaefolia ist zu vergleichen bei Heufieber. Die Prüfung durch Dr. E. E. Holman enthält folgendes: Gefühl von Verstopfung in der Nase und auf der Brust; drückender Schmerz in der linken Brust; muß aufsitzen, um ausreichend atmen zu können; Verschlimmerung von abends bis Mitternacht; erwacht mit einem pertussisähnlichen Husten; Gesicht dunkelrot; Augen blutunterlaufen, heftig schmerzend, wässerig; Nase gerötet, angeschwollen; wässeriger Schnupfen.

Sulfur folgt nicht gut auf *Ranunculus*.

Ranunculus sceleratus.

Ranunculus sceleratus. { Zunge usw.
Haut.

Zu vergleichen: *Natrium mur., Arsenic., Taraxacum, Rhus Toxicodendron.*

Ranunculus sceleratus ist noch reizender in seiner Wirkung als *Ranunculus bulbosus.* Bei seiner Einwirkung auf die Haut macht er vesikulären Ausschlag mit dünner, gelber, scharfer Absonderung, zuweilen ähnlich der von *Ranunculus bulbosus.* Er macht auch entschiedener große isolierte Blasen. Bersten diese und bildet sich ein Geschwür, so ist die Absonderung sehr scharf und macht die Umgebung wund.

Bei Stomakace und zuweilen bei Diphtherie oder im Typhus werden Sie *Ranunculus sceleratus* indiziert finden durch das Vorhandensein entblößter Flecke an der Zunge, während der übrige Teil der Zunge belegt ist. Wir haben also den als Landkartenzunge bekannten Zustand. *Natrium mur.* hat dies Symptom und ebenso *Arsenic., Rhus Tox.* und *Taraxacum,* aber keins dieser Mittel hat denselben Grad von Brennen und Roheit, wie *Ranunculus sceleratus.* Die Akridität des Mittels unterscheidet es von allen andern.

Wie *Ranunculus bulbosus* kann *Ranunculus sceleratus* indiziert sein bei gewöhnlichen Katarrhen mit Niesen, fließendem Schnupfen, Schmerzen in den Gelenken und Brennen beim Harnen.

Dreiunddreißigste Vorlesung.

Helleborus niger und Staphisagria.

Helleborus.

Helleborus niger	Depression des Sensoriums.	*Spiritus Nitri dulcis,* *Acidum phosphoricum,* *Opium.*
	Wassersuchten.	*Apis, Digitalis, Zincum* (Hirn), *Terebinthina.*

Ich beabsichtige, heute zuerst *Helleborus niger* zu betrachten. Er wird auch Weihnachtsrose genannt, weil er mitten im Winter blüht. Er hat eine dunkelbraune Wurzel, die zwei wirksame Prinzipe enthält: *Helleborin* und *Helleboreïn* und eine Säure, die für *Aconit*-Säure gehalten wird. Letztere soll das giftige Konstituens der Pflanze sein. Sie ist ein wirksames Herzgift und macht auch heftiges Abführen, Erbrechen, Bauchschmerzen und schließlich Collaps. Diese abführende Wirkung erinnert an *Veratrum album,* und der Collaps an *Camphora, Carbo veg., China* usw. *Veratrum album* hat nicht die Apathie von *Helleborus; Carbo veg.* hat kalte Füße und kalte Knie, selten Bewußtlosigkeit; *Camphora* hat am hervorstechendsten die Kälte, zuweilen mit dem Gefühl innerer Hitze, die den Kranken nötigt, die Kleider abzulegen. *Helleborin* ist entweder unwirksam oder hat, nach einigen Autoren, narkotische Wirkung und verursacht Lähmung in der sensiblen und motorischen Sphäre.

Die Einwirkung von *Helleborus* wurde für Sie am Eingang angemerkt. Er wirkt auf das Sensorium abstumpfend und Sopor erregend; macht auch typhöse Symptome, Paralyse der Muskeln, Collaps und zuletzt Wassersucht. Bevor ich weitergehe, will ich noch sagen, daß ich mit Collaps nicht einfache Schwäche meine, sondern einen Zustand, bei dem eine positive Verminderung der Temperatur sich findet, so daß das Thermometer statt 36° C. 35,6 oder so ungefähr anzeigt, je nach der Intensität des Collaps.

Bei seiner Einwirkung auf das Sensorium finden wir, daß *Helleborus* die sensorielle Tätigkeit abstumpft oder deprimiert. Dieser Zustand zeigt sich in verschiedenen Symptomen; zum Beispiel bemerken wir, daß die Gewalt des Geistes über den Körper vermindert ist; der Kranke beantwortet langsam Fragen, als ob er nicht recht begriffe, was er gefragt wird; er sieht unvollkommen oder scheint nicht zu begreifen, was er sieht; er hört unvollkommen; Geschmack fehlt oder beinahe; er will arbeiten oder sich beschäftigen, hat aber nicht die Muskelkraft dazu. Sie sehen also, daß alle Sinne durch *Helleborus* abgestumpft werden. Auch das sogenannte Muskelgefühl wird durch ihn affiziert. Die Muskeln gehorchen nicht leicht dem Willen, wenn nicht der Geist sehr angestrengt wird. Wenn zum Beispiel der Kranke etwas in der Hand hält und Sie sprechen zu ihm, wodurch sein Geist abgelenkt wird, so erschlaffen die tätigen Muskeln, und er läßt fallen, was er hält. Auch der Herzmuskel entgeht diesen lähmenden Einflüssen nicht, so daß dies Organ langsam agiert. Der Kranke fühlt eine Schwere oder Last im ganzen Körper. Drückender Kopfschmerz betäubender Art ist vorhanden. Zuweilen findet sich ein Gefühl, als ob der Inhalt des Kopfes an der Stirn oder den Augen anschlüge. Sie sehen also, daß *Belladonna* nicht allein dies Gefühl hat, als ob das Gehirn durch die Stirn getrieben würde. Das Gesicht hat den Ausdruck von Stupor, unter welchem der Kranke leidet.

Wir können *Helleborus* beim Typhus indiziert finden oder bei andern Zuständen, in denen diese Depression des Sensoriums mit den schon aufgezählten Symptomen sich findet. Bei solchen Fällen werden Sie auch folgende Symptome bemerken: dunkle Borke an den Nasenlöchern; die Nasenlöcher sind trocken; die Zunge gelb und trocken, dabei die Ränder rot; Atem entsetzlich stinkend; Getränk rollt hörbar in den Magen. Das diese Symptome begleitende Fieber zeigt sich am meisten nachmittags von 4 bis 8 Uhr. Das Gesicht ist zeitweise blaß und fast kalt, der Puls matt, schwach und fast unfühlbar. Auch findet sich absichtsloses Zupfen an den Lippen oder an der Kleidung.

Bei solcher Depression des Sensoriums ist *Helleborus* ähnlich dem *Acidum phosphoricum, Nitri spiritus dulcis* und *Opium*. Wie *Acidum phosphoricum,* hat es sensorielle Depression, Apathie und vollständige Gleichgültigkeit. Dem Kranken ist sein Geschick ganz gleichgültig; ihn kümmert es nicht, ob er lebt oder stirbt. Der Unterschied zwischen beiden Mitteln ist folgender: Bei *Acidum phosphoricum* ist Schlummersucht, aus welcher der Kranke leicht erweckt wird und dann vollkommen bei Bewußtsein ist; das ist bei *Helleborus* nicht der Fall, welcher Zustände hat, die dem Stupor bei *Opium* näher stehen. *Acidum phosphoricum* fehlt die komplette Muskelerschlaffung, die zu *Helleborus* gehört. Sie hat auch nicht so hervortretend schwarzen Ruß an den Nasenlöchern.

Nitri spiritus dulcis ist ein von Hahnemann bei solchen Typhusfällen empfohlenes Mittel, wenn das Kennzeichen des ganzen Falles sensorielle Apathie ist und also keine andern Symptome vorhanden sind, die ein anderes Mittel indizieren. Der Kranke scheint in einer Art Torpor sich zu befinden, aus dem er mit Mühe erweckt werden kann, aber unmittelbar darauf fällt er in dieselbe Gleichgültigkeit zurück. In solchen Fällen löste Hahnemann wenige Tropfen des unverdünnten Mittels in einem halben Glas Wasser und gab zwei- oder dreistündlich davon, bis Reaktion sich zeigte oder ein anderes Mittel indiziert wurde. Sie werden finden, daß *Nitri spiritus dulcis* und *Acidum phosphoricum* sich von *Helleborus* nur gradweise unterscheiden, indem *Nitri spiritus dulcis* die Apathie am leichtesten hat, dann kommt *Acidum phosphoricum,* und *Helleborus* hat sie am ausgesprochensten.

Opium, das letzte Mittel in der Reihe, werden Sie sofort als dem *Helleborus* ähnlich erkennen. Die Hirnkongestion ist tiefer bei *Opium.* Das Atmen laut und stertorös. Dies Symptom bemerkt man bei *Helleborus* nicht. Außerdem ist ferner das Gesicht dunkel oder bräunlichrot, oder oft blau. Bei *Helleborus* ist das Gesicht blaß und oft kalt, oder kälter als natürlich und zuweilen livid und mit kaltem Schweiß bedeckt. Der Puls wird Ihnen helfen, zwischen den beiden Mitteln zu unterscheiden, da er voll und langsam bei *Opium* ist und klein, schwach und fast unfühlbar bei *Helleborus.*

Arnica ist auch zu erwägen als ein Mittel, das diesen schlafsüchtigen stupiden Zustand hervorbringt.

Acidum hydrocyanicum und *Cina* haben auch das Symptom „Getränke rollen hörbar in den Magen". *Cina* hat es beim Stickhusten. Wenn es aber bei drohender Lungen- und Hirnlähmung auftritt, so ist *Acidum hydrocyanicum* das beste Mittel.

Bei Muskelerschöpfung können Sie *Helleborus* vergleichen mit *Acidum muriaticum, Opium, Gelsemium, Saponin, Conium, Curare* und *Kali carbonicum.*

Ferner finden wir *Helleborus* nötig bei Meningitis, wenn Exsudation eingetreten ist. Sie haben dann alle oder einige der schon erwähnten Symptome sensorieller Apathie, die Ihnen den Depressionszustand des Organs zeigen. Außerdem haben Sie schießende Schmerzen im Kopf. Ist der Kranke ein Kind, so kann es Ihnen nicht dies letztgenannte Symptom beschreiben, aber aus dem plötzlichen Schreien oder Weinen werden Sie schließen, daß es diese scharfen, schießenden Schmerzen hat. Das Kind bohrt den Kopf ins Kissen; der Kopf ist heiß und die Stirn gerunzelt wegen Kontraktion des Corrugator supercilii. Man bemerkt automatische Bewegung des einen Armes und des einen Fußes. Diese automatische Bewegung kann in regelmäßigen Intervallen wiederkehren. Ich erinnere mich eines Falles, wo alle drei Minuten des Kindes Kopf nach einer Seite gerissen, der Arm über den Kopf geworfen wurde; es stieß darauf einen jämmerlichen Schrei aus und lag dann wieder still. Um zu den Symptomen von *Helleborus* zurückzukehren, so werden die Augäpfel aufwärts gezogen, so daß Sie kaum die Cornea sehen können; das Gesicht wird rot und blaßt allmählich ab. Wird dem Kinde ein Schluck Wasser gereicht, so faßt es das Glas mit Gier, als ob es durstig wäre; das tut es nicht bloß aus Durst, sondern auch wegen Nervosität. Die Därme sind gewöhnlich verstopft, oder falls etwas Stuhlgang, so ist er dunkel, spärlich und geleeartig. Der Urin ist dunkel, spärlich und eiweißhaltig.

Wir können leicht begreifen, daß Sommerbeschwerden, bei welchen diese Symptome auftreten, die Anwendung von *Helleborus* fordern. Es treten noch hinzu wunder Mund, Speichelfluß, Reiben der Nase usw.

Das bei Meningitis tuberculosa dem *Helleborus* am nächsten stehende Mittel ist *Apis*. Diese hat die Reizsymptome markierter als *Helleborus*, welcher, ganz charakteristisch, sensorielle Depression aufweist. Bei *Apis* finden wir oft Krämpfe der Flexoren, so daß die großen Zehen aufwärtsgezogen werden. Dies wurde bei *Helleborus* nicht bemerkt.

Digitalis ist dem *Helleborus* sehr ähnlich bei diesen Hirnwassersuchten, weil beide Mittel große Depression des Sensoriums hervorbringen, beide für Scharlachwassersucht passen und beide Meningitis mit Ausschwitzung verursachen. *Digitalis* ist zu wählen bei spärlichem, eiweißhaltigem Urin und wegen seines charakteristischen langsamen Pulses, der sogar langsamer als der Herzschlag sein kann. Außer diesen Symptomen kann kalter Schweiß auf der Körperhaut vorhanden sein.

Zincum ist brauchbar bei Fällen, wo eins der Exantheme unterdrückt wurde oder nicht ordentlich herausgekommen ist. Das Kind ist so enerviert, daß es nicht Kraft genug hatte, einen Ausschlag hervorzubringen. Es erwacht aus dem Schlaf wie furchtsam; es macht fortwährend unruhige Bewegungen mit den Füßen.

Andere Formen von Wassersucht, bei denen *Helleborus* indiziert ist, sind allgemeine Wassersucht oder Anasarka und besonders Ascites. Hier können Sie *Helleborus* geben, wenn die Krankheit aus Nephritis nach Scharlach entstand. Der Harn ist dunkel und spärlich oder rauchig wegen Beimischung zersetzten Blutes. Beim Stehen macht er ein Sediment, das wie Kaffeegrund aussieht. Der Stuhl enthält geleeartigen Schleim und wird mit großer Anstrengung entleert.

Am nächsten steht hier *Terebinthina*, die Wassersucht heilt, welche von Nierenkongestion abhängt und indiziert ist durch dumpfen Schmerz in der Nierengegend und durch den dunkel aussehenden Harn.

Bei Wassersucht vergleiche auch *Arsenicum* und *Apocynum*.

Als Illustration ferner für die Depression von *Helleborus* kann ich seine wirksame Verwendung erwähnen, die ich bei einem Fall von Schlag auf den Kopf machte. *Arnica* versagte, und der Kranke wurde schlummersüchtig; die eine Pupille war größer, als die andere; der Kranke beantwortete Fragen ganz langsam, als ob er sie nicht recht verstände; das eine Bein wurde beim Gehen nachgeschleppt. Der Puls war kaum fünfzig in der Minute. Der Zustand des Kranken verschlimmerte sich von 4 bis 8 Uhr nachmittags. *Helleborus* heilte diesen Fall.

Staphisagria.

Staphisagria
↓
Colocynthis.
Causticum.

1. Blut.
Sykosis.
Skorbut.
2. Blutverlust.
3. Organe.

Ähnlich mit
Nux vomica,
Mercurius,
Thuja.
Cistus can.,
Colocynthis,
Chamomilla.

Staphisagria ist an erster Stelle indiziert bei Kranken, die blaß aussehen und heruntergekommen und erschöpft sind, besonders in bezug auf ihr Nervensystem. Hirn und Rückenmark werden beide durch ihre Einwirkung geschwächt. Die Gesichtszüge sind verfallen, die Nase kränklich und spitz, die Augen liegen tief und haben blaue Ringe. Hinsichtlich des Gemüts ist der *Staphisagria*-Kranke, wenn es sich um ein Kind handelt, ziemlich ungestüm und reizbar und erinnert lebhaft an *Chamomilla*. Der erwachsene *Staphisagria*-Kranke ist hypochondrisch. Verschiedene Ursachen können diesen letztgenannten Gemütszustand hervorrufen, wenn dies Mittel indiziert ist. Zuerst geschlechtliche Exzesse. Wir finden sie nötig bei jenen hypochondrischen Gemütsstimmungen nach Selbstbefleckung, und auch, wenn diese Stimmung eintritt, bei jungen Männern und Frauen als Folge zu häufig geübten Geschlechtsverkehrs. Wegen seiner schlechten Gewohnheit wird der Jüngling apathisch und verdüstert und hat diese eingefallenen Gesichtszüge, die ich erwähnte. Er liebt mehr die Einsamkeit und hat Scheu vor dem anderen Geschlecht. Örtlich ist eine Reizbarkeit der Pars prostatica der Urethra zu bemerken. Ein solcher Zustand ist gewöhnlich die Folge von Selbstbefleckung; er ist selten Folge exzessiven Geschlechtsverkehrs.

Platina wurde von Grauvogl als ein Mittel empfohlen, das Krämpfe oder Konvulsionen, Abmagerung und jene Reihe von Symptomen heilen könne, die dem vorzeitigen Mißbrauch der Geschlechtsorgane folgen.

Noch ein anderes Mittel ist *Caladium,* an das man denken muß, wenn durch Masturbation die Glans penis so schlapp ist. wie ein Lappen. Die Vorhaut, hinter die Eichel zurückgezogen, bleibt so und hat nicht Kontraktilität genug, sich vorzuziehen. Nächtliche

Ergießungen treten ein ohne Träume oder mit Träumen, die aber mit geschlechtlichen Dingen nichts zu tun haben.

Andere bei diesem Zustand indizierte Mittel sind *Dioscorea* und *Gelsemium* und die wohlbekannte Gruppe, die ich schon in einer früheren Vorlesung erwähnte: *Nux vomica, Sulfur, Calcarea carbonica* und *Lycopodium*. Unter den neuen Mitteln wurde *Kali bromatum* gegeben. Ich sah Gutes davon, wenn geistige Depression und Schwäche der Beine nach Selbstbefleckung entstanden war.

Beim Weibe, wo Masturbation nicht so häufig, finden wir Eierstocks-Symptome als Folge des Lasters. *Staphisagria* wird Heilmittel, wenn diese Organe sich in einem Zustand von Reizbarkeit befinden, besonders bei nervösen, erregbaren Frauen. Sie kann auch bei Frauen dieser Klasse gegeben werden, wenn solche Symptome wegen langer Abwesenheit ihrer Ehemänner auftreten.

Staphisagria hat noch andere Gemüts-Symptome, die sich von den eben erwähnten unterscheiden: der Kranke ist leicht zum Ärger geneigt, empfindlich gegen leichteste Eindrücke, nimmt jede kleine absichtliche oder unabsichtliche Kränkung übel.

Wir haben Indikation für *Staphisagria* bei dem Zustand, den ich schon als Gemütskolik bezeichnete, nämlich bei krampfigen Schmerzen im Bauch, die auf Ärger folgen, gerade wie wir sie bei *Chamomilla* und *Colocynthis* finden.

Chamomilla wird in solchen Fällen nötig, wenn mit der Kolik sich heißes Gesicht, Röte der Backen und warmer Schweiß verbindet; und *Colocynthis,* wenn die Schmerzen so heftig, daß sie den Kranken nötigen, sich zusammenzukrümmen, um sich Linderung zu verschaffen. *Staphisagria* ist hier komplementär zu *Colocynthis,* da sie die Heilung vollendet, wenn *Colocynthis* nicht genügt.

Wir finden *Staphisagria* auch indiziert bei Krankheiten der Haut und der Knochen. Sie wurde lange Zeit als örtliches Waschmittel gegen Läuse oder Ungeziefer gebraucht. Sie können *Staphisagria* innerlich geben, wenn ein ekzematöser Ausschlag auf der Haut sich zeigt. Dieser kann erscheinen auf dem Kopf, im Gesicht oder an einem anderen Körperteil, besonders aber an den beiden ersteren Stellen. Dieser Ausschlag ist gewöhnlich trocken und macht sehr dicke Schorfe und juckt heftig; letzteres ist Indikation für die örtliche Anwendung von *Staphisagria.* Die Eigentümlichkeit dieses Juckens besteht darin, daß es durch Kratzen an der einen Stelle aufhört, aber dann auf eine andere übergeht. Ein andermal sind diese Krusten nässend, gelb gefärbt und stinken sehr, enthalten auch Läuse. Sie sehen also, daß *Staphisagria* bei Crusta lactea oder Eczema capitis paßt.

Ferner kann dies Mittel bei Kindern indiziert sein, die schwach und heruntergekommen sind infolge hereditärer Syphilis oder Sykosis. Bei solchen Kindern werden Sie fast immer finden, daß die Zähne rapid schlecht werden. Kaum sind die Milchzähne voll ausgewachsen, so werden sie stellenweise schwarz und bröckeln ab. In dieser Hinsicht rivalisiert *Staphisagria* mit *Kreosot;* denn kein Mittel nützt mehr bei zu frühem Verfall der Milchzähne, wenn sie zuerst gelb, dann schwarz werden und schließlich ausfallen.

Neben diesen Mitteln können Sie an *Antimonium crudum* denken und in anderen Fällen noch an *Chamomilla* und *Coffea.*

Bei dem *Staphisagria*-Kranken ist das Zahnfleisch nicht gesund, geschwollen, schwammig und blutet leicht, wenn es durch Speisen oder mit dem Finger berührt wird; mit diesem Zustand ist schmerzhafte Anschwellung der Submaxillardrüsen verbunden. Sie ist besonders indiziert nach *Mercur*-Mißbrauch.

Staphisagria ist brauchbar bei Kindern, die an Entzündung der Augen leiden, besonders der Lider bei verhärteten Gerstenkörnern.

Bei diesen kleinen Cystengeschwülsten, die sich in den Augenlidern bilden mitten zwischen innerer und äußerer Lidhaut, ist *Graphit* das eigentliche Heilmittel. *Baryta carbonica* heilt auch Lidknorpel-Geschwülste.

Diese *Staphisagria*-Kinder haben ekzematösen Ausschlag an den Ohren. Gelbe Schorfe bilden sich an den Ohren. Die Absonderung ist blutig und scheint die Haut wundzumachen. Ferner finden wir, daß *Staphisagria* die Knochen affiziert. Sie macht Anschwellung des Periosts mit folgender Eiterung.

Sie macht auch auf der Haut Feigwarzen oder Condylome. Diese sind gewöhnlich gestielt. Dies Symptom stellt *Staphisagria* unter die sykotischen Mittel. Daher finden wir sie ganz als Genossin von *Thuja;* sie ist aber dieser vorzuziehen, wenn die schon erwähnte Form des Ausschlags vorhanden ist, das Abbröckeln der Zähne und gestielte Condylome.

In manchen Fällen finden wir sie indiziert bei syphilitischer Ulceration nach *Mercur*-Mißbrauch, wobei die Absonderung dünn und scharf ist. Eine Untersuchung mit der Sonde weist nach, daß der darunter liegende Knochen erkrankt ist.

Wir haben verschiedene der *Staphisagria* bei Knochenaffektionen ähnliche Mittel, mögen die Affektionen syphilitischen oder skrofulösen Ursprungs sein. Eins von ihnen ist *Stillingia.* Diese ist sehr nützlich bei syphilitischen Affektionen der langen Knochen, wie des Femur, der Tibia, des Humerus usw., bei Periostitis oder Ostitis; die Schmerzen verschlimmern sich nachts und bei feuchtem Wetter. Außerdem finden Sie fast immer einen exkoriierenden Schnupfen, die wohlbekannte syphilitische Ozäna.

Ein anderes Mittel ist *Mercurius.* Noch ein anderes *Kali jodatum,* besonders wenn es sich um Kombination von Syphilis und *Mercur* in dem Falle handelt.

Strontiana carbonica paßt mehr für skrofulöse Konstitution. Sie ist indiziert bei Ostitis, besonders des Femur, mit Geschwüren, die mehr oder weniger abgebröckelte Knochen ausstoßen. Mit dem Knochenleiden ist meist profuse, erschöpfende Diarrhöe verbunden, fast so, als sollte hektisches Fieber eintreten.

Ein anderes Mittel ist *Gold-* und *Platin-Chlorid,* das bei Karies und Nekrose nützlich ist.

Noch ein anderes ist *Gettysburger Salz,* das seine Wirksamkeit dem Gehalt von *Lithium carbonicum* verdankt. Es nützt bei Karies der Wirbel und des Hüftgelenks.

Eine andere Anwendung findet *Staphisagria* bei Gicht. Sie nützt nicht so sehr bei dem akuten Paroxysmus, als wenn die Gicht konstitutionell wird; das saure harnsaure Natron wird dann nicht durch die Nieren ausgeschieden, sondern in den verschiedenen Gelenken und Organen des Körpers abgelagert und macht Gichtknoten.

Sie ist auch bei Ophthalmia arthritica indiziert. Die Augen brennen und haben das Gefühl von großer Trockenheit, obgleich Beißen und profuser Tränenfluß vorhanden. Die Schmerzen gehen von den Augen in die Zähne.

Bei solchen gichtischen Augenaffektionen ist auch *Colocynthis* ein gutes Mittel.

Auf Magen und Eingeweide wirkt *Staphisagria,* indem sie eine Erschlaffung des Magens hervorzurufen scheint, so daß er schlaff und schwach herabzuhängen scheint. Dasselbe Symptom werden Sie bei *Ipecacuanha* und *Abrotanum* finden. Bei *Staphisagria* Verlangen nach Branntwein, Wein oder irgendeinem Stimulans. Solche Kranke leiden an Kolik, die der von *Colocynthis* sehr ähnlich ist.

Sie müssen an *Staphisagria* auch denken als Heilmittel bei Kolik, die nach Operationen am Bauch auftritt. Sie ist auch wirksam, wenn eine Schnittwunde, sei sie vom Wundarzt oder durch einen Unfall herbeigeführt, zuerst empfindlich ist.

Bei Diarrhöe ist sie indiziert, wenn bei Kindern das Leiden mit einer eigentümlichen Form von Stomakace verbunden ist; Zunge und Zahnfleisch sind weiß und schwammig, dabei schneidende Schmerzen vor und nach dem Stuhl, heftiger Tenesmus im Rectum beim Stuhl und Abgang von Blähungen, die gewöhnlich sind und wie faule Eier riechen (ähnlich *Chamomilla)*; Stuhlgang tritt bei jedem Versuch, zu essen oder zu trinken, ein.

Beim weiblichen Geschlecht verursacht *Staphisagria* Prolapsus uteri, welcher fast immer mit Erschlaffung des Magens verbunden ist. Der ganze Bauch — Eingeweide und Wandungen — haben das Gefühl, als wollten sie wegfallen, so erschlafft sind sie. Forschen Sie tiefer nach, so werden Sie finden, daß unglückliche Liebe oder geschlechtliche Ausschweifungen diese Erschlaffung hervorgebracht haben. Die solchen Zustand begleitende Leukorrhöe ist gelb und exkoriierend. ♀

Vierunddreißigste Vorlesung.

Pulsatilla pratensis.

Pulsatilla { Blutgefäße.
Schleimhaut.
Synovialhäute.
Organe.

Zu vergleichen *Bryonia, Nux vom., Antimonium crudum, Ipecac., Sulfur, Acidum sulfuricum, Arsenicum, Colchicum, Kali bichromicum, Caulophyllum, Ignatia, Cimicifuga, Helonias, Hamamelis, Sepia.*

Heute haben wir *Pulsatilla* zu studieren. Die Spezies, die ich betrachten werde, ist Hahnemanns *Pulsatilla, Pulsatilla pratensis,* und nicht das amerikanische Gewächs, *P. Nutalliana.* Zwischen den beiden Mitteln ist ein kleiner Unterschied in der Wirkung. Die „pratensis" wurde besser geprüft. Die diesem Mittel konkordanten Arzneien sind fast unzählbar. Der Grund hierfür liegt darin, daß sie ein gut geprüftes Mittel und noch dazu eins ist, das oft indiziert ist. Ihre komplementären Mittel sind *Acidum sulfuricum* und *Lycopodium.*

Ihre Antidote sind *Chamomilla, Coffea, Ignatia* und *Nux vomica.*

Die Beziehung der *Pulsatilla* zu *Acidum sulfuricum* bedarf besonderer Erwähnung. Das letztere Mittel folgt auf das erstere bei gastrischen Störungen. *Pulsatilla* hat auch antidotarische Wirkung gegen *Acidum sulfuricum.* Wurde dies Mittel bei Behandlung der Trunksucht gegeben, so wurde *Pulsatilla* als das beste Mittel gegen die auftretende Diarrhöe empfohlen.

Pulsatilla pratensis ist eine ziemlich kleine Blume, die zu den Anemonen gehört. Sie wurde Windblume genannt und ihr Name entspricht ihren Symptomen, da diese so veränderlich sind, wie der Wind. Veränderlichkeit der Symptome ist charakteristisch für das Mittel. Dies gilt besonders von den Blutungen, die jetzt scheinbar aufhören und in wenigen Stunden wiederkehren. Ebenso ist es mit dem Durchfall, die Stühle ändern fortwährend ihr Aussehen — bald sind sie grün, bald gelb gemischt und bald scheimig.

So sind auch die Gemüts-Symptome von derselben veränderlichen Natur, indem der Kranke jetzt reizbar, dann weinerlich und dann wieder sanft und liebenswürdig ist. Dies sind Illustrationen zu der Veränderlichkeit, die ich beschrieben habe.

Pulsatilla scheint vorzugsweise für das weibliche Geschlecht zu passen, obgleich sie sowohl auf Männer, wie auf Frauen wirkt. Sie ist eins von jenen Mitteln, die wir gern wählen wegen des Vorherrschens der Gemüts-Symptome. Sie ist besonders indiziert bei Kranken sanften, weinerlichen Charakters, die ein mehr langsames, phlegmatisches Temperament haben. Sie sind niemals zornig, obgleich zuweilen empfindlich. Es kann demnach bei einem Kinde mit gastrischen Störungen *Pulsatilla* gegeben werden, wenn es mürrisch, blaß, frostig, mit allem unzufrieden ist. Das ist nicht der *Nux vomica*-Zustand, auch nicht der von *Chamomilla*, die beide entschieden mehr Heftigkeit bei der Ärgerlichkeit haben.

Das *Pulsatilla*-Weib ist weinerlich, leicht mutlos. Zuweilen ist sie voller Angst mit Ahnungen drohenden Unglücks. Diese Angst kommt aus dem Epigastrium und verbindet sich leicht mit Indigestion. Oft ist dabei Zähneklappern, Herzklopfen und Hitzwallung. Das sind die hauptsächlichsten Gemüts-Symptome von *Pulsatilla*. Sie finden sich mehr oder weniger bei jeder Krankheit, wo sie Heilmittel ist.

Bei diesen Gemüts-Symptomen können Sie *Sepia* vergleichen welche, wie Sie sich erinnern, einen ähnlichen Gemütszustand hat; aber sie unterscheidet sich von *Pulsatilla* dadurch, daß Reizbarkeit und Ärgerlichkeit bei ihr vorhanden. Ihr sind auch die häuslichen Angelegenheiten gleichgültig, um die sie sich sonst kümmerte.

Natrium muriaticum hat auch den der *Pulsatilla* ähnlichen weinerlichen Zustand, unterscheidet sich aber dadurch: Zureden bei *Natrium muriaticum* verschlimmert, während der Kranke bei *Pulsatilla* nach Tröstung verlangt.

Auch *Stannum metallicum* hat diesen weinerlichen Zustand. Der Kranke ist sehr mutlos oder weint über seine Brust-Symptome. Er fürchtet, daß es mit ihm abwärts geht.

Die *Ignatia*-Kranke ist niedergeschlagen, aber sie verbirgt ihren Kummer vor andern.

Besonders ist *Pulsatilla* erforderlich bei chlorotischen oder anämischen Weibern, wenn sie immer über Kältegefühl klagen und trotz dieses Fröstelns bei manchen ihrer Symptome Linderung in frischer Luft finden. Sie können es nicht vertragen, in geschlossenen Räumen sich aufhalten. Die Schmerzen, an denen sie leiden, scheinen von Frösteln begleitet zu sein. Dieses Frösteln wird immer merklicher, je heftiger die Schmerzen auftreten. Die schon erwähnten Gemüts-Symptome sind vorhanden. Besonders wirkt *Pulsatilla* heilend, wenn Bleichsucht mit Mißbrauch von Eisen und Chinin kompliziert ist. Bleichsucht, die Sie aus allopathischen

Händen überkommen, nachdem Eisen und Chinin versagt haben, und die Ihnen beweist, daß diese Mittel nicht dem Falle entsprachen, wird ihr erstes, wenn nicht ihr einziges Mittel in *Pulsatilla* finden. Sie werden häufig diese Andeutung von Nutzen für Sie in der Praxis finden nicht bloß bei Chlorosis, sondern auch bei andern Affektionen, die nicht so sehr von örtlichen Leiden, als von einem allgemeinen mangelhaften Ernährungszustand herrühren. Der ganze Körper ist heruntergekommen. Alle Gewebe sind erschlafft. Sie leidet an Lageveränderungen des Uterus. Die Menses treten später ein, sind spärlich, dunkel, klumpig oder veränderlicher Art. *Pulsatilla* wirkt nicht immer heilend nach Eisen-Mißbrauch. Aber sie steht in demselben Verhältnis zu dieser Substanz wie *Nux vomica* zu dem Mißbrauch drastischer Abführmittel und *Camphora* zu *Cantharis*.

Um zu verstehen, wie diese Erscheinungen bei *Pulsatilla* erregt werden, mag es bei Frauen sein, wo sie am häufigsten auftreten, oder ausnahmsweise bei Männern, so müssen Sie sich vergegenwärtigen, daß das Mittel auf das Gefäßsystem wirkt, besonders auf das rechte Herz, auf die Venen und Kapillaren. Demnach finden wir, daß alles, was den venösen Teil der Zirkulation schwächt, was die Rückkehr des Blutes zum Herzen verzögert, deshalb gerade die Klasse von Symptomen hervorruft, für die *Pulsatilla* indiziert sein kann. Wir wissen zum Beispiel, daß ein warmes, geschlossenes Zimmer diese Symptome hervorruft. Wenn Sie in einem geschlossenen Raum sitzen müssen oder in einem, dessen Temperatur zu hoch, so werden die Venen sich ausdehnen, Oppression auf der Brust sich einstellen und Verlangsamung der Herzaktion. Dieselben Symptome, wenn sie beim Kranken auftreten, fordern *Pulsatilla*. Sie wirkt mehr auf das rechte Herz, als auf das linke, demnach wirkt trotz des Fröstelns, das von der Anämie entsteht, die frische Luft als Stimulans auf die venöse Zirkulation und bessert die Symptome, die von dem langsamen Fließen des Blutes herrühren. Sie werden manche Symptome über den ganzen Körper verbreitet finden, die auf *Pulsatilla* hinweisen, sobald diese Störung in der venösen Zirkulation vorhanden ist.

Sie werden in der Brust ein Schmerzgefühl finden in beiden Subclaviculargegenden, in der einen oder anderen Lungenspitze; Schmerz, der fühlbar wird, wenn der Kranke auf der schmerzenden Seite liegt oder gegen die linke Brust drückt. Dieser Schmerz scheint das Muskelgewebe an der Schulter und auch an dem Arm der affizierten Seite zu beteiligen. Dies Symptom zeigt venöse Kongestion an oder wenigstens träge Zirkulation in dem oberen Teil der linken Lunge. Es war ein schätzbares Symptom für mich und manche Ärzte bei Beginn der Tuberkulose, besonders bei Frauen mit *Pulsatilla*-Temperament. Neben diesem Schmerz in der Lunge kann auch Husten mit Auswurf vorhanden sein. Wenn auch keine Symptome da sein mögen, die die positive Existenz tuberkulöser Infiltration anzeigen, so werden wir doch andere Symptome haben, die den Eintritt der Krankheit anzeigen. *Pulsatilla* hat oft in solchen Fällen genützt.

Außerdem haben wir ferner Indikation für *Pulsatilla* bei varikösen Venen, mögen sie an den Gliedern oder am Hoden (Varicocele) sich zeigen. Die affizierten Teile sind bläulich und belästigen den Kranken durch Wehtun und stechende Schmerzen.

Das Nasenbluten, welches *Pulsatilla* indiziert, ist passiven Charakters, das Blut kommt stetig, ist aber nicht hellrot und kommt nicht stoßweise, wie Nasenbluten von arterieller Verletzung. Es tritt oft vikariierend auf an Stelle der Menses. Dasselbe gilt vom Blutspucken oder Hämoptysis, das entweder mit diesem Schmerz oder mit passiver Kongestion der Brust verbunden ist, oder mit unterdrückter Menstruation zusammenhängt.

Bei diesen venösen Symptomen hat *Pulsatilla* einen wichtigen Konkurrenten an *Hamamelis,* die mit ihr wetteifert in dieser Beziehung. Bevor *Hamamelis* geprüft wurde, war *Pulsatilla* das einzige Mittel, das wir bei den aufgezählten Symptomen anwenden konnten. *Hamamelis* ist vorzuziehen bei varikösen Venen, wenn nicht konstitutionelle Symptome auf *Pulsatilla* hinweisen, besonders bei Varicocele. Varicocele wurde durch *Hamamelis,* innerlich und äußerlich genommen, geheilt. Das Hauptcharakteristikum dieses Mittels und das die Wahl sichert, ist Wehtun des affizierten Teiles. Es ist ein Wehtun, das nicht gerade das Zerschlagenheitsgefühl von *Arnica* hat; es ist nicht das empfindliche Weh von *Lachesis;* auch nicht das stechende Weh von *Apis;* sondern es ist das Wehgefühl, das der venösen Kongestion zukommt. Sie können *Hamamelis* mit Erfolg anwenden bei jedem Zustand, wo dies sich findet. Ich habe das Mittel oft in der Schwangerschaft gegeben, wenn variköse Venen an dem Bauch auftraten, und wenn die Kranke keine Bewegung machen konnte, ohne Zerschlagenheitsschmerz zu fühlen. *Hamamelis* ist keine Panazee, wie die Drogisten uns wollten glauben machen. Es heilt nicht alles, Verrenkung, Verbrennung usw., aber es heilt wirklich die erwähnten Symptome.

Ein anderes, der *Pulsatilla* ähnliches Mittel ist *Lilium tigrinum,* die wie erstere das Herz affiziert, indem sie Anschoppung der Venen, Besserung in freier Luft, spärliche Menses und Blutgeschmack im Munde hervorruft. Aber sie unterscheidet sich von *Pulsatilla* durch die ausgesprochene Neigung zu Prolapsus uteri, mit Herabdrängen, das sich bessert, wenn der Bauch unterstützt oder die Beine gekreuzt werden. Wenn *Lilium* indiziert ist, so ist auch ein scharfer Schmerz zugegen, der von der linken Brustwarze durch die Brust nach dem Rücken geht.

Eine andere Verwandte ist *Sepia,* die manche der *Pulsatilla*-Symptome hat. Außerdem ist sie bei Anämie und Chlorose indiziert und hat auch dieses sanfte, weinerliche Temperament, aber der Unterschied liegt in den Gemüts-Symptomen. Bei *Sepia* kann Reizbarkeit oder Heftigkeit sich zeigen zu Zeiten.

Die *Sepia*-Kranke hat vollständigen Widerwillen gegen ihre gewöhnlichen häuslichen Pflichten.

Wir wollen nun die Einwirkung von *Pulsatilla* auf die Schleimhäute betrachten. Das ist leicht zu behalten. Sie macht katarrhalische Entzündung der Schleimhäute, und diese endet mit Produktion von mildem, gelbem oder gelblichgrünem Schleim. Damit haben Sie eine Indikation, die Sie auf jede Schleimhaut anwenden können.

Conjunctivitis weist auf *Pulsatilla,* wenn die Absonderung dick ist, gelb oder gelblichgrün und mild; daher ist sie nicht im Anfang indiziert, sondern während des Reifungsstadiums. Sie ist unschätzbar bei Ophthalmie nach Masern, bei purulenter Ophthalmie oder bei Ophthalmia neonatorum, mögen diese beiden gonorrhoischen Ursprungs sein oder nicht, wenn nur die Absonderung den eben beschriebenen Charakter hat. Ihr Analogen hier ist *Argentum nitricum,* das genau dieselben Symptome hat, nur noch mehr markiert. Es ist zu geben, wenn *Pulsatilla* versagt hat. Die letztere dient zuweilen als Zwischenmittel, um die Wirkung von *Argentum nitricum* zu beschleunigen.

Mercurius corrosivus wird verabreicht in Fällen, wo trotz *Argentum nitricum* Ulceration und Perforation der Cornea droht.

Dies sind aber durchaus nicht die einzigen Augen-Symptome von *Pulsatilla.* Dr. George S. Norton in Neuyork veröffentlichte in dem Hahnemannian Monthly vor einigen Jahren eine Abhandlung über die Anwendung dieses Mittels bei Augenkrankheiten. Diese Abhandlung füllte sechs oder acht Seiten. Außer der eben erwähnten Bindehautentzündung macht *Pulsatilla:* Gesichtsverdunkelung mit Schwindel und Übelkeit, Doppeltsehen, sternartige Gebilde, Feuerräder usw. (dies sind gewöhnlich Reflexsymptome); Pusteln auf der Cornea mit sehr wenig Lichtscheu, aber mit Tränenfluß, schlimmer im Freien; drückend stechende Schmerzen im Auge; Lider geschwollen; Gerstenkörner, besser im Freien; Lidränder entzündet und geschwollen, aber nicht exkoriiert.

Bei Augenentzündung mit sehr geringer Lichtscheu ähnelt es *Graphit,* aber es hat keine Risse den Lidrändern entlang.

Pulsatilla ist auch ein ausgezeichnetes Mittel bei kleinen zentralen Hornhautgeschwüren, wenn keine Gefäßbildung dabei, besonders bei skrofulösen Subjekten. Sie kann ferner noch gegeben werden bei Tränenfluß, der von Leiden des Tränenkanals kommt, wenn die eben erwähnten Symptome zugegen sind, und wenn der Tränenfluß sich im Winde verschlimmert.

Pulsatilla affiziert auch die Nasenschleimhaut und macht Symptome, die sie indizieren im vorgeschrittenen Stadium des Schnupfens. Sie sollte nicht im Anfang einer Erkältung gegeben werden, wenn nicht Temperament und andere Symptome dafür sprechen, weil Niesen und seröser exkoriierender Ausfluß nicht charakteristische Symptome von *Pulsatilla* sind. Aber wenn der Nasenkatarrh „reif" ist, das heißt, wenn der Ausfluß dick ist, schleimig-eitrig, gelblich oder gelblichgrün und wenigstens nicht exkoriierend, so haben Sie ein vollständiges *Pulsatilla*-Bild.

Bei chronischem Nasenkatarrh können Sie *Pulsatilla* geben, wenn die Absonderung diesen Charakter hat. Sie müssen das Mittel oft und anhaltend geben, wenn Sie heilen wollen. Neben den schon erwähnten Symptomen findet sich noch ein anderes, nämlich Verlust des Geschmacks und Geruchs. Wir haben ein Mittel, das bekannte *Cyclamen,* welches der *Pulsatilla* in seiner Symptomatologie sehr ähnlich ist. Es scheint bei Nasenkatarrh zu passen, wenn Verlust von Geschmack und Geruch vorhanden und jener dicke Ausfluß, gerade wie bei Pulsatilla; aber es hat außerdem krampfhaftes Niesen und Abneigung gegen frische Luft.

Penthorum sedoides ist nützlich im Anfang des Schnupfens, wenn Nase und Hals roh sind. Der Kranke klagt fortwährend über ein Gefühl von Feuchtigkeit in der Nase, aber ohne Schnupfen. Später bildet sich ein dicker, eitriger Ausfluß, gerade wie bei *Pulsatilla.*

Spigelia ist eins unserer besten Mittel bei Katarrh der hinteren Nasenhöhlen. Die sie indizierenden Symptome sind profuser Schleimausfluß aus den hinteren Nasenhöhlen; Nasenschleim geht nur aus den hinteren Höhlen ab. Dies Mittel hat einige schöne Heilungen in den Händen des Dr. Aug. Korndörfer vollbracht, der auch *Theridion* gegen diese Beschwerden empfiehlt.

Hydrastis paßt auch bei Postnasalkatarrh. Die Absonderung ist dünn-wässerig und damit verbunden heftiges Brennen und Rohsein, auch Gefühl von einem Haar in den Nasenlöchern.

Pulsatilla ist ein unschätzbares Mittel bei Ohraffektionen. Bei Otitis externa können Sie dieselbe geben, wenn das äußere Ohr heiß ist, rot und geschwollen, und fliegende, ziehende, pulsierende Schmerzen vorhanden sind, die nachts sich verschlimmern.

Bei Otitis media ist sie auch brauchbar, wenn profuser, dicker, gelblicher oder gelblichgrüner Ausfluß aus dem Ohr stattfindet.

Pulsatilla ist eines unserer ersten Mittel bei katarrhalischer Otitis. Man findet Taubheit mit dem Gefühl, als wären die Ohren verstopft, mit rauschendem Getöse in den Ohren, isochron mit dem Puls. *Silicea* steht der *Pulsatilla* am nächsten bei katarrhalischer Otorrhöe.

Belladonna und *Mercurius* greifen tiefer ein als *Pulsatilla,* da sie auf das Zellgewebe wirken.

Chamomilla ist der *Pulsatilla* ähnlich in den Ohr-Symptomen, aber die Schmerzen sind heftiger und dabei Röte der Backen; der Kranke kann keinen Schmerz ertragen.

An *Plantago major* ist zu denken, wenn Ohrschmerz mit Zahnschmerz zusammen vorhanden.

Tellurium verursacht Mittelohrkatarrh, der auch auf das innere Ohr und das Gehirn übergehen oder in die Zellen des Processus mastoideus dringen und dort einen Abszeß hervorbringen kann. Eiter bildet sich im Mittelohr, perforiert das Trommelfell und bricht endlich nach außen hervor. Die dabei auftretende Absonderung ist dünn und scharf, verursacht Blasen, wo sie auch hinkommt, und riecht wie Fischlake.

Beim Katarrh des Halses werden Sie *Pulsatilla* zuweilen, aber nicht oft hilfreich finden. Sie würde hier indiziert sein durch das Aussehen der Teile. Es zeigt sich Röte der Mandeln und ein variköser Zustand der Blutgefäße dieser Teile, und die Fauces sehen dunkelrot oder purpurn aus. Auch sind stechende Schmerzen im Halse vorhanden (was an *Apis* erinnert), die sich meist verschlimmern durch Schlucken von Speichel oder nach dem Essen.

Verlassen wir den Pharynx, so kommen wir nächstdem zum Magen, in welchem Organ *Pulsatilla* Katarrh hervorbringt. Sie ist bei diesem Leiden indiziert, wenn die Zunge mit einem dicken, rauhen, weißen Pelz belegt ist. Der Mund ist trocken, und doch ist nicht viel Durst vorhanden, da Durstlosigkeit charakteristisch für das Mittel ist. Auch findet sich Übelkeit und zuweilen Erbrechen, wobei die erbrochenen Massen aus Essen oder Schleim und auch aus Galle bestehen. Das erbrochene Essen kann auch lange vorher genossen sein, was beweist, daß das Mittel die Verdauung schwächt. Gefühl von Völle und Schwere im Magen nach dem Essen, zuweilen dabei ein Gefühl von Rohsein im Magen, wie geschwürig. Letzteres ist ein rein subjektives Symptom und findet sich häufig bei *Pulsatilla*. Gewöhnlich ist Durchfall vorhanden, mit schleimigen oder wässerigen Stühlen und schlimmer nach Mitternacht. Bei diesen gastrischen Symptomen findet man Sodbrennen und nicht sehr häufig Wasserzusammenlaufen. Wenn Wasserzusammenlaufen auf *Pulsatilla* hinweist, so ist fauliger Geschmack im Munde morgens vorhanden, der sich nach Trinken bessert, der Kranke verlangt nach Limonade. Er klagt auch über Trockenheit im Munde, und doch scheint viel Schleim dort vorhanden zu sein. Andere zu bemerkende Symptome sind Schweregefühl im Epigastrium eine Stunde nach dem Essen, besser, wenn man wieder ißt; Gefühl im Ösophagus, als ob die Speise dort liegen bliebe (ebenso *China, Abies*); Pulsieren im Epigastrium; viel Blähungen, die herumgehen und kneifende Schmerzen und Rumpeln verursachen, schlimmer beim Erwachen oder gleich nach dem Abendessen. Das sind nun die Symptome, die auf dies Mittel bei Magenkatarrh hinweisen. Was sind die veranlassenden Ursachen? Zuerst vor allen und am nötigsten ist *Pulsatilla,* wenn die Krankheit entstand nach Genuß von Fettem oder Kuchen. Sie ist auch indiziert beim Magenkatarrh, der entstand durch Vieldurcheinanderessen, wie Pute, Gemüse, Kaffee usw.; auch nach Erkältung des Magens durch Speiseeis oder Eiswasser, besonders wenn der Magen erhitzt war. In noch andern Fällen kann sie indiziert sein nach Durchnässung, besonders nach Durchnässung der Füße, wenn Regelunterdrückung folgt.

Es wird gut für Sie sein, wenn ich nun dies Mittel von andern unterscheide, die gewöhnlich bei solchen dyspeptischen Symptomen gebraucht werden. Die wichtigsten Mittel, außer *Pulsatilla,* die Verschlimmerung nach Genuß von Fettem haben, sind *Ipecacuanha, Thuja* und *Carbo vegetabilis.* — *Arsenicum* und *Carbo vegetabilis* haben Verschlimmerung vom Eisessen und *Nux vomica* und *Ipecacuanha* vom Durcheinanderessen und von Essen spät abends. Sie können auch an *China* denken; bei Verlangen nach Limonade *Cyclamen, Sabina* und *Belladonna;* bei Übelkeit, wenn man an Speisen denkt oder sie riecht, besonders wenn sie reichlich und fett sind, *Sepia* und *Colchicum;* bei Speiseerbrechen lange nach dem Essen *Kreosot.*

Bryonia macht, wie wir wissen, Magenkatarrh mit weiß belegter Zunge, fauligem Geschmack im Munde und Gefühl von schwerer Last im Magen. Sie kann auch indiziert sein bei Magenkatarrh, der nach Magenerkältung entstand, obgleich sie passender ist, wenn das Leiden durch die Sommerhitze entstand. *Bryonia* hat aber gewöhnlich Verstopfung als Begleitsymptom, oder, wenn sie Durchfall hat, so ist es nicht dieser gelblichgrüne oder wässerige Stuhl. Statt dessen sind die Stühle schleimig und riechen faulig oder nach altem Käse.

Nux vomica ähnelt der *Pulsatilla.* Beide sind brauchbar bei Magenkatarrh, der nach zu vielem Essen oder nach Durcheinanderessen entstand. Besonders ist *Nux* indiziert nach Mißbrauch alkoholischer Getränke. Trockenheit des Mundes, wenig oder kein Durst und Gefühl von Unbehagen im Magen werden auch bei *Nux vomica* gefunden. Die Därme sind verstopft. Vergleichsweise gesprochen, können wir sagen, daß Sodbrennen mehr charakteristisch für *Pulsatilla* ist und Wasserkulk charakteristischer für *Nux vomica.* Die geistigen Symptome der beiden Mittel sind himmelweit verschieden und werden sich nach dieser Darstellung leicht unterscheiden lassen.

Antimonium crudum ist der *Pulsatilla* ähnlich, aber die Zunge ist bei diesem Mittel weiß belegt, als wäre sie weiß angestrichen. Erbrechen überwiegt die anderen Symptome. Die geringste Menge Speise erregt Übelkeit und Erbrechen. Es ist ein ausgezeichnetes Mittel bei Kindern.

Ipecacuanha ist ein Mittel ersten Ranges bei diesen gastrischen Katarrhen, die herrühren von Erkältung des Magens durch Eiswasser oder durch Essen von Kuchen, Konditorwaren oder anderen unverdaulichen Substanzen. Gewöhnlich ist die Zunge rein. Sie hat selten den dicken Belag von *Pulsatilla* oder *Antimonium crudum*. Übelkeit überwiegt alle andern Symptome.

Arsenicum ergänzt die *Pulsatilla*, wenn Magenkatarrh von Erkältung des Magens durch Speiseeis oder Eiswasser entstand.

Ich erwähnte an *Pulsatilla* die Empfindung von einem Stein im Epigastrium. Sie werden ein ähnliches Symptom bei *Abies nigra* finden, die mit Nutzen bei gastrischen Störungen gegeben wurde, wenn der Kranke nach dem Essen das Gefühl hat, als läge ein hartgekochtes Ei im Magen.

Bei Darm-Symptomen können Sie *Pulsatilla* geben gegen Verstopfung, die bei Schwangeren auftritt oder dem Mißbrauch von *China* und ihren Präparaten folgt. Die Kotballen sind groß, mit vielem Drängen und Rückenschmerzen, oder sie sind unzulänglich und bestehen endlich aus nichts als gelbem Schleim. Sie können sie auch geben bei Durchfall, wenn die Stühle grünlichgelb oder veränderlich in der Farbe sind. Er wird meistens verursacht durch Durcheinanderessen von Speisen spät am Abend vorher. Der Kranke befindet sich schlechter nach Mitternacht.

Hier müssen Sie *Iris versicolor* vergleichen, die eins unserer besten Mittel bei Cholera ist, die hauptsächlich zwei oder drei Uhr morgens auftritt mit Erbrechen von Speisen und von sauren und galligen Massen und mit Abführen zu gleicher Zeit. Sie unterscheidet sich von *Veratrum album* durch Fehlen der Kälte und der Collaps-Symptome.

Bei Cystitis oder Blasenkatarrh finden wir *Pulsatilla* indiziert, wenn häufiger Harndrang vorhanden wegen Druck auf die Blase, als ob sie zu voll wäre; Schmerz in der Urethra ist da. Der Harn selbst ist oft trübe durch Beimischung von Schleim. Klinisch haben wir *Pulsatilla* nicht ersten Ranges gefunden bei Cystitis, aber wir fanden sie fast immer nützlich bei Blasen-Symptomen in der Schwangerschaft. Sie steht *Cantharis, Equisetum* und *Dulcamara* bei Cystitis nach.

Tripper weist auf *Pulsatilla*, wenn der Ausfluß dick und schleimig-eitrig und gelblich oder gelblichgrün ist. Gewöhnlich sind Schmerzen in den Leisten vorhanden, wenn dies Mittel indiziert ist, die, wie ich bemerkt habe, durch das Hypogastrium von einer Seite zur anderen gehen. Dies Symptom wurde zuweilen durch *Pulsatilla* hervorgerufen. Hat man in solchen Fällen nur wenige Dosen verabreicht, so kommt der Kranke und klagt über diesen durch den Bauch gehenden Schmerz. Tritt dies Symptom in solcher Weise auf, so muß man die Intervalle zwischen den Dosen verlängern oder auch ganz mit dem Eingeben aufhören.

Bei Unterdrückung des Trippers ist *Pulsatilla* indiziert, wenn Orchitis oder vielmehr Epididymitis auftritt. Der Hode ist hinaufgezogen. Er ist vergrößert, sehr empfindlich gegen Berührung und dunkelrot. Scharfe zerrende Schmerzen sind vorhanden, die dem Samenstrang folgen. Wenn nicht andere Symptome kontraindizieren, so wird *Pulsatilla* den Ausfluß wieder hervorbringen und den quälenden Schmerz lindern, aber der Kranke muß sich ruhig verhalten und das Scrotum durch ein Suspensorium unterstützen. In einigen Fällen habe ich warmes Wasser örtlich als Hilfe angewendet. Während es die Geschwulst zu vergrößern scheint, lindert es den Schmerz.

In einigen Fällen scheinen subjektive Symptome zu fehlen. Sie bemerken nur, daß der Hode geschwollen ist und außerordentlich schmerzhaft bei Berührung. Der Tripperausfluß hat fast, wenn nicht ganz aufgehört. Bei diesen Fällen ist *Hamamelis* Ihr Heilmittel.

Clematis ist ein herrliches Mittel bei Orchitis gonorrhoica, wenn der Hode verhärtet ist und so hart wie ein Stein.

Rhododendron ist auch ein nützliches Mittel, wenn die Orchitis chronisch wird und der Hode verhärtet ist, gerade wie bei *Clematis.* Bei *Rhododendron* jedoch neigt der Hode zur Atrophie. Auch ist in der Eichel das Gefühl, als würde sie gequetscht.

Bei Verhärtung des Hodens können Sie nach Belieben vergleichen: *Conium, Arnica, Staphisagria, Spongia, Aurum* neben den schon erwähnten Mitteln. Sie können *Acidum oxalicum* geben, wenn entsetzliche neuralgische Schmerzen in den Samensträngen vorhanden sind, die bei der geringsten Bewegung sich verschlimmern.

Ustilago und *Hamamelis* verursachen Neuralgie der Hoden.

Mercurius wird nötig, wenn die Eichel geschwollen ist, wenn der geringe Ausfluß, der noch vorhanden, grünlich und wenn Phimosis zugegen ist.

Pulsatilla ist nützlich bei Vergrößerung der Prostata. Sie ist indiziert bei dem mechanischen Symptom „Fäces bei der Ausleerung groß und plattgedrückt".

Hydrocele, besonders angeborene, kann der *Pulsatilla* weichen.

Wir wollen nun die *Pulsatilla* in ihrer Beziehung zu den Synovialhäuten studieren. *Pulsatilla* hat keine Affinität zu den eigentlich serösen Häuten, wie wir bei *Aconit* und *Bryonia* sie finden, aber sie wirkt auf die Synovialhäute, die in etwas sich von den rein serösen Häuten unterscheiden. *Pulsatilla* finden Sie indiziert bei Rheumatismus der Gelenke und bei gichtischer, gonorrhoischer und traumatischer Synovitis. Das Gelenk ist demnach geschwollen, und die Schmerzen sind scharfer, stechender Art und verbunden mit einem Weh- und Unterschworenheitsgefühl am affizierten Gelenk. Die Schmerzen bei diesen Gelenkentzündungen sind gewöhnlich herumziehend, jetzt hier und dann da. Die ziehenden Schmerzen im Gelenk nötigen den Kranken, den affizierten Teil zu bewegen. Druck erleichtert. Diese ziehenden Schmerzen erstrecken sich oft das Glied hinab und sind begleitet von Rucken, wahrscheinlich wegen Reizung der Muskelnerven, und bessern sich bei mäßiger Bewegung. Ich hebe diese Art von Schmerzen hervor, weil sie so häufig auf *Pulsatilla* hinweisen. Sie verschlimmern sich gewöhnlich in der Wärme und bessern sich in der Kälte. Sie verschlimmern sich abends.

Pulsatilla rivalisiert mit *Apis* bei Synovitis, aber letztere hat mehr Ausschwitzung als erstere, und ist indiziert, wenn richtiges Ödem am Gelenk vorhanden.

Ledum und *Lac caninum* haben Schmerzen, die sich in der Wärme verschlimmern. Bei ersteren wandern sie niederwärts, bei letzteren springen sie von einem Glied zu dem anderen und wieder zurück.

Bei Rheumatismus mit herumziehenden Schmerzen können Sie vergleichen *Kali bichromicum, Sulfur* und *Bryonia.*

Chamomilla hat stechende Schmerzen, schlimmer in den Knien und Knöcheln, aber sie sind von Benommenheit und einem Gefühl von Schwäche begleitet. Die Gemütsverfassung ist gänzlich verschieden von der bei *Pulsatilla.*

Kali bichromicum wird nötig bei Tripper-Rheumatismus. Die Schmerzen bessern sich im warmen Zimmer.

Wegen ihrer Einwirkung auf die Verdauungsorgane hat *Pulsatilla* Wert bei Gicht oder gichtischer Diathese, besonders wenn das Leiden durch Indigestion entstand. Hält die Krankheit trotz *Pulsatilla* an, so folgt *Colchicum* gut.

Nun wollen wir die Einwirkung von *Pulsatilla* auf die verschiedenen Organe betrachten. Die Gemüts-Symptome des Mittels haben wir schon studiert. Wir haben noch von den Kopfschmerzen zu sprechen. Wir können sie im allgemeinen als meist frontal und supraorbital bezeichnen. Sie sind gewöhnlich uterinen, neuralgischen, rheumatischen oder gastrischen Ursprungs. Sie verschlimmern sich durch geistige Anstrengung und durch Wärme. Gewöhnlich sind sie abends schlimmer, obgleich die gastrischen Symptome sich morgens verschlimmern. Sind die Schmerzen rheumatischen Ursprungs, so sind sie scharf, scheinen vom Kopf ins Gesicht zu gehen und treiben den Kranken zum Wahnsinn, so heftig sind sie. In anderen Fällen können sie herumziehend sein, wandern von einem Teil des Kopfes zum andern.

In manchen Fällen begleitet der Kopfschmerz Regelunterdrückung. Der Kopf ist heiß. Der Schmerz im Kopf bessert sich im Freien und ist oft mit Nasenbluten vergesellschaftet.

Bei derartigen Kopfschmerzen können Sie *Pulsatilla* mit folgenden Mitteln vergleichen:

Ranunculus bulbosus, Kopfschmerz am Scheitel, als würde er auseinandergedrückt, schlimmer abends und beim Gehen vom Kalten ins Warme und vice versa.

Ranunculus sceleratus, Nagen am Scheitel an einer kleinen Stelle.

Cocculus indicus, Schmerz im Hinterhaupt, als ob es sich öffnete und schlösse.

Spigelia, Gefühl, als ob der Kopf den Scheitel entlang offen wäre.

Carbo animalis, Gefühl am Scheitel, als würde er auseinandergepreßt; muß ihn zusammenhalten.

Veratrum album, Druck am Scheitel, mit Schmerz im Magen, besser durch Druck auf den Scheitel und schlimmer durch Bewegung.

Menyanthes, zusammendrückender Schmerz am Scheitel und beim Treppensteigen das Gefühl, als ob ein Gewicht das Hirn bedrückte, mit kalten Händen und Füßen.

Phellandrium, Schmerz wie von einem Gewicht auf dem Scheitel, mit Weh und Brennen in den Schläfen und über den Augen, die kongestioniert sind; die Augen wässern; kann weder Luft noch Geräusch ertragen.

Die Augen-Symptome und einige der Ohren-Symptome wurden schon betrachtet. Wir wollen die noch übriggebliebenen Ohr-Symptome durchnehmen. *Pulsatilla* war lange bekannt als Mittel bei Otitis externa oder Entzündung des äußern Gehörganges. Die Schmerzen sind sehr heftig, wie sie der Natur des Kanals nach sein müssen, da er von Knochen umgeben ist. Das äußere Ohr ist geschwollen und rot. Die Schmerzen verschlimmern sich meist zur Nacht. Das Leiden kann mit Otorrhöe enden, die den schon beschriebenen Charakter hat.

Wir kommen jetzt zu der Einwirkung von *Pulsatilla* auf den weiblichen Organismus. Gerade hier hat *Pulsatilla* ihre Lorbeeren errungen. Wir finden sie indiziert bei jungen Mädchen im Pubertätsalter, wenn der Menstrualfluß sich nicht normal oder überhaupt noch nicht eingestellt hat. Gerade zu dieser Zeit können Sie diese Schmerzhaftigkeit der Lungenspitzen finden, die auf *Pulsatilla* hinweist, und Sie wissen recht gut, daß, wenn Sie nicht dies Symptom beseitigen und den Menstrualfluß herstellen, Ihre Kranke eine Art Phthisis haben wird. Haben die Menses sich eingestellt, so haben sie die Neigung, zu spät und zu spärlich zu sein. Der Fluß kommt ruckweise, tritt jetzt ein, dann hört er auf, erscheint jetzt als dunkles, klumpiges Blut und dann wieder als fast farbloser, wässeriger Abgang. Ihm voran geht Menstrualkolik. Die Schmerzen sind krampfiger, kneifender Art und so heftig, daß die Kranke sie kaum ertragen kann. Sie erstickt fast im geschlossenen Raum. Sie hat das *Pulsatilla*-Temperament gut ausgeprägt. Amenorrhöe kann auf *Pulsatilla* hinweisen, wenn sie im Verlauf der gewöhnlichen Menstruationsperiode auftritt und von naßgewordenen Füßen herkommt und Nasenbluten vikariierend für die Menses sich zeigt. In manchen dieser Fälle wird eine einzelne Gabe den Menstrualfluß hervorbringen, während in andern Sie die Gaben wiederholen müssen.

Während der Schwangerschaft können Sie Verwendung für *Pulsatilla* finden. Schmerzhaftigkeit des Uterus und der Bauchwände kann auf sie und auch auf *Hamamelis* hinweisen.

Ferner kann sie unrichtige Lagen des Fötus im Uterus korrigieren.

Ich weiß wohl, daß ich mit dieser Behauptung mich auf ein streitiges Gebiet wage. Ich will nun nicht sagen, daß *Pulsatilla* den Fötus umdrehen wird. Aber ich behaupte, daß *Pulsatilla* auf die Muskelwände des Uterus einwirkt und ihr Wachstum anregt. Zuweilen entwickelt sich der Uterus in seinem Wachstum bei der Schwangerschaft mehr nach einer, als nach der andern Seite. Daher entsteht Unregelmäßigkeit in seiner Entwickelung, und der Fötus muß eine unrichtige Lage annehmen. *Pulsatilla* alteriert das Wachstum des Uterus und verschafft dem Fötus seine richtige Lage.

Während der Entbindung wird *Pulsatilla* nötig, wenn die Wehen langsam eintreten, schwach und unwirksam sind. Hinwiederum können wir die Wehen krampfig und unregelmäßig finden, auch können sie Ohnmacht erregen, wie bei *Nux vomica*. Die Leidende hat das Gefühl, als müsse sie ersticken, und bittet, die Fenster zu öffnen.

Ferner können Sie *Pulsatilla* nötig haben nach der Entbindung, wenn die Placenta angewachsen ist. In solchen Fällen wird sie nicht bloß Lösung der Placenta bewirken, sondern auch den Uterus so tonisieren, daß Nachblutungen vermieden werden. *Cantharis* und *Gossypium* sind auch nützlich bei solchem Zustand.

Weiter ist *Pulsatilla* manchmal das Mittel bei einfacher zurückgehaltener Nachgeburt, welches es mit *Sepia, Sabina, Secale* und *Caulophyllum* verbindet.

Pulsatilla kann auch bei Nachwehen gegeben werden, wenn das Temperament paßt. Die Wehen weisen jedoch häufiger hin auf *Chamomilla* und *Xanthoxylum*. Letzteres ist besonders ein gutes Mittel.

Cuprum ist ein gutes Mittel gegen heftige krampfartige Nachwehen bei Frauen, die viele Kinder geboren haben.

Pulsatilla kann auch nützlich sein bei spärlichen oder unterdrückten Lochien.

Sie kann auch ebensooft als *Hamamelis* bei Phlegmasia alba dolens, der weißen Schenkelgeschwulst, indiziert sein.

Die Milchdrüsen werden von *Pulsatilla* affiziert vor, während und nach der Schwangerschaft. Sie ist indiziert, wenn mechanischer Reiz, wie Tragen der Schulbücher, Milchabsonderung hervorruft. Nach der Entbindung können Sie jedoch das Mittel geben, wenn die Brust geschwollen und schmerzhaft ist und die Milchabsonderung spärlich oder ganz fehlt, die Kranke traurig und weinerlich ist.

Bei dieser Gelegenheit will ich einige noch wichtigere Mittel als *Pulsatilla* erwähnen. Ich glaube, daß *Urtica urens* das beste Mittel ist, wenn keine Milch sich zeigt ohne andere Symptome und kein sichtbarer Grund für den Milchmangel vorhanden ist.

Noch ein anderes Mittel ist *Ricinus communis* oder Castoröl. Es hat bei äußerlicher Anwendung Milch hervorgerufen. Es kann auch innerlich, in niederer Potenz gegeben, erfolgreich sein.

Noch ein anderes Mittel ist *Agnus castus,* das nützt, wenn die Stimmung sehr niedergedrückt ist.

Causticum wird erforderlich bei Frauen mit rheumatischer Diathese. Das Gesicht ist gewöhnlich blaß und die Kranke traurig und niedergedrückt.

Pulsatilla hat in ihrer Beziehung zu Frauenkrankheiten viele Verwandte. Zuerst vor allen können wir *Cimicifuga* erwähnen. Dies Mittel ähnelt der *Pulsatilla,* weil es auf den Uterus wirkt. Beide Mittel wirken günstig bei der Entbindung. Hier aber ist *Cimicifuga* jedenfalls vorzuziehen. Sie ähnelt auch der *Pulsatilla* in ihrer Wirkung bei der Entbindung, da sie indiziert ist bei Wehen, die sehr schmerzhaft sind. Die Symptome sind jedoch nicht intermittierend, sondern mehr kontinuierlich. Im Temperament finden wir *Cimicifuga* verschieden von *Pulsatilla.* Zum Beispiel ist sie indiziert bei einem hohen Grade von Nervosität, sowohl während, als auch außer den Wehen, während welcher die Frau entsetzlich besorgten Gemütes ist. Sie hat Furcht und Scheu, daß ihr irgend etwas zustößt, und dies steigert sich von Tag zu Tag. Zu andern Zeiten fürchtet sie sich, irgend etwas zu unternehmen, selbst gewöhnliche Arbeit. *Cimicifuga* ist auch indiziert bei Lageveränderungen des Uterus, wenn scharfe, schneidende Schmerzen durch das Hypogastrium von einer Seite zur andern gehen. Sie ist auch zu gebrauchen bei Neuralgien, welche Reflexe von Gebärmutterreizung sind, mögen die Nerven des Kopfes, der Brust oder der Glieder ergriffen sein.

Ein anderes mit *Pulsatilla* zu vergleichendes Mittel ist *Caulophyllum.* Das ist ein Mittel, das wir noch nicht lange haben, und doch ist es so nützlich, daß wir ohne dasselbe nicht gut fortkommen könnten. Sein Hauptcharakteristikum ist Intermittens der Schmerzen. Sind sie neuralgisch und Reflex von Gebärmutterstörung, so treten sie intermittierend auf. Sie sind gewöhnlich scharf und krampfig und zeigen sich in der Blase, in den Leisten und in den Untergliedern. Bei der Entbindung ist *Caulophyllum* indiziert, wenn im Uterus äußerste Atonie. Die Wehen mögen so heftig sein, als immer, so haben sie doch keine expulsive Wirkung. Es ist oft indiziert bei nervösen Frauen, denen Schmerz unerträglich erscheint. Die Schmerzen sind krampfig und fliegen von einer Stelle zur andern, jetzt in den Leisten, dann im Bauch und dann in der Brust, aber nie in der Richtung normaler Wehen. Die Kranke scheint erschöpft zu sein. Es ist große Erschöpfung des ganzen Körpers vorhanden. Sie kann manchmal kaum sprechen, so schwach ist die Stimme. Das sind Symptome, die auf *Caulophyllum* hinweisen. Es wurde hierbei von den meisten Ärzten in niederen Potenzen gegeben, obgleich alle Potenzen angewendet werden können. Es kann auch in den letzten Wochen der Schwangerschaft gebraucht werden, wenn die Kranke an falschen Wehen leidet, die in dem Gefühl von schmerzhaftem Herabdrängen im Hypogastrium bestehen. Mir ist bekannt, daß eine einzige Gabe sie beseitigte, nachdem sie stundenlang gedauert hatten.

Ich habe ferner von *Helonias dioica* zu sprechen, dem falschen Einhorn, einer Liliacee. Sie ist eins der neuen Mittel und eins, das sich würdig bewiesen hat, neben der wohlbewährten *Pulsatilla* eine Stelle einzunehmen. Sie ist dienlich bei Frauen, die mit ihrem Nervensystem heruntergekommen sind; die leicht durch jede Arbeit ermüdet werden und die über Ermüdungsschmerz im Rücken klagen, der sich bis in die Glieder erstreckt. Sie scheinen sich besser zu fühlen, wenn sie bei der Arbeit sind, als wenn sie dieselbe beginnen. Das ist aber nun nicht der *Rhus Tox.*-Zustand. Es hängt nicht ab von dem Geschmeidigwerden steifer Gelenke, wie bei dem letzteren Mittel. Der Grund für dies Symptom liegt darin, daß etwas von der Mattigkeit sich verliert in dem Maße, als die Kranke ihre Arbeit fortsetzt. Der Rückenschmerz sitzt gewöhnlich in der Lendengegend gerade da, wo die Nieren liegen, oder er kann weiter unten auftreten und die Bauchgegend affizieren. Schmerz an diesen beiden Stellen kann Gebärmutterstörungen begleiten. Sie werden auch finden, daß *Helonias* nützlich ist bei Unterdrückung der Menses (hier ist sie der *Pulsatilla* ganz ähnlich), wenn Kongestion nach den Nieren stattfindet. Es scheint, als ob die monatliche Kongestion, anstatt, wie sie müßte, durch die Gebärmuttergefäße sich zu äußern, sich auf die Nieren erstreckte und Albuminurie verursachte. Der Urin ist spärlich und trübe. Ferner finden Sie *Helonias* brauchbar nach der Entbindung, wenn Neigung zu Prolapsus und zu anderen Lageveränderungen des Uterus vorhanden. Die Kranke klagt über Schwere und Zerren in der Beckengegend. Es ist eine Empfindlichkeit vorhanden, die man bezeichnete: „sie weiß, daß sie eine Gebärmutter hat“. Sie wissen, daß wir kein Bewußtsein von unseren inneren Organen haben. Sie bewegen sich und vollbringen ihre betreffenden Funktionen, ohne daß wir es empfinden. In dem Augenblick, wo Ihr Gefühl Ihnen sagt, daß Sie einen Magen oder eine Leber haben, in demselben Augenblick beginnt dort eine Krankheit. In Begleitung dieser Symptome von Prolapsus und Überempfindlichkeit der Gebärmutter werden Sie finden, daß die Lochien zu lange dauern, wenn ich diesen Ausdruck gebrauchen darf. Um genauer zu sein, müßte ich sagen, daß ein blutiger Ausfluß vorhanden, der wochenlang nach der Entbindung anhält. Ich will einen Fall erwähnen, den ich letzten Winter behandelte. Es handelte sich um eine Dame, die ein sehr großes Kind gebar und nachher einen Prolapsus uteri bekam. Ich gab ihr verschiedene Mittel ohne Erfolg, so daß nach drei Monaten sie noch ungeheilt war. Um diese Zeit begann sie über Brustbeklemmung zu klagen mit Husten und etwas wenig blutigem Auswurf. Da ihre Mutter, nachdem sie Zwillinge geboren, an Phthisis gestorben war, so fürchtete ich eine ernste Lungenaffektion. *Phosphor* tat nichts; *Nux* tat nichts. Ich studierte den Fall gründlicher. Sie sagte mir, daß sie das Gefühl habe, als läge eine schwere Last über der Brust am Sternum und als wäre die Brust in einen Schraubstock gezwängt mit diesem darauffolgenden Schmerzgefühl. Dies quälte sie beim Erwachen in der Nacht. Die Brust-Symptome waren Symptome, die bei männlichen Prüfern der *Helonias* beobachtet wurden. Ich gab demnach das Mittel, das vollständig dies Symptom und den Prolapsus beseitigte. Ferner werden Sie bei *Helonias* häufig eine Tendenz zu Entzündung der Vulva und der Vagina mit Eiterbildung finden. Sie können sie auch geben bei Ulceration der Cervix uteri. Dabei ist Weißfluß mit schlechtem Geruch, und jede geringe Anstrengung macht leicht Blutfluß. Bei diesen Symptomen ist fast immer anhaltendes Jucken an den Genitalien mit oder ohne Bläschen- oder Geschwürsbildung. Ob bei der Entbindung selbst *Helonias* etwas nützt, darüber wissen wir wenig oder nichts.

Ein Mittel, das der *Helonias* zur Seite zu stellen, ist *Senecio aureus*. Dies Mittel macht Entzündung der Schleimhäute, so daß Sie es brauchbar finden, wenn Neigung zu Katarrh der Nase, des Halses und der Lungen vorhanden, besonders bei Frauen. Es paßt besonders für nervöse, erregbare Frauen, die viel an Schlaflosigkeit leiden, die mit Gebärmutterreizung zusammenhängt, und ebenso an Prolapsus oder Flexion des Uterus. Die Kranke hat spärliche Menstruation und ist zum Weinen geneigt. Trockener Kitzelhusten ist vorhanden mit stechenden Schmerzen in der Brust und blutstreifigem Auswurf. Die Blase sympathisiert mit dem Gebärmutterleiden. Viel Schmerz am Blasenhals ist dabei, der Brennen und Dysurie verursacht. Nach Eintritt des Menstrualflusses werden die Brust- und Blasen-Symptome modifiziert oder verschwinden, wodurch ersichtlich, in welch inniger Beziehung sie zu der Unregelmäßigkeit der Menstruation stehen.

Ein anderes Mittel ist *Aletris farinosa*. Das ist eine der bittersten Substanzen, die wir kennen. Sie steht sehr nahe bei

Senecio und *Helonias*. Nach allopathischer Sprachweise ist sie ein Tonicum. Sie ist besonders nützlich bei Frauen, die außer Uterinleiden und Weißfluß hartnäckigste Verstopfung haben und sich sehr abquälen müssen, um eine Entleerung zu bewerkstelligen. Viel schaumiger Speichel häuft sich im Munde an. Hier muß auch noch erwähnt werden, daß, wo *Aletris* Heilmittel ist, Schwäche der Verdauung sich findet; Speisen belästigen die Kranken und liegen schwer im Magen.

Cyclamen ist der *Pulsatilla* sehr ähnlich. Beide passen für chlorotische und anämische Frauen und beide haben Digestionsstörungen und Nachteile von fetten Speisen. Die Kolik und Unregelmäßigkeiten bei der Regel sind fast identisch bei beiden Mitteln. Dieselbe Art von Melancholie ist beiden gemeinsam. *Cyclamen* kann von *Pulsatilla* durch folgende Symptome unterschieden werden: Allgemein, aber nicht immer, findet sich mehr Durst beim *Cyclamen*-Kranken. Der *Pulsatilla*-Kranke fühlt sich besser im Freien, der *Cyclamen*-Kranke nicht. Die *Cyclamen*-Kranken haben eine eigentümliche Art von Schwäche oder Torpor, sowohl des Geistes, als des Körpers, mit Schlaffheit. Sie können nicht denken. Sie fühlen sich besser, wenn sie aufgerüttelt und gezwungen werden zur Arbeit. Wenn sie morgens aufstehen, so fühlen sie sich so schwerfällig und matt, als könnten sie ihre Tagesobliegenheiten kaum erfüllen, aber sind sie einmal bei der Arbeit, so geht es erträglich gut bis zur Nachtzeit. Das ist *Cyclamen*, und sehr ähnlich ist *Helonias*. Sie leiden außerdem an Benommenheit der Sinne mit Flackern vor den Augen. Sie finden dergleichen oft bei schwachen, anämischen Frauen. Sie sehen verschiedene Farben vor den Augen, gerade wie bei *Santonin*. Zuweilen sind sie kurzsichtig. Die Indigestion, an der sie zu leiden haben, charakterisiert sich dadurch: Blähungen bilden sich, machen nachts Kolik und nötigen den Kranken, aufzustehen und umherzugehen, wodurch Linderung eintritt.

Es bleibt mir nur noch übrig, über *Hydrastis canadensis* zu sprechen. Das ist ein Mittel, das noch mächtiger auf die Schleimhäute wirkt, als *Pulsatilla*. Sie macht Katarrh der Schleimhäute der Nase, des Magens, der Därme, der Blase, des Uterus, der Vagina, wobei die Absonderung schärfer ist, als bei *Pulsatilla*, und dick-gelb oder blutig aussieht; bei Gebärmutteraffektionen ist *Hydrastis* indiziert gegen Prolapsus uteri mit Ulceration des Cervix. Die Leukorrhöe ist zuweilen wässerig, zuweilen auch dick, gelb und exkoriierend; dieser Zustand ist verbunden mit einem Gefühl von Hinsein, Schwäche in der Magengrube und mit sehr merkbarem Herzklopfen. Die Zunge ist feucht, hat schmutziggelben Belag und zeigt Abdruck der Zähne. Das Gesicht ist blaß, die Augen eingesunken und mit dunklen Ringen umgeben. Die Därme neigen zu Verstopfung, die Stühle sind mit Schleim überzogen oder mit Schleim gemischt.

Schließlich *Lilium tigrinum,* welches bei Gebärmutterbeschwerden hilft, wenn scharfe Schmerzen durch den Bauch gehen von einem Ileum zum andern; außerdem aber werden herabdrängende Schmerzen beobachtet, die die Kranke nötigen, die Beine zu kreuzen. Sie legt die Hand auf die Vulva, um die Eingeweide zu stützen.

Pulsatilla heilt Fieber mit folgenden Symptomen. Der Kopf ist heiß und die Lippen trocken. Der Kranke beleckt fortwährend die Lippen, um sie anzufeuchten, hat aber doch kein Verlangen nach Getränk. Sie kann auch bei Intermittens gegeben werden nach Chinin-Mißbrauch, wenn Durst um zwei oder drei Uhr nachmittags sich einstellt; dann kommt Frost ohne Durst und Angst und Beklemmung von venöser Kongestion nach der Brust. Die Kranke ist schläfrig, kann aber nicht einschlafen. Zuweilen ist eine Hand heiß und die andere kalt.

Pulsatilla wirkt auf den Kehlkopf, erregt Heiserkeit, die launenhaft kommt und geht. Solche Heiserkeit bezeichnet häufig das Ende einer Erkältung, und das Mittel verhütet das Chronischwerden derselben. Das Mittel heilt auch rein nervöse Heiserkeit, die bei jeder Aufregung erscheint.

Auf der Brust haben wir ebenfalls Symptome katarrhalischer Natur. Bronchitis mit dickem, gelbem Auswurf; oder trockener Kitzelhusten, durch Reizung in der Luftröhre, verschlimmert am Abend und beim Niederlegen, mit Austritt trockener Luft oder kratzendem, rauhem Gefühl. Bisweilen besteht dabei Atemnot oder Brustbeklemmung.

Ich warne Sie, *Pulsatilla* bei einem lockeren Husten zu wählen, ohne daß Sie sicher sind, daß alle die Symptome, die das Mittel erheischen, vorhanden sind. Es unterdrückt oft solchen Husten, ohne ihn zu heilen.

Blutspucken ist schon erwähnt worden. Es kann vikariierend sein, oder es gehört zu einer beginnenden Schwindsucht. Im letzteren Falle tritt Schmerzhaftigkeit der Brust hinzu, schlimmer unter den Schlüsselbeinen; Brennen in der Brust, besonders in der Herzgegend; Stiche in den Brustseiten.

Pulsatilla Nuttaliana hat scharfe Schmerzen in der linken Achselhöhle nahe dem Rücken.

Bei trockenem Nachthusten vergleiche *Hyoscyamus, Conium, Cimicifuga, Laurocerasus, Bryonia* usw.

Pulsatilla ist bei Masern indiziert. Ich glaube, daß sie oft am unrechten Ort gegeben wurde. Sie ist indiziert, wenn die katarrhalischen Symptome vorwiegen und wir Schnupfen und profusen Tränenfluß haben. Der Husten ist gewöhnlich trocken des Nachts und locker bei Tage. Das Kind setzt sich auf im Bett, um zu husten. Sie kann auch gegeben werden, wenn Ohrenschmerz vorhanden. Geben Sie *Pulsatilla* nicht beim Beginn, wenn das Fieber hoch geht. Sie müssen anfangs *Aconit* oder *Gelsemium* geben. Der Ausschlag kann in voller Ausdehnung herauskommen oder dunkles Aussehen haben.

Kali bichromicum ist zu geben, wenn statt des einfachen Augenkatarrhs sich Pusteln auf der Cornea entwickelt haben, der Hals ist geschwollen und Schmerzen gehen vom Hals nach den Ohren, die Speicheldrüsen sind geschwollen und katarrhalische Taubheit vorhanden.

Bei Neuralgie ist *Pulsatilla* indiziert, wenn die Schmerzen ruckend, herumziehend und in Paroxysmen auftreten, und je länger sie anhalten, desto unerträglicher werden sie.

Spinalirritation ist auch eine Indikation für das Mittel. Im Hals und im ganzen Körper Gefühl von Steifheit wie ein Brett. Im Kreuz Gefühl, als wäre es fest umbunden. Schmerzen in der Kreuzbeingegend, schlimmer beim Sitzen und Rückwärtsbeugen. Gefühl von Schwäche in den Gelenken, als ob sie sich leicht verrenken könnten. Ruhe bessert diese Symptome, daher befindet sich der Kranke besser nach dem Schlaf.

Bei Rückenschmerz, schlimmer vom Sitzen, können Sie an *Zincum, Cobaltum, Sepia, Cannabis indica, Agaricus, Berberis, Rhus Tox., Valeriana* usw. denken.

Die Schlaf-Symptome von *Pulsatilla* sind sehr charakteristisch. Der Schlaf ist unruhig mit häufigem Erwachen und unangenehmen Träumen; beim Erwachen ist der Kranke benommen und verdrießlich.

In den Schlaf-Symptomen unterscheiden sich *Pulsatilla* und *Nux vomica* sehr bedeutend. Während erstere sehr munter und ideenreich abends ist, ist *Nux* abends schläfrig. Der *Nux*-Kranke erwacht um drei oder vier Uhr morgens mit dem Gefühl der Stärkung. Er schläft dann wieder ein und erwacht zur gewöhnlichen Zeit mit dem Gefühl, daß er sich viel schlechter befindet.

Cocculus hat Schlaflosigkeit von rein geistiger Tätigkeit. Unwohlsein folgt auf die geringste Schlafentbehrung.

Sulfur hat „das geringste Geräusch weckt den Kranken nachts auf“.

Fünfunddreißigste Vorlesung.

Rubiaceae.

Rubiaceae:
- *China.*
- *Ipecacuanha.*
- *Coffea.*
- *Rubia tinctoria.* (Krapp.)
- *Galium.*
- *Mitchella.*
- *Catechu.*

Heute, meine Herren, haben wir eine Pflanzenordnung vor uns, aus der wir drei wertvolle Mittel entnehmen, *China, Ipecacuanha* und *Coffea.* Diese Ordnung gibt uns auch *Catechu* (ein Mittel, das in unserer Materia medica nicht gebräuchlich) und *Mitchella,* neben andern Farben, wie das bekannte Krapp und Galium.

Die Ordnung hat ihren Namen davon, daß diese Farben rot sind.

Die Erste in dem Verzeichnis ist *Cinchona,* oft, obgleich ungenau, *China* in unserer Nomenklatur genannt. Wir wollen nun daran gehen, sie zu betrachten:

China rubra.

China:
- *Ipecacuanha, Arsenicum, Ferrum met., Veratrum album, Carbo veg.*
- *Acidum phosphoricum, Phosphor, Rhus Tox., Bryonia, Pulsatilla.*
- *Nux vomica, Podophyllum, Eupat. perf., Natr. mur.*
- *Chinin. sulf., Aranea diadema.*
- *Lachesis, Cornus florida, Eucalyptus.*
- $<$ *Pulsatilla, Arsenicum, Ipecacuanha, Veratrum alb.*
- $>$ *Selenium, Digitalis.*

China:
- Säfteverlust.
- Anämie.
- Üble Folgen plötzlicher oder akuter Krankheiten.
- Blutungen.
- Fieber: Malaria-, Intermittens-, hektisch.
- Verdauungsorgane.
- Rheumatismus.
- Neuralgie.

China ist sicherlich ein wunderbares Mittel, wunderbar in den vielen Varietäten ihrer Spezies, wunderbar in ihrer Zusammensetzung und wunderbar in ihren Wirkungen. Sie hat auch historischen Wert für Homöopathen, da sie das Mittel ist, das Hahnemann zur Entdeckung seines Heilgesetzes führte und ihm ermöglichte, die Homöopathie als eine festbegründete Wissenschaft hinzustellen. Es ist nicht eine kleine Sonderbarkeit, daß die Eingeborenen von Peru, besonders in der ersten Zeit, den *China*-Baum nicht wollten anrühren lassen, weil sie glaubten, er sei giftig und stehe unter der Obhut spezieller Götter. Sie waren daher nicht wenig erstaunt, als Europäer sich damit beschäftigten, die Rinde von den Bäumen abzustreifen und sie nach Europa zu schaffen. Die *China*-Industrie hat jetzt eine solche Ausdehnung gewonnen, daß gewisse Beschränkungen für das Sammeln und den Export nötig werden, damit die Spezies nicht ausstirbt. Neue Bäume werden fortwährend gepflanzt, so daß keine Gefahr vorhanden, daß das Mittel ausgeht.

Es gibt viele Arten der *China*-Rinde, von denen ich jedoch nur drei erwähnen kann, nämlich die blasse Rinde, die *Calisaya* oder gelbe und zuletzt die rote Rinde oder *China rubra.* Es sind etwa dreißig oder vierzig andere Spezies bekannt.

Ein Arzt im Westen, dessen Experimente in bezug auf ihren Wert ich bezweifeln möchte, rühmt sich, in der *China rubra* ein sicheres Spezifikum gegen Unmäßigkeit oder gegen den Branntweindurst entdeckt zu haben. Er gibt die Rinde in beträchtlichen Dosen und behauptet, daß er in Zeit von einer bis vier Wochen den eingefleischten Trinker von seinem verderblichen Laster befreit.

Bei Veröffentlichung seiner Beobachtungen in den Journalen sagt er, daß er zu seiner Entdeckung geführt wurde durch Behandlung eines „alten Säufers“, der nie einen nüchternen Tag gekannt hatte, bis er Frost und Hitze bekam, was durch die rote Rinde geheilt wurde.

China enthält eine ganze Anzahl von Alkaloiden oder wirksamen Prinzipien, welche chemisch eng verwandt sind; in der Tat sind mehrere isomer. Sie sind mit verschiedenen dieser Gruppe eigentümlichen organischen Säuren verbunden.

Die wichtigsten *China*-Alkaloide sind folgende:

Cinchonin, Cinchonidin $\}$ $C_{19}H_{22}N_2O.$

Chinin, Chinidin $\}$ $C_{20}H_{24}N_2O_2.$

Chinamin, $C_{20}H_{24}N_2O_2.$

Chinic. acid., $C_7H_{12}O_6 + H_2O.$

Cincho-tannic. acid.

Chinovasäure.

Es erübrigt uns nun, die Allgemeinwirkungen von *China* zu studieren, bevor wir zur Betrachtung ihrer Symptomatologie vorschreiten.

Es wurde festgestellt, daß eine Lösung von *Chinin* auf eins zu zehntausend Infusorien tötet. Daher wird es Gifte zerstören, welche manche kontagiöse Krankheiten, wie Puerperalfieber, Scharlach usw. verbreiten. Der Nutzen, den Sie von dieser Eigenschaft machen können, ist folgender: Wenn Sie von einem Puerperalfall zu einem andern gehen, so können Sie Ihr Haar und Ihren Bart mit einer Lösung von *Chinin* in Bayrum waschen. Das wird alle Gefahr, die Ansteckung zu übertragen, hinwegnehmen und wird Ihnen selbst nicht schaden. Im Gegenteil, es wird das Wachstum von Haar und Bart befördern.

Chinin und seine Salze wirken bei äußerlicher Anwendung auf die bloßgelegte Oberfläche oder auf Schleimhäute wie ein entschiedenes Reizmittel.

Chinin hat auch eine toxische Wirkung auf das gesamte Protoplasma. Es hat auch zerstörende Wirkung auf die amöboide Bewegung, welche Art von Bewegung beobachtet wurde bei den weißen Blutkörperchen oder Leukocyten. Dies ist ein Grund, weshalb allopathische Ärzte es anwendeten, um Entzündung zu verhüten. *Chinin* verlangsamt auch den Stoffwechsel. Das erklärt von einer Seite her die tonisierende Wirkung. Sie werden sehen, daß diese Eigenschaft, den Verbrauch zu verlangsamen, noch ausgeprägter bei *Coffea* ist.

Chinin wirkt auch auf die Herzsubstanz und schwächt dies Gewebe. Daher wird die Zirkulation verschlechtert.

Eine andere Wirkung des *Chinins* bei subkutaner Injektion ist, daß große Quantitäten die ozonisierende Kraft des Blutes zerstören. Fernerhin hat es die Fähigkeit, abnorm gesteigerte Körpertemperatur zu reduzieren.

Es wirkt auch auf die Milz, indem es Kongestion, Entzündung und Vergrößerung dieses Organs hervorbringt.

Auch noch eine andere Eigenschaft des *Chinins* muß man sich gut merken, nämlich sein Vermögen, in großen Quantitäten genommen, Reflexaktion aufzuheben.

Nun will ich Ihnen die Symptome des C h i n i s m u s geben, das heißt die Symptome, welche dem übermäßigen Gebrauch von *China* folgen. Sie werden ganz hervorragend unter allen andern Symptomen Vermehrung des Appetits finden, wegen Anregung der Verdauung. Bald zeigen sich Übelkeit und Erbrechen, und selbst Durchfall kann zu den gastrischen Störungen hinzutreten. Dann wird der Kopf affiziert. Es findet sich eine eigentümliche Empfindlichkeit für äußere Eindrücke, für Geräusch, helles Licht oder irgend etwas, das den Kranken zu irritieren vermag. Man beobachtet eine eigene Art von Kopfschmerz, der sich charakterisiert durch dumpfes Weh und zu anderen Zeiten durch Pulsieren im Kopf. Sehr ausgesprochen findet sich Klingen oder Brausen in den Ohren, eine ganz charakteristische Wirkung von *China*. Schwindel kompliziert später den Fall. Wird der Gebrauch des Mittels noch weiter fortgesetzt, so folgt Taubheit.

In anderen Fällen zeigt sich eine Art von *China*-Intoxikation, die nicht unähnlich der von Alkohol erzeugten ist. Hierauf folgt Delirium, erweiterte Pupillen, dann vollständiger Stupor mit erschwerter Respiration und endlich Konvulsionen, die von Anämie der Nervenzentren und nicht von Kongestion, wie bei *Belladonna,* herrühren. In extremen Fällen beenden Collaps und Tod durch Herzlähmung das Leben des Kranken. Das sind also die Allgemeinwirkungen von *China,* wenn sie anhaltend in steigenden Dosen und in kurzen Zwischenräumen gegeben wird. Sie können in ihrer Heftigkeit variieren vom einfachen Ohrenklingen bis zu allen Symptomen vollständiger Vergiftung.

Hahnemann hat uns gelehrt, daß die Anämie, welche *China* verursacht, das Mittel nur dann nützlich macht, wenn Schwäche oder Anämie von Säfteverlust entsteht. In der allopathischen Schule wird sie bei allen Arten von Schwäche gegeben, entweder allein oder in Verbindung mit Eisen oder Sherrywein. Aber, wie ich vorhin sagte, wir haben von Hahnemann gelernt, daß sie nur in der Anämie nützlich ist, die von Säfteverlust kommt. Demnach können wir sie geben bei den Folgen von Blutungen, mögen sie aus dem Mund, aus den Lungen oder aus dem Uterus kommen. Sie können sie geben, wenn lang anhaltender Durchfall den Kranken erschöpft hat. Sie kann auch gegeben werden, wenn der Zustand weiter fortgeschritten ist, als eine einfache Schwäche, und jenes schreckliche, als Hydrocephaloid bekannte Leiden sich entwickelt hat.

In solchen Fällen, wenn *China* das Heilmittel ist, hat das Kind folgende Symptome: Nach heftiger oder langdauernder Cholera infantum wird das Kind schlafsüchtig, die Pupillen werden sehr groß, das Atmen sehr schnell und oberflächlich; der Durchfall kann aufgehört haben oder die Entleerungen sind unwillkürlich; die Körperhaut ist mehr kühl, besonders die hervorstehenden Teile des Gesichts; also Ohren, Nase und Kinn sind kalt. Gerade in solchen Fällen wird *China,* wenn noch etwas Vitalität vorhanden, den Kranken herstellen.

Schlägt sie fehl, so können Sie noch auf *Calcarea phosphor.* zurückkommen, die ein ähnliches, aber tiefer eingreifendes Mittel ist.

Wenn Sie *China* bei durch geschlechtliche Exzesse verursachter Schwäche anwenden, so vergessen Sie nicht, daß sie nur bei solcher Schwäche hilft, die von übermäßigem Samenverlust entsteht. Sind konstitutionelle Störungen vorhanden, so nützt sie nichts.

Schwäche

Nun wollen wir damit aufhören und die Beziehungen studieren, die *China* zu andern Mitteln hat, welche bei Schwäche- und anämischen Zuständen anwendbar sind.

Ferrum ist indiziert bei reiner Anämie mit scheinbarer Plethora.

Arsenicum ist das Mittel für Schwäche, die entsteht nach Überanstrengung des Muskelgewebes, wie sie folgt auf übermäßige Anstrengung, Bergsteigen usw.

Phosphor. ist vorzugsweise indiziert bei Prostration, die ganz plötzlich eintritt, wenn das Nervensystem erschöpft ist. Demnach haben wir das Mittel zu geben in einer ganzen Reihe von Krankheiten, bei Scharlach, Masern, Diphtherie und wirklich bei jedem Leiden, in welchem das Nervensystem einen plötzlichen Stoß oder Ruck erhalten zu haben scheint. Das ist kein *China*-Fall, merken Sie sich.

Acidum phosphoricum ist wieder etwas verschieden von *Phosphor.* Hieran ist zu denken bei Schwäche nervösen Ursprungs, wenn sie mit gar keinem Schmerz verknüpft ist, außer vielleicht einem einfachen Brennen im Rücken oder in den Gliedern. Die Stimmung ist mehr apathisch, und der Kranke neigt zu Schlafsucht und Schläfrigkeit. Charakteristisch für diese Schläfrigkeit ist, daß der Kranke leicht zu erwecken und dann sehr munter ist.

Zincum ist gut, wenn das Gehirn affiziert wird im Verlauf nervöser Krankheiten, bei Scharlach oder Sommerkrankheiten der Kinder. Besonders ist es nützlich bei Scharlach, wenn das Kind nicht Kraft genug hat, den Ausschlag herauszubringen.

Sie können *China* bei Blutungen geben, und hier können Sie schwerlich ohne sie auskommen. Die Blutung kann aus jeder Körperöffnung kommen; das Blut ist meist dunkel und stückig; der Fluß ist so profus, daß er den Körper fast blutleer macht; Kälte des Gesichts und wirklich des ganzen Körpers stellt sich ein, und die Züge collabieren; Schnappen nach Luft; der Kranke wünscht, angefächelt zu werden. Dies Anfächeln wird nun nicht gewünscht zur Abkühlung des Kranken, sondern ist nötig wegen des instinktiven Verlangens nach mehr Sauerstoff, den das Fächeln herbeischafft, indem es die Schichten der eingeatmeten Luft ändert. *China* ist häufig nötig bei Blutungen vor und nach der Geburt; in solchen Fällen geben Sie dieselbe nicht in einzelner Gabe, sondern wiederholt in kurzen Zwischenräumen, bis die Folgen der Blutung beseitigt sind.

Es gibt noch einen andern Zustand, bei welchem ich *China* empfehlen möchte, nämlich, wenn das Zurückbleiben der Placenta von Blutung begleitet wird. *Pulsatilla* nützt nicht. Ich weiß, daß es empfohlen wurde, in solchen Fällen die Nachgeburt manuell zu entfernen, aber meine Praxis war, *China* zu verabreichen, bis der

Placenta-Abgang

Tonus des Uterus wiederhergestellt war, und dann die Placenta zu entfernen.

Das der *China* bei solchen Symptomen am nächsten stehende Mittel ist *Ipecacuanha,* die nützlich ist, wenn profuser hellroter Blutabgang vorhanden, der gewöhnlich von Übelkeit und zuweilen von sehr hartem, mühsamem Atmen begleitet ist. Zuweilen findet sich Kälte der Haut, die mit kaltem Schweiß bedeckt ist. Sie ist eins unserer besten Mittel gegen Hämoptysis bei beginnender Phthisis.

Belladonna ist nützlich, wenn die Blutung hellrot ist, schnell koaguliert und in den überströmten Teilen das Gefühl von Wärme erregt.

Trillium stillt Blutung, wenn der Abgang entweder hellrot oder dunkel ist und bei Frauen auftritt, die nach jeder Anstrengung mit Blut überflutet werden.

Millefolium paßt bei profusem, hellrotem Abgang; es ist dem *Aconit* sehr ähnlich, aber ihm fehlt die Unruhe und Angst dieses Mittels.

Sabina ist zu geben, wenn der Fluß hellrot und von Schmerz begleitet ist, der sich von den Pubes durch nach dem Sacrum hinzieht.

Carbo veget. ist zu geben, wenn eine anhaltende passive Blutung sich einstellt. Die Kranke verlangt nach Anfächelung. Die Haut ist kühl und bläulich, der Puls schnell und schwach.

Secale soll am besten für hagere, magere Frauen passen. Der Fluß ist passiv; dabei Kriebeln in den Gliedern. Obgleich die Haut kalt ist, äußert die Kranke fortwährend das Verlangen, nicht bedeckt zu sein.

Erigeron soll nützlich sein bei profuser Blutung, ähnlich wie bei *Sabina,* aber verbunden mit Reizung der Blase und des Rectums.

Hamamelis paßt für passive venöse Blutungen, besonders wenn in den Teilen, aus denen das Blut kommt, das Gefühl von Wundheit und Zerschlagenheit vorhanden.

Acalypha indica ist nützlich bei Hämoptysis nach Anfällen von trockenem Husten.

Cinnamomum, profuse Hämorrhagien von einer Verrenkung oder einem Fehltritt.

Cyclamen, profuse Hämorrhagie mit Schwindel und verdunkeltem Gesicht wie von einem Nebel. Dies ist verschieden von einer Ohnmacht, wie sie nach einer übermäßigen oder plötzlichen Blutung hervorgerufen wird. Bei Frauen von zartem Bau, deren Schwäche zerebrospinal ist; leichte Blutverluste folgen.

Sie können auch noch vergleichen *Ledum, Vinca minor* und *Phosphorus,* wenn die Hämorrhagie von Uteruspolypen herrührt.

Hat sich nach Blutungen Reaktion eingestellt, so können Sie doch *China* geben, wenn Kopfschmerz mit heftigem Schlagen der Karotiden vorhanden. Das ist kein *Belladonna*-Symptom. Es zeigt hier Anämie an, während dies Symptom bei *Belladonna* Hyperämie anzeigt.

Es ist ein allgemeines Kennzeichen von *China*, nervöse Gereiztheit mit den Symptomen von Erschlaffung hervorzurufen, eine Tatsache, welche es mehr mit *Arsenicum* als mit der torpiden *Carbo vegetabilis* verbindet. Der Geist ist übertätig, obschon die Ausdauer fehlt. Ideen drängen sich in unwillkommener Fülle vor den Geist und verhindern den Schlaf. Beim Schließen der Augen sieht er Personen und Figuren. Die Körperoberfläche ist gegen Berührung empfindlich. Diese Empfindlichkeit ist mehr eingebildet als wirklich. Wenn der Kranke einen leichten Schmerz hat, so fühlt er ihn unerträglich, und er fürchtet den leisesten Versuch, sich ihm zu nähern, damit Sie ihn nicht berühren; trotzdem lindert fester Druck oder Reiben. Er zeigt eine ähnliche Empfindlichkeit gegen Luftzug, welcher immer verschlimmert. Diese Ursachen sind für Neuralgie und andere Schmerzen eigentümlich. *Arnica* hat diese Furcht vor Annäherung bei Gicht; *Spigelia* hat eine tatsächliche Empfindlichkeit der ganzen Oberfläche, die leiseste Berührung geht wie ein plötzlicher Schlag durch den ganzen Körper.

Sie können *China* zur Beseitigung von Asthenopie verwenden, aber nur, wenn diese eine Folge von Blutung oder Säfteverlust ist. Die Untersuchung mit dem Augenspiegel zeigt die Scheibe blaß und anämisch. Die Pupillen sind meist erweitert; die Augen schmerzen beim Versuch, sie zu gebrauchen, zum Beispiel beim Lesen oder Schreiben, und die Gegenstände verschwimmen.

Wir kommen nun zum Studium der Wirkung von *China* auf die Verdauungsorgane. Sie ist sehr nützlich bei Dyspepsie, die namentlich nach Säfteverlust eintritt. Die Verdauung ist so geschwächt, daß der Magen durchaus keine Speise verträgt. Kommt der Kranke später als gewöhnlich ans Abendessen, so hat er sicherlich Beschwerden davon. Der Magen ist von Blähungen ausgedehnt, aber Aufstoßen erleichtert nur auf Augenblicke. Der geringste Bissen oder Trunk verschlimmert dies Symptom, so daß er sich voll fühlt, auch wenn er nur wenig genossen, als habe er eine große Mahlzeit genommen. Er klagt oft nach dem Essen über ein Gefühl, als ob ein Klumpen in der Mitte des Sternums läge, als ob die Speise dort liegen bliebe. Diese Empfindung sitzt höher, als das Gefühl von „hartgekochtem Ei" bei *Abies nigra*. *Pulsatilla* hat das nämliche Gefühl an derselben Stelle. Dieser Zustand, bei dem *China* das Mittel ist, ist oft die Folge von Flüssigkeitsverlust, Trinken von Tee im Übermaß und Bier usw. Der Appetit ist veränderlich, wenn nicht launenhaft; Durst nach kaltem Wasser; trinkt wenig und oft; Verlangen nach Saurem, Branntwein, Zuckerwerk; Summen in den Ohren.

Aconit hat Beklemmung, gelindert durch sehr kaltes Wasser oder Eis. *Veratrum album* verlangt eiskaltes Wasser. Die folgenden verlangen auch kaltes Wasser: *Pulsatilla, Plumbum, Scilla.*

Sie können *China* auch bei den gastrischen Störungen von Kindern geben, die immerfort nach Leckereien verlangen. Substantielle Speisen mögen sie nicht anrühren. Morgens beim Erwachen sind sie mißgestimmt und reizbar. Sie haben schlechten Geschmack im Munde und weiß belegte Zunge.

China nützt bei manchen Leiden der Därme, besonders wenn damit erhebliche Tympanie verbunden ist. Der Bauch ist enorm ausgedehnt; wenn Sie ihn perkutieren, so gibt er einen Ton von sich, als ob Sie auf eine gespannte Pauke schlagen. Besonders nützt sie, wenn diese Tympanie früh bei einer Krankheit auftritt; denn dies Symptom kündet beizeiten Schwäche an. Später im Verlauf der Krankheit, wenn es von Dekomposition kommt, ist *China* weniger wertvoll, und Sie müssen zu solchen Mitteln, wie *Terebinthina, Colchicum* usw. greifen.

Der Durchfall von *China* ist sehr charakteristisch. Der Stuhl ist lienterischer Art. Er ist entweder nachts oder nach dem Essen schlimmer. Dies ist verbunden mit rapider Erschöpfung und Abmagerung. Dem Äußern nach können die Stühle gelb, wässerig oder braun und sehr stinkend sein. *China* ist eins unserer besten Mittel bei Durchfall, der bei heißem Wetter nach Obstgenuß eintritt.

Die nächsten Verwandten hier sind *Ferrum, Arsenicum, Acidum phosphoricum, Oleander, Iris versicolor* und *Podophyllum.*

Arsenicum und *Ferrum* haben beide profuse lienterische Diarrhöe, die bei oder nach dem Essen auftritt.

Acidum phosphoricum unterscheidet sich von *China* darin, daß, wenn auch die Stühle häufig und kopiös sind, sie doch nicht mit viel Schwäche verbunden sind.

Iris versicolor ist indiziert bei Sommerdiarrhöe. Die Stühle sind kopiös und mit Erbrechen verbunden. Der Kranke verschlimmert sich ungefähr um zwei oder drei Uhr morgens. Sie unterscheidet sich von *Veratrum album* durch das Fehlen der Kälte.

Podophyllum ist zu geben bei profuser, gießender Diarrhöe, die morgens auftritt oder mehr bei Tage, als in der Nacht sich zeigt. Die Stühle können unverdaute Speisen enthalten und haben oft bei Kindern einen mehligen Satz.

Die *Oleander*-Diarrhöe ist auch lienterisch. Der Kranke entleert in seinem Stuhl Speisen, die er den Tag vorher gegessen hatte.

China ist, wie Sie alle wissen, ein wertvolles Mittel in der Behandlung von Frost und Fieber. Sie nützt sowohl beim Tertian- wie beim Quartantypus. Frost und Hitze sind meist ohne Durst, aber dieser ist vorhanden entweder vor oder nach dem Frost.

Während des Frostes setzt sich der Kranke so nahe als möglich ans Feuer oder hüllt sich warm in Decken ein; aber die so erzeugte Wärme nützt ihm nichts. Dem Frost folgt langanhaltende Hitze, während welcher der Kranke nicht bedeckt sein will. Er hat dann meist keinen Durst. Sein Gesicht ist feuerrot, und oft deliriert er. Der darauffolgende Schweiß ist profus und schwächend. Die Apyrexie ist durchaus nicht frei von Symptomen. Das Gesicht ist bleich, schmutziggelb wegen biliöser Komplikationen, die Milz vergrößert und Schmerzempfindung in der Milzgegend, totaler Appetitverlust oder Heißhunger. Die Füße werden ödematös oft wegen Störung in der Blutmischung, aber meistens wegen Störung in der Leber- und Milzzirkulation. Der Schlaf ist sehr unterbrochen, und der Kranke sieht, sobald er die Augen schließt, Figuren usw. vor sich.

Chininum sulfuricum hat diese nämlichen Symptome, außerdem aber treten die Fröste mit Regelmäßigkeit auf die Stunde wieder ein, gewöhnlich um 3 Uhr nachmittags, mit blauen Nägeln und Schmerzen in den Rückenwirbeln. Beide Mittel jedoch können bei anteponierendem Typus indiziert sein. Die Hitze ist von großem Durst und rotem Gesicht begleitet. Die Zunge ist in der Mitte gelb mit blassen Rändern. Die Hitze bricht allmählich in einen Schweiß aus, der Linderung schafft. Während dieser Periode ist der Kranke sehr schwach. *China* und ihre Präparate sind so viel bei Behandlung von Intermittens mißbraucht worden, daß es notwendig ist, sie sorgfältig von den verwandten Mitteln zu unterscheiden.

Zuerst von allen *Cornus florida*. Sie hat Schläfrigkeit lange vor dem Frost; der Kranke fühlt sich frostig, ist aber warm bei Berührung; die Hitze ist mit Schlafsucht verbunden, und ihr folgt profuser Schweiß.

Menyanthes ist vortrefflich, wenn der Frost vorherrscht, mit Eiskälte der Fingerspitzen; alle peripherischen Körperteile werden in der Tat kalt.

Bei *Capsicum* beginnt der Frost im Rücken, mit Durst. Der Kranke fühlt sich besser, wenn Wärme auf den Rücken appliziert wird und er sich einwickelt, gerade wie bei *Ignatia*.

Eupatorium perfoliatum ist nützlich, wenn der Frost morgens kommt oder morgens an einem Tage und nachmittags am nächsten; aber gewöhnlich um neun Uhr morgens. Dem Frost geht oft Durst und bitteres Erbrechen voran. Wassertrinken erregt dem Kranken Frösteln. Dem Fieber folgt gewöhnlich sehr geringer Schweiß.

Lachesis kann nach *Chinin*-Mißbrauch gegeben werden, wenn der Frost im Frühjahr wieder eintritt.

Canchalagua ist bei Frühlingsfieber angezeigt, mit starkem Frost; die Hände sind wie die einer Waschfrau gerunzelt.

Eucalyptus ist ein Mittel, das auch bei Malariafiebern empfohlen wurde, aber ich muß sagen, daß ich wenig oder nichts von ihm weiß.

Ipecacuanha ist nützlich bei Intermittens, wenn der Typus durch *Chinin* verhunzt wurde. Sie können kein rein gezeichnetes Bild des Falles erhalten. Alles ist konfus. *Ipecacuanha* scheint die Eigenschaft zu haben, die Symptome zu entwickeln und den Fall zu heilen, oder sie schafft Ihnen genug Data, so daß es Ihnen möglich wird, das passende Mittel zu wählen. Das charakteristische Symptom für *Ipecacuanha* während des Paroxysmus ist kurzer Frost, dem lange Hitze folgt. Gewöhnlich finden wir gastrische Symptome mit vorwiegender Übelkeit. In Fällen, die durch *Chinin* oder ungeschickte Anwendung homöopathischer Mittel verdorben sind, muß man an *Sepia* denken.

Ein anderes Mittel, welches sich nützlich erweist, die üblen Folgen von *Chinin* zu beseitigen, ist *Arsenicum*. Es ist nötig, wenn die Paroxysmen mehr oder weniger periodisch eintreten. Durst ist groß. Die Milz geschwollen. Wassersüchtige Erscheinungen zeigen sich. Paroxysmen von Neuralgie treten im Gesicht auf und kommen sehr regelmäßig wieder. *Arsenicum* kann indiziert sein, wenn fast jede Krankheitsform den Malariatypus annimmt. In solchen Fällen werden Sie die gewöhnlichen Mittel ganz wertlos finden.

Noch ein anderes Mittel in schweren Fällen ist *Carbo veg*. Sie ist besonders nützlich nach *Chinin*-Mißbrauch, wenn Durst während des Frostes vorhanden; wenn der Körper eiskalt und wenn diese Kälte besonders von den Knien abwärts bemerkt wird; und wenn die Reaktion mangelt. Sie werden überrascht sein, zu sehen, wie schön ein scheinbar hoffnungsloser Fall sich bessern wird bei einem oder dem andern dieser Mittel.

Es gibt eine Konstitution, die durch Sumpfmiasma sich entwickelt, gegen die man notwendigerweise tief eingreifende Mittel anwenden muß. In erster Reihe steht unter diesen *Aranea diadema*. Dies Mittel paßt für Personen, die nicht gerade einen bestimmten Typus von Fieber haben, die aber bei jeder Veränderung des Wetters zum Kalten oder Feuchten zu leiden haben. Die Symptome scheinen nicht recht bestimmt zu sein. Zu einer Zeit haben sie dyspeptische Erscheinungen, zu einer andern haben sie Schmerzen überall; aber in allen Fällen wurzelt die Störung auf konstitutionellem Boden. *Aranea* wird den Konstitutionstypus so verändern, daß der Kranke über künftige Beschwerden hinwegkommt, wenn er sich der Feuchtigkeit aussetzt.

*Malaria officinalis**) soll bei diesem Zustand verglichen werden.

---

*) Es dürfte sich empfehlen, bei der ungenauen Herstellung und inkonstanten Zusammensetzung des Mittels von der Anwendung desselben abzusehen. Es fehlt für eine solche jede wissenschaftliche Prüfung und Begründung.

In manchen Fällen haben Sie *Ferrum* als Antidot gegen *Chinin* zu geben, besonders, wenn wir die diesem Mittel eigentümliche verlarvte Anämie vor uns haben. Das Gesicht hat leicht Hitzeaufwallung, und die Gefäße pulsieren. Die Milz ist vergrößert, und wassersüchtige Symptome zeigen sich am meisten an den Füßen.

China, um zu ihr zurückzukehren, ist auch von wesentlichem Nutzen bei der Behandlung von hektischen Fiebern, von solchen, die einen langdauernden Eiterungsprozeß andeuten. Der Chirurg wird sehr oft veranlaßt, das Mittel anzuwenden, wenn nach Entleerung eines Abszesses Symptome hektischen Fiebers sich entwickeln. Die Wangen sind gerötet. Der Kranke ist exzessiv nervös, und seine Nervosität steht in großem Mißverhältnis zu seiner Kraft. Er ist durch das Fieber so heruntergebracht, daß er kaum den Kopf heben kann. Diarrhöe tritt zu dieser Schwäche hinzu. Auch kopiöse Nachtschweiße erschöpfen ihn. Neben *China* müssen Sie in dieser Verbindung an ihre Verwandten denken, zuerst an *Arsenicum* und *Carbo veg.* Sie werden oft einen schweren Fall antreffen, wo *China* das ihrige getan und keine weitere Besserung bringt, dann haben Sie *Arsenicum* oder *Carbo veg.* je nach den Symptomen des Falles zu wählen.

Carbo veg. wie *China* muß man im Auge behalten, um Collaps zu verhüten, welcher der Eröffnung eines kalten Abszesses folgt, zum Beispiel bei Karies der Wirbel. Die Symptome der beiden Mittel sind fast identisch, und Ihre Wahl zwischen ihnen kann schwierig sein, wenn Sie keine anderen Symptome in dem Falle finden, die bestimmt auf das eine oder das andere Mittel hinweisen.

Psorinum ist wie *China* bei einigen Fällen von Nachtschweiß von Nutzen. Es ist angezeigt, wenn übermäßige Schweiße nach einer akuten Krankheit, wie typhöses Fieber, vorkommen. Der Kranke ist sehr verzagt, verzweifelt an Genesung, bleibt schwach, mit Zittern der Hände, schwachem Rücken und ebensolchen Gelenken. *Sulfur* ist sehr ähnlich.

Eine andere Art von Eiterungskrankheit, bei welcher Sie *China* geben können, ist Eiterung der Lungen, besonders bei Säufern, wenn das Leiden mit hektischem Fieber verbunden ist.

Sie können auch auf die Anwendung von *China* hingewiesen werden bei Desorganisationen sowohl der äußeren Gewebe, als auch der Lungensubstanz; im letzteren Fall wird sie indiziert durch die hektischen Symptome und durch den fötiden Atem. Hier wetteifert *China* mit *Arsenicum, Secale* und *Lachesis.*

Verwechseln Sie den eben erwähnten fötiden Atem nicht mit dem, welcher bei gewissen Formen von Bronchitis entsteht, wo das Sputum lange zurückgehalten wird und eine Zersetzung in den Lungen erfährt. Solange der Kranke ruhig atmet, bemerken Sie keinen außergewöhnlichen Geruch. Hustet er aber tief auf, wird der Atem entsetzlich stinkend. Diese Art Husten weist auf *Capsicum* und vielleicht auf die nächstwichtige *Sanguinaria canadensis.*

Sie werden *China* oft indiziert finden bei entzündlichem Rheumatismus, nicht im Anfang der Krankheit, sondern später, wenn das Fieber intermittierenden Charakter angenommen hat. Die Gelenke bleiben noch geschwollen. Die charakteristischen Schmerzen in solchen Fällen sind ruckend und drückend. Der Kranke duldet keine Annäherung und schreit auf vor Schmerz, wenn Sie die ergriffenen Teile berühren, so überaus empfindlich ist die Haut. *China sulfuricum* ist auch nützlich bei einem ähnlichen Zustand.

China ist auch ein neuralgisches Mittel. Sie paßt besonders bei Neuralgie des Nervus infraorbitalis beiderseits, wenn die Symptome typisch wiederkehren und wenn die leiseste Berührung oder kalter Luftzug Verschlimmerung bringt. Kommt die Neuralgie von Malaria her, so ist *China* erst recht indiziert.

Sie können hier *Cedron* vergleichen, das bei Malaria-Neuralgie anzuwenden, besonders bei supraorbitaler, wenn die Anfälle pünktlich auf die Stunde wiederkehren.

Bei Gelbsucht können Sie *China* geben, wenn die Körperhaut und die Sklerotica gelblich sind. Die Leber ist geschwollen und empfindlich gegen Berührung und im rechten Hypochondrium Unterschworenheitsgefühl. Die Stühle sind weißlich und mit stinkenden Blähungen verbunden, oder es ist auch Diarrhöe vorhanden. Sie ist speziell indiziert bei Gelbsucht, die von geschlechtlichen Exzessen kommt, von Säfteverlusten, von Alkoholmißbrauch und von Gastro-Duodenalkatarrh.

Die Antidote von *China* sind *Arsenic.*, *Ipecac.*, *Carbo veg.*, *Lachesis, Pulsatilla, Ferrum* und *Veratrum alb.*, die Indikation für die meisten derselben haben Sie schon erhalten.

China und *Morphium* sind bei Gehirn-Symptomen Antagonisten.

China und *Belladonna* sind Antagonisten bei Herz-Symptomen, Temperatur usw.

Sechsunddreißigste Vorlesung.

Ipecacuanha und Coffea.

Ipecacuanha.

Ipecacuanha.
↓
Cuprum.

Bryon., Puls., Nux vom., Cina.
Antim. crud., Tabacum.
Arsen., Antim. tart., Veratr. alb.
Lobelia inflata.

> *Tabac., Arsen., Nux vom.*

Ipecacuanha Cephaëlis ist ein kleiner in Brasilien wachsender Strauch. Sie ist bitter, scharf, macht Übelkeit und besitzt einen eigentümlichen Geruch, der bei manchen Niesen und selbst Asthma erregt. In manchen Fällen sind die Conjunctivae injiziert, dabei Gedunsenheit unter den Augen, profuser Schnupfen und Schwellung über den Augen.

Ipecacuanha enthält als ihr wirksames Prinzip eine Substanz, *Emetin* genannt, die dem Mittel ihre Eigenschaft, Erbrechen zu machen, verleiht. Sie enthält auch eine Säure, *Ipecacuanha*-Säure, und eine kleine Quantität stinkenden flüchtigen Öls. Dieser letztere Bestandteil hat wahrscheinlich etwas mit der Einwirkung des Mittels auf den pneumogastrischen Nerven zu tun und demnach mit der Anwendung desselben beim Asthma. *Ipecacuanha* ist leicht zu studieren. Sie wirkt auf die Nerven (besonders auf den Pneumogastricus) und auf die Schleimhäute. Sie wurde von allopathischen Ärzten als Antispasmodicum beim Asthma und bei Lungenkatarrhen angewendet. Bei letzterer Krankheitsklasse wurde sie gegeben, um Erbrechen hervorzurufen, und dadurch macht sie für den Augenblick Linderung.

Unter den Schleimhäuten scheint sie spezielle Verwandtschaft zu denen der Bronchien und des Alimentarkanals zu haben. Einer der hervorragendsten Züge dieses Mittels ist ihre Eigenschaft, Übelkeit mit nachfolgendem Erbrechen zu erregen. So hervorstechend ist dies Symptom, daß Sie es in fast allen Fällen finden werden, wo *Ipecacuanha* nötig ist.

Eingehender studiert, wird *Ipecacuanha* passend gefunden bei Patienten, welche leicht erregbar sind, voll von Verlangen, aber wissen nicht, nach was. Als Kind jammert der Kranke und schreit fast beständig laut auf. Als Erwachsener ist er reizbar und mürrisch, alles verachtend.

So werden Sie *Ipecacuanha* bei Kopfschmerzen indiziert finden. Diese sind rheumatischen Ursprungs. Charakteristische Empfindung ist ein Schmerz, als ob der Kopf oder die Kopfknochen zerbrochen oder zerquetscht würden; diese Empfindung scheint nach unten in die Zungenwurzel zu gehen. Der Kopfschmerz ist mit Übelkeit und Erbrechen verbunden. *Ipecacuanha* kann auch bei einseitiger Migräne gegeben werden mit tödlicher Übelkeit. In diesen Fällen ist das Gesicht gewöhnlich blaß, blaue Ringe umgeben die Augen, und der Ausdruck um den Mund verrät die Intensität der Übelkeit. Diese Symptome müssen nun nicht gerade bei Erwachsenen so heftig auftreten, als bei Kindern. Sie sehen beim Kinde die Mundwinkel verzogen, und eine Linie, die von den Nasenflügeln nach den Mundwinkeln geht, gibt dem Kinde einen Zug von Übelkeit und erinnert Sie sofort an Mittel, wie *Ipecacuanha, Antimonium tartaricum* und *Aethusa cynapium*.

Bei diesem auseinandertreibenden Kopfschmerz von *Ipecacuanha* vergleichen Sie *Veratrum album*, welches dies Zerschlagenheitsgefühl hier und da im Gehirn hat. Noch ein anderes Mittel, das dies Symptom hat, ist *Ptelea*.

Die gastrischen Symptome von *Ipecacuanha* in Verbindung mit den schon erwähnten könnten die Anwendung des Mittels erheischen nach übermäßigem Genuß üppiger Mahlzeiten, wie Kuchen, Schweinefleisch, Obst, Zuckerwerk, Speiseeis usw. Bei allen Beschwerden beständige Übelkeit; Erbrechen von Galle; Brechen gleich nach dem Essen (wie *Arsenicum*); Brechen nach reichlichem Essen oder schwerverdaulichen Speisen; Erbrechen von Schleim; Magenübelkeit. Die Zunge ist gewöhnlich rein, ein Symptom, wodurch sich *Ipecacuanha* von *Nux vomica, Antimonium crudum* usw. unterscheidet; Magenschmerzen, fühlt sich erschlafft, als wenn er herunterhinge (wie *Staphisagria, Theïn, Lobelia, Tabacum*).

Diese gastrischen Symptome, die ich Ihnen soeben für *Ipecacuanha* gab, müssen Sie mit denen von drei anderen Mitteln vergleichen, deren wichtigstes *Pulsatilla* ist. Sie werden sofort die Ähnlichkeit zwischen den beiden Mitteln erkennen. Sie sind beide nützlich bei gastrischen Störungen, die entstehen, wenn man zuviel durcheinander genossen: Kuchen, Eis, Schweinefleisch, fette Speisen usw. *Pulsatilla* kann als das bessere Mittel betrachtet werden, wenn der Magen noch die belästigende Speise enthält, während *Ipecacuanha* besser ist, wenn der Magen entleert ist und nur die üblen Folgen des Mahles zurückbleiben. Der beste Unterschied jedoch zwischen den beiden Mitteln liegt in dem Zustand der Zunge. Bei *Ipecacuanha* ist die Zunge rein oder nur leicht belegt, während bei *Pulsatilla* sie fast immer weiß oder gelb belegt ist, mit einem sehr unangenehmen Geschmack im Munde.

Arsenicum muß auf *Ipecacuanha* folgen oder sie ersetzen, wenn wirklicher Magenkatarrh entstand durch unverdauliche Speisen, speziell nach plötzlicher Erkältung des Magens durch Eis oder Eiswasser. Dann sind Erbrechen vorhanden, brennende Schmerzen im Magen, Diarrhöe, Unruhe usw.

Antimonium crudum paßt, wie *Ipecacuanha,* bei gastrischem Katarrh, der auf Durcheinanderessen von Kuchen usw. folgt. Die Zunge ist dick weiß belegt, als ob sie weiß angestrichen wäre.

Ipecacuanha kann auch indiziert sein, wenn bei Kindern übermäßiger Genuß verschiedener Speisen Konvulsionen hervorgebracht hat. Sie kann auch nützlich sein bei Konvulsionen zahnender Kinder oder bei Konvulsionen, die auf unterdrückte Ausschläge oder Erkältungen folgen. Sie sind von der starren, tetanischen Art. Zuweilen wechselt die Starrheit mit Biegen der Arme und Werfen der Arme gegeneinander.

Kolik kann auftreten, und diese macht kneifende Schmerzen. Entweder sitzt der Schmerz am Nabel, als ob eine Hand fest die Därme packte; oder die Kolik besteht in schneidenden Schmerzen, die durch den Bauch schießen von links nach rechts. Die Stühle sind entweder grün, wie beim Kinderdurchfall, oder gelb oder flüssig und mit Schleim und Blut bedeckt. Zuweilen sehen sie gegoren und wie Melasse aus. Das ist ein guter Vergleich, den ich Ihnen geben kann; die Stühle gehen geradeaus wie schaumige Melasse. Ein andermal sind die Stühle dunkel von Gallebeimischung. Manchmal sind diese Diarrhöen mit Tenesmus verbunden, zum Beweis, daß Katarrh der Darmschleimhaut vorhanden.

Ipecacuanha werden Sie häufig indiziert finden im Beginn von Cholera infantum. Sie haben dann Blässe des Gesichts mit blauen Ringen um die Augen, die Fontanellen sind noch offen, ein Zeichen mangelhafter Nutrition; das Kind kann Nasenbluten trotz des blassen Gesichtes haben; es ist schlummersüchtig mit Zucken und Rucken der Muskeln während des Schlafes. Das Kind bekommt häufig Anfälle von Nasenbluten. Der Zustand kann an Hydrocephaloid erinnern. Sie müssen nicht glauben, daß, weil mit *Ipecacuanha* so eng Magen-Symptome verbunden sind, sie nicht auch bei solchen Gehirnreflexen indiziert sein kann. Sie werden Übelkeit und selbst Erbrechen gewöhnlich dabei antreffen. Das Kind ißt oder trinkt und erbricht das Genossene fast unmittelbar darauf. Besonders ist *Ipecacuanha* indiziert in diesen Fällen als ein der Anwendung von *Arsenicum* vorhergehendes Mittel. *Arsenicum* ist komplementär zu *Ipecacuanha* bei solchen Bauchaffektionen.

In manchen solcher Fälle von Gastrointestinalleiden bei Kindern können Sie das Mißgeschick haben, daß *Ipecacuanha* und die andern obenerwähnten Mittel fehlschlagen. Es wird daher gut sein, Ihre Aufmerksamkeit auf die folgenden Mittel zu richten, die, wenn auch nicht häufig indiziert, sich doch von unschätzbarem Werte erweisen können.

Oenothera biennis, die Nachtkerze, häufig auf Feldern und wüsten Plätzen, ist ein unschätzbares Mittel bei erschöpfender, wässeriger Diarrhöe. Sie wirkt nicht, wie man annahm, als Adstringens durch ihre Gerbsäure, sondern sie ist ein richtiges homöopathisches Mittel, weil sie Diarrhöe hervorbringt und heilt. Die Entleerungen erfolgen ohne Anstrengung und dabei nervöse Erschöpfung, selbst beginnendes Hydrocephaloid.

Gnaphalium macht wässerigen, stinkenden Morgendurchfall, der sich oft untertags wiederholt. Die Prüfer waren Kinder und boten ein gutes Bild von Symptomen der gewöhnlichen Cholera infantum. Sie hatten Kollern in den Därmen, Kolikschmerzen und waren dabei unwirsch und reizbar. Urin war spärlich, Appetit und Geschmack verloren. Ein Schriftsteller im „Homöopath" wandte dies Mittel im vergangenen Sommer mit großem Erfolg an, und Dr. Hale erwähnt es in seiner Therapie.

Geranium maculatum ist auch ein wirksames Kindermittel. Dr. Hale widmet acht Seiten dem *Geranium* und andern Adstringentien, zerlegt ihre Wirkung nach seiner Auffassung in primäre und sekundäre Symptome und leitet dann zwei Vorschläge für den praktischen Gebrauch her. Die Prüfungen, so kurz sie auch sind, helfen uns bei der Wahl des Mittels: Fortwährendes Drängen zum Stuhl, dabei zeitweise Unmöglichkeit, irgend etwas zu entleeren, dann wieder erfolgt Stuhl ohne Schmerz und Mühe. Mund trocken, Zungenspitze brennend. Allopathen brauchen es als Adstringens.

Paullinia sorbilis wurde für grüne und profuse, aber geruchlose Diarrhöe empfohlen.

Opuntia kommt zu uns auf Empfehlung eines so sorgfältigen Beobachters — Dr. Burdick —, daß, obgleich ich sie nicht angewendet habe, ich doch nicht anstehe, sie von neuem zu erwähnen. Übelkeit, vom Magen in die Därme gehend; Gefühl, als wären die Därme in den Unterbauch gesunken (bei Erwachsenen bestätigt). Bei Kindern können wir vielleicht auf dies Mittel zurückkommen, wenn der Unterbauch Sitz der Krankheit ist, da dieser der charakteristische Angriffspunkt des Mittels zu sein scheint.

Nuphar luteum macht gelbe Diarrhöe, schlimmer morgens, mit Kolik oder schmerzlos. Es wurde angewendet bei Diarrhöe im Typhus, und in der Tat scheint es Nervenschwäche hervorzubringen. Ob es bei Kindern nützen wird, ist abzuwarten. Wir müssen es im Auge behalten, wenn *Gummi gutti, Chelidonium* usw. im Stich lassen und wenn Erschöpfung hervorstechendes Begleitsymptom ist.

Kali bromatum wurde verschiedentlich mit Erfolg bei Cholera infantum gegeben, wenn große Prostration, kühle Haut und Symptome von Hydrocephaloid zugegen waren. Zu vergleichen *China* (beginnendes Hydrocephaloid, das auf lang anhaltende oder oft sich wiederholende Diarrhöe folgt), *Calcarea phosph.*, *Carbo veg.*, *Veratrum alb.*, *Camphora* usw.

Eine andere Wirkung von *Ipecacuanha,* die ebenso charakteristisch wie die auf die Därme, ist die auf die Schleimhaut der Respirationsorgane. Sie kann also beim Schnupfen gegeben werden. In der Nase Verstopfungsgefühl, oft ist Nasenbluten dabei; Verlust des Geruchs, Übelkeit und etwas Katarrh der Bronchialschleimhaut.

Sie können hier *Allium Cepa* vergleichen, ein ausgezeichnetes Mittel beim einfachen Nasenkatarrh, wenn die Absonderung der Nase wässerig und scharf ist. Die Tränenabsonderung ist mild. Wundheitsgefühl im Halse und Husten, der durch Kitzeln im Larynx hervorgerufen wird. Indem ich die Symptome von *Allium* qualifiziere, möchte ich sagen, daß, obgleich es den Nasenkatarrh schnell beseitigt, es die Krankheit nach der Brust zu treiben scheint. *Phosphorus* scheint diese Wirkung von *Cepa* aufzuheben.

Euphrasia ist der *Cepa* beim Nasenkatarrh sehr ähnlich. Bei ihr aber haben wir scharfe Tränenabsonderung und milden Nasenfluß.

Arsenicum folgt auf *Ipecacuanha* bei Katarrhen fetter, pausbäckiger Kinder.

Da *Ipecacuanha* den pneumogastrischen Nerv hervorragend affiziert, so dürfen wir erwarten, daß sie bei Affektionen nützt, welche diesen Nerv beteiligen, zum Beispiel Asthma, bei dem sie indiziert ist, wenn ein Gefühl vorhanden, als wäre die Brust zusammengeschnürt, schlimmer bei der geringsten Bewegung. Der Kranke hustet, und Sie hören das Schleimrasseln in der Brust, aber es wird nichts expektoriert. Speziell werden Sie diese Art Asthma, die auf *Ipecacuanha* hinweist, bei stämmigen Personen mit laxer Faser finden, bei Erwachsenen, wie bei Kindern, und die besonders empfindlich sind gegen warme, feuchte Witterung.

Sehr ähnlich der *Ipecacuanha* beim Asthma ist *Arsenicum,* das oft gut auf sie folgt sowohl bei katarrhalischem, als auch bei nervösem Asthma.

Cuprum metallicum ist auch nützlich beim Asthma, wenn das krampfige Element vorherrscht. Das Gesicht wird blau. Zusammenschnüren des Halses findet sich ein; der Kranke verfällt fast in Krämpfe.

Ein anderes der *Ipecacuanha* sehr nahestehendes Mittel ist *Lobelia inflata.* Diese hat beim Asthma ein Schwächegefühl im Epigastrium, das nach der Brust hinaufsteigt, Übelkeit, profuse Salivation und das Gefühl von einem Klumpen im Magen.

Ipecacuanha ist eins der besten Mittel, das wir bei Kapillarbronchitis der Kinder haben, besonders wenn sie durch die erwähnte Witterungsbeschaffenheit hervorgerufen wird. Große Schleimanhäufung in der Brust ist da. Das untersuchende Ohr hört Rasseln durch die ganze Brust vorn und hinten. Der Husten ist krampfig und gewöhnlich verbunden mit Erbrechen von Schleim. Es kann Fieber vorhanden sein, und doch ist *Ipecacuanha* indiziert. Dem Kinde kann das Atmen wegen der erheblichen Ansammlung von Schleim in der Brust große Mühe machen. In solchen Fällen habe ich das Mittel in allen Potenzen gegeben, das heißt von der dritten bis zur zwanzigtausendsten, und ich bin mit der Wirkung sehr zufrieden gewesen. Wenn *Ipecacuanha* indiziert ist, so ist das Stadium für die Anwendung von *Aconit* vorüber, weil Exsudation begonnen hat. Wenn Sie den Prinzipien der Homöopathie treu bleiben, so werden Sie nicht *Aconit* und *Ipecacuanha* im Wechsel geben. Nachdem Sie *Ipecacuanha* verabreicht haben, werden Sie bemerken, daß der Schleim nicht so fest an den Wänden der Bronchien klebt, sondern sich lockert und leichter ausgeworfen wird.

Ich möchte Sie daran erinnern, daß es hier zwei oder drei Möglichkeiten gibt, die auf ähnliche Mittel hinweisen. Eine dieser Möglichkeiten weist auf *Antimonium tartaricum;* nämlich, wenn der Husten immer weniger häufig wird, die Schleimmasse in der Brust sich aber an Menge nicht verringert. Der nicht so häufige Husten ist kein gutes Zeichen, obgleich die Mutter es dafür hält. Die Brust ist so mit Schleim angefüllt, daß das Kind nicht husten kann. Es wird mehr und mehr schlafsüchtig. Geben Sie *Antimonium tartaricum* in solchen Fällen, so geben Sie es in häufigen Dosen, bis der Husten sich vermehrt.

Eine andere Möglichkeit weist auf *Phosphorus,* wenn nämlich die Entzündungs-Symptome sich vermehren und die Lungensubstanz ergriffen wird und Pneumonie eintritt. Dann hört *Ipecacuanha* auf zu nützen. Jeder, der in den kälteren Gegenden unseres Landes praktiziert, wird häufig auf solche Katarrhe stoßen und mit *Aconit, Ipecacuanha, Antimonium tartaricum* und *Phosphorus* die große Mehrzahl dieser Fälle beherrschen.

Noch andere Mittel können nötig werden. In manchen Fällen versagt *Antimonium tartaricum,* obgleich es augenscheinlich gut indiziert ist, die Symptome zu beseitigen. Dann können wir zu *Sulfur* unsere Zuflucht nehmen, das beim Gesunden Katarrh der Bronchialschleimhaut mit lautem Rasseln über die ganze Brust, besonders in der linken Lunge, hervorbringt. Speziell ist es bei Atelektasie indiziert. Gerade in solchen Fällen habe ich *Sulfur* mit Erfolg gegeben.

Ein anderes Mittel ist *Terebinthina,* die ich gab, wenn das Kind schlafsüchtig war und die Lungen schwer belastet scheinen. Der Harn ist meist spärlich und fast dunkel von Blutbeimischung. *Terebinthina* muß öfter wiederholt werden.

Noch ein anderes Mittel ist *Lycopodium,* das mehr die rechte Lunge affiziert. Lautes Rasseln wird im ganzen ergriffenen Teil gehört. Auswurf gelblich und dick.

Wir sind oft genötigt, *Ipecacuanha* beim Keuchhusten zu geben, wegen des krampfigen Charakters des Hustens und wegen der Einwirkung des Mittels auf den pneumogastrischen Nerven. Sie werden außer den schon genannten noch krampfige, konvulsive Symptome bemerken. Während des Hustens wird das Kind steif und starr (wegen tonischen Krampfes der Extensoren), dann atemlos und blaß oder blau im Gesicht. Schließlich tritt Erschlaffung ein und Schleimerbrechen, welches Linderung bringt. Wenn auch *Ipecacuanha* hier ausgezeichnet hilft, so müssen Sie doch an zwei ähnliche Mittel denken.

Das eine ist *Cina,* die Sie nicht bloß als ein reines Wurmmittel zu betrachten haben. Sie ist nützlich beim Keuchhusten mit derselben Art von Rigidität, die ich bei *Ipecacuanha* erwähnte, aber außerdem findet sich ein Glucksen des Ösophagus zu Ende des Paroxysmus. Wenn Sie außer diesem Symptom noch Zähneknirschen haben, so ist *Cina* sicherlich besser als *Ipecacuanha.*

Cuprum metallicum ist das Komplement zu *Ipecacuanha* bei Krampfaffektionen und bei Keuchhusten. Es ist speziell indiziert bei Konvulsionen von Würmern und im Verlauf von Keuchhusten. Krämpfe der Flexoren überwiegen.

Bei Fiebern können wir *Ipecacuanha* geben, besonders bei intermittierendem Typus. Wie ich in meiner Vorlesung über *China* sagte, ist sie eins der besten Mittel, wenn der Fall nicht rein ist. Sie ist besonders indiziert, wenn kurzer Frost vorhanden, welchem lange Hitze folgt mit Übelkeit und Erbrechen, speziell nach *Chinin*-Mißbrauch.

Ipecacuanha ist ausgezeichnet bei Hämaturie, bei Nierenblutung, wenn das Leiden mit Übelkeit verbunden, mit Brustbeklemmung, beschwerlichem Atmen und Schneiden im Bauch.

Zuweilen werden *Ipecacuanha*-Arbeiter von einer heftigen Entzündung der Conjunctiva befallen. Dieses Faktum nun veranlaßte Jousset, das Mittel bei Ophthalmie zu geben, und er rühmt, daß es vielfach nützt bei intensiver Conjunctivitis skrofulöser Kinder. Ziehende Schmerzen im und am Auge und reichlicher Tränenfluß. Tränen stürzen hervor, sobald die Augenlider auseinandergezogen werden. Wenn es sich jedoch um Keratitis handelt, ist *Apis* vorzuziehen.

Zum Schluß will ich Ihnen das *Ipecacuanha*-Temperament beschreiben. Als homöopathisches Mittel betrachtet, werden Sie sie indiziert finden bei Kranken, die allerlei Wünsche haben, aber nicht wissen, wonach. Zum Beispiel, ein Kind schreit und weint. Die Kinder weinen und schreien unaufhörlich. Erwachsene sind reizbar und mürrisch, sehen alles mit Verachtung an.

Bismuth. scheint die Wirkung von *Ipecacuanha* zu beeinträchtigen.

Opium steigert die Wirkung auf die Bronchialschleimhaut.

Coffea arabica.

Coffea wird in ausgedehnter Weise als Getränk benutzt. Ihr wirksames Prinzip ist *Coffeïn,* das chemisch identisch ist mit einigen andern, wie *Theïn,* aktives Prinzip von Tee, und chemisch verwandt mit Gliedern der Puringruppe Xanthin, Harnsäure usw.

Man fand, daß das *Coffeïn* den Stoffwechsel verlangsamt, wie ersichtlich aus der Verminderung der ausgeschiedenen Harnstoffmenge. Es ist demnach mehr als wahrscheinlich, daß *Coffeïn* nützlich ist, wenn eine Extraabnutzung im Körper stattfindet, besonders wenn jemand stark in heißer Witterung gearbeitet hat.

Dann ist ein Schluck Kaffee ein sehr gutes Ding. So kann er ferner genommen werden nach Schlaflosigkeit, wenn der Betreffende mehr herunterkam, als nach Anstrengung. Unter gleichen Verhältnissen ist Kaffee nicht so gut für die Jugend, als für das Alter. Nehmen Sie einen Menschen im tätigen Geschäftsleben oder jemand, der alle Tage hart arbeitet, oder einen älteren Mann, bei dem der Verbrauch nicht in Proportion zum Ersatz steht, so ist Kaffee ein Mittel, die Abnutzung zu verzögern. Das ist ohne Zweifel der Grund, warum fast instinktiv die Arbeiter auf Kaffee als Getränk verfallen, weil er ihnen das gibt, was Speisen nicht geben, eine gewisse Summe von Kraft und ein Antidot gegen die Abnutzung durch die Arbeit.

Was sind nun die Einwirkungen des *Coffeïn* auf den Körper? Sie haben eine gewisse Ähnlichkeit mit *Strychnin,* denn es scheint die Reflexaktion zu erregen und, anhaltend gegeben, auch Tetanus. Es macht plötzliches Zucken bei der leisesten Berührung der Körperoberfläche (gerade wie *Strychnin*) und vermehrte Empfindlichkeit gegen alle äußeren Eindrücke. Diese vermehrte „excitomotorische" Aktion erklärt viele seiner Symptome. Heftige Erregungen, freudiger oder schmerzlicher Art, machen Symptome. Die Kranken haben eine plötzliche Freude und werden sofort krank von der Aufregung. Sie wachen nachts auf, ohne Bedürfnis, wieder einzuschlafen.

Kaffee macht auch einen ekstatischen Zustand des Geistes. Hier ist ein ähnliches Mittel *Cypripedium.* Besonders ist letzteres Mittel indiziert bei Kindern, die nachts aus dem Schlaf erwachen, unnatürlich lustig und mutwillig sind und gar keine Lust haben, wieder einzuschlafen. Solche Symptome sind oft Vorläufer einiger Hirnaffektionen, die der rechtzeitige Gebrauch von *Cypripedium* abwenden kann.

Apoplektische Kongestion kann durch *Coffea* geheilt werden, besonders wenn ein erregter Geisteszustand Ursache der übermäßigen Anfüllung der Hirngefäße war. So wird eine animierte Konversation, bei welcher der interessierte Teil sich sehr ereifert und Hirnkongestion bekommt, auf *Coffea* hinweisen. Dies Mittel hat jedoch nur Wert im Anfang der Zustände, solange es allein genügt. Geht aber das Leiden vor bis zur Ausschwitzung (nicht entzündliche Ausschwitzung, sondern Ausschwitzung von Serum, das durch die erweiterten Kapillaren tritt), dann müssen Sie Ihre Zuflucht zu *Belladonna, Bryonia* oder zu andern Mitteln nehmen, die mehr als *Coffea* für Ausschwitzung passen.

Ferner haben wir in *Coffea* ein Mittel bei Hautausschlägen, wenn der Ausschlag den Kranken aufweckt wegen des exzessiven Juckens und Brennens der Haut. Der Kranke kratzt, sogar bis die Teile bluten. Dieses Symptom kommt beim *Coffea*-Fall von der Überempfindlichkeit der Haut.

Ferner bemerken wir Todesfurcht, die *Coffea* dem *Aconit* zur Seite stellt; diese Todesfurcht tritt gewöhnlich bei den heftigen Schmerzen auf. Jeder Schmerz ist dem *Coffea*-Kranken unerträglich. Er kann selbst einen leichten Schmerz nicht ertragen, da er ihm viel Klagen, Weinen und Wimmern verursacht.

Coffea ist oft indiziert beim Zahnschmerz der Kinder und nervöser Personen. Zuweilen können Sie veranlaßt werden, *Chamomilla* in solchen Fällen zu geben. Sie finden die Indikation für dies Mittel in den Gemüts-Symptomen, aber es nützt nichts oder bringt nur teilweise Hilfe. Sie können *Chamomilla* geben, wenn das Gesicht rot ist, wenn das Kind nicht den geringsten Schmerz ertragen kann und wenn es unwirsch und reizbar ist, und wenn kaltes Wasser, in den Mund genommen, für den Augenblick lindert. Wenn aber kaltes Wasser dauernd hilft, so ist *Coffea* das Heilmittel.

Die Sinne werden alle bei *Coffea* zu scharf, nicht bloß der Gefühlssinn, sondern auch der Geruchssinn. Unter der stimulierenden Wirkung dieses Mittels vermag der Kranke feinen Druck zu lesen mit sonst ungewöhnlicher Schärfe. Entfernte Geräusche scheinen sich zu vergrößern.

Aber es gibt auch einen entgegengesetzten Zustand, den *Coffea* hervorbringt, und der solche Symptome umfaßt, die von der sekundären Wirkung, die von Depression entstehen. Sie finden, daß sie auf die Zirkulation in folgender Weise wirkt: Zuerst scheint sie die Pulsfrequenz zu vermehren, wodurch die vermehrte Herzaktion sich kundgibt. Nun muß man bedenken, daß diese vermehrte Pulsfrequenz nicht mit vermehrter Kraft verbunden ist, wie bei *Aconit, Bryonia* und *Baptisia*. Sie sehen also, daß die Stimulation nicht genuin ist. Im Gegenteil, der Herzmuskel wird geschwächt, so daß nach einiger Zeit, wenn das Mittel lange genug gegeben oder wenn Kaffee als Getränk übermäßig genossen wird, das Herz zu Dilatation neigt.

Wir finden *Coffea* auch bei Diarrhöe indiziert, besonders wenn sie bei Hausfrauen auftritt, die viel Sorge und Unruhe bei der Haushaltung haben.

Erinnern Sie sich auch an *Coffea* bei Ermüdung, die nach langem Marschieren eintritt und besonders in heißer Jahreszeit.

Als Verwandte von *Coffea* möchte ich zwei oder drei andere Mittel erwähnen, die neuerdings geprüft werden: ***Piper methysticum,*** auch *Kava-Kava* und *Awa-samoa* genannt; wird in Polynesien ausgiebig als Getränk genommen. Es wurde auch als Arznei geprüft. Seine Wirkungen scheinen denen des Kaffees etwas ähnlich, da es zuerst ein Gefühl von Schwungkraft und Spannung hervorruft, als ob jeder Nerv aufs höchste „gespannt" wäre. Der Prüfer hat das Gefühl, daß er hart arbeiten kann ohne Ermüdung. Erreichen diese Wirkungen das Äußerste, so kommt ein Gefühl von geistiger Spannkraft, als ob der Kopf zu groß wäre, fast voll zum Bersten. Es stellt sich auch Schwindel ein beim Schließen der Augen, oder wenn man die Aufmerksamkeit auf irgendeinen Gegenstand richtet. In den Hirngefäßen und besonders in denen an der Hirnbasis Vollheitsgefühl, als wären sie mit einer Ligatur versehen (das ist das Symptom, wiedergegeben in der Sprache des Prüfers). Insofern bemerken Sie etwas Ähnlichkeit mit *Coffea.* Aber das Gegenbild folgt bald auf den Gebrauch von *Piper,* und dies Gegenbild wird charakterisiert durch das, was wir Hirnermüdung nennen können. Im Hirn das Gefühl von Müdigkeit beim Erwachen, als ob man bis spät in die Nacht ausgewesen wäre und nicht ordentlich ausgeschlafen hätte, oder wie nach anstrengendem nächtlichen Studieren. Es zeigt sich dumpfer, schwerer Schmerz im Kopf, schlimmer beim Lesen, Denken oder bei anderer Anstrengung des Geistes. Die Geistes-Symptome, sowohl der Erregung wie der Depression, werden besser durch Gemütszerstreuung. Ferner scheint *Piper* Konvulsionen zu machen und hat sie geheilt. Die Krämpfe simulieren Katalepsie. Der Geist ist abgespannt und gibt dem leisesten Druck nach. Dabei Überempfindlichkeit gegen alle äußeren Eindrücke.

Siebenunddreißigste Vorlesung.

Scrophularineae.

- Scrophularineae.
  - *Digitalis.*
    - *Myrica cerifera.*
    - *Spigelia.*
    - *Kalmia.*
    - *Helleborus.*
    - < *China.*
  - *Gratiola.*
  - *Leptandra.*
  - *Euphrasia.*
  - *Verbascum.*
  - *Linaria.*

Aus dieser Pflanzenordnung entnehmen wir *Digitalis, Gratiola, Leptandra virginica, Euphrasia, Verbascum* und *Linaria.* Sie haben nicht viele Symptome für jedes dieser Mittel, und die, welche bekannt sind, sind bestimmt genug, um leicht behalten zu werden. Das wichtigste Glied dieser Gruppe ist

Digitalis purpurea.

Digitalis enthält unter andern Ingredienzien zwei Substanzen, deren eine als *Digitalin,* die andere als *Digitoxin* bekannt ist. Letzteres wird in größerer Menge gefunden, als ersteres. *Digitalin* wurde abgesondert von *Digitalis* geprüft. Seine Symptomatologie ist jedoch wie bei allen andern Alkaloiden sehr nahe identisch mit der des Originalmittels.

Digitalis macht unter andern Symptomen sehr früh bei der Prüfung oder in Vergiftungsfällen höchst quälende Übelkeit und Erbrechen. Dies Erbrechen wird oft von tödlicher Ohnmacht begleitet, mit Gefühl von Hinfälligkeit in der Magengrube. Die Oberfläche des Körpers ist oft kalt und zuweilen mehr oder weniger mit kaltem Schweiß bedeckt. Der Puls unregelmäßig. Diese frühen Symptome von *Digitalis* erinnern Sie an manche anderen Mittel, besonders an *Antimonium tartaricum, Tabacum* und *Lobelia.* Es ist sehr wahrscheinlich, daß die beiden letzteren Mittel und *Digitalis* diese Übelkeit und Erbrechen erregen, weil sie die Gehirnbasis affizieren und auf die pneumogastrischen Nerven wirken, nahe an ihrer Ursprungsstelle. Solche Symptome, wie diese tödliche Übelkeit und Erbrechen können *Digitalis* empfehlen beim Erbrechen, das Hirnleiden begleitet, bei Meningitis zum Beispiel, mögen nur die Meningen des Hirns allein oder die des Hirns und Rückenmarks zusammen bei der Entzündung beteiligt sein.

Sie kann auch bei Übelkeit und Erbrechen in der Schwangerschaft und bei beginnendem Abortus gegeben werden. Eine der Prüferinnen, eine schwangere Frau, nahm eine zu große Gabe *Digitalis* und bekam dann diese selbe tödliche Übelkeit und Blutfluß aus der Vagina.

Wir wollen nun die *Digitalis* in ihrer Einwirkung auf das Herz studieren. Wegen Reizung der pneumogastrischen Nerven haben wir Hemmung der Herztätigkeit. Als Folge dieser Wirkung des Mittels wird der Puls langsam. Arterielle Spannung ist sehr vermehrt, wahrscheinlich abhängend von der Einwirkung des Mittels auf das vasomotorische Zentrum, das wir an die Hirnbasis verlegen. Der Puls ist daher zuerst kräftig. Neben der Wirkung des Mittels auf die Nervensubstanz müssen wir auch festhalten, daß es das Muskelgewebe affiziert, sowohl das gestreifte wie das nichtgestreifte. Daher schwächt es das Herzgewebe. Diese Schwäche variiert in allen Formen an Intensität von einfacher Schwäche bis zu vollständiger Paralyse der Muskelfasern. Daher werden wir sehr bald neben diesen andern Symptomen Schwäche des Pulses haben. Jede kleine Extraanstrengung, wie das Aufstehen aus sitzender Stellung, vermehrt die Schnelligkeit des Pulses, aber die Kraft des Schlages ist vermindert. Dieser schnelle Puls kann unregelmäßig werden und selbst intermittierend. Unter diesem Gesichtspunkt der physiologischen Wirkung des Mittels werden Sie dann die folgenden Symptome des Herzens und der Respiration, die damit verbunden sind, verstehen.

Doch hier möchte ich Ihnen zunächst ein Wort der Vorsicht zurufen in bezug auf die Anwendung der *Digitalis* bei Herzaffektionen. Die Tendenz dieses Mittels ist, wie die von *Lachesis* und *Arsenicum,* zerstörend. Sie müssen es also nicht unterschiedslos und fahrlässig anwenden, sondern nur, wenn Sie zu seiner Wahl durch die Symptome des Falles geleitet werden; sonst machen Sie sicherlich Ihren Kranken schlimmer. Bei organischen Herzleiden muß *Digitalis* mit äußerster Vorsicht gegeben werden, weil sie die Zeit beschleunigen kann, wo die Natur nicht länger imstande ist, die Störungen in der Zirkulation durch Hypertrophie des Herzmuskels zu kompensieren. Auf solche Weise wird die Natur genötigt, zu versagen. Das Herz gibt dann dem Blutdruck in seinen Höhlen nach und beginnt, sich zu erweitern; dann haben wir die Reihe von Symptomen, die ich Ihnen als für *Digitalis* passend kurz nennen werde. Diese Warnung bezieht sich ganz besonders auf die Verwendung des Mittels in großen Dosen. So gegeben, kann es zeitweise lindern, beschleunigt aber das tödliche Ende. Mit diesem Warnungswort will ich Ihnen nun im Detail die Herz-Symptome von *Digitalis* geben.

Im Herzen das Gefühl, als stände es still, und dies Gefühl ist begleitet von großer Angst. Es ist eine Art unbeschreiblichen Unbehagens in der Herzgegend, das man als ein Gefühl von Oppression oder Zusammenschnüren bezeichnen kann oder auch nur als Unbehagen mit Schwäche und Taubheit im linken Arm. Dabei ein Gefühl von Hinsein oder Hinfälligkeit im Epigastrium. Das wird manchmal besser durch Essen, oft aber schlimmer nach dem Essen, besonders nach dem Frühstück. Zugleich heftig stechende Schmerzen in der Herzgegend. Manchmal Erstickungsnot beim Versuch, zu schlingen, wegen Reflexkrampf der Glottis. Der Puls langsam, oft langsamer, als der Herzschlag. In solchen Fällen schlägt das Herz so unvollkommen, daß einige seiner Pulswellen nicht deutlich der Arteria radialis am Handgelenk übermittelt werden. Jede Bewegung, wie Aufstehen vom Stuhl, Aufstehen aus dem Bett oder Beschleunigung des Schrittes beim Gehen, vermehrt die Schnelligkeit des Pulses, vermehrt aber nicht die Kraft des Schlages. Die unregelmäßige Blutverteilung, die von diesen Alterationen in der Herzfunktion abhängt, zeigt sich in einer großen Zahl von Symptomen. In extremen Fällen finden wir zum Beispiel sogar Cyanose, wodurch *Digitalis* möglicherweise ein Mittel bei Cyanosis neonatorum ist. Das Kind wird blau und verfällt in Synkope bei der leisesten Bewegung, oder es ist wie zum Sterben, wie Sie aus dem Gesichtsausdruck und dem unwillkürlichen Würgen ersehen können. Können Sie den Puls fühlen, so finden Sie ihn unregelmäßig im Rhythmus und Volumen; die Körperhaut ist kühl. Die Lippenränder sind blau oder blaurot. Blaue Ränder um die Augen. Die Venen, wo immer sie durch die Haut sichtbar sind, erscheinen dunkel.

Andere und häufigere Zeichen der unregelmäßigen Blutverteilung kann man im Schlaf bemerken. Des Kranken Schlaf ist unerquicklich und unruhig. Er träumt viel und fährt aus dem Schlaf auf, da er träumt, daß er von großer Höhe herabfällt. Manchmal erwacht er mit einem Gefühl von Angst und Qual, das er nicht lokalisieren kann, aber das von Herzaffektion ausgeht. In der Gemütssphäre hat der *Digitalis*-Kranke außer der Angst diese trüben Ahnungen, die bei Herzleiden vorkommen. Er hat ein Gefühl von Besorgnis, das freilich unbestimmt, aber nichtsdestoweniger schrecklich ist. Er neigt zu Traurigkeit und Niedergeschlagenheit und zu Ängstlichkeit. Die Inspiration ist wegen dieser Herztätigkeit verändert. Wir finden häufig die Atmung tief, seufzend und langsamer, als normal. Dies Symptom ist fast pathognostisch für Herzaffektion. Oft ist Verlangen da, einen tiefen Atemzug zu nehmen, aber ein Versuch, es zu tun, scheint die Lungen nur halb zu füllen, die sich nicht zu ihrer vollen Kapazität ausdehnen. Oft ist dabei trockener Husten, der durch tiefe Inspiration zu entstehen scheint. Je tiefer man zu atmen versucht, desto leichter kommt der Husten. Dies ist ganz und gar ein Bronchial-Symptom und kommt von der Überfüllung der dortigen Blutgefäße. Erstickungsanfälle mit schmerzhaftem Zusammenschnüren der Brust, als ob innere Teile der Brust zusammengewachsen wären, sind nicht ungewöhnlich. Zuweilen nötigen sie den Kranken, sich aufrecht zu setzen, um atmen zu können. Bei diesen Herz-Symptomen werden Sie *Digitalis* indiziert finden in mancherlei Leiden, die nur entfernterweise von dem Herzen ausgehen und doch direkt oder indirekt von dem Leiden dieses Organes abhängen.

Bei fast allen Affektionen, wo *Digitalis* gegeben werden kann, ist die eine oder andere dieser Pulsformen vorhanden, entweder ein langsamer Puls oder ein schwacher, der unregelmäßig oder schnell wird.

Zum Beispiel, es tritt Wassersucht ein und weist auf *Digitalis* hin. Diese Wassersucht ist nicht renalen Ursprungs. Sie würden schwerlich an *Digitalis* bei Wassersucht denken, die primär von Leber- oder Nierenleiden ausgeht, aber sie ist in der Form, die primär von Herzschwäche ausgeht, zuweilen ein unschätzbares Mittel.

Digitalis kann in einer Reihe von Wassersuchtsformen gegeben werden. Sie können sie bei Anasarka geben, wenn die Körperhaut mehr bläulich ist und nicht das alabasterartige Ansehen hat, das für Nierenwassersuchten charakteristisch ist. Außerdem sind örtliche Wassersuchten dabei vorhanden. Demnach finden Sie *Digitalis* indiziert bei Hydropericardium und selbst bei Hydrothorax und Ascites, wenn sie mit Herzleiden verbunden sind. Bei Brustwassersuchten haben wir ein Mittel, das oft vergessen wird, nämlich *Mercurius sulfuricus*. Speziell ist dies Mittel nützlich, wenn die Brustwassersucht von Herz- oder Leberleiden herkommt. Wirkt es gut, dann ruft es profuse wässerige Diarrhöe hervor mit großer Erleichterung für den Kranken. Eine sehr häufige Form von Wassersucht, die auf *Digitalis* hinweist, ist Infiltration der Gewebe des Scrotums und des Penis. Wir können auch *Digitalis* bei Hydrocele geben, wenn die dies Mittel erfordernden Herz-Symptome zugegen sind. Die Harnabsonderung ist oft unterdrückt oder sehr spärlich. Diese Mangelhaftigkeit in der Nierensekretion hängt ab von gestörter Zirkulation und nicht von primärem Nierenleiden. Dieser Harn kann dunkelrot oder eiweißhaltig sein.

Ferner finden wir, daß *Digitalis* einige Leber-Symptome hervorbringt, die der Beachtung wert sind. Aber auch hier glaube ich schwerlich, daß *Digitalis* eine direkte Wirkung auf die Leberzellen hat und die Gallenabsonderung affiziert; bei Gelbsucht jedoch, wenn die primäre Krankheit ein Herzleiden der erwähnten Art ist, mit tonweißen Stühlen, wirkt *Digitalis* sicherlich wunderbar. Die Leber ist etwas vergrößert und schmerzt, wie zerschlagen. Objektiv untersucht, findet man sie etwas verhärtet. Dabei haben wir Gelbsucht. Der Geschmack ist bitter oder zu andern Zeiten süßlich. Die Zunge kann vollkommen rein sein oder ein andermal weißlichgelb, der Puls ist langsam, selbst langsamer, als der Herzschlag. Schlafsucht kann hinzutreten und selbst bis zu Stupor anwachsen. Die Stühle haben den obenerwähnten Charakter. Der Harn ist stark gefärbt durch Beimischung von Gallenpigment. Diese für *Digitalis* sprechende Gelbsucht ist nicht solche, wie sie auf Gallenretention folgt, oder die durch Duodenalkatarrh oder durch etwaige Verstopfung der Gallengänge entsteht, sondern sie hängt ab von wirklich unvollständiger Funktion der Leber, weil dies Organ aus dem Blute nicht die Elemente entnimmt, welche die Galle bilden.

Ein Mittel, das in dieser Beziehung mit *Digitalis* passend verglichen werden kann, ist *Myrica cerifera,* die folgende Symptome aufweist: Zuerst Mutlosigkeit, welcher Gemütszustand von der gestörten Leberfunktion abhängt. Die Symptome von *Myrica* sind denen von *Digitalis* ähnlich, weil der Ursprung der Gelbsucht einigermaßen ähnlich ist; weil in beiden Fällen die Gelbsucht abhängt von unvollständiger Gallenbildung in der Leber und nicht von Verstopfung des Abflusses. Aber die beiden Mittel sind sehr verschieden in ihrer absoluten Einwirkung auf den Körper. Bei *Digitalis* wird die Gelbsucht zurückgeführt auf den Zustand des Herzens. Bei *Myrica* scheint der Fall mehr funktionell, als organisch zu sein. Aus irgendwelchem Grunde wird die Galle nicht ordentlich gebildet, und deshalb verbleiben ihre Elemente im Blut. Das Herz wird sekundär affiziert und auf diese Weise Verlangsamung des Pulses herbeigeführt. Die für *Myrica* sprechenden Symptome sind folgende: Mutlosigkeit, dumpfer, schwerer Kopfschmerz, schlimmer morgens; Augen und Sklerotica haben schmutzige, dunkelbraune, gelbliche Farbe, während die Lider selbst abnorm rot sind; die Zunge schmutziggelb belegt. Der Kranke ist schwach und schläfrig und klagt über Muskelschmerz und Weh in den Gliedern, der Puls ist langsam. Harn dunkel und trübe. Sie erkennen sofort die Ähnlichkeit mit *Digitalis;* aber die Wirkung ist oberflächlicher, als bei diesem Mittel, und sie würde nicht für so heftige Fälle passen.

Bei Herzaffektionen können Sie *Digitalis* mit einer ganzen Reihe von Mitteln vergleichen, besonders mit *Kalmia, Arsenicum, Helleborus* und *Conium.*

Kalmia latifolia ist ein Mittel, das zur Ordnung der *Ericaceae* gehört neben *Rhododendron* und *Ledum palustre* und andern Mitteln. Sie ist ein schätzbares Mittel bei Rheumatismus, wenn er die Brust befällt. Die Schmerzen bei der *Kalmia*-Herzaffektion sind scharf und benehmen den Atem; der Kranke erstickt fast, so heftig sind die Schmerzen. Die Schmerzen schießen abwärts nach Bauch und Magen; der Puls ist langsamer, als der für *Digitalis* sprechende. *Kalmia* ist besonders nützlich, wenn Gicht oder Rheumatismus von den Gelenken auf das Herz überspringt, besonders nach äußerlicher Anwendung auf die Gelenke. Ich meine hier speziell mit „Anwendung auf die Gelenke“ solche Substanzen, die nicht homöopathisch für den Fall sind. Würden Sie *Arnica* innerlich geben und sie äußerlich anwenden, und wäre sie das indizierte Mittel, so würde keine Gefahr der Metastase entstehen. Aber wenn jemand *Aconit*-Tinktur auf das affizierte Gelenk legte, dann wäre zu fürchten, daß die Entzündung auf einen edleren Teil überginge. Der *Kalmia*-Rheumatismus geht fast immer, wie der von *Ledum*, nach aufwärts.

Helleborus ist der *Digitalis* ähnlich in der Langsamkeit des Pulses. Die Respiration ist auch verlangsamt und die Temperatur des Körpers heruntergesetzt, so daß sie oft 95° oder 96° F. beträgt. Gewöhnlich handelt es sich um ein Hirnleiden.

Spigelia muß auch mit *Digitalis* verglichen werden. Sie hat folgende Symptome: Scharfer Schmerz schießt durch das Herz nach dem Rücken oder strahlt vom Herzen aus und den Arm abwärts oder über die Brust und den Rücken hinunter; große Oppression oder Angst am Herzen; Herzklopfen, schlimmer bei jeder Bewegung des Armes oder Körpers; Gefühl von Vibrieren oder Schnurren über der Herzgegend (es ist gerade so ein Vibrieren, wie Sie es fühlen, wenn Sie einer Katze den Rücken streicheln und das Tier schnurrt); blasendes Geräusch über dem Herzen. Sie werden *Spigelia* indiziert finden, wenn diese Herz-Symptome andere Affektionen begleiten, zum Beispiel Neuralgie, besonders wenn sie die linke Seite des Gesichts affiziert, im Hinterkopf beginnt und nach dem linken Auge sich hinzieht. Das ist der *Spigelia*-Kopfschmerz. Er steigt mit dem Lauf der Sonne. Er beginnt morgens, erreicht seine Höhe mittags und nimmt ab gegen Abend. Sie können sie auch geben bei Neuralgia ciliaris mit diesen begleitenden sympathischen Herz-Symptomen. Scharfer Schmerz schießt durch den Augapfel und strahlt nach allen Richtungen hin und macht den Kranken fast wahnsinnig. Zu andern Zeiten findet sich das Gefühl, als würde das Auge in einem Schraubstock gequetscht oder als wäre es enorm vergrößert und würde aus dem Kopfe gezwängt. *Spigelia* ist eins der Hauptmittel, an das man denken muß bei Iritis mit exzessivem Schmerz. Ich möchte noch ein für *Spigelia* sprechendes Symptom erwähnen, das der verstorbene Dr. Jacob Jeanes oft bestätigt fand, nämlich den intermittierenden Puls. Er verordnete dies Mittel als Zwischenmittel in den verschiedensten Krankheiten, wenn der Puls diesen Charakter annahm.

Convallaria majalis zeigt Herz-Symptome, verbunden mit Uterus-Symptomen; Schmerzhaftigkeit in dem Hypogastrium;

Schmerz in der Kreuzdarmbein-Synchondrosis, bis in den Schenkel ausstrahlend. Stechen in der Harnröhrenmündung und in der Scheide.

Ein anderes Mittel ist *Magnolia grandiflora,* welches Traurigkeit hat; Nervosität; Herzschwäche mit dem Gefühl der Einschnürung in der Herzgegend; durch schnelles Gehen verschlimmert; und zuweilen das Gefühl, als wenn das Herz aufhörte zu schlagen.

Es wird uns nützlich sein, wenn wir nächstdem die Wirkung der *Digitalis* auf das Gehirn studieren. Sie macht Symptome, die sehr ähnlich denen der Meningitis sind, macht sogar Meningitis mit Ausschwitzung oder Hydrocephalus und auch Meningitis cerebro-spinalis. Die Symptome, nach denen Sie sich zu entscheiden haben, sind folgende: Es ist klopfender Kopfschmerz vorhanden, der sich auf den Vorderteil des Kopfes erstreckt; Delirium, das so heftig auftreten kann, um Manie zu simulieren; entschiedene Gesichtstäuschungen: glänzende Feuerkugeln erscheinen im Gesichtsfeld, oder es erscheinen, wie bei *Santonin,* die Gegenstände in mannigfachen Farben, wie blau oder grün. Noch später, wenn das Leiden vorschreitet, nimmt die Geistesverwirrung zu, und amaurotische Kongestion der Retina tritt ein. Die Pupillen erweitern sich und reagieren nicht auf Licht, und endlich erscheint Coma. Große allgemeine Prostration tritt ein mit Kälte des Körpers, der von kaltem Schweiß bedeckt ist. Selbst bei solchen Formen von Gehirnleiden haben Sie, wenn *Digitalis* Ihr Mittel sein soll, an dem Puls Ihren Hauptführer. Wenn das Symptom: Summen in den Ohren, das, gelegentlich bemerkt, als auf *China* bezüglich ich zu erwähnen vergaß, auf *China* weisen würde, so möchte ich Sie doch bitten, sie nicht nach *Digitalis* zu geben, denn Hahnemann sagt uns, daß, obgleich Ähnlichkeit in den Hirn-Symptomen und in der Schwäche vorhanden, doch die Mittel einander feindlich sind.

Zuletzt wollen wir von der Wirkung der *Digitalis* auf die Urethra und auf die Geschlechtsteile sprechen. *Digitalis* macht Reizung der Blase besonders am Blasenhals, die katarrhalischer Natur ist. Die Symptome sind Strangurie und häufiger Harndrang, während der Kranke auf ist. Der Kranke kann auch viel Harndrang nachts haben. Die Urethra ist entzündet, so daß Brennen in derselben sich findet mit eitriger Absonderung, welche dick und hellgelb von Farbe ist. Wenn Sie nun diese Symptome mit noch einem andern zusammenhalten, nämlich, daß die Glans penis sich entzündet mit reichlicher Absonderung dicken Eiters auf ihrer Oberfläche, so haben Sie ein vollständiges Bild von *Digitalis* bei Gonorrhöe. Diese Form des Leidens wird *Digitalis* heilen, mag der Puls langsam oder schnell, weich oder schwach oder sonstwie sein. Oft, wenn *Digitalis* indiziert ist bei diesem Leiden, werden Sie noch das Präputium gedunsen und mit Serum infiltriert finden. Beiläufig will ich bemerken, daß, wenn das Präputium sich infiltriert, *Digitalis* nichts nützt, sondern *Sulfur*.

Am nächsten steht der *Digitalis* bei Gonorrhöe *Mercurius*. Er ist ein gutes Mittel bei Gonorrhöe, die mit Entzündung des Präputiums verbunden ist, dabei aber weniger Ödem und mehr dunkelrote Schwellung der Teile mit Phimosis oder Paraphimosis.

Mercurius corrosivus ist gut in solchen Fällen, wenn die Glans dunkelrot oder gangränös aussieht.

Im Anfang solcher Paraphimosisfälle können wir *Colocynthis* geben, die zuweilen den Krampf beseitigt und ermöglicht, daß das Präputium über die Eichel gezogen werden kann.

Petroselinum ist zu beachten als Zwischenmittel bei Tripperaffektionen, wenn der Blasenhals ergriffen ist und plötzlicher Harndrang sich einstellt. Es scheint, als ob der Kranke kaum solange den Harn halten kann, bis er einen passenden Ort findet.

Digitalis macht auch heftige Erektionen, selbst Chorda. Sie ist eins unserer besten Mittel bei unwillkürlichen Samenergießungen während des Schlafs, selbst ohne Träume. Den Ergießungen folgt große Schwäche.

Linaria vulgaris.

Dies Mittel ruft Ohnmacht hervor. Es kann brauchbar sein bei Ohnmacht, die vom Herzen ausgeht. Der „Kranke verfällt in tödliche Ohnmacht ohne augenscheinlichen Grund“. *Linaria* hat wiederholt dies Symptom hervorgebracht. Es ist wahr, daß es etwas schwierig ist, ein solches Symptom bestätigt zu finden, weil in den meisten Fällen der Kranke schnell zum Bewußtsein zurückkommt ohne Beihilfe eines Mittels. Aber wenn ein Kranker, der Ohnmachtsanfällen dieser Art unterworfen ist, nicht bloß Milderung, sondern Heilung durch dies Mittel erlangt, so wissen Sie, daß dies der Erfolg des Mittels ist.

Das Mittel hat auch einige Wirksamkeit auf die Blase, verursacht und heilt auch Enuresis mit schmerzlichem Drang zum Harnen.

Verbascum.

An *Verbascum* ist zu denken als an ein Mittel gegen Katarrhe und Erkältungen, wenn sie mit Neuralgie der linken Seite des Gesichts verbunden sind, die ganz periodisch erscheint, gewöhnlich zweimal täglich, zur selben Stunde morgens und nachmittags an jedem Tage. Es wird als ein dumpfer Druck auf den Kieferknochen geschildert, wie von einem Finger, mit Spannung in der Backe und taubem Gefühl. Es verschlimmert sich bei jedem Witterungswechsel, besonders bei einem Wechsel von warm zu kalt. Dabei beträchtlicher Schnupfen und Tränenfluß.

Verbascum hat einen eigentümlichen Husten, der entschieden ein Kehlkopf- und Luftröhrenhusten ist; ein Husten, der nicht anders entstehen konnte, als von Krankheit in einer harten, unnachgiebigen Röhre, wie Larynx und Trachea sind.

Der Husten ist hart, rauh und bellend und dabei Heiserkeit mit tiefer und harter Stimme, „eine Art basso profundo". Etwas Ähnlichkeit mit *Drosera, Spongia* und *Sulfur* ist vorhanden.

Gratiola.

Gratiola ist nützlich bei Diarrhöe. Sie erregt und heilt eine profuse, gelbliche, gussige, wässerige Diarrhöe, als ob sie aus einem Hydranten stürzte. Solche Diarrhöe tritt sehr häufig im Sommer auf und scheint als erregende Ursache übermäßiges Trinken von Wasser zu haben, mag dies kalt sein oder nicht. Sie sehen, daß sie verwandt ist mit *Croton Tiglium, Elaterium, Podophyllum* und einigen andern Mitteln.

Leptandra virginica.

Leptandra virginica ist ein Mittel, das hervorragend auf die Leber wirkt. Örtlich finden wir dumpfen Schmerz im rechten Hypochondrium in der Gegend der Gallenblase und auch hinten am hintern Teil der Leber. Dieser Schmerz ist oft verbunden mit Wundheitsgefühl. Ein andermal ist die Kongestion so bedeutend, daß sie brennende Pein in und an der Leber hervorruft. Das verbreitet sich oft nach Magen und Bauch. Als begleitende Symptome finden wir Schläfrigkeit und Verzagtheit, die zu Leberaffektionen solcher Art gehört, und auch Diarrhöe, deren Entleerungen schwarz, fast so schwarz als Pech sind. Diese Stühle sind verbunden mit Brennen, Angst, Kolikschmerz am Nabel. In andern Fällen haben wir Erbrechen von Galle mit dieser brennenden Qual und gelegentlich lehmfarbige Stühle. Die Zunge ist gelb oder häufiger schwarz belegt oder dunkelbraun und schwarz in der Mitte. Sind solche Symptome zugegen, dann kann *Leptandra* bei biliösen und typhösen Fiebern indiziert sein.

Der Hauptunterschied zwischen *Leptandra* und *Mercurius* ist folgender: *Mercurius* hat, charakteristisch, fast immer Tenesmus, der nach dem Stuhlgang noch anhält. *Leptandra* hat dies Symptom nicht, obgleich kneifende Kolikschmerzen nach dem Stuhl vorhanden sein können.

Iris versicolor muß auch hier erwähnt werden. Dieses Mittel reizt den ganzen Ernährungs-Trakt, daher Brennen, wässerige Diarrhöe, Reiswasserstühle; Krämpfe und Erbrechen. Bei Cholera morbus, die sich gegen 2—3 Uhr nachmittags einstellt, ist das Mittel *Veratrum* überlegen. Es erzeugt Entzündung des Pankreas.

Leptandra wirkt mehr auf die Leber; wenn die Stühle nicht schwarz sind, sind sie wässerig, lehmig, schlimmer am Morgen nach Herumgehen.

Euphrasia officinalis.

Euphrasia ist für uns besonders nützlich als ein Mittel, das auf die Schleimhäute wirkt, speziell auf Conjunctiva und Nasenschleimhaut.

Sie war lange bekannt als Heilmittel gegen Augenaffektionen. Zuerst macht sie Entzündung der Augenlider, Blepharitis. Die Lider werden gerötet und injiziert, besonders an ihrer innern Oberfläche. Sie werden gedunsen, dunkelrot oder wenigstens rot, Ulceration stellt sich ein, die eine dicke und exkoriierende Absonderung liefert. Die Tränenabsonderung selbst ist profus und exkoriiert die Wangen. Beträchtliche Photophobie; der Kranke kann kein Sonnenlicht ertragen, aber noch unangenehmer ist ihm künstliches Licht. Es wurde von einigen Ärzten urgiert, daß der Versuch, zwischen Verschlimmerung von Sonnenlicht und von künstlichem Licht zu unterscheiden, „Haarspalterei“ sei. Ich kann nicht begreifen, wie dieser Einwand bestehen soll, denn Sonnenlicht und künstliches Licht sind sehr verschieden in ihrer Zusammensetzung.

Belladonna hat Verschlimmerung von künstlichem Licht und *Aconit* von Sonnenlicht.

Bei Conjunctivitis ist *Euphrasia* zuweilen indiziert bei Skrofulösen durch folgende Symptome: Kleine Bläschen oder Phlyktänen bilden sich auf oder neben der Cornea; die Absonderung aus den Augen ist scharf und eitrig und ein Häutchen von Schleim scheint sich auf der Cornea zu sammeln, welches das Sehen erschwert. Dies verschwommene Sehen wird besser durch Wischen und Blinken der Augen.

Wir finden *Euphrasia* auch indiziert bei Conjunctivitis traumatischen Ursprungs und wenn die obigen Symptome zugegen sind. *Arnica,* die mehr ein Mittel für Quetschungen ist, findet keine Verwendung bei dieser scharfen Absonderung oder bei dieser Bläschenbildung; wenn also dergleichen sich nach Verletzung einstellt, so ist *Euphrasia* vorzuziehen.

Wenn auch *Euphrasia* vorzugsweise die oberflächlichen Gebilde des Auges affiziert, so finden wir sie doch bei rheumatischer Iritis indiziert. Wenn Sie das Auge untersuchen, so finden Sie, daß die Iris sehr träge auf Licht reagiert und daß der Humor aqueus trübe ist, weil Entzündungsprodukte ihm beigemischt sind. Die Schmerzen sind brennend, stechend, schießend, schlimmer nachts und verbunden mit dieser scharfen Tränenabsonderung.

Nun der Schnupfen von *Euphrasia:* Dies Mittel ist indiziert beim Schnupfen, der vollkommen mild ist, aber mit exkoriierendem Tränenfluß.

Nun wollen wir die Stellung betrachten, die *Euphrasia* unter ihren Verwandten einnimmt. Zuallererst, wenn wir mit den Augen-Symptomen beginnen, finden wir sie sehr nahe bei *Mercurius solubilis.* Beide Mittel haben die sehr ausgeprägte Blepharitis und Conjunctivitis nach Erkältung. Die Symptome von *Mercurius,* die ihn von dem andern Mittel unterscheiden, sind folgende: Die Absonderung bei *Mercur* ist dünner, als bei *Euphrasia.* Ferner hat *Mercur* außerdem ausgeprägte Verschlimmerung durch Wärme des Feuers.

Nächstdem finden wir *Euphrasia* ähnlich dem *Arsenic.* Beide haben die scharfe Absonderung und die Phlyktänenbildung auf der Cornea, und beide sind bei Skrofulösen indiziert. Aber *Arsenicum* hat ausgesprochenes Brennen — Brennen wie Feuer, besonders nach Mitternacht. Dies Symptom wird durch warme Wasserumschläge nicht immer, aber häufig gelindert. Auch haben wir bei *Euphrasia* nicht die ausgesprochene Unruhe wie bei *Arsenicum.*

Ein anderes ähnliches Mittel ist *Rhus Toxicodendron,* das profuse, strömende Tränen hat, welche die Wange exkoriieren; profuse, eitrige Absonderung aus den Augen. Aber der Eiter ist dünner bei *Rhus,* als bei *Euphrasia. Rhus* befällt mehr das rechte Auge, *Euphrasia* beide. *Rhus* hat bei der rheumatischen Iritis Schmerzen, die vom Auge nach dem Hinterkopf schießen, mit großer Unruhe und Angst und Umherwerfen des Nachts und Besserung von Bewegung und Anwendung von Hitze.

Nun zum Schnupfen: Wir sind gewohnt, *Euphrasia* mit *Cepa* zusammenzustellen. Wir unterscheiden zwischen diesen Mitteln so: *Cepa* hat exkoriierenden Nasenfluß und milden Tränenfluß; *Euphrasia* milden Nasenfluß und scharfen Tränenfluß.

Wir machen noch einen andern Gebrauch von *Euphrasia,* nämlich bei Paralyse des dritten Nervenpaares, die Ptosis hervorbringt, besonders wenn sie durch Erkältung entstand, bei rheumatischen Kranken.

Verwandte sind hier *Rhus Toxicodendron* und *Causticum,* die beide genau dasselbe Symptom haben. Das gibt Ihnen genau die Stellung von *Euphrasia* bei der Behandlung des Augen- und Nasenkatarrhs.

Der nächste Gebrauch, den wir von dem Mittel machen können, ist seine Anwendung bei Behandlung von Condylomen. Es nützt bei breiten, flachen Condylomen des Anus sykotischen Ursprungs. Gewöhnlich findet sich dabei etwas Nässen in ihrer Umgebung.

Achtunddreißigste Vorlesung.

Baptisia tinctoria.

Baptisia tinct. { *Gelsemium.*
Rhus Tox., Bryonia.
Arnica, Acid. muriatic., Lachesis, Arsen. alb.
Ailanthus.

Ich habe für unser heutiges Studium ein Glied der Leguminosen ausgewählt, *Baptisia tinctoria,* den wilden Indigo. Es ist ein Mittel, das eine kurze Geschichte hat, die aber äußerst interessant ist. Unsere Journale sind gefüllt mit glänzenden Berichten über Heilungen von typhösen Zuständen, die damit vollbracht wurden. *Baptisia* verursacht, im allgemeinen, die Veränderungen in der Blutmischung, sowohl quantitiv als qualitiv, die beim Typhus sich zeigen. Die üblen Ausdünstungen, die Geistes- und Nervenerscheinungen, die sie hervorbringt, sind charakteristisch für diese Krankheit. *Baptisia* paßt für alle Stadien des Typhus, für den Anfang und später. Ihre Symptome werde ich in zwei Klassen teilen: in solche, welche das Mittel frühzeitig beim Typhus indizieren, und zweitens in solche, die sie später erfordern. Es ist jedoch nicht nötig, daß alle folgenden Symptome in jedem einzelnen Falle zugegen sind, um das Mittel anzuwenden. Ich will Ihnen die charakteristischen Symptome des Mittels geben; wäre nicht die Mehrzahl derselben vorhanden, so würde es nicht passend sein, *Baptisia* zu geben. Diese Symptome sind nun folgende: Aufregung des Hirns, gerade wie sie dem Delirium vorangeht; wilde, umherirrende Gedanken, der Kranke kann seinen Geist nicht auf einen bestimmten Gegenstand richten; Unruhe, fortwährendes Verlangen, sich von einer Stelle zur andern zu bewegen, und gestörter Schlaf. Der Kranke erwacht um zwei oder drei Uhr morgens und ist dann so unruhig, daß er sich umherwirft, unfähig, noch länger zu schlafen. Im Schlaf sind seine Träume von der extravagantesten Art. Er träumt, daß er ans Bett gekettet ist, oder daß er in einem Fluß schwimmt, oder daß er eine große Kraftprobe bestehen muß. Er kann auch an Alpdrücken leiden, wovon er mit einem Gefühl erwacht, als wäre das Zimmer unerträglich heiß, so daß das Atmen fast unmöglich ist. Hat er noch so viel Kraft, so öffnet er das Fenster, um Luft zu schnappen. Das ist nun kein wahres Asthma, es hängt nicht ab von einer krampfigen Kontraktion der Bronchiolen oder Luftzellen. Es ist ein Vollsein auf der Brust vorhanden, das dies Oppressionsgefühl macht. Der eine Prüfer beschrieb das Symptom nicht als wirkliche Atemnot, sondern als ein Gefühl, als habe er nicht die Kraft, die Brust zu heben.

Der Kranke irrt sich häufig über seine eigene Person, glaubt zuweilen, daß er doppelt oder daß sein Körper umhergestreut sei, und daß er im Bett sich hin und her werfen müsse, um die Stücke zusammenzusuchen. Die Erscheinungen nervöser Erregung sind nun verbunden mit exzessiver Prostration; Rücken und Glieder schmerzen; Steifheitsgefühl im Rücken; der Kranke fühlt sich ermüdet und ganz zerschlagen; er klagt, daß das Bett zu hart sei; das macht ihn unruhig, und er wirft sich im Bett umher, um eine weichere Stelle zu finden; die Schwäche nimmt so überhand, daß er unfähig wird, zu gehen; er hat ein Gefühl von unbeschreiblicher Schwäche oder Ohnmacht, mit oder ohne Schwindel.

Das Gesicht ist heiß und rot und sieht bedrückt und dumm aus, wie bei einem Betrunkenen. Auch die Augen sehen bedrückt und stupide aus. Die Zunge ist zuerst weiß oder leicht gelblich; oft sind außerdem die Papillae aufgerichtet und drängen sich durch diesen weißlichen oder gelben Belag hindurch. Die Zungenränder sind tiefrot.

Dumpfer, bedrückender Kopfschmerz, mit dem Gefühl, als würde der Kopf eingedrückt; zuweilen scheint der Druck in der Stirn nach der Nasenwurzel hinabzugehen. Ferner klagt der Kranke über ein Gefühl, das er beschreibt, „als würde die Stirnhaut nach hinten zum Hinterkopf gezerrt“. Das hängt offenbar von einer tonischen Kontraktion des Musculus occipito-frontalis ab. Ein andermal beschreibt der Kranke einfach das Gefühl, als wäre die Stirnhaut gespannt oder straffgezogen. Die Symptome sind oft verbunden mit Gefühl von Taubheit, Kriebeln in der Stirn oder in der Kopfhaut. Andere Male Gefühl im Kopf, als wäre er enorm groß.

Dieser Typus von typhoidem Fieber ist sehr charakteristisch für *Baptisia,* da sie eins der wenigen Mittel ist, die wirklich diesen Fiebertypus hervorrufen. Immer ist die Temperatur gesteigert. Der Puls ist gewöhnlich beschleunigt in direktem Verhältnis zu der Intensität des Fiebers. Auch in den ersten Stadien des Typhus werden Sie *Baptisia* durch die Bauch-Symptome indiziert finden: leichte Empfindlichkeit in der Ileocoecalgegend und gelbe faulige Stühle. Das sind also die Symptome, die für zeitige Anwendung von *Baptisia* beim Typhus sprechen.

Ich kann zuversichtlich behaupten, daß, wenn Sie das Mittel nach seinen eben gezeichneten homöopathischen Indikationen wählen, Sie erfolgreich einen großen Prozentsatz typhöser Zustände abortiv behandeln werden. Ich sage dies trotz der Versicherungen mancher anderen Ärzte, die das Gegenteil behaupten. Das gutgewählte Mittel wird den Typhus abortiv abschneiden. Die Krankheit braucht nicht ihren ganzen Verlauf durchzumachen, wie hervorragende Autoritäten der alten Schule behaupten, daß sie es notwendig müsse.

Später im Verlauf der Krankheit, während der zweiten oder dritten Woche, werden Sie *Baptisia* indiziert finden, wenn die Prostration überhandnimmt. Der Kranke liegt im Stupor. Er schläft ein, während er auf Fragen antwortet. Sein Gesicht ist nun dunkelrot und hat, mehr bemerkbar als bisher, dies bedrückte, finstere, dumme Aussehen. Die Zunge hat ihren gelben oder weißen Belag in einen solchen verwandelt, daß sie einen braunen Streifen in der Mitte hat, während die Ränder noch rot geblieben sind. Alle Ausdünstungen und Entleerungen des Kranken sind überaus stinkend, die Zähne sind mit stinkendem Schmutz bedeckt. Der Atem stinkt. Die Stühle sind gelblich oder dunkel und entsetzlich putrid. Harn und Schweiß stinken. Sie sehen also, *Baptisia* paßt für Fälle, bei denen evidente Entmischung der Lebenssäfte und rapider Zerfall der Gewebe sich zeigt.

Um *Baptisia* ihre passende Stellung unter anderen Typhusmitteln zu geben, wird es nötig sein, sie mit denen zu vergleichen, die ihr in der Symptomatologie am nächsten stehen. Das erste dieser Mittel, auf die ich Ihre Aufmerksamkeit lenken will, ist *Gelsemium*. Dieses geht gewöhnlich der *Baptisia* voran, wenn Unbehagen vorhanden und Muskelschmerz und der Kranke Frost und Überrieseln hat, das den Rücken hinabgeht. So ist es am ersten Tage, das bedenken Sie. Am Nachmittag kommt die Hitze mit beschleunigtem Puls, der aber voll und fließend ist, nicht gespannt und resistent, wie bei *Aconit*. Die Hitze ist meist verbunden mit Schläfrigkeit; das Gesicht ist gleichmäßig gerötet, und es kann auch schon so früh Prostration sich einstellen. *Gelsemium* lähmt die motorischen Nerven, daher muß Schwäche der Muskeln auftreten. Am nächsten Nachmittag werden Sie zu *Baptisia* übergehen können, wenn die Hitze am Nachmittag trotz des *Gelsemium* erscheint, und wenn die obenerwähnten Symptome von *Baptisia* sich entwickeln. Der Grund, warum ich die Verwandtschaft der beiden Mittel betone, ist die große Ähnlichkeit in ihren Symptomen. Beide haben dieses intensive Muskelweh und die Prostration; beide haben Schläfrigkeit und nervöse Erregung mit Prostration; beide haben dies Gefühl von Ausdehnung, als ob der Kopf oder ein anderer Körperteil enorm groß wäre; und beide haben die nachmittägliche Exacerbation des Fiebers. Die Verwandtschaft zwischen den beiden Mitteln ist graduell und durch die Intensität bedingt. *Gelsemium* ist das milder einwirkende Mittel.

Ein anderes, der *Baptisia* nicht unähnliches Mittel ist *Rhus Tox*. Wie *Baptisia* hat *Rhus* Unruhe, braune Zunge und Muskelweh. Ich muß gestehen, daß die Unterscheidung zwischen den beiden Mitteln nicht immer leicht ist. Vorerst hat *Rhus* unbestritten den Vorrang in fast allen Krankheiten, welche drohen, einen typhösen Typus anzunehmen, mag es sich um Diphtherie, Scarlatina, Peritonitis oder Pneumonie handeln. Diese Ehre nun teilt es mit *Baptisia*. Die Hauptunterschiede zwischen ihnen sind, kurz gegeben, folgende: *Rhus* hat Unruhe, die mehr durch rheumatische Schmerzen als durch Muskelschmerz allein entsteht. Die Zunge hat bei *Rhus* eine rote, dreieckige Spitze, die bei *Baptisia* nicht beobachtet wird. Das Delirium ist bei *Rhus* murmelnder Art und, soviel ich weiß, nicht verbunden mit jenen auf die persönliche Identität bezüglichen Täuschungen. Auch sind die putriden Entleerungen von *Rhus* nicht ganz so stinkend, wie von *Baptisia*. Nimmt die Diarrhöe einen ernsteren Typus an, so sind bei *Rhus* die Stühle wässerig, zuweilen blutig und unwillkürlich. Die pneumonischen Symptome, welche oft den Typhus komplizieren, treten mehr bei *Rhus* hervor.

Arnica hat Verwandtschaft mit *Baptisia*. Sie ist letzterer ähnlich im Stupor, in der Unbequemlichkeit des Bettes (der Kranke klagt, daß es ihm zu hart ist) und darin, daß der Kranke beim Antworten einschläft. *Arnica* paßt nach meiner Ansicht mehr, wenn Neigung zu apoplektischer Kongestion vorhanden, wenn der Stupor so tief, daß Stuhl und Urin unwillkürlich abgehen. Das intensive Ergriffensein des Gehirns zeigt sich in dem lauten, schnarchenden Atemholen. Außerdem finden wir ferner bei *Arnica* Sugillationen, sogenannte Ekchymosen.

Lachesis kommt auch in Betracht als der *Baptisia* ähnlich. Sie werden die Ähnlichkeit zwischen den Mitteln erkennen in dem Gestank der Ausleerungen, in der Putridität der Ausdünstungen und in der exzessiven Prostration. Ich habe augenscheinlich hoffnungslose Fälle unter dem günstigen Einfluß dieses Mittels sich erholen gesehen. Als Tiergift dringt es nach meiner Meinung tiefer ein als *Baptisia* und müßte also für schlimmere Fälle verwendet werden. Folgende Symptome können die Unterscheidung erleichtern: Zittern der Zunge beim Versuch, sie herauszustrecken, oder sie stößt an die Zähne bei diesem Akt. Gelingt es, sie herauszustrecken, so hängt sie zitternd heraus, und oft ist nicht Lust genug, sie zurückzuziehen. Blutungen sind häufig beim *Lachesis*-Kranken. Blut kann aus fast allen Körperöffnungen sich ergießen. Die Lippen springen auf und entleeren dunkles oder schwärzliches Blut. Dunkles Blut fließt aus den Därmen. Hat es eine Weile gestanden, so macht es einen Satz, der wie verkohltes Stroh aussieht. In schweren Fällen findet sich beträchtliches Unbehagen bei leichtem Druck. Auch wenn das Sensorium vollständig benommen erscheint, so widerstrebt der Kranke bei der leisesten Berührung des Halses. In noch schlimmeren Fällen haben Sie *Lachesis* von *Baptisia* zu sondern, sobald Hirnlähmung droht, der Unterkiefer herabsinkt und unwillkürliche putride Entleerungen sich einstellen.

Acidum muriaticum hat etwas Ähnlichkeit mit *Baptisia* in der großen Prostration, in der Säfteentmischung und in der schweren Form des Deliriums. Aber mir scheint, daß der allgemeine Charakter ihrer Symptome nicht hinreichend ähnlich ist denen des anderen Mittels, um die Unterscheidung zu erschweren. Die Salzsäureschwäche ist so groß, daß der Kranke nicht die leichte Anstrengung machen kann, den Kopf auf dem Kissen festzuhalten, weshalb er im Bett herabrutscht.

Nun noch ein Wort über die Anwendung von *Baptisia* bei anderen Krankheiten, als Typhus. In solchen Affektionen ist sie indiziert durch die schon erwähnten Symptome. Bei Dysenterie werden Sie dieselbe geben, wenn die Entleerungen stinken und Blut enthalten und mit Tenesmus verbunden sind, aber, ganz bezeichnend, nicht mit Schmerz, was ein alarmierendes Zeichen von Depression der Vitalität ist.

Baptisia hat sich als eins unserer besten Mittel bei Diphtherie bewährt, wenn sie den typhösen Typus angenommen hat. Manche der schon erwähnten Symptome werden vorhanden sein. Der Mund ist exzessiv putrid. Die Membran ist dunkel und hat Neigung zu Gangrän. Zuweilen, zeitig in der Krankheit, werden Sie folgendes Charakteristikum finden: Der Kranke kann nur Flüssigkeiten schlucken. Geben Sie ihm Milch, so wird er sie trinken. Geben Sie ihm feste Nahrung, so stößt er sie sofort zurück.

Ailanthus ist mit *Baptisia* bei typhösen Zuständen, Scharlach und Diphtherie zu vergleichen. Er macht sogar noch tieferen Stupor, als letzteres Mittel. Dabei findet sich sehr merkliche exkoriierende, wässerige Absonderung aus der Nase, welche die Oberlippe wund macht. Der Ausschlag, wenn dergleichen vorhanden, ist livid-dunkelrot und weist dadurch auf den vergifteten Zustand des Blutes hin.

Ich hoffe, in dieser Vorlesung Sie befähigt zu haben, *Gelsemium, Baptisia, Rhus Tox.* und *Lachesis* ordentlich zu placieren und bestimmte Bilder zu entwerfen, die, wenn Sie sich dieselben in Zeiten der Not zurückrufen und gemäß ihren symptomatischen Indikationen anwenden, ein wertvolles Quartett in der Krankheitsbehandlung bilden.

Neununddreißigste Vorlesung.

Solaneae.

Solaneae.
- *Belladonna.*
- *Hyoscyamus.*
- *Stramonium.*
- *Solanum nigrum.*

(die vier ersten: *Mydriatica.*)
- *Tabacum.*
- *Dulcamara.*
- *Capsicum.*

Die in dieser Gruppe enthaltenen Mittel bieten große Ähnlichkeiten in ihren bezüglichen Symptomatologien. Die drei ersten Mittel in der obigen Liste sind fortwährend in Gebrauch, selbst in einer mittleren Praxis. Es gibt kaum ein Symptom bei einem derselben, das nicht in fast gleicher Weise bei einem der andern gefunden werden kann. Die Ähnlichkeiten sind in der Tat überraschend.

Ich habe die Mittel in der Liste nicht botanisch, sondern mehr ihrer arzneilichen Verwandtschaft nach geordnet. Zum Beispiel die vier ersten in der Reihe wirken vorwiegend auf das Gehirn und haben narkotische Eigenschaften; sie sind demnach zu einer Gruppe vereinigt. Dann haben wir *Tabacum,* das auch narkotische Eigenschaften hat, aber auch auf andere Körperteile als das Gehirn wirkt. Dann kommt zunächst *Dulcamara,* die eine kleine Menge Solanin enthält und nur wenig narkotisch ist. Eine große Menge dieses Mittels würde nötig sein, um Sopor hervorzubringen, wie es *Stramonium* oder *Hyoscyamus* tut. Zuletzt haben wir dann *Capsicum,* das entschieden irritierend oder scharf ist. Auf die Haut gebracht, wirkt es blasenbildend oder als Gegenreiz. Möglicherweise wirkt es etwas narkotisch, aber es unterscheidet sich fast gänzlich von den andern Gliedern der Gruppe.

Die Ähnlichkeiten zwischen den drei erstgenannten sind so groß und fast „idem", daß es nicht gut tut, eins auf das andere folgen zu lassen. Es gibt einige Symptome von *Belladonna* und *Hyoscyamus,* die entgegengesetzt sind, nicht so sehr in der Phraseologie, durch die sie ausgedrückt sind, denn sie lesen sich fast ganz gleich; sondern sie wirken in entgegengesetzter Richtung und dienen daher zuweilen als Antidote gegeneinander. Dies gilt hauptsächlich von den Haut-Symptomen.

Belladonna.

Belladonna
- Zusammenziehung des Sphinkters.
- Nerven
  - Reizt das Zentrum.
  - Reizt, lähmt dann die Peripherie.
  - Stört die Zirkulation; schlimmer im Gehirn.
  - Stört die Zirkulation; Fieber.
- Leiden
  - Heftig, plötzlich.
  - Gewöhnlich mit Gehirn-Symptomen.
- Entzündung.
- Hyperaemie mit der Tendenz nach aufwärts.
- Gehörzellen.

Belladonna oder giftiger Nachtschatten war der ärztlichen Welt schon um 1500 n. Chr. bekannt. Die Venetianer nannten die Pflanze „herba bella donna“, weil die Damen sie in destilliertem Wasser als Kosmetikum gebrauchten. Die Pflanze liefert, besonders in den Blättern, das wohlbekannte Atropin, auch Asparagin und auch Kalk und andere alkalische Substanzen. Auch die Wurzel enthält Atropin, obgleich in variablem Verhältnis. *Belladonna* ist intensiv giftig für Menschen, obgleich herbivore Tiere sie ungestraft verzehren können.

Als Gift betrachtet, macht *Belladonna* folgende Symptome: Augen trocken und injiziert; Gesicht rot, turgeszierend und heiß; Haut scharlachfarbig oder papulös, ganz identisch wie bei Scharlach; heftige Kongestionen, besonders nach dem Kopf; Mund und Hals quälend trocken; letzteres Gefühl geht nach unten und nötigt zu häufigem Schlucken, macht Erstickungskrämpfe im Rachen und in der Glottis. Heftiger Durst, und doch verschlimmert Wasser; Schwindel, Verwirrung, Halluzinationen und endlich Stupor. Die Pupillen sind so sehr erweitert, daß die Iris fast verschwindet. Heftige Bewegung der Muskeln; Konvulsionen. Solche Vergiftungen sind nicht selten in Europa, wo die Pflanze heimisch ist und wo ihre Beeren irrtümlich statt Kirschen genossen wurden. In diesem Lande wurde sie ferner zufällig genommen, auch in selbstmörderischer Absicht gebraucht. Als Antidot ist die Magenpumpe anzuwenden, Brechmittel aus heißem Senfwasser und starker Kaffee ohne Milch oder Zucker.

Belladonna als homöopathische Arznei ist fast so alt, als die Kunst selbst. Unsere Symptomatologie, aus Prüfungen und Vergiftungen gewonnen, befähigt uns, das Mittel mit mathematischer Sicherheit anzuwenden, sofern die Wahl genau bestimmt wird. Aber wie alle Polychreste, wird auch *Belladonna* mißbraucht von hastigen und sorglosen Praktikern und oft gegeben, wenn die Ähnlichkeit mit dem vorliegenden Fall ganz oberflächlich und nur teilweise vorhanden ist. Von allen Mitteln hat sie die Kraft, entgegengesetzte Wirkungen hervorzubringen, am auffallendsten.

Belladonna ist so oft in den vorangegangenen Vorlesungen dieses Kursus vorgekommen beim Vergleich derselben mit andern Mitteln, daß Sie schon etwas vertraut mit ihr sind. Deshalb können wir über einige Symptome des Mittels etwas eilig hingehen. Doch will ich zuerst einiges über den allgemeinen Charakter der *Belladonna* sagen. Sie scheint am besten zu passen für Personen mit plethorischem Habitus, die zu Kongestionen neigen, besonders nach dem Kopf mehr, als nach andern Körperteilen, die mehr fleischig und phlegmatisch sind, etwas ähnlich der *Calcarea carbonica,* ohne die Blässe dieses Mittels. *Belladonna*-Patienten sind freundlich und lustig, wenn sie sich wohl befinden, werden aber übermäßig reizbar und unangenehm, sobald sie erkranken. Dies angenehme Betragen, das sie so umgänglich macht, scheint sich ins Gegenteil zu verwandeln, wenn Krankheit sie überfällt. Es paßt auch für frühreife Kinder mit großem Kopf und kleinem Körper, welche skrofulös sein können, mit Neigung zum Anschwellen der Lippen und Vergrößerung der Mandeln. Sie lernen Sachen sehr schnell; Schlaf unnatürlich; der Kopf ist heiß und die Backen rot; schreien während des Schlafes auf. Wenn *Belladonna* für Kinder passen soll, so müssen immer etliche Hirn-Symptome zugegen sein. Es muß etwas Hirnreizung sich zeigen, ersichtlich durch Rucke in den Gliedern, durch Reizbarkeit, die das Kind ärgerlich macht, oder wirkliche Meningitis.

Eine Eigentümlichkeit von *Belladonna* ist die Fähigkeit, Zusammenziehung der Fasern der Blutgefäße hervorzurufen, Zusammenziehung des Sphinkters usw. Diese allgemeine Eigenschaft der *Belladonna* wird durch Zusammenschnürung der Kehle dargelegt, verschlimmert durch Flüssigkeit; Einschnürung des Afters, mit Drängen und Pressen im Mastdarm, was bei Dysenterie auf das Mittel hinweist; krampfhafte Zuschnürung des Muttermundes, dadurch die Entbindung verzögernd; vergeblicher und häufiger Drang zum Harnlassen, mit ganz geringen Entleerungen.

Der Charakter der Krankheiten, in denen *Belladonna* indiziert ist, ist akut, plötzlich und heftig. Das ganz rapide Einsetzen der Krankheit muß sofort auf *Belladonna* hinführen. Zum Beispiel, ein Kind geht vollkommen gesund zu Bett. Einige Stunden darauf beginnt es im Schlafe aufzuschreien und wacht bald mit den heftigsten Symptomen auf, als Schlagen der Glieder, Hirnreizung, kann nicht stilliegen, unaufhörliche Bewegung, namentlich der Arme. Alle diese Symptome verlangen *Belladonna*.

Ferner, wenn Entzündungen heftig sind, plötzlich auftreten und fast überwältigend in ihrer Intensität sind, so ist *Belladonna* wiederum erforderlich. Wir können an sie denken bei Abszessen, mag es sich um einen Abszeß der Mandeln, eine Beule oder eine andere Art von Abszeß handeln, sobald die Eiterung mit blitzähnlicher Rapidität sich entwickelt. Daher finden wir sie indiziert beim phlegmonösen Erysipelas, das schnell zur Suppuration vorschreitet. Die affizierten Teile schwellen bedeutend an. Der Eiter arbeitet sich durch die Gewebe zwischen den verschiedenen Muskeln hindurch. Die große Plötzlichkeit des Angriffs erfordert *Belladonna*. Die Schmerzen entsprechen ganz diesem Charakter des Mittels. Sie kommen plötzlich und dauern längere oder kürzere Zeit und hören dann ebenso plötzlich auf, wie sie auftreten. Soviel über den allgemeinen Charakter von *Belladonna*.

Belladonna wirkt auf das Muskelgewebe und auf die Gelenke. Es ist eines der besten Mittel bei akutem und chronischem Rheumatismus. Die Schmerzen sind schneidend und ziehend, fahren wie der Blitz durch die Glieder. Die Gelenke sind geschwollen, rot und glänzend; von dem entzündeten Gelenk gehen rote Strahlen aus; rheumatisches Fieber mit Schmerzen im Genick, Schultern und Oberarmen. Es ist eins der besten Mittel bei rheumatischem steifen Hals, verursacht durch Haarschneiden, feuchten Kopf oder durch das dem-Zug-aussetzen von Kopf und Nacken.

Die Einwirkung der *Belladonna* auf das Gehirn müssen wir kennen lernen, bevor wir weiter vorgehen können. Wenn ich die Symptome des Mittels durchsehe, so scheint es mir nicht, daß *Belladonna* so sehr eine wirkliche Entzündung der Meningen hervorruft, als sie die Collateral-Symptome der Entzündung entwickelt. *Aconit* also verursacht eine wirkliche Entzündung der Meningen mit Exsudation; dann ferner verursacht *Bryonia* eine Entzündung mit Austritt von weißen Blutkörperchen und Blutplasma, also eine komplette Entzündung. *Belladonna* scheint mehr Kongestion hervorzurufen. Die überladenen Blutgefäße scheinen zerrissen zu sein und haben kleine rötliche Stellen oder Ekchymosen in den Geweben hervorgebracht, wodurch eine kongestive Reizung des Hirns zwischen den Häuten entsteht. Was an Exsudat auf diese kongestive Reizung folgt, ist Serum und gerade solches Exsudat, wie es aus venöser Kongestion entsteht. Das Entzündungsexsudat ist nicht reich an Plasma, wie es bei *Bryonia, Apis* und *Sulfur* gezeichnet ist.

Dennoch ruft *Belladonna* so viele Collateral-Symptome der Hirnreizung hervor, daß wir ihre Anwendung bei diesem Zustand unerläßlich finden. In erster Linie Kongestion nach dem Kopf. Diese kann in milder Form bestehen in einem einfachen Gefühl von Hitze im Kopf, wobei die Füße kalt sind. Ein andermal und in heftigerer Form finden wir das Gesicht rot und das Augenweiß etwas injiziert. Der Kranke klagt über heftig klopfenden Kopfschmerz. Er ist entweder schläfrig oder sehr aufgeweckt. Häufig alternieren diese letzteren Symptome, zuweilen nämlich ist der Kranke schläfrig und verfällt in tiefen Schlummer und erwacht aus ihm erschrocken, schreit auf oder zeigt andere Gehirnreizung, wie Rucken in den Gliedern, Zucken einzelner Muskeln. Wenn diese Form der Reizung vorschreitet. finden wir die Augen rot, wobei das Augenweiß fast wie rohes Fleisch aussieht. Die Karotiden schlagen so heftig, daß ihre Pulsationen dem unbewaffneten Auge sichtbar sind. Die Kongestion geht vor zur entzündlichen Reizung. Wir finden intensives Pulsieren im Kopf, mit scharfen, schießenden Schmerzen, die den Kranken durch ihre Heftigkeit zum Schreien und Zusammenkrümmen zwingen. Diese Schmerzen kommen fast wie ein Blitz und verschwinden so plötzlich, als sie kommen. Zuerst kann der Kranke nicht schlafen. Er ist in der unglücklichen Verfassung, daß er schläfrig ist und doch nicht schlafen kann. Schreiten die Symptome weiter vor, besonders bei Kindern, so bohrt der Kopf ins Kissen, er wird nach hinten gezogen und rollt von einer Seite zur andern. Etwas Schielen wird bemerkt. Die Pupillen sind erweitert. Zähneknirschen. Das Gesicht ist nun hellrot oder die Kongestion ist auch so heftig, daß es fast purpurrot ist. Handelt es sich um ein Kind, dessen Fontanelle noch nicht geschlossen ist, so können Sie diese gespannt und hervorgewölbt fühlen an der Konvexität des Schädels, dabei Klopfen und Puffen derselben mit jedem Pulsschlag des Herzens. Konvulsionen treten oft auf, besonders bei Kindern, und diese Konvulsionen sind sehr heftig, verdrehen den Körper in jeder denkbaren Art, indessen Opisthotonus vorwiegt. Der Urin ist entweder spärlich oder unterdrückt. Die verschiedenen subjektiven oder objektiven Symptome, die zu diesem Zustand gehören, sind nun folgende: Zuerst Rucken im Schlaf oder auch beim Erwachen. Beim Schließen der Augen hat der Kranke leicht abnorme Visionen. Diese verschwinden gewöhnlich beim Öffnen der Augen. Ein andermal hat er das Gefühl, als fiele er. Ist der Kranke ein Kind, so erwacht es plötzlich aus dem Schlaf, greift in die Luft und zittert wie vor Furcht. Zuweilen hängt dies Symptom von Träumen ab, ein andermal von heftigem Kopfschmerz, der durch seine Heftigkeit das Kind alarmiert und aufweckt, und noch andere Male von jenem Gefühl, als wollte es fallen.

Zuweilen finden wir die Kranken bei dieser Hirnreizung im Stupor liegend, sie können kaum erweckt werden und sind, erweckt, immer heftig, werfen sich umher, schlagen die Umgebung, zerreißen ihre Kleider. Alles Zeichen von Erregung, die, wenn sie nicht wirklich von Entzündung herrührt, doch diesem Zustande sich nähert.

Bei Entzündung des Gehirns oder seiner Häute muß *Belladonna* anderen Mitteln weichen, sobald Exsudation eintritt, mag es sich um einfache oder tuberkulöse Meningitis handeln. Es findet sich nur geringe Ähnlichkeit zwischen *Belladonna* und Meningitis tuberculosa. Meningitis tuberculosa hat langsamen Verlauf. Daher müssen wir sofort *Sulfur, Calcarea carbonica, Apis* und tiefer und langsamer als *Belladonna* wirkende Mittel geben. Wenn dann weiter Exsudation eingetreten ist, die sich durch das anhaltende Kopfrollen und das plötzliche Aufschreien kundgibt, dann müssen wir zu andern Mitteln unsere Zuflucht nehmen, besonders zu *Apis*. Außerdem kommt oft nach *Belladonna Bryonia* in Frage, wenn das Gesicht gerötet oder abwechselnd rot und blaß ist. Der leiseste Versuch, das Kind zu bewegen, läßt es vor Schmerz aufschreien. Die Pupillen reagieren nicht leicht auf Licht. Das Kind hat jene Kaubewegung des Mundes, als kaute oder saugte es. Die Ähnlichkeit zwischen den beiden Mitteln ist so groß, daß die Wahl oft erschwert wird. Beide Mittel haben hastiges Wassertrinken, beide haben Aufschreien vor Schmerz, beide haben Verschlimmerung von Bewegung und beide haben Verstopfung. Zuweilen wird es Ihnen sehr schwierig sein, zwischen beiden zu unterscheiden.

Belladonna von *Aconit* zu unterscheiden, ist leichter. Die von beiden Mitteln erregten Fieber werden folgendermaßen unterschieden: *Belladonna* macht kein Fieber primär durch ihre Einwirkung auf das sympathische Nervensystem; *Aconit* tut es. *Belladonna* wirkt sekundär auf das sympathische und primär auf das zerebro-spinale Nervensystem; sie ist daher nur dann von Nutzen, wenn letzteres System affiziert wird, was bei Kindern sehr zeitig eintritt. Bei Erwachsenen beginnt das Fieber gern mit Hirn-Symptomen; daher wird *Belladonna* dann Heilmittel. Beim Beginn des Fiebers ist *Aconit* vorzuziehen, wenn jene heftige Angst vorhanden mit Unruhe, Umherwerfen, Todesfurcht, trockene, heiße Haut, voller, springender Puls, etwas Halluzinationen, etwas Aufschreien im Schlaf und etwas Murmeln oder närrisches Reden, das zum Fieber gehört. Die Hirn-Symptome kommen von der hohen Temperatur und nicht von direkter Entzündung des Gehirns. Aber angenommen, der Fall geht weiter, bis das Gehirn hineingezogen wird. Die Haut wird so heiß, daß sie fast brennend ist für die untersuchende Hand, oder wenn Sie das Deckbett wegnehmen, so scheint dann ein heißer Dampf vom Kranken auszugehen. Das ist die Art von Hitze, die zu *Belladonna* gehört. Ein andermal findet sich neben dieser Hitze heißer Schweiß (der nicht so charakteristisch für *Aconit* ist), besonders an Kopf und Gesicht. Betrachten Sie den Kranken, so sehen Sie den Schweiß in Perlen auf der Stirn stehen und bemerken, daß er heiß ist. Ferner haben wir dann, um noch weiter die Unterscheidung zu erleichtern, vorwiegend jene Hirn-Symptome; Rucken im Schlaf, Halluzinationen, Visionen und eher Verlangen nach dem Tode, als Furcht vor ihm. Das ist oft der Fall bei rheumatischem Fieber. Das ganze System scheint ergriffen, indem allgemeines Fieber vorhanden mit Schmerz in den Gelenken, der von einer Stelle zur andern fliegt. Dieses Fieber ist fast immer verbunden mit profusem sauren Schweiß, der aber keine Erleichterung gibt. Der Kranke scheint seine ganze Umhüllung mit Schweiß zu durchtränken, und je mehr er schwitzt, desto weniger scheint es ihm gut zu tun. *Aconit* hilft hierbei nicht, aber *Belladonna*.

Hat das Fieber sich etwas gelegt und der Schweiß hält noch an, dann ist *Mercurius* das eigentliche Mittel, das folgen muß.

Bei typhösen Fieberformen ist *Belladonna* manchmal indiziert im Anfang der Krankheit. Sie ist indiziert im Stadium der Erregung, wenn Hirnkongestion vorherrscht. Wir finden furibundes Delirium mit Aufschreien und heftigem Bemühen, aus dem Bett oder aus dem Hause zu laufen. Das Gesicht ist rot, entweder hell- oder dunkelrot, an Purpur grenzend; Pupillen erweitert und die Augen injiziert. Der Kranke ist voller Furcht, denkt, daß alles mögliche ihm zustoßen kann. Der Harn ist spärlich und sieht nach dem Entleeren meist hell tiefgelb aus, mit oder ohne Sediment. Die Füße werden leicht kalt. Der Kranke verfällt nun in einen schweren, schnarchenden Schlaf; dies ist kein ruhiger Schlaf, denn er ist leicht verbunden mit etwas Hirnreizung, wie Rucken in den Muskeln, Zucken der Glieder und Aufschreien. Wie tief dieser Schlaf auch sein mag, es ist n i e m a l s ein vollkommen ruhiger Stupor; ist er es, so ist *Belladonna* nicht passend. Sie werden hieraus ersehen, daß *Belladonna* nicht indiziert ist wegen Veränderungen im Hirn, die durch das vergiftete Blut entstanden, sondern wegen Veränderungen, die aus Kongestion oder Entzündung resultieren. Ist die Krankheit so weit vorgeschritten, daß sie Alterationen in den Körpersäften hervorbrachte, so ist *Belladonna* um so weniger indiziert, als diese Veränderungen vorschreiten. Dann müssen Sie zu solchen Mitteln wie *Hyoscyamus, Rhus Tox.*, *Lachesis* und andern Ihre Zuflucht nehmen.

Zuweilen haben wir einen Zustand, der sich von dem einen schon beschriebenen unterscheidet, und doch kann *Belladonna* heilend wirken. Dieser Zustand kann uns oft perplex machen. Das Gesicht ist blaß statt rot. Dieser Zustand nun ist gerade so charakteristisch für *Belladonna,* wie das rote Gesicht. Er ist meist mit Gehirnreizung und Aufschrecken im Schlaf verbunden. Er tritt gewöhnlich bei Sommerkrankheiten auf, während der Dentition, bei Kolik und ähnlichen Leiden.

Der Puls ist entweder voll und hart, wie bei *Aconit,* oder er ist langsam. Er ist langsam, wenn die Hirnkongestion genügend groß ist, um etwas Hirndruck zu erzeugen. Hier finden Sie wieder ein Beispiel von der alternierenden Einwirkung der *Belladonna*. Der

Puls kann eine Zeitlang rapide sein, dann langsam werden und so alternieren.

Die Kopfschmerzen von *Belladonna* sind nervös und kongestiv. Der Schwindel ist auch kongestiv; der Kranke hat das Gefühl, als würde er vorwärts stürzen; oder er fällt plötzlich bewußtlos rückwärts. Die nervösen Kopfschmerzen sind halbseitig, rechtseitig, Verschlimmerung von nachmittags 4 Uhr bis vormittags 3 Uhr, schlimmer beim Niederlegen; im Gehirn Gefühl, als wenn Wasser darüber hinspülte. Der Kopfschmerz ist schlimmer bei Licht, Geräusch oder irgendwelchem Lärm. Erbrechen; kann sich nicht ruhig halten; nervöse Unruhe. Die kongestiven Kopfschmerzen sind von klopfendem Charakter mit Verschlimmerung bei Vorwärtsneigen des Kopfes, wobei ein Teil des Gehirns merklich mit Blut überfüllt wird. Die Schmerzen sind oft stechender, schießender Art, den Kranken meist wild herumtreibend. Wenn der ganze Kopf befallen ist, sitzt der Kranke mit aufgestütztem Kopfe, als wenn er ihn vom Beugen halten wollte; mit dem Kopfschmerz verbunden sind im allgemeinen ein rotes Gesicht und heftiges Klopfen in den Karotiden. Der Geist ist oft in Mitleidenschaft gezogen, der Kranke wird delirierend, wild und aufgeregt und hat alle Arten von Halluzinationen.

Wir haben schon gesehen, wie *Belladonna* bei Gehirnentzündung indiziert sein kann. Sie ist auch ein wertvolles Mittel bei Entzündung anderer Körperteile. Zum Beispiel ist sie das beste, wenn auch durchaus nicht das einzige Mittel bei Otitis media oder Entzündung des Mittelohrs. Das Leiden kann Sie manchmal in Verlegenheit bringen. Die Symptome sind sehr schwer. Das Kind legt die Hände an den Kopf, und Sie können irrtümlicherweise annehmen, daß hier das Leiden sitzt. Die Schmerzen sind grabend, bohrend und reißend, und sind dies notwendigerweise wegen der anatomischen Verhältnisse der ergriffenen Teile. Sie kommen plötzlich und sind sehr heftig. Sie scheinen in das andere Ohr zu schießen oder in den Kopf, mit Summen und Sausen in den Ohren. Wenn Sie nun das Ohr untersuchen, so werden Sie das Trommelfell nach außen gewölbt finden, seine Blutgefäße sehr injiziert; es hat in der Tat ein sehr entzündliches Ansehen. Sehr schnell bildet sich Eiter, der sich den Ausweg sucht entweder durch Bersten des Trommelfells, durch die Tuba Eustachii oder durch einen inneren Teil. Nimmt er den letzteren Verlauf, so ruft er alarmierende, wenn nicht gar lebensgefährliche Symptome hervor. Ihre Pflicht ist es, das Leiden zeitig zu erkennen, wodurch Sie Aussicht haben, das Ohr zu retten. *Belladonna* soll unser bestes Mittel sein in dem ersten Stadium dieser Krankheit; später haben wir andere Mittel indiziert, wie *Hepar* und *Tellurium*.

Tellurium verursacht Entzündung des Mittelohrs, mit Ruptur des Trommelfells und Eiterausfluß, der zuerst laudabel sein mag, nachher aber sehr stinkend wird und einen Geruch wie nach Heringslake hat.

Bei Entzündungen der Augen, wie Conjunctivitis oder Sklerotitis, finden wir *Belladonna* indiziert durch die Plötzlichkeit der Schmerzen, durch die Plötzlichkeit des Anfalls und durch die Heftigkeit der Symptome. Große Unerträglichkeit des Lichts. In den Augen Gefühl, als wären sie enorm geschwollen. Conjunctiva hellrot. Diese Symptome geben Ihnen ein vollständiges Bild für *Belladonna.* Sie scheint mehr das rechte, als das linke Auge zu ergreifen. Es ist die intensive Kongestion, die uns bei Augenaffektionen auf *Belladonna* führt; und dieselbe Bemerkung paßt auch für Neuralgien im und am Auge.

Spigelia hat viele mit *Belladonna* gleiche Augenschmerzen, aber diese sitzen links, und es fehlt die intensive Kongestion.

Amylnitrit ist der *Belladonna* ähnlich und indiziert, wenn Augen und Gesicht rot sind.

Paris quadrifolia ist ausgezeichnet, wenn Schmerzen zugegen, als ob die Augen durch Fäden nach hinten gezogen würden; in den Augäpfeln Gefühl, als wären sie zu groß *(Spigelia).*

Prunus hat Quetschungsschmerz oder Gefühl, als ob die Augen auseinandergepreßt würden, oder scharfe durchbohrende Schmerzen durch und um das Auge.

Die Ohrspeicheldrüse ist bei *Belladonna* entzündet, speziell auf der rechten Seite, es besteht Stechen, das sich nach dem Ohr ausbreitet; die Drüse ist geschwollen, heiß und rot; die Mündung des Stensenschen Ganges (ductus parotideus) ist schmerzhaft, als wenn er abgeschabt wäre; der Speichel ist dick, klebrig, gelblich und zähe; Mund und Kehle bedeckt Schleim mit einer dicken, zähen Schicht; die Zunge ist weiß und rissig.

Belladonna macht Halsentzündung. Die Zunge ist in solchen Fällen gewöhnlich hellrot, die Papillen vergrößert oder aufgerichtet und geben der Zunge Ähnlichkeit mit einer Erdbeere (daher der Name Erdbeerzunge). Zuweilen findet sich auf dem Rücken der Zunge ein dünner weißer Belag, durch welchen die vergrößerten roten Papillen hindurchscheinen. Schreitet aber der Fall vor, so stößt sich dieser Belag ab und hinterläßt eine hellrote, sehr entzündete Zunge.

Der Hals ist ein vorwiegender Angriffspunkt bei der *Belladonna*-Prüfung. Eine Entzündung, wie sie *Belladonna* im Hals verursacht, ist nicht ungewöhnlich. Sehen Sie in den Hals, so finden Sie die Fauces entzündet und hellrot; die Mandeln vergrößert, besonders die rechte, mit Neigung der Krankheit, nach der linken hinüberzugehen. Alle diese Symptome haben dieselbe Rapidität des Vorschreitens, die wir überall bei den *Belladonna*-Symptomen bemerken. Arge Kontraktion der Fauces und der Glottis ist zugegen, so daß jedem Schlingversuch plötzliche Konstriktion des Halses folgt und Ausstoßen der Speise durch Nase und Mund. Der Kranke versucht zu trinken, und in dem Moment, wo das Wasser die Fauces berührt, wird es hinausgeworfen und entweicht, wie immer es kann. Der Kranke scheint mehr zu leiden durch Verschlucken von Flüssigkeiten, in der Tat mehr, als von Speichel oder fester Nahrung. Die Mandeln gehen schnell in Eiterung über; die Halsdrüsen außen werden gewöhnlich mit ergriffen und sind als harte, aber sehr empfindliche Kerne am Hals zu fühlen.

Zuweilen finden Sie eine perlweise Auflagerung an den Fauces, die aus Schleim, nicht aus Fibrin besteht. Demnach gibt es, genau gesprochen, keine Ähnlichkeit zwischen der *Belladonna*-Entzündung und derjenigen bei Diphtherie oder der häutigen Bräune, so daß, wenn *Belladonna* bei Diphtherie gegeben wird, sie indiziert sein muß auf andere Symptome hin, als die, welche der Membran angehören. Der allgemeine Charakter der Diphtherie ist der der Blutvergiftung, während *Belladonna* nicht das Blut vergiftet. Wenn Sie also *Belladonna* bei Diphtherie geben, so müssen Sie sicher sein, daß sie das richtige Mittel ist, oder Sie werden kostbare Zeit verlieren. Sie kann gelegentlich das Heilmittel sein in den ersten Stadien, wenn die Heftigkeit des Anfalls auf sie hinweist.

Ich will hier erwähnen, daß *Lycopodium* die rechte Mandel affiziert, daß es hohe Temperatur erregt, Aufschreien im Schlaf und Erwachen aus dem Schlaf unwirsch und reizbar. Diese Symptome finden wir auch bei *Belladonna;* wenn Sie also die letztere geben, so ist sicherlich *Lycopodium* nicht das einzige indizierte Mittel.

Ferner können Sie dann an *Apis* denken. *Apis* ist ein ausgezeichnetes Mittel bei Diphtherie. Das Exsudat ist mehr auf der Mandel; der Hals hellrot und rosig; die Zunge rot und das Fieber sehr hoch; die Haut trocken und heiß, der Puls beschleunigt und der Kranke sehr unruhig.

Aber bei Tonsillitis oder Halsbräune steht *Belladonna* obenan auf der Liste der Mittel. Hier übertrifft sie *Apis* weit an therapeutischem Wert, weil sie das Parenchym des Organs ergreift. Die durch *Apis* erregte Entzündung ist oberflächlich, da sie nur die Schleimhautfläche affiziert.

Bei Halsleiden bildet *Belladonna* eine interessante kleine Gruppe mit *Hepar, Mercurius, Silicea* und *Sulfur.* Wenn nach Anwendung von *Belladonna* und trotz dieses Mittels Eiter sich bildet, was sich durch Frösteln und Kälte kundgibt und die scharfen lancinierenden Schmerzen mit Pulsieren, so müssen Sie zu *Hepar* übergehen. Selbst dann ist es noch möglich, die Abszedierung zu verhüten.

Auf *Mercurius* ist überzugehen, wenn Eiter sich schon gebildet hat und die Mandel vergrößert ist, auch die Nachbarteile hineingezogen sind und das Atmen erschwert ist. Beachten Sie, daß

Eiter sich zeigt; *Mercur,* niedrig und wiederholt gegeben, bringt diesen Abszeß schnell zum Aufbruch und beseitigt damit alle diese Symptome. Geben Sie aber *Mercur* gleich zuerst, so werden Sie den Fall sehr in die Länge ziehen.

Zuweilen müssen Sie Ihre Zuflucht zu *Silicea* nehmen, wenn der Abszeß sich entleert hat und nicht heilen will. Eiter bildet sich immerfort und wird immer weniger laudabel, dunkel und stinkend und unangenehm an Geschmack.

In manchen dieser Fälle läßt *Silicea* im Stich; dann haben wir einige wenige Gaben *Sulfur* zu interponieren, was gewöhnlich den erwünschten Effekt hat. Es kann auch vorkommen, daß man seine Zuflucht zu *Acidum fluoricum* nehmen muß.

Es gibt noch ein anderes Mittel, das wir manchmal in unserer Stadt angewendet haben, nämlich *Amygdalus amara.* Dies Mittel macht dunkelrote Injektion der Fauces, der Uvula und der Mandeln mit scharfen Schmerzen, die beträchtlich das Schlucken hindern; sie sind manchmal so heftig, daß der Kranke laut aufschreit. Unter solchen Symptomen kann es bei Diphtherie angewendet werden. Ich selbst habe Fälle dieses Leidens mit *Amygdalus amara* allein geheilt, wenn dabei diese dunkelrote Färbung des Halses, die plötzlichen scharfen Schmerzen und ausgesprochene allgemeine Prostration zugegen waren. *Amygdalus* erregt das Gefühl von Prostration und Müdigkeit, das in den ersten Tagen bei Diphtherie auftritt.

Belladonna wird angewendet bei Ösophagitis mit dem Gefühl von Einschnürung; dabei schmerzhaftes Schlucken und Atemholen *Veratrum viride, Rhus Tox.* und *Arsenicum* sind auch Mittel, die bei Ösophagitis gebraucht werden können.

Bei gastrischen Symptomen ist *Belladonna* angezeigt bei krampfhaften Magenschmerzen, schlimmer während der Mahlzeit; stechende Schmerzen; muß den Kopf rückwärts beugen und die Brust halten; Brennen. Diese gastrischen Schmerzen gehen immer durch bis zur Wirbelsäule. Druck ist ein hervorragendes gastrisches Symptom; er ist verschlimmert nach dem Essen und tritt auch zuweilen beim Gehen auf.

Calcarea carbonica hat Druck wie von einem Stein, durch Bewegung gebessert. *Chininum arsenicosum* hat Druck im Sonnengeflecht mit empfindlichem Rückgrat, gerade hinter ihm.

Bismuthum hat Gastralgie, von der Kehle nach dem Rückgrat gehend, durch Rückwärtsbeugen gelindert. Auf diese Weise gleicht es dem *Belladonna*-Fall, aber es hat die äußerst nervöse und fieberhafte Erregung nicht; *Bismuthum* neigt zu Erkältungen, mit blassem Gesicht, wenn auch der Schmerz von Angst und Unruhe begleitet ist.

Bei Entzündungen am Bauch finden wir *Belladonna* als Heilmittel, zum Beispiel bei Peritonitis, mag sie mit Metritis verbunden sein oder nicht, mag sie puerperalen Ursprungs sein oder nicht. Die auf sie weisenden Symptome sind folgende: Beginnender Tympanites; der Bauch geschwollen wie eine Trommel und sehr empfindlich gegen Berührung, wirklich so arg, daß der Kranke die Bettdecke nicht leiden mag. Das geringste Geräusch im Zimmer verschlimmert den Zustand des Kranken. Zum Beispiel, wenn Sie beim Herantreten sein Bett mit dem Fuß berühren, klagt er über Schmerz. Sie werden auch die stechende Hitze bemerken, von der ich Ihnen schon sprach. Der Bauch fühlt sich ungemein heiß an für Ihre Hand. Beim Aufdecken des Bettes strömt Ihnen der heiße Dunst entgegen, den ich schon erwähnt habe. Merkliche Hirnreizung ist vorhanden, der Lochialfluß wird leicht spärlich oder unterdrückt.

Tilia europaea hat nach meiner Ansicht nicht die ihr zukommende Würdigung bei den Kollegen gefunden. Sie ist nützlich bei Metritis puerperalis, wenn intensives Schmerzgefühl am Uterus vorhanden; auch findet sich merkliches Herabdrängen mit warmem Schweiß, der aber nicht erleichtert.

Ein von den Allopathen oft gebrauchtes Mittel ist *Terebinthina.* Die Symptome, die dies Mittel wirklich hervorbrachte, sind nun folgende: Herabdrängen in der Gebärmuttergegend, Brennen wie Feuer am Hypogastrium, Brennen beim Harnen, wobei der Harn oft wolkig und dunkel ist und schlammig aussieht. In solchen Fällen wird die Zunge leicht trocken und rot.

Gegen dieses Schmerzgefühl im Uterus wandte Dr. Jeanes ein Präparat aus Honig und Salz an. *Mel cum sale.* Er gab es in der dritten oder sechsten Verdünnung. Sein Leitstern für die Wahl des Mittels war Schmerzgefühl in der hypogastrischen Gegend, das von Ileum zu Ileum geht. Das ist eine wichtige Indikation bei Lageveränderungen des Uterus und im Beginn der Metritis.

Bei *Belladonna* ist der Harn gelb und klar, trübe mit rotem Sediment oder profus. Es kann auch unfreiwilliges Harnen im Schlafe bestehen. Dies letztere weist auf den Gebrauch des Mittels bei Kindern hin. Es wird Sie nicht oft enttäuschen, wenn die übrigen Symptome zutreffen. Es ist keine wahre Atonie vorhanden, sondern eine Erschlaffung des Sphinkters. In der Blase ist ein Gefühl, als wenn eine Kugel darin herumrollte (auch *Lachesis* und vielleicht *Lycopodium*); Blasendrang; Harndrang; dunkler, trüber und feurig roter Harn; häufiges Verlangen, den Harn zu lassen, mit ganz geringen Entleerungen. Bei Enuresie mit tatsächlicher Erschlaffung richten Sie Ihre Aufmerksamkeit nach *Plantago major, Causticum* usw., *Belladonna* wird in diesen Fällen gefolgt von *Calcarea carbonica, Sulfur* oder *Silicea. Kreosot* ist bei Enuresis angezeigt, wenn der Kranke den Harn läßt, indem er von dem Vorgange träumt. *Hyoscyamus* kann auch in Betracht kommen.

Nächstdem haben wir die Einwirkung der *Belladonna* auf die Haut zu besprechen. Sie verursacht zuerst ein Erythem, ein helles Scharlachrot der Haut; die Haut wird übermäßig empfindlich gegen Berührung. Zuweilen besteht dies Erythem in einer gleichförmigen Röte über die ganze Körperoberfläche, wie wir es in der Sydenhamschen Art des Scharlachs haben. Ein andermal hat es ein erysipelatöses Ansehen und tritt in Streifen auf, die von einem Zentralpunkt aus nach allen Richtungen hin ausstrahlen und gewöhnlich ganz hellfarbig sind, rapide schwellen und sehr schnell das Zellgewebe der Haut hineinziehen, so daß in manchen Fällen rapide sich Eiter bildet, der tief das Zellgewebe unterhöhlt. Sie haben also ein wahres Bild von phlegmonösem Erysipelas. Bei solchen Symptomen finden Sie nicht oft Entwickelung von Bläschen oder Pusteln. Statt dessen ist die Haut glatt, glänzend und gespannt. Die Schmerzen sind heftig und scharf. Sie sind lancinierender und stechender Art und meist verbunden mit argem Klopfen, besonders wenn die tieferen Teile in die Entzündung hineingezogen sind.

Würde das Erysipelas das Gesicht befallen, so beginnt es fast immer auf der rechten Seite, mit der Tendenz, nach links zu gehen. Fast immer ist Neigung zu Hirnreizung vorhanden. Je jünger der Kranke, desto ausgesprochener die Tendenz. Sie müssen diese Hirnreizung nicht verwechseln mit Metastase des Erysipelas auf das Gehirn. Es ist eine einfache Irritation, verursacht entweder durch die Höhe des Fiebers, durch die Heftigkeit des Schmerzes oder durch die Blutvergiftung, oder möglicherweise durch alle drei Umstände, aber es ist keine wirkliche Metastase. Würde Metastase eintreten, so kann doch *Belladonna* nötig werden. Wenn jedoch *Belladonna* in solchen Fällen versagt, so haben wir andere Mittel; zum Beispiel *Lachesis*, sobald die Hirnmetastase der *Belladonna* nicht weichen will, das Gesicht mehr purpurn oder bläulich gefärbt ist, als hell oder dunkelrot, wie bei *Belladonna*. Der Kranke ist schwächer, der Puls schneller und kraftloser, daher mehr Schlafsucht, als bei *Belladonna*.

Noch ein anderes ähnliches Mittel ist *Crotalus*, das der *Lachesis* sehr ähnlich wirkt. So ähnlich in der Tat, daß ich nicht vermag, Ihnen einige Unterscheidungspunkte zwischen den beiden anzugeben.

Cuprum ist bei solcher Metastase zu beachten, wenn die Symptome krampfig und heftig sind. Der Kranke ist von Konvulsionen bedroht. Gewaltige Kontraktionen der Flexoren stellen sich ein.

Ailanthus paßt, wenn tiefer Stupor da und das Gesicht blaß und fleckig ist. *Apis* und *Sulfur* kommen auch in diesen Wirkungskreis.

Kehren wir nun zum Erythem der *Belladonna* zurück, so sehen wir, daß, wenn der Zustand allgemein wird, die Anwendung des Mittels beim Scharlach geboten erscheint. Bei dieser Krankheit ist sie zu allererst indiziert durch jene hellrosa Färbung des ganzen Körpers; zweitens durch die Hirnreizung, und zwar aktiver Art, indem die Symptome vom einfachen Aufschrecken aus dem Schlaf oder Zucken einzelner Muskelgruppen bis zu dem heftigsten Delirium mit Aufschreien und aus-dem-Bett-springen sich steigern. Der Ausschlag selbst muß glatt sein. *Belladonna* verursacht keinen miliariaartigen Ausschlag. Heftiges Erbrechen. *Belladonna* verursacht Erbrechen gerade so heftig als *Ipecacuanha;* speziell ist sie bei zerebralem Erbrechen indiziert. Hals-Symptome sind hervorstechend. Hellrote Schwellung des Halses, die Mandeln glänzen, Erdbeerzunge; ist sie belegt, so ist der Belag dünn und die aufgerichteten Papillen scheinen durch. Der Puls voll, kräftig und beschleunigt, große Unruhe, wie zu erwarten. Die Drüsen können geschwollen sein, besonders die am Hals. Harn kann unterdrückt oder kopiös sein. Beides spricht für *Belladonna.* Schlafsucht oder Schlaf ist kein rein ausgesprochenes Coma. Es ist nicht die Schläfrigkeit oder der Stupor, wie bei Blutvergiftung, bei welcher das Hirn so unvollständig mit Sauerstoff versehen wird, daß es seine Tätigkeit einbüßt. Das ist nicht der *Belladonna*-Zustand. Der *Belladonna*-Schlaf ist tief; der Kranke schnarcht, er schläft „so schwer, wie ein Klotz“, aber solcher Schlaf ist nicht ruhig und passiv. Er schreit auf im Schlaf, die Muskeln zucken, der Mund ist in fortwährender Kaubewegung, Zähneknirschen ist zugegen. In der Tat sind fast immer Symptome vorhanden, welche anzeigen, daß es sich hier um eine Hirnreizung aktiven Charakters handelt. Erwacht der Kranke aus dem Schlaf, so ist er heftig, blickt wild umher und schlägt seine Umgebung. Wenn jedoch die Krankheit gleich von vornherein maligner Art ist oder trotz *Belladonna* so wird, so können Sie nicht früh genug von diesem Mittel ablassen. Sie müssen sofort ein anderes wählen, zum Beispiel *Lachesis, Rhus Tox.* oder *Hyoscyamus. Lachesis* hat in solchen Fällen viele der *Belladonna* ähnliche Symptome. Bei beiden Mitteln finden wir Aufschreien im Schlaf, Unruhe, Reizbarkeit beim Erwachen, Erdbeerzunge, Röte der ganzen Körperhaut, Harnunterdrückung, Halsschmerz und Erbrechen. Worin unterscheiden sie sich? Sie unterscheiden sich in dem eigentlichen Wesen der Krankheit. Beim *Lachesis*-Fall ist die Krankheit adynamisch und die Blutvergiftung tief. Die Hirn-Symptome entwickeln sich nicht zu einem *Belladonna*-Furor, sondern es ist mehr Stupor zugegen. Der Ausschlag hat nicht die hell erythematöse Färbung der *Belladonna,* sondern ist entweder blaß, unregelmäßig und kommt nicht recht heraus, oder er ist purpurn und bläulich. Der Hals zeigt nicht bloß vergrößerte Drüsen außen, sondern auch Schwellung des Zellgewebes in der ganzen Umgebung, in den Geweben an den Fauces und in denselben. Die ergriffenen Teile sehen mehr purpurfarbig aus. Ist

Neigung zur Bildung von Eiter vorhanden und ist dieser nicht laudabel, so ist *Lachesis* desto mehr indiziert.

Rhus Tox. ist oft der *Lachesis* vorzuziehen, besonders bei Cellulitis, bevor diese purpurne Färbung eingetreten ist. Die Entzündung ist nicht hochgradig. Der Ausschlag miliariaartig. (Ebenso *Hyoscyamus, Stramonium, Bryonia* und *Lachesis.)*

Um zu *Belladonna* zurückzukehren, so finden wir, daß sie zuweilen im Stich läßt, obgleich die Symptome für sie zu sprechen scheinen und es sich um eine Sydenhamsche Form des Scharlachs handelt. Unter diesen Umständen haben wir an zwei Mittel zu denken: *Sulfur,* welcher gerade so wie *Belladonna* ein glattes Erythem der ganzen Körperhaut hervorbringt. Er kann zuweilen indiziert sein beim Beginn der Krankheit.

Das andere Mittel ist *Calcarea carbonica,* die komplementär zu *Belladonna* ist und oft vollendet, was *Belladonna* nur teilweise leistet. So finden wir sie bei Scharlach indiziert, wenn der Ausschlag unter *Belladonna* herauskommt, aber anfängt, abzublassen. Das Gesicht wird blaß und gedunsen. Die Harnabsonderung spärlich und selbst unterdrückt und die *Belladonna* verlangenden Hirn-Symptome können vorhanden sein.

Lycopodium kommt in Frage, wenn das Kind dumm wird und auch erschreckt schreiend aufwacht, es ist mürrisch und schlägt nach seinen Wärtern.

Eine andere Einwirkung der *Belladonna* auf die Haut ist das Auftreten von Beulen oder Abszessen. Sie können sie geben bei Mastitis oder Entzündung der Brüste. Sie ist hier indiziert durch die Heftigkeit der Symptome, durch die strahlenförmige Röte, durch das Pulsieren und die Neigung zur Eiterbildung. Dieselben Symptome weisen auf sie bei Abszessen jeglicher Art und jeglicher Lage. Selbst ein Bubo spezifischen Charakters kann auf *Belladonna* weisen, wenn die Schmerzen von der schon erwähnten heftigen Art sind, und sie wird hier zeitweise gute Dienste tun. Wir finden sie auch nützlich bei Blutschwären, die im Frühjahr wiederkehren.

Belladonna kann mit Erfolg gegeben werden in den Sommerkrankheiten sehr junger Kinder. Wir finden sie heilsam, wenn Weinen und Schreien Stunde für Stunde auftritt ohne erklärliche Ursache. Wir finden sie auch indiziert bei Indigestion der Kinder, verbunden mit scharfen Schmerzen, plötzlichem Aufschreien und Rückwärtskrümmen, nicht Vorwärtskrümmen, wie bei *Colocynthis* Zuweilen ist das Colon transversum so aufgetrieben, daß es wie eine Wulst in der Nabelgegend hervortritt. Dies Symptom tritt zuweilen bei Bleikolik auf. Ferner finden wir dann *Belladonna* bei Diarrhöe indiziert. Sie paßt besonders für dysenterische Diarrhöe, das heißt Diarrhöe nach Erkältung mit Enteritis, verbunden mit heftigem Tenesmus (vergessen Sie nicht, daß *Belladonna* große Verwandtschaft zu den Sphinkteren hat), wobei die Entleerungen schleimig und blutig sind. Bei Sommerkrankheiten sind die Stühle gelblich oder grün und enthalten Klumpen, wie Kreide aussehend, die ohne Zweifel aus Kasein bestehen.

Sie müssen daran denken, daß *Belladonna* komplementär ist zu *Chamomilla* bei dieser Kolik und Diarrhöe der Kinder.

Bei Neuralgie ist *Belladonna* angezeigt, wenn die Schmerzen plötzlich auf längere oder kürzere Zeit kommen und dann plötzlich verschwinden; die Schmerzen sind lancinierend, brennend, reißend und den Ort wechselnd. Sie verschlimmern sich durch Bewegung, Licht, Lärm, das leiseste Geräusch und vom Niederlegen und werden durch Aufsitzen gebessert. Bei Gesichtsschmerz wird meist die rechte Seite befallen, besonders die Infraorbital-Nerven; dabei ist das Gesicht heiß und gerötet. Bei Hüftweh ist der Schmerz in der Nacht im Hüftgelenk verschlimmert, zwingt zur Lageveränderung. All diese Schmerzen sowohl als die Fieber sind geeignet, gegen 2 oder 3 Uhr und dann wieder gegen 11 Uhr nachmittags Verschlimmerung zu zeigen. Das Vermögen dieses Mittels, in irgendeinem der spinalen Nerven neuralgische Schmerzen hervorzurufen, hat zu seiner Empfehlung bei den gräßlichen Schmerzen, welche den Beginn der Ataxia locomotrix kennzeichnen, geführt.

Bei Neuralgie vergleiche *Aconitum, Amylium nitrosum, Cactus grandiflorus, Verbascum, Platina* und *Ferrum carbonicum*. Das letztgenannte Mittel hat Gefäßerregung, rotes Gesicht usw., Zustände, die denen bei *Belladonna* gleichen.

Belladonna ist sehr oft bei der Behandlung von Konvulsionen angezeigt. Epilepsie ist durch dies Mittel tatsächlich gebessert und zuweilen auch geheilt worden, ebenso das gefürchtete Leiden Puerperal-Eklampsie. Auch bringt das Mittel bei Krämpfen der Kinder während der Zahnung, bei zurückgetretenen Ausschlägen, täglich angewendet, meist Hilfe. In all diesen Fällen sind die Gehirn-Symptome vorragend. Heißer Kopf, gerötetes Gesicht, klopfende Karotiden, erschrecktes Auffahren aus dem Schlafe usw. Schaum vor dem Mund, der einen Geruch wie faule Eier hat. Die konvulsivischen Bewegungen können mit Emprosthotonus oder Opisthotonus vergesellschaftet sein; oder der Kranke, gewöhnlich ein Kind, wird plötzlich starr, mit unbeweglichen starren Augen. In Wochenbettfällen wird die Frau bewußtlos, und bei jedem Schmerz erneuert sich der Krampf. Dazwischen wirft sie sich stöhnend und schreiend herum oder liegt in tiefem Schlaf. Bei zahnenden Kindern ist das Zahnfleisch geschwollen, und der Mund ist heiß und trocken.

Bei Epilepsie müssen wir uns an *Absinthium* erinnern, das Kongestionen nach den Hirnhäuten und dem Rückenmark verursacht und auch ein fibrinöses Exsudat unter der Dura mater hervorbringt. Halluzinationen sind schrecklich, die Augen glänzend; Epilepsie, gefolgt von einem abgestumpften Zustand des Geistes und von Betäubung. Epileptischer Schwindel oder augenblickliche Betäubung. *Artemisia vulgaris* ist botanisch *Absinthium* ähnlich und hilft bei Epilepsie, die von Schreck herrührt und wenn zahlreiche Anfälle schnell aufeinanderfolgen. Große Unruhe ist charakteristisch für *Absinthium, Artemisia, Cina, Chamomilla* und andere Glieder der Familie der Compositen.

Bei Krankheiten während der Zahnung vergleiche: *Kreosot,* das Kind ist alle Nächte sehr unruhig; *Colchicum,* Stühle sehr veränderlich, die Konvulsionen während des Zahnens sind Reflexe von Darmstörungen; *Cina,* Konvulsionen, Gesicht blaß, Kind wird steif, unruhig; *Dolichos,* Zahnfleisch sehr empfindlich, scheint zu jucken; *Aethusa,* geschwollenes rohes Zahnfleisch, Erbrechen von geronnener Milch, gefolgt von Stupor usw.

Glonoin ist *Belladonna* im Wochenbett ähnlich; *Chamomilla* bei Kindern, reizbar, Gesicht rot, heißer Schweiß; *Opium,* dunkelrotes Gesicht, Sopor, besonders nach Schreck.

Wir kommen nun auf die Wirkung von *Belladonna* auf die weiblichen Geschlechtsorgane zu sprechen, auf welche das Mittel eine bestimmte Wirkung hat. Es verursacht beständiges und heftiges Niedersinken, verschlimmert durch Niederlegen, gelindert durch Stehen. *Sepia* ist dem entgegengesetzt, wie *Aconit,* verschlimmert durch Ruhe, gebessert durch Bewegung.

Bei *Belladonna* sind die Regeln früh und kopiös, hellrot, dabei krampfartig ziehende Schmerzen im Rücken, in den Armen usw.; klopfender Kopfschmerz; sehr schmerzhafte kongestive Dysmenorrhöe; Ohnmachten; schneidende Schmerzen von hinten nach vorn oder vice versa; der Monatsfluß riecht ohne ersichtlichen Grund widerlich, desgleichen der Wochenfluß; Gebärmutterhämorrhagien; das Blut strömt aus und wird heiß gefühlt; Gebärmutterhämorrhagie mit Schwächegefühl im Rücken; Leukorrhöe; krampfhaftes Zusammenziehen des Muttermundes, welcher sich heiß und weich anfühlt; Schmerz im Rücken, als ob er brechen wollte; Wehen kommen und gehen plötzlich; heftige Schmerzen, jedoch fruchtlos.

Belladonna kann während der Niederkunft angewendet werden, wenn sich der Mund infolge krampfartigen Zustandes des Cervix nicht weitet. Die Wehen sind heftig und machen große Qual, und doch rückt das Kind nicht vorwärts. Der untersuchende Finger findet, daß der Mund rigid und spasmodisch bleibt. Eine kleine Gabe von *Belladonna* wird gewöhnlich genügen, um diese Störung zu heben. Bei Rigidität des Muttermundes kann man auch an *Gelsemium* denken.

Auf die Atmungswege hat *Belladonna* einige Wirksamkeit. Es verursacht Husten durch Kitzel im Kehlkopf wie von Staub; Gesicht rot, Augen funkelnd; Husten trocken, kurz, in heftigen Anfällen kommend; Husten mit Trockenheit und Beengung im oberen Teil der Brust, verschlimmert unmittelbar nach dem Niederlegen am Abend und in der Nacht. Die mechanische Erschütterung durch diesen Husten ist stärker, als man nach der bestehenden Ursache vermuten sollte. Das Sputum besteht aus blutgefärbtem Schleim. Der Kehlkopf ist schmerzhaft, innen heiß, durch Druck verschlimmert. Brennen in der Brust; stechende Schmerzen beim Husten und von Bewegung, aber nicht beim Atemholen. Die Schmerzen sind nahe dem rechten Schlüsselbein schlimmer. Druck in der Brust und zwischen den Schulterblättern, mit Atemnot bei Gehen und Sitzen.

Calcarea carbonica hat auch Husten gerade nach dem Niederlegen.

Phosphorus unterscheidet sich von *Belladonna* dadurch, daß die Reizung mehr in den unteren Atmungswegen liegt. Es hat mehr Rauheit, der Kehlkopf ist wund, schlimmer von Sprechen oder durch Druck darauf. Bei *Belladonna* ist er nur durch Druck schmerzhaft.

Bei *Causticum* ist der Husten kitzelnd; meist stimmlos; dabei Schmerzhaftigkeit und Rauheit der Tracheen, aber nicht der Brust.

Rumex hat trockenen Husten von Kitzel in der Fossa suprasternalis, verschlimmert durch den leisesten kalten Luftzug und durch tiefes Einatmen.

Bei *Cepa* verursacht der Husten ein Gefühl, als wenn der Kehlkopf zersplittern sollte, der Kranke krümmt sich; Schnupfen.

Lachesis hat Husten von Kitzel tiefer als in dem *Belladonna*-Fall, wird verschlimmert durch den leichtesten Druck der Kleidung.

Belladonna wirkt auf das Muskelgewebe und auch auf die Gelenke. Es ist eines unserer besten Mittel sowohl bei akutem wie bei chronischem Rheumatismus. Die befallenen Gelenke sind geschwollen, rot, glänzend, und oft geht von ihnen eine rote radiale Streifung der Glieder aus. Es ist eines unserer besten Mittel bei steifem Hals, durch Haarschneiden verursacht, bei nassen Haaren oder Kopf und Nacken einem Zug ausgesetzt. *Bryonia, Nux vomica* und *Guajacum* sind bei diesen Affektionen nahe verwandt.

Belladonna ist komplementär zu *Calcarea carbonica.* Es ist Antidot für *Coffea, Nux vomica* und *Opium. Hyoscyamus* ist Antidot bei seinem Mißbrauch bei Hautaffektionen und Husten.

Vierzigste Vorlesung.

Stramonium und Hyoscyamus.

Datura Stramonium.

Stramonium steht zwischen *Hyoscyamus* und *Belladonna*. Es erregt das Sensorium und verkehrt dessen Funktionen. Die Spezialsinne sind affiziert. So das Doppeltsehen. Die Gegenstände erscheinen doppelt oder schief. Die Geistes-Symptome, die uns zur Wahl des Mittels leiten, sind folgende: Manie oder Delirium wilder Art, das Gesicht hellrot; die Augen sehen wild und blutunterlaufen aus, obgleich sie nicht so stark kongestioniert sind, wie bei *Belladonna*. Halluzinationen erschrecken den Kranken; er sieht Dinge, die aus jeder Ecke hervorspringen; Tiere unmöglicher Art erheben sich und ängstigen ihn. Ist der Kranke ein Kind, so schreit es nach der Mutter, wenn sie auch bei ihm ist. Die Augen stehen offen, und die Pupillen sind weit. Handelt es sich um einen Erwachsenen, so ist er entschieden geschwätzig in seinem Delirium. Zuweilen zeigt er Lustigkeit in seinem Geschwätz, ein andermal Grausen. In dem einen Augenblick lacht er, singt er, macht Grimassen, in dem andern betet er, ruft nach Hilfe usw. Oft hat er Photomanie oder Verlangen nach Licht. Er scheint förmliche Furcht vor Dunkelheit zu haben. Zuweilen bildet er sich fest ein, mit Geistern sich zu unterhalten. Zuweilen wird die Manie dämlicher Art. Er spricht närrisch und unsinnig und lacht über seine eigenen Witzversuche. Diese Schwatzhaftigkeit unterscheidet sich von der bei *Lachesis*. Bei *Stramonium* besteht diese Schwatzhaftigkeit in einem einfachen Schwatzen, während sie bei *Lachesis* ein einfaches Springen von einem Gegenstand zum andern ist.

Agaricus scheint zwischen *Stramonium* und *Lachesis* zu stehen, da er Ähnlichkeit mit beiden hat.

Ein Hydrophobie simulierender Zustand weist zuweilen auf *Stramonium*. In solchem Zustande erregt ein glänzender Gegenstand wütendes Delirium, Krampf im Hals und schreckliche Konvulsionen. Das Delirium, besonders bei typhösen Zuständen, ist ganz exzessiv und scheint den Kranken völlig zu erschöpfen.

Die Krampfbewegungen von *Stramonium* charakterisieren sich mehr durch Grazie als durch Eckigkeit; sie sind mehr kreisförmig als stoßend. Besonders wird dies bemerkt bei Exanthemen, wenn der Ausschlag nicht herauskommt bei jungen Kindern. *Stramonium* wirkt besser auf Kinder und junge Leute, als *Belladonna*. Nehmen Sie zum Beispiel einen Masernfall; der Ausschlag kommt nicht ordentlich heraus, das Kind ist heiß, wirft sich umher, schreit vor Furcht auf beim Einschlafen; kennt niemand; Sie bemerken, daß seine Bewegungen, obgleich konvulsivisch, nicht stoßend und eckig sind, und daß das Gesicht glänzend rot ist. Das ist ein Fall für *Stramonium.*

Dem *Stramonium* in solchen Fällen ähnlich ist *Cuprum metallicum,* das, wie ersteres Mittel, Verschlimmerung beim Erwachen aus dem Schlaf und dieselbe Schreckhaftigkeit hat. Es charakterisiert sich durch die Heftigkeit seiner Symptome. Die abnormen Bewegungen sind entschieden eckig. Das Gesicht wird leicht bläulich gefärbt. Es ist speziell indiziert, wenn der Ausschlag unterdrückt wurde und diese heftigen Hirnerscheinungen auftreten.

Ein anderes, dem *Stramonium* ähnliches Mittel ist *Zincum metallicum.* Dieses hat auch Aufschreien im Schlaf und Erwachen mit Schreck. Hierbei zeigt sich entschieden Schwäche, da das Kind so schwach ist, daß es nicht Kraft genug hat, einen Ausschlag hervorzubringen.

Eine andere Nervenaffektion, die *Stramonium* weicht oder wenigstens durch das Mittel gemildert wird, ist das nervöse Asthma; der Kranke kann kaum Atem holen wegen des Krampfes; durch Sprechen verschlimmert. *Stramonium* ist auch indiziert bei Ataxia locomotrix. Der Kranke kann nicht im Dunklen oder mit geschlossenen Augen gehen. Versucht er es, so taumelt und schwankt er.

Geistige Störungen in bezug auf seine Gestalt scheinen charakteristisch für den *Stramonium*-Kranken zu sein. Zum Beispiel, er bildet sich ein, daß er sehr groß ist, oder daß der eine Arm sehr groß ist. Zuweilen hat er das Gefühl, daß er doppelt sei, oder daß er drei Beine statt zwei habe. Diese Irrungen in bezug auf Gestalt und Maß bei dem *Stramonium*-Kranken erinnern Sie an andere Mittel, besonders an *Baptisia,* die aber sonst dem *Stramonium* in andern Symptomen durchaus nicht ähnelt. Man muß sich vergegenwärtigen, daß beide Mittel diese Illusionen in bezug auf die Gestalt haben. Der *Baptisia*-Kranke hat das Gefühl, daß er doppelt ist, oder, noch charakteristischer, daß sein Körper umhergestreut ist und er die Stücke zusammensuchen muß. Andere Mittel haben dies Symptom; wir finden es bei *Petroleum* und *Thuja.* Bei letzterem Mittel bildet der Kranke sich ein, von Glas zu sein, und er geht sehr behutsam, aus Furcht, zu zerbrechen.

Bei Erysipelas, wenn das Hirn hineingezogen ist, werden Sie *Stramonium* mehr als *Belladonna* indiziert finden, sobald die Krankheit adynamischen Typus annimmt. Die Symptome sind denen von *Rhus Tox.* sehr ähnlich; aber Sie unterscheiden *Stramonium* von letzterem Mittel durch die heftigen Hirn-Symptome, durch das Delirium, die Unruhe und das erschreckte Aufschreien. Bei all diesen Symptomen ist geringes oder kein Fieber vorhanden.

Stramonium ist anzuwenden bei Beginn des Scharlachs, wenn der Ausschlag fehlt und das Gehirn leidet, aber wenig Fieber vorhanden ist und die Kehl-Symptome so wie bei *Belladonna* sind. Es kann Harnverhaltung dabei sein, was für dieses Mittel charakteristisch ist, wenn der Kranke frei von Schmerz oder anderem Unbehagen ist.

Wie bei allen Mitteln, die das Gehirn reizen, finden wir Zähneknirschen. Wir können auch Stottern finden, das, nebenbei gesagt, verglichen wurde mit dem spastischen Harnlassen der Kinder, wenn die geringste Erregung dieselben veranlaßt, den Harn absatzweise zu lassen; in ähnlicher Weise werden die Worte ausgestoßen. Speziell wird es dem Kranken schwer, die Vokale mit den Konsonanten zu verbinden.

Ein anderes Mittel gegen Stottern oder Stammeln ist *Bovista.*

Die Zunge des *Stramonium*-Kranken ist rot oder weißlich und mit feinen roten Punkten bedeckt, trocken und ausgedörrt. Manchmal ist sie geschwollen und hängt aus dem Munde heraus.

Stramonium kann entschiedene Nymphomanie hervorbringen, bei der die Frau, in normalem Zustand sonst sehr keusch, ungemein unzüchtig in ihren Liedern und Reden wird. Sie kann auch sehr gewaltsam in ihrem Benehmen werden. Oft treten solche Symptome bei Frauen vor der Menstruation ein, in welchem Fall *Stramonium* ganz wunderbar wirkt. Der Menstrualfluß neigt dazu, sehr profus zu sein, und beweist damit, daß der hohe Grad von Kongestion die Nymphomanie hervorbringt. Solche Frauen haben einen strengen Geruch an sich, der an den Brunstgeruch der Tiere erinnert.

Ich möchte auch Ihre Aufmerksamkeit auf die Diarrhöe richten, welche *Stramonium* heilt. Die Stühle sind sehr stinkend, riechen fast wie Aas. Sie sind weißgelblich. Sie können dunkel sein oder nicht, aber der Gestank ist das wichtigste Symptom.

Fehlen des Schmerzes ist charakteristisch für *Stramonium,* ausgenommen bei Abszessen, besonders wenn das linke Hüftgelenk affiziert ist, in welchem Fall er so intensiv sein kann, daß der Kranke in Konvulsionen verfällt.

Antidot bei *Stramonium*-Vergiftung ist Zitronensaft.

Hyoscyamus niger.

Botanisch und gewissermaßen therapeutisch ist *Hyoscyamus* der *Belladonna* ähnlich. Dies interessante Mittel, obgleich für manche Tiere unschädlich, wirkt giftig auf Vögel und hat den Namen Hühnertod erhalten.

Hyoscyamus scheint speziell zu passen für akute Manie; Manie ohne irgendein Zeichen wirklicher Entzündung; Manie, die zum Kennzeichen extreme Erregung des Sensoriums hat. Unter solchen Umständen hat der Kranke manche bewegliche Begriffe, die alle durch diese abnormen Impulse entstehen. Er bildet sich zum Beispiel ein, daß er vergiftet werden soll. Demnach weist er Ihre Arznei zurück und erklärt in ärgerlichem Ton, daß sie ihn vergiften würde. Oder er bildet sich ein, daß er von Dämonen verfolgt wird oder daß jemand ihm das Leben nehmen will. Das macht ihn übermäßig unruhig. Er springt aus dem Bett, um seinem eingebildeten Feind zu entgehen. Auch die Sinne sind gestört. Gegenstände sehen zu groß aus oder sind auch blutrot gefärbt. Zuweilen erscheinen die Gegenstände zu scharf; sie haben nämlich unnatürlich scharfe Umrisse. Der Kranke spricht von Gegenständen des täglichen Lebens und springt von einem Gegenstand zum andern, gerade wie *Lachesis;* all diese Zeit ist das Gesicht nicht merklich rot, möglicherweise nur leicht gerötet. Die Pupillen sind meist erweitert, der Schlaf sehr gestört, der Kranke liegt stundenlang wach. Geht die Manie weiter, so scheint er in einer Art Stupor zu liegen, und doch ist es kein wirklicher Stupor, weil das leiseste Geräusch ihn aufweckt zu allen jenen Formen heftiger Manie. Jeder kleine Eindruck regt das Sensorium auf. Als Begleiter dieser Symptome finden wir charakteristische Schwäche, welche sich in der großen Prostration zeigt bei jedem Versuch, sich zu bewegen oder umherzugehen, und in der Paralyse eines oder mehrerer Muskeln, die den maniakalischen Anfällen folgt. Je mehr und mehr das Sensorium deprimiert wird, antwortet er langsam auf Fragen oder gibt nichtige Antworten. Zuweilen befindet er sich in einem Stupor, aus dem er leicht erweckt werden kann und Ihre Fragen ganz korrekt beantwortet, aber er fällt unmittelbar in den stupiden Zustand zurück. Hierbei findet sich eine Art von adynamischem Zustand des Gehirns, der von der langen Überreizung entsteht, und bei diesem Zustand finden wir doch Delirium, aber der Kranke ist in großer Prostration, Stuhl und Harn gehen unwillkürlich ab, der Puls ist nicht mehr voll und beschleunigt, sondern lebhaft und ohne Volumen und unregelmäßig. Der Stupor ist jetzt vollständig, Sordes erscheinen auf der Zunge und an den Zähnen, die Lungen sind angeschoppt nicht durch entzündlichen Prozeß, sondern wegen hypostatischer Kongestion. Damit verbunden ist schnarchendes Rasseln beim Atmen. Der Mund steht offen, der Unterkiefer sinkt herab, und

HUSTEE

der Kranke liegt ruhig mit gelegentlichem Zucken von Muskelgruppen. Solchem Zustande folgt bald der Tod, wenn keine Hilfe gefunden werden kann. Ein andermal kehrt das Delirium von neuem wieder, und die Symptome treten anders auf. Die Kranken sind läppisch und lachen immerfort. Manchmal, zuweilen stundenlang, haben sie einen dämlichen idiotischen Ausdruck im Gesicht. Dann wieder werden sie ungemein lasziv, stoßen die Kleider weg und wollen die Geschlechtsteile entblößen. Die solche Symptome begleitenden Bewegungen sind mehr eckig; sie sind durchaus nicht so rund, wie sie für *Stramonium* bezeichnend sind.

Noch eine andere Form, in welcher die Hirn-Symptome von *Hyoscyamus* auftreten können, besonders bei Frauen, sind Eifersucht und auch die Folgen heftiger Gemütsbewegungen, wie unglücklicher Liebe, Schreck und anderer Gemütsbewegungen, die mehr oder weniger erregen und zugleich deprimieren.

Kommen wir nun zur Entzündung des Hirns oder seiner Häute, so finden wir *Hyoscyamus* manchmal indiziert, wenn einige der schon erwähnten Symptome zugegen sind und außerdem Besserung durch Schütteln des Kopfes oder Sitzen mit vorgebeugtem Kopf. Hier also der gerade Gegensatz von *Belladonna*. Der Kranke klagt über pulsierendes Wogen im Kopf.

Es gibt noch einen Husten, der ganz charakteristisch für *Hyoscyamus* ist. Dieser Husten entsteht durch Verlängerung der Uvula infolge von Erschlaffung oder Entzündung. Die Uvula hängt herab, liegt auf der Zungenwurzel, reizt und erregt dadurch den Husten. Dieser Husten verschlimmert sich beim Niederlegen, und der Kranke hat fast vollkommene Besserung beim Aufsitzen. Er verschlimmert sich meist zur Nacht und auch nach Essen und Trinken und vom Sprechen.

Wir haben zwei oder drei Mittel, die in dieser Beziehung mit *Hyoscyamus* zu vergleichen sind. Eins von ihnen ist *Rumex crispus*. Das ist ein herrliches Mittel bei Kitzelhusten durch lästiges Kitzeln in der Fossa suprasternalis. Der Kranke verlangt nach warmer Luft. Alles, was die Temperatur der eingeatmeten Luft stört, erregt den Kitzel und dadurch den Husten. Das Kitzeln kann sich bis in die Brust hinunter erstrecken und doch *Rumex* indiziert sein.

Natrium muriaticum hat auch trockenen Husten bei verlängertem Zäpfchen.

Es gibt noch ein anderes Mittel, welches dasselbe Symptom und noch dazu bestätigt hat, nämlich *Mentha piperita*. Sie steht jedoch dem *Rumex* nach. Ich habe sagen hören, daß Äpfelessen diese Art Husten beseitigt.

Hyoscyamus ist auch in Betracht zu ziehen als heilsam bei Schlaflosigkeit. Es nützt bei Schlaflosigkeit der Kinder, wenn sie im Schlaf zucken, aufschreien und zittern und erschreckt aufwachen.

Es ist auch ein wertvolles Mittel bei Konvulsionen. Es ist eins der verläßlichsten Mittel, die wir bei epileptischen Konvulsionen haben, das heißt, wenn kein anderes Mittel indiziert ist. Bei der *Hyoscyamus*-Konvulsion hat der Kranke Zucken und Rucken. Diese eckigen Bewegungen, die ich erwähnte, scheinen durch Essen hervorgerufen zu werden. Speziell ist dies bei Kindern zu bemerken. Das Kind erwacht hungrig vom Schlaf, das Gesicht ist meist dunkel-, fast purpurrot. Auch Schaum steht vor dem Mund, und die Zunge wird gebissen. Auf diese Symptome folgt fast immer tiefer Schlaf. Konvulsionen im Wochenbett fordern *Hyoscyamus,* welche leicht von denen bei *Belladonna* und *Stramonium* zu trennen sind, bei denen nervöse Gemütsbewegung, reflektorische Erregbarkeit usw. hervorragen.

Bei Epilepsie vergleiche *Cicuta virosa,* welches Anfälle mit niedergesunkenem Kopf hat, starre Augen, laut schreiend, rotes Gesicht, stark verdickte Glieder, Atmung stark gehemmt, Zittern vor und nach dem Krampf, große Schwäche nachher. Sie auch *Oenanthe crocata.*

Hyoscyamus ist auch indiziert bei Chorea. Die Kranken sind sehr schwach und gehen stolperig. Sie scheinen abnorme Begriffe von Entfernungen zu haben. Sie langen nach etwas, was gerade in ihrem Bereich zu sein scheint, in Wirklichkeit aber auf der andern Seite des Zimmers sich befindet.

Stramonium ist auch ein Mittel, an das man bei Chorea denken muß, besonders, wenn das Gehirn affiziert ist. Das Kind erwacht aus dem Schlaf mit einem Schrei. Es singt und lacht ohne Grund.

Noch ein anderes Mittel ist *Veratrum viride,* das speziell indiziert ist, wenn große Kongestion nach den Nervenzentren vorhanden. Der Puls ist sehr überreizt.

Nun will ich über die Fieber von *Hyoscyamus* sprechen. Ich habe Ihnen schon die Symptome angegeben, die das Mittel beim Typhus indizieren würden. Wir haben nun zu sehen, wie wir es anwenden können bei Behandlung von Fiebern, die mit Haut-Symptomen, wie Scharlach, einhergehen. Bei Scharlach indessen ist *Hyoscyamus* nicht sehr oft indiziert, aber es kann doch nötig werden in Fällen, die durch *Belladonna* verhunzt wurden. Der Ausschlag ist miliariaartig und dunkel oder dunkelrot. Er ist außerdem eher spärlich wegen teilweiser Unterdrückung. Dabei auch Zupfen an der Bettdecke, Aufschreien im Schlaf und Stupor, was alles den alarmierenden Fortschritt der Krankheit anzeigt.

Stramonium ist bei Scharlach indiziert, wenn heftige Symptome zugegen, etwas ähnlich denen bei *Belladonna.* Das Gesicht ist sehr rot, der Ausschlag scheint vereinzelt auf der Haut aufzutreten, die Prostration ist exzessiv, die Haut meist sehr trocken und heiß, ohne so viel warmen Schweiß, wie wir bei *Belladonna* ihn finden. Tritt Schweiß ein, so bringt er keine Besserung.

Nun wollen wir die drei Mittel *Belladonna, Stramonium* und *Hyoscyamus* miteinander vergleichen. Im allgemeinen macht *Belladonna* mehr Kongestion oder Entzündung des Gehirns, *Stramonium* Kongestion mit mehr sensorieller Erregung und *Hyoscyamus* mehr nervöse Irritation mit weniger Kongestion und Entzündung, als die beiden andern.

Der Typus des Deliriums bei *Belladonna* ist wild; der Kranke will davonlaufen; er beißt und schlägt; das Gesicht ist rot und die Augen blutunterlaufen mit heftigem Klopfen der Karotiden. Er klagt entweder über Halluzinationen beim Schließen der Augen oder er starrt auf einen Punkt mit weit geöffneten Augen. Ferner Schlaflosigkeit mit Unvermögen zum Schlafen. Ist Stupor vorhanden, so ist es eher Folge der Kongestion und der Entzündung des Gehirns und wird begleitet von einigen Symptomen der Irritation, so daß der Kranke, wenn er erwacht, wütend ist, oder er alterniert zwischen Delirium und Stupor, dabei aber kein Zeichen ernster Blutveränderung.

Hyoscyamus hat ähnliches Verlangen, davonzulaufen; der Kranke versucht zu beißen und seine Umgebung zu schlagen; er hat dasselbe Verlangen, sich zu entblößen, aber es fehlt das heftige Klopfen der Karotiden und die intensive Röte des Gesichts und die blutunterlaufenen Augen. Der *Hyoscyamus*-Kranke hat besondere Abneigung gegen Licht und besonders markiert diese Furcht, vergiftet oder verraten zu werden. Beim ruhigen Liegen im Bett setzt er sich plötzlich auf und sieht sich um, als suche er jemand, den er im Zimmer vermutet. Auf Zureden des Wärters legt er sich wieder hin und schläft ein. Zuweilen entblößt er seine Geschlechtsteile. Seine Schlaflosigkeit ist sehr verschieden von der, die auf *Belladonna* weist. Er ist nervös, wimmert, schreit und zuckt.

Phosphorus steht *Hyoscyamus* am nächsten in dem Verlangen, die Person zu entblößen. Aber *Veratrum album* ist bei Nymphomanie eng verknüpft.

Hyoscyamus wurde früher sehr ausgiebig in Irrenhäusern gegen akute, nichtentzündliche Manie angewendet. Solche Kranke sind immer schwach; dem Puls fehlt oft das Volumen; sie haben entweder gar keinen oder enormen Appetit. Dem Essen folgt sofort Verschlimmerung der Symptome. Allopathische Ärzte reichten sehr ausgiebig das Alkaloid Hyoscyamin. Es ist sehr ähnlich dem *Kali bromatum,* welches das Sensorium zu exzitieren vermag, ohne Gehirnentzündung zu verursachen. Daher ist *Kali bromatum* indiziert bei der akuten Manie der Kinder, wenn sie aus dem Schlaf erwachen mit Schreien und sich einbilden, daß jemand ihnen etwas antun will. Zuweilen hat der Kranke auch die verdrehte Einbildung, daß er ermordet werden soll, oder daß seine Ehre auf dem Spiele steht, oder daß seine Hausgenossen ihn nicht leiden mögen und ihm etwas antun wollen.

Hyoscyamus ist besonders indiziert in solchen Fällen, die puerperalen Ursprungs sind. Wir finden solche *Hyoscyamus*-Symptome auch im Typhus. Wie Sie sehen, ist die Tendenz zu einem schlimmen Verlauf der Krankheit vorhanden; *Hyoscyamus* ist ein mehr adynamisches Mittel, als *Belladonna.* Bei typhoidem Fieber ist zu vergleichen: *Acidum phosphoricum, Rhus, Lycopodium* und *Lachesis.* All diese, mit Ausnahme vielleicht von *Acidum phosphoricum,* wirken kräftiger als *Hyoscyamus,* und daher folgt *Hyoscyamus* gut, wenn letztere ungeeignet war.

Belladonna kann indiziert sein im Beginn der Krankheit, wenn wildes furibundes Delirium vorhanden. *Hyoscyamus* tritt später ein, wenn der Stupor sich mehr markiert, wenn der Kranke in einer Art Somnolenz am Deckbett oder an den Fingern zupft oder nach irgend etwas in die Luft greift. In solchen Fällen finden Sie die Zunge trocken und rot; Sprechen demnach erschwert; und je mehr der Fall vorschreitet, zeigen sich Sordes an den Zähnen und unwillkürliche Stuhl- und Harnentleerung und Herabsinken des Unterkiefers. Ich möchte hier noch vorsichtshalber erwähnen, daß, obgleich der Fall für *Hyoscyamus* durch diese Symptome klargestellt ist, er doch nicht immer gut verläuft. Ich kann nicht sagen, warum. Ich sehe keinen andern Grund, als daß das Mittel nicht tief genug eingreift. Unter solchen Umständen sehe ich mich um nach *Lachesis, Lycopodium, Acidum muriaticum* und *Arsenicum.*

Stramonium unterscheidet sich von *Belladonna* und *Hyoscyamus.* Der Kranke sieht Gegenstände, die in jeder Ecke des Zimmers aufzutauchen und auf ihn zuzukommen scheinen. Er hat eine Manie nach Licht und Gesellschaft, in geradem Gegensatz zu *Belladonna,* er ist übermäßig geschwätzig, lacht, singt, flucht und betet fast in demselben Atemzug. Will davonlaufen; plötzliches, krampfhaftes Erheben des Kopfes vom Kissen und dann wieder Zurücksinken; er erwacht aus dem Schlaf mit Furcht und Schrecken, kennt die Umgebung nicht; seine Bewegungen sind sehr graziös und gefällig, wenn sie auch stürmisch sind. Zuweilen ist der Körper in warmen Schweiß gebadet, der aber doch dem Kranken keine Erleichterung verschafft. Der Wunsch, sich zu entblößen, ist ähnlich, wie *Hyoscyamus,* aber es ist mehr ein Entblößen des ganzen Körpers, als der Geschlechtsteile. Die Zunge ist oft weich und zeigt Eindrücke der Zähne; Schreien im Schlaf oft mit Schlucksen; das Gesicht meist hellrot, aber nicht so tief kongestioniert, wie bei *Belladonna.*

Einundvierzigste Vorlesung.

Tabacum, Dulcamara, Capsicum und Glonoin.

Tabacum.

Tabacum enthält verschiedene wirksame Ingredienzen, deren wichtigstes Nikotin ist. Immer, seitdem Rauchen eine „Kunst“ war, versucht man, sich von diesem Nikotin zu befreien. Jedermann weiß, daß es eingreifende Wirkung auf den Körper hat. Es gibt drei Gruppen von Symptomen, die auf den Gebrauch von Tabak folgen können. Die Primär-Symptome sind die wohlbekannten gastrischen Symptome, Übelkeit und Erbrechen, mit dem abscheulichsten Übelbefinden. Der Kranke ist totenbleich, kümmert sich nicht darum, ob er lebt oder stirbt. Zuweilen bricht kalter Schweiß am Körper aus. Die sekundären Wirkungen liegen ferner, kommen Monate oder selbst Jahre nach dem Gebrauch des Krautes, und bestehen in Dyspepsie und auch in einigen Herz-Symptomen.

Die Herz - Symptome möchten Sie sich merken. Sind sie nicht durch Tabak verursacht, so wird *Tabacum* ein sehr schätzbares Mittel sein, sie zu heilen. Ich erwähne speziell Herzerweiterung, wenn folgende Symptome zugegen: Häufig findet sich Blässe mit Lividität des Gesichts, Diarrhöe mit Verstopfung wechselnd, Palpitation beim Liegen auf der linken Seite, mouches-volantes, Ohrenklingen und trockner Husten, der vom Herzen ausgeht, Paroxysmen von Suffokation mit Zusammenschnüren der oberen Brustpartie, schwacher und unregelmäßiger Puls, Schmerzen, ähnlich denen bei Angina pectoris, schießen vom Herzen hinunter in den linken Arm oder aufwärts in den Hals und ziehen verschiedene Nervenplexus mit hinein. Die Extremitäten sind kalt und mit klebrigem Schweiß bedeckt. Ein anderes Symptom, das als sekundäres von Tabak erscheinen kann, ist Neuralgie des Gesichts. Ist dies Symptom auf solche Weise entstanden, so ist es heilbar durch *Sepia,* ebenso die Dyspepsie.

Impotenz ist im Gefolge von Tabak und weicht oft dem *Lycopodium.*

Die tertiären Wirkungen von Tabak schließen Apoplexie ein.

Tabak ist in seinen Wirkungen auf die gastrischen Organe sehr ähnlich dem *Acidum hydrocyanicum, Veratrum* und *Camphora*. Wir finden ihn zum Beispiel indiziert bei Cholera, wenn Nausea und kalter Schweiß noch anhalten, nachdem *Veratrum, Secale* oder *Camphora* den Durchfall beseitigt hat. Diese Übelkeit ist verbunden mit brennender Hitze am Bauch, wobei der übrige Körper kalt ist. Der Kranke will immer noch am Bauch entblößt sein.

Ich möchte hier bemerken, daß diese Art von Übelbefinden auf Tabak hinweist bei Nierenkolik oder eingeklemmtem Bruch. Es sind dann diese tödliche Übelkeit und Übelbefinden vorhanden, mit schleimigen Stühlen wegen Reizung der Därme.

Die Ähnlichkeit mit *Acidum hydrocyanicum* besteht in Asphyxie. Letzteres Mittel wirkt auf die Medulla und daher auf das Herz durch die pneumogastrischen Nerven. Demnach sind die zu erwartenden Symptome solche des Herzens und der Lungen. Es finden sich Konvulsionen mit Ziehen nach dem Nacken wegen Reizung an der Hirnbasis. Daneben ist die Respiration unregelmäßig oder schnappend, große Qual am Herzen mit wiederholten „Anfällen" von Schwäche, und Kälte und Bläue der Körperhaut. Dieses Faktum muß man sich wohl merken bei urämischen Konvulsionen, wenn die Medulla affiziert ist. *Acidum hydrocyanicum* ist dann unsere einzige Hoffnung.

Tabacum wird als Antidot gegen die üblen Folgen von *Cicuta virosa* gegeben.

Die Primärwirkungen von *Tabacum* werden gewöhnlich von *Ipecacuanha* beseitigt.

Nux vomica ist indiziert gegen den üblen Mundgeschmack und Kopfschmerz, der sich morgens nach übermäßigem Rauchen verschlimmert.

Man behauptet, daß *Plantago major* Widerwillen gegen Tabak hervorrufe. Ich habe einen oder zwei Kranke gesehen, die behaupteten, sie hätten, nachdem sie *Plantago major* genommen, Abscheu vor Tabak.

Dulcamara.

Dulcamara oder „Bittersüß" enthält eine kleine Menge Solanin, eine viel kleinere Menge, als irgendein anderes Glied dieser Gruppe. Die zarten Blätter und Zweige wurden zur Bereitung von Tinktur verwendet. Es wurden Vergiftungen durch Beeren von *Dulcamara* berichtet. Die auf solche Weise hervorgebrachten Symptome sind harte kneifende Schmerzen in den Därmen, denen Bewußtlosigkeit und Krämpfe folgen. Letztere sind tetanisch und dabei heiße trockene Haut, Trismus, lautes rasselndes Atmen und in einem Falle Tod.

Die gewöhnlichen Symptome, die dies Mittel hervorbringt, sind nicht so schwer. Wir finden als den wirklichen Zentralpunkt, um den alle anderen Symptome des Mittels sich gruppieren, dies eine: Verschlimmerung durch kaltes, nasses Wetter oder durch Umschlag von warmem zu kaltem Wetter, besonders, wenn solche Veränderungen plötzlich eintreten. Demnach finden wir *Dulcamara* nützlich bei Rheumatismus, der bei plötzlichem Witterungswechsel sich verschlimmert; Zucken der Muskeln der Augenlider oder des Mundes, wenn immer feuchte Witterung eintritt; trockener Schnupfen, Halsschmerz mit Nackensteifheit, Kolik nach Erkältung, besonders mit nächtlichem Durchfall; Ohrenschmerz, der sich bei jedem solchen Witterungsumschlag einstellt.

Dulcamara hat ausgesprochenen Einfluß auf das Nervensystem; aber auch hier ist die Anwendung in der Praxis oft auf obenerwähnter Verschlimmerung basiert. Wir haben Zungenlähmung bei feuchtem Wetter mit behinderter Sprache. Hyperämie des Rückenmarks mit dazugehörigem paretischen Zustand, entstanden durch Liegen auf feuchter, kalter Erde und verschlimmert bei jedem wiederkehrenden feuchten Wetter. Sie ist auch indiziert bei Blasenlähmung, schlimmer durch feuchtes Wetter.

Dulcamara ist auch nützlich bei beginnender Lungenlähmung alter Leute; besonders, wenn die Symptome bei Witterungswechsel sich verschlimmern.

Dulcamara hat spezifischen Einfluß auf die Schleimhaut der Blase, indem sie Blasenkatarrh macht. Der Urin ist sehr stinkend und mit Schleim beladen.

Sie übt auch merkliche Wirkung auf die Haut aus. Daher macht sie einen hellroten Ausschlag auf der Körperhaut. Hier und da finden sich große Blattern, weiß oder rot, und dabei gewöhnlich Brennen und Jucken.

Sie ist indiziert bei Urticaria, die von gastrischen Störungen entsteht und durch kalte Luft sich bessert.

Komplement zu *Dulcamara* ist *Baryta carbonica.* Sie hat Verschlimmerung durch kaltes Wetter, besonders bei skrofulösen Kindern.

Capsicum annuum.

Capsicum besitzt wenig, wenn überhaupt etwas von den narkotischen Eigenschaften der Solaneen, aber es hat sehr ausgesprochen die reizenden Eigenschaften dieser Gruppe. Es bedarf nur wenig dieses Mittels, diese Irritation hervorzurufen. *Capsicum* wird aus dem Körper eliminiert durch die Nieren, indem es Strangurie macht mit Brennen beim Harnlassen. Dies Mittel wirkt am besten auf Personen mit laxer Faser, mehr derber Statur, die nicht leicht auf

Arznei reagieren, weil sie von laxer Faser sind und auch weil ihre Digestion gestört ist.

Der *Capsicum* - Kranke hat schwache Verdauung oder schwachen Magen, weshalb der ganze Mensch schwach ist. Solche Kranke sind reizbar und werden ärgerlich ohne Ursache. Das gilt sowohl von Erwachsenen wie von Kindern. Sie verschlimmern sich von dem geringsten Luftzug, auch wenn die Luft warm ist. Sie sind plump in ihren Bewegungen.

Sie neigen zu Frost und Hitze. Der Frost beginnt im Rücken. Obgleich der Kranke Durst hat, so macht Trinken doch Frösteln.

Der *Capsicum*-Kranke neigt zu katarrhalischem Asthma mit rotem Gesicht und sehr bemerkbarem pfeifenden Rasseln. Er hustet, und erfolgreicher Husten bringt Schleim heraus, der das Asthma lindert.

Capsicum hat ein Brust-Symptom, das man nicht oft in der Praxis antrifft, nämlich sehr stinkenden Atem während des Hustens.

Es hat auch sehr hervortretende Einwirkung auf das Ohr, speziell auf das Mittelohr. Es ist nützlich bei Ruptur des Trommelfelles, wenn Schmerz und Entzündung des Processus mastoideus des Schläfenbeins vorhanden ist.

Beim Abszeß des Processus mastoideus sind am meisten vorzuziehen *Aurum* und *Acidum nitricum*.

Bei chronischer Eiterung des Mittelohrs mögen Sie an *Silicea* denken.

Capsicum ist wichtig bei Halskrankheiten. Es ist indiziert bei Diphtherie oder Gangrän des Halses, wenn brennende Blasen am Gaumendach und Mundgestank wie von Aas vorhanden ist. Im Hals Gefühl von Konstriktion, als ob er krampfhaft geschlossen wäre. Der Kranke befindet sich schlechter, wenn er nicht schluckt. In extremen Fällen befindet sich der Kranke in großer Prostration.

Das ähnlichste Mittel in dieser Beziehung ist *Cantharis*.

Capsicum ist auch indiziert bei Verlängerung der Uvula. Es kann äußerlich und innerlich angewendet werden.

Bei Dysenterie ist es indiziert, wenn die Stühle häufig, aber klein sind und dabei heftiger Tenesmus und Brennen im Rectum sowohl wie in der Blase. Die Stühle sind blutig und schleimig und enthalten zottige Fetzen. Durst ist vorhanden, Trinken macht aber Frösteln.

Glonoin.

Glonoin. { Blut.
Trauma.
Konvulsionen.

Glonoin oder Nitroglyzerin wurde an dieser Stelle der Vorlesungen in Betrachtung gezogen wegen seiner symptomatischen Ähnlichkeit mit *Belladonna*. Es ist ein leicht zu studierendes Mittel.

Sein Hauptangriffspunkt ist das Blut. Es affiziert jedoch nicht so sehr die Qualität der Flüssigkeit, als die Zirkulation derselben. Es wirkt sehr schnell und sehr heftig. Das Kennzeichen der ganzen Symptomatologie des Mittels ist in diesem einen Spruch ausgedrückt: „Tendenz zu plötzlichen und heftigen Unregelmäßigkeiten der Zirkulation". Auf solcher Grundlage können wir leicht die andern Symptome durchgehen. *Glonoin* ist ein Mittel, das sehr schnell und sehr heftig einwirkt. Die auf die Unregelmäßigkeiten der Zirkulation bezüglichen Symptome sind folgende: Sehr charakteristisch in der Tat ist klopfender Kopfschmerz. Der Schmerz kann im ganzen Kopf sein, in der Stirn, im Scheitel, im Hinterkopf oder in irgendeinem Teile des Kopfes. Dies Klopfen ist nicht eine bloße Empfindung, es ist ein wirkliches Faktum. Es scheint wirklich, als würden die Blutgefäße bersten, so heftig ist die Einwirkung des Mittels. Das Klopfen ist synchronisch mit jedem Herzschlag. Das Blut scheint in einem großen Strom sich über Rückenmark und Kopf zu ergießen. Die Blutgefäße dehnen sich äußerlich aus. Die äußeren Jugulares sehen aus wie zwei gewundene Stränge, die Karotiden klopfen heftig und sind hart, gespannt und unnachgiebig gegen Druck. Das Gesicht ist dunkelrot. Dies Klopfen ist verbunden entweder mit dumpfem, quälendem Weh oder mit scharfen, heftigen Schmerzen.

Wir finden *Glonoin* anwendbar beim Sonnenstich, indiziert entweder durch die schon erwähnten Symptome oder durch Symptome, welche anzeigen, daß die langanhaltende Kongestion deprimierende Wirkung auf das Gehirn ausgeübt hat. Das Gesicht wird mehr blaß, der Puls, zuerst voll, wird weich und schwach und die Respiration mühsam. Es findet nicht so sehr Druck auf die Brust, als auf die Medulla oblongata statt, welcher die Nerven der Respiration beeinträchtigt. Die Augen sind oft fixiert. Der Kranke kann selbst bewußtlos sein. Daher ist *Glonoin* unser bestes Mittel gegen üble Folgen von Hitze, mag das Leiden durch direkte Sonnenstrahlen entstehen oder durch heißes Wetter oder Arbeiten in intensiver Hitze eines Ofens, wie es bei Gießern oder Maschinisten der Fall ist. Diese Wirkungen der Sonne oder der Hitze beschränken sich nicht auf den Kopf allein, sondern können den ganzen Körper involvieren. Daher bemerken wir Atembeklemmung mit Herzschlagen und Übelkeit und Erbrechen, bei weißer Zunge. Die Übelkeit ist nicht gastrischen Ursprungs, sondern geht vom Gehirn aus, wie bei *Rhus Tox.*, *Belladonna* und *Apomorphin.* Appetit ist verschwunden; kein Verlangen nach Speise; entsetzliches Ohnmachtsgefühl im Epigastrium und oft außerdem Diarrhöe. Alle diese Symptome können und müssen auf *Glonoin* verweisen.

Noch andere Wirkungen dieser Kongestion finden sich im Auge. In den Augen Gefühl, als wären sie zu groß; sie treten hervor, als müßten sie aus dem Kopf springen. *Glonoin* ist indiziert bei Augenkrankheiten, die entstehen, wenn man sich sehr hellem Licht aussetzt, zum Beispiel, wenn jemand genötigt ist, an einem Pult zu arbeiten unter heißem hellen Licht, wie bei einem hellen Argand-Brenner. Untersuchen Sie ein solches Auge mit dem Augenspiegel, so finden Sie die Blutgefäße der Retina ausgedehnt oder, in extremen Fällen, Apoplexie der Retina.

Noch andere Wirkungen des erhöhten Blutdrucks bei *Glonoin* kann man an den Mund-Symptomen bemerken. Es findet sich zum Beispiel Schwierigkeit beim Sprechen, weil die Kraft der Zunge geschwächt ist, eine Folge des Gehirndrucks. Wein verschlimmert alle diese Symptome. Zuweilen sind die Kongestionen so stark, daß der Kranke rasend wird; er versucht zu entkommen, sich aus dem Fenster zu stürzen.

Eine andere Wirkung der Gehirnkongestion sind Konvulsionen. *Glonoin* ist ein wundervolles Mittel bei Konvulsionen, die während der Entbindung auftreten, puerperale Konvulsionen. Das Gesicht ist hellrot und gedunsen, der Puls voll und hart, der Harn eiweißhaltig. Die Kranke hat Schaum am Mund; sie ist bewußtlos. Die Hände sind eingeschlagen, die Daumen liegen an der Handfläche. Ein andermal sind die Hände gespreizt, wie bei *Secale,* und die Kranke ist bewußtlos. Ich glaube, daß *Glonoin* eins unserer besten Mittel ist gegen die kongestive Form von Puerperalkonvulsionen, eine Form, die sich ankündigt durch Blutwallung nach dem Gesicht, besonders wenn Albuminurie zugegen ist. Es ist auch unschätzbar bei Kopfkongestionen nach unterdrückten Menses.

Die auf die Kongestionen bezüglichen Geistes-Symptome sind Synkope oder plötzliche Ohnmacht, wobei das Gesicht blaß oder oft livid ist, schwarze Flecke vor den Augen, plötzliche Bewußtlosigkeit, wohlbekannte Straßen kommen dem Kranken fremd vor. Dies letzte Symptom ist ein entschieden gefährliches. Nehmen Sie eine Person, die zu apoplektischer Kongestion neigt, plötzlich auf der Straße einen solchen Anfall bekommt und nicht weiß, wo sie ist, dann ist *Glonoin* das Heilmittel.

Ein anderes Mittel ist *Petroleum.*

Glonoin ist auch nützlich bei den üblen Folgen von Furcht. Ich erwähnte dies kurz, als ich über *Opium* sprach. Schreckliche Ängstlichkeit ist vorhanden und manchmal auch Furcht vor Vergiftung. Dies letztere Symptom stellt *Glonoin* neben *Hyoscyamus, Rhus Tox., Kalium bromatum* und *Baptisia.*

Eine andere Anwendung findet *Glonoin* bei Trauma. Man fand es ausgezeichnet bei Schmerzen und anderen abnormen Sensationen, die spät nach örtlichen Verletzungen auftreten. Lange nach empfangener Verletzung schmerzt der Teil oder tut weh, oder eine alte Narbe bricht wieder auf; dann scheint *Glonoin* zu helfen.

Natrium sulfuricum ist zu vergleichen besonders bei Kopfverletzungen.

Sie müssen sich notwendigerweise die Unterschiede zwischen *Belladonna* und *Glonoin* merken, weil sie bei Kongestionen und Entzündungen des Gehirns bei Kindern und älteren Personen in Frage kommen. Sie teilen sich in die Ehre bei diesen Leiden, weil jedes Mittel eine Anzahl Heilungen vollbracht hat. Wir haben den Cri encéphalique bei *Glonoin,* der nicht so markiert ist bei *Belladonna,* so daß es scheint, als ob *Glonoin* für einen schlimmeren Fall passen würde, als *Belladonna.* Die Symptome, die Ihnen helfen würden, sind folgende: Zuerst *Glonoin:* die Kopf-Symptome verschlimmern sich durch Rückwärtsbeugen des Kopfes; Verschlimmerung bei feuchtem Wetter; Verschlimmerung von kaltem Wasser, das selbst Krämpfe erregt; Besserung von Entblößen; Besserung im Freien; zuweilen muß der Kranke aufstehen und umhergehen, obgleich Geräusch ihm Schmerz verursacht. Ein sehr markiertes Symptom, das auf Puerperalkonvulsionen deutet und das ein frühzeitiges Zeichen bei Gehirnkongestion nach unterdrückten Regeln und ein hervorragendes Symptom bei den üblen Folgen von Sonnenhitze ist, ist das Gefühl, als wäre der Kopf enorm groß. Es scheint, als dehnte sich der Kopf aus. Obgleich dies Symptom bei *Belladonna* sich findet, so ist es doch nicht so charakteristisch für dies Mittel, als wie für *Glonoin.*

Belladonna hat Besserung durch Rückwärtsbeugen, durch Aufrechtsitzen mit ruhigem Kopf. *Belladonna* hat gewöhnlich Besserung durch Bedeckung des Kopfes, während *Glonoin* Besserung durch Entblößen hat, obwohl letzteres Symptom weniger wichtig ist, als die andern.

Das beste Antidot, das ich gegen *Glonoin* kenne, ist *Aconit.*

Zweiundvierzigste Vorlesung.

Lycopodium clavatum.

Lycopodium clavatum.
1. Konstitution.
2. Blut.
   a) Fieber.
   b) Wallungen; Puls.
   c) Varices.
   d) Typhus.
   e) Scharlach.
   f) Diphtherie.
3. Leber.
4. Wassersucht.
5. Katarrhe.
6. Nieren.

Lycopodium oder Keulenmoos, ein Glied der Lycopodiaceen, so genannt von ihrer Ähnlichkeit mit einem Wolfsfuß, wurde früher in der Taschenspielerei und auch bei Feuerwerken gebraucht, um künstliche Blitze zu machen. Von Taschenspielern wurde es angewendet, um die Hände zu überziehen, wonach diese Glieder, in Wasser getaucht und wieder herausgezogen, vollkommen trocken waren. Als Arznei wurde es von den Praktikern der alten Schule als vollkommen wirkungslos betrachtet und wurde nur als Streupulver von den Kinderfrauen angewendet. In einzelnen Fällen fand man, daß sehr schwere Symptome der Anwendung dieses Pulvers folgten. Andere hingegen wendeten es monate- und jahrelang an und erklärten es entschieden für wirkungslos. Warum war dem nun so? Die Cryptogamen haben, umgekehrt wie andere Pflanzen, statt der Samen Sporen, die zuweilen unter den Blättern angebracht sind, wie bei *Lycopodium*. Diese Sporen nun haben eine harte, rindenartige Hülle, in welcher eine kleine Menge öliger Substanz enthalten ist, die das aktive Prinzip der Sporen enthält. Solange nun das *Lycopodium* mit unzerbrochenen Sporen gebraucht wurde, war es wirkungslos; waren sie aber zerbrochen, so wurde es wirksam und Symptome folgten seiner örtlichen Anwendung.

Bei der Präparation von *Lycopodium* muß man mit großer Sorgfalt darnach sehen, daß alle Sporen zerbrochen werden. So präpariert, haben wir in demselben ein wirklich schätzbares Mittel, das Hahnemann für uns prüfte; außerdem ist es eins, das wir in der Praxis fast täglich nötig gebrauchen. Ich preise gern die Tugenden dieses vortrefflichen Mittels, denn Hahnemann mit seinem untrüglichen Gesetz verwarf den schmählichen Gebrauch desselben als Kinderpulver und erhob es zu dem höchsten Rang unter den Antipsoricis.

Damit Sie die Symptomatologie des Mittels verstehen, habe ich das Schema arrangiert, das Sie vor sich an der Tafel sehen.

Zuallererst wollen wir den allgemeinen Charakter des Mittels studieren.

Lycopodium wirkt tief auf die vitalen Kräfte, eine Reihe von Symptomen hervorrufend, die es als unschätzbar angezeigt erscheinen lassen bei Gehirnermüdung, Typhus, Scharlach usw., wenn die Gehirn-Symptome auf einen beunruhigenden paralytischen Zustand hinweisen.

Wir finden *Lycopodium* sehr häufig indiziert bei mageren Personen, die muskelschwach sind; der Geist aber ist gut entwickelt. Besonders ist dies bei Kindern zu bemerken. Diese sind frühreif, ungewöhnlich eigensinnig. Die Abmagerung ist besonders am oberen Körper und am Hals bemerkbar. Eine Prädisposition zu Leberleiden ist vorhanden, auch zu Lungenaffektionen; das Gesicht ist oft blaß und fahl; die Augen eingesunken und mit dunkelblauen Rändern umgeben. Ferner ist das Gesicht oft durchfurcht von Falten und Runzeln, ein Zeichen tiefliegenden Leidens. Im Gesicht leichte Wallungen, die Backen röten sich. Dergleichen tritt oft abends und nach dem Essen ein. Was das Temperament betrifft, so ist der *Lycopodium*-Kranke mehr ungeduldig und reizbar, wird leicht ärgerlich. Ein andermal ist Traurigkeit und Weinerlichkeit sehr bemerkbar. Erkranken solche Personen, so werden sie leicht herrschsüchtig und befehlerisch, betrachten sich als sehr wichtige Personen und ihre Umgebung als unbedeutend, so daß sie andere in heftiger, hochfahrender Weise behandeln. Was die intellektuelle Seite des Geistes anlangt, so finden wir das Gedächtnis immer schwach. Demnach ist das Mittel oft indiziert bei Sprechversehen. Der Kranke vergißt Worte oder Silben. Er kann nicht lesen, weil ihn der Sinn gewisser Worte verwirrt; er kann beim Sprechen das richtige Wort nicht finden, aber ist der Gegenstand von Wichtigkeit, so daß er seine ganze Energie aufbieten muß, fließen die Worte mit Leichtigkeit zu. Vergleiche *Sulfur, Lachesis, Acidum fluoricum, Silicea.*

All die Symptome werden zwischen 4—8 Uhr nachmittags verschlimmert. *Lycopodium* ist nicht das einzige Mittel, das dieses Symptom hat. Es findet sich auch unter *Sabadilla, Nux moschata* und *Helleborus*. *Helleborus* zeigt einige Verwandtschaft mit *Lycopodium,* nicht allein weil es Verschlimmerung zwischen 4—8 Uhr hat, sondern wegen der anregenden Wirkung, den Willen auf die Arbeit zu richten.

Die Veränderungen, die das Blut durch *Lycopodium* erfährt, sind nicht zahlreich. Bei Fieberzuständen finden wir es zuweilen indiziert durch Frost, der um drei oder vier Uhr jeden Nachmittag oder einen um den andern Tag eintritt; diesem Frost folgt Schweiß, ohne daß Hitze dazwischentritt; oder der Fall ist dadurch charakterisiert, daß Frost zu dieser Stunde auftritt und saures Erbrechen. Hitze kann dabei sein oder nicht.

Der Puls bei *Lycopodium* ist nicht sehr charakteristisch. Bei den Prüfungen ist der Puls sehr wenig verändert, ausgenommen, daß er etwas frequenter gegen Abend wird. Die Arme haben taubes Gefühl, schwer und schwach, gebessert durch Gebrauch.

Nächstdem habe ich variköse Venen zu notieren. *Lycopodium* neigt wegen seiner Einwirkung auf die Leber dazu, Schwellung und Vergrößerung der Venen hervorzubringen, besonders derer, die mehr oder weniger vollständig mit Klappen versehen sind; demnach sind Varices charakteristisch für *Lycopodium*. Varices an den Beinen, besonders am rechten; Varices der Geschlechtsteile; die Labia sind geschwollen von varikösen Venen; dieser letztere Zustand tritt während der Schwangerschaft auf und ist ein Symptom, das auf *Lycopodium*, auch auf *Carbo vegetabilis* weist.

Ferner finden wir oft Naevi durch *Lycopodium* beeinflußt. Sie müssen nun nicht glauben, daß jeder Naevus durch Arznei heilbar ist; denn das ist nicht der Fall. Es ist jedoch Ihre Pflicht, ihn mit Arznei zu heilen, wenn Sie es können. Zu diesem Zweck ist *Lycopodium* eines der Heilmittel. Noch ein anderes Mittel, und zwar eins, das besser als alle andern, und das auch Naevi produziert hat, ist *Acidum fluoricum*.

Um auf einer ähnlichen Symptomenlinie zu bleiben, so werden Sie *Lycopodium* bei blutenden Hämorrhoiden indiziert finden, Hämorrhoiden, bei denen eine immense Masse von Blut entleert wird, eine weit größere Quantität Blut, als der Sitz der befallenen Venen rechtfertigen würde; auch bei Hämorrhoiden, die nicht maturieren, sondern bei teilweiser Resorption ihres Inhalts als harte bläuliche Knoten zurückbleiben.

Ferner kann *Lycopodium* auch nützlich sein bei erektilen Tumoren, bei denen bald Anschwellung, bald Abschwellung der in ihnen enthaltenen Blutmenge stattfindet.

Lycopodium muß einigen Einfluß auf das Blut oder auf das Nervensystem haben wegen seiner allgemeinen Anwendung bei typhösen Zuständen. Nicht im Beginn des Typhus wird es heilsam werden, sondern wenn trotz Ihrer Behandlung die Krankheit vorgeschritten ist zu solchem Zustande, in welchem die Symptome sehr alarmierend sind. Der Kranke wird unempfindlich, liegt mit herabgesunkenem Kiefer, halb offenen Augen, die Conjunctiva mit glasigem Schleim bedeckt und den Blick ins Leere gerichtet. Der Harn geht unwillkürlich ab. Um den vierzehnten Tag des vollentwickelten Fiebers, wenn der der vollentwickelten Krankheit zugehörige Ausschlag nicht erscheint und der Kranke in einen bewußtlosen Zustand verfällt mit murmelndem Delirium, Zupfen an dem Deckbett, aufgetriebenem Bauch mit vielem Rumpeln und Blähungen, Verstopfung, plötzlichem Hin- und Herwerfen der Glieder, unwillkürlichem Harnabgang oder Harnverhaltung; geht der Harn ins Bett, so hinterläßt er einen rötlich-sandigen Satz in der Wäsche. Das sind einige der Indikationen für *Lycopodium* beim Typhus.

Sie sind denen sehr ähnlich, die auf *Calcarea carbonica* hinweisen. Man fand, daß *Calcarea carbonica* heilsam sei in demjenigen Stadium des Typhus, in dem der Ausschlag nicht erscheint. Aber bei *Calcarea* kann Verstopfung oder Durchfall vorhanden sein. *Lycopodium* verlangt immer Verstopfung. *Calcarea* hat mehr Halluzinationen. Der Kranke hat Visionen, sobald er die Augen schließt; er kann nicht schlafen; obgleich bei vollem Bewußtsein, wird er doch fortwährend durch imaginäre Dinge erschreckt. In solchen Fällen bringt *Calcarea* den Ausschlag heraus und rettet den Kranken aus diesem prekären Zustand.

Bei *Hyoscyamus* läßt der Harn Streifen von rotem Sand auf dem Bettuch. Der Unterschied zwischen diesem Mittel und *Lycopodium* ist bei drohender Gehirnlähmung vornehmlich einer dem Grade nach. *Lycopodium* ist von beiden das tiefer wirkende. Weiter hat das Mittel mehr ausgesprochene Nachmittags - Verschlimmerung und weniger nervöse Reizbarkeit usw.

Bei solchen typhösen Zuständen haben wir für *Lycopodium* eine Indikation an der Zunge. Die Zunge scheint geschwollen, und der Kranke kann sie nicht herausstrecken, oder wenn er sie hervorstreckt, so rollt sie von einer Seite zur andern wie ein Pendel. Außerdem ist die Zunge fast immer trocken und hat Bläschen. Das sind Symptome genug, um die Wahl von *Lycopodium* zu rechtfertigen.

Beim Scharlach ist *Lycopodium* nicht indiziert wegen seiner Fähigkeit, Ausschlag oder scharlachähnliches Fieber hervorzurufen; es wird vielmehr erforderlich in solchen Fällen, die keinen normalen Verlauf nehmen, sondern zu einem fatalen Ausgang streben wegen der Körperkonstitution. Sie werden hierbei geleitet durch die eben erwähnten typhösen Symptome und auch durch ein anderes Symptom, das jenem vorangeht und Sie auf *Lycopodium* führt, lange, bevor solch ernste Symptome auftreten. Ich meine den Zustand des Kindes nach dem Schlafen. Das Kind erwacht unwirsch und reizbar, stößt die Bettdecke weg und schlägt die Umgebung. Obgleich dies Symptom unbedeutend erscheinen mag, so ist es dies durchaus nicht. Ähnlich in dieser Beziehung ist *Cuprum, Belladonna, Stramonium* und *Zincum,* welche sämtlich haben: Erwachen aus dem Schlaf mit Schreck. Das Element der Reizbarkeit und das Fehlen der für die anderen Mittel charakteristischen Symptome leitet Sie auf *Lycopodium*.

Verwandte Mittel, welche mehr das Element Reizbarkeit haben, sind *Chamomilla, Arsenicum, Kali carbonicum*.

Lycopodium ist oft nötig, wenn das Kind plötzlich halsstarrig wird; atmet sehr rasch im Schlaf; würgt, schreit; die Muskeln werden schlaff, und es ist außerstande, zu gehen.

Dies Symptom können wir noch anderweitig verwenden. Zuweilen leiden Kinder an sogenanntem „Nierengries", wobei Harnsäure in so großer Quantität im Urin ausgeschieden wird, daß sie Schmerzen beim Harnlassen macht. Sie erwachen aus dem Schlaf, schreien auf vor Schmerz und stoßen mit den Füßen ihre Umgebung. Hier ist *Lycopodium* indiziert sowohl durch die subjektiven wie objektiven Symptome; es ist verwandt mit *Sarsaparilla, Zingiber, Pulsatilla, Arnica, Prunus spinosa* usw., mit denen es bei Harnverhaltung zu vergleichen ist.

Sie werden ferner oft finden, daß, wenn *Lycopodium* bei Scharlach indiziert ist, die eine oder andere Ohrspeicheldrüse entzündet ist und eitrige Masse absondert.

Wohl das beste Mittel, das wir in der Materia medica bei Parotitis im Scharlach haben, ist *Rhus Tox*. Das nächstbeste ist *Calcarea carbonica* und hiernach *Lycopodium*. *Lachesis* ist nur indiziert, wenn die Schwellung purpurn und der Eiter nicht laudabel ist, sondern dünn, exkoriierend und ichorös.

Lycopodium wird oft bei Augenkrankheiten übersehen, obgleich es hier nichtsdestoweniger ein sehr brauchbares Mittel und hauptsächlich in Fällen angezeigt ist, die chronisch werden. Sie können es anwenden bei granulierten Lidern, welche trocken und schmerzend sind, bei Retinitis pigmentosa, ja auch bei Star. Es heilt auch Gerstenkorn, hauptsächlich, wenn es unten am inneren Augenwinkel vorkommt.

Bei Diphtherie ist an *Lycopodium* zu denken, wenn der diphtherische Belag sehr kopiös ist auf der rechten Seite des Halses, mit Tendenz, nach links zu gehen. Es ist konstantes Verlangen, zu schlucken, da, das sich fast zum Krampf des Halses steigert, mit heftigen Stichschmerzen. Dem Kranken wird übler beim Schlucken von Getränk, namentlich kaltem Getränk. Die Symptome verschlimmern sich oft von vier bis acht Uhr nachmittags. Die Nackendrüsen sind geschwollen. Im allgemeinen, wenn *Lycopodium* bei Scharlach oder Diphtherie heilsam ist, ist die Nase bei dem Leiden beteiligt. Der Kranke kann nicht durch die Nase atmen. Die Mandeln sind sehr geschwollen, ebenso die Zunge, so daß er genötigt ist, den Mund zu öffnen und die Zunge herauszustrecken, um Luft zu bekommen. Zuweilen geht, nachdem Sie *Lachesis* gegeben haben, die Membran nach der rechten Seite. Dann tritt *Lycopodium* als Substitut ein.

Arum triphyllum und *Acidum nitricum* sind bei Nasendiphtherie sehr ähnlich. *Phytolacca* dunkelroter Rachen, schlimmer auf der rechten Seite, dabei besteht Unfähigkeit, warme Getränke zu schlucken.

Wir kommen nun zu der Einwirkung von *Lycopodium* auf die Leber. *Lycopodium* wirkt sehr kräftig auf dies Organ, da es eine ganze Reihe von Symptomen hervorruft. Beginnen wir zuerst mit dem Mund, so finden wir die Zunge belegt, sauren oder ausnahmsweise putriden Geschmack morgens beim Aufstehen, heftigen Hunger, der fast zum Hundshunger sich steigert, wenige Bissen Speise scheinen eine Völle hervorzurufen, als wäre der Kranke „voll bis zum Halse", doch schnell folgt Hunger, Qual im Magen unmittelbar nach dem Essen, nicht etwas später, wie bei *Nux vomica;* kann keinen Kleiderdruck an der Taille leiden, in dieser Beziehung *Lachesis* ähnlich, aber dadurch unterschieden, daß letztere die Empfindlichkeit immerfort hat, *Lycopodium* nur nach dem Essen. Die Lebergegend ist sehr empfindlich gegen Berührung. Zuweilen ein Spannungsgefühl, welches ein subjektives Symptom ist, das Sie auf *Lycopodium* führt bei chronischer Hepatitis, sobald sich Abszesse gebildet haben. Leicht wird das Diaphragma bei solchem Zustand affiziert. Es ist ein Gefühl, als wäre ein Strick um die Taille geschnürt. Beträchtliche Ansammlung von Blähungen. Wahrscheinlich ist dies der Grund, weshalb eine kleine Menge Speisen den Kranken voll macht. Diese Flatulenz geht mehr nach oben, als nach unten; Rumpeln von Wind in der Flexura splenica des Colon mit Ausdehnung dieses Teiles des Tractus intestinalis. Große Gärung in den Gedärmen ist vorhanden, auf welche Entleerung von Flatus und selbst Durchfall folgt. Die Därme sind gewöhnlich verstopft, dabei jedoch erfolgloser Drang zum Stuhl. Nach dem Stuhl Gefühl, als bliebe noch eine große Masse unentleert zurück.

Diese Symptome nun, besonders wenn mit Ascites verbunden, leiten Sie zu der Wahl von *Lycopodium* bei der als Lebercirrhose bekannten Krankheit.

Lycopodium hat bei diesen gastrischen und Leber-Symptomen viele Verwandte, deren eine *Nux vomica*. *Nux* unterscheidet sich durch folgendes: Obgleich *Nux vomica* sauren Mundgeschmack hat, Verschlimmerung morgens und Vollsein nach dem Essen, so ist doch das unmittelbare Unbehagen mehr hervortretend bei *Lycopodium*. Bei der Blähungsanhäufung beider Mittel hat *Nux* mehr Drücken nach unten, das häufigen Stuhldrang und Druck auf die Blase bedingt. Beide Mittel haben in hervorragender Weise Verstopfung mit erfolglosem Stuhldrang. Der Unterschied zwischen den beiden Mitteln liegt darin: *Nux vomica* hat diesen erfolglosen

Drang wegen ihrer anfallsweisen Einwirkung; bei *Lycopodium* kommt er von Kontraktion des Sphincter ani.

Sulfur ist auch ähnlich bei Blähungsanhäufung und bei dem sauren und bittern Geschmack; aber die charakteristische Stelle für die Anhäufung von Blähungen bei *Sulfur* ist die Flexura sigmoidea und wird von dem Kranken in die linke Weiche verlegt.

Momordica Balsamina ist ein anderes Mittel, das versetzte Blähungen in der Flexura lienalis hat. *Cepa* hat Schmerzen in derselben Gegend, wahrscheinlich aus demselben Grunde.

Raphanus ist auch in Erwägung zu ziehen bei Anhäufung und Retention von Blähungen. Dr. Jas. B. Bell in Maine, einer unserer eminentesten Chirurgen, vollzog eine Operation am Bauch. Der Kranke war entschieden tympanitisch und konnte doch keine Blähungen lassen, obgleich die Därme nicht verstopft waren. Dies Symptom findet sich bei *Raphanus*. Dr. Bell gab dies Mittel, und der Kranke genas.

Nun kommen wir zu den durch *Lycopodium* heilbaren Wassersuchten. Wir finden das Mittel indiziert bei Wassersuchten, besonders in der unteren Körperhälfte. Der obere Körperteil ist abgemagert, Arm- und Brustmuskeln sind geschrumpft, der Bauch ausgedehnt und die Beine geschwollen und mit Geschwüren bedeckt, aus denen fortwährend Serum sickert. Wir haben nun drei Mittel, die wir geben können, wenn sich Geschwüre an den Beinen bei Wassersucht bilden. Es sind *Rhus Tox.*, *Lycopodium* und *Arsenic.* Die Ursache, die *Lycopodium* bei Wassersucht indiziert, ist Leberleiden. Es wurde auch mit Erfolg gegen Hydropericardium bei Herzleiden gegeben, nachdem *Arsenic.* versagt hatte.

Wir kommen nächstdem zu den Katarrhen von *Lycopodium*. *Lycopodium* kann in Erwägung gezogen werden bei Katarrh, der die Nasenschleimhaut affiziert, besonders, wenn die Nase „verstopft" ist und das Kind nicht atmen kann. Das Kind fährt aus dem Schlaf auf und reibt sich die Nase.

Sie können auch beim Bronchialkatarrh an *Lycopodium* denken, mögen die größeren oder kleineren Röhren affiziert sein, sobald sich Schleim anhäuft, was durch Rasseln, röchelndes Atmen, Husten und Dyspnöe sich kundgibt.

Es kann auch bei hektischem Fieber gegeben werden mit Lungenvereiterung, besonders wenn die rechte Lunge schlimmer daran ist, als die linke.

Es ist auch brauchbar bei Pneumonie, wenn die Hepatisation so extensiv ist, daß der Kranke große Atemnot hat und die Nasenflügel abwechselnd sich kontrahieren und dilatieren. Es kann auch bei typhöser Pneumonie gegeben werden, unter passenden Symptomen, und auch bei üblen Folgen schlecht behandelter Pneumonie, besonders, wenn Vereiterung der Lungen droht.

Ich komme nun zu der Wirkung des *Lycopodiums* auf das Muskel- und Fasergewebe. Es schwächt die Muskeln, und so wird es bei zarten Personen, deren Muskeln kümmerlich entwickelt sind, gebraucht. Die Arme fühlen sich schwach und matt, aber daß diese Schwäche hauptsächlich funktionell ist, wird durch die Tatsache bewiesen, daß der Kranke, wenn er sie zu gebrauchen versucht, findet, daß er ganz gut damit arbeiten kann. Die Glieder schlafen leicht ein, mit Taubheitsgefühl und Ameisenlaufen. Diese Gefühle begleiten Rheumatismus, Neuralgie usw. *Lycopodium* ist für wirksam befunden bei Rheumatismus und Gicht, wenn die Schmerzen durch feuchtes Wetter verschlimmert, durch leichte Bewegung und Wärme gebessert werden und die charakteristischen Magen- und Harn-Symptome vorhanden sind. Die rechte Seite ist hauptsächlich der Sitz von Störungen.

Bei Nierenleiden finden wir *Lycopodium* indiziert gegen eine Krankheit, die ich schon erwähnte, gegen Harnsäure im Urin und auch bei Nierenkolik, welche die rechte Seite affiziert.

Es gibt ein Symptom für *Lycopodium,* das ich noch erwähnen möchte, und das nicht selten ist bei Typhus, Pneumonie und Scharlach, nämlich Kälte des einen Fußes, während der andere warm oder selbst heiß ist. Dies Symptom mag auf dem Papier unscheinbar erscheinen, aber ich kann versichern, daß es in der Praxis von unschätzbarem Werte ist.

Sulfur hat Kälte an einem Fuß; gewöhnlich ist es der linke Fuß, der behaftet ist.

Lycopodium ist komplementär zu *Lachesis.*

Dreiundvierzigste Vorlesung.

Die Umbelliferae und die Berberidaceae.

Die Umbelliferae.

Die Umbelliferae sind eine Pflanzenordnung, die ausgesprochene Einwirkung auf das Nervensystem hat, indem sie in manchen Fällen Symptome hervorruft, die der Hysterie ähnlich sind. Sie affizieren auch das Drüsensystem, da sie entweder Vergrößerung oder Atrophie der Drüsen bewirken. Alle wirken auf die Schleimhäute, indem sie Katarrh erzeugen, und einige von ihnen wirken auf die Haut, indem sie pustulösen Ausschlag hervorrufen. Die aus dieser Ordnung entnommenen Mittel sind folgende:

Conium maculatum,
Cicuta virosa,
Oenanthe crocata,
Phellandrium aquaticum,
Petroselinum,
Asa foetida,
Ammoniacum.

Wir wollen nun daran gehen, die erste in der Liste zu betrachten.

Conium maculatum.

Conium maculatum wirkt deprimierend auf das Zerebrospinal-Nervensystem. Es erregt einen paretischen Zustand, der von unten nach oben sich ausbreitet, da die untere Körperpartie eher nachgibt, als die obere. Wird das Mittel in vergiftenden Dosen genommen, so finden wir zuerst Schwierigkeit beim Gehen, als ob die Beine nicht bewegt werden könnten. Je nachdem die Einwirkung des Giftes steigt, werden andere und mehr vitale Organe hineingezogen. Die Lungen werden ergriffen; Dyspnöe stellt sich ein; der Puls wird unregelmäßig und zeigt damit, daß der Herzmuskel nicht gleichmäßig arbeitet. Bis dahin ist der Geist des Kranken vollkommen klar. Schließlich tritt Bewußtlosigkeit ein, und der Kranke stirbt an Zerebrospinal-Paralyse.

Wir können *Conium* mit Nutzen verwenden bei jenen Erschöpfungszuständen, wie sie im hohen Alter eintreten. Es kann auch gegeben werden nach schweren Krankheiten, wie Diphtherie und Typhus, und bei den Folgen jenes Lasters aller Laster, der Masturbation. Bei den Lähmungen von *Conium* ist die Sensibilität nur wenig beteiligt. Seine Analogen sind hier *Gelsemium* und *Cocculus,* die Lähmung der motorischen Funktion hervorbringen und ein hervorragendes Mittel bei postdiphtherischer Lähmung sind.

Bei Behandlung der Folgen sexueller Exzesse finden wir *Conium* von großem Nutzen wegen seiner Geistes-Symptome. Es bringt ein vollständiges Bild von Hypochondrie hervor. Der Kranke ist melancholisch. *Conium* kann auch gegeben werden, wenn dieser Gemütszustand vom Zölibat herkommt.

Zinkoxyd ist in dieser Hinsicht dem *Conium* sehr ähnlich. Letzteres ist ein deprimierendes Mittel, während ersteres sowohl irritiert, als auch schwächt.

Sie können *Conium* beim Schwindel geben, wenn er von Anämie des Gehirns kommt und sich charakterisiert durch Verschlimmerung beim Umdrehen im Bett. Oft ist in seiner Begleitung ein Gefühl von Eingeschlafenheit im Gehirn, als ob dies Organ verdummt wäre.

Da *Conium* auf das Drüsensystem wirkt, so dürfen wir erwarten, daß es ein Mittel bei Skrofulose ist. Es ist indiziert bei Ophthalmia scrofulosa; ein charakteristisches, auf *Conium* bei diesem Leiden hinweisendes Symptom ist die intensive Photophobie, die in gar keinem Verhältnis zu dem Grade der vorhandenen Entzündung steht. Daneben findet sich Ciliarneuralgie und Prosopalgie, gewöhnlich nur einseitig und schlimmer durch Kälte, wobei die Backe dunkelrot wird und anschwillt.

Conium wirkt auf das Ohrschmalz, vermehrt seine Quantität und macht es dunkelfarbig, so daß es aussieht, wie zerkautes Papier.

Die eigentliche Behandlung besteht in solchen Fällen darin, daß man das angesammelte Ohrschmalz durch sorgfältiges Ausspritzen entfernt und dann *Conium* gibt, um die Neubildung zu verhindern.

Conium wirkt nicht gerade hervorragend auf die Brust. Wir finden es nützlich bei Schwindsüchtigen, wenn es ihnen unmöglich ist, das Sputum zu expektorieren; sie müssen es hinunterschlucken. Es ist besonders nützlich bei quälendem Nachthusten, Kitzeln wie von einem trockenen Fleck in dem Kehlkopf, gebessert, sobald sich der Kranke im Bett aufsetzt. Es besteht tagsüber kaum Hustenreiz.

Conium schwächt das Herz, indem es in dem einen Augenblick den Puls voll und regelmäßig macht, in dem nächsten weich, schwach und unregelmäßig. Dies Symptom ist keine ungewöhnliche Indikation für *Conium* bei alten Leuten.

Die Anwendung von *Conium* bei Drüsenleiden und malignen Geschwulstformen schreibt sich her von seiner Kraft, Vergrößerung der Drüsen und Adenome hervorzurufen. Die affizierten Drüsen sind steinhart. Solche Indurationen finden sich sehr häufig in den Mammae, in den Hoden und im Uterus. Gewöhnlich ist wenig oder kein Schmerz vorhanden; doch können zuweilen fliegende Schmerzen sich einstellen. *Conium* ist — vielleicht — indiziert bei beginnendem Skirrhus. Es ist auch indiziert nach Kontusionen oder Quetschungen, wenn Verhärtung darauf folgt.

Es gibt eine Entzündung von *Conium,* die ganz eine solche wie von maligner Krankheit simuliert. Im Munde gibt sie uns ein Bild von Noma; Zunge und Schleimhaut sind geschwollen, dabei stinkende Absonderung; die Teile haben ein aschfarbiges, graues Aussehen, können auch gangränös sein. Große Schwierigkeit beim Schlucken mit Halskrampf.

Bei Magenkrebs findet man Erbrechen von Blut und grauschwarzer Masse, die aus zersetztem Blut und zerfallenem gangränösen Gewebe besteht.

Conium ist komplementär zu *Nux vomica* bei Verstopfung, besonders wenn Ohnmachtsgefühl nach dem Stuhl vorhanden.

Ammoniacum.

Ammoniacum ist ein Harz, das von einem sehr großen, in Arabien wachsenden Baume gewonnen wird. Es hat sich großen Ruf bei Augenkrankheiten errungen. Ich habe es mit Erfolg bei Asthenopie angewendet, wenn die Augen beißen und brennen, speziell, wenn sie abends bei künstlichem Licht angestrengt werden. Die Augen werden injiziert und pulsieren oft, besonders am inneren Augenwinkel. Es steht also in der Mitte zwischen *Belladonna,* welche gegeben wird bei Augenaffektionen nach Überarbeitung, wenn heftige Kongestion vorhanden, und *Ruta,* die indiziert ist bei Reizbarkeit jeglichen Gewebes des Auges nach Überanstrengung oder nach Mißbrauch der Augen durch feine Arbeit.

Asa foetida.

Asa foetida ist ein Harz, das entschieden nach Knoblauch riecht. Sie ist besonders in zwei Klassen von Krankheiten brauchbar: Zuerst bei nervösen Leiden, die einen vollständigen Typus von Hysterie darbieten; sie wirkt auf die Muskelfasern, indem sie eine umgekehrte peristaltische Bewegung im Ösophagus und in den Därmen hervorruft. Demnach erregt sie ein Gefühl, als ob eine Kugel aus dem Magen nach dem Hals aufstiege; dies wird hervorgerufen durch Zuvielessen, durch Bewegung oder durch irgend etwas, das die Nerven erregen kann. Sie verursacht ein Gefühl von Bersten nach oben, als ob alles im Bauch zum Munde hinaus wollte. Dergleichen zeigt sich oft bei hysterischer Kolik, nach Aufstoßen von Wind mit stark ranzigem Geschmack, und dabei Gefühl von Leere und Hinsein im Magen um 11 Uhr vormittags, wie *Sulfur*.

Die zweite Einwirkung von *Asa foetida* erstreckt sich auf die Knochen. Sie verursacht Entzündung des Periost, die in Eiterung übergeht, besonders an den Schienbeinen. Charakteristisch für solche Geschwüre ist Unerträglichkeit für jeden Verband. Alle Teile in der Umgebung schlagen aus bei Applikation selbst von Scharpie.

Wir finden *Asa foetida* als Heilmittel bei Hysterie, die durch plötzliche Unterdrückung von Ausscheidungen entsteht.

Asa foetida ruft Augenentzündungen hervor. Sie kann also indiziert sein bei Iritis nach *Mercur*-Mißbrauch, besonders wenn sie syphilitischen Ursprungs ist, mit brennenden, klopfenden Schmerzen und Wehtun der Knochen, die das Auge umgeben. Am nächsten steht in dieser Beziehung *Aurum*, das Besserung durch Wärme hat. *Asa foetida* hat Besserung durch Druck auf den Augapfel selbst, was bei *Aurum* nicht der Fall ist.

Phellandrium aquaticum ist indiziert bei Kopfschmerz, der die zum Auge gehenden Nerven ergreift. Quetschungsgefühl auf dem Scheitel ist vorhanden mit Brennen der Augen und Tränenfluß.

Phellandrium verursacht auch scharfe Schmerzen im Verlauf der Milchkanäle.

Petroselinum wird gebraucht bei Leiden der Harnröhre, speziell bei Tripper, wenn die Entzündung nach hinten gegangen ist und der Kranke über Schmerz an der Wurzel des Penis klagt. Plötzlicher unwiderstehlicher Drang zum Harnen stellt sich ein und Stechen tief im Perineum.

Conium macht chronische Cystitis, mit intermittierendem Harnabgang. Der Harn fließt und hört auf. Dies Symptom des Mittels habe ich mit Nutzen verwendet bei Behandlung von Prostatavergrößerung alter Leute.

Aethusa Cynapium.

Aethusa Cynapium ist ein schreckliches Gift, das narkotische Eigenschaften hat und auch paralysierende Einwirkung. Hauptsächlich wenden wir das Mittel an wegen seiner Einwirkung auf den Magen. Es verursacht tödliche Übelkeit und Unbehagen, mit Erbrechen. Handelt es sich um ein Kind, so besteht das Erbrechen aus geronnener Milch und ist oft grün. Nach dem Erbrechen sinkt das Kind erschöpft zurück und schläft ein. Es erwacht mit Hunger, ißt und erbricht dann wieder. Das Gesicht ist blaß und dunkle Ringe um die Augen. Ein Analogon ist hier *Antimonium crudum,* das sich von *Aethusa* unterscheidet durch die weißbelegte Zunge. Zwei andere Mittel sind *Calcarea carbonica* und *Calcarea acetica,* die Erbrechen von geronnener Milch haben, und das Kind neigt zu Diarrhöe mit sauerriechenden Stühlen.

Cicuta virosa, ein anderes Glied der Ordnung, verursacht, innerlich in einiger Quantität genommen, Kongestion an der Basis des Gehirns und in der Medulla oblongata. Zuerst ist der Kranke starr, die Augen stier fixiert, Gesicht bläulich und Schaum vor dem Mund. Nachher tritt ein Anfall oder eine Reihe von Anfällen ein, vom Kopf durch den Körper. Der Kranke ist oft bewußtlos, Trismus der Kiefer, er zerbeißt die Zunge. Diesen spastischen Symptomen folgt tiefe Erschöpfung. Die Symptome indizieren *Cicuta* bei Epilepsie, bei Krämpfen von Würmern und auch bei einigen Formen von puerperalen Krämpfen.

Wir bemerken noch, daß *Cicuta* neben diesen Symptomen Erscheinungen hervorruft, die etwas den Folgen von Hirnerschütterung ähnlich sind. Die Pupillen sind erweitert; auch Schwindel und Kopfschmerz sind vorhanden.

Cicuta affiziert auch die Haut, da sie einen pustulösen Ausschlag, besonders am Mund, erzeugt mit gelblichen, honigfarbigen Krusten, die den Bart verfilzen. Sie hat auch zwei Fälle von Epitheliom geheilt, wo das Krebsgewächs mit diesen honigfarbigen Krusten bedeckt war.

Nächstdem wollen wir studieren die

Berberidaceae.

Aus dieser Ordnung haben wir nur zwei Mittel zu studieren Zeit, nämlich *Berberis vulgaris* und *Podophyllum peltatum.*

Berberis vulgaris.

Berberis vulgaris gehört zur Ordnung der Berberidaceae neben *Caulophyllum* und *Podophyllum.* Sie enthält ein Alkaloid, *Berberin,* das, nebenbei gesagt, auch in *Hydrastis canadensis* sich findet. Einige Chemiker haben auch behauptet, daß das, was als *Hydrastinum muriaticum* verkauft wird, gar nicht *Hydrastin,* sondern *Berberinum muriaticum* ist. Wird dies *Berberin* Tieren in großen Dosen gegeben, so macht es Unruhe, konvulsivisches Zittern, Durst, Durchfall und schließlich Lähmung der hinteren Extremitäten. Menschen werden weit weniger leicht, als niedere Tiere, damit vergiftet.

Berberis vulgaris wirkt mehr auf die Nieren und die Blase, als auf andere Körperteile; nächstdem auf die Leber und zuletzt auf die Schleimhäute. Sie affiziert auch die Lebenskräfte und schädigt die Nutrition, wie das eingefallene Gesicht und exzessive Prostration beweisen.

Zuallererst wollen wir die Nieren-Symptome als die wichtigsten in Betracht ziehen. Gerade wie ich *Digitalis* für verschiedene Krankheiten empfehlen würde, wenn die Herz-Symptome dafür sprechen, so möchte ich *Berberis* bei gewissen Affektionen empfehlen, bei Peritonitis, Metritis usw., wenn die Nieren-Symptome von *Berberis* vorherrschen. Wir finden in der Nierengegend stechende, grabende, ziehende Schmerzen, verschlimmert durch tiefen Druck, denn sie sitzen offenbar in den Nieren selbst. Diese ziehenden Schmerzen gehen den Rücken hinunter nach dem Becken, entlang dem Verlauf der Ureteren. Es findet sich eine Art von spannendem, drückendem Schmerz quer durch das Kreuz; im Rücken Gefühl von Steifheit und Taubheit; Schmerzen stechender oder ziehender Art strahlen von den Nieren hinunter ins Kreuz. Ein anderes Symptom, das der *Berberis* eigentümlich zu sein scheint, ist ein Gefühl von Aufsprudeln, als ob Wasser durch die Haut herauskäme. Das ist ein eigenartiges Symptom, und zwar ein solches, das ganz entschieden auf *Berberis* als Heilmittel hinweist.

Kommen wir nächstdem zur Blase, so finden wir hier sehr ausgesprochen Schneiden in der Blase, das sich die Urethra hinunterzieht, brennender Schmerz auch nach dem Harnen. Der Harn selbst ist sehr charakteristisch. Er ist gelb, trübe und flockig. Zuweilen ist der Satz weißlich, später wird er rot und mehlig. Bei diesen Harn-Symptomen finden sich die schon erwähnten ziehenden Schmerzen. Wenn Sie nun irgendwo solche Nieren- und Blasen-Symptome haben, so müssen Sie an *Berberis* denken, mag es sich um Entzündung des Uterus, der Därme, des Peritoneum oder irgendeinen anderen Körperteils handeln. Das Gesicht hat meist den Ausdruck tiefliegenden Leidens, ist eingefallen und sieht verfallen aus. Große allgemeine Prostration.

Zuweilen findet sich derselbe Zustand bei Leberaffektionen. Sie bemerken ganz charakteristisch stechenden Schmerz unter dem Rand der falschen Rippen rechterseits. Diese Schmerzen scheinen von der Lebergegend hinunter in den Bauch zu schießen. Solche Symptome können auf Gallensteine hinweisen.

Die Stühle von *Berberis* sind von heftigem Brennen im After begleitet, als ob die Umgebung wund wäre; häufiger oder fortwährender Drang zum Stuhl. Diese Symptome haben die Anwendung von *Berberis* bei Fistula ani veranlaßt.

Bei Fisteln vergleiche *Silicea, Sulfur, Ignatia* und *Calcarea phosphorica;* das letztere, wenn Lungen-Symptome zugegen sind als Ergebnis einer Operation.

Sie können *Berberis* auch geben bei Leiden der Frauen, wenn Weißfluß oder Regelschmerz verbunden ist mit den eigenartigen Harn-Symptomen des Mittels.

Berberis muß neben *Pareira brava* studiert werden. Der Unterschied zwischen den beiden Mitteln ist folgender: Bei letzterem Mittel gehen die ziehenden Schmerzen die Schenkel hinab, während bei ersteren sie selten weiter als bis zu den Hüften gehen, und der Kranke ist nicht imstande, den Harn zu lassen, ohne auf die Arme und Knie hinunterzugehen. Der Harn ist ammoniakalisch.

Wir können *Berberis* auch geben bei Gelenkleiden, wenn jene ziehenden und brennenden Schmerzen und jenes Aufsprudelgefühl zugegen. Sie ist auch ein sehr brauchbares Mittel bei Rheumatismus und Gicht, wenn die charakteristischen Harn-Symptome zugegen sind. Daher steht sie neben *Lithium carbonicum, Acidum benzoicum, Calcarea carbonica* und *Lycopodium.*

Acidum benzoicum ist nützlich bei Gicht und Rheumatismus mit Harn-Symptomen, wenn der Harn sehr streng riecht und dieser Harngeruch ähnlich dem des Pferdeharns ist.

Calcarea carbonica hat sehr stinkenden Harn mit weißem, stark trübem Sediment.

Lycopodium ist nützlich bei Rheumatismus oder Gicht, wenn der Harn Sediment von Harnsäure hat.

Podophyllum peltatum.

Podophyllum peltatum ist der Alraun oder Maiapfel; es gehört auch zur Ordnung der Berberidaceae. Es ist eine Pflanze, die etwa zwei oder drei Fuß hoch wächst, deren Blätter sich ausbreiten wie eine offene Hand. Es findet sich meistens am Waldrand. Die in der Medizin gebrauchten Teile sind die Wurzel und die Frucht der Pflanze. Äußerlich appliziert, verursacht *Podophyllum* Wundheit der Haut, ähnlich dem Intertrigo. Gelangt etwas Pflanzenpulver in die Augen, so ruft es Augenentzündung und sogar perforierende Hornhautgeschwüre hervor.

Der Zentralangriffspunkt des Mittels liegt aber im Unterleib. Bald nachdem es genommen ist, treten Durchfall auf, Kolikschmerzen, der wohlbekannte Frühstuhl, der wie Wasser aus einem Hydranten hervorspritzt, und dem Aufstoßen und Erbrechen vorhergeht und spastische Kontraktion des Magens, die das Kind aufschreien läßt; der Durchfall läßt uns denken an *Sulfur, Dioscorea, Bryonia, Natrium sulfuricum* und an einige andere Mittel. Die Stühle erfolgen unmittelbar nach dem Essen, wie bei *Croton Tiglium* usw.

Außer auf die Därme finden wir *Podophyllum* auf die Leber wirkend, und in dieser Beziehung wurde das Mittel hauptsächlich gebraucht. Bei der torpiden oder chronischen Leberkongestion ist es indiziert. Die Leber ist geschwollen und empfindlich; Friktion im rechten Hypochondrium lindert diese Empfindung. Gesicht und

Sklerotica sind gelb gefärbt. Schlechter Geschmack im Munde, offenbar entstanden durch die Degeneration der Speisen im Darmkanal. Die Zunge ist gelb oder weiß belegt und hat den Abdruck der Zähne. Die Galle ist eingedickt in der Gallenblase und bildet Gallensteine; daher ist *Podophyllum* angezeigt bei jenem quälenden Leiden der Gallensteinkolik. Die Stühle sind von der schon erwähnten Beschaffenheit; oder der Stuhl ist verstopft und tonfarbig, weil die Galle fehlt. Diese *Podophyllum*-Symptome sind denen des *Mercurius* sehr ähnlich. Sie haben dem Mittel den Namen des vegetabilen Mercur verschafft. Es ist jedoch viel weniger schädlich als *Mercurius*.

Unter den Mitteln, die das Symptom haben: die Zunge zeigt den Abdruck der Zähne, steht *Mercurius* obenan in der Reihe. Ihm zunächst haben wir *Podophyllum* und dann *Yucca filamentosa* und schließlich *Rhus, Stramonium* und *Arsenicum metallicum*.

Podophyllum macht auch Prolapsus recti bei der Diarrhöe. Das Rectum fällt bei jedem Stuhl vor, besonders morgens. *Podophyllum* scheint auch die Fähigkeit zu haben, Prolapsus uteri mit den Begleit-Symptomen des Herabdrängens hervorzurufen und zu heilen, dabei Taubheit im linken Ovarium, die sich die Schenkel hinabzieht, Rückenschmerz und oft zusammen mit diesen Erscheinungen Prolapsus recti.

Als konkordante Mittel zu *Podophyllum* bei solchem Prolapsus haben wir *Nux vomica* und *Sepia;* die Indikationen dafür habe ich schon in einer früheren Vorlesung gegeben.

Sehr wenige würden an *Podophyllum* als ein Mittel gegen Tonsillitis denken, und doch hat es einige sehr klare Indikationen bei diesen Beschwerden. Die Störungen schicken sich an, plötzlich von der rechten Seite auf die linke Seite überzuspringen, wie *Lycopodium*. Dabei besteht große Trockenheit im Rachen, Verschlimmerung durch Schlucken von Flüssigkeiten und am Morgen; der Schmerz geht nach dem Ohr.

Podophyllum ist ein wertvolles Mittel in der Dentition. Es scheint nicht auf das Gehirn zu wirken, aber es macht Reflexirritation des Gehirns, mag sie von den Bauch-Symptomen allein oder von den Zähnen ausgehen. Die Symptome, welche es neben den gastrischen Symptomen indizieren, sind Winseln und Wimmern im Schlaf (nicht Aufschreien mit scharfem, plötzlichem Ton, wie bei *Belladonna*, sondern es ist ein kläglicher Schrei); das Kind knirscht mit den Zähnen; der Kopf ist nach hinten gezogen und rollt von einer Seite zur andern.

Ferner ist *Podophyllum* beim Fieber indiziert, gewöhnlich beim remittierenden, besonders beim biliösen remittierenden Fieber. Während des Frostes hat das Mittel nicht gerade charakteristische Symptome; aber während der Hitze ist der Kranke schläfrig und deliriert zuweilen.

Vierundvierzigste Vorlesung.

Mineralreich.

Ich will nun das Studium der Mittel beginnen, die wir dem Mineralreich entlehnen. Ich habe an der Tafel (siehe Seite 434) zu Ihrem Studium die Elemente mit einigen ihrer Verwandten zusammengestellt, geradeso, wie wir sie in der Chemie finden. Sie sind also nicht so arrangiert, wie es für die Materia medica paßt. Das ist kein absolutes Arrangement, das nicht geändert werden könnte, ohne seine Korrektheit zu verlieren. Ich wünsche hier, die allgemeine Idee von der Verwandtschaft der Mittel zu geben und speziell derer, die dem Mineralreich angehören. Befragen Sie die Chemie, so werden Sie finden, daß die Elemente elektrische Verwandtschaft zueinander haben. Sie besitzen eine polare Verwandtschaft zueinander, eine positiv-elektrische und eine negativ-elektrische. Gewisse dieser Elemente sind ausgesprochen negativ und andere geradeso bestimmt positiv. Einige Elemente, wie Gold, Silber usw., besitzen eine in der Mitte stehende Verwandtschaft, sind mehr neutral. Diese habe ich an dem neutralen Punkt des Magneten aufgestellt. Der Vorteil dieser Methode des Studiums wird klar werden, je weiter wir vorschreiten. Die negativ-elektrischen sind bekannt als Leiter von Licht, die positiv-elektrischen als Leiter von Wärme. Die extremen Wirkungen in dieser Beziehung werden an jedem Pol bemerkt und nehmen ab, je mehr wir uns der Biegung des Magnets nähern. Ein anderes der Beachtung wertes Faktum ist der allgemeine Satz: Die Elektronegativen wirken auf die Därme morgens, auf die Brust nachmittags; das heißt, sie wirken nach oben auf den Körper bei Tage. Gerade das Gegenteil gilt von den Elektropositiven. Diese wirken auf die Brust des Morgens und auf die Därme in der späteren Tageszeit. Die meisten von Ihnen kennen die Morgendiarrhöe von *Sulfur,* die den Kranken aus dem Bett treibt. Sie wissen, wie das Asthma von diesem Mittel nachmittags sich steigert. Nehmen wir die Mittel an dem andern Extrem, so haben wir die Kalisalze als Beispiele; Sie wissen, daß sie Verschlimmerung ihrer Brust-Symptome vormittags haben und ihrer Darm-Symptome nachmittags. Das ist also ein ganz allgemeiner Satz, der aber Ihnen sehr nützlich sein kann, um Ihnen die Unterscheidung zwischen den Mitteln zu erleichtern. Ich will das illustrieren. Sie haben einen Fall von Skrofeln und Sie sind genötigt, sich zu entscheiden zwischen *Sulfur* und einem Kalksalze. Sie werden mit Erstaunen sehen, wie ähnlich manche der Symptome dieser beiden Mittel sind. Gerade das Faktum der Diarrhöe, die morgens oder nachmittags eintritt, ohne Bedeutung vielleicht unter andern Umständen, wirkt als Symptom der Unterscheidung zwischen diesen beiden Mitteln. Wenn ich nun diesen Satz aufstelle, so meine ich nicht, daß, weil *Sulfur* morgendlichen Durchfall macht, es i m m e r das Heilmittel sein müsse, wenn dies Symptom zugegen ist; sondern ich meine, daß, wenn Sie genötigt sind, zwischen zwei in entgegengesetzter Richtung wirkenden Mitteln sich zu entscheiden, diese Verwandtschaft von großer Wichtigkeit wird. Je mehr die Mittel oder Chemikalien dem Neutralpunkt des Magnets sich nähern, desto weniger werden Sie diese Wirkungen ausgesprochen finden, bis sie schließlich unmerkbar werden.

Es gibt noch ein anderes Faktum, das wir aus dieser Zusammenstellung der Mittel kennen lernen können. Sie bemerken, daß wir hier Oxygen und *Sulfur* haben. Das sind chemische Elemente, die in der Chemie nahe beieinander stehen und nicht bloß als Chemikalien, sondern auch als Arzneien ähnlich sind. Zunächst in der Liste haben wir Nitrogen, das in der Medizin als *Acidum nitricum* Verwendung findet. Darunter haben wir eine Reihe von Mitteln, die in der Chemie eine als Halogene bekannte Gruppe darstellen; es sind *Fluor, Acidum fluoricum, Jod, Brom* und *Spongia.* Letzteres Mittel hat hier seine Stelle nicht als chemische Substanz, sondern als Mittel, das seine arzneilichen Eigenschaften dem *Jod* und *Brom* verdankt, die es enthält. Es ist von praktischem Wert, diese Mittel in dieser Verbindung im Gedächtnis zu haben, weil sie nicht bloß chemisch, sondern auch medizinisch ähnlich sind. Ferner setzt diese Gruppierung der Mittel Sie in den Stand, eine Gruppe von Mitteln gegenwärtig zu haben, aus denen Sie eins als passend für den vorliegenden Fall wählen können. Ich habe Cyanogen hier aufgeführt, weil es wichtige chemische und medizinische Verwandtschaft zu den Halogenen hat. Darunter haben wir die Kohlengruppe, *Carbo veg., Carbo animalis, Anthrakokali,* den Diamant und *Graphites.* In diese Gruppe habe ich auch *Petroleum* und *Cosmolin* gestellt, zwei ölige Substanzen, reich an Kohle, die manche Ähnlichkeit mit den reinen Kohlen haben.

Sie werden in einer künftigen Vorlesung finden, daß ich Ihnen Charakteristika aufweisen kann, die allen Kohlen zukommen. Sie werden sagen, hier ist ein Kranker, der ein Kohlenpräparat nötig hat, welches soll es sein? Das bestimmen Sie in derselben Weise, wie Sie eins der Halogene wählen. Nächstdem haben wir eine Gruppe, die aus *Phosphorus* und seiner Säure und *Arsenicum* be-

Elektro —	Elektro +
Oxygen. *Ozon.* *Acidum nitricum.* *Amylium nitrosum.*	*Antozon.*
Sulfur. *Selenium.* *Acidum sulfuricum.* *Carboneum sulf.*	*Hydrogen.*
Acidum fluoricum. *Jod.* *Spongia.* *Bromum.* *Chlorum.* *Acidum muriaticum.* *Cyanogen.*	*Ammonium.* *Kalium.* *Natrium.* *Lithium.*
Carbo vegetabilis. *Carbo animalis.* *Graphites.* *Petroleum.* *Cosmolin.* *Silicea.*	*Calcarea.* *Baryta carbonica.* *Strontiana carb.*
Phosphorus. *Acidum phosph.* *Arsenicum album.* *Arsenicum jodatum.* *Tellurium.* *Antimonium crud.* *Antimonium tart.*	*Zincum.* *Magnesium.* *Cadmium.* *Alumina* *Plumbum.* *Stannum.*
Aurum. *Argentum.* *Mercurius.* *Thallium.* *Cuprum.*	*Ferrum.* *Manganum.* *Niccolum.* *Kobaltum.*
Platina. *Palladium.* *Osmium.*	*Iridium.* *Indium.* *Rhodium.*

steht. Darunter haben wir *Tellurium, Antimonium crudum* und *Antimonium tartaricum,* welches ähnlich genug dem Schwefelantimon ist, um ihm zur Seite gestellt zu werden. Diese Gruppe von Mitteln besitzt viel Ähnlichkeit. *Phosphorus* und *Arsenicum* stehen fortwährend im Geiste des Arztes sich gegenüber, und es ist oft schwer für ihn, zu unterscheiden, welches er geben soll. Die Antimonpräparate sind ähnlich in der Form und isomorph mit *Sulfur* und *Selenium.* Ein anderes Faktum, das wir der Chemie entlehnen können, ist, daß Substanzen von ähnlichen kristallinischem Gefüge ähnliche medizinische Wirkungen haben. Solche Substanzen vertreten einander oft in der Chemie. Ich gebe Ihnen diese Fakta, damit Sie eine rationelle Auffassung der Mittel bekommen, nicht nur als Individuen, sondern als im Einklang mit der Natur und mit sich selbst. Hierunter haben wir die Edelmetalle Gold und Silber. Dann gehen wir auf dieser Seite weiter und zeichnen dieselbe Verwandtschaft wie auf der andern. Jeder weiß, wie nahe verwandt chemisch und medizinisch *Barium* und *Strontium* sind. Diese Verwandtschaft gleicht sehr der Ähnlichkeit der Entstehung. Sie sind nicht darnach angetan, gut aufeinander zu folgen. Hier sind *Sulfur* und *Acidum sulfuricum.* Nehmen wir einmal an, Sie haben zwischen ihnen zu entscheiden und es handele sich um einen verwickelten Fall. Sie sagen: „Ich will *Sulfur* geben, und ist es morgen nicht besser, dann werde ich *Acidum sulfuricum* geben.“ Das ist schlechte Praktik. Es würde viel besser sein, zu sagen: „Ich will heute *Sulfur* geben und *Calcarea* morgen.“ Warum? Es sind ähnliche Mittel, aber ganz verschieden in ihrer Familienverwandtschaft. Warum betone ich diese beiden Verwandtschaften? Weil ich wünsche, daß Sie unterscheiden zwischen dem, was gleich, und dem, was ähnlich ist. *Ignatia* und *Nux vomica* sind so ähnlich, als wären sie dasselbe. *Ignatia* und *Zincum* sind konkordante Mittel, die ähnlich, aber nicht identisch sind. Sie bemerken, daß ich Hydrogen über alle Kalisalze gestellt habe. Sie bemerken, daß hier Antozon steht. Ozon ist negatives Oxygen, und Antozon ist positives Oxygen. Ozon findet sich in der Seeluft, und wie oft senden Sie Ihre Kranken an die Seeküste zur Heilung. Wir können ein hygienisches Faktum aus diesem Satz entnehmen; habe ich einen Kranken, der so etwas von *Sulfur*-Krankem ist, so würde ich glauben, daß Seeluft ihm gut täte, weil Seeluft reich an Ozon ist und Ozon im allgemeinen für seinen Zustand paßt. Andererseits, wenn er mehr zu der „Salz“-Klasse der Mittel gehört, würde ich ihn nicht an die Seeküste schicken. Ich würde ihn dahin schicken, wo es Antozon gibt, also in Nebelgegenden. Wir wollen nun daran gehen, die aus dem Mineralreich stammenden Mittel zu studieren. Was wir von der Stunde noch übrig haben, will ich auf die Betrachtung von *Selenium* verwenden. Morgen wollen wir den König der Arzneien, *Sulfur,* studieren.

Selenium.

Selenium. { *Arum triph.* / *Caust., Carbo veg., Phosphor., Spong.* / *Sulfur.* }

< *China.*
< *Pulsatilla.*
> *Ignatia.*
> *Wein.*

Selenium ist isomorph mit *Sulfur* und ähnelt ihm chemisch und medizinisch. Es hat sehr geringe Einwirkung auf das Blut und die Lymphgefäße. Aber es wirkt auf das Nervensystem. Wir finden es oft heilsam bei nervösen Leiden. Es scheint Schwäche oder allgemeine Hinfälligkeit hervorzubringen, die sich auf alle Körperteile erstreckt. Die Schwäche zeigt sich durch baldige Ermüdung bei irgendwelcher Anstrengung oder Arbeit. Wenn der Kranke etwas spät in die Nacht hinein aufbleibt oder seinen Geist etwas zu sehr anstrengt, so ist er den ganzen nächsten Tag erschöpft und daher unbrauchbar für geistige und physische Arbeit. Besonders wirkt warmes Wetter auf ihn ermattend ein. Es ist evident, daß warmes Wetter ihn ermattet, denn die Mattigkeit wächst mit der Erwärmung des Körpers, und er wird kräftiger, wenn die Sonne sinkt und die Temperatur mit ihr. Er ist träge wegen dieser Mattigkeit. Er sehnt sich nach Schlaf aus reiner Erschöpfung, und doch fühlt er sich nach Schlaf immer schlechter. Er kann nicht die geringste körperliche Anstrengung aushalten, daher befindet er sich schlechter durch Samenverlust, sowohl willkürlichen, als unwillkürlichen. Als Folge des Samenverlustes findet sich am nächsten Tage Reizbarkeit, Benommenheit des Geistes, Kopfschmerz, fast paralytische Schwäche des Rückens, Abgang von Prostatasaft, Samentröpfeln während des Schlafes und nach Stuhlgang und Harnen. Sie werden nun sofort die Ähnlichkeit des Mittels mit *Sulfur* bemerken. Beide haben üble Folgen von geistiger Anstrengung und Schlafverlust, und beide haben unwillkürlichen Samenabgang und Prostatorrhöe. Der Unterschied liegt darin, daß bei *Selenium* die Erschlaffung schlimmer ist. Hier finden Sie zwei Substanzen passend unter ähnlichen Umständen, und doch ist jener Schatten von Unterschied genügend, um Ihnen das Urteil zu ermöglichen, welche die nützlichere für Ihren Fall ist. Beide haben Impotenz. Bei *Sulfur* ist mehr Kälte und Runzeln an den Geschlechtsteilen. Bei *Selenium* mehr von jenem totalen Hinsein oder Erschlaffen, bei dem der Same unwillkürlich und in Tropfen abgeht.

Wir können auf *Selenium* hingewiesen werden bei den üblen Folgen des Typhus. Wenn der Kranke wieder anfängt, umherzugehen, so ist so große Schwäche des Rückenmarks vorhanden, daß er fürchtet, gelähmt zu werden. Wiederum sehen Sie hier die große Ähnlichkeit zwischen *Sulfur* und *Selenium*. *Sulfur* ist unschätzbar bei der Erschöpfung, die eine Folge langanhaltender Krankheiten ist. Das haben wir ebenfalls bei *Selenium*. *Selenium* hat aber nicht solche charakteristische *Sulfur*-Symptome, wie z. B. Hitzeüberlaufen bei der geringsten Bewegung. *Sulfur* hat mehr jenes Gefühl von Hinsein und Schwäche am Vormittag, was bei *Selenium* nicht beobachtet wird.

Wir finden *Selenium* auch indiziert bei Kopfschmerz nervösen Ursprungs. Der Schmerz ist stechender Art, sitzt gewöhnlich über dem linken Auge und verschlimmert sich von der Sonnenwärme. Sie bemerken hier wieder, wie warmes Wetter den *Selenium*-Kranken beeinflußt. Die Kopfschmerzen kehren ganz periodisch jeden Nachmittag wieder und verstärken sich durch jeden starken Geruch, wie von Tuberosen, Moschus usw. Dieser Kopfschmerz ist augenscheinlich nervös, weil er mit tiefer Melancholie verbunden ist und mit profuser Entleerung hellen, flüssigen Urins. Sie finden dies letztere Symptom oft bei hysterischen Kranken. Andere Mittel jedoch haben dies noch ausgesprochener, als zum Beispiel *Gelsemium, Ignatia, Lac defloratum, Moschus* usw.

Wieder ein anderes Anzeichen für die Nervosität dieses Kopfschmerzes findet sich in dem Umstand, daß der Kranke ihn verschlimmert durch Trinken von Tee und durch gewisse Säuren, besonders Limonade. Selbst Tamarindenwasser verschlimmert. Auch hier wieder haben wir die Ähnlichkeit mit *Sulfur* in der periodischen Wiederkehr des Kopfschmerzes. Bei *Sulfur* jedoch kehrt er nicht jeden Nachmittag, sondern jede Woche wieder; auch hat dies Mittel nicht die Verschlimmerung durch Tee, wohl aber durch Kaffee.

Sie werden beide Mittel indiziert finden beim Kopfschmerz der Säufer und derjenigen, die viel geschwelgt haben. Der *Sulfur*-Kopfschmerz wird schlimmer durch alle Arten alkoholischer Getränke. Der *Selenium*-Kopfschmerz bessert sich manchmal durch Branntwein, wie auch die gastrischen Symptome. Sie werden finden, daß der Kranke Verlangen nach Branntwein hat. Das ist nun nicht das Verlangen, wie die Säufer es haben. Es ist Folge einer eigenartigen Schwäche im Magen, in welchem das Gefühl ist, als brauche der Kranke etwas, ihn zu stimulieren, und Branntwein wird verlangt, weil er temporär palliativ einwirkt. Dasselbe Symptom finden Sie bei *Staphisagria* und *Hepar sulfuris,* die beide jene große Erschlaffung und das Zerren oder Verlangen nach Tonus in den Magenwänden haben, und daher ungenügende Absonderung von Magensaft.

Selenium ist indiziert bei einer eigentümlichen Art von Verstopfung. Es wurde uns gut empfohlen, aber es ließ mich im Stich bei einem Fall, wo ich es anwandte. Die Verstopfung, gegen die es indiziert ist, hängt nur von Atonie des Darmkanals ab. Peristaltische Aktion ist fast Null, so daß die Fäces kompakt werden. Die Fäces sind hart und trocken wegen Absorption ihrer Feuchtigkeit, und ihre Entfernung erheischt künstliche Mittel, aber *Selenium* soll das Rectum tonisieren und die Rückkehr dieser Erscheinung verhüten. Dasselbe Symptom findet sich bei *Alumina, Opium, Plumbum* und *Bryonia,* aber diese sind wahrscheinlich nicht so oft in der Rekonvaleszenz indiziert.

Eine andere Eigentümlichkeit von *Selenium,* die seine Symptome qualifiziert, ist die Art des Schlafes. Der Kranke hat einen Katzenschlaf. Er erwacht oft des Nachts oder wird durch jede leise Störung erweckt. Er erwacht genau zur selben Stunde jeden Morgen vor seiner gewöhnlichen Aufstehzeit, zu welcher Zeit alle seine Hauptbeschwerden sich verschlimmern. Hierin ist wieder *Sulfur* ähnlich. Dieser „Katzenschlaf" ist für *Sulfur* charakteristisch. Die eigentliche Schlaflosigkeit von *Sulfur* ist folgende: Der Kranke erwacht aus dem Schlaf und ist dann sehr munter und nicht imstande, wieder einzuschlafen. *Sulfur* hat nicht diese periodische Stunde des Aufwachens jeden Morgen, die auf *Selenium* hinweist.

Eine andere Ähnlichkeit zwischen den beiden Mitteln werden Sie in den Hautaffektionen finden. *Selenium* ist nützlich bei Hautkrankheiten, besonders wenn Jucken in den Hautfalten, wie zwischen den Fingern und an den Gelenken, besonders am Knöchelgelenk, vorhanden ist. Das Jucken kann auch an kleinen Stellen auftreten und ist verbunden mit Prickeln, was wieder die Beteiligung des Nervensystems anzeigt. Die Haare fallen aus am Kopfe, an den Augenbrauen, im Bart und an anderen Körperteilen. Sie finden auf der Kopfhaut einen ekzematösen Ausschlag, der nach dem Kratzen eine seröse Flüssigkeit ausschwitzt. Hier wieder eine schlagende Ähnlichkeit mit *Sulfur,* aber der Unterschied von diesem Mittel besteht in diesem stellenweisen Kriebeln, wenn der Kranke alt genug ist, seinen Zustand zu beschreiben.

Wir finden zuweilen, wenn auch nicht oft, daß *Selenium* wie *Sulfur* bei chronischen Leberaffektionen indiziert ist. Speziell findet es Anwendung bei Vergrößerung der Leber mit Appetitverlust, besonders morgens; dabei weißer Belag der Zunge, wodurch es sich sofort von *Sulfur* unterscheidet. Wenn ferner *Sulfur* Appetitverlust hat, so hat er vermehrten Durst, was bei *Selenium* nicht der Fall ist. Es sind scharfe, stechende Schmerzen in der Lebergegend vorhanden, schlimmer bei jeder Bewegung und schlimmer bei Druck. Empfindlichkeit der Leber findet sich und ein eigentümlicher feiner Ausschlag auf der Lebergegend. Ist dieser vorhanden, so ist *Selenium* das einzige passende Mittel, an das Sie bei Ihrem Fall denken können.

Selenium hat eine sehr ausgesprochene Einwirkung auf Kehlkopf und Lungen. Etliche Tiere wurden durch *Selenium* vergiftet. Es brachte Entzündung der Kehlkopfschleimhaut hervor, Kongestion der Lungen mit Exsudation in die Lungensubstanz. Die Untersuchung post mortem erwies die Schleimhaut kongestioniert mit dunkelpurpurfarbigen Stellen hier und da in derselben.

Blutaustritt und schaumiges Serum erfolgte durch den Schnitt des Messers. Ich habe *Selenium* mit Erfolg gegeben bei Heiserkeit der Sänger, besonders wenn die Heiserkeit sich einstellt, sobald sie zu singen anfangen. Es kann auch gegeben werden, wenn Heiserkeit eintritt nach längerem Gebrauch der Stimme. Dabei häufiges Bedürfnis, den Hals zu reinigen wegen Anhäufung klaren, stärkeähnlichen Schleims. Solche Symptome erregen sehr den Verdacht beginnender tuberkulöser Laryngitis. Hier steht *Selenium* zusammen mit *Arum triphyllum, Spongia, Causticum, Carbo veg.* und *Phosphorus.*

Arum triphyllum hat ganz verschiedene Einwirkungen, aber es hat eine stark symptomatische Ähnlichkeit mit *Selenium.* Es ist auch nützlich bei Heiserkeit der Sänger und Redner, aber es ist speziell indiziert, wenn die Stimme plötzlich umschlägt beim Gebrauch. Zum Beispiel, der Kranke spricht in gewöhnlichem Tone fort, dann bricht sich plötzlich die Stimme und geht in eine höhere Lage hinauf.

Die Antidote von *Selenium* sind *Pulsatilla* und *Ignatia. China* und Wein sind ihm feindlich. Die durch *Selenium* verursachte Schwäche wird, wie Hahnemann sagt, durch *China* bedeutend gesteigert. Die von *Selenium* erzeugte Abmagerung ist sehr ähnlich der von *China.* Wir haben Schwäche und Abmagerung infolge von Säfteverlusten. Das findet sich auch bei *China;* und doch sind die beiden Mittel sich feindlich.

Fünfundvierzigste Vorlesung.

Sulfur.

Sulfur.

↓ ↓ ↓

Calc. carb. *Aconit.* *Aloë.*

Psorinum.
Merc., Acidum nitr., Lach.
Nux., Puls., Bryonia.
Baptisia, Arsenicum.
Calc. carb., Lyc., Silic., Sepia.
Aconitum, Bellad., Bryonia.
Phosph., Ant. tart., Arsenic.
> *Nux., Puls., Mercurius.*

Sulfur ist ein Element, mit dem Sie ganz vertraut sind. Wenn Sie das Mittel selbst zubereiten, so müssen Sie sehr darauf bedacht sein, daß Sie es vollständig rein erhalten. Der sublimierte Schwefel, den Sie in den Läden kaufen, ist sehr unrein. Er enthält etwas schweflige Säure, etwas *Selenium* und auch oft *Arsenic.* Wenn chemische Substanzen solcherweise in der Natur zusammen vorkommen, dann müssen sie auch medizinische Beziehungen zueinander haben. Es findet auch eine Beziehung zwischen der Pflanze und dem Boden statt, auf welchem sie wächst. Demnach hat *Belladonna,* die im Kalkboden wächst, arzneiliche Beziehung zu *Calcarea. Agaricus* wird nie wachsen, wo Kohle vorhanden ist. Sie werden keine Beziehungen zwischen *Agaricus* und den Kohlen finden. *Cistus canadensis* wächst, wo Glimmer sich findet, daher dürfen Sie einige Beziehungen zwischen diesem Mittel und *Magnesium* erwarten.

Von *Sulfur* darf man behaupten, daß er das Zentralmittel unserer Materia medica ist. Er hat ganz bestimmte Beziehungen mit fast allen Mitteln, die wir gebrauchen. Die große Brauchbarkeit des *Sulfurs* stammt von dieser Eigentümlichkeit; er ist unsere Haupthilfe bei fehlender Reaktion. Wenn der Körper nicht auf das gut gewählte Mittel zu reagieren vermag, gleichgültig, um welche Krankheit es sich handelt, mag es ein Leiden sein, das charakteristisch der Symptomatologie des *Sulfurs* entspricht oder nicht, so wird er oft das Mittel sein, den Fall zu klären und Reaktion hervorzubringen, und entweder selbst den Fall zu heilen oder den Weg für ein anderes Mittel zu ebnen, das nun heilen wird. Diese Eigenschaft des *Sulfurs* kommt von seiner Beziehung zu dem, was Hahnemann Psora nannte. Hahnemann glaubte, was auch praktisch wahr ist, daß, wenn eine Krankheit unterdrückt ist (und eine Krankheit ist unterdrückt, wenn sie von der Haut nach dem Innern des Körpers getrieben ist), eine Konstitution oder Dyskrasie sich bildet, die nachher jede Abnormität, an der der Kranke leiden kann, modifizieren wird. Zum Beispiel, ein Hautausschlag ist durch äußerliche Mittel abgetrocknet oder nach innen getrieben. Später (es kann einige Zeit darüber hingehen) tritt ein anderes Leiden ein. Dies braucht nun nicht notwendigerweise als Hautaffektion aufzutreten. Pathologisch kann es ganz verschieden davon sein. Zum Beispiel, als Folge einer Erkältung bekommt der Kranke Pneumonie. Jener unterdrückte Hautausschlag modifiziert die Krankheit so, daß sie nicht heilt, bis jener selbige Ausschlag wieder auf der Haut erscheint, dann werden Sie erstaunt sein, zu sehen, wie prompt das Mittel, das vorher seine Wirkung versagte, nun den Fall heilt. Oft hat *Sulfur* solche unterdrückte Krankheiten wieder hervorgerufen, und in diesem Faktum liegt seine ausgedehnte praktische Verwendung. Besonders ist er anwendbar nach Unterdrückung der Krätze.

Sulfur ist speziell passend für Personen von mehr heller Gesichtsfarbe (obgleich auch dunkelfarbige Personen seinem Einfluß unterliegen können), die sich leicht ärgern. Er ist eins unserer Hauptmittel bei Behandlung des Negers. Ob dies abhängt von der rapiden Ausbreitung der Skrofeln bei dieser Rasse oder nicht, kann ich nicht sagen. Er paßt auch für Personen, die zu Hautaffektionen neigen, besonders für solche, die eine harsche, rauhe Haut haben, welche sehr leicht zu Ausschlägen mancherlei Art aufbricht, vom einfachen Erythem bis zum wirklichen Ekzem. Es stellt sich auch leicht ein unangenehmer Geruch aus dem Körper ein. Dieser Geruch mag teilweise von Unreinlichkeit herkommen, denn der Typus eines *Sulfur*-Kranken liebt nicht gerade das Wasser. Baden verschlimmert seine Leiden. Ferner ist ein positiver Ekel oder Abscheu vor Wasser vorhanden. Dieser eigentümliche unangenehme Geruch oder Hautdunst wird nicht durch Waschen beseitigt, daher müssen Sie ihn als eine Abnormität ansehen, die von unreiner Exkretion der Haut herstammt. Der Kranke ist mehr von grober Faser. Sein Haar ist harsch und grob. Verlangen nach alkoholischen Getränken ist vorhanden, besonders nach solchen grober Art, wie Bier, Ale, Whisky usw.

Der Kranke geht mehr gebückt wegen Schwäche des Rückens. Ferner, wie ich schon anführte, vermag er nicht, auf das augenscheinlich indizierte Mittel zu reagieren.

Bei mangelnder Reaktion steht *Sulfur* nicht allein. Ich habe schon von dem Werte des *Psorinum* in dieser Beziehung gesprochen. *Cuprum* ist auch in Betracht zu ziehen. Wir haben auch *Laurocerasus* bei Brustaffektionen, besonders bei Lungenleiden, die nicht recht auf die Behandlung ansprechen; *Valeriana* und *Ambra grisea* bei Nervenkrankheiten; und *Carbo vegetabilis,* besonders bei Bauchaffektionen und Collaps, der sich kundgibt durch kalten Atem, kalte Knie usw.

Nun will ich von der Einwirkung des *Sulfurs* auf die Zirkulation sprechen. In fast jedem Fall, wo er Heilmittel ist, werden Sie gestörte Zirkulation finden. Er scheint hervorragend auf die venöse Zirkulation einzuwirken, indem er eine Art von Plethora hervorruft. Aber das ist keine wahre Plethora. Das ist eine Folge von Unregelmäßigkeiten in der Blutverteilung, bei der gewisse Partien des Körpers kongestioniert werden. Die Kongestionen, allgemein gesprochen, sind solche, wie sie besonders aus Abdominalstörungen hervorgehen, besonders Anfüllung des Pfortadersystems, ein heutzutage sehr häufiges Leiden. Speziell ist *Sulfur* indiziert bei Plethora, die entstanden ist aus plötzlichem Aufhören gewohnter Ausscheidung, besonders des Hämorrhoidalflusses. Zum Beispiel, Hämorrhoiden haben plötzlich aufgehört zu bluten, und Vollsein der Leber usw. zeigen, daß Kongestion dieser Teile eingetreten ist. In solchen Fällen wird *Sulfur* die Kongestion mildern und die gewohnte Ausscheidung wieder herbeiführen. Dann mögen Sie mit *Sulfur* oder einem andern Mittel, das den Indikationen des Falles entspricht, vorgehen, um diese abnorme Ausscheidung auf richtigem Wege zu heilen.

Die Kopfkongestion, bei welcher *Sulfur* indiziert ist, ist verbunden mit Sausen in den Ohren (weil Kongestion nach den Gehirnnerven stattfindet), Röte des Gesichts, welch Symptom sich in der freien Luft verschlimmert und im warmen Zimmer sich bessert. Schwere- und Vollheitsgefühl im Kopf fast zum Bersten. Verschlimmerung beim Bücken.

Sulfur ist häufig indiziert bei Brustkongestion mit oder ohne Bluthusten. Große Atemnot ist vorhanden. Der Kranke empfindet Oppression und verlangt, daß alle Türen und Fenster geöffnet werden. Mit diesen Symptomen verbunden ist heftiges Herzklopfen, da dies Organ den vermehrten Blutzufluß zur Brusthöhle zu kompensieren sich bemüht.

Wenn mir der Ausdruck gestattet ist, so ist zuviel Blut im Herzen. Das Blut strömt in dies Organ und wird nicht schnell genug durch dessen Kontraktionen entleert. Das ist ein sehr häufiges, *Sulfur* indizierendes Symptom und weist speziell auf *Sulfur,* wenn der Kranke nachts gestört wird durch plötzliches Hinströmen des Blutes nach dem Herzen, durch heftiges Herzklopfen, Luftschnappen, Gefühl von Erstickung, wenn nicht frische Luft geschöpft werden kann. Diese Symptome können auch im Verlauf des Tages beobachtet werden, wenn der Kranke eine Höhe ersteigt oder sich anstrengt, wobei das Herz genötigt ist, extra zu arbeiten. Oft hat der Kranke das Gefühl, als wäre das Herz zu groß für die Brusthöhle, ein Symptom, das auch zu *Glonoinum, Eupatorium perfoliatum* und *Grindelia robusta* gehört.

Als weiteres Kennzeichen der unregelmäßigen Blutverteilung bei *Sulfur* haben wir Röte der verschiedenen Körperöffnungen. Dies Symptom ist sehr charakteristisch für das Mittel. Die Lippen haben intensiv rote Färbung. Dies Symptom indiziert *Sulfur* oft bei Pneumonie, Scharlach, Dysenterie und Anämie. Röte der Ohren kann bemerkt werden, selbst wenn der übrige Körper keine abnorme Färbung hat. Bei dieser letzteren Indikation hat *Sulfur* oft Ohrenschmerz bei Kindern verhütet. Wenn Ohrenschmerz trotzdem eingetreten, hat *Sulfur* oft Erysipelas verhütet. Wir finden diese Röte auch an den Augenlidrändern, die diesen das Aussehen gibt, als wären sie bemalt. Wir finden diese Röte am Anus mit Wundsein dieses Teils. Dies Symptom ist besonders nützlich bei Diarrhöe der Kinder. Das Kind schreit vor Schmerz bei der Entleerung. Dies Symptom allein kann Sie oft dahin führen, sich für *Sulfur* als das Heilmittel zu entscheiden. Dasselbe Symptom gilt von der Vulva, die rot gefunden wird.

Ein anderes und sehr häufiges Zeichen von Unregelmäßigkeit in der Zirkulation sind Hitzwallungen. Es handelt sich nicht besonders um die in der Klimaxis auftretenden Hitzwallungen, bei denen *Sulfur* indiziert ist, sondern um die Aufwallungen, die in jeder Krankheit auftreten können und die in der Rekonvaleszenz auftreten. Der „Wallung" folgt mehr oder weniger Schweiß, der Linderung bringt. Und ganz charakteristisch für *Sulfur* sind damit andere Symptome verbunden, zum Beispiel solche, wie Gefühl von Hitze auf dem Scheitel des Kopfes. Die Füße haben in solchen Fällen die Neigung, kalt zu werden, und der Kranke klagt über Schwächegefühl im Epigastrium, welches besonders sich verschlimmert vormittags von zehn bis zwölf Uhr. Obgleich Sie auch oft Wallungen mit *Sulfur* heilen, wenn dies Symptom nicht zugegen, so werden Sie nie fehlgehen, wenn Sie diese Hitze auf dem Scheitel des Kopfes, kalte Füße und Schwächegefühl im Epigastrium haben. Bei den Wallungen in der Klimaxis können Sie auch an *Lachesis* denken, *Acidum sulfuricum, Amylium nitrosum* und *Kali bichromicum,* bei schwacher Ohnmacht, die sich gegen 11 Uhr nachts einstellt, *Phosphorus, Hydrastis, Asa foetida* und *Zincum.*

Ein anderer Beweis für die Einwirkung des *Sulfurs* auf die Zirkulation wird durch das Fieber des Mittels geliefert. *Sulfur* ist nicht besonders indiziert bei typhösen oder septischen Zuständen. Es ist kein Zeichen vorhanden, daß *Sulfur* Veränderungen in der

Blutstruktur macht, wie sie dem Scharlach angehört, dem Typhus und den septischen Zuständen im allgemeinen, so daß wir von diesem Standpunkt aus *Sulfur* nicht geben könnten. Es sind andere Gründe, als septische Veränderungen, die uns bestimmen, *Sulfur* zu geben. Er ist indiziert, wenn das Fieber remittierenden oder kontinuierlichen Typus hat. Er kann nach *Aconit* gegeben werden, wenn trotz der Anwendung dieses Mittels die Haut trocken und heiß bleibt und keine Reaktion oder kein kritischer Schweiß eintritt, um die nötige Besserung zu bringen. Stunde für Stunde, Tag für Tag hält dieses Fieber an; daher sein Name: kontinuierlich. Oder es kann auch ein Fieber sein, das als „continua remittens" bezeichnet wurde; das heißt, es tritt eine Exacerbation jeden Abend ein und ein leichtes Fallen gegen Morgen, das Fieber geht aber nie ganz weg. Sie können *Sulfur* geben, wenn solches Fieber sich dem typhösen Zustand nähert, unter Leitung folgender Indikationen: Der Kranke fängt an, schlafsüchtig zu werden bei diesem Fieber. Seine Zunge ist trocken und rot an den Rändern und an der Spitze, und er beantwortet Ihre Fragen sehr träge und langsam. Der Kranke verbrennt sozusagen beim Fieber. Der Oxygenverbrauch des Körpers bringt diese Symptome hervor. *Sulfur* wirkt wunderbar in solchen Fällen.

Sulfur kann auch indiziert sein beim intermittierenden Fiebertypus. Er ist kein Spezifikum für intermittierendes oder Malariafieber und hat doch periodisch auftretende Symptome. In dieser Hinsicht müssen Sie ihn wählen wegen der wohlbekannten Symptome: Torpor mit Langsamkeit beim Beantworten von Fragen, Frostschauer will nicht aufhören trotz gut gewählter Mittel, besonders, wenn die Intermittens den remittierenden Typus annimmt, oder häufiger, wenn der Typus remittierend beginnt und dann in den intermittierenden übergeht. Er kann auch nötig werden bei Malaria-Neuralgie, die meistens im Gesicht auftritt, ganz periodisch wiederkehrt und andern Mitteln widersteht. Hier müssen Sie außerdem an *China, Arsenicum* und *Chininum sulfuricum* denken.

Ich möchte, daß Sie bei diesen Fiebern *Sulfur* neben zwei andere Mittel stellen. Diese folgen gewöhnlich auf *Sulfur*. In ihrer Symptomatologie passen sie für mehr vorgeschrittene Fälle, als *Sulfur*. Diese beiden Mittel sind *Baptisia* und *Arsenicum*. *Baptisia* ist der Typus für ein Fieber, das entschieden typhös ist in seiner Tendenz. Der Fall ist entschieden schlimmer, als der auf *Sulfur* weisende. Der Torpor beschränkt sich nicht auf jene Langsamkeit beim Antworten und Fragen, sondern geht bis zum Stupor, so daß der Kranke sogar einschläft, während er Ihnen antwortet. Die Zunge bekommt eine braune oder schwärzliche Farbe in der Mitte, und Schmutz bildet sich an den Zähnen. Die Absonderungen aus Mund und Därmen stinken; das Gesicht hat einen dummen

Ausdruck; das Blut ist wirklich dekomponiert durch septisches Gift oder durch die langanhaltende hohe Temperatur.

Arsenicum paßt für entzündliches Fieber, das weiter vorgeschritten, als das für *Sulfur* oder *Aconit* sprechende. Er hat etliche Symptome, die Sie an letzteres Mittel erinnern, besonders Unruhe, vollen, springenden Puls, heiße, trockene Haut, Angst und Todesfurcht; doch neben all diesen Symptomen zeigen sich tiefe Gewebsveränderungen. Die Entzündung geht bis zur Zerstörung der ergriffenen Teile, mag die Krankheit Typhus sein oder eine einfache entzündliche Affektion nach Erkältung, wie beim gastrischen Katarrh. Die Symptome verschlimmern sich nach Mitternacht; brennender Durst ist zugegen mit Verlangen, wenig und oft zu trinken, oder brennender Durst, und doch wird Wasser zurückgewiesen, weil es diese Symptome verschlimmert, besonders Brennen wie von glühenden Kohlen in dem affizierten Teil. Bei all diesen Symptomen kann das Gehirn vollkommen klar bleiben.

Nächstdem kommen wir zur Betrachtung der Einwirkung des *Sulfurs* auf das Lymphsystem und schließen in dies Kapitel die Lymphdrüsen und Lymphgefäße ein. *Sulfur* ist unsere Hauptstütze bei Skrofulose, die, wie Sie wissen, eine das Lymphsystem ergreifende Affektion ist. Er ist hier der Fürst unter den Mitteln. Er ist besonders nützlich beim ersten Beginn des Leidens, wenn sich die ersten Zeichen melden, besonders bei Kranken von dem Temperament, das ich Ihnen schon als charakteristisch für den *Sulfur*-Kranken beschrieben habe. Der Kranke schwitzt am Kopf, besonders während des Schlafes. Es ist auffallende Tendenz zu Ausschlägen vorhanden, wie Crusta lactea, Geschwüre und, bei älteren Kindern, Akne. Handelt es sich um ein Kind, so ist der Kopf groß im Vergleich zu dem übrigen Körper. Die Fontanellen, besonders die vordere, bleiben zu lange offen wegen mangelnden Wachstums der Knochen. Neigung zu Knochenaffektionen ist vorhanden, zu Karies und besonders, in früher Kindheit, zur Rachitis und Verkrümmung der Wirbelsäule. Das Kind hat Heißhunger. Dies zeigt sich durch gieriges Greifen nach allem, was ihm gereicht wird, mag es eßbar sein oder nicht, als ob es bis zum Sterben verhungert wäre. Die Assimilation ist mangelhaft. Die Drüsen sind so erkrankt, daß, obgleich genügende Nahrung dem Körper zugeführt wird, diese doch nicht zur Ernährung des Körpers geeignet ist, so daß das Kind immer Hunger hat und abgemagert ist. Das Kind sieht verschrumpelt und vertrocknet aus, wie ein alter Mann; die Haut hängt in Falten herunter und ist mehr gelblich, schrumpelig und schlaff. Das alles sind wertvolle Symptome für die Anwendung des *Sulfurs*. Sie können gelegentlich *Sulfur* anzuwenden haben im Anfang bei einer Art von negativem Zustand. Sie sind nach der Mehrzahl der Symptome überzeugt, daß Sie einen Fall von Skrofulose vor sich haben, und doch scheint kein

Mittel besonders indiziert zu sein. Dann mögen Sie *Sulfur* geben, der Ihnen die Symptome entwickelt und Ihnen zeigt, wohin Sie den Kampf zu richten haben.

Beim Marasmus der Kinder können Sie *Sulfur* geben, wenn etliche der schon erwähnten Symptome zugegen sind. Das Kind ist ungemein gefräßig, besonders um 11 Uhr vormittags. In bezug auf diesen 11-Uhr-Hunger möchte ich nun noch bemerken, daß, wenn Sie *Sulfur* mit Erfolg in solchen Fällen geben wollen, auch folgende Symptome zugegen sein müssen: Hunger um 11 Uhr vormittags, Hitze auf dem Scheitel und kalte Füße. Sind diese drei Symptome zugegen, so wird Sie *Sulfur* nie im Stich lassen. Ist Hitze auf dem Scheitel allein vorhanden, so müssen Sie an *Calcarea* oder *Phosphorus* denken.

Eine andere Affektion, über die ich bei dem Kapitel des Lymphsystems sprechen will, ist die Tuberkulose, nicht daß ich sagen will, daß Skrofulose und Tuberkulose identisch seien, sondern daß die Lymphgefäße viel mit der Verbreitung der Tuberkeln zu tun haben. *Sulfur* ist ein wertvolles Mittel bei Tuberkulose, gleichgültig, welcher Körperteil ergriffen ist. Er ist besonders nützlich bei tuberkulösem Hydrocephalus. Hier hat er viel geleistet, nicht im dritten Stadium, wenn fast keine Hoffnung mehr, sondern im Beginn des pathologischen Prozesses, wenn heftige Konvulsionen zugegen, plötzliche Blutwallung nach dem Gesicht; das Kind kann den Kopf nicht aufrecht halten wegen Schwäche der Nackenmuskeln. Das Kind will mit dem Kopf niedrig liegen. Dies Symptom ist sehr bezeichnend, weil, wenn der Kopf niedrig liegt, der Nacken sich weniger anzustrengen braucht, den Kopf aufrecht zu halten. Das Kind schreit im Schlaf auf. Oft zuckt beim Einschlafen das eine Bein oder beide Beine. Es schreit im Schlaf auf, wie vor Schreck. Das Gesicht ist rot und die Pupillen erweitert. Das ist kein Fall für *Belladonna*. *Belladonna* kann und wird niemals Meningitis tuberculosa heilen. Die Symptome haben die Neigung, mehr oder weniger periodisch aufzutreten. Verbunden mit diesen wenigen Gehirn-Symptomen werden Sie sehr viele Allgemeinsymptome haben, deren einige ich schon erwähnte und andere noch mitteilen werde. Wenn ich Ihnen diese Symptome in verschiedenen Gruppen gebe, so will ich nicht die Meinung hervorrufen, daß diese Symptome nur dieses Mittel indizieren, wenn sie in ihren diesbezüglichen Gruppen auftreten.

Bei Tuberkulose, welche die Lungen ergreift, ist *Sulfur* nur im Anfang indiziert. Ich möchte Sie hier warnen, wie Sie das Mittel zu geben haben. Unvorsichtig und unrichtig gegeben, überstürzt es die Krankheit, die Sie heilen wollten. Sie müssen Ihre Gaben nicht zu häufig wiederholen; und Sie müssen *Sulfur* niemals geben, wenn Sie nicht sicher sind, daß er das Heilmittel ist, denn *Sulfur* hat die Tendenz, alles, was im Körper schlafend liegt, aufzurütteln. Besondere Indikationen für *Sulfur* sind folgende: Im Körper Gefühl von zu großer Hitze. Der Kranke wünscht die Fenster geöffnet, gleichgültig, wie kalt es draußen ist. Häufige Hitzeaufwallungen, Leerheitsgefühl im Magen, Hitze auf dem Scheitel, kalte Füße usw. Herzklopfen beim Hochsteigen, Schmerz durch die linke Brust von der Brustwarze nach dem Rücken. Bei solchem Zustand nun können Sie *Sulfur* geben, so hoch, wie Sie wollen; eine, zwei oder drei Gaben, und dann warten Sie den Erfolg ab. Überwachen Sie Ihren Kranken sorgfältig, und in vielen Fällen werden Sie eine glückliche Kur machen, aber nicht in allen.

Bei Tuberkulose der Mesenterialdrüsen ist *Sulfur* indiziert durch die schon bei Abmagerung und Skrofulose erwähnten Symptome.

Sie können für Sulfur auch Indikationen haben bei Hüftgelenkleiden und bei der weißen Kniegeschwulst, die beide wahrscheinlich tuberkulösen Ursprungs sind. Sie werden bei der Wahl des Mittels unterstützt durch die allgemeinen Symptome.

Bei solchen tuberkulösen Leiden können Sie mit *Sulfur* vergleichen *Calcarea carbonica* und *Phosphorus*. Diese beiden Mittel passen für skrofulöse Kinder, besonders nach *Sulfur*. Sie sind mehr durch den allgemeinen Charakter des Kranken indiziert, als durch die Hirn-Symptome allein. Alle drei Mittel haben, wie Sie wissen, das unvollkommene Wachstum der Gewebe. Der *Sulfur*-Kranke pflegt magerer zu sein, als der *Calcarea*-Kranke; aber *Calcarea* paßt besonders für fette, schlaffe, äußerlich wohlgenährte Kinder; die Blässe und das weiche Fleisch zeigt Ihnen, daß die Entwickelung des Fettes auf Kosten anderer Gewebe vor sich gegangen ist. Der Schweiß beim *Sulfur*-Kranken stinkt; bei *Calcarea* findet sich der Schweiß auf der Kopfhaut und ist kalt.

Calcarea phosphorica gibt Ihnen folgende Symptome: Es ist mehr Neigung zu Abmagerung, als zu Fettsein; der Bauch ist groß, pflegt aber eher schlaff zu sein. Die Fontanellen, besonders die hintere, bleiben zu lange offen.

Noch ein anderes Mittel ist *Apis*. Sie wissen, daß *Apis* eins der besten Mittel gegen Meningitis tuberculosa ist. Sie ist dem *Sulfur* sehr ähnlich. Beide Mittel sind indiziert bei Hirn-Symptomen, die nach Unterdrückung von Ausschlägen entstehen, — *Sulfur*, wenn es sich um einen chronischen Ausschlag handelt, und *Apis*, wenn um einen akuten. Selbst hier kollidieren sie. Am besten macht sich die Unterscheidung durch folgendes: *Apis* ist indiziert, wenn ganz ausgesprochen Ergießung am Gehirn vorhanden; der Kranke stößt einen durchdringenden Schrei aus. Ferner muß man dann die Unruhe der beiden Mittel vergleichen. Bei *Sulfur* schläft der Kranke überhaupt nicht oder fährt plötzlich im Schlaf auf oder hat Katzenschlaf. Bei *Apis* haben wir folgendes Bild: das Kind ist schläfrig; es erwacht plötzlich aus dem Schlaf mit schrillem Schrei; es ist ganz oder zum Teil bei Bewußtsein; es ist schläfrig, kann aber nicht schlafen.

Sulfur wirkt ebenso mächtig auf das Nervensystem, als auf die Zirkulation. Er affiziert das Gehirn und macht zuerst etwas Alteration in den Funktionen dieses Organs. Zum Beispiel kann er nützlich sein bei hysterischen Zuständen, wenn die allgemeinen Symptome von *Sulfur* zugegen sind; wenn die Kranke die verrückte Idee hat, daß sie sehr reich sei; sie spielt und beschäftigt sich mit alten, schmutzigen Lappen mit Vergnügen und hält sie offenbar für schöne Dinge. Ein andermal findet sich tiefe Melancholie und gar keine Lust, etwas zu tun; sie ist vollständig gleichgültig. Das ist nicht die Gleichgültigkeit von *Acidum phosphoricum,* sondern die Unlust und Torpidität, die bei Hypochondrie sich sehr häufig findet. Zu andern Malen leidet die Kranke an Mania religiosa; auch diese Manie ist sehr egoistisch; die Kranke fürchtet, nicht selig zu werden; Angst um die eigene Seele mit vollständiger Gleichgültigkeit gegen das Heil anderer. Ein andermal sind die Kranken unerträglich reizbar und mürrisch; dies gilt besonders von Kindern.

Ferner kann *Sulfur* indiziert sein beim Hydrocephaloid. Ich habe ihn vollständig bewährt gefunden bei diesem Zustand und kenne ihn als unschätzbar. Das Hydrocephaloid tritt auf im Verlauf der Cholera infantum. Der kleine Kranke liegt fast im Stupor. Das Gesicht ist blaß und in kaltem Schweiß gebadet, besonders die Stirn. Verwechseln Sie den Fall nicht mit *Veratrum.* Die Augen sind halboffen, und die Pupillen reagieren sehr träge auf Licht; die Harnabsonderung ist unterdrückt, — ein sehr beunruhigendes Symptom; das Kind ruckt oder zuckt gelegentlich mit dem einen oder andern Glied und fährt hier und da aus dem Schlaf mit einem Schrei auf. Das ist ein Zustand, in welchem *Sulfur* zauberhaft wirkt, und zwar, mag die Diarrhöe anhalten oder nicht. Es gibt kein Mittel, das ihn ersetzen kann. In solchem Falle ist nicht das heftige Rollen des Kopfes vorhanden, das gerötete Gesicht oder das Aufschreien von *Belladonna,* auch nicht der Cri encéphalique, welcher der *Apis* zukommt, sondern eine Gruppe von Symptomen, die dem *Sulfur* eigentümlich ist.

Sulfur wirkt auf das Rückenmark, indem er hier verschiedene Zustände hervorruft; zuallererst ist er nützlich bei Spinalirritation. Beim Druck auf die Wirbel finden Sie, daß der Kranke zuckt. *Sulfur* kann auch gegeben werden bei Spinalkongestion, wenn das Leiden von Unterdrückung der Menses kommt oder, noch charakteristischer, von Unterdrückung des Hämorrhoidalflusses. Der Rücken ist so empfindlich, daß jedes plötzliche Anrühren des Körpers scharfe Schmerzen den Rücken entlang erregt; trockene Hitze, besonders im Kreuz, und dabei oft kalte Füße.

Wir finden ihn auch bei Paraplegie indiziert, Lähmung beider Beine. *Sulfur* hat dergleichen hervorgebracht und kann es heilen. Ich glaube nicht, daß *Sulfur* gut indiziert ist in weit vorgeschrittenen Fällen, die von Sklerosis oder Erweichung des Markes oder von chronischer Entzündung der Meningen herrühren; aber er hat genützt bei Paralyse beider Beine mit totaler Harnverhaltung und Taubheit bis zum Nabel hinauf. Wird der Harn durch den Katheter entleert, so findet man ihn trüb und sehr stinkend. *Sulfur* muß nun in solchen Fällen anhaltend gegeben werden. Ich muß gestehen, daß er nicht immer heilen wird, denn manche Fälle sind unheilbar, aber er wird solche Fälle heilen, bei denen die zentrale Ursache des Leidens nicht so chronisch ist, und wo die Strukturveränderungen des Rückenmarks nicht so tief gehen, daß sie nicht beseitigt werden könnten.

Allgemeine Schwäche des Rückenmarks, die nicht unter einem besonderen Namen untergebracht werden kann, wurde zuweilen durch *Sulfur* geheilt. Der Kranke hat das charakteristische gebeugte Ansehen von *Sulfur*. In der Brust Gefühl von Leere und Schwäche. Sprechen ermüdet; Schwäche im Epigastrium am Vormittag. Wir können *Sulfur* auch geben, wenn diese Symptome auftreten in der Rekonvaleszenz nach verschiedenen akuten Krankheiten.

Nächstdem haben wir über die Einwirkung des *Sulfurs* auf die Muskeln, Ligamente, Sehnen und Gelenke zu sprechen. *Sulfur* ist indiziert bei akutem und chronischem Rheumatismus, besonders bei letzterem, wenn die entzündlichen Schwellungen nach aufwärts zu gehen scheinen; das heißt, sie beginnen an den Füßen und breiten sich nach oben im Körper aus. Die Schmerzen verschlimmern sich im Bett und in der Nacht. Der Kranke liegt unbedeckt wegen brennender Hitze an den Füßen. Speziell finden wir *Sulfur* nützlich im Verlauf des akuten entzündlichen Rheumatismus gegen jenes lästige Symptom: Zucken der Glieder beim Einschlafen.

Wir können ihn auch geben bei Synovitis, besonders nachdem Exsudation eingetreten ist. *Sulfur* befördert hier die Resorption, und zwar sehr schnell, besonders am Knie.

Wir kommen nun zum Studium der Einwirkung des *Sulfurs* auf die serösen Häute. Ich sprach schon von seiner Anwendung bei Meningitis tuberculosa und spreche nun von seiner Einwirkung auf die Pleura. Wir finden *Sulfur* indiziert bei Pleuresie, besonders, wenn jener scharf stechende Schmerz durch die linke Lunge nach dem Rücken hin vorhanden, schlimmer beim Liegen auf dem Rücken und schlimmer bei der geringsten Bewegung. Er ist auch nützlich in Fällen, die dem gut gewählten Mittel nicht weichen wollen, besonders, wenn Erguß in den Pleurasack sehr bemerklich ist. *Apis* ist auch ins Auge zu fassen bei solchem Zustand.

Bei Peritonitis ist *Sulfur* indiziert mehr durch die allgemeinen Symptome, als durch die auf den affizierten Teil selbst direkt bezüglichen.

Wir kommen nun zur Einwirkung des *Sulfurs* auf die Schleimhäute. Hier wollen wir seine Anwendung bei Katarrhen und bei Pneumonie betrachten. Wir finden zu allererst *Sulfur* indiziert bei Conjunctivitis. Er ist speziell nützlich, wenn das Leiden entstand durch einen ins Auge geratenen fremden Körper, besonders nachdem *Aconit* im Stich ließ. Er ist auch nützlich bei skrofulösen Augenentzündungen, besonders bei der charakteristischen Tendenz dieses Mittels zu Kongestionen. Die Augen sind rot und injiziert und dabei ein Gefühl, als ob ein Glassplitter im Auge wäre. Die Entzündung verschlimmert sich bei heißem Wetter. Während des Winters ist das Kind verhältnismäßig frei von Krankheit. Dies Symptom hängt also ab von der erschlaffenden Wirkung der Hitze. Das Kind befindet sich schlimmer in der Nähe des warmen Ofens. Unter Leitung der obenerwähnten Symptome können wir *Sulfur* auch bei Keratitis geben. Auch wenn der Zustand von einer Verletzung oder vom Reiz eines Fremdkörpers, eines Sandkornes oder von Asche herrührt und bei *Aconit* die Heilung ausgeblieben ist.

Beim Nasenkatarrh oder Schnupfen ist *Sulfur* indiziert bei solchen, die Katarrhen unterworfen sind, besonders chronischen Katarrhen, wenn Schorfe sich in der Nasenhöhle bilden, die Nase leicht blutet und anschwillt, die Nasenflügel besonders rot und schorfig sind und diese Röte der äußeren Nase sehr dem *Sulfur*-Zustand entspricht. Die Nase ist „verstopft" im Zimmer; aber wenn der Kranke in der freien Luft ist, kann er ungehindert atmen.

Kommen wir nun zum Halse und zu den Lungen, so finden wir *Sulfur* indiziert bei Laryngitis und auch bei Bronchialkatarrh. Heiserkeit ist zugegen und diese macht die Stimme sehr tief, eine Art von Basso profundo. In andern Fällen ist Stimmlosigkeit vorhanden, schlimmer des Morgens. Je mehr der Fall chronisch, desto mehr ist *Sulfur* indiziert.

Bei Bronchitis, besonders bei chronischer Bronchitis, ist *Sulfur* indiziert, wenn enorme und anhaltende Anhäufung von dickem Eiterschleim vorhanden zu sein scheint. Der Kranke bekommt Erstickungsanfälle mit Herzklopfen. Die Fenster müssen geöffnet sein. Der Husten ist schlimmer beim Liegen in horizontaler Lage und kann dann so heftig werden, daß er Übelkeit und Erbrechen erregt. *Sulfur* kann zuweilen Pneumonie verhüten dadurch, daß er die Lungen von jener Hyperämie befreit, die notwendigerweise der Ablagerung plastischer Masse vorangeht. Wenn Sie ganz im Anfang *Sulfur* geben, so werden Sie die Krankheit verhüten, vorausgesetzt natürlich, daß das Mittel indiziert ist. Kommen Sie zur Verhütung zu spät, so können Sie doch *Sulfur* geben, wenn Exsudation begonnen hat, nämlich beim Beginn des Stadiums der

Solidifikation. Selbst dann kann er den Verlauf der Krankheit modifizieren. Ferner können Sie ihn geben bei torpiden Fällen, um Reaktion hervorzubringen, wenn die Resolution nicht schnell genug eintreten will und Sie fürchten, daß Tuberkel sich bilden. Sie können ihn auch geben bei Pneumonie mit typhöser Tendenz, bei langsamer Sprache, trockener Zunge usw. und auch im späteren Stadium der Pneumonie, wenn die Lungen nicht zum normalen Zustand zurückkehren wollen und Sie fürchten, daß das Lungengewebe zerstört wird. Sie hören alle Arten von Rasselgeräuschen. Der Auswurf ist schleimig-eitrig, das Fieber nimmt hektischen Typus an, das Fleisch schwindet usw. *Sulfur* wird den Kranken retten. Aber Sie dürfen ihn nicht geben, wenn Tuberkel sich gebildet haben. Dann ist das eigentliche Mittel *Lachesis*. *Sulfur* ist nur in den ersten Stadien der Phthisis indiziert. Er ist selten in vorgeschrittenen Fällen indiziert. Aber ganz im Anfang, wenn Blutandrang nach der Brust vorhanden, beginnende Dämpfung in beiden Lungenspitzen bei der Perkussion, verminderte respiratorische Bewegung in dem oberen Teil der Brust, wird *Sulfur*, indem er die Zirkulation ausgleicht, den Fall heilen.

Bei Affektionen der Därme ist *Sulfur* ein sehr brauchbares Mittel. Sie können ihn bei Diarrhöe geben, wenn folgende charakteristische Symptome vorhanden sind: Die Stühle verändern oft ihre Farbe; einmal sind sie gelb, dann schleimig und dann wieder wässerig. Sie können unverdaute Speisen enthalten, besonders, wenn es sich um skrofulöse Kinder handelt. Verschlimmerung hauptsächlich morgens, so daß der Kranke aus dem Bett getrieben wird.

Sie können ihn auch bei Dysenterie geben, hauptsächlich, wenn der Tenesmus aufgehört hat, aber Schleim und Blut noch entleert wird. In bezug auf den frühmorgens eintretenden Durchfall von *Sulfur* müssen Sie ihn von verschiedenen andern Mitteln unterscheiden.

An erster Stelle *Bryonia*, die nützlich ist bei Diarrhöe frühmorgens, wenn sie eintritt, sobald der Kranke anfängt, sich umherzubewegen.

Natrium sulfuricum ist dem *Sulfur* ähnlich und muß oft bei skrofulösen Fällen gegeben werden. Es hat auch Diarrhöe morgens nach dem Aufstehen und Umhergehen, aber der Stuhlgang ist verbunden mit vielen Blähungen.

Ein anderes Mittel ist *Rumex crispus*, der genau dasselbe Symptom wie *Sulfur* hat, Durchfall frühmorgens, der den Kranken aus dem Bett treibt. Aber er ist indiziert nach Katarrhen mit dem charakteristischen *Rumex*-Husten.

Noch ein anderes, mit *Sulfur* zu verwechselndes Mittel ist *Podophyllum*. Dies hat Durchfall frühmorgens, der den Kranken aus dem Bett treibt. Wie bei *Sulfur* haben die Stühle veränderliche Farbe. Es unterscheidet sich von *Sulfur* darin, daß der Durchfall den ganzen Tag anhält, obgleich schlimmer mittags. Außerdem werden Sie, wie bei *Sulfur,* fast immer die Neigung zu Wundheit und Roheit des Anus finden.

Phosphorus hat Durchfall morgens mit grüner schmerzloser Ausleerung.

Dioscorea hat Durchfall morgens, der aber mit kneifenden Kolikschmerzen verbunden ist, fast ganz derselben Art wie bei *Colocynthis,* die aber gern auf andere Körperteile übergehen.

Ich will nun einige Worte über die Haut-Symptome von *Sulfur* sagen. Ich habe sie schon in Kürze erwähnt, so daß ich nur noch etwas dem schon Gegebenen hinzuzufügen habe. Sie werden sich erinnern, daß die Haut meistens harsch, rauh, grob und räudig ist bei dem genuinen *Sulfur*-Kranken. Es ist nur sehr wenig Neigung zu Schweiß vorhanden, oder wenn Schweiß da ist, so ist er nur partiell und dann stinkend, sauer oder muffig. Neigung zu Aknebildung zeigt sich, hauptsächlich im Gesicht, Pusteln bilden sich hier und da am Körper, die wirklich sehr langsam abheilen. Sommersprossen sind reichlich über das Gesicht verstreut, über Hände und Arme. Auch Neigung zu Intertrigo ist vorhanden; Wundheit und Rohsein erscheinen, wo immer Falten in der Haut vorhanden sind, in den Leisten, unter den Mammae, in den Achselhöhlen oder in den Falten des Halses.

Sulfur ist indiziert bei jener als Krätze bekannten Affektion. Hahnemann war nun der Urheber der Theorie, daß, wenn Krätze durch äußerliche Salben, wie Schwefelsalbe, unterdrückt würde, darnach viele andere Leiden entstehen würden. Er zitiert Hunderte von Fällen, um seine Behauptungen zu beweisen. Einige Jahre nach diesem Ausspruch entdeckte ein Korse den kleinen *Sarcoptes hominis,* der sich in die Haut einbohrt und seine Eier in diese Gänge legt. Er hielt dies für die Ursache der Krätze und glaubte, damit die ganze Psoratheorie vernichtet zu haben. Aber die Geschichte hat noch eine andere Seite. Ein Mensch, der die „Krätze" hat, geht auf die Straße und trifft zwei Freunde, A und B, denen beiden er die Hand gibt; A wird angesteckt, während B frei bleibt. Es muß also einen Unterschied in den Konstitutionen dieser Individuen geben, oder beide hätten die Krätze bekommen oder beide frei bleiben müssen, denn sie waren beide derselben äußerlichen Schädlichkeit ausgesetzt. A's Körper muß ungesund gewesen sein, oder er hätte sich nicht anstecken können, denn die Krätzmilbe kann keinen passenden, dauernden Platz in einem gesunden Organismus finden. So hat demnach die korsische Entdeckung Hahnemanns Psoratheorie nicht umgestoßen; der Ausdruck Psora ist ein unglücklicher, aber er dient dazu, die Konstitution zu bezeichnen, welche das Gedeihen des Sarcoptes begünstigt.

Sulfur ist ein schätzbares Mittel zur Behandlung dieser Affektion, weil die Symptome dieses Leidens für ihn passen. Er hat

Jucken in den Gelenkfalten und zwischen den Fingern, sobald der Kranke im Bett warm wird. Die Haut wird rauh und schuppig, und kleine Bläschen bilden sich. Wenn die Krankheit vorschreitet, so finden Sie gelegentlich Pusteln hier und da zwischen dem Ausschlag auftretend. Um nun Ihren Kranken von diesem Sarcoptes zu befreien, lassen Sie die Teile gründlich mit warmem Wasser und Seife abwaschen und dann die Haut tüchtig mit einem gewöhnlichen groben Handtuch abreiben. Dann reiben Sie Lavendelöl ein, das sowohl die Eier, wie die ganz ausgebildete Milbe tötet, ohne die Krankheit zu unterdrücken. Dann können Sie *Sulfur* innerlich geben. Wurde *Sulfur* äußerlich angewendet und die Krätze unterdrückt, dann müssen Sie unter anderen Mitteln wählen.

Mercurius ist zu geben, wenn pustulöser und ekzematöser Ausschlag den Fall kompliziert.

Sepia können Sie geben, hauptsächlich, wenn konstitutionelle Symptome auftreten. Es zeigen sich gelegentlich große, gut ausgebildete Pusteln, die eine Impetigo darstellen.

Causticum ist besonders nützlich, wenn die Krätze unterdrückt wurde durch *Mercur*- oder *Sulfur*-Einreibungen.

Ich will nun nächstdem einige Worte sagen über die Wirkung von *Sulfur* auf den Verdauungsapparat. *Sulfur* nützt bei Störungen des Magens, der Leber und des Darmkanals. Er kann indiziert sein bei Dyspepsien verschiedener Art. Als besondere Indikationen für das Mittel kann folgendes festgesetzt werden: Zuerst, im allgemeinen, finden Sie ihn indiziert bei Kranken, die mit Abdominalplethora oder passiver Kongestion des Pfortadersystems zu tun haben, was sich kundgibt durch Spannung und Völle im Bauch mit Gefühl von Vollsein, wenn auch nur wenig Speise genommen wurde. Die Leber ist kongestioniert, vergrößert und schmerzt beim Druck. Die Därme sind verstopft, mit häufigem, vergeblichem Stuhldrang und mit Hämorrhoiden, welche eine direkte Folge dieser Abdominalplethora sind. Verstopfung wechselt oft mit Diarrhöe. In solchen Fällen pflegt es nicht die *Sulfur*-Diarrhöe frühmorgens zu sein. Dies Mittel kann auch heilend wirken bei gastrischen Leiden, die nach Unterdrückung von Ausschlägen entstehen, mag es sich um Erysipelas, Ekzem, Krätze oder dergleichen handeln.

Dyspepsie der Säufer, nach Mißbrauch von Branntwein und Bier mehr als von Wein, weist zuweilen auf *Sulfur*. Hierbei finden Sie oft die Leber vergrößert oder kongestioniert.

Sulfur ist auch indiziert bei Dyspepsie von mehligen Speisen. Es scheint, als ob bei jedem Leberleiden, wo *Sulfur* indiziert ist, der Kranke keine mehlige Speise verdauen kann, welche sowohl Pankreassaft und Galle, als auch Magensaft selbst erfordert. Der Kranke erbricht oft. Er kann keine Milch genießen. Versucht er es, so bricht er sie sofort aus. Dies Symptom findet sich, wie Sie wissen, häufig bei Säufern. Die erbrochenen Massen sind gewöhnlich sauer und mit unverdauten Speisen gemischt. Neben diesen Symptomen finden Sie alle Arten abnormen Appetits. Der Kranke hat Hunger um 10 oder 11 Uhr vormittags, auch wenn er ein mäßiges Frühstück nahm. Er hat Gefühl von Hinsein, Schwäche oder Nagen im Epigastrium, als müßte er etwas essen oder umsinken. Nimmt er Speise und stillt seinen Hunger, so fühlt er sich gleich aufgetrieben. Er fühlt sich schwer und träge und so niedergeschlagen, daß er kaum Lust zu leben hat. Man muß festhalten, daß *Sulfur* nicht so sehr indiziert ist im Anfang solcher Affektionen, als nach *Nux vomica*. Sie finden fast genau dieselben Symptome bei *Nux*. Wenn dieses Mittel nur teilweise hilft, so tritt *Sulfur* ein, um die Heilung zu vollenden.

Lachesis muß gegeben werden bei Lebervergrößerung der Säufer, wenn der Fall tief heruntergekommen ist, besonders, wenn Entzündung eintritt und ein Abszeß in der Leber sich bildet.

Greift das Leberleiden weiter, sekundär zur Kongestion, müssen wir zu andern Mitteln uns wenden, unter denen am wichtigsten *Phosphor* und *Laurocerasus* sind.

Nun ein oder zwei Worte über *Sulfur* bei Leiden der Geschlechtsorgane. Wir haben ein Trio von Mitteln, *Nux vomica, Sulfur* und *Calcarea,* die bei Masturbation und exzessivem Geschlechtsgenuß hilfreich sind. Beginnen Sie mit *Nux,* so bemerken Sie etwas Besserung bei dem Kranken; nach und nach werden sich *Sulfur*-Symptome einstellen. Hat *Sulfur* nur teilweise Heilung gebracht, so vervollständigt *Calcarea* die Kur. Die für *Sulfur* sprechenden Symptome sind folgende: Der Kranke ist schwach und matt, hat viele von den erwähnten gastrischen Beschwerden, besonders Ohnmächtigkeit, Hitzwallungen, kalte Füße und Hitze auf dem Scheitel. Oft unwillkürlicher Samenabgang nachts, der am nächsten Morgen Erschöpfung verursacht. Die Samenflüssigkeit ist dünn und wässerig und fast geruchlos, hat alle charakteristischen Eigenschaften verloren und ist nichts weiter, als ein Schatten normalen Samensekrets. Die Geschlechtsteile sind schlaff; Scrotum und Hoden schlapp; der Penis kalt, Erektionen gering und in langen Zwischenräumen. Beim Versuch des Coitus fließt der Same zu früh ab, fast bei der ersten Berührung. Der Kranke hat Rückenschmerz und Schwäche in den Gliedern, so daß er kaum gehen kann. Infolgedessen ist er niedergeschlagen und hypochondrisch.

Sie können *Sulfur* indiziert finden bei Gonorrhöe, mag der Ausfluß dick und eitrig sein oder dünn und wässerig, wenn Brennen und Beißen beim Harnen vorhanden, und wenn jene helle Röte der Harnröhrenlippen zugegen. *Sulfur* kann auch gegeben werden, wenn Phimosis eintritt, besonders wenn Entzündung und Verhärtung der Vorhaut vorhanden.

Sulfur wirkt auch auf die weiblichen Geschlechtsteile. Die Hauptsymptome, die er hervorruft, sind solche, die von Kongestion dieser Organe entstehen. Sie sind verbunden mit Hitzwallungen und Abdominalplethora, Herabdrängen und Schwere in der Uteringegend sind vorhanden, Gefühl von Völle und Schwere dort, Stehen macht viel Beschwerde, Brennen in der Scheide oft in Verbindung mit Jucken und Papelbildung am Mons Veneris.

Am nächsten dem *Sulfur* in dieser Beziehung steht *Aloë*, welche genau dieselben Symptome hervorbringt, dasselbe Herabdrängen, dieselbe Völle des Bauchs wegen Abdominalplethora. *Sulfur* hat außer den obigen Symptomen Abneigung gegen Waschen. *Aloë* wirkt mehr auf das Rectum, als auf einen andern Teil des Darmkanals. Fortwährender Stuhldrang. Wird der Stuhl entleert, so gehen sehr viel Blähungen mit ab. Die Hämorrhoiden treten bei *Aloë* wie Beeren der Weintrauben heraus und werden immer durch kaltes Wasser gebessert.

Indem ich meine Bemerkungen über *Sulfur* schließe, will ich noch zwei oder drei Verwendungen erwähnen, die Sie von dem rohen Artikel machen können. *Sulfur* hat in der Totalität seiner Symptome ein vollständiges Bild von Cholera asiatica. Er paßt für den Anfang der Krankheit. Er hat Ähnlichkeit mit dem weiteren Verlauf und auch für die nachfolgenden Symptome. Wir haben demnach in *Sulfur* ein wahres Prophylaktikum dieser fürchterlichen Epidemie. Man kann ihn anwenden, indem man ein wenig Schwefelmilch in die Strümpfe streut. Dieser Schwefel wird resorbiert, wie ersichtlich aus dem Geruch des Schweißes nach Schwefelwasserstoff.

Schwefelblüte, in einem geschlossenen Zimmer verbrannt, kann als Desinfektionsmittel dienen.

Sechsundvierzigste Vorlesung.

Die Kohlengruppe.

Carbo animalis (enthält phosphorsauren Kalk).
Carbo vegetabilis (enthält kohlensaures Kali).
Graphites (enthält Eisen).
Anilinsulfat.
Carboneum (Kienruß).
Kohlengas.
Bisulfid von Kohle (Schwefelkohlenstoff).

Ich lenke Ihre Aufmerksamkeit heute morgen auf die Mittel, die aus der Kohlengruppe stammen. Kohle ganz rein wird nur im Diamant gefunden. Wir haben sie jedoch verhältnismäßig rein im Kienruß oder *Carboneum.* Kohle wird notwendigerweise etwas verschieden in ihrer Wirkung sein, je nach der Quelle, aus der wir sie entnehmen. Hahnemann wandte hauptsächlich drei Kohlen an: *Carbo animalis, Carbo vegetabilis* und *Graphites.* Erstere nahm er aus dem Tierreich, die zweite aus dem Pflanzenreich, während die letzte ein Kunstprodukt war, das hauptsächlich als Belag im Innern großer Eisenretorten gefunden wird. *Carbo animalis* gewinnt man hauptsächlich aus Knochen. Sie enthält etwas phosphorsauren Kalk. *Carbo vegetabilis* enthält etwas kohlensaures Kali. Sie wird hauptsächlich aus verschiedenen Buchenarten gewonnen. *Graphites* ist immer mehr oder weniger mit Eisen verunreinigt. Sie sehen also, daß das keine reinen Kohlen sind. Ich habe auf die Tafel auch *Anilinsulfat* geschrieben, das wie eine Kohle sich verhält und ein Kohlengemisch ist. Ferner haben wir *Carboneum* und Kohlenoxyd. Kohlensäuregas scheint keine aktiven Arzneieigenschaften zu besitzen. Es ist nicht sehr giftig. Seine Haupt-Deletärwirkungen hängen ab von der Entziehung des Sauerstoffs. Kohlenoxyd ist viel giftiger, da es den Tod herbeiführt nicht bloß durch Erstickung, indem es den notwendigen Sauerstoff austreibt, sondern durch eine andere bemerkenswerte Eigentümlichkeit. Es hat die Eigenschaft oder Eigentümlichkeit, den Sauerstoff aus dem Blute zu treiben und dessen Stelle einzunehmen. Sie wissen, daß der Sauerstoff im Blut an die roten Blutkörperchen gebunden ist. Kohlenoxyd hat die

Kraft, den Sauerstoff aus diesen Gebilden zu verdrängen. Einige Zeit scheint es wie Sauerstoff zu wirken, aber bald zeigen sich seine giftigen Eigenschaften in all den unvermeidlichen Folgen der Asphyxie. Kohlengas, das wir durch unvollkommene Verbrennung von Kohle erhalten, und Leuchtgas, das in großen Städten verwendet wird, haben denselben Charakter. Sie rufen bei Anwendung in großen Mengen ernste Wirkungen hervor, besonders wenn der Betreffende der gewöhnlichen atmosphärischen Luft beraubt wird. Man hat behauptet, daß dies Kohlengas günstig auf die Behandlung des Stickhustens einwirke. Ich kenne nur einen so behandelten Fall, und dieser eine endete tödlich. Schwefelkohlenstoff, der auch geprüft wurde, hat einige wertvolle Symptome.

Alle kohlenartigen Substanzen haben nun einige Eigenschaften gemeinsam. Sie haben zum Beispiel alle die Tendenz, Fäulnis oder faulige Ausscheidungen oder fauligen Geruch aus dem Körper oder aus stinkenden Wunden zu beseitigen. Sie alle kennen die mechanische Eigenschaft der Holzkohle, was für ein Absorbens sie ist, und wie sie die Luft oder Substanzen, die in Zersetzung begriffen sind, reinigen kann. Die Tierkohle, die poröser ist, ist in dieser Beziehung noch wirksamer, als die Holzkohle. Wenn Sie eine tote Ratte oder Maus in Kohle auf einige Monate verscharren, so werden Sie am Ende dieser Zeit keinen Geruch von dem Tier finden, sondern nur ein sauberes weißes Skelett. Aber diese Eigenschaft, das möchte ich Ihnen zu bedenken geben, ist nicht rein mechanisch. In den Potenzen kann man diese Eigenschaft am menschlichen Körper sehen. Ich will nun nicht behaupten, daß potenzierte Kohle den Geruch von einem verwesenden Tiere wegnimmt, sondern ich behaupte, daß im potenzierten Zustand sie eine ähnliche Wirkung auf den menschlichen Körper ausübt.

Alle Kohlen haben auch Einwirkung auf die Haut, da sie Exkoriationen der Haut und Intertrigo hervorrufen. Sie affizieren auch die Drüsen, machen Vergrößerung und Induration der Achsel- und anderer Lymphdrüsen, selbst, wie es bei *Carbo vegetabilis* und *Carbo animalis* der Fall ist, krebsige Anschwellung und Infiltration. Alle affizieren die Schleimhäute, machen Katarrhe der Nase, des Halses, der Lungen und auch der Därme. Alle haben die Tendenz, Asphyxie hervorzubringen. Wir finden dies hervorragend bei *Carbo vegetabilis,* weniger bei *Carbo animalis* und sehr ausgesprochen bei Anilin und *Carboneum.* *Carboneum* kann auch Asphyxie mit Konvulsionen hervorbringen, die Epilepsie vortäuschen. Ferner hat man gefunden, daß Kohlengas und Kohlenoxyd Dyspnöe hervorrufen wegen Sauerstoffentziehung. Alle Kohlen wirken auch auf die Venen und machen diese varikös. Ferner finden wir, daß alle Kohlen die Tendenz haben, Flatulenz zu machen. Das ist einer von den Gründen, weshalb ich Toast als einen Diätartikel für Kranke verwerfe. Wenn das Brot durch leichte und anhaltende

Hitze hübsch ausgetrocknet wird, so ist Toast sehr wohltätig, ist es aber verkohlt, dann macht es leicht Flatulenz. Die Blähungen stinken und riechen nach faulen Eiern.

Carbo vegetabilis.

Carbo veget. ↓ ↓ *Kali carb., Phosphorus.*	*Ars., China, Phosph., Phosph. ac.* Bei Collaps *Camph., Veratr. alb.* *Caust., Kali carb., Sulfur.* Lungenlähmung { *Antim. tart., Ammon. carb. Baryta carb., Mosch., Acid. nitricum. Lauroc., Lachesis, Opium.* *Bryon., Nux vom., Puls.* usw.

Wie ich Ihnen schon mitteilte, enthält *Carbo vegetabilis* etwas kohlensaures Kali. Es ist auch ein bemerkenswertes Faktum, daß *Kali carbonicum* komplementär zu *Carbo vegetabilis* ist, besonders bei Lungen- und Halsaffektionen und auch bei Dyspepsie. *Carbo vegetabilis* ist auch komplementär zu *Phosphorus,* ebenfalls bei Brustaffektionen, bei Halsleiden mehr als irgendein anderes Mittel, und ferner bei exzessiver Schwäche, besonders bei drohender Paralyse des ganzen Körpers als Folge schwerer Krankheiten. Antidote für das Mittel sind *Arsenicum* und *Camphora,* und in feindlicher Beziehung zu ihm steht *Causticum.* Die Feindschaft zwischen *Carbo vegetabilis* und *Causticum* ist nicht so ausgesprochen, wie die zwischen dem letzteren Mittel und *Phosphor.*

Carbo vegetabilis ist hauptsächlich bei in vorgerücktem Lebensalter stehenden und infolgedessen entkräfteten Kranken angezeigt. Es ist erforderlich bei schwachen, zarten Personen, welche alte Dyspeptiker sind, hauptsächlich bei denen, die ihre Verdauungsorgane durch Schwelgerei mißhandelt haben.

Bei der Analyse des Mittels wollen wir zuerst über seine Einwirkung auf das Blut sprechen. Wir finden *Carbo vegetabilis* indiziert bei Affektionen, bei denen das Blut entschieden verändert und seine Mischung alteriert ist. Es ist entschieden Sepsis oder Blutvergiftung zugegen in vielen solcher Krankheiten, bei denen *Carbo vegetabilis* hilfreich ist. Wir finden das Mittel indiziert bei Hämorrhagien, und zwar bei solchen sehr schwerer Art. Daher geben wir sie bei Epistaxis oder Nasenbluten, wenn das Gesicht blaß und eingefallen und fast hippokratisch ist. Das Blut fließt unablässig stunden-, vielleicht tagelang. Es ist dunkel und mehr flüssig. Es tritt gern bei alten oder mehr heruntergekommenen Personen und im Verlauf von Diphtherie auf. Sie finden fast dieselben Symptome bei *Camphora* und *Mercurius cyanatus.*

Carbo vegetabilis ist auch indiziert bei Blutungen aus den Lungen, nicht bloß bei Hämoptysis, sondern auch bei Bronchorrhagie. In solchen Fällen werden Sie den Kranken leidend finden an großer Angst und doch ohne besondere Unruhe. Die Angst drückt sich sehr im Gesicht aus und in der Anstrengung beim Atmen, aber dabei kein besonderes unruhiges Umherwerfen. Der Kranke klagt über brennenden Schmerz in der Brust. *Carbo vegetabilis* ist zu geben besonders bei weit vorgeschrittenen Fällen von Lungendegeneration. Der Puls ist in solchen Fällen meist intermittierend und fadenförmig, das Gesicht ist blaß und oft mit kaltem Schweiß bedeckt. Der Kranke wünscht angefächelt zu werden, weil Anfächeln den Lungen mehr Luft zuführt.

Dieselben Symptome indizieren *Carbo vegetabilis* bei Blutungen aus dem Uterus, mag es sich um Metrorrhagie oder Menorrhagie handeln. Hier jedoch werden Sie brennende Schmerzen bemerken, Brennen durch das Sacrum und den unteren Teil des Rückens. Hält die Blutung etwas längere Zeit an, so werden Sie dieselbe Beschwerde in der Brust bemerken, mit den obenangeführten Atmungsbeschwerden.

Carbo vegetabilis wirkt, wie Sie in dieser Beziehung finden werden, Hand in Hand mit *China* und *Arsenicum*. *Arsenicum* ist nützlich bei solchen anhaltenden Blutungen schwerer Art, die von Degeneration in dem affizierten Organ abhängen. Beide, *Arsenicum* und *Carbo vegetabilis*, haben jene heftigen brennenden Schmerzen. Bei *Arsenicum* jedoch haben Sie als Unterscheidung, die überall zutrifft, Reizbarkeit der Faser und des Geistes zugleich, was nicht der Fall ist bei *Carbo vegetabilis*. *Carbo vegetabilis* ist ein torpides, träges Mittel, während *Arsenicum* Reizbarkeit hat mit unruhigem Umherwerfen, Angst usw.

Ipecacuanha ist auch bei Blutungen zu erwähnen, besonders bei Lungen- und Uterusblutungen, wenn die Kranken in langen Zügen nach Luft schnappen. Wenn nicht ein Kältestadium, das fast zum Collaps sich steigert, vorhanden, dann können Sie lieber eher mit *Ipecacuanha* beginnen, als mit *Carbo veget.* oder *China*.

Ferner finden wir *Carbo vegetabilis* hilfreich bei varikösen Venen, die an den Armen oder Beinen oder auch an den weiblichen Geschlechtsteilen sich vorfinden. Solche variköse Venen haben Neigung, zu ulcerieren. Solche Varices sind nun bläulich oder livid; sehen aus, als hätte das Blut lange in ihnen gestaut. Bei solchen varikösen Geschwüren werden Sie Symptome finden, sehr ähnlich denen anderer Geschwüre, bei welchen *Carbo vegetabilis* sich hilfreich zeigt; brennende Schmerzen, buntscheckiges Aussehen der Haut um das Geschwür, als ob die kleineren Kapillaren vergrößert wären. Ekchymosen sieht man in der Haut. Die Geschwüre sehen entschieden indolent aus.

Carbo vegetabilis ist auch brauchbar bei anderen als varikösen Geschwüren, wenn sie einen bösen Charakter haben. Es sind flache Geschwüre, die mehr Neigung haben, sich oberflächlich auszubreiten, als tief in das Parenchym eines Organs zu gehen. Sie sondern keinen gesunden Eiter ab, sondern statt dessen solchen, der ichorös, korrosiv, dünn, brennend und stinkend ist. Das Brennen ist schlimmer nachts, raubt dem Kranken den Schlaf und quält ihn die ganze Nacht. Auch bei krebsigen Geschwüren, bei ulcerierendem Skirrhus werden Sie *Carbo vegetabilis* nützlich finden.

Sie kann auch beim Karbunkel verordnet werden, hauptsächlich, wenn die affizierten Teile bläulich oder livid sind, und wenn die Absonderungen stinkend und mit brennenden Schmerzen verbunden sind. In solchen Fällen ist es nicht bloß Ihre Pflicht, sie innerlich zu geben, sondern sie auch äußerlich als Pflaster anzuwenden. Sie verhindert die Zersetzung der Absonderung, mildert den Schmerz und verhindert so die Vergiftung des Körpers. Dasselbe gilt von Gangrän. Sobald Karbunkel oder Schwäre gangränös werden, kann *Carbo vegetabilis* indiziert sein. In solchen Fällen unterscheidet sie sich von *Arsenicum* durch das Fehlen jener extremen Unruhe.

Bei Fieberzuständen ist *Carbo vegetabilis* nützlich gegen typhöse und intermittierende Fiebertypen, gegen Collaps beim Fieber und gegen das gelbe Fieber. Sie ist ein Präventiv gegen das gelbe Fieber, gerade wie *Sulfur* gegen Cholera. Werden alle Ejekta des Kranken in Holzkohlen verscharrt, so wird sicherlich die Verbreitung der Krankheit gehemmt. Sobald die Krankheit sich vollständig entwickelt hat, würde *Carbo vegetabilis* ebensowenig nützen, wie *Sulfur* im Verlauf der Cholera.

Der intermittierende Fiebertypus, bei welchem Sie *Carbo vegetabilis* anwenden können, ist schlimmer Art. Der Fall hat bereits lange gedauert und wurde durch Chinin verhunzt. Durst ist während des Frostes vorhanden. Die Füße sind eisig kalt bis zu den Knien. Das ist ein für *Carbo vegetabilis* sehr charakteristisches Symptom. Kommt die Hitze, so tritt sie in brennend heißen Wallungen blitzartig auf. Der Schweiß ist entweder sauer oder auch übermäßig stinkend wegen Alterationen in der Hautabsonderung. In der Apyrexie ist der Kranke blaß und schwach. Gedächtnis schwach, Geist scheint benebelt. Der Kranke ist entschieden niedergeschlagen und melancholisch.

Beim hektischen Fiebertypus ist *Carbo vegetabilis* durch ganz dieselben Symptome indiziert, wie die schon erwähnten. Sie ist hauptsächlich von Nutzen gegen hektisches Fieber, das von langdauernder Eiterung herrührt, mag diese mit Abszessen in den Lungen oder im Hüftgelenk oder an den Wirbelknochen zusammenhängen. (*Menyanthes* ist hilfreich bei Febris quartana, wenn die Beine unterhalb der Knie eisig kalt sind.)

Sie wissen, daß Abszesse, welche Wirbelknochenkrankheiten begleiten, die Eröffnung erfordern können. Zuweilen scheinen Chirurgen dies zu tun, bevor sie den Körper dazu vorbereitet haben, weil die Reaktion so langsam eintritt, daß der Kranke dabei sich verschlimmern kann. Die Gefahr von Eröffnung solcher Abszesse kann sehr verringert werden durch die Anwendung von *Carbo vegetabilis* oder *China*.

Bei Collaps können Sie aus verschiedenen Ursachen *Carbo vegetabilis* geben. Es ist entschiedener Mangel an animalischer Wärme vorhanden. Die Nase, die Wangen und Extremitäten sind kalt. Selbst der Atem kann kalt sein. Sie ist indiziert in den späten Stadien des Typhus, nach lang sich hinziehendem Verlust der Lebenssäfte, wie nach langdauernden Blutungen während der Cholera asiatica, während der Pneumonie und in der Tat bei jeder Krankheitsform, wenn folgende Symptome auftreten: Der Körper scheint eisig kalt zu sein, besonders an den Extremitäten, der Atem ist kalt, der Puls fadenförmig, kaum fühlbar und intermittierend. Die Lippen sind bläulich von Cyanose. Der Atem ist sehr schwach und oberflächlich, der Kranke bei Bewußtsein oder bewußtlos. Gerade in solchen Fällen nun tritt *Carbo vegetabilis* als heilend auf und rettet manchen Kranken, der sonst zugrunde gehen würde.

Wir haben andere Mittel, die der *Carbo vegetabilis* bei Collaps ähnlich sind. *Camphora* besonders ist ihr ähnlich bei Cholera asiatica, aber sie ist eher indiziert beim Beginn der Cholera ohne Erbrechen oder Durchfall, wenn das Gift das Nervensystem so deprimiert oder getroffen hat, daß der Kranke eisig kalt ist, trocken oder in kaltem Schweiß gebadet; die Zunge ist kalt. Kann er sprechen, so ist die Stimme quiekend oder in hoher Lage oder auch heiser, tonlos. In solchen Fällen bringt *Camphora* sehr schnell Reaktion hervor. *Carbo vegetabilis* würde in letzterem Stadium indiziert sein, wenn die Prostration Folge der massenhaften Stuhlentleerungen ist.

Veratrum album ist auch der *Carbo vegetabilis* bei Collaps ähnlich. Es hat Krämpfe in den Waden und, charakteristisch, kalten Schweiß an der Stirn.

Ich will nun ein Wort sagen über *Carbo vegetabilis* in bezug auf ihre Wirkung auf die Drüsen. Die Drüsen, besonders die Mammae, verhärten sich. Wir haben brennende Schmerzen in den geschwollenen Drüsen mit Neigung zu Eiterung. Eitern sie, so ist der Eiter nicht gutartig.

Wir finden *Carbo vegetabilis* indiziert bei katarrhalischen Leiden, die durch warme, feuchte Luft hervorgerufen werden, wie wir sie in unserer Breite bei südwestlichen oder südlichen Winden haben. Der Kranke befindet sich schlimmer abends. Er hat Aphonie, die regelmäßig jeden Abend wiederkehrt, dabei Roheitsgefühl den Kehlkopf und die Luftröhre entlang. Trockener Kitzelhusten ist vorhanden, der zuweilen ganz krampfhaft wird.

In dieser Hinsicht ist sie dem *Phosphorus* analog und geht oft diesem Mittel voran oder folgt ihm. Die *Phosphor*-Aphonie ist verbunden mit Wundheit im Kehlkopf und wird schlimmer des Abends.

Bei der Morgen-Aphonie ist *Carbo vegetabilis* sehr ähnlich dem *Sulfur,* welcher Stimmverlust hauptsächlich des Morgens hat.

Noch ein anderes, der *Carbo vegetabilis* ähnliches Mittel ist *Causticum,* das bei Kehlkopfkatarrh der Sänger paßt, mit rauher, heiserer Stimme und verbunden mit Tracheo-Bronchialkatarrh bei Rauheit und Brennen unter dem Sternum. Dies findet sich bei beiden Mitteln. Der Hauptunterschied liegt darin, daß *Causticum* Heiserkeit, schlimmer des Morgens, und *Carbo vegetabilis* des Abends hat. *Causticum* hat Verschlimmerung bei trockenem, kaltem Wetter und *Carbo vegetabilis* bei feuchter, warmer Luft.

Ein anderes Mittel ist *Eupatorium perfoliatum,* das ich gebe bei Heiserkeit mit Schmerz im Kehlkopf, in der Luftröhre und auch in den Bronchialröhren. Die Heiserkeit ist schlimmer morgens und meist verbunden mit Schmerzen im ganzen Körper.

Carbo vegetabilis kann auch gegeben werden bei Asthma, hauptsächlich bei Asthma alter Leute und solcher, die sehr heruntergekommen sind. Während des asthmatischen Anfalles sehen sie aus, als wollten sie sterben, so groß ist die Oppression. Sie werden sehr erleichtert durch Luftaufstoßen. *Carbo veg.* ist besonders indiziert bei Asthma als Reflex von Blähungsansammlung im Bauch.

Sie kann auch bei drohender Lungenlähmung im Typhus gegeben werden, nach Pneumonie und bei alten Leuten. Der „paralytische Katarrh" alter Leute weist auf *Carbo vegetabilis* hin. Man hört lockeres Schleimrasseln, wenn der Kranke hustet oder atmet, ein deutliches Symptom von Emphysem. Die Bronchialröhren sind sehr erweitert. Außerdem werden Sie Kälte, Symptome von Collaps usw. finden.

Ganz nahe der *Carbo veg.* bei Emphysem steht *Ammonium carb.,* das wie *Carbo veg.* Blutvergiftung durch Kohlensäure hat und Kälte, Bläue usw. als zu diesem Zustand gehörig aufweist.

Bei drohender Lungenlähmung haben wir eine große Menge von Mitteln zu betrachten, deren Mehrzahl ich mir aufspare, bis wir über *Phosphor* sprechen werden, der sehr nahe der *Carbo veg.* steht. Ferner müssen Sie auch an *Moschus* und *Antimon. tartar.* denken.

Antimonium tartaricum paßt, wenn man lautes Rasseln in der Brust hört. Es scheint, als ob immense Schleimmassen dort angehäuft wären. Der Kranke kann kaum etwas Schleim auswerfen. Die Extremitäten sind kalt und blau wegen der aus Blutvergiftung entstandenen Cyanose. Der Kranke wird bald schlafsüchtig und verfällt in Stupor, aus dem er aufgerüttelt werden kann, in den er aber schnell zurückfällt. Sie müssen auch an *Antimonium tartaricum* denken, wenn im Verlaufe von Lungenaffektionen, mag es sich um Bronchiektasie oder Brustkatarrh bei Kindern (und hier ist es besonders nötig) handeln, der Husten aufhört oder seltener wird und doch die Schleimproduktion durchaus nicht nachläßt. Legen Sie Ihr geübtes Ohr an die Brust, so entdecken Sie ebensowohl große Brustbeklemmung, als kopiöse Exsudation, als viel Schleimrasseln in den Lungen, und doch hustet das Kind nicht so häufig. Die Mutter denkt, dem Kinde geht es besser. Aber in Wirklichkeit geht es schlimmer, denn die Lungen sind im Begriff, ihre Kraft einzubüßen.

Carbo veg. ist ein ausgezeichnetes Mittel für die schreckliche Dyspnöe bei chronischer Aortitis, besonders wenn der Kranke sehr anämisch, wassersüchtig usw. geworden ist. Hier müssen Sie *Arsenicum, Cuprum* und *Lachesis* vergleichen.

Ferner möchte ich nun über die Einwirkung von *Carbo veg.* auf Magen und Därme sprechen. Wir sehen sie hier rivalisieren mit andern wohlbekannten Mitteln bei Dyspepsie oder Indigestion, und zwar bei mehr schweren Formen. Sie ist indiziert bei den üblen Folgen von Gelagen, bei exzessiver Neigung zu Tafelfreuden und bei den üblen Folgen von Wein, Likör und allen Arten von Lustbarkeiten. Als Folge solcher Lustbarkeiten treten gerade Symptome auf, die für *Carbo veg.* sprechen: Kopfschmerz, hauptsächlich morgens, wenn der Kranke vom Schlaf erwacht, nachdem er den größten Teil der Nacht mit Zechen verbracht hat; dumpfer Kopfschmerz, der den Hinterkopf betrifft, und dabei große Verwirrung der Gedanken. Brummen oder Summen im Kopf, als ob ein Hornissennest dort säße. Der Kranke fühlt sich schlechter im warmen Zimmer. Die Schmerzen scheinen auch vom Hinterkopf durch den Kopf zu gehen und in und über die Augen, und dort dumpfen, drückenden Schmerz zu erregen. Übelkeit und Magenschwäche finden sich, gewöhnlich eine Art brennender Qual im Epigastrium. Er kann nichts Fettes genießen, weder Fleisch, Geschmortes noch Gebratenes. Er kann keine Milch trinken, weil sie ihm Blähungen macht. Im Magen Gefühl von Schwere, als würde er heruntergezerrt nach dem Essen. Der Bauch ist von Blähungen aufgetrieben. Aufstoßen und Borborygmen stinken. Die aufgerülpste Luft schmeckt ranzig. Zuweilen schmeckt sie faulig und stinkt entschieden, wenn sie aus dem Darm entweicht. Er leidet an Verstopfung mit Hämorrhoiden. Die Hämorrhoiden verschlimmern sich jedesmal nach einem Gelage, fließend von Feuchtigkeit aus dem After; Perineum schmerzhaft, stechend*). Zuweilen treten sie hervor und sind bläulich, so ausgedehnt von Blut sind sie. Ein andermal hat er morgens Durchfall mit Stühlen, die

---

*) Perineum feucht, fließend usw.; *Ammon. carb., Alum., Natrium mur., Carbo veg., Carbo anim., Acid. nitric., Graphites* (aufgesprungen), *Sulfur, Rhus Tox., Arsenic., Antim. crud.* (Schleimhämorrhoiden), *Thuja* (bei stinkendem Ausfluß), *Silicea* (feucht), *Acid. sulf., Capsicum, Petroleum* (siehe auch Fissuren), *Borax* (schleimig - eitriger Ausfluß), *Sepia* (Ausfluß).

wässerig und dünn sind und dabei viel Pressen. *Carbo veg.* ist hier hauptsächlich indiziert, wenn *Nux vomica* im Stich gelassen hat. Der Kranke ist mürrisch und leicht ärgerlich. Schwindel als Reflex der gastrischen Störung ist vorhanden. Er verschlimmert sich besonders nach Gelagen und nach exzessiver Schmauserei. Er ist oft mit Ohnmacht verbunden, besonders bei oder nach der Mahlzeit.

Der nächste Verwandte ist hier *Arsenicum*. Beide Mittel haben bläuliche, heraustretende Hämorrhoiden, beide haben Brennen im Epigastrium, beide haben Angst und beide haben Beschwerden nach übermäßigem Gebrauch von Spirituosen, und beide passen bei den üblen Folgen von Speiseeis und Eiswasser bei heißem Wetter. Der Unterschied zwischen den Mitteln kann in den folgenden wenigen Worten ausgedrückt werden: *Carbo vegetabilis* ist torpid, *Arsenicum* ist immer irritabel; von den beiden Mitteln hat *Carbo vegetabilis* das Brennen am ausgesprochensten, besonders in den innern Teilen, zum Beispiel im Magen.

Nux vomica reiht sich an *Carbo vegetabilis* bei den üblen Folgen von Überessen und Schwelgerei. Wie ich schon sagte, tritt *Carbo vegetabilis* ein, wenn *Nux* aufgehört hat zu wirken. Der *Nux*-Zecher ist ein dünner, hagerer, gelber, stählerner Mensch, der von *Carbo vegetabilis* ist träge, derb und faul.

Ferner haben wir *Carbo vegetabilis* von *China* zu unterscheiden. Das ist leicht getan, weil die zwei Mittel nur bei der Blähungsdyspepsie und bei Schwäche zusammentreffen. *China* paßt für eine eigentümliche funktionelle Schwäche, wenn der Körper durch Säfteverlust heruntergekommen ist. *Carbo vegetabilis* ist hilfreicher, wenn die Schwäche von organischen Ursachen kommt, wenn wir das Bild von Collaps haben mit hippokratischem Gesicht und Kälte des Körpers, besonders der Knie. Beide Mittel machen viel Flatulenz. *China* jedoch hat nicht das ranzige Aufstoßen mit Brennen. Aufstoßen lindert zeitweise die Symptome bei *Carbo veg.*, bei *China* scheinen sie zuweilen dadurch verschlimmert zu werden.

Lycopodium gibt auch einen vollständigen Typus dieses Zustandes von Tympanites. Der Bauch ist enorm aufgetrieben. Der Unterschied zwischen ihm und *Carbo vegetabilis* ist folgender: *Carbo vegetabilis* verursacht mehr Flatulenz der Därme, *Lycopodium* mehr des Magens. Ferner verursacht *Carbo vegetabilis* ranziges Aufstoßen oder Abgang stinkender Blähungen mit Buttergeschmack im Munde. *Lycopodium* hat mehr sauren Geschmack bei seinem Aufstoßen.

Carbo vegetabilis kann bei Dysenterie indiziert sein. Hier ist sie bei sehr schweren Fällen erforderlich. Brennende Schmerzen sitzen tief im Bauch, gewöhnlich in der einen oder andern Krümmung des Colons. Der Bauch ist sehr aufgetrieben und tympanitisch. Der Puls schwach und intermittierend. Die Darmentleerungen stinken entsetzlich, sind braun, wässerig und schleimig im Aussehen. Sie sehen, welch verzweifelten Fall wir vor uns haben, der zu großer Geschicklichkeit bei der Verordnung mahnt. Sie müssen zwischen zwei andern Mitteln und *Carbo vegetabilis* unterscheiden. Das sind *Arsenicum* und *China.*

Arsenicum hilft, wenn, wie ich erwähnte, jene Irritabilität der Faser vorhanden ist. Die Kranken sind so leidend und geradeso nahe dem Tode, wie der *Carbo vegetabilis* - Kranke, aber sie sind unruhig und klagen über brennenden Durst und können doch das Wasser nicht ertragen. Die Darmentleerungen sind fast dieselben bei den beiden Mitteln. *Arsenicum* hat jedoch nicht solch ausgesprochene Auftreibung des Bauches.

China und *Carbo vegetabilis* sind auch ähnlich in diesen Fällen. Beide haben jene dunklen, stinkenden, flüssigen Entleerungen, beide haben die Auftreibung des Bauches, beide haben große Schwäche und hippokratisches Gesicht. Bei *China* jedoch werden die Darmentleerungen hervorgerufen durch jeden Versuch, zu essen oder zu trinken. Aufstoßen gibt nur zeitweilig Linderung. Ferner sind die Blähungen nicht so stinkend, wie bei *Carbo vegetabilis,* auch sind die brennenden Schmerzen nicht so markiert, wie bei *Carbo vegetabilis* oder *Arsenicum.*

Siebenundvierzigste Vorlesung.

Carbo animalis, Graphites und Petroleum.

Carbo animalis.

Carbo animalis. { *Brom.* / *Sepia, Natrium mur.* / *Silicea, Phosphorus.* / *Badiaga.* / *Merc. jod., Acidum nitr.*

↓

Calc. phosph.

Carbo animalis und *Carbo vegetabilis* folgen nicht gut aufeinander. Sie sind sich insofern feindlich, als das eine nicht mit Nutzen nach dem andern gegeben werden kann. Sie sind zu sehr sich ähnlich. *Carbo animalis* enthält etwas *Calcarea phosphorica. Carbo animalis* ist komplementär zu *Calcarea phosphorica,* besonders bei Drüsenaffektionen.

Carbo animalis paßt für alte Leute und für solche, die durch Krankheit sehr heruntergekommen sind, besonders wenn jener Zustand vorherrscht, den man als venöse Plethora kennt. Solche Kranken finden Sie hauptsächlich geneigt zu Bläue der Haut. Die Hände und Füße werden leicht blau, dabei schimmern die ausgedehnten Venen durch die Haut. Sie werden krank von den leichtesten Ursachen. Die Backen werden oft bläulich. Beide Kohlen sind indiziert bei Dekomposition in gewissen Körperteilen, wie bei Gangrän und bei Ulceration der Haut oder innerer Teile, mit fauliger Absonderung. Beide sind ferner indiziert bei Schwäche der Verdauungsorgane, beide sind indiziert bei den üblen Folgen von Säfteverlust, besonders während der Laktation.

Als allgemeinen Unterschied zwischen den beiden Mitteln mögen Sie nun folgendes festhalten: Obgleich beide Mittel auf die Drüsen wirken, so liegt die Präponderanz zugunsten von *Carbo animalis* bei Drüsenaffektionen. Sie ist zum Beispiel indiziert bei Induration der Drüsen, der Achseldrüsen und der Leistendrüsen, besonders bei Syphilis oder Tripper. Diese Bubonen sind steinhart; *Carbo animalis* ist besonders nützlich, wenn sie zu früh geöffnet wurden und eine gähnende Wunde blieb, die teilweise geheilt ist, aber das umgebende Gewebe fast steinhart zurückließ.

Badiaga rivalisiert mit *Carbo animalis* in gerade solchen Fällen, hauptsächlich bei indurierten Bubonen, die mißhandelt wurden.

Ferner ist *Carbo animalis* bei Krebs häufiger indiziert, als *Carbo vegetabilis;* hauptsächlich ist sie nützlich bei Krebs der Brust oder der Gebärmutter. Beim Brustkrebs ist die Drüse in kleinen Knoten induriert; ein kleiner umschriebener Teil derselben ist hart wie Stein. Später wird die Haut in der Umgebung der Induration bläulich und gefleckt und zeigt die charakteristische Wirkung von *Carbo animalis,* venöse Stase hervorzurufen. Die Achseldrüsen der affizierten Seite indurieren, und brennende, ziehende Schmerzen in den Mammae stellen sich ein. Handelt es sich um Krebs des Uterus, so findet man Induration des Cervix, Metrorrhagie mit brennenden, nach den Schenkeln gehenden Schmerzen und dünnen, stinkenden Vaginafluß.

Bei Affektionen der Verdauungsorgane unterscheidet sich *Carbo animalis* von *Carbo vegetabilis* in folgendem: Wir finden bei *Carbo animalis* Gefühl von Hinsein und Leerheit in der Magengrube, das sich nicht bessert durch Essen, in welcher Beziehung sie der *Sepia* sehr ähnlich ist.

Diese *Carbo animalis* indizierenden Symptome lassen dieselbe der *Carbo vegetabilis* vorziehen bei Hinfälligkeit nährender Frauen; wir finden, daß jedes Stückchen genommener Nahrung den Magen belästigt, gerade wie wir es bei *Carbo vegetabilis* finden, aber bei *Carbo animalis* ist Kälte am Magen vorhanden, die besser wird, wenn man fest mit der Hand drückt oder den Bauch reibt, ein Beweis des Schwäche- und Hinfälligkeitszustandes, in welchem der Kranke sich befindet, der dies Mittel verlangt. *Carbo vegetabilis* hat zerrende Schwere im Magen zum Unterschied hiervon. Beide Mittel haben Hämorrhoiden bei dieser schwachen Verdauung, aber bei *Carbo animalis* sickert dünne, geruchlose Flüssigkeit aus dem Rectum, was bei *Carbo vegetabilis* nicht gerade bemerkbar ist.

Beide Mittel treffen ferner bei Brustaffektionen zusammen. Sie sind beide indiziert in den späteren Stadien der Pneumonie, Bronchitis oder Phthisis pulmonalis, wenn Destruktion des Lungengewebes und Zersetzung der expektorierten Massen vorhanden ist. Gerade hierbei können Sie sehr leicht einen Mißgriff in der Wahl des einen oder andern Mittels machen. *Carbo animalis* hat zur Unterscheidung folgendes Symptom: heiseren Erstickungshusten, der das Gehirn erschüttert, als ob das Gehirn im Kopf lose wäre. Kältegefühl in der Brust. (*Brom* hat auch dies Gefühl.) Die Expektoration ist grün, eitrig und entsetzlich stinkend und kommt gewöhnlich aus der rechten Lunge, in welcher Sie bei der Untersuchung eine Caverne finden werden. Sobald der Kranke die Augen schließt, hat er das Gefühl, als würde er ersticken.

Andere Mittel, welche Kältegefühl in der Brust haben, sind: *Bromum, Paris quadrifolia* und *Camphora.*

Der *Carbo vegetabilis* - Husten ist krampfig mit tiefer, rauher Stimme oder auch mit Stimmlosigkeit. Entschiedenes Brennen in der Brust ist vorhanden, der Auswurf profus, besonders bei Bronchitis alter Leute. Er ist gelb und sehr stinkend, mehr, als bei *Carbo animalis.* Der Kranke hat Dyspnöe, schlimmer beim Umdrehen im Bett und beim Einschlafen. Viel Rasseln in der Brust.

Carbo animalis ist nützlicher als *Carbo vegetabilis* bei konstitutioneller Syphilis, und zwar aus folgendem Grunde: Während beide indiziert sein können bei konstitutioneller oder tertiärer Syphilis, nach *Mercur* - Mißbrauch, besonders wenn die Drüsen affiziert sind und große Abmagerung vorhanden ist, so ist *Carbo animalis* mehr durch folgende Symptome indiziert: Sie hat kupferrote Flecke auf der Haut, besonders im Gesicht. Sie wissen, daß das eine charakteristische Farbe für syphilitische Ausschläge ist. In dieser Hinsicht ähnelt sie *Mercurius bijod., Acidum nitricum* und *Badiaga* mehr, als es *Carbo vegetabilis* tut.

Bei Schwächezuständen ist *Carbo vegetabilis* immer der *Carbo animalis* überlegen. Wir haben sehr wenige charakteristische Symptome, die letzteres Mittel als hilfreich indizieren in den letzten Stadien des Typhus, der Pneumonie und des Scharlachs. Die einzige Schwierigkeit, die Sie bei Unterscheidung der beiden Mittel haben werden, wird sich zeigen bei der von Laktation abhängigen Schwäche.

Bei Ohrenaffektionen treffen wieder *Carbo vegetabilis* und *Carbo animalis* zusammen. Beide Mittel nämlich machen Otorrhöe. Der Ausfluß ist dünn, ichorös, blutig und exkoriierend bei beiden Mitteln. Bei *Carbo animalis* ist zu gleicher Zeit Schwellung des Periosts hinter dem Ohr über dem Processus mastoideus. Hier ist sie ähnlich dem *Acidum nitricum, Aurum* und *Capsicum.* Bei *Carbo vegetabilis* finden wir diese Otorrhöe hauptsächlich als Folge exanthematischer Krankheiten, wie Masern und Scharlach. Dabei ist keine Schwellung des Periosts hinter dem Ohr. Beide Mittel sind indiziert bei Schwerhörigkeit. *Carbo animalis* hat folgendes eigentümliche Symptom: Man kann nicht sagen, von welcher Seite die Töne kommen. *Carbo vegetabilis* ist indiziert bei Schwerhörigkeit, wenn die Ohren zu trocken sind, weil das Ohrenschmalz fehlt, oder wenn Ausfluß stinkenden Ohrenschmalzes vorhanden ist.

Bei Augenkrankheiten ist *Carbo animalis* indiziert, wenn der Kranke weitsichtig ist; beim Gehen auf der Straße scheinen die Gegenstände ihm weit weg zu sein. Die Augen scheinen wie lose in ihren Höhlen zu liegen. Dies Gefühl hängt ab von der Erschlaffung des Zellgewebes, wie es ähnlich sich am Gehirn findet. Alte Leute sind schwachsichtig beim Versuch, zu lesen, was aber durch Reiben der Augen sich bessert.

Carbo vegetabilis ist indiziert, wenn der Kranke kurzsichtig ist; die Gegenstände müssen dem Auge genähert werden, damit man sie sieht. Dies Symptom verschlimmert sich, wenn die Augen angestrengt oder eine Zeitlang anhaltend gebraucht werden.

Graphites.

Graphites.
↓ *Arsenicum.* ↓ *Ferrum.*

Sepia, Pulsatilla.
Kali carb., Phosph., Calcarea carb.
Sulfur, Lycopod., Silicea, Hepar.
Phytolacca.
Mezereum, Petroleum, Iris, Rhus.
Mercurius, Antimon. crudum.
Staphisagria.
Ratanhia, Paeonia, Nitri acid.

Graphites.
- Geringer Erethismus; dann schwach, erschlafft, anämisch, chlorotisch.
- Fett, frostig, verstopft, die lymphatischen Drüsen geschwollen.
- Haut: gesprungen, Rhagaden, Fissuren, Herpes, Ekzem, Ausfluß von spärlicher, klebriger Flüssigkeit.
- Narben werden erweicht.
- Schleimhäute: spärliche Absonderung, Sprünge, Fissuren.

Graphites ist keine reine Kohle. Selbst die reinsten Sorten enthalten etwas Eisen. Sie werden bemerken, daß ich unter ihn zwei Komplemente gesetzt habe, nämlich *Arsenicum* und *Ferrum.* Es hat manche Symptome gemeinschaftlich mit *Ferrum,* die komplementär zu diesem Mittel wirken, und manche, die ihn dem *Arsenicum* nähern.

Er ist ein Verwandter von *Ferrum,* vorzüglich in der Klasse von Symptomen, die der Anämie oder Chlorose der Frauen angehören. Unregelmäßigkeiten in der Blutverteilung sind vorhanden und Blässe der Haut und der Schleimhäute.

Er ist komplementär zu *Arsenicum* in manchen Haut-Symptomen, bei Drüsenaffektionen, Brennen innerer Teile und anderen ähnlichen Symptomen. Außer diesen komplementären Mitteln hat *Graphites* noch eine ganze Reihe von Verwandten. Sein Antidot ist *Arsenicum* und in etlichen gastrischen Symptomen *Nux vomica*. Sie sehen daher, daß *Arsenicum* zwei Beziehungen zu *Graphites* hat, eine antidotarische und eine komplementäre. Er ist komplementär in der einen Reihe von Wirkungen und antidotarisch in einer andern. *Arsenicum* ist Antidot besonders bei den Gemütszuständen von *Graphites*.

Der *Graphites* - Kranke ist niedergeschlagen und voller Kummer, hauptsächlich, wenn es sich um ein Weib handelt. Sie hat einen ängstlichen, besorgten Gemütszustand, der sie nötigt, von einer Stelle zur anderen sich zu bewegen. Sie hat Ahnungen von imaginären Zufällen oder Mißgeschicken, die sie treffen könnten; das macht sie ängstlich und unruhig; sie kann nicht zur Ruhe kommen. Das ist die Gruppe von Symptomen, für welche *Arsenicum* Antidot ist. Dieser ängstliche, besorgte Gemütszustand bei *Graphites* ist ein sehr wichtiges Symptom. Sie alle wissen, wie wichtig bei homöopathischer Verordnung die Gemüts-Symptome sind. Diese Besorgtheit, diese Niedergeschlagenheit wirkt bestimmend für viele *Graphites*-Zustände. Wir sehen dies bei Chlorosis, bei den Haut-Symptomen, bei Augenentzündungen usw., wie Sie später sich überzeugen werden.

Wir finden *Graphites* am besten wirkend bei Konstitutionen, die eine Neigung zur Wohlbeleibtheit haben. Diese Wohlbeleibtheit, das mögen Sie festhalten, ist kein gesundes, solides Fleisch, wie es einem vollblütigen, kräftigen, starken Individuum zukommt, sondern es ist die Art von Fett, die Sie bei *Calcarea carbonica* finden, welche mangelhafte Ernährung bekundet. Diese beiden Mittel laufen sehr nahe miteinander bei solchen fetten, aber nicht gesunden Individuen. Die *Graphites*-Konstitution ist auch eine solche, bei der die Lebenswärme mangelhaft ist und dadurch die mangelhafte Oxydation des Blutes bekundet. Solche Kranke sind immer kalt, mögen sie im Zimmer oder draußen sein. Handelt es sich um Chlorose, so haben die Kranken folgende Symptome: Es findet sich Neigung zu Blutwallung nach dem Kopf, mit Erglühen des Gesichts, ganz genau so, wie bei *Ferrum*. Die Kranke fühlt einen plötzlichen Ruck am Herzen, dem Blutwallung nach dem Kopf folgt. Sie glaubt herzkrank zu sein. Abends beim Niederlegen fühlt die Kranke Pulsieren durch den ganzen Körper. Das hängt nicht mit wahrer Plethora zusammen. Das Blut ist entschieden „wässerig", und wollten Sie es mikroskopisch untersuchen, so würden Sie übermäßig viel weiße Blutkörperchen finden. Der Menstrualfluß ist in solchen Fällen zu spät, zu blaß und zu spärlich. Die Schleimhäute sind meist blaß, gerade wie bei *Ferrum*. Die Lippen sind bleich. Die Kranke leidet an Weißfluß, der wässerig und sehr profus ist und zuweilen die Teile exkoriiert, über die er fließt.

Nun, so werden Sie sagen, wie können wir die Unterscheidung von *Pulsatilla* treffen? Wie *Graphites* hat *Pulsatilla* späte und spärliche Menses mit blassem und dunklem Blut bei chlorotischen oder anämischen Kranken; auch bei Kranken, die leicht kalt werden, niedergeschlagen sind und bei jedem imaginären Leiden weinen. Wie werden Sie diese Mittel unterscheiden? Der Hauptunterschied ist folgender: Die *Graphites*-Kranke hat immer etliche Haut-Symptome, um uns zu helfen, *Pulsatilla* kaum eins. Die *Graphites*-Kranke hat rauhe, harsche, trockene Haut und sehr wenig Neigung zu Schweiß. Kleine Finnen, mit oder ohne Eiter, erscheinen am Körper und verschlimmern sich häufig zur Regelzeit. Während bei *Pulsatilla* starke Neigung zur Diarrhöe ist, zeigt sich bei *Graphites* starke Neigung zu Verstopfung. Diese Symptome reichen hin, um Sie stets zu befähigen, zwischen diesen beiden nahe verwandten Mitteln zu unterscheiden.

Ferner will ich nun als höchst wichtig für unser Studium des *Graphites* Ihre Aufmerksamkeit auf die Einwirkung des Mittels auf die Lymphdrüsen und auf die Haut lenken. Er macht Vergrößerung der Lymphdrüsen des Halses, der Achselhöhlen und auch der Leisten und Mesenterialdrüsen. Dies zusammen mit ausgesprochenen Haut-Symptomen erfordert häufig seine Anwendung bei Skrofeln. Wir finden ihn also parallel gehend mit *Calcarea carbonica, Sulfur* und *Silicea* bei Skrofulosis, hauptsächlich bei Kindern. Der Bauch ist groß und hart. Solchergestalt erkrankte Kinder leiden an Durchfall mit Stühlen, die dünn sind, stinken und nur teilweis verdaute Nahrung enthalten.

Bei Augenentzündungen skrofulöser Art haben wir kein Mittel, selbst nicht *Calcarea, Sulfur* oder *Arsenicum,* das *Graphites* übertrifft. Die Cornea ist meist mit oberflächlichen Geschwüren bedeckt oder ist entzündet. Die Augenlider verdicken sich, hauptsächlich an den Rändern, die sich mit Schorfen oder Schüppchen bedecken. Die Lider mögen verklebt sein oder nicht, aber ein großes Charakteristikum, das die Wahl von *Graphites* sichert, ist folgendes: Die Blepharitis ist schlimmer in den Augenwinkeln, in den Canthi. Die Ränder der Lider haben die Neigung, aufzuspringen und zu bluten. Findet sich dergleichen, dann brauchen Sie nicht zu zögern, *Graphites* zu geben. Die Verdickung der Lidknorpel kann so groß sein, daß Ektropium oder Entropium entsteht. Ferner verwildern die Augenwimpern, drehen sich nach innen zum Augapfel und reizen die Conjunctiva. Verhärtete Gerstenkörner können an den Lidrändern entstehen. *Graphites* affiziert auch die Sehkraft. Buchstaben erscheinen doppelt und laufen zusammen. Ekzematöser Ausschlag erscheint um die Augen, auf den Backen, an und hinter den Ohren, auf dem Scheitel und am Hinterkopf.

Er kann auch hier und da über die Körperhaut zerstreut sein, hauptsächlich in den Gelenkbeugen. Hinter den Ohren nimmt er die Form von Intertrigo an und ist feucht und klebrig. Liegt das Kind auf seinem Ohr, so klebt das Ohr oft an den Kopf an. Zuweilen finden Sie *Graphites* indiziert bei Ophthalmia phlyctaenulosa. Kleine Bläschen bilden sich auf der Cornea und an andern Teilen des Auges und machen profusen, brennenden Tränenfluß. Diese Tränen sind mit Eiter vermischt, welcher dünn ist und die Backe exkoriiert, über die er fließt. Die Absonderung aus der Nase, die zum Teil aus dem Auge durch die Puncta lacrymalia stammt, ist auch dünn und exkoriierend, und Sie finden Schrunden und Krusten um die Nasenlöcher ganz in Harmonie mit dem Zustand der Augenlidränder.

Ich möchte nun kurz einige Unterschiede zwischen *Graphites* und seinen Verwandten erwähnen. *Petroleum* oder Kohlenöl ist dem *Graphites* in manchen Symptomen ähnlich. Es hat Ausschlag, der dem von *Graphites* sehr ähnlich ist, und ist hauptsächlich indiziert, wenn das hervorstechendste Symptom Intertrigo hinter den Ohren ist. Ist das Kind alt genug, so klagt es auch über Weh und andere schmerzliche Symptome am Hinterkopf. Der Hauptunterschied zwischen den beiden Mitteln ist der, daß *Graphites* mehr das Bild von Herpes und *Petroleum* das eines reinen Ekzems gibt.

Bei Verordnung von *Calcarea carbonica* werden die Lokalsymptome, hauptsächlich die der Augen, Ihnen nicht viel nützen. Sie sind zu allgemein. Es sind gerade die Symptome der Ophthalmia scrofulosa. Aber Sie würden bei Ihrer Mittelwahl unterstützt werden durch die allgemeinen Symptome, Kopfschweiß und kalte, feuchte Füße, was bei *Graphites* nicht so hervortritt. Sie mögen auch festhalten, daß *Calcarea carbonica* das beste Mittel ist mehr gegen die Folgen von Ophthalmia scrofulosa, als gegen die akuten Symptome selbst. Sie paßt am besten gegen die Verdunkelungen der Cornea und die Verdickung der Lider.

Arsenicum hat dasselbe Brennen, die exkoriierende Absonderung aus den Augen, aber es unterscheidet sich hierdurch: Die Lider sind krampfhaft geschlossen. Sonst sind die Symptome überraschend ähnlich.

Sulfur wird Ihnen helfen, wenn die Lidränder röter sind als natürlicherweise, während bei *Graphites* die Lidränder blasser sind, als sie sein müßten.

Euphrasia ist nützlich bei Ophthalmia phlyctaenularis mit exkoriierender Absonderung usw. Aber, wenn auch die Absonderung exkoriierend ist bei *Euphrasia*, so ist sie doch dick und purulent, während sie bei *Graphites* dünn ist.

Mercurius ist auch nützlich in skrofulösen Fällen, wenn der Kranke sich schlechter fühlt abends und von der Hitze und

Blendung des Feuers. *Mercurius* ist entschieden vorzuziehen, wenn Syphilis die Skrofulose kompliziert.

Hepar ist wirklich dem *Graphites* sehr ähnlich. Es ist vorzuziehen, wenn Pulsieren im Auge und um dasselbe vorhanden. Wenn nun das Kind nicht alt genug ist, um Ihnen zu sagen, ob Pulsieren im Auge und um dasselbe vorhanden ist, so werden Sie bemerken, daß Schmerz zugegen ist, und werden deutlich Eiterbildung sehen; zum Beispiel, es bilden sich eiternde Gerstenkörner an den Lidern. *Hepar* paßt für den Eiterungsprozeß besser als *Graphites*. Sie werden auch bemerken, daß das *Hepar*-Kind nicht den geringsten Druck auf das Auge leidet, weil die Teile so empfindlich sind.

Graphites soll die Wiederkehr von Erysipelas verhindern, wenn dies Leiden konstitutionell wird. Die ergriffenen Teile haben das Gefühl von Härte und Zähigkeit, und ist das Gesicht ergriffen, so ist es sehr entstellt. Brennende, stechende Schmerzen sind zugegen, wie wir es bei *Apis* finden. Es beginnt gewöhnlich auf der rechten Seite und geht nach der linken. *Graphites* ist hauptsächlich nützlich, wenn *Jodum* mißbraucht wurde.

Ferner müssen Sie sich an den Gebrauch von *Graphites* erinnern, um Narben zu beseitigen. Dies Mittel scheint die Fähigkeit zu haben, die Resorption von Narbengewebe zu veranlassen. Schon lange beobachtete man bei Graphitarbeitern, daß Wunden an ihren Händen heilten und sehr schnell die Narben verschwanden. Dr. Guernsey benutzte diese Eigenschaft des Mittels, um Narben zu entfernen, die nach Mamma-Abszessen sich bilden. Professor Korndörfer besserte bedeutend das Auge eines Kindes durch das Mittel. Das Kind war daran operiert worden, und Narben bildeten sich, die sich mehr kontrahierten, als der Chirurg erwartete. *Graphites* besserte den Fall so weit, daß die Teile ihre normale Lage annahmen.

Wir haben nun zunächst über die Einwirkung von *Graphites* auf die Verdauungsorgane zu sprechen, und hier steht er hauptsächlich den andern Kohlen nahe, *Carbo veg.* und *Carbo animalis.* Der Kranke klagt über unangenehmen Geschmack im Munde des Morgens, als hätte er Eier gegessen. Dies Symptom tritt hier mehr hervor, als bei einer andern Kohle. Der Kranke befindet sich übler nach allen Fleischspeisen. Dies Symptom finden Sie bei *Pulsatilla, Ferrum* und bei allen chlorotischen Mitteln.

Süßigkeiten machen Übelkeit und ekeln an. Nach dem Essen wird der Magen von Luft aufgetrieben. Brennender Schmerz im Magen stellt sich ein; auch krampfiger, kolikartiger Schmerz — eine wirkliche Gastralgie. Der Kranke wacht nachts auf und schnappt nach Luft; plötzliche Dyspnöe, die zeitweise durch Essen sich bessert. Auch die Gastralgie bessert sich durch Essen. In dieser Hinsicht ähnelt er auch dem *Petroleum,* welches Besserung der

Magenschmerzen durch Essen hat. Dieselben Symptome werden Sie auch bei *Chelidonium* und *Anacardium* finden. Der Bauch ist bedeutend von Blähungen aufgetrieben, und bei dieser Ausdehnung des Bauches haben wir Blutwallungen nach dem Kopf. Die Leber ist meist hart und vergrößert, dabei äußerste Empfindlichkeit gegen Druck der Kleider nach dem Essen. Die Därme sind gewöhnlich verstopft. Der charakteristische Stuhl ist so: Die Stühle sind mit Schleim bedeckt oder enthalten Fetzen von Schleim. Das ist ein sehr charakteristisches Symptom für *Graphit*. Ich glaube, es findet sich auch bei*Cascarilla*. Der Kranke leidet an Hämorrhoiden, welche brennen und stechen; der Anus tut so äußerst weh, daß der Kranke beim Sitzen ganz bedeutend belästigt wird. Fissuren bilden sich im Anus. *Graphit* ist hier eins unserer besten Mittel.

In dieser Beziehung haben wir nun verschiedene ähnliche Mittel. Zuerst *Lycopodium*. Dies hat jene Auftreibung nach dem Essen mit großer Anhäufung von Blähungen, aber diese Blähungen sind nicht ranzig oder putrid, wie bei *Graphit*. Das unterscheidet hinreichend die beiden Mittel.

Ferner haben wir folgende Liste von Mitteln: *Ratanhia, Paeonia, Acidum nitricum* und *Silicea*. *Ratanhia* ist ein ausgezeichnetes Mittel bei Afterfissur und ist zu empfehlen, wenn arge Konstriktion des Anus vorhanden ist. Die Stühle werden mit großer Anstrengung herausgezwängt, und der Anus schmerzt und brennt stundenlang nach der Stuhlentleerung.

Paeonia ist auch brauchbar bei Afterfissuren mit vieler Absonderung, die den Anus fortwährend feucht macht und unangenehme Empfindungen hervorruft. Dabei viel Wundsein und Beißen.

Acidum nitricum ist auch hilfreich bei Afterfissuren, hauptsächlich, wenn ein Gefühl vorhanden, als ob Splitter oder Stöckchen da wären, die den Anus prickeln.

Graphites unterscheidet sich nun von diesen allen dadurch, daß sie mehr oder weniger Tenesmus oder Konstriktion des Anus haben, während *Graphites* dies wenig oder gar nicht hat.

Silicea ist auch ein Mittel bei Anusfissur. Der Kranke bemüht sich, einen Stuhl zu forcieren, aber es kommt nichts heraus. Der Stuhl steigt etwas herunter und schlüpft dann wieder zurück.

Nun die Schleimhäute: *Graphites* ist nützlich beim Nasenkatarrh, wenn die Trockenheit der Nase sehr groß ist. Das finden Sie häufig bei Skrofulösen. Dies wechselt ab mit Entleerung von Klumpen oder Klinkern, wie man sie zuweilen nennt. Ein andermal ist die Absonderung sehr stinkend und blutig. Sie bemerken, wie der stinkende Charakter der Absonderung bei diesen Kohlen hervortritt. Die Ränder der Nasenlöcher sind wund und krustig und springen leicht auf. Hier haben Sie die Ähnlichkeit mit *Antimonium crudum, Calcarea* und *Arum triphyllum*. Der Geruchsinn ist zu scharf. Der Kranke kann keinen Blumenduft ertragen. Knacken oder Summen in den Ohren stellt sich beim Schlucken oder Kauen ein. Das beweist Ihnen, daß Katarrh der Tuba Eustachii vorhanden ist. Untersuchen Sie das Ohr mit dem Ohrspiegel, so werden Sie das Trommelfell nicht perforiert, aber ganz weiß finden. Die Ohren sind meist zu trocken, und es fehlt die natürliche Absonderung (gerade, wie Sie es bei *Carbo veg.* finden), dabei Schwerhörigkeit, die sich beim Fahren im Wagen bessert. Nicht das Fahren bessert das Hören, sondern das durch den Wagen entstandene Geräusch.

Graphites kann auch gegeben werden bei chronischen Halsleiden mit Gefühl von einem Klumpen im Hals. Das ist schlimmer beim leeren Schlucken. Hier ist ähnlich *Sulfur* und *Calcarea carbonica.*

Der Husten von *Graphites* ist nicht sehr charakteristisch. Es ist ein trockener Husten mit argem Würgen, der das Gesicht rot und die Augen tränen macht. Er verschlimmert sich durch tiefe Inspiration.

Auf die männlichen Geschlechtsteile wirkt *Graphites* ganz hervorragend. Er ruft übermäßige Geschlechtserregung und heftige Erektionen hervor. Das wichtigste Symptom von *Graphites* ist Impotenz. Es fehlt das Gefühl beim Coitus und es kommt nicht zur Samenentleerung.

Er wirkt auch auf die weiblichen Geschlechtsorgane. Wir finden Affektionen des linken Ovariums mit Vergrößerung dieses Organs, dabei spärliche Menses, Frösteln, Verstopfung und zu gleicher Zeit Ausschläge. Der Uterus ist nicht in richtiger Lage bei *Graphit.* Das Os steht weit nach hinten und drückt gegen die hintere Scheidenwand, weshalb das Mittel bei Anteflexio und Anteversio indiziert ist. Daneben Herabdrängen, das bis ins Hypogastrium geht. Der Weißfluß ist wässerig und profus, kommt zuweilen schußweise. Oft existiert bei diesen Symptomen ein ekzematöser Ausschlag an der Vulva.

Petroleum.

Das ist ein sehr kohlenhaltiges Öl, aber keine reine Kohle. Medizinisch steht es einerseits etwa zwischen *Sulfur* und *Phosphorus* und zwischen *Graphites* und *Carbo veg.* anderseits. Wir finden, daß diejenigen, die mit Petroleum zu tun haben, zu Hautkrankheiten disponiert sind. Daher erscheinen Finnen im Gesicht und am Körper dicht gedrängt, welche jucken und brennen. Ferner erscheint auch ein vesikulärer Ausschlag, der ganz das Bild von Ekzem gibt, dicke Krusten bildet und Eiter absondert. Die Haut wird schnell harscher und trocken, und tiefe Risse und Fissuren bilden sich, welche bluten und eitern. Diese Symptome machen *Petroleum* zu einem ausgezeichneten Mittel bei *Ekzem,* wo immer es erscheint. Wir finden es brauchbar bei Rhagaden, hauptsächlich wenn sie im Winter auftreten, wenn die Hände bersten, aufspringen und brennen und unerträglich jucken. Zuweilen entwickeln sich Geschwüre.

Ferner wurde *Petroleum* gegeben bei Verrenkungen der Gelenke, besonders bei älteren, rheumatischen Kranken. Es ist hauptsächlich bei Rheumatismus indiziert, wenn die Knie steif sind und diese Steifheit verbunden ist mit scharfen stechenden Schmerzen im Knie und mit Steifheit des Nackens und knackendem Geräusch bei Bewegung des Kopfes, zum Beweis, daß die Muskelfasern rauh sind.

Ferner ist *Petroleum* zu berücksichtigen bei Krankheiten der Schleimhäute. Es kann mit Nutzen bei Ozäna gegeben werden. Hier ist die Absonderung ganz in Übereinstimmung mit dem Charakter des Ausschlags. Krusten und eitriger Schleim werden aus den Nasenhöhlen entleert. Die Nase ist wund, und die Nasenlöcher springen auf, wie bei *Graphites*. Der Postnasalraum ist mit eitrigem Schleim angefüllt, welcher nötigt, ihn auszuräuspern.

Außerdem finden wir die Augen von *Petroleum* affiziert. Es ist besonders nützlich bei Blepharitis marginalis. Es ist auch indiziert bei Entzündung des Canalis lacrymalis, wenn Eiterung begonnen und eine Fistel sich gebildet hat. Diese Neigung zur Fistelbildung zeigt sich auch am Zahnfleisch. Dies ist ein allgemeines Charakteristikum.

Auch der Husten bei *Petroleum* ist zu beachten. Es ist ein trockner Kratzhusten, welcher auftritt beim Niederlegen abends. Solchen Husten finden wir oft bei Kindern, zugleich mit Durchfall, der nur am Tage auftritt.

Ferner affiziert *Petroleum* den Schweiß; es erregt profusen, stinkenden Schweiß in der Achselhöhle und an den Fußsohlen.

Das einzige Brust-Symptom von *Petroleum* ist Gefühl von Kälte am Herzen. Dies Symptom tritt stark auf bei *Natrium mur.*, das es sehr ausgesprochen hat, besonders bei Anstrengung des Geistes. Es findet sich auch bei *Kali chloricum, Graphites, Carbo animalis, Kali nitricum* und *Kali bichromicum*.

Wir betrachten nun *Petroleum* in seiner Einwirkung auf Magen und Därme. Es erregt Übelkeit und Schwindel mit Gallerbrechen, schlimmer morgens, schlimmer beim Fahren im Wagen und schlimmer in der Schwangerschaft. Ferner ist *Petroleum* nützlich bei Seekrankheit.

Petroleum macht Durchfall, der etwas ähnlich dem von *Sulfur* ist. Die Stühle sind stinkend und wässerig und enthalten oft unverdaute Speisen. Sie kommen frühmorgens und sind mit Abmagerung verbunden. Sie unterscheiden sich von *Sulfur* dadurch, daß sie auch untertags auftreten. Wir haben noch eine andere Diarrhöe, die durch *Petroleum* heilbar ist, nämlich eine von verdorbenem Magen herrührende, die schlimmer wird nach Kohl, Sauerkraut und andern Kohlarten. Dabei findet sich Gestank des Stuhls mit vielen Blähungen und Aufstoßen von Luft, die nach Kohl schmeckt.

Petroleum wirkt auch als Nervenmittel. Es ist indiziert beim Typhus, wenn leichtes Delirium zugegen ist. Es macht auch Vergeßlichkeit. Die Kranke verliert den Weg in ihr wohlbekannten Straßen. Tritt dies Symptom auf, nachdem man sich großer Hitze ausgesetzt hat, dann müssen Sie *Glonoin* geben.

Ein anderes durch *Petroleum* heilbares Geistes-Symptom ist: sie bildet sich ein, daß sie doppelt ist, oder daß jemand neben ihr liegt. Dies Symptom wurde in folgender Weise ausgenützt: Eine Dame im Wochenbett bildete sich ein, daß sie zwei Kinder bekommen hätte, und war nun sehr in Sorge, wie sie mit diesen beiden fertig werden könnte. *Petroleum* heilte sie.

Petroleum wurde auch als Antidot bei Blutvergiftung gegeben.

Achtundvierzigste Vorlesung.

Halogene.

Halogene.
- Die Schleimhäute sehr reizend.
- Glottiskrampf.
- Pseudomembranen.
- Drüsen usw.

Halogene.
- *Brom.*
  - *Phosphor, Antim. tart.*
  - *Carbo an.*
  - *Acon., Spong., Hepar, Kaol.*
  - *Kali brom.*
- *Fluor.*
- *Jod.*
  - *Merc., Phosph., Sulf., Calc. carb.*
  - *Ars., Calc., Arg. nitr.*
  - *Spong., Hep., Kaolin.*
  - *Ant. tart.*
  - > *Sulf.* > Stärke. > *Hepar.* > *Arsen.*
- *Chlor.*

Heute beginnen wir das Studium der chemischen Elemente, welche Halogene genannt werden; *Jod, Brom, Fluor* und *Chlor* sind die Elemente dieser Gruppe. Als Gruppe kann man die Halogene durch folgendes wichtige charakteristische Symptom sich einprägen: Sie alle wirken auf den Larynx und die Bronchialröhren und auf die Schleimhäute im allgemeinen. Sie wirken entschieden reizend auf die Schleimhäute, machen heftige Entzündung, Rohsein und Exkoriationen, wie jeder sich überzeugen kann, der einmal die Dämpfe von *Chlor, Jod* oder *Brom* eingeatmet hat. Sie alle machen Spasmus glottidis, und dies zeigt sich am deutlichsten bei *Chlor,* obgleich es sich bei allen findet. Sie alle haben die Tendenz, Pseudomembranen auf den Schleimhäuten hervorzurufen. Alle, mit Ausnahme von *Chlor,* neigen dazu, kruppöse Membranen zu erzeugen. *Chlor* hat mehr die Neigung zu diphtherischer Membran als zu rein kruppöser. Alle Halogene wirken aufs Drüsensystem, machen Vergrößerung, Induration und selbst Abszesse in den Drüsen. Daher finden wir sie alle nützlich bei Skrofulose, besonders *Jod,* welches den Reigen führt. *Cyan* gehört auch chemisch zu dieser Gruppe, obgleich es eigentlich als zur organischen Chemie gehörig betrachtet wird. Es hat viele Ähnlichkeit mit diesen Mitteln und ist wie *Chlor* nützlich bei diphtherischen Ablagerungen. Daher wenden wir *Acidum hydrocyanicum* und *Amygdala amara* (welche Blausäure enthält) bei diphtherischen Halsleiden an, und wir können *Mercur. cyanat.* bei einigen der schlimmsten Formen von Diphtherie geben. Dasselbe ist in geringerem Grade mit *Cyankalium* der Fall. Dieser allgemeine Charakter der Halogene bringt Sie zuweilen dazu, zu sagen: „Dieser Kranke braucht eines der Halogene, welches soll es sein?" Um diese Frage zu beantworten, müssen wir die vier Elemente gesondert und vergleichend studieren.

Bromum.

Ich will zuerst Ihre Aufmerksamkeit auf *Brom* lenken. *Brom* wirkt sehr eigentümlich auf die Geistestätigkeit, macht eine Art von Schwindel, der sich verschlimmert bei fließendem Wasser. Schnelle Bewegung des Kranken erregt diesen Schwindel. Er ist begleitet von einem eigentümlichen ängstlichen Gemütszustand. Diese Angst nun erstreckt sich auf alle Halogene. Sie entsteht kaum im Sensorium selbst, sondern mit Wahrscheinlichkeit von irgendeinem Schaden im Körper. Sie ist ein häufiges Symptom bei Herz- und Lungenaffektionen, und diese sind wahrscheinlich der Ursprung dieses Symptoms. Diese Angst zeigt sich folgendermaßen: Die Kranken glauben Gegenstände um sich tanzen zu sehen, oder sie meinen, daß jemand bei ihnen ist, und sie drehen sich um, um zu sehen, ob dies der Fall ist. Das ist eine Wirkung von *Brom,* und diejenigen von Ihnen, die vertraut sind mit *Bromkalium,* werden einsehen, woher diese Angst kommt. Der Schwindel wird besser durch Nasenbluten und beweist damit sofort, daß er kongestiver Natur ist. Ein anderes Symptom, das Ihnen beweist, daß Kongestion bei *Brom* stattfindet, ist folgendes: Nach dem Essen tritt ein Gefühl tief im Gehirn auf, als ob ein Schlaganfall bevorstände. Der Kranke hat das Gefühl, als würde er seine Sinne verlieren.

Der Gemütszustand bei *Jod* ist markierter, als der bei *Brom.* Es ist ein entschiedener Erethismus, während dessen der Kranke sehr erregbar und unruhig ist, sich von einer Stelle zur andern bewegt, bald hier sitzt, bald da, sich fürchtet, daß jedes kleine Ereignis ein schlimmes Ende nehmen werde. In seiner Angst scheut er sich vor jedermann, selbst vor seinem Arzt. Er hat große Furcht vor den Menschen. Zuweilen wird er sehr erregt und deliriert. Dabei Schwindel, rotes Gesicht und Angst. Bei Kindern mit Abzehrung findet sich eine charakteristische Reizbarkeit, sie schreien auf, wenn man sie ansieht.

Nun das lymphatische System. Wie alle anderen Glieder dieser Gruppe, ergreift *Brom* die Drüsen und macht Vergrößerung und Induration derselben. Daher ist es brauchbar bei Skrofulosis. Es paßt hauptsächlich für skrofulöse Kranke, meist Kinder, wenn die Parotis oder andere Drüsen induriert sind, wenn Neigung zu Eiterung mit wundmachendem Ausfluß vorhanden ist und anhaltende Härte der Drüse um die Öffnung und ungewöhnliche Wärme oder Hitze in der Drüse. Ich habe die Parotis nur als Beispiel zur Illustration erwähnt. *Brom* affiziert auch die Brustdrüse; bei Krebs derselben ist es mit Nutzen gegeben worden. Sie erinnern sich vielleicht, daß ich Ihnen einmal sagte, daß es der *Carbo animalis* ähnlich ist. Wie *Carbo animalis,* hat es Induration der Achseldrüsen mit brennenden Schmerzen. Aber Brom hat auch schneidende Schmerzen. Die Brust ist hart, und bei der Palpation kann man eine Art von dumpfem Pulsieren in derselben fühlen. Zuweilen ist das Ziehen oder Schneiden so markiert, daß das Gefühl entsteht, als ginge ein Strang von der Drüse in die Achselhöhle, ein Symptom, mehr, um zu *Croton Tiglium* oder zu *Paris quadrifolia* zu greifen.

Die Hoden werden von *Brom* ergriffen. Wir finden sie geschwollen, hart und vollständig glatt. Der Schmerz wird schlimmer vom Umhergehen. Die Drüsen sind ungemein warm und heiß. Sie werden finden, daß die Drüsenaffektionen dem *Brom* weichen bei blonden Personen mit feiner Haut und hellblauen Augen. Ich erwähne dieses Symptom hier zu gelegentlicher Verwendung als ein Symptom von komparativem Wert. Ich will nicht damit sagen, daß jedes skrofulöse Kind mit blauen Augen *Brom* haben muß, aber ich glaube, daß dieses Symptom dazu beiträgt, uns zu befähigen, *Brom* von den andern Halogenen zu unterscheiden.

Die Mandeln werden ebenfalls von *Brom* affiziert. Daher finden wir sie tiefrot und geschwollen und mit einem Netzwerk erweiterter Blutgefäße bedeckt. Verschlimmerung tritt ein beim Schlucken, dabei sind gewöhnlich die Drüsen auch äußerlich geschwollen. Es ist ein Gefühl von Rohsein im Halse bei dieser Tonsillitis vorhanden. Dies zeigt sich, wie Sie wissen, häufig genug bei skrofulösen Kindern. Man ist stark versucht, die Mandeln herauszuschneiden, aber das ist keine gute Praktik; denn Sie können dieses Leiden oft durch innerliche Mittel beseitigen. In manchen Fällen kann man die Vergrößerung der Mandeln als Vorläufer von Tuberkulose betrachten.

Brom ist indiziert bei Vergrößerung einer andern Drüse, nämlich der Thyreoidea, und hilfreich bei dem, was Bronchocele oder Kropf genannt wurde.

Wir haben nun über *Brom* in seiner Einwirkung auf die Schleimhäute zu sprechen. Mit der Nase beginnend, finden wir, daß es nützlich ist bei Coryza oder Nasenkatarrh, wenn die Absonderung profus, wässerig und exkoriierend ist. Die Nasenlöcher hingegen scheinen verstopft zu sein. Ein eigentümlicher Kopfschmerz ist mit dieser Coryza verbunden, ein schwerer Druck in der Stirn, der das Gehirn herunter- und hinauszudrücken scheint auf die Nasenwurzel. Die Nase ist sehr wund im Innern und auch an den Flügeln. Es ist ein entschieden beißender Schmerz, gerade wie Sie ihn bei den *Brom*-Dämpfen zu erwarten haben. Später bilden sich Geschwüre in der Nase, von denen sich Krusten oder Schorfe ablösen, die abgestoßen werden und immer blutig sind. Jedem Versuch, die Nase zu putzen, folgt eine Entleerung von Krusten und Blut. Dies, wie Sie wissen, findet sich häufig genug bei skrofulösen Kindern.

Kommen wir nun zu Hals und Lungen, so finden wir *Brom* indiziert beim Spasmus glottidis, zuweilen Laryngismus stridulus genannt. Dies ist ein sehr schwer zu behandelndes Leiden. Es ist oft zentralen Ursprungs und beginnt mit plötzlichem Verschluß der Glottis. Das Kind wird blau im Gesicht und der Körper konvulsivisch. Der eine Anfall hört auf, und sofort folgt ihm ein anderer. Im zweiten Stadium erscheinen allgemeine Konvulsionen, denen Abmagerung folgt. Das Leiden kann Reflex von der Dentition sein oder von Indigestion oder von Vergrößerung der Thymusdrüse herrühren. Findet es sich als Folge von Vergrößerung der Thymus, so würde am besten *Jod* indiziert sein. Wurde es durch zögernde Dentition veranlaßt, so verspricht, wie ich glaube, *Calcarea phosphorica* bessere Dienste, als irgend etwas anderes. Dr. Dunham berichtet einen Fall, der von einem allopathischen Arzte aufgegeben war; und da er die Symptome von *Chlor* kannte, welches alle andern Mittel übertrifft in Hervorbringung dieses Spasmus glottidis, entwickelte er etwas *Chlor* und ließ das Kind die Dämpfe einatmen mit fast augenblicklicher Besserung und schließlicher Heilung. Alle Halogene sind nützlich bei solchem Zustand, aber *Chlor* wirkt hier am besten von allen. Ihre Symptome unterscheiden sich nur wenig, sofern es sich um die Lokalsymptome handelt. Wir können auch denken an *Sambucus, Antim. tartaricum, Belladonna, Lachesis, Arsenicum* und in einigen Fällen an *Phosphor*.

Lachesis ist hauptsächlich indiziert, wenn der Kranke aus dem Schlaf erwacht mit einem solchen Anfall.

Ignatia, wenn eine Rüge oder ein Tadel das Kind in Krämpfe bringt.

Ein anderes Mittel ist *Cuprum,* besonders wenn die Krämpfe allgemein sind und das Kind die Daumen einschlägt.

Ipecacuanha mag in manchen Fällen nützlich sein, aber ich habe kein Vertrauen dazu.

Auch nicht zu *Sambucus,* weil bei *Sambucus,* wie ich glaube, das Leiden mehr in der Brust sitzt, aber bei *Cuprum,* den Halogenen, *Calcarea phosph., Lachesis* und *Belladonna* das Leiden im Larynx selber steckt.

Dieser Glottiskrampf tritt oft ein im Verlauf des Krupps, bei welchem Leiden *Brom* nützlich werden kann, wenn die Inspiration außerordentlich schwierig zu sein scheint; das Kind erwacht plötzlich aus dem Schlaf, als wollte es ersticken. Diese Symptome werden etwas durch Wassertrinken gebessert, welches den Krampfzustand zu beruhigen scheint. Beim membranösen Krupp ist *Brom* indiziert durch folgende Symptome neben dem schon erwähnten Krampf: Das Kind hat zuerst eine tiefe, rauhe Stimme, welche abends fast zur Aphonie sich steigert; das Kind weint mit einer rauhen, heiseren Stimme. Die Membranbildung scheint vom Larynx nach dem Hals sich zu verbreiten. Jede Inspiration scheint Husten hervorzurufen, besonders jede tiefe Inspiration. Das Atmen ist heiser, raspelnd und pfeifend, als ob das Kind durch einen Schwamm oder durch eine lockere, metallische, vibrierende Substanz atme. Dies entsteht durch Vibration der Membran, die mehr oder weniger gleichförmig im Innern des Larynx abgelagert ist. Später tritt Rasseln im Larynx ein. Wenn das Kind hustet, so scheint es, als ob der Larynx voll losen Schleimes wäre.

Antimon. tartaricum ist dem *Brom* sehr ähnlich beim Krupp. Es hat Rasseln und Keuchen, das sowohl nach der Trachea, als nach dem Larynx hin sich ausdehnt.

Jetzt möchte ich einige Worte sagen über andere Mittel, die in Beziehung zum Krupp stehen, besonders über *Aconit, Hepar, Spongia* und *Kaolin*. *Kaolin* ist eine Art Porzellanerde, eine Verbindung von Tonerde und Kieselsäure, und hat sich sehr nützlich erwiesen bei membranösem Krupp. Die Verwandtschaft unter diesen Mitteln ist folgende: *Aconit* ist nützlich beim Beginn des Krupps, mag er krampfhaft, katarrhalisch oder membranös sein. Es ist indiziert, wenn das Kind plötzlich aus dem Schlaf erwacht, als wäre es am Ersticken. Große Unruhe ist vorhanden. Die Haut ist heiß. Etwas Angst muß zugegen sein. Atmungsgeräusch ist trocken. Kein Schleimrasseln. Bald scheint das Kind sich zu bessern und schläft ein, erwacht aber wieder. *Aconit* ist besonders indiziert in solchen Fällen, in denen diese Symptome auf Erkältung bei trockenen, kalten Winden folgen. Setzen Sie nicht zu schnell Ihr Mittel aus. Tun Sie es, so werden, wenn das Kind auch morgens sich bessert, die Symptome mit erneuter Heftigkeit den nächsten Abend wiederkehren, und bevor Sie es merken, wird auf der Schleimhaut des Larynx und der Trachea eine fibrinöse Exsudation sich bilden, und Sie werden Ihren Kranken verlieren.

Wir werden zu *Spongia* übergehen müssen, wenn Sie folgende Symptome haben: Das Atmen während der Inspiration ist hart und harsch, wie wenn das Kind durch einen Schwamm atme. Der Husten hat einen entschieden harten, bellenden, schallenden Ton. Das Sputum ist noch spärlich. *Spongia* folgt auf *Aconit,* besonders nach Erkältung bei trockenen, kalten Winden und bei blonden

Kindern mit blauen Augen. Die Symptome verschlimmern sich gewöhnlich vor Mitternacht. Versagt *Spongia,* dann müssen Sie zu *Hepar sulfuris calc.* Ihre Zuflucht nehmen.

Hepar hat gewöhnlich Verschlimmerung seiner Symptome nach Mitternacht und gegen Morgen. Der Husten hat denselben harschen Kruppton, aber es ist viel Feuchtigkeit dabei. Das ist die Indikation für *Hepar.* Auch bei ihm Verschlimmerung nach Erkältung bei trockenen, kalten Winden. Zuweilen versagen alle diese Mittel, und wir müssen unsere Zuflucht nehmen zu den Halogenen, besonders zu *Brom* und *Jod.*

Ich habe Ihnen schon die Symptome von *Brom* und *Jod* genannt; jetzt will ich Ihnen sagen, wie Sie *Brom* von *Jod* unterscheiden können. *Jod* ist hauptsächlich indiziert, nachdem *Hepar* versagte, wenn die Membran sich schon gebildet hat; die Inspiration ist außerordentlich schwierig wegen Krampf des Halses und wegen Verschluß des Larynx durch die Membranbildung. Die Inspiration ist wellenförmig oder ruckweise. Der Husten ist feucht, aber harsch, gerade wie er sich bei *Hepar* findet. Die Stimme ist fast erloschen wegen Heiserkeit. Das Kind faßt nach dem Hals, um den Druck zu erleichtern, wirft den Kopf so weit nach hinten, daß der Weg von dem Mund zu den Lungen gestreckt wird, um den Lufteintritt zu erleichtern. Verschlimmerung hauptsächlich morgens. *Jod* ist hauptsächlich passend für brünette Kinder mit dunklen Haaren und Augen. Dies bildet einen großen Unterschied zwischen *Jod* und *Brom.* Deshalb sprach ich von der Anwendung des *Broms* bei blonden Kindern, weil diese Tatsache sich als ein gutes Unterscheidungsmerkmal bei diesen beiden Mitteln bewährt hat, und ist als Vergleichungs-Symptom von großem Wert für Sie. *Jod* ist hauptsächlich passend für Fälle, die bei feuchtem Wetter eintreten. Langanhaltendes, feuchtes, kaltes Wetter wird gerade einen solchen Husten hervorbringen, wie ihn *Jod* heilen wird. Ändern Sie Ihr Mittel in solchen Fällen nicht zu oft. Ändern Sie Ihr Mittel nicht wegen beunruhigender Symptome, die auftreten, wenn Sie nicht überzeugt sind, daß diese einen Wechsel indizieren.

Kaolin wurde mit Nutzen gegeben bei membranösem Krupp, selbst wenn die Membran tief in die Trachea hinabsteigt. Äußerst heftiger Schmerz in der Brust ist vorhanden. Der Kranke läßt nicht das Geringste an sich herankommen. Er gestattet nicht die Anwendung von Dämpfen oder warmen Tüchern, weil die Brust so weh tut.

Zum Studium von *Brom* zurückkehrend, finden wir es nützlich bei Lungenaffektionen. Es ist indiziert bei Asthma, wenn der Kranke das Gefühl hat, als könnte er nicht Luft genug in die Lungen bringen; deshalb atmet er sehr tief. Die Erklärung hierfür liegt nicht allein in den Lungen, sondern auch in einer Zusammenschnürung der Glottis. Obgleich der Kranke seine Brust gut ausdehnt, geht doch keine Luft hinein wegen Verengerung der Larynxöffnung. Es ist speziell indiziert beim Asthma, das an der Seeküste oder in deren Nähe auftritt.

Wir finden *Brom* auch nützlich bei Pneumonie, hauptsächlich wenn sie den unteren Lappen der rechten Lunge befällt, daher bei lobärer Pneumonie. Wir finden oft Nasenbluten als begleitendes Symptom, wenn *Brom* in solchen Fällen indiziert ist. Der Kranke hat auch das eben bei Asthma erwähnte Symptom: „es scheint, als ob er nicht Luft genug in die Brust bekommen könnte"; obgleich viel Schleim vorhanden zu sein scheint, ist es doch dem Kranken nicht möglich, ihn auszuwerfen.

Wir finden *Brom* auch indiziert bei Tuberkulose der Lungen, hauptsächlich, wenn die tuberkulöse Ablagerung mehr in der rechten Lunge auftritt. Der Kranke leidet häufig an Kongestionen nach Kopf und Brust, was durch Nasenbluten sich bessert. Bemerken Sie, wie oft dieses Symptom bei *Brom* auftritt. Auch Schmerz in der Mammagegend ist vorhanden, der bis in die Achselhöhle geht. Die Augen scheinen neben den Brust-Symptomen affiziert zu sein und veranlassen eine chronische Conjunctivitis.

Brom bringt ein sehr charakteristisches Bild von unkomplizierter Hypertrophie des Herzens hervor, womit ich muskuläre Vergrößerung ohne Klappenfehler meine. Dem Kranken ist es schwer, sich anzustrengen, wegen Oppression am Herzen. Er hat Herzklopfen, wenn er anfängt, sich zu bewegen, und wenn er von sitzender zu stehender Haltung übergeht. Der Puls ist voll, hart und eher langsam, was gerade charakteristisch ist für ein zu stark arbeitendes, vergrößertes Herz. Ich glaube, es war Dr. Thayer in Boston, der manche Fälle dieses Leidens mit *Brom* heilte. Es kann auch gegeben werden bei Asthma cardiacum, besonders, wenn die asthmatischen Paroxysmen sich auf der See eher bessern, als am Lande*).

Sie finden in dieser Beziehung *Brom* ähnlich dem *Aconit*, aber es fehlt die Angst dieses Mittels. Beide Mittel passen für unkomplizierte Herzhypertrophie, aber *Aconit* hat Furcht und Angst. Der Kranke fürchtet, tot auf der Straße umzufallen.

Es ist auch ähnlich der *Arnica* und dem *Rhus Tox.*, die beide unkomplizierte Hypertrophie des Herzens nach Überanstrengung haben.

---

*) Prof. Farrington erwähnt vorhin das *Brom*-Asthma als solches, das an der Seeküste und in deren Nähe auftritt; hier spricht er von Asthma cardiacum, das sich eher bessert auf der See, als auf dem Land. Beides kann richtig sein, denn auf der See unterscheidet sich von „an der Seeküste", wo Landwinde auftreten können. S. L.

Jodum.

Soviel vom *Brom;* nun zum *Jod.* Lassen Sie mich zuerst von den Symptomen sprechen, welche bei Mißbrauch desselben erscheinen. *Jod* ist ein Absorbens; es besitzt die Eigenschaft, Absorption zu bewirken, namentlich in drüsigen Organen. Seine absorbierenden Eigenschaften erstrecken sich auch auf andere Gewebe, endlich das Nervensystem mit einbegreifend. Wir finden zum Beispiel bei Personen, die mit *Jod* vergiftet wurden, große Abmagerung. Beim weiblichen Geschlecht atrophieren sie Brustdrüsen und die Ovarien. Beim männlichen Geschlecht leiden die Hoden in derselben Weise, und das unvermeidliche Fortschreiten führt zum Verlust des Geschlechtsvermögens. Die Haut wird dunkelgelb und braungelb, trocken infolge mangelnder Tätigkeit, die Sklerotika wird gelb, im Gesicht und auch an dem Körper erscheinen gelbe Flecken. Es besteht außerordentlicher Appetit, der Kranke ist ängstlich und hinfällig, wenn er sein Essen nicht bekommt. Während des Essens fühlt er sich gebessert, und doch magert er ab trotz der Menge Nahrung, die er zu sich nimmt. Früher oder später wird das Nervensystem in Mitleidenschaft gezogen, und er leidet an Zittern. Er wird nervös und reizbar; jede kleine Störung, welche im normalen Zustand unbeachtet geblieben sein würde, verursacht Zittern. Er hat Verlangen nach freier Luft, als ob ihm kalte, frische Luft die Gesundheit eher wiederbringen könnte. Dies gibt eine hübsche Vorstellung über den Zustand, in welchem der Kranke durch Übergebrauch von *Jod* gerät. Eines der besten Mittel in diesem Stadium ist *Hepar.* Einige Fälle verlangen *Sulfur.* Die individuellen Symptome entscheiden.

Nun wollen wir *Jod* und *Brom* bei Brustaffektionen vergleichen. *Jod* ist auch indiziert bei Pneumonie, vielleicht noch mehr als *Brom.* Es ist besonders nützlich, wenn die Krankheit sich lokalisiert, d. h. wenn die plastische Exsudation*) beginnt. Entschiedener Husten mit großer Dyspnöe ist vorhanden, Atemnot, als könnte sich die Brust nicht ausdehnen (und hier sitzt das Leiden in der Brust selbst), und blutstreifiges Sputum. Sie werden finden, daß einige Teile der Lunge anfangen, sich zu verdichten. Sie können es auch später geben in der Krankheit nach der Hepatisation im Stadium der Resolution, wenn statt Resorption und Expektoration des Exsudats Eiterung mit hektischem Fieber und Abmagerung eintritt; der Kranke fühlt sich besser in der kalten, frischen Luft, als im warmen Zimmer.

Phthisis pulmonalis weist zuweilen auf *Jod* hin. Sie finden es hier indiziert bei jungen Leuten, die zu schnell wachsen, die zu

*) Bei *Mercur* und *Jod* sind die Exsudate plastisch, bei *Bryonia* serös und plastisch, bei *Hepar* eitrig.

oft Kongestionen nach der Brust haben, die mehr abgemagert sind und an trockenem Husten leiden, der durch Kitzeln in der ganzen Brust erregt zu werden scheint. Der Kranke kann es nicht aushalten im warmen Zimmer. Die Expektoration ist zäh und blutstreifig. Deutlich markiert ist ein Gefühl von Schwäche in der Brust, hauptsächlich beim Treppensteigen. Der Kranke hat sehr guten Appetit und findet Linderung durch Essen.

Dem *Jod* am nächsten steht hier *Phosphor,* der auch gut für Phthisis paßt bei schnell wachsenden jungen Leuten.

Jod ist auch indiziert bei Vergrößerung des Herzens, mögen die Klappen erkrankt sein oder nicht. Herzklopfen ist vorhanden, besonders nach jeder Arbeit mit den Händen. Er paßt besonders für brünette Personen mit dunklem Haar usw. Am Herzen das Gefühl, als würde es durch eine derbe Hand gequetscht. Ein andermal ist eine außerordentliche Schwäche in der Brust mit Gefühl von „Hinsein“ oder Erschöpfung vorhanden. Der Kranke kann kaum sprechen oder atmen, so schwach fühlt er sich. Das beweist, daß *Jod* auf das Bindegewebe wirkt. Bei Klappenaffektionen findet sich ein Gefühl von Schnurren am Herzen geradeso, wie man es beim Streicheln einer Katze empfindet.

Spigelia hat dasselbe Gefühl von Schnurren und Vibrieren über der Herzgegend.

Nun will ich Ihnen den Unterschied zwischen *Jod* und *Brom* bei skrofulösen Affektionen geben: *Jod* macht mehr ausgesprochen Induration der Drüsen als *Brom.* Sie sind hart, groß und meist schmerzlos. Wir haben ein ganz allgemeines Charakteristikum für *Jod,* nämlich Torpidität und Trägheit. Die große Indolenz eines Leidens weist auf *Jod* hin. Es macht auch Atrophie der Drüsen. Die Mammae vergehen, und die Hoden schwinden. Wir finden es indiziert bei Skrofulosis der Kinder, wenn sie trotz gierigen Appetits abmagern. Sie sind immer hungrig, sie schreien nach ihrem Essen, sie fühlen sich besser beim Essen und setzen doch kein Fleisch an. Sie befinden sich immer besser in der freien Luft und schlechter, wenn sie ans Zimmer gebannt sind. Die Mesenterialdrüsen sind vergrößert, und Sie haben das, was als Tabes mesenterica bekannt ist. Diese indiziert *Jod* hauptsächlich, wenn die andern Symptome vorhanden sind, zusammen mit exzessiver Erregbarkeit des Gemüts.

Wir finden, daß *Jod* eine ganz eigentümliche Diarrhöe hervorruft. In solchen Fällen ist die Milz vergrößert, sehr hart und empfindlich gegen Berührung. Auch die Leber muß affiziert sein, weil die Stühle weißlich sind; zuweilen sind sie molkenartig. Dies letztere Symptom werden Sie oft finden in Verbindung mit unklaren Pankreasleiden. *Jod* hat solche Affinität zur Drüsensubstanz, daß es zweifellos so gut das Pankreas als andere Drüsen affiziert.

Jod affiziert auch die Ovarien. Es ist indiziert bei Hydrops ovarii. In solchen Fällen muß das einzelne Faktum, daß *Jod* bei

Eierstockswassersucht geholfen hat, Sie nicht verführen, *Jod* in jedem Falle dieses Leidens zu geben; auch andere Mittel haben sich nützlich erwiesen. *Apis, Colocynthis* und andere Mittel haben geheilt und zuweilen im Stich gelassen. Wenn das ganze Bild des Kranken auf *Jod* weist, so ist es Ihre Pflicht, dieses Mittel zu geben, aber nicht, wenn es nicht für den Fall paßt. Es muß wochen- und monatelang gegeben werden, bevor es Resorption des Tumors hervorbringt.

Wir finden *Jod* auch indiziert beim Krebs des Uterus, hauptsächlich, wenn profuse Blutungen zugegen sind. Der Weißfluß ist charakteristisch, nämlich gelblich und sehr korrodierend. Dies in Verbindung mit den andern *Jod*-Symptomen, fahlgelbbrauner Haut, gierigem Appetit usw., macht *Jod* zu dem Mittel, welches einige Fälle bessern und andere heilen wird.

In dieser Beziehung haben wir andere Mittel zu erwähnen, besonders *Hydrastis,* welche Epitheliom geheilt hat und auch bei Mutterkrebs hilfreich sein kann. Ich persönlich jedoch habe keinen Erfolg damit gehabt. Sie wurde äußerlich und innerlich angewendet, wenn sie indiziert war durch Symptome, die ich schon in einer früheren Vorlesung erwähnt habe; besonders hat sie ausgesprochenes Hinsein im Epigastrium und Herzklopfen nach jeder Bewegung.

Es gibt eine Substanz oder ein Mittel, unter dem Namen *Lapis albus* bekannt. Es ist eins von Grauvogls Mitteln. Er kam einst an eine gewisse Quelle, deren Wasser, wie man sagte, Skrofulose, Tuberkulose und selbst Krebs heilen soll. Beim Untersuchen der Quelle bemerkte Grauvogl, daß das Wasser allmählich einen Spalt in den Felsen gerissen hatte. Er nahm ein Stück von diesem Felsen weg, über den das Wasser stürzte, und verrieb es. Damit heilte er verschiedene Fälle von Kropf und auch von Skirrhus. Dieses Gestein wurde analysiert, aber die Analysen sind so verschieden, daß ich kaum weiß, welche zu empfehlen ist.

Jod und *Brom* sind beide bei Geschwüren etwas nützlich. *Jod* zum Beispiel ist nützlich bei Geschwüren von mehr skrofulöser Art mit schwammigen Rändern und Absonderungen blutiger, ichoröser oder selbst eiteriger Art.

Brom ist etwas ähnlich. Es ist nützlich bei Geschwüren, die aashaft stinken, mit Neigung zu Gangrän. Die umgebende Haut hat eine grünlichgelbe Farbe. Das ist die Art von Geschwüren, für welche *Brom* besonders paßt.

Chlor.

Nun einige Worte über *Chlor.* Ich weiß nicht viel über *Chlor* als Arznei. Es kann gegeben werden in roher Form, indem man das Gas durch Eiswasser absorbieren läßt, und so kann man es zum Gebrauch herrichten. *Chlor* und alle seine Verbindungen scheinen spezielle Affinität zu den Schleimhäuten zu haben. Daher ist es indiziert bei Katarrhen. *Chlor* macht wässerige Absonderung aus der Nase mit dünnem, exkoriierendem Ausfluß, der die Nase innen und die Nasenflügel außen wund macht. Bei Untersuchung des Mundes finden Sie diesen in gelindem Grade entzündet. *Chlor* macht hier kleine, faulig riechende Geschwüre. Sie sind aphthösen Charakters. Sie finden den Mund angefüllt mit gelblichweißen Aphthen.

Chlor ist indiziert bei skorbutischen Zuständen des Mundes, und ebenso alle Chloride. Wir finden bei *Natrium muriaticum* und *Kali chloricum* dieselbe Stomakace mit exzessivem Fötor des Atems.

Chlor wirkt auch auf das Nervensystem, wahrscheinlich durch das Blut. Es ist indiziert bei typhösen Zuständen; der Kranke fürchtet, verrückt zu werden oder seinen Verstand zu verlieren. Er ist sehr vergeßlich, kann keinen Namen behalten usw. Er hat fortwährend Furcht vor drohender Krankheit. Es findet sich bei *Chlor* auch eine eigentümliche schmerzhafte Empfindung auf dem Scheitel. Diese Empfindung geht hinunter auf die linke Seite des Körpers. Das ist ein Vorläufer vom Typhus. Verschlimmerung nach dem Essen. In solchen Fällen wird *Chlor* oft das Fieber modifizieren.

Chlor ist auch indiziert bei Impotenz. Ist diese Impotenz durch Einatmung von Chlordämpfen entstanden, so ist *Lycopodium* das eigentliche Antidot.

Chlor ist ein gutes Antidot gegen Schwefelwasserstoff.

Spongia.

Spongia. { *Acon., Bell., Hep., Jod., Brom.*
Anacardium.
Caust., Selen., Phosph.
Badiaga.

Spongia ist keine chemische Substanz. Sie ist aus dem Tierreich entnommen, aber da ihre Symptome sehr nahe mit denen der Halogene verwandt sind, ist es ganz passend, das Mittel hier zu studieren. *Spongia* enthält *Jod,* auch etwas *Brom* und kalkartige Masse und wahrscheinlich andere Bestandteile von geringerer Bedeutung. *Spongia* hat nicht dieselben Symptome wie *Jod.* In erster Reihe paßt sie für blonde Personen, hat aber nicht dieselbe Eigenschaft, plastische oder fibrinöse Exsudate hervorzurufen, wie *Jod.* Sie wirkt jedoch auf Gewebe, sehr ähnlich denen, welche durch die Halogene beeinflußt werden, besonders auf das Drüsensystem und die Schleimhäute. Wir finden sie von Nutzen bei Tuberkulose, und wir werden sie unschätzbar finden bei Behandlung von Herzkrankheiten.

Zuerst wollen wir ihre Einwirkung auf die Drüsen studieren. Sie ist geradeso, wie die Halogene, indiziert bei Induration und Vergrößerung der Drüsen. Daher finden wir sie indiziert beim Kropf. Die Geschwulst ist hart und groß; eine oder beide Seiten sind geschwollen, zuweilen auch das Kinn, hauptsächlich sind dabei Erstickungsanfälle in der Nacht vorhanden. Diese Erstickung kommt nicht allein von der Größe des Kropfes, weil schon kleine Kröpfe Anlaß zu diesem Symptom in hohem Maße geben. Ich möchte Ihre Aufmerksamkeit auch auf das Faktum lenken, daß Kröpfe zu verschiedenen Zeiten ihre Größe verändern. Sie sind zu der einen Zeit größer, als zur andern. Man behauptet, daß sie wachsen und abnehmen mit dem Mond. Man hat daher geraten, *Spongia* oder was man sonst für ein Mittel wählt, bei abnehmendem Monde zu geben. In dieser Weise werden Sie die Abnahme des Kropfes beschleunigen.

Spongia wirkt geradeso mächtig wie die Halogene auf die Hoden, indem sie Härte und Geschwulst dieser Drüsen hervorruft. Sie ist hauptsächlich nützlich in Fällen schlecht behandelter Orchitis oder Hodenentzündung nach unterdrücktem Tripper. Es ist eine eigene Art von Quetschungsschmerz im Hoden oder Samenstrang vorhanden, verschlimmert durch Bewegung des Körpers oder Kleiderberührung.

In Fällen von Orchitis ist unser erstes Mittel nicht *Spongia. Pulsatilla* steht an der Spitze der Liste, und ihr zunächst reihen wir *Hamamelis* oder Hexenhasel an. Letzteres Mittel könnte örtlich und innerlich angewendet werden. Es lindert den intensiven Schmerz und befähigt den Kranken, seinen Pflichten nachzukommen. Noch ein anderes Mittel ist *Mercurius solubilis,* hauptsächlich, wenn, sobald etwas Tripperausfluß vorhanden, dieser gelblichgrün ist.

Noch ein anderes Mittel beim ersten Beginn ist *Gelsemium.*

Wenn Sie jedoch diesen eigentümlichen Schmerz haben, als ob Samenstrang und Hode zusammengeschraubt und gequetscht würde, und dabei Härte dieser Teile vorhanden ist, so tritt *Spongia* als eines unserer besten Mittel ein.

Wir finden *Spongia* indiziert bei akuter Laryngitis. Das ist ein beunruhigendes Leiden. *Spongia* ist indiziert nach *Aconit,* wenn harscher, bellender Husten vorhanden ist und Erstickungsanfälle während des Schlafes auftreten, die den Kranken aufwecken. Der Larynx ist übermäßig empfindlich gegen Berührung. Geben Sie nicht *Lachesis* in solchen Fällen, denn die Empfindlichkeit hängt nicht ab von Hyperästhesie der Hautnerven, sondern ist Folge von entzündlichem Zustand der Kehlkopfknorpel. Sobald der Kranke den Kopf dreht, bringt diese Bewegung einen Erstickungsanfall hervor.

Es gibt nun noch ein anderes Mittel, das ich Ihnen in diesem Zusammenhang erwähnen möchte, nämlich *Sambucus.* Dieser ist nützlich, wenn diese Larynxkrämpfe oft auftreten im Verlauf von akuter Laryngitis.

Sie werden finden, daß dieselben Symptome, die *Spongia* bei Laryngitis erfordern, auch bei Kehlkopfsphthisis auf sie hinweisen.

Ich will nicht von der Anwendung der *Spongia* beim Krupp sprechen, weil ich das Ihnen schon mitteilte in einem früheren Teil dieser Vorlesung, als ich von *Brom* und *Jod* sprach.

Wir kommen nun zu den Lungen. *Spongia* ist indiziert bei Lungenschwindsucht, bei wahrer Tuberkulose. Sie ist besonders nötig beim Beginn des Verdichtungsstadiums des Lungengewebes. Sie finden die Spitzen einer oder beider Lungen dumpf bei der Perkussion. Der Husten hat einen harten, klingenden, metallischen Charakter. Er wird erregt durch tiefes Atmen oder Sprechen, durch trockenen, kalten Wind, selten durch feuchtes Wetter oder kleine Aufregung. Er wird zeitweise gebessert durch Essen oder Trinken. *Anacardium* hat auch dieses selbe Symptom: Essen bessert den Husten. Es stellt sich viel Kongestion nach der Brust ein, besonders wenn der Kranke sich bewegt, z. B. auf der Straße geht. Damit ist plötzliche Schwäche verbunden, als ob der Kranke umfallen würde. In solchen Fällen hat *Spongia,* zeitig gegeben, geheilt.

Ihr folgt passend *Hepar,* wenn dieselbe Art von Husten anhält, aber mehr Schleimrasseln und mehr Schleimproduktion vorhanden ist, mag der Schleim blutstreifig sein oder nicht. Die Symptome verschlimmern sich gegen Morgen, während bei *Spongia* sie vor Mitternacht schlimmer werden. Sie finden außerdem, daß der *Spongia*-Kranke zu häufigen Hitzeaufwallungen in solchen Phthisisfällen neigt, und daß diese auftreten, sobald er daran denkt. Er hat auch Frost, welcher gewöhnlich im Rücken beginnt. Es schüttelt ihn, selbst in der Nähe des warmen Ofens. Die darauffolgende Hitze geht über den ganzen Körper mit Ausnahme der Oberschenkel, welche taub und frostig bleiben.

Spongia ist nützlich bei organischen Affektionen des Herzens. Der Kranke kann nicht flach auf dem Rücken liegen, den Kopf niedrig, ohne daß ein Erstickungsanfall eintritt. Er erwacht häufig aus dem Schlaf, als sollte er ersticken. Er sitzt auf im Bett mit ängstlichem Aussehen und rotem Gesicht und schnellem, beschwerlichem Atmen.

Sie werden ein lautes Blasegeräusch über der einen oder der anderen Klappe finden. *Spongia* ist hauptsächlich indiziert nach *Aconit.* Bei ihm ist dasselbe Erwachen aus dem Schlaf mit großer Angst; das Gesicht ist rot und meist viel Kongestion nach der Brust. *Aconit* paßt nur für Hyperämie, welche der Endocarditis vorangeht. *Spongia* tritt ein, wenn Exsudation begonnen hat und das Unheil schon geschehen ist. Wenn sie auch die Ablagerung nicht beseitigt, so hindert sie doch das Fortschreiten der Krankheit.

Bei Behandlung von Herzkrankheiten beginnen Sie nicht zu schnell mit *Lachesis, Acidum hydrocyanicum* oder *Arsenicum*. Beginnen Sie lieber mit *Aconit, Spongia, Spigelia, Bryonia* oder *Phosphor*. *Arsenicum* und ähnliche Mittel kommen später in Frage. Geben Sie sie zu früh, so schwächen Sie den Kranken. Wenn Sie nicht ein vollständiges Bild für das richtige Mittel haben, so geben Sie nicht in den ersten Stadien ein Mittel, das gewöhnlich für die letzten Stadien des Leidens angezeigt ist.

Beginn v. Herzkh.:
Acon, Spong, Spig, Bry, Ph

später:
Lach, Ac-hydro, Ars

Neunundvierzigste Vorlesung.

Die Säuren.

Acidum	*fluoricum*	*Acidum*	*phosphoricum*
—	*muriaticum*	—	*hydrocyanicum*
—	*nitricum*	—	*picrinicum*
—	*sulfuricum*	—	*lacticum*
—	*oxalicum*	—	*malicum*
—	*citricum*	—	*silicicum*

Acidum arsenicosum.

Es gibt viele Säuren, wirklich viel mehr, als an der Tafel aufgeführt sind. Viele von ihnen gibt es, mit denen wir genau bekannt sind, und andererseits gibt es nur wenig Tatsachen, die zu anderen Beziehung haben. Der eigentliche Begriff von Säure, das werden Sie sofort einsehen, bedingt, daß die Säuren mehr oder weniger elektro-negativ sind. Sie alle verbinden sich sehr leicht mit den elektro-positiven Substanzen, wie *Kalium* und *Natrium*. Sie müssen sich von der Vorstellung freimachen, daß der Ausdruck „Säure" notwendigerweise bedingt, daß diese Substanzen sauer sind, denn alle Säuren sind nicht sauer, auch machen sie nicht alle Lackmuspapier rot. Früher nahm man an, daß alle Säuren Sauerstoff enthielten, und daß Sauerstoff einer ihrer notwendigen Bestandteile wäre. Dies hat sich nicht bestätigt, denn gewisse Säuren — wie *Acidum fluoricum* und *muriaticum* — enthalten keinen Sauerstoff. Diese Säuren entstammen dem Mineralreich und dem Pflanzenreich. Von den aus ersterem entnommenen gebrauchen wir in der Medizin *Acidum fluoricum* und *muriaticum*, die wir aus den Halogenen gewinnen; *Acidum nitricum*, eine Verbindung von Stickstoff und Sauerstoff; *Acidum sulfuricum*, *Acidum phosphoricum*, *Acidum silicic.* oder *Silicea*, die als Sand in der Natur existiert und durchaus nicht sauer ist. Ferner ist die Substanz, die wir als *Arsenicum* bezeichnen, eine Säure — *Acidum arsenicosum*.

Ferner haben wir, aus der organischen Chemie entnommen, *Acidum hydrocyanicum*, zuweilen *Acidum prussicum* genannt. Diese werden wir in vielen Pflanzen vorhanden antreffen. Ferner *Acidum oxalicum*. Mit dieser sind Sie etwas vertraut. Manche von Ihnen, die „Sauerampfer" gekostet haben, wissen, wie sauer dessen Blätter sind. *Acidum oxalicum* ist es, das diesen ihre Säure gibt. Es existiert auch im Rhabarber. Rhabarber, sowohl der medizinische, als der eßbare, kann giftig sein und nicht. Auf Urboden gewachsen, enthält er leicht ungebührlich viel Oxalsäure und kann dadurch manche Personen recht krank machen. *Acidum malicum,* Apfelsäure, und *Acidum citricum,* Zitronensäure, werden dem Pflanzenreich entnommen. Apfelsäure wird hauptsächlich mehr in Äpfeln und Birnen und auch in Himbeeren gefunden. Zitronensäure findet sich hauptsächlich in Apfelsinen und Zitronen. *Acidum aceticum,* Essigsäure, ist nur organische Säure und ist der Hauptbestandteil im Essig. *Acidum lacticum,* Milchsäure, wird aus saurer Milch gewonnen.

An erster Stelle will ich einige Worte über die Säuren im allgemeinen sagen und erwähnen, was sie als Klasse charakterisiert. Durch sorgfältige Untersuchungen mit den Säuren als Klasse wurde festgestellt, daß sie die sauren Ausscheidungen des Körpers vermindern und das Alkali vermehren. Wenn z. B. eine Quantität Säure, wie Zitronensäure, in den Magen gebracht wird, so wird die Sekretion des Magensaftes vermindert. Andererseits wird die Sekretion des Speichels vermehrt. Der praktische Wert dieser Andeutung ist mehr hygienisch als therapeutisch und ist doch in diesem Grade von großem Nutzen. Wir wissen zum Beispiel, wie unerträglich zuweilen der Durst beim Fieber ist. Dieser Durst nun kann, wenigstens zum Teil, abhängen von mangelnder Sekretion der Speicheldrüsen. Der Mund ist ausgedörrt und trocken; die Zunge klebt am Gaumen. In solchen Fällen werden säuerliche Getränke durch Reflexaktion den Speichelfluß vermehren und dem Kranken große Linderung verschaffen. Sie geben zum Beispiel Limonade, vorausgesetzt jedoch, daß diese nicht antagonistisch auf Ihr indiziertes Mittel wirkt, denn es gibt einige Arzneien, für die Zitronensäure Antidot ist, und einige, welche nicht zu ihr passen. Dagegen dürfen Sie, wenn Sie *Belladonna* geben, nicht daran denken, Essig zu reichen, da Essig die Wirkung dieses Mittels verlangsamt. Dagegen mögen Sie, wenn Sie *Belladonna* geben, Limonade verabreichen, weil diese die Wirkung des Mittels unterstützt. *Antimonium crudum* verträgt keine Säuren, aber Sie können Tamarindenwasser reichen. Wenn Sie nun Mund und Hals beim Fieber schmerzhaft finden, so muß die „Schärfe" der Säure abgestumpft werden durch Beimischung schleimiger Substanzen zum Getränk. Sie können arabisches Gummi nehmen, aber das stört etwas die Verdauung. Irisch Moos, Isländisch Moos und Ulme sind zu arzneilich. Sie wirken alle mächtig auf die Lungen, und Sie können Arzneisymptome hervorrufen, wenn Sie dieselben anwenden. Leinsamen hat etwas arzneiliche Einwirkung, aber nicht genügend, um seine Anwendung zu beeinträchtigen. Eine andere Substanz, die man gebrauchen kann, ist Gelatine, das heißt, wenn Sie überzeugt sind, daß sie richtig gemacht ist. Eine Sorte wird von Gerberabfall gemacht, eine aus Fischgräten, und diese ist sehr schmackhaft, aber am besten von allen ist die aus Kalbsfüßen gemachte. Diese letztere kann in Wasser gegeben werden, um jene Schärfe zu beseitigen.

Die Säuren können nützlich sein bei Dyspepsie, nicht als Arzneien (ihre therapeutische Anwendung werden wir gleich betrachten), denn wir sprechen jetzt von ihrer hygienischen Anwendung. Sie können die Säuren zum Beispiel geben bei Magensäure. Dann geben Sie dieselben vor dem Essen. Lassen Sie den Kranken Limonade vor der Mahlzeit trinken, so werden Sie oft finden, daß das gewohnte Sodbrennen und saure Aufstoßen nach dem Essen auf diese Weise sich vermindert. Pepsin, das oft als Adjuvans bei Behandlung der Dyspepsie gegeben wird, ist durchaus erlaubt, weil es nicht die Wirkung irgendwelcher Arznei stört und selbst keine Arznei ist, auch oft in seiner Wirkung durch irgendeine Säure unterstützt wird, hauptsächlich bei der Verdauung stickstoffhaltiger Nahrungsmittel.

Essig wurde als Antidot beim Rausch gegeben.

Es gibt eine Eigentümlichkeit der Milchsäure, welche wohl der Beachtung wert ist. Sie ist eine sehr ätzende Säure. Sie dringt in jedes Gewebe des Körpers ein. Sie löst wirklich das Email der Zähne auf, so daß man sehr vorsichtig bei ihrem Gebrauch sein muß. Wird sie in materiellen Dosen verordnet, so nimmt man sie gewöhnlich durch ein Röhrchen, das die Berührung mit den Zähnen verhindert. Dr. Hering pflegte zu empfehlen, die Zähne gelegentlich mit Sahne zu putzen, die nach vierundzwanzig Stunden sauer geworden war.

Acidum muriaticum und *lacticum* begünstigen die Verdauung. Manche Personen finden große Erleichterung durch Genuß von saurer Milch.

Acidum sulfuricum muß man in jeglicher Form vermeiden, weil sie die Tendenz hat, die Speise unlöslich zu machen, indem sie sich mit dem Eiweiß verbindet. *Acidum sulfuricum* wird nicht als Diätetikum gegeben, außer bei den „Sauerbällen" der Kinder, die fast ausschließlich durch diese Säure gesäuert werden.

Acidum hydrocyanicum unterstützt sicherlich die Verdauung. Es gibt Personen, die sich von Dyspepsie heilten durch Genuß von Pfirsichkernen, welche diese Säure enthalten.

Es besteht ein Unterschied zwischen den Mineralsäuren einerseits und den organischen Säuren andrerseits. Die Mineralsäuren als eine Klasse verursachen allesamt Irritabilität der Faser und zugleich Schwäche und Prostration. Ich spreche jetzt von ihren arzneilichen Einwirkungen. Sie werden finden, daß sie eine irritable Schwäche hervorbringen — der Puls ist schwach und irritabel —, während die Pflanzensäuren Schwäche ohne Irritabilität hervorbringen. Ferner stillen die Säuren, als Klasse, Blutungen. Das ist eine Eigenschaft, die fast allen von ihnen zukommt. Wir wissen alle, daß Essigsäure nützlich ist, um Blutungen zu stillen. Wenn ich eine Kranke habe, die zu Blutungen neigt, so pflege ich die Wärterin anzuweisen, daß sie, wenn eine Blutung eintritt, bevor ich gerufen werden kann, Leinwand in Essig taucht und über die Pubes legt. In vielen Fällen wird dies von Erfolg sein. Ferner wissen wir alle, daß *Acidum citricum* Blutungen hervorruft und heilt. Ein Kind, das zu viel Zitronen genossen hatte, bekam Blutungen aus allen Körperöffnungen, selbst aus der Conjunctiva. Wir werden sehen, daß *Acidum phosphoricum, sulfuricum* und *arsenicosum* sämtlich Blutungen hervorrufen und stillen. Man behauptet, daß sie dies tun wegen ihrer adstringierenden Kraft. Aber wie kann das möglich sein, wenn sie günstig einwirken selbst in der zweihundertsten Potenz?

Eine andere Eigenschaft der Säuren ist ihre Tendenz, Pseudomembranen hervorzubringen. Daher sind einige von ihnen indiziert bei Diphtherie; *Acidum muriaticum, phosphoricum, sulfuricum* und *nitricum* zum Beispiel. Auch hier ist eine Warnung nötig. Da diese Säuren, hauptsächlich die Pflanzensäuren, kruppöse Ablagerungen hervorrufen können, so lassen Sie ein vom Krupp genesendes Kind keine sauren Früchte genießen. Wenn das Kind empfänglich dafür ist, so kann eine dieser Säuren die Krankheit möglicherweise wieder hervorrufen.

Alle Säuren rufen eine eigentümliche Schwäche hervor. Das ist keine einfache funktionelle Schwäche, wie sie leicht durch erschöpfende Diarrhöe eintritt, wie man sie bei *China* findet, oder eine solche funktionelle Nervenschwäche, wie sie durch Zink heilbar ist, sondern es ist eine Schwäche, die von mangelhafter Nutrition stammt, hauptsächlich von Bluterkrankung herrührt. Daher finden wir sie nötig bei sehr schweren Krankheitstypen, bei Krankheiten, in denen Blutvergiftung ein hervorstechender Zug ist, bei typhösen Zuständen und bei Scharlach, hauptsächlich wenn schwerer Art, bei Zuständen von Erschöpfung, hervorgerufen durch Mißbrauch verschiedener Körperorgane. Daher können Säufer, die lange exzessiv ihrem Gelüste gefrönt haben, durch Schwefel-, Phosphor- und arsenige Säure Besserung finden.

Ferner sind sie indiziert bei Diabetes mellitus. Die hauptsächlichsten Säuren für diesen Zustand sind *Phosphor-* und Milchsäure.

Ferner sind manche Säuren nützlich bei Skorbut, hauptsächlich, wenn er durch salzige Nahrungsmittel mit Ausschluß von Vegetabilien entstand. Soviel zur allgemeinen Übersicht der Säuren. Wir wollen nun beginnen, die Säuren der Reihe nach zu besprechen, und zwar zuerst die Flußsäure.

Acidum hydrofluoricum, Flußsäure.

Flußsäure. { *Silicea, Calcarea carb., Calcarea fluor.* / *Kali carb.* / *Arsenicum, Acidum phosphoricum.* / *Mercurius.* / *Rhus Tox.* }

Sie ist eine sehr ätzende Säure, die, wie Sie wissen, sogar Glas anätzt. Sie muß hauptsächlich ins Auge gefaßt werden wegen ihrer Einwirkung auf Knochen und Haut. Sie wirkt hauptsächlich auf die niederen Gewebe des Körpers. Sie ist indiziert bei Karies der Knochen, hauptsächlich, wenn die langen Knochen, wie Femur, Humerus und Radius, affiziert sind. Die Absonderungen der ergriffenen Teile sind dünn und ätzend. Die Symptome werden häufig besser durch kalte Umschläge. Flußsäure ist häufig nützlich bei Karies der Schläfenknochen und besonders des Processus mastoideus, und zwar gleichgültig, ob Folge von Syphilis oder von skrofulösem Katarrh des Mittelohrs.

Sie ist auch indiziert bei Zahnfisteln. Die Absonderung ist blutig, hat einen salzigen, unangenehmen Geschmack, macht den Mund faul und untergräbt allmählich die ganze Konstitution. Flußsäure wird hier Besserung bringen. Es gibt noch ein anderes Mittel, das noch nicht gründlich geprüft wurde, das aber noch besser als Flußsäure zu wirken scheint, nämlich das *Fluorid* von *Calcium* oder *Calcarea fluorica*.

Calcarea fluorica ist besonders nützlich bei Knochengeschwülsten und bei Anschwellungen der Knochen mit oder ohne Karies. Diesen Sommer kam eine Dame zu mir, welcher der Zahnarzt gesagt hatte, daß sie Nekrosis des Unterkiefers linker Seite habe. Der Zahn war entfernt worden durch ihn, aber die Kranke, anstatt sich zu bessern, wurde schlechter, und es fand sich fortwährend Absonderung aus der Zahnhöhle. Der Backzahn gleich hinter dem ausgezogenen war mit Gold gefüllt worden, und diesen fand ich bei der Untersuchung rauh an der Wurzel, und sobald sie die Kiefer fest zusammendrückte, kam, offenbar aus diesem Zahn, eine stinkende, dunkle und blutige und mit kleinen Stückchen abgestorbenen Knochens gemischte Flüssigkeit. Das Zahnfleisch um diesen Zahn war dunkelrot und stank auch. Der Zahnarzt hatte gesagt, daß eine chirurgische Operation nötig wäre. Zuerst wurde *Silicea* gegeben, die einigen Effekt zu haben schien. Hierauf folgte *Acidum fluoricum*. Diese beiden Mittel sind komplementär, und Sie werden häufig bei Knochenleiden finden, daß Sie das eine nach dem andern zu geben haben. *Acidum fluoric.* ist besonders indiziert, wenn *Silicea* mißbraucht wurde. Sie ist auch indiziert, wenn *Silicea* augenscheinlich gut tat, aber die Heilung nicht zu vollenden vermochte. Nun, in dem eben erwähnten Falle half Flußsäure auch eine Zeitlang, dann aber stand die Besserung still, und nun bemerkte ich eine Knochenanschwellung äußerlich. Das brachte mich auf den Gedanken, daß *Calcarea fluorica* besser wirken würde, und ich gab sie in der dritten Verreibung. Diese nahm sie seit dem 1. August. Seit einer Woche*) hat die Absonderung ganz aufgehört. Der mit Gold gefüllte Zahn schmerzte nicht mehr. Rote Granulationen schossen am ganzen Zahnfleisch auf. Die Sonde kann keinen erkrankten Knochen mehr entdecken.

Sie wollen zur Unterscheidung zwischen *Acidum fluoricum* und *Silicea* bei Knochenaffektionen und Geschwüren daran festhalten, daß *Acidum fluoricum* Besserung durch Kälte hat, während *Silicea* nicht die geringste Kälte erträgt. Der leiseste Luftzug ist unerträglich.

Wir haben nächstdem von der Einwirkung der *Acidum fluoricum* auf die Haut zu sprechen. Sie scheint ganz entschieden Rauhsein und Harschheit der Haut hervorzubringen und macht Hautausschläge verschiedener Art. Jucken ist vorhanden. Ich kenne kein Mittel, das so allgemeines und anhaltendes Jucken hervorbringt, als die Flußsäure. Jucken an kleinen Stellen hier und da über den ganzen Körper tritt auf. Das verschlimmert sich in der Wärme und bessert sich in der Kälte. Sie werden bei der Flußsäure finden, daß alte Narben unnatürlich röter werden und jucken. Nach und nach bilden sich kleine Bläschen auf oder neben der Narbe, zum Beweis für die Affinität der Flußsäure für diese Gewebsart. Dann treten kleine rote Blattern am Körper auf, und Sie bemerken gut ausgesprochene Tendenz zur Desquamation. Kein Mittel hat dies mehr ausgesprochen, als die Flußsäure. Sie werden finden, daß Flußsäure auch die Nägel ergreift und sie schnell wachsen läßt. *Thuja* hat die Wirkung, daß sie die Nägel weich macht.

Wir können Flußsäure bei Geschwüren geben, hauptsächlich bei Knochengeschwüren. Hier ist, wie bei anderen Knochenkrankheiten, die Absonderung stinkend. Auch hier können wir denselben Unterschied zwischen ihr und den andern Mitteln darin machen, daß Besserung sich zeigt durch Anwendung von Kälte.

Flußsäure wirkt auch auf die Muskeln. Diese ihre Einwirkung ist noch neu. Sie vermehrt die muskuläre Widerstandskraft. Bei ihrer Einwirkung ist eine Person imstande, mehr Muskelanstrengung zu leisten, als sie gewohnt ist. Noch mehr, sie scheint besser der Sommerhitze und der Winterkälte widerstehen zu können. Daher hat das Mittel eine allgemein kräftigende oder tonische Wirkung.

Diese selbe Einwirkung finden wir bei andern Mitteln. Wir wissen, wie *Rhus Tox.* den Menschen befähigt, Muskelermüdung zu ertragen. Dasselbe gilt von *Arsenicum*. Aber *Coca* ist das Mittel, das von allen mir bekannten Mitteln diese Eigenschaft am meisten

---

*) Der Vortragende sprach am 17. Oktober.

besitzt. Diese interessante Pflanze wird von den Leuten in Südamerika gebraucht, besonders von denen, welche die Anden erklimmen. Sie verhindert alle Symptome, die durch Strapazen der Reise entstehen und durch das Mißverhältnis zwischen äußerlichem und innerlichem atmosphärischen Druck. Wir können sie benutzen bei Personen, die schwach sind, besonders bei alten Leuten, die leicht außer Atem kommen, besonders, wenn sie verdünnte Luft nicht ertragen können. Unter solchen Umständen hilft *Coca.*

Unter dem Einfluß von *Flußsäure* scheint ein kurzer Schlaf zu erquicken. Dieser Effekt kann auch durch niedere Potenzen von *Mephitis putorius* hervorgebracht werden.

Flußsäure hat hervorgebracht und muß also auch heilen variköse Venen. Kleine blaue Verzweigungen von Venen an einzelnen Stellen entstanden bei zwei oder drei Prüfern durch Flußsäure. Sie kann also bei Naevus von Nutzen sein.

Ein anderes Mittel in dieser Beziehung ist *Hamamelis,* besonders in akuten Fällen. Sie wurde oft gebraucht äußerlich und innerlich bei Behandlung erweiterter Venen.

Acidum muriaticum, Salzsäure.

Acidum muriaticum.	Schwäche, Typhus.	
	Diphtherie.	
	Scharlach.	
	Muskelschwäche von *Opium.*	
	Rhus Tox., Bryonia, Phosph., Ac. phos.	
	Apis, Rhus Tox., Arsenicum.	
	Opium.	
	Acidum nitricum. >	*Camphor.* / *Bryonia.* / Alkalien.

Nachdem wir nun schon eine allgemeine Idee von den Säuren gewonnen haben, werden wir finden, daß die *Salzsäure* ein leicht zu studierendes Mittel ist. Der anhaltende Gebrauch von *Salzsäure* muß uns pathologische Wirkungen liefern. Der Mißbrauch dieser Säure macht nun pathogenetische Effekte, die zwei Reihen von Symptomen zum Studium darbieten. Ihre Gemüts- und Nervenstörungen zeigen sich in zwei Stadien oder Klassen. Unter den ersten Wirkungen des Mittels findet sich beträchtliche Erregung. Der Kranke ist reizbar und empfindlich, und alle Sinne sind zu scharf. Daher belästigt Licht seine Augen, entfernte Geräusche verursachen Summen oder Sausen in den Ohren oder lästigen Kopfschmerz. Geruch und Geschmack sind abnorm scharf. Der Kranke ist unruhig und wechselt häufig seine Lage. Sein Geist ist lebhaft beschäftigt mit Visionen, die die Vergangenheit und Gegenwart und auch die Zukunft betreffen. Die Backen sind ganz hellrot,

Zunge und Mund werden leicht trocken, und der Herzschlag ist schnell und irritabel. Der Herzschlag, obgleich schnell und irritabel, entbehrt der Energie und Kraft. Hat der Patient überhaupt Delirien, so sind sie nur leicht. Er ist schläfrig, kann aber nicht einschlafen, oder er wirft sich umher, träumend und unruhig, die ganze Nacht hindurch. Das sind nun vorübergehende Symptome von Erregung oder Überreizung, die unter der Einwirkung von Salzsäure auftreten können. Sie können bei diesen Symptomen, von Anfang bis zu Ende, eine gewisse Summe von Schwäche verfolgen. Sie haben den Anschein von Überkraft, aber in einer geschwächten Konstitution. Sie wissen, daß das keine wahre „Hyperaktion" ist, sondern nur eine Irritabilität, die in das Kapitel der irritablen Schwäche gehört.

Das nächste Stadium oder das der Erschöpfung hat verschiedene Grade. Mit den Gemüts-Symptomen beginnend, finden wir, daß der Kranke zum Trübsinn geneigt ist; er ist in sich verschlossen, schweigsam, mehr nach innen gewendet, traurig und brütend. Fragen Sie ihn, so hören Sie, daß er sich ängstigt um etwas Wirkliches oder Eingebildetes. Kopfschmerz kann sich nun einstellen mit dem Gefühl, als würde das Gehirn zerrissen oder zerquetscht, oder es findet sich Schwere, als wäre der Hinterkopf von Blei. Der Kranke wird bewußtlos mit murmelndem Delirium, seufzt und stöhnt im Schlaf, die Zunge wird trockener und scheint wirklich eingeschrumpft zu sein und schmal und spitz zu werden; sie ist so trocken, daß sie beim Versuch zu sprechen wie ein Stück Waschleder im Munde rasselt. Noch später wird die Zunge gelähmt, so daß er sie überhaupt kaum bewegen kann. Der Herzschlag ist unregelmäßig und schwach. Der Puls intermittiert charakteristisch bei jedem dritten Schlag. Er wird nun so schwach, daß die Muskeln ihren Dienst versagen. Er bekommt Durchfall, der wässerig ist und verbunden mit Prolapsus des Rectums. Stuhl geht unwillkürlich ab, wenn es ihn zum Harnen drängt. Er rutscht im Bett herunter. Er hat wirklich nicht Kraft genug, den Kopf vom Kissen zu erheben. Es droht nun Hirnlähmung. Das zeigt sich durch ins Leere stierende Augen, Herabsinken des Unterkiefers, Kälte der Extremitäten, und darauf folgt, wenn keine Besserung eintritt, der Tod. Das sind nun die Symptome, die auf *Acidum muriaticum* hinweisen, hauptsächlich im Typhus.

Die hier mit *Acidum muriaticum* konkurrierenden Mittel sind *Rhus, Bryonia, Apis, Acidum phosphoricum, Acidum nitricum* und *Arsenicum.*

Bryonia ist ähnlich in den ersten Stadien des Typhus. Beide haben jene Übelkeit beim Aufrechtsitzen im Bett, beide haben trockene Zunge und Schmerzhaftigkeit im Körper, aber es gibt eine ganze Reihe anderer Symptome, die Ihnen die Unterscheidung ermöglichen, und die in der Vorlesung über *Bryonia* erwähnt wurden.

Rhus Tox. hat wie *Acidum muriaticum* diese Unruhe im Anfang. Der Kranke bewegt und wirft sich unablässig im Bett umher. Er kann nachts nicht schlafen. Leichtes Delirium mit Murmeln. Alle diese Symptome finden sich bei *Rhus* und *Acidum muriaticum*. *Rhus* hat nicht so viel Schwäche wie letztere, ihm folgt daher *Acidum muriaticum* besser, als daß sie ihm vorangeht.

Acidum phosphoricum ähnelt der Salzsäure, und zwar in folgender Beziehung: *Acidum phosphoricum* hat Apathie und Indifferenz; ein vollständiges „Sichumnichtskümmern"; indifferent gegen alles, was ihn selbst oder andere treffen kann. Das ist nicht der für Salzsäure sprechende Zustand, denn Schweigsamkeit ist nicht Indifferenz. Ferner verursacht *Acidum phosphoricum* auch nicht dieselbe Prostration, die wir bei der Salzsäure finden. Der charakteristische Stupor für *Acidum phosphoricum* ist folgender: Der Kranke wird leicht aus dem Stupor erweckt und ist nach dem Erwachen ganz vernünftig, mag er auch bald darauf wieder in Schlaf verfallen.

Apis ist *Acidum muriaticum* ähnlich. Beide Mittel haben die trockene und verschrumpfte Zunge, beide haben das Herabrutschen an das Fußende des Bettes, drohende Hirnlähmung usw. Die *Apis*-Zunge ist sehr charakteristisch und unterscheidet sich von der bei der Salzsäure. Sie ist mit kleinen Bläschen bedeckt, besonders am Rande. Der Kranke kann die Zunge nicht herausstrecken; sie scheint sich an den Zähnen zu verfangen oder kommt nie heraus, so zittert sie.

Arsenicum können Sie leicht unterscheiden durch die Symptome, die ich Ihnen in der nächsten Woche vortragen werde, wenn ich über dies Mittel lese.

Sie können in dieser Beziehung auch an *Baptisia* denken, die zusammen mit *Acidum muriaticum* die große Schwäche hat. *Baptisia* jedoch hat einen dummen Gesichtsausdruck; die Zähne sind mit schwarzen Sordes bedeckt, und die Zunge ist rot an den Rändern und gelblichbraun in der Mitte.

Nun ein Wort zur Vorsicht. Verwechseln Sie die Symptome von *Acidum muriaticum* nicht mit denen der *Belladonna*. Der Anfänger neigt dazu. Zum Beispiel, Sie bemerken das gerötete Gesicht, die Übererregung der Sinne, Verlangen nach Schlaf — ohne Schlaf; das sind alles *Belladonna*-Symptome. Aber versuchen Sie nun, die leitenden Symptome von *Belladonna* und dann die der Salzsäure aufzufinden, so werden Sie sehen, daß es durchaus nicht dieselben sind. Die *Belladonna*-Symptome passen für Hyperämie und für den Anfang der Krankheit und nicht für die Überwältigung des Körpers durch die Krankheit, wie es bei der Salzsäure der Fall ist.

Nun will ich über *Acidum muriaticum* bei Scharlach sprechen. Der Körper ist intensiv rot, sieht aus wie ein gekochter Hummer.

Blutwallung nach dem Kopf findet statt mit rotem Gesicht und großer Schläfrigkeit. Der Ausschlag kommt sehr spärlich heraus und ist unregelmäßig über die Haut zerstreut und vermischt mit Petechien, mit bläulichen oder purpurnen Stellen. Das Kind ist sehr unruhig, stößt die Bedeckung weg und will nicht zugedeckt sein. Gehen die Symptome weiter, so wird die Haut purpurn und die Füße entschieden blau. Dann können auch einige der schon erwähnten diphtherischen Symptome auftreten. Katarrhalische oder auch diphtherische Symptome können den Fall komplizieren. Dünner, ätzender Ausfluß aus der Nase stellt sich ein, der die Oberlippe wund macht. So ätzend ist der Ausfluß aus dem Mund, daß die Schleimhaut intensiv rot wird und das Epithel abstößt. Nach und nach bildet sich ein gelblichgrauer Belag im Munde und hauptsächlich an den Fauces, an den Mandeln, an der Uvula und an der hinteren Pharynxwand. Einer der Prüfer hatte Symptome, die es schwierig machten, zwischen Symptomen von Diphtherie und denen von *Acidum muriaticum* zu unterscheiden. Der Atem wird sehr stinkend und die Uvula ödematös. Zuweilen hängt letztere daumendick herab und verursacht, daß das Kind erwürgt oder erstickt wird. Das sind die diphtherischen und katarrhalischen Symptome, die mit oder ohne Scharlach auftreten können.

Belladonna ist scheinbar, aber nicht wirklich, hier ein ähnliches Mittel. Diese Symptome können Sie veranlassen, *Belladonna* zu geben, aber mit Unrecht. Die Schlafsucht und der gestörte Schlaf usw. bei diesem Mittel werden durch Hirnkongestion verursacht, was bei *Acidum muriaticum* nicht der Fall ist.

Näher stehen *Apis* und *Sulfur,* welche beide Röte der Haut in merklichem Grade hervorbringen.

Kali permanganicum ähnelt *Acidum muriaticum* in den Hals-Symptomen, besonders in der ödematösen Uvula. Andere Mittel mit diesem Symptom sind *Apis, Natrium arsenicosum, Mercurius cyanatus, Arsenicum* und *Acidum hydrocyanicum.* Letzteres Mittel ähnelt *Acidum muriaticum* in ihren Hals-Symptomen und in der Bläue der Haut und in dem Auftreten von Petechien beim Ausschlag.

Acidum sulfuricum ähnelt *Acidum muriaticum* beim Scharlach darin, daß beide Mittel die bläulichen Flecke haben, große Schwäche und diphtherische Membran. Schwefelsäure hat keine Besserung durch Entblößen, aber hinwiederum auch Erscheinungen auf der Haut, wie Sugillationen. Flecke erscheinen, die aussehen, als ob die Teile gequetscht wären.

Ich habe *Acidum muriaticum* auch nützlich gefunden in den letzten Stadien der Wassersucht bei Lebercirrhose. Sie kann auch bei anderen schweren Leberkrankheiten gegeben werden, wo die Symptome auf sie hinweisen. Die Wassersucht, wie es gewöhnlich geschieht, nimmt zu bei Lebercirrhose. Der Kranke kommt schließlich in einen typhösen Zustand und wird schlummersüchtig. Das sind nun die Symptome, für welche ich die Salzsäure wählte. Sie heilt nicht; sie lindert nur. Der Kranke ist schlummersüchtig und magert sehr ab. Der Mund ist trocken oder aphthös. Die Stühle sind oft wässerig und gehen unwillkürlich ab. Der Magen ist so schwach und irritabel, daß keine Nahrung zurückbehalten wird.

Acidum nitro-muriaticum ist auch ins Auge zu fassen bei solchen Fällen schwacher Verdauung. Ihre Symptome finden Sie bei Allen aufgeführt; sie sind denen der Salzsäure sehr ähnlich.

Die Antidote von *Acidum muriaticum* sind *Camphora* und *Bryonia* für die dynamischen Wirkungen des Mittels und Alkalien für ihre akuten giftigen Wirkungen.

Acidum muriaticum kann auch gegeben werden gegen die Muskelschwäche, die auf langen *Opium*-Gebrauch folgt.

Fünfzigste Vorlesung.

Acidum phosphoricum und sulfuricum.

Acidum phosphoricum.

	Rhus Tox.	
	China, Arsenicum, Veratrum.	
Acidum phosphoricum.	*Nux vomica.*	
	Ferrum.	> *Camphor.*
	Baptisia.	

Heute haben wir *Acidum phosphoricum* zu studieren. Das ist eine Verbindung von Sauerstoff mit Phosphor. *Acidum phosphoricum* verursacht Schwäche oder Hinfälligkeit. Zuweilen verursacht es vorübergehende Erregung, aber das Hauptcharakteristikum des Mittels ist jene Schwäche, die sich charakterisiert durch Indifferenz oder Apathie, durch Torpidität des Geistes und Körpers, durch vollständige sensorielle Depression. Der Kranke hat keine Lust, Ihre Fragen zu beantworten. Seine Antworten sind kurz, bestehen meist aus „Ja" oder „Nein" und werden in einer Weise gegeben, daß man sieht, es ist ihm unangenehm, zu sprechen. Das Delirium ist ruhig, nicht heftig, aber begleitet von einer charakteristischen Depression des Sensoriums und murmelnder, unverständlicher Sprache. Er liegt im Stupor oder in stupidem Schlaf, weiß von nichts, was um ihn vorgeht; wird er aber geweckt, so ist er bei vollem Bewußtsein. Das ist charakteristisch für *Acidum phosphoricum.* Sie sehen, es wirkt deprimierend auf das Sensorium und auf den Körper im allgemeinen, und doch sind diese Veränderungen in gewissem Sinne oberflächlich. Es scheint nicht tief in die Gewebe einzudringen, sozusagen, und so ernste Veränderungen in ihnen zu bewirken, die auf Mittel wie *Lachesis* hinweisen. Sie werden finden, daß die obenerwähnte Eigenschaft alle *Phosphor*-Symptome durchdringt, die ich Ihnen erwähnen werde.

Sie dürfen also nicht daran denken, das Mittel in vorgeschrittenen Stadien zu verabreichen, wenn der Stupor vollständig ist.

Die Symptome nun, welche *Acidum phosphoricum* beim Typhus indizieren, sind folgende: Spitze Nase, dunkelblaue Ringe um die Augen. Der Kranke kann Nasenbluten haben, aber dieses Nasenbluten verursacht keine Besserung für die Symptome in den frühen Stadien des Typhus. Das ist ein großer Unterschied von *Rhus Tox.*, welches dem *Acidum phosphoricum* ähnlich ist. Dieses hat Nasenbluten beim Beginn des Typhus, und der Kranke bessert sich durch die Blutung. Der Kranke bohrt die Finger in die Nase. Nun braucht man nicht gleich an *Cina* zu denken und zu glauben, daß, weil der Kranke an der Nase zupft, er Würmer habe. Er mag Nasenjucken haben. Das Symptom kann auch von Bauchreizung kommen. Bei *Cina* tritt es wegen der Würmer auf; bei *Acidum phosphoricum* kommt es wegen Reizung der Peyerschen Plaques, daher werden Sie Bauch-Symptome reichlich finden. Zum Beispiel, der Bauch ist gespannt und aufgetrieben. Es ist viel Gurgeln und Rumpeln im Bauch. Oft ist Diarrhöe bei diesen Symptomen. Die Stühle sind wässerig, zuweilen unwillkürlich und enthalten unverdaute Speisen. Zum Beispiel, die Milch, die Sie Ihrem Kranken geben, geht mehr oder weniger unverdaut ab, und beim Stuhl entweichen zahlreiche Blähungen. Die Zunge ist trocken und mag einen dunkelroten Streifen in der Mitte haben; aber sie ist meist blaß und klebrig und zuweilen mit schlammigem Schleim bedeckt. Manchmal beißt der Kranke im Schlaf in die Zunge; das ist eine Krampfbewegung; während die Kiefer zusammengehen, wird die Zunge hervorgestreckt. Den Harn werden Sie sehr eiweißhaltig finden; er sieht milchig aus und zersetzt sich sehr schnell; er ist auch voller Erdphosphate. Das sind die Hauptsymptome, die zur Wahl des *Acidum phosphoricum* im Typhus führen.

Die nächsten Mittel sind hier *Rhus* und *Phosphor*. *Acidum phosphoricum* folgt oft auf *Rhus*, nachdem letzteres die Unruhe gebessert hat, die Diarrhöe aber noch anhält und der Kranke in jene ruhige Art von Stupor übergeht.

Phosphor hat mehr Trockenheit der Zunge, mehr sensorielle Erregung; alle Sinne sind gereizt; der Kranke kann keine Geräusche, keine Gerüche ertragen. Ist Diarrhöe zugegen, so sind die Stühle blutgestreift und sehen aus wie „Fleischwasser“.

Bei dieser sensoriellen Apathie können Sie auch an *Spiritus Nitri dulcis* denken. Der Kranke liegt im Bett, vollkommen gleichgültig gegen jedermann. Er antwortet zwar leicht auf Fragen, ist aber apathisch. Das ist der Zustand, bei welchem Hahnemann *Spiritus Nitri dulcis* gab. Ich habe ihn von Nutzen gefunden, wenn *Acidum phosphoricum* im Stich ließ.

Arnica ist auch *Acidum phosphoricum* zur Seite zu stellen. Wie die Säure hat sie Apathie oder Indifferenz. Der Kranke scheint nicht zu wissen, wie krank er ist. Aber bei *Arnica* ist der Zustand weiter vorgeschritten. Depression und Stupor sind tiefer. Er schläft ein beim Beantworten Ihrer Fragen, ein Beweis, wie übermächtig der Stupor ist. Ferner haben Sie die diesem Mittel zukommenden Petechien oder Ekchymosen und noch später unwillkürlichen Abgang von Harn und Stuhl.

Opium ist mehr als *Acidum phosphoricum* ein Mittel bei Stupor, wenn dieser Stupor fortschreitet. Nur im Anfang des *Opium*-Zustandes kann der Kranke aus dem Schlaf erweckt werden. Der Stupor schreitet fort, bis kein Schütteln und Rütteln den Kranken zum Bewußtsein bringen kann. Das Atmen wird mehr und mehr mühsam und stertorös; das Gesicht, statt blaß, eingefallen und hippokratisch, wie bei der Säure, ist tiefer rot, fast bräunlichrot. Je braunroter, desto mehr ist *Opium* indiziert.

Eine andere Reihe von Symptomen bei *Acidum phosphoricum* bezieht sich auf Gemütserregungen. *Acid. phosphor.* ist eins unserer besten Mittel, die wir haben bei den üblen Folgen von Kummer und deprimierenden Gemütsbewegungen, hauptsächlich bei den chronischen Folgen unglücklicher Liebe. Sie ist hier hauptsächlich indiziert nach *Ignatia*. *Ignatia* paßt für die akuten Symptome und *Acidum phosphoricum* für die chronischen.

Acidum phosphoricum ist auch beim Heimweh indiziert. Seines Kummers wegen ist der Kranke verstimmt, hat oft hektisches Fieber und Wallungen nach dem Gesicht, besonders nachmittags, abends oder zur Nacht. Er hat Schweiß gegen Abend und klagt über drückende Schwere auf dem Scheitel. Dies letztere Symptom ist sehr charakteristisch für *Acidum phosphoricum*. Wir können diese Indikationen noch weiter verfolgen. Wir alle wissen, wie Gemütsbewegungen den Körper affizieren, wie schlechte Nachrichten die Verdauung stören, wie die Muttermilch vergiftet wird durch Schreck. Wir werden in *Acidum phosphoricum* ein Heilmittel finden bei Gebärmutter- und Eierstocksleiden, die entfernterweise von Gemütsbewegungen abhängig sind. Daher können Sie dieselbe geben bei Prolapsus uteri, der von deprimierenden Gemütsbewegungen entstanden zu sein scheint. Haben Sie noch andere Symptome, die Sie bei Ihrer Wahl unterstützen, so werden Sie um so prompter die lokalen und die konstitutionellen Symptome durch ihre Verabreichung beseitigen.

Beim Heimweh können Sie auch an *Capsicum* denken.

Natrium mur. kann *Acidum phosphoricum* zur Seite gestellt werden bei den chronischen Folgen von Kummer mit dem „Scheitelkopfschmerz", Traurigkeit, Weinen, Abmagerung usw.

Nun möchte ich einige Worte über die durch *Acidum phosphoricum* verursachte Diarrhöe sagen. Es ist hauptsächlich indiziert bei Diarrhöe, welcher Rumpeln in den Därmen vorangeht. Die Entleerungen sind häufig und anhaltend. Hauptsächlich ist sie indiziert bei jungen Personen, die schnell wachsen. Aber trotz ihrer Häufigkeit schwächt die Diarrhöe den Kranken nicht verhältnismäßig. Die Mutter erzählt Ihnen, daß ihr Kind seit sechs Wochen Diarrhöe hat mit vielem Rumpeln von Blähungen, und doch scheint es, als ob das Kind nicht viel dadurch heruntergekommen ist. Der Stuhl mag unverdaute Nahrung enthalten und nach dem Essen eintreten. Die Unterscheidung von *China* und *Acidum phosphoricum* liegt darin, daß der *China*-Durchfall den Kranken übermäßig erschöpft.

Ein anderes Symptom des *Acidum phosphoricum* ist, daß der Kranke, obgleich sehr schwach, doch durch einen sehr kurzen Schlaf erquickt wird. Ich vermute, daß diese Wirkung der Säure zusammenhängt mit dem stimulierenden Einfluß des *Phosphors,* den sie enthält.

Acidum phosphoricum paßt mehr für die weiterliegenden Folgen von Verlust der Lebenssäfte, als für die akuten Symptome. Demnach finden wir es indiziert gegen die langdauernden Folgen von Samenverlusten, mögen diese im Schlaf oder im Wachen eintreten, bei jedem Drang zu Stuhl oder zum Harnen, oder durch übermäßigen Geschlechtsgenuß. Der ganze Körper scheint geschwächt zu sein. Der Kranke ist schwindlig, glaubt, er wird hinfallen. Wir haben hier noch eine andere eigentümliche Art von Schwindel. Beim Liegen hat der Kranke das Gefühl, als gingen die Füße höher als der Kopf. Die Geschlechtsteile sind erschlafft. Hodensack und Hoden hängen schlaff und schlapp herab. Der Penis hat keine Kraft zur Erektion oder die Erektionen sind mangelhaft. Der Same fließt zu früh ab beim Coitus. Der Kranke klagt über Formikation am Scrotum: Rücken und Beine sind schwach, so daß er beim Gehen stolpert. Er hat wenig oder gar keinen Schmerz. Brennen im Rücken ist vorhanden, das sich nachts verschlimmert.

Acidum phosphoricum ist sehr ähnlich der *China;* es ist ihr in der Tat überlegen bei den chronischen Folgen von Samenverlusten. *China* ist nützlich gegen die akuten Folgen. Zum Beispiel, ein Mann hat drei oder vier Nächte hintereinander Samenverluste und wird infolgedessen sehr schwach; dann wird *China* ihn prompt heilen.

Geben Sie *Acidum phosphoricum* gegen diesen Erschlaffungszustand der Geschlechtsteile, so geben Sie es niedrig.

Bei Kopfschmerzen kommt *Acidum phosphoricum* gelegentlich auch in Frage, namentlich wenn sie bei Schulmädchen auftreten; der Kopfschmerz tritt auf, wenn sie lernen, und dauert so lange, wie die geistige Anstrengung anhält. Ferner ist an *Acidum phos-*

phoricum als ein Mittel gegen Schwäche von übermäßigem Studieren zu denken.

Acidum phosphoricum affiziert auch die Schleimhäute. Wir haben an dieses zu denken hauptsächlich bei Brustaffektionen. Der Husten entsteht durch Kitzel in der Brust, gerade an der Cartilago ensiformis. Er verschlimmert sich abends nach dem Niederlegen. Morgens stellt sich Auswurf ein, der gelblich oder schleimig-eitrig ist und meist salzig schmeckt. Wir können an *Acid. phosphoricum* denken, obgleich weniger oft als an *Phosphor,* in Fällen von Tuberkulose, wenn große Brustschwäche vorhanden ist, so daß der Kranke kaum sprechen kann. Diese Schwäche scheint Dyspnöe zu veranlassen. Jeder Luftzug bringt ihm neue Erkältung. Er hüllt die Brust warm ein; er kann es nicht leiden, wenn ein Luftzug seine Brust trifft. Sind diese Symptome vorhanden, dann ist die Säure dem *Phosphor* überlegen.

Nun die Einwirkung des *Acidum phosphoricum* auf die Knochen. Sie können es geben bei skrofulösen Affektionen der Kinder; zum Beispiel bei Hüftleiden und Rückenverkrümmung wegen Wirbelkaries, wenn folgende Symptome zugegen sind: Ist das Kind alt genug, so klagt es über eine Empfindung, als ob die Knochen mit einem Messer geschabt würden. Das kommt von Entzündung des Periosteums. Verschlimmerung nachts. Dies Symptom kann nach *Mercur*-Mißbrauch auftreten.

Acidum phosphoricum, wie alle Mineralsäuren, affiziert die Nieren. Es macht zuerst, was wir Polyurie oder kopiösen Harnfluß nennen können. Das Symptom, wie es beim Prüfer auftrat, war folgendes: Der Harn floß so schnell und so häufig, daß er herauskam, als hätte die Urethra doppelt ihre natürliche Größe. Sie können in *Acidum phosphoricum* möglicherweise ein Mittel gegen Diabetes mellitus erblicken. Die Symptome, welche Sie auf es führen, sind zunächst dieser häufige und profuse Harnabgang, der den Kranken nötigt, des Nachts oft aufzustehen. Der Harn sieht oft milchig aus. Oft setzt er geleeartige Massen ab, hauptsächlich bei Katarrh der Blase.

Ich möchte Ihre Aufmerksamkeit auch auf *Acidum lacticum* lenken. Als Mittel bei Diabetes habe ich es mit großem Nutzen gegeben.

Acidum phosphoricum wurde empfohlen gegen Wachstumsschmerzen. *Guajacum* soll für dergleichen nützlich sein.

Acidum sulfuricum.

Acidum sulfuricum. { *Arnica, Conium, Ruta.* / *Pulsatilla, Nux vomica.* / *Lachesis.*

↓

Pulsatilla. < *Pulsatilla.*

Acidum sulfuricum ist indiziert, wenn der Kranke hastig, schnell, unruhig in seinen Aktionen ist, zuweilen auch, wenn der entgegengesetzte Zustand vorhanden, nämlich große Depression, wie bei typhösen Zuständen. Er antwortet auf Fragen langsam und mit großer Mühe, gerade wie der *Acidum phosphoricum*-Kranke es tut. Sie finden, daß ein allgemeines Gefühl von Zittern bei dem *Acidum sulfuricum* - Kranken vorhanden ist. Er hat das Gefühl, als zittere er vom Kopf bis zu den Füßen. Das Gesicht bei solchen Zuständen sieht eher kränklich aus, ist meist blaß, und die Augen sind mit blauen Rändern umgeben. Zuweilen sieht das Gesicht aus, als ob Eiweiß auf der Haut angetrocknet wäre. Der Kranke ist hauptsächlich schwach an den Verdauungsorganen; daher ein Gefühl von Kälte, Erschlaffung am Magen, das dem Kranken das Verlangen nach starkem, stimulierendem Getränk erregt, wie Branntwein, und dies noch dazu bei Personen, die sonst keine Trinker sind. So schwach ist der Magen, daß alle Speisen ausgebrochen werden; die entleerten Massen sind sehr sauer.

Sie finden *Acidum sulfuricum* besonders indiziert bei Säufern, die auf ihrem „letzten Bein" stehen. Sie sind vollständig heruntergekommen und haben längst den *Nux vomica* - Zustand hinter sich. Sie sind blaß, sehen schrumpelig aus, sind kalt; ihr Magen ist so erschlafft, daß er keine Speisen mehr verträgt. Sie können nicht einmal Wasser trinken, wenn es keinen Branntwein enthält. Die Leber ist vergrößert. Sie haben einen trockenen Magenhusten; der Hustakt belästigt die Leber. Der Durchfall ist wässerig und stinkt; dabei exzessive Reizbarkeit des Gemüts. Sie haben eine schnelle, hastige Manier, wenn sie etwas tun. Hämorrhoiden quälen sie. Immer findet sich Feuchtigkeit oder Aussickern von Wässerigkeit am After. Die Hämorrhoiden brennen und sind so groß, daß sie das Rectum ausfüllen. Solche Fälle werden durch *Acidum sulfuricum* gebessert.

Wir machen noch einen anderen Gebrauch von *Acidum sulfuricum,* der von seiner Kraft herrührt, den Durst nach spirituösen Getränken zu beschränken. Sie können zwei oder drei Tropfen der reinen Säure nehmen und sie in einem halben Glase voll Wasser auflösen. Geben Sie es einem Trunkenbold zwei- oder dreistündlich teelöffelweise, so wird das physische Verlangen unterdrückt werden. Geben Sie dies so lange, bis der Kranke sich wohl fühlt, auch wenn der Mund wund wird. Tritt Durchfall ein, so ist *Pulsatilla* das eigentliche Antidot.

Ein anderer Effekt von *Acidum sulfuricum* ist seine Einwirkung bei aphthösem Mundleiden, das bei Schwäche auftritt, die von langem Kranksein herrührt, oder bei Kindern mit Sauerdurchfall oder Marasmus. Der Mund ist gefüllt mit gelblichen aphthösen Stellen. Dabei profuser Speichelfluß. Zugleich findet sich meist Erbrechen von saurer Milch oder saurem Schleim. Das Kind riecht sauer, trotz der sorgfältigsten Reinigung. Der Stuhl ist gelblich oder schleimig, sieht aus wie gehackte Eier. Das Kind hat meistens Husten, der einem Magenhusten sehr ähnlich ist, mit Aufstoßen von Luft nach dem Husten.

Sie können an *Acidum sulfuricum* auch bei Diphtherie denken. Die Mandeln scheinen hellrot und sehr geschwollen zu sein. So geschwollen sind sie, daß Getränk durch die Nase entweicht. Das Kind ist totenbleich, so bleich, daß es wie eine Leiche aussieht. Es ist indiziert bei Schlafsucht oder Somnolenz. Das Kind kann kaum atmen oder sprechen oder einen Ton hervorbringen wegen übermäßiger Ablagerung von Häuten.

Acidum sulfuricum ist auch nützlich als traumatisches Mittel. Es kann gegen Quetschung der Weichteile nach *Arnica* gebraucht werden, gegen Quetschung der Drüsen nach *Conium;* gegen Knochenverletzungen nach *Ruta.* Hauptsächlich kann es gegeben werden, wenn langdauernde schwarze und blaue Flecke vorhanden mit Schmerzhaftigkeit und Steifheit.

Ferner ist *Acidum sulfuricum* mehr als irgendeine andere Säure nützlich bei Blutungen. Es verursacht Blutung aus jeglicher Körperöffnung; das Blut ist dunkel und dünn.

Sie unterscheiden *Acidum sulfuricum* von *Carbo vegetabilis* bei Dyspepsie der Säufer dadurch, daß *Acidum sulfuricum* mehr ein „saures Mittel“ und *Carbo vegetabilis* ein „putrides Mittel“ ist.

Einundfünfzigste Vorlesung.

Acidum nitricum, Acidum hydrocyanicum und Acidum picrinicum.

Acidum nitricum.

Acidum nitric. { *Calcarea carbon., Kali carbon., Lycopodium.* *Arsenicum, Carbo veg., Phosphor., Moschus, Antimon. tartar.* *Acidum phosphoricum, Acidum muriaticum.* *Hepar, Mercur.*

↓

Arum triphyllum.

Acidum nitricum. { Schleimhäute. Stinkende Ausleerungen. *Mercur*-Mißbrauch. Typhus. — Schwäche. Katarrh.

Acidum nitricum als chemische Substanz braucht Ihnen kaum beschrieben zu werden, da Sie seine Eigenschaften gut kennen. Ich gehe daher dazu über, seine Anwendung als Arznei in Betracht zu ziehen. Sie kennen seine Einwirkungen auf die Gewebe, und daß es die Haut dunkelgelblichbraun färbt. Es ist eine stark ätzende Säure, die sich ins Fleisch einfrißt. Daher wurde sie angewandt zur Beseitigung von Warzen, Geschwülsten, Geschwüren und wuchernden Granulationen.

Acidum nitricum wirkt sehr mächtig auf die Schleimhäute und hat eine besondere Affinität zu den Grenzen der Schleimhäute, wo Haut und Schleimhaut zusammenstoßen. Daher werden Sie ihre Symptome finden am Mund, an den Lippen, den Nasenlöchern, der Harnröhre und dem Anus; in der Tat hat überall, wo Haut und Schleimhaut zusammentreffen, hier *Acidum nitricum* eine hervorragende Einwirkung.

Zum Beispiel finden wir es nützlich bei Stomakace oder Ulceration des Mundes. Also, gemäß dem Charakter des Mittels wird diese Stomakace ihre hauptsächlichsten Symptome an den Lippen aufweisen. Hier werden Blasen und Bläschen an den Lippen und um dieselben auftreten in Verbindung mit dem Mundleiden. Speichelfluß wird zugegen sein hauptsächlich bei denen, die *Mercur* mißbraucht haben. So werden Sie ferner finden, daß die Diarrhöe verbunden ist mit Schmerz und Rohsein des Anus. Auch Fissuren können sich finden, wie ich schon erwähnt habe.

Die durch *Acidum nitricum* hervorgebrachten charakteristischen Absonderungen sind stinkend, dünn und exkoriierend und, wenn eiterig, von schmutzig-gelblichgrüner Farbe und durchaus nicht laudabel.

Die auf *Acidum nitricum* hinweisenden Geschwüre sind stinkend und charakteristisch unregelmäßig an den Rändern und haben die Neigung, sich tief einzufressen. Das unterscheidet es hinreichend von den gewöhnlichen *Mercur*-Präparaten, welche oberflächliche flache Geschwüre hervorbringen. Diese Geschwüre von *Acidum nitricum* sind sehr häufig mit profusen, wuchernden Granulationen gefüllt. Sie bluten leicht bei der leisesten Berührung. Selbst der Verband, den Sie anlegen, reizt das Geschwür zum Bluten. Die Schmerzen sind stechender Art, als ob Splitter in die affizierten Teile stächen. Sie sind häufig verbunden mit brennenden Schmerzen. Die Geschwüre verschlimmern sich durch Umschläge von kaltem Wasser. *Acidum nitricum* ist besonders indiziert bei syphilitischen Geschwüren nach *Mercur*-Mißbrauch und auch bei solchen von skrofulösem Charakter, wenn *Calcarea* im Stich ließ.

Ein anderes Beispiel von Gestank der Ausdünstungen und Absonderungen bei *Acidum nitricum* findet sich im Urin, welcher einen strengen Geruch hat, sehr ähnlich dem des Pferdeharns. Er enthält wahrscheinlich zuviel Hippursäure. Dies Symptom zeigt sich am meisten ausgebildet bei *Acidum benzoicum*. Dies ist so charakteristisch bei diesem Mittel, daß Sie es hilfreich finden in einer großen Reihe von Krankheiten, wenn dies Symptom zugegen ist.

Die Leukorrhöe ist scharf, stinkend, dünn, braun, wässerig oder klebrig.

Ferner zeigen die Stühle die Putridität von *Acidum nitricum*. Sie sind sehr stinkend, grün an Farbe und enthalten bei Kindern Kaseinklumpen. Sie sind auch schleimig wegen übermäßiger Schleimabsonderung und mit vielem Drängen verbunden. Der Tenesmus stellt in dieser Beziehung das Mittel sehr nahe zu *Mercur*. Ein andermal, hauptsächlich bei skrofulösen Kindern, sind die Stühle blaß wegen mangelnder Galle und pastös, sauer und stinkend.

Acidum nitricum affiziert die Schleimhäute, indem es Katarrh hervorruft. Wir finden es indiziert bei Schnupfen, hauptsächlich wenn er mit bösartiger Krankheit verbunden ist, wie Scharlach oder Diphtherie. Bei Nasendiphtherie ist *Acidum nitricum* eines der Hauptmittel. Die Absonderung aus der Nase ist wässerig und sehr stinkend und exkoriiert jeden Teil, den sie berührt. Untersuchen Sie die Nase, so werden Sie dort eine stark entwickelte weiße Ablagerung finden. Ein anderes Symptom, das sehr charakteristisch als Begleiter dieser Zustände auftritt, ist der intermittierende Puls. Findet sich die Membran auch im Halse, so werden Sie auch noch Gestank aus dem Halse feststellen. Das Kind klagt über ein Gefühl, als stäche ein Splitter im Halse. Ein allgemeines Charakteristikum für *Acidum nitricum* ist das Gefühl, als ob eine Fischgräte, ein Splitter oder ein Stück Glas in dem affizierten Teile stäche. Das geht durch die ganze Symptomatologie des Mittels. Sie finden es bei den Geschwüren und Sie finden es im Rectum zugleich mit Fisteln und Hämorrhoiden, und Sie finden es hier im Halse.

Acidum nitricum ist hier sehr ähnlich seinem Komplement *Arum triphyllum,* welches exkoriierende Absonderung aus der Nase hervorruft, welche die Lippen wund macht; die Mundwinkel springen auf, das Kind kann vor Schmerzen den Mund nicht öffnen.

Ein anderes Mittel ist *Acidum muriaticum,* welches dünne, exkoriierende Absonderung aus der Nase hat, intermittierenden Puls und Appetitverlust.

Eine andere Wirkung von *Acidum nitricum,* und zwar eine unübertroffene, ist sein Gebrauch, die üblen Wirkungen von *Mercurius* zu beseitigen. Die besonderen Symptome, die auf es bei solchem Zustande hinweisen, sind folgende: Reizbarkeit, Unruhe und Gemütsangst. Diese Reizbarkeit steigert sich zum Fluchen und Schwören. Es finden sich auch Knochenhautschmerzen, Ophthalmie, Entzündung oder Ulceration der Cornea mit Neigung zur Perforation, Schwerhörigkeit wegen Katarrh des Mittelohrs und der Tuba Eustachii, Speichelfluß, Halsgeschwüre, Karies der Knochen, hauptsächlich des Processus mastoideus, Dysenterie usw.

Acidum nitricum paßt mehr für sekundäre als für primäre Syphilis und noch spezieller für sekundäre Syphilis nach *Mercur*-Mißbrauch. Schanker kommen immer wieder und sind phagedänisch. Heftiger Schmerz in den Knochen findet sich nachts, hauptsächlich in den Kopfknochen und längs des Schienbeins und Verschlimmerung bei jedem Wetterwechsel. An feuchten Tagen stellen sich bohrende Schmerzen in den Knochen ein, Geschwüre erscheinen im Hals oder auf der Körperhaut, und diese sind charakteristisch unregelmäßig an den Rändern. Warzen treten auf, und diese sind fast immer mehr oder weniger gestielt. Gelblichbraune oder kupferfarbige Flecke finden sich am ganzen Körper. Große Schwäche gesellt sich hinzu mit Schweißen und Erschöpfung.

Wenn *Mercur* mißbraucht war, so ist wahrscheinlich *Hepar* das beste Antidot. Wenn Mercurialismus mit Syphilis verbunden ist, so ist *Acidum nitricum* vorzuziehen.

Acidum nitricum kann nötig werden bei Behandlung der Phthisis. Plötzliche Blutwallungen nach der Brust treten auf und entschieden hektisches Fieber, welches andeutet, daß Ulceration der Lungen durch Aufbruch von Tuberkeln eingetreten ist. Die Brust ist außerordentlich schmerzhaft bei Berührung. Der Kranke hat häufige Blutungen aus den Lungen; die Blutung ist hellrot und profus. Große Dyspnöe ist vorhanden, so daß der Patient nicht sprechen kann, ohne außer Atem zu kommen. Morgens Heiserkeit, erschöpfende phthisische Diarrhöe, schlimmer des Morgens, und scharfe Stiche durch die rechte Brust nach dem Schulterblatt hin. Der Puls intermittiert. Der geringste Versuch sich anzustrengen verursacht Herzklopfen und Dyspnöe. Der Schweiß kommt hauptsächlich nachts und gegen Morgen und erschöpft den Kranken außerordentlich. Die Haut pflegt kalt zu werden gegen Morgen. Frösteln beim Zubettegehen. Hitze kommt in Übergießungen oder sie ist nur an den Händen und Füßen. Hautjucken stellt sich ein und belästigt ihn die ganze Nacht. Bei der Untersuchung hören Sie lautes Rasseln durch die ganze Brust, die Expektoration ist stinkend, blutig, entschieden eitrig und von schmutziggrüner Farbe, nicht gelblichgrün und laudabel, wie Sie es bei *Lycopodium* und *Pulsatilla* finden. Zuweilen ist der Husten locker und rasselnd. Der Kranke ist meistens schlank gebaut, hat dunkle Haare und Augen.

Acidum nitricum ist sehr oft indiziert bei Phthisis nach *Calcarea carbonica* oder *Kali carbonicum*. *Calcarea* paßt besonders für leukophlegmatische Kranke. Das Gesicht ist blaß und fahl. Es findet sich Schmerz in der Brust, der sich sehr verschlimmert durch Berührung oder Druck. Der Husten ist locker und rasselnd. Ist Durchfall dabei, so verschlimmert er sich abends. Heiserkeit, wenn auch anhaltend, verursacht keinen Schmerz. Wenn jedoch der *Calcarea*-Zustand zu der Säureschwäche fortschreitet, so ist *Acidum nitricum* eines unserer allerbesten Mittel, die folgen. Es heilt nicht oft, aber es lindert und verlängert das Leben auf Jahre.

Noch eine andere Anwendung von *Acidum nitricum* können wir bei Typhus machen, hauptsächlich im ulcerativen Stadium, wenn die Peyerschen Plaques angefangen haben, zu ulcerieren. Sie werden den Kranken sehr erschöpft finden. Die charakteristischen Indikationen für *Acidum nitricum* sind folgende: Die Stühle sind grün, schleimig und stinkend und zuweilen eitrig, indem der Eiter von diesen Geschwüren kommt. Auch ist profuse, hellrote Blutung aus den Därmen vorhanden mit Ohnmächtigkeit bei der geringsten Bewegung. Die Zunge ist entweder weiß und mit Bläschen oder kleinen wunden Stellen besetzt, oder sie ist bräunlich und trocken.

Dabei sehr ausgesprochene pneumonische Komplikation. Es scheint drohende Lungenlähmung vorzuliegen, die, wie Sie wissen, eine durchaus nicht ungewöhnliche Erscheinung beim Typhus ist. Diese beginnende Lungenlähmung zeigt sich durch lautes Schleimrasseln in den Lungen. Den Puls werden Sie in solchen Fällen bei jedem dritten Schlag intermittierend finden.

Vergessen Sie nun nicht *Moschus, Phosphor, Antimon. tart.*, *Arsenicum* und *Cuprum* und andere Mittel, die ich bei solchem Zustande erwähnt habe.

Bei Blutungen aus den Därmen während des Typhus können Sie auch an *Alumen* denken, welches nützlich ist, wenn große Klumpen abgegangen sind.

Arsenicum ist brauchbar bei solcher Blutung aus den Därmen, wenn der Abfluß aus dunklem, wässerigem Blut besteht und verbunden ist mit Angst und Unruhe.

Hamamelis ist indiziert, wenn der Abfluß dunkel-venös ist ohne Angst. Zuweilen ist das Blut dunkel und pechartig.

Noch ein anderes Mittel ist *Leptandra,* welches brauchbar ist im Typhus bei Symptomen biliöser Art, wenn die Stühle aus schwarzem Blut, das wie Pech aussieht, bestehen.

Acidum hydrocyanicum, Blausäure.

Acidum hydrocyanicum.
- Krämpfe; Epilepsie; Tetanus.
- Cholera.
- Scharlach.
- Herz; Husten.

Acidum hydrocyanicum wirkt auf das Zerebrospinal-Nervensystem und hauptsächlich auf die Medulla und den oberen Teil des Rückenmarks. Es verursacht Konvulsionen, die sehr ähnlich sind denen eines voll entwickelten epileptischen Anfalles. Dr. Hughes in Brighton in England empfiehlt es als ein Spezifikum gegen Epilepsie. Das ist es jedoch nicht. Um dieses Leiden zu heilen, müssen Sie die Symptome jedes einzelnen Falles in Betracht ziehen und demgemäß verordnen.

Acidum hydrocyanicum macht auch Tetanus, der außerordentlich dem durch *Nux vomica* erzeugten ähnelt. Der Körper ist steif und nach hinten gezogen; Krampf im Nacken wie bei *Cicuta;* das Atmen geschieht paroxysmenartig; die Kiefer sind geschlossen, Schaum vor dem Mund, das Gesicht gerötet.

Es ist auch nützlich gegen Konvulsionen bei schweren Krankheitsfällen, wenn das Gesicht blau und die Prostration sehr groß ist. Das Atmen ist schnappend, Krallen am Herzen und livide Farbe der Körperhaut.

Sie können *Acidum hydrocyanicum* auch geben bei sehr schweren Fällen von Prostration mit drohender Lähmung des Gehirns und der Lungen, und wenn Gluckern vorhanden vom Hals nach dem Magen beim Schlucken.

Bei Cholera ist *Acidum hydrocyanicum* der *Camphora* an die Seite zu setzen und ist indiziert bei ausgesprochenem Collaps mit plötzlichem Aufhören aller Ausleerungen, wie Erbrechen und Durchfall.

Bei Scharlach ist es indiziert in fast hoffnungslosen Fällen maligner Art, wo der Ausschlag livide ist vom ersten Anfang an. Die Füße sind fast immer kalt.

Acidum hydrocyanicum kann gegeben werden gegen Husten von Herzkrankheit, wenn er Reflex ist von organischen Veränderungen im Herzen. Es kann auch gegeben werden bei dem trockenen Kitzelhusten der Schwindsüchtigen.

Sie können *Laurocerasus* vorziehen bei trockenem Kitzelhusten der Schwindsüchtigen, wenn er sich nachts verschlimmert. Sie können ihn auch geben bei Husten mit Auswurf, wenn kleine Blutpartikelchen darin zerstreut sich finden.

Acidum picrinicum.

Acidum picrinicum verursacht zuerst etwas Kongestion. Dieser folgen Müdigkeit und geistige Trägheit, zum Beweis, wie intensiv das Mittel die Lebenskräfte erfaßt. Diese Schwäche schreitet von dem leichten Ermüdungsgefühl bei Bewegung bis zu vollständiger Paralyse fort. Sie ist begleitet von Gleichgültigkeit und Mangel an Willenskraft und Verlangen, sich ruhig hinzulegen. Tiere, mit dieser Säure vergiftet, bekamen Paralyse der Hinterbeine, mit langsamem Atmen und großer Muskelschwäche. Bei der Autopsie fanden sich Cortex cerebri, Cerebellum, Medulla oblongata und Rückenmark zu einer weichen, pulpösen Masse reduziert, die dunkelbraun an Farbe war, und darin kleine glänzende gräuliche Partikel. Der Harn war reich an Phosphaten und Harnsäure und arm an Sulfaten und Uraten. Eiweiß und Zucker wurden auch im Harn gefunden. Die Leber war fettig degeneriert, die Ränder dunkel von stagnierendem Blut.

Diese Symptome und pathologischen Beobachtungen empfehlen den Gebrauch von *Acidum picrinicum* bei Krankheiten des Gehirns und Rückenmarks. Um es zu geben, brauchen wir nicht zu warten, bis Paralyse sich eingestellt hat. Wir finden es nützlich bei typhösen Zuständen und auch bei Zuständen von Hirnmüdigkeit, wenn der Geist überanstrengt war. Bei letzterer Affektion, der Hirnmüdigkeit, ist *Acidum picrinicum* eins unserer besten Mittel.

Es ist auch nützlich bei Neurasthenie. Sie finden dumpfen Kopfschmerz mit Verschlimmerung bei dem geringsten Versuch, den Geist anzustrengen. Der Schmerz kann in der Stirn sich finden oder an viel schlimmerer Stelle, im Hinterkopf, und kann von da in den Rücken gehen. Der Kranke klagt über anhaltendes Gefühl von Müdigkeit und Schwere. Jeder Versuch zu studieren bringt von neuem diese Hirn-Symptome hervor und verursacht auch Brennen den Rücken entlang und sehr große Schwäche der Beine und des Rückens mit Schmerz in Muskeln und Gelenken. Zuweilen ist der Schlaf unruhig und gestört durch priapismische Erektionen. Mit diesen verbunden treten häufige Samenergießungen ein. Zuweilen werden Sie heftige Schmerzen finden im Nacken und Hinterkopf, welche nach der Incisura oder dem Foramen supraorbitale gehen und von da in die Augen hinunter. Dabei Gefühl von Hitze in der unteren Rückengegend, Schmerz und Zerren in der Lumbargegend, schlimmer bei Bewegung. Beim Erwachen aus dem Schlaf hat der Kranke Ermüdungsschmerz in der Lumbargegend. Die Beine sind schwer und gleichzeitig schwach. Bei dieser Schwere der Füße klagt der Kranke zuweilen über dumpfen Stirnkopfschmerz. Zuweilen klagt er über Taubheit und Kriechen in den Beinen mit Zittern und Prickeln wie von Nadeln. Er hat Kriebeln in den Lippen, Formikationen am Kopf und Krabbeln wie von Ameisen auf der Haut. Die geringste Anstrengung verursacht Prostration. Er hat Schwindel, schlimmer beim Bücken, Gehen oder Treppensteigen. Er hat Kopfschmerzen mit dumpfem Pulsieren, drückende, scharfe Schmerzen, schlimmer durch Studieren oder Bewegung der Augen und besser durch Ruhe, frische Luft und festes Binden des Kopfes. Die Pupillen sind erweitert. Funken erscheinen vor den Augen, in denen auch Beißen und Brennen auftreten kann. Dicke Masse bildet sich in den Winkeln. Die Augen-Symptome verschlimmern sich bei künstlichem Licht. Die Kopfkongestion ist verbunden mit Nasenbluten; die Nase ist voller Schleim. Der Kranke kann nur mit offenem Munde atmen. Der Speichel ist entweder schaumig oder strähnig. Der Geschmack im Munde ist, wie der der Säure selbst, sauer und bitter. Im Halse Gefühl von Rauheit und Kratzen, besser durch Essen und schlimmer vom leeren Schlingen und auch nach Schlaf. An den Mandeln dicker, weißer Schleim. Beim Schlucken ist der Hals so wund, fast als ob Spalten entstehen wollten. Saures Aufstoßen kann den Stirnschmerz begleiten. Solche gastrischen Symptome nun können die Hirnmüdigkeit begleiten. Übelkeit schlimmer um 5 Uhr morgens und beim Versuch aufzustehen. Der Kranke klagt auch über Druck und Schwere im Magen. Er möchte aufstehen, scheint aber nicht die Kraft dazu zu haben. Die irritierende Wirkung des Mittels zeigt sich ferner durch Diarrhöe mit Entleerungen, welche dünn, gelb und zuweilen ölig sind. Dabei viel Brennen und Beißen am After mit Prostration und erfolglosem Stuhldrang. Die Nieren sind kongestioniert. Der Urin hat ein abnorm hohes spezifisches

Gewicht und enthält Zucker. Er ist auch eiweißhaltig. Die Conjunctivae sind gelb, gerade wie Sie es bei Gelbsucht finden. Papeln erscheinen im Gesicht und werden zu kleinen Geschwüren. Die Füße sind meist kalt. Das sind die Hauptsymptome von *Acidum picrinicum*. Nun wollen wir einige der ihm verwandten Mittel betrachten.

Phosphor verursacht wie *Acidum picrinicum* fettige Degeneration im Blut, in den Nieren, im Hirn und Rückenmark. Beide Mittel kommen in Betracht bei sexuellen Exzessen und Priapismus, beide sind indiziert bei Hirnmüdigkeit. Beide haben kongestiven Schwindel, Kriechen und Kriebeln hier und da im Körper. Die Unterscheidung liegt hauptsächlich so: *Phosphorus* verursacht mehr Irritabilität bei der Schwäche, wie sich in der Überempfindlichkeit gegen alle äußeren Eindrücke zeigt. Daher sind die Sinne zu geschärft oder, wenn dies fehlt, besteht Funkensehen, lautes Geräusch in den Ohren; Empfindlichkeit gegen Gerüche, gegen elektrische Veränderungen in der Atmosphäre; schwache Hitze; kann nicht denken; mit Verschlimmerung durch lautes Geräusch. *Phosphorus* hat auch Rückenschmerz mit Gefühl, als ob der Rücken brechen würde bei jeder Bewegung, und dabei Brennen an einzelnen Stellen am Rücken, besser durch Reiben. Die geschlechtliche Erregung ist sehr stark, jedoch sind die Erektionen nicht so intensiv als unter *Acidum picrinicum*, obwohl die Geilheit mehr hervortritt.

Nux vomica ähnelt *Acidum picrinicum* etwas in der Hirnmüdigkeit, den gastrischen Symptomen, dem sauren Aufstoßen, der Verschlimmerung gegen Morgen und der Unfähigkeit zum Studieren. *Nux* unterscheidet sich durch das Hervorragen der gastrischen Symptome.

Acidum oxalicum ähnelt mehr als *Phosphorus* dem *Acidum picrinicum* bei stark ausgeprägtem Bilde der Rückenmarkserweichung. Schwäche in den Lenden und Hüften, die die Beine hinuntergeht, und Taubheit im Rücken. *Acidum picrinicum* hat mehr Schwere und *Acidum oxalicum* mehr Taubheit. Die Beine werden leicht bläulich und kalt. Der Kranke klagt über Paroxysmen von Dyspnöe. Ein anderes Symptom, und zwar eins, das Meningitis spinalis andeutet, ist intensiver, entzündlicher Schmerz durch den Rücken. Ein allgemeines Symptom von *Acidum oxalicum* sind Schmerzen, die an kleinen Stellen auftreten und sich verschlimmern durch Denken daran.

Ein anderes dem *Acidum picrinicum* sehr nahestehendes Mittel ist *Sulfur*. Dieser macht Kongestion des Lendenmarks. So intensiv ist diese Kongestion, daß Paraplegie auftritt. Harnverhaltung ist zugegen.

Acidum phosphoricum paßt für Erschöpfung des Zerebrospinalsystems nach Überanstrengung. Der geringste Versuch zum Studieren verursacht Schwere nicht bloß im Kopf, sondern auch in den Gliedern; Benommenheit, Schwindel; Gedankenverwirrung; Jucken, Ameisenlaufen, besonders im Kreuz; Rücken und Beine schwach, jedoch ohne Schmerz, außer einem subjektiven Gefühl von Brennen; Ausfluß während des Stuhlganges; Geschlechtsorgane erschlafft.

Argentum nitricum hat Rückenschmerz, schlimmer unmittelbar nach dem Aufstehen vom Sitzen und besser durch Umherbewegen, dabei zitternde Schwäche der Glieder, Furcht vor vorspringenden Ecken usw.; die Knochen am Kreuzbein geben nach; Impotenz; die Organe schrumpfen ein.

Alumina ist indiziert in Fällen, etwas ähnlich denen, die auf *Acidum picrinicum* hinweisen, unterscheidet sich aber durch Schmerzen im Rückenmark, als ob ein heißes Eisen in diesen Teil gestoßen wäre. Der Kranke stolpert beim Gehen im Dunkeln. Er hat auch Schmerzgefühl in den Fußsohlen.

Silicea ist sehr ähnlich dem *Acidum picrinicum*. Sie ist nützlich bei Nervenerschöpfung, wenn der Kranke sich vor jeder Anstrengung des Körpers oder des Geistes fürchtet; wenn er sich aber aufgerafft hat zur Arbeit, so kann es ganz gut gehen. Er hat auch Taubheit in den Zehen, Fingern und im Rücken und die der *Silicea* eigentümliche Verstopfung.

Zincum verursacht nervöse Erschöpfung. Seine Rückenschmerzen sind schlimmer in dem letzten Rückenwirbel und schlimmer beim Sitzen; Brennen der Wirbelsäule entlang; Ameisenlaufen in den Waden; schwache Glieder, schwacher Rücken, bei Hunger Mattigkeit, namentlich gegen 11 Uhr vormittags. All diese Nerven-Symptome werden durch Wein verschlimmert.

Unter den Mitteln, die heftige Erektionen verursachen, können Sie die folgenden vergleichen: *Cantharis, Phosphorus, Capsicum, Agaricus, Pulsatilla, Platina, Opium, Ambra grisea, Zincum, Physostigmin, Petroselinum* und *Mygale*.

Zweiundfünfzigste Vorlesung.

Silicea.

Silicea. { *Asa foet., Phosph., Conium, Graphites.*
Sulfur, Calc. carb., Lycopodium.
Gettysburger Wasser. < *Mercurius.*

Silicea in rohem Zustande ist wirkungslos. Sie ist unlöslich und hat daher sehr geringe Einwirkung auf den Körper. Potenziert nach Hahnemannscher Verordnung, wird sie eins der wertvollsten Mittel in unserer Arzneimittellehre. Sie ist ein gutes Beispiel für die Wirksamkeit des Potenzierens.

Die große und wichtige Wirksamkeit der *Silicea* liegt in den nutritiven Veränderungen, die sie hervorruft. Da die nutritiven Veränderungen mehr bei dem wachsenden Kinde als bei dem Erwachsenen hervortreten, so werden Sie die *Silicea*-Symptome am meisten bei Kindern von der Geburt an hervortreten sehen; nicht daß sie kontraindiziert wäre bei Erwachsenen, aber ihre Einwirkung zeigt sich deutlicher bei Kindern. Das Kind wird also unvollkommen ernährt, nicht wegen fehlerhafter Eigenschaften der Nahrung, sondern wegen fehlerhafter Assimilation. Der Kopf ist unverhältnismäßig groß; die Fontanellen, besonders die vordere, sind offen; der Körper klein und abgemagert mit Ausnahme des Bauches, welcher rund und plump ist, wie sich das oft bei skrofulösen Kindern zeigt. Der Kopf mit Einschluß der Kopfhaut, Hals und Gesicht, ist bedeckt mit stinkendem Schweiß. Das Gesicht ist bleich, wächsern, erdfarben oder gelblich. Die Knochen sind ärmlich entwickelt, ebenso die Muskeln, daher lernt das Kind langsam laufen. *Silicea* paßt besonders für rachitische Kinder. Die fibrösen Teile der Gelenke sind entzündet, geschwollen oder ulcerierend. Dies gibt den Gelenken, besonders den Knien, ein knolliges Aussehen.

Silicea ist komplementär zu *Thuja,* besonders bei nervösen Affektionen und bei den üblen Folgen der Vaccination. Was man immer zugunsten der Notwendigkeit der Vaccination sagen mag, so wissen wir, daß dieser Operation unselige Erscheinungen folgen können, noch dazu, wenn das reinste Gift genommen wurde. Daher haben Sie zuweilen gegen die bösen Folgen dieser Operation einzuschreiten. Wir wissen, daß in Paris etwa 30 000 oder 40 000 Kinder geimpft wurden, nachdem jedes eine Dosis *Sulfur* erhalten hatte, und daß dieser den Ausbruch einer anderen Krankheit als der Vaccine selbst verhinderte. Wenn so böse Folgen wie Erysipelas, Konvulsionen oder Diarrhöe folgen sollten, dann geben Sie *Silicea,* welche die Fälle heilen wird. *Thuja* selbst ist hier komplementär und tritt sehr gut ein bei Diarrhöe, die der Vaccination folgt, und auch, wenn das Vaccinationsfieber hoch ist. Pusteln wie Pocken, zusammen mit Ausschlag, erscheinen über dem ganzen Körper. *Malandrinum* ist auch bei Impfkrankheiten nützlich, aber es ist nur unvollkommen geprüft.

Sie bemerken, daß ich rechts in der Liste *Mercur* hingesetzt habe mit einem „Crescendo"-Zeichen davor. Das bedeutet, daß *Mercur* nicht gut nach *Silicea* folgt. Ihre Symptomatologien sind scheinbar ähnlich, und doch scheinen sie nicht zueinander zu passen, obgleich *Silicea* Antidot ist für einige *Mercur*-Erscheinungen, aber als potenzierte Arzneien folgen sie nicht gut aufeinander; daher müssen Sie sorgfältig die beiden Mittel unterscheiden.

Acidum fluoricum ist Antidot gegen Mißbrauch von *Silicea* bei Knochenaffektionen.

Hepar ist auch Antidot für einige Wirkungen von *Silicea.*

Wir sind nun so weit, die Wirkungen des Mittels durchzugehen. Zuerst das Zellgewebe. *Silicea* ist lange bekannt als ein wertvolles Mittel wegen ihrer Affinität zum Zellgewebe. Sie verursacht Entzündung dieses weitverbreiteten Körpergewebes, eine Entzündung, die bis zur Eiterung geht, und zwar eine Eiterung, die mehr indolent oder schleppend im Verlauf ist, zwar nicht notwendig bösartig, die aber Neigung hat, sich in die Länge zu ziehen und chronisch zu werden. Der Fall neigt mehr zur Chronizität als zum Aufhören. Das Charakteristische der *Silicea* - Cellulitis besteht also in Eiterung, welche anhält; in Ulceration, welche ebenso anhält, oder in Induration. Sie haben Indikationen für sie in jeder dieser Formen. Ich habe Ihnen dies schon auseinandergesetzt bei der Anwendung der *Silicea* auf die Mandeln, wenn diese Drüsen eitern und nicht heilen wollen. Sie werden dasselbe sehen bei Behandlung von Geschwüren oder Furunkeln, die rezidivieren und nicht leicht heilen, sondern fortwährend einen dünnen, wässerigen und selbst ichorösen Eiter absondern mit meist fauligem Geruch, oder auch dicken Eiter. *Silicea* kann auch häufig gegeben werden als Mittel, Geschwüre zu verhüten, wegen ihrer Tendenz, Entzündung des Bindegewebes hervorzubringen.

Ferner kann sie gegeben werden bei jenem gefährlichen Leiden, dem Karbunkel, besonders wenn er zwischen Schulter und Nacken, einer Lieblingsstelle des Karbunkels, sitzt.

Silicea kann auch bei Induration gegeben werden. Zum Beispiel können Sie als Folge der Behandlung von Geschwüren, Abszessen oder anderen Entzündungen, die das Parenchym eines Organs betreffen, plastische Exsudation haben, welche Entzündung mit Induration verursacht. Diese Induration kann durch *Silicea* resorbiert werden. Diese Einwirkung stellt *Silicea* neben *Graphit*, da *Graphit* ein Mittel ist, das, wie Sie sich erinnern werden, indurierte Stellen resorbieren kann, sogar so weit, daß es die Narben beseitigt.

Dasselbe wurde behauptet von *Phytolacca;* aber ich glaube, daß dies der Bestätigung bedarf. Sicherlich fehlt die Bestätigung, die *Graphit* für sich hat.

Zuweilen wird *Silicea* bei solchen Indurationen keinen Erfolg haben. Wird dann eine Gabe *Sulfur* interpoliert, so wird *Silicea* wieder besser wirken.

Bei Ulcerationen ist *Silicea* nützlich. In der Tat kann sie mit gutem Erfolg gegeben werden bei allen Arten von Geschwüren, gut- und bösartigen. Charakteristisch für sie sind Geschwüre, die von Knochen herrühren, wie Karies oder Nekrose, skrofulöse Geschwüre, die an den Gelenken auftreten, Geschwüre am Rücken von Wirbelkaries und Geschwüre an der Hüfte bei Hüftgelenksleiden, besonders wenn Fisteln dabei sind. Der Eiter ist dünn und stinkend und oft gemischt mit Blut und zuweilen mit kleinen käsigen Partikeln. Dabei wenig Neigung, spontan zu heilen. Solche Geschwüre bessern sich durch warme und verschlimmern sich durch kalte Umschläge.

Silicea wirkt auf die Knochen. Sie ist indiziert bei skrofulösen Kindern, wenn die Knochen gekrümmt sind, wenn Rückenkrümmungen vorhanden sind. Nicht bloß bei seitlichen Krümmungen ist sie indiziert, sondern auch, wenn Karies der Wirbelsäule selbst vorhanden ist.

Sie ist auch indiziert bei Krankheiten des Hüft- oder Kniegelenks, wenn die Absonderung dünn und stinkend und wenn Fistelgänge vorhanden sind bis ins Gelenk hinein. Der Kranke hat skrofulöse Diathese und bietet die konstitutionelle Charakteristik dar, die ich schon erwähnt habe als zum *Silicea*-Kranken gehörig. Außer diesen erwähnten Symptomen hat der *Silicea*-Kranke einen stinkenden Fußschweiß, welcher die Zehen schmerzhaft und selbst wund macht. Zuweilen kann auch stinkender Achselschweiß vorhanden sein. Ich halte *Petroleum* für das beste Mittel gegen Achselschweiß. Bei dem Kinde schwellen auch leicht die Drüsen und eitern. Verbunden mit diesen Symptomen ist nun eine auffallende Verschlimmerung bei Berührung, wirklich eine eigentümliche Empfindlichkeit gegen Berührung. Ich möchte hier einen Vergleich mit *Lachesis* machen. Der Kranke leidet nicht, daß man ihn berührt. Ich betone dies Symptom aus zwei Gründen. Erstens hilft es Ihnen zur Unterscheidung von den nahestehenden Kalksalzen, und zweitens illustriert es eine Eigentümlichkeit der *Silicea,* die Sie kennen lernen werden, wenn wir über ihre Einwirkung auf die Nerven sprechen.

Wir wollen nun einen Augenblick verweilen, um *Silicea* mit ihren Verwandten zu vergleichen. *Asa foetida* hat stinkende Absonderung, von den Knochen herrührend. Sie unterscheidet sich jedoch durch den unerträglichen Schmerz in der Umgebung des Geschwürs. Zum Beispiel bei Karies der Tibia, wenn Aufbruch nach außen und Absonderung von Eiter stattfindet, sind die Teile in der Umgebung des Geschwürs so schmerzhaft und empfindlich gegen Berührung, daß der Kranke nicht einmal einen Umschlag vertragen kann.

Phosphor ist sehr ähnlich der *Silicea* bei Knochenleiden. Er ähnelt ihr bei Abszessen, besonders bei Brustabszessen mit fistulösen Öffnungen. Er ist ihr außerdem ähnlich bei Karies der Knochen, hauptsächlich bei Nekrose. *Phosphor* hat, wie *Silicea,* diese Überempfindlichkeit des Nervensystems.

Platina muriatica ist auch ein sehr wertvolles Mittel bei Karies der Knochen.

Ein anderes ist *Angustura,* die hauptsächlich nützlich ist bei Karies der langen Knochen, wie Humerus, Tibia, Femur usw.

Strontiana carb. ist besonders nützlich bei Karies des Femur, wenn zugleich wässerige Diarrhöe dabei ist.

Gettysburger Salz ist reich an Lithiumcarbonat und ist sehr nützlich bei genau denselben Symptomen wie die *Silicea,* nämlich kariösen Geschwüren oder Geschwüren an den Gelenken, wie sie bei Hüftleiden oder Wirbelkaries auftreten. Die Absonderung ist scharf und ätzend.

Sulfur, Calcarea und *Lycopodium* sind der *Silicea* ähnlich bei skrofulösen Leiden der Kinder. Der Unterschied zwischen *Calcarea* und *Silicea* ist folgender: Der *Calcarea*-Kopfschweiß beschränkt sich auf die Kopfhaut und ist eher sauer als stinkend. Die Füße sind auch feucht von Schweiß, aber der Schweiß macht nicht, wie bei *Silicea,* die Füße schmerzhaft oder wund. Bei *Calcarea* fehlt die Empfindlichkeit gegen Berührung, die bei *Silicea* sich findet.

Bei diesem Kopfschweiß und der Trockenheit des übrigen Körpers ist *Silicea* gerade das Gegenteil von *Rhus Toxicodendron,* welches Schweiß des Körpers und Trockenheit des Kopfes hat.

Die Schleimhäute entziehen sich nicht der Wirkung der *Silicea.* Wir haben Otorrhöe, deren Absonderung stinkend, wässerig und geronnen ist, d. h. es finden sich molkenartige Gerinnsel darin. Oft finden Sie das Trommelfell perforiert mit Absonderung von Eiter, der kleine Knochenstückchen enthält, weil der Processus mastoideus von der Krankheit mit ergriffen wurde.

Wir finden Keratitis besonders mit Neigung zur Bildung von fressenden Geschwüren. Diese Geschwüre fressen tiefer wie die von *Acidum nitricum* und perforieren die Cornea, diejenigen beim *Silicea*-Kinde sind nicht vaskularisiert, es ist also nicht viel Infiltration der umgebenden Gewebe vorhanden. Hypopion findet sich. Die Lider sind geschwollen und bedeckt mit eiternden Gerstenkörnern.

Die Nase ist affiziert. *Silicea* ist speziell nützlich bei Nasenkatarrh, wenn Geschwüre auf der Schleimhaut vorhanden und diese eine dünne, blutige, ätzende Masse absondert; oder sie kann trocken sein, und dann haben wir lästige Trockenheit der Nase. Sie ist auch nützlich, wenn der katarrhalische Prozeß rückwärts sich ausdehnt und die Endigungen der Eustachischen Trompeten affizieren und unerträgliches Jucken und Kriebeln an dieser Stelle hervorrufen.

Wir finden *Silicea* indiziert auch bei einigen Arten von Heuasthma, besonders bei dem, welches mit Jucken und Kriebeln in der Nase und heftigem Niesen und ätzendem Ausfluß aus der Nase beginnt.

Silicea wirkt auch auf die Lungen. Sie macht Heiserkeit, Rohsein und Trockenheit mit Kitzelhusten, welcher aus der Fossa suprasternalis zu kommen scheint. (*Rumex crispus* hat auch diesen Husten.) Auch ist ein Gefühl vorhanden, als ob ein Haar im Halse, im Larynx oder in der Trachea läge. Der Husten wird erregt durch kalte Getränke, wie bei *Rhus Toxicodendron,* durch Sprechen, wie bei *Phosphorus, Rumex, Ambra grisea* usw., und verschlimmert nachts beim Hinlegen, gerade wie bei *Rumex, Phosphorus* und *Lycopodium.* Zuweilen endet er mit Schleimerbrechen.

Silicea ist nützlich im Eiterungsstadium der Tuberkulose, wenn der Husten zuerst trocken, lose wird, mit Expektoration von stinkendem Eiter. Sie ist sehr brauchbar bei der Schleimschwindsucht alter Leute. Nach heftiger Anstrengung expektoriert der Kranke schmutzigen Eiter, der entsetzlich stinkt. *Silicea* wird solche Fälle nicht heilen, sie kann nur palliativ wirken.

Phellandrium aquaticum ist ein ausgezeichnetes Mittel in den letzten Stadien der Schwindsucht, wenn die Expektoration entsetzlich stinkt.

Ich möchte Sie noch an *Capsicum* erinnern bei Bronchialkatarrh, wenn der Atem nicht stinkt, ausgenommen während des Hustens. Sie wissen, daß der *Capsicum*-Kranke von laxer Faser ist und den Auswurf nicht herausbringen kann; so bleibt etwas davon liegen und zersetzt sich. Die Luft der gewöhnlichen Exspiration ist nicht stinkend, aber sobald der Kranke das tief in der Lunge Liegende herausbringt, wird der Gestank sehr bemerkbar.

Bei der *Silicea*-Diarrhöe sind die Stühle stinkend und gewöhnlich schmerzlos und lienterisch. Das Kind erbricht seine Nahrung. Diese Symptome sind verbunden mit den charakteristischen Hautaffektionen und konstitutionellen Eigentümlichkeiten, welche das *Silicea*-Kind auszeichnen.

Die *Silicea*-Verstopfung hat folgenden Charakter: der Stuhl kommt zum Teil aus dem Rectum heraus und scheint dann wieder zurückzuschlüpfen. Ich glaube, dies Symptom ist leicht zu erklären. Es ist Mangel an austreibender Kraft an diesem Teil des Rectums vorhanden. Mit großer Anstrengung wird der Stuhl teilweise nach unten gedrängt. Wenn das Herabdrängen aufhört, schlüpft er zurück.

Nächstdem haben wir die Einwirkung von *Silicea* auf das Nervensystem zu erwähnen. Sie hat hier eine sehr eigentümliche Einwirkung, die zuerst von Dr. Dunham klargelegt wurde. Sie verursacht Neigung zu Paralyse und paralytischer Schwäche. Auch hier scheint das Leiden abzuhängen von mangelhafter Nutrition der Nerven selbst, sowohl im Gehirn, als auch im Rückenmark. Ferner müssen Sie an sie denken als hilfreich bei paralytischer Schwäche, welche Krankheiten der Wirbelsäule begleiten. Oft findet sich bei diesem Zustande die eigentümliche Verstopfung, die ich soeben erwähnte. Bei allen diesen paralytischen Leiden haben wir Überempfindlichkeit für Nervenreize. Die Sinne sind krankhaft geschärft. Hirn und Rückenmark können selbst eine gewöhnliche Erschütterung oder Vibration nicht ertragen. Die Körperhaut ist weichlich und empfindlich gegen Berührung. Kälte verschlimmert die Symptome und Wärme lindert.

Silicea kann gegeben werden bei Konvulsionen epileptischer Art mit gut ausgeprägter Aura, wenn diese von dem Plexus solaris ausgeht, wie bei *Bufo* und *Nux vomica*. Die Anfälle sollen zu gewissen Mondphasen eintreten. Die Kranken verschlimmern sich durch jede Überanstrengung des Geistes oder Gemütsbewegungen.

Der Kopfschmerz von *Silicea* ist nervöser Art. Er wird hervorgerufen durch jede übermäßige Geistesanstrengung. Ferner ist er meist supraorbital und gewöhnlich schlimmer über dem rechten Auge. Er verschlimmert sich durch jedes Geräusch, durch Bewegung oder Erschütterung und bessert sich, wenn der Kopf warm eingehüllt wird. Es ist nicht der Druck, sondern die Wärme, welche lindert. Scharfe, ziehende Schmerzen steigen vom Rückenmark in den Kopf. Auf der Höhe des Paroxysmus stellt sich leicht Übelkeit und Erbrechen ein, weil der Magen sympathisch ergriffen ist.

Sie können hier vergleichen *Menyanthes, Paris quadrifolia* und *Strontiana carb. Menyanthes* wurde zuerst durch Dr. Dunham bestätigt. Es hat einen eigentümlichen Kopfschmerz, der vom Nacken kommt und sich über den Kopf verbreitet. Es ist ein Schmerz zum Bersten, als ob die Gehirnhäute gespannt wären und den Schädel sprengen wollten. Das wird durch Druck mehr gelindert als durch Wärme.

Paris quadrifolia hat Kopfschmerz spinalen Ursprungs, der vom Nacken aufsteigt und das Gefühl hervorbringt, als wäre der Kopf übermäßig groß.

Strontiana carb. verursacht Kopfschmerz, der vom Nacken ausgeht und von da sich über den Kopf verbreitet. Er ist genau so wie der *Silicea*-Kopfschmerz. Sie müssen durch Nebensymptome die Unterscheidung treffen.

Ferner werden noch andere Nerven-Symptome durch *Silicea* hervorgebracht. Der Kranke hat Schwindel, welcher, wie die Schmerzen, vom Rücken nach dem Kopf aufzusteigen scheint. Sie verursacht auch Schwierigkeit, sich im Gleichgewicht zu erhalten. Er hat Furcht, daß er fällt und immer nach der linken Seite. Die Sprache ist etwas konfus. Es macht ihm Schwierigkeit, den exakten Ausdruck für das zu finden, was er will, sogar in der gewöhnlichen Unterhaltung. Torpor ist eine Kontraindikation für *Silicea* in nervösen Zuständen. Sie können sie nicht geben bei torpiden, schlappen, energielosen Personen. Halten Sie fest, daß gerade das Gegenteil der Fall ist bei Krankheiten der niederen Gewebe.

Silicea wirkt geradeso mächtig auf das Rückenmark wie auf das Gehirn, indem sie allgemeine motorische Schwäche hervorbringt. Hier auch findet sich dieselbe Irritabilität. Steifheit im Halse und Kopfschmerz. Diese Steifheit des Halses kommt nicht von Rheumatismus verschiedener Muskeln, sondern von Spinalirritation. Das Kreuz schmerzt wie zerschlagen oder zerstoßen. Der Kranke klagt über Schmerzen am Steißbein und über Krampfen, wie man es empfindet, wenn man lange Zeit gesessen hat oder lange auf schlechtem Wege gefahren ist. Die Beine zittern. Sie ermüden, wenn man sie bewegt, hauptsächlich morgens. Verlust von Lebenssäften verschlimmert besonders diese Symptome. Zum Beispiel: Samenverlust oder Coitus verursacht oder ihm folgt Zerschlagenheitsschmerz im ganzen Körper. Es können auch Rückenmarks-Symptome vorhanden sein, welche auf Ataxia locomotrix hinweisen. In den Fingern Gefühl von Steifheit und keine Kraft in ihnen. Der Teil des Körpers, auf dem man liegt, schläft ein.

Silicea ist nützlich bei chronischem Rheumatismus. Sie ist eins der Mittel, die man anwendet bei der Behandlung von hereditärem Rheumatismus. Hauptsächlich finden sich Schmerzen in den Schultern und in den Gelenken, die alle sich verschlimmern nachts und beim Entblößen.

Ein verwandtes Mittel ist hier *Ledum*, welches gerade die entgegengesetzte Verschlimmerung von *Silicea* hat. Der Kranke verschlimmert sich durch Bedeckung. Die Symptome gehen gewöhnlich von den Füßen aufwärts.

Dreiundfünfzigste Vorlesung.

Arsenicum album.

Arsenicum. ↓ *Phosphorus.*

Aconit, Sulfur.
Phosphorus, Rhus, Lachesis.
Ipecacuanha, China, Veratrum album, Colchicum, Ferrum.
Baptisia, Acidum muriaticum, Acidum phosphoricum, Acidum nitricum.
Antimonium crudum, Antimonium tartaricum, Nux vomica, Pulsatilla.
Secale, Camphor, Carbo vegetabilis.
Apis.
Ailanthus.
Anthracinum.

> Eisenoxyd.
> *China.*
> *Ipecacuanha.*
> *Ferrum.*
> *Graphites.*
> *Camphora.*
> *Veratrum album.*

Arsenicum.

Reizbarkeit.
Entzündungen: Magen, Uterus usw.
Fieber: Kontinuierliches, Typhus, Intermittens.
Haut: Exantheme, Indurationen, Gangrän, Karbunkel, Krebs, Geschwüre.
Nerven: Neuralgie, Konvulsionen, Stupor, Erschöpfung, Ohnmacht.
Katarrhe: Augen, Nase, Hals, Lungen usw.
Wassersucht: Anasarka, Hydrothorax.

Heute nehmen wir zur Betrachtung die letzte der Säuren. Ich meine die arsenige Säure oder *Arsenicum album.* Es gibt eine ganze Anzahl ähnlicher Mittel und eine ganze Reihe von Antidoten. Komplementäre Mittel sind *Phosphorus* und *Allium sativum.*

Arsenicum album ist uns überkommen als ein sehr gründlich als Gift und als Arznei studiertes Mittel. Es war lange bekannt als ein schnelles Mittel, das Leben zu vernichten, und wurde daher häufig angewendet in selbstmörderischer und mörderischer Absicht. Es hat die Eigentümlichkeit, mit tierischem Gewebe sich zu verbinden, wahrscheinlich mit den eiweißhaltigen Teilen der Gewebe, indem es sie verhärtet und sie widerstandsfähig macht gegen den gewöhnlichen Verfall, so daß diese Gewebe sich lange erhalten. Dies Faktum wurde verwertet beim Ausstopfen von Vögeln und anderen Tieren. Fälle von zufälliger Vergiftung mit *Arsenicum* sind nicht selten, und das um so mehr wegen Anwendung des Arseniks in den Gewerben. Als Scheelsches Grün oder arseniksaures Kupferoxyd ist dieser in gewissen Farben enthalten. Er wird häufig gebraucht bei der Herstellung gewisser grüner Tapeten und auch künstlicher Blumen. Er wird auch in Pasten getan, die beim Verpacken gebraucht werden, um die Waren vor Insekten zu schützen. Alle diese Verwendungen des *Arsenicums* verursachen Vergiftung, besonders chronische Vergiftung mit ihm ist durchaus nicht selten.

In manchen Gegenden wird *Arsenicum* diätetisch gebraucht. Die Frauen nehmen es, um ihr Gesicht zu verschönern, und die Männer wenden es an, weil es sie befähigt, hart zu arbeiten mit wenig oder keiner Ermüdung. Das Mittel wirkt auf das Muskelgewebe in der Art, daß dessen Widerstandskraft vermehrt wird. Wir machen von diesem Faktum Gebrauch, wenn Beschwerden eingetreten sind vom Bergsteigen oder von einer langen Reise als provozierende oder modifizierende Ursache. Das „*Arsenik*-Laster" ist sehr verwerflich und sicherlich sehr schädlich. Nach einiger Zeit erkranken solche Personen an *Arsenik*-Vergiftung, besonders wenn sie sich aus der Gegend begeben, wo sie bisher lebten. Die Symptome langsamer Arsenikvergiftung sind folgende: Ödematöse Augenlider; der Kranke leidet an leichter Conjunctivitis; die Augen sind immer rot und injiziert, beißen und brennen. Verbunden mit diesen Symptomen ist Trübsichtigkeit. Ob diese von der äußeren Entzündung kommt oder von einer inneren Störung im Auge, vermag ich nicht zu sagen. Die Schleimhaut des Mundes, der Nase und des Halses ist unnatürlich rot und trocken. Der Kranke klagt über fast unaufhörlichen Durst. Die Verdauung ist ganz sicherlich gestört. Der Kranke erzählt Ihnen, daß er dyspeptisch ist. Die Haut gewinnt mehr ein trockenes, schmutziges Aussehen; sie ist nur ausnahmsweise rein und transparent. Der Kranke leidet oft an Nesselausschlag. Lange Blattern schießen auf, brennen und jucken unerträglich. Noch später zeigt sich Ekzem. Der Kranke hat auch hartnäckige Neuralgie an verschiedenen Körperteilen. Das sind die häufigsten und die sichersten Symptome, welche eine *Arsenik*-Vergiftung anzeigen. Neben diesen gibt es noch einige akute Symptome. Zum Beispiel, es treten zeitweise Anfälle von Erbrechen auf mit tödlicher Übelkeit. Der Kranke erbricht jedes Getränk. Zu andern Zeiten hat er Symptome, die auf Cholera deuten, zum Beispiel Erbrechen und Abführen und Kälte der Körperhaut.

Sie werden häufig genötigt sein, gegen *Arsenik*-Vergiftung einzuschreiten. Ist es ein akuter Fall, so müssen Sie Erbrechen hervorrufen und das Eisenoxyd als Antidot verordnen. *Ferrum dialysatum* wurde auch empfohlen. Es hat den Vorteil, haltbarer als Eisenoxyd zu sein. Gegen die Übelkeit bei chronischer Vergiftung wirkt *Ipecacuanha* sehr gut. Bei den akuten, Cholera simulierenden Anfällen nützt *Veratrum album.*

China paßt auch für manche Symptome, hauptsächlich gegen Schwäche, Wassersucht und Neuralgie.

Graphites ist eins der besten Mittel, um die Haut-Symptome bei chronischer *Arsenik*-Vergiftung zu beseitigen.

Nun wollen wir die *Arsenik*-Symptome in ihrer Totalität betrachten. Ein ganz allgemeines Symptom des Mittels, und zwar mag es durch Vergiftung oder durch Prüfung entstanden sein, ist, wie ich schon erwähnte, Reizbarkeit der Faser. Diese ist zugegen und hervorragend in den schlimmsten Fällen, wo *Arsenicum* gebraucht werden kann. Der Tod kann fast sicher bevorstehen, und doch ist diese Reizbarkeit der Faser vorhanden, zum Beweis, daß sie ein allgemeines Charakteristikum des Mittels ist. Selbst wenn der Kranke im Stupor liegt, so wird dieser durch ängstliches Wehklagen und Unruhe unterbrochen. Zusammenhängend mit dieser Eigenschaft des Mittels finden wir *Arsenicum* indiziert bei Kranken, die voller Angst und Unruhe sind, häufig ihre Lage wechseln, voller Todesfurcht sind; daher wollen sie nicht allein gelassen werden, aus Furcht, daß sie sterben werden. Das Delirium ist heftig, heftiger, als bei irgendeiner anderen Säure, außer bei *Acidum nitricum.* Es ist schlimmer nachts, besonders nach Mitternacht. Der Kranke hat Visionen von Gespenstern und anderen eingebildeten Gestalten, dabei Zittern des ganzen Körpers. Sie können hier leicht die Ähnlichkeit mit Delirium tremens oder Mania a potu erkennen. *Arsenicum* ist hierbei von großem Nutzen, besonders bei alten Sündern, die ernstlich durch Alkoholmißbrauch erkrankt sind und die aus diesen oder jenen Gründen nicht ihren gewohnten Trunk erlangen können.

Die Schmerzen, welche der *Arsenik*-Kranke erleidet, mögen es neuralgische oder andere sein, machen ihn desparat und ärgerlich, wirklich fast wütend. Schläft er ein, so ruckt er zusammen und fährt auf. Im Schlaf sind seine Träume schreckhaft und phantastisch. Bevor ich weiter gehe, möchte ich eine Warnung in bezug auf *Arsenicum* einflechten. *Arsenicum* ist kein Mittel, das für gewöhnlich im Anfange des Leidens gegeben werden muß. Die

Tendenz der Symptome geht nach dem Tode hin. Geben Sie das Mittel zu früh bei einer Krankheit, die schon an sich zum Tode tendiert, so können Sie schnell das herbeiführen, was Sie zu vermeiden sich bemühen. Ich selbst habe öfter diesen Mißgriff gemacht, trotz großer Vorsicht. Geben Sie *Arsenicum* nicht zu früh beim Typhus, wenn die Symptome nicht unzweideutig auf ihn hinweisen. Hier ist es besonders gefährlich, ihn zu früh zu geben. Oft geht *Rhus Tox.* seiner Anwendung vorher. Ich behaupte dasselbe in betreff der Tuberkulose. In den letzten Stadien dieses Leidens ist das unruhige Umherwerfen kein *Arsenik*-Symptom, und *Arsenicum* wird es nicht beseitigen. Das ist nur der Vorläufer des Todes. Sie müssen überzeugt sein, daß der Gemütszustand unstreitig der von *Arsenicum* ist, sonst schaden Sie Ihrem Kranken, anstatt ihm zu nützen. Es gibt nur eine Ausnahme bei dieser Warnung, nämlich bei Entzündungen der Magen-Darm-Organe. Ich kann behaupten, daß hier in solchem Falle *Arsenicum* sehr früh gegeben werden kann, ohne zu schaden, im Gegenteil, mit großem Nutzen.

Nun zu den Entzündungen und Fiebern des *Arsenicums*. *Arsenicum* alteriert das Blut. Es ist nützlich, wie wir sehen werden, bei bedenklichen Formen der Krankheit, wenn die Blutveränderung sehr ernst ist. Die Entzündungen dieses Mittels charakterisieren sich durch ihre Intensität und durch die Tendenz zur Zerstörung des entzündeten Gewebes. Bei solchen örtlichen Entzündungen von *Arsenicum* werden Sie brennende, lancinierende Schmerzen als charakteristische Empfindungen finden. Dies beschreibt der Kranke, als ob glühende Kohlen den betreffenden Teil brennten. Damit ist oft Pulsieren verbunden. Dies Brennen nun, wenn *Arsenicum* das Heilmittel ist, deutet auf Zerstörung des Gewebes, daher weist es auf diese hin bei Gangrän, Absterben, Karbunkel und bei jenem entsetzlichen Leiden, dem Krebs. Und es weist nicht auf *Arsenicum,* wenn dies Brennen nur eine Empfindung ist. Kranke klagen gelegentlich über brennende Schmerzen hier und da, die nur aus nervöser Ursache entstehen. Dann nützt *Arsenicum* nichts. Ich habe oft gesehen, daß Ärzte *Arsenicum* gaben, wenn Frauen über Brennschmerz in den Ovarien klagten. Es war nicht das geringste Zeichen für aktive Entzündung vorhanden, sondern das Brennen kam von Ovaralgie. *Arsenicum* konnte dabei nichts helfen. Wenn jedoch Oophoritis mit diesem Schmerz auftritt, dann wird *Arsenicum* ein unschätzbares Mittel. Alle solche Fälle, welche auf *Arsenicum* hinweisen, bessern sich durch Wärme und verschlimmern sich sehr durch Kälte.

Die wichtigsten Stellen für die *Arsenik*-Entzündungen sind der Magen und die Därme in erster Reihe, und nächst diesem das Herz. Diese Entzündung in Magen und Därmen kann variieren von leichter Reizung bis zur zerstörendsten Gastritis. Der Mund ist trocken, die Zunge weiß, wie übertüncht, oder in einigen anderen Fällen von Magenreizung ist die Zunge rot und die Papillen aufgerichtet. Durst ist intensiv, aber der Kranke trinkt nur wenig auf einmal, weil Wasser den Magen belästigt. Eine gewöhnliche Menge Speise verursacht das Gefühl von Vollsein oder Überfülltsein. In diesem Symptom ist er dem *Lycopodium* ähnlich. Geringste Speise oder Trank wird erbrochen, gleich nachdem es genossen. Aber wir haben noch eine andere Gruppe von Symptomen: Gefühl von Schwäche, Hinfälligkeit in der Magengrube, besser durch Essen, aber sobald der Kranke zu essen beginnt, hat er Drang zum Stuhl mit Diarrhöe. Hier ist das Mittel ähnlich der *China* und dem *Ferrum*.

Sehr quälendes Sodbrennen stellt sich ein. Zuweilen ist das Brennen im Magen wie von glühenden Kohlen, verbunden mit Diarrhöe. Die Stühle sind unverdaut, schleimig und blutig, und dabei heftiger Tenesmus und Brennen im Rectum. Geht das weiter, so werden die Stühle bräunlich oder schwärzlich und stinken entsetzlich, zum Beweis, daß *Arsenicum* indiziert ist bei den schwersten Fällen von Enteritis und Dysenterie. Die anregenden Ursachen für diese verschiedenen Symptomenreihen sind plötzliche Erkältung des Magens mit Eiswasser oder Speiseeis, übermäßiger Genuß alkoholischer Getränke, gewisse Gifte, wie verdorbenes Wurstfleisch, ranziges Fett, verdorbene Butter oder zersetztes Fett und Hummersalat zu gewissen Jahreszeiten.

Arsenicum verursacht auch Darmleiden, das fast identisch mit Cholera asiatica ist. Selbst die organischen Gebilde der Cholera werden in den Ausleerungen bei der *Arsenik*-Prüfung gefunden. Schließen Sie aber hieraus nicht, daß *Arsenicum* das Heilmittel gegen Cholera asiatica sein muß. Es ist nur das Heilmittel, wenn wir folgende Symptome haben: Intensives Erbrechen und Abführen, die Stühle sind nicht so sehr reiswasserähnlich, als bräunlichgelb, profus und stinkend. Die erbrochenen Massen sind grün, gelb und gallig. Brennender Durst ist vorhanden mit der intensiven Herzensangst, die dem *Arsenicum* eigentümlich ist. Die Körperhaut ist so kalt wie Eis, aber innerlich hat der Kranke das Gefühl, als wäre er voll Feuer.

Arsenicum ist auch nützlich bei Cholera infantum und bei Atrophie der Kinder. Es ist indiziert durch manche der schon aufgezählten Symptome. Die Darm-Symptome sind: unverdauter Stuhl, Durchfall, der sofort eintritt, sobald das Kind zu essen oder zu trinken anfängt, Verschlimmerung nach Mitternacht (hauptsächlich die Unruhe und die Diarrhöe), und rapide Abmagerung. Des Kindes Haut ist weiß, harsch und trocken und oft gelblich und bräunlich. Der kleine Kranke ist unruhig und augenscheinlich in fortwährendem Mißbehagen. Hier zumal haben wir oft *Arsenicum* recht früh zu geben in solchem Falle, weil die Symptome schon sehr vorgeschritten waren, ehe Sie dazu kamen. Er steht in naher Beziehung zu *Nux vomica* und *Sulfur* bei Atrophie der Kinder. Zum Beispiel können Sie früh bei einem Fall von Marasmus *Arsenicum* geben, vorausgesetzt, daß Diarrhöe zugegen ist, in einem Fall, der für *Nux vomica* oder *Sulfur* sprechen würde, wenn Verstopfung vorhanden wäre. Dieselbe eingetrocknete Mumie, die Sie in dem *Sulfur*-Fall finden, würde für *Arsenicum* sprechen. In weit vorgeschrittenen Fällen besteht keine Ähnlichkeit mit diesen Mitteln, sondern mit *China* und mit *Argentum nitricum*.

Nun wollen wir einige der mit *Arsenicum* bei Gastro-Intestinalstörungen verwandten Mittel studieren.

Argentum nitricum hat schleimige, grünliche Stühle mit exzessiver Flatulenz, schlimmer nachts. Obgleich beide Mittel Unruhe haben, so ist diese doch nicht gleich bei beiden. *Arsenicum* hat ein unruhiges Verlangen, den Ort zu wechseln, bald zu stehen, bald zu sitzen. Die Unruhe von Silbernitrat ist rein nervös. Der Kranke hat Beschwerden beim Atmen, dabei tiefes Seufzen.

Viel häufiger werden Sie genötigt sein, zwischen *Arsenicum* und *Carbo vegetabilis* zu unterscheiden. *Carbo vegetabilis* ist etwas ähnlich dem *Arsenicum* bei Bauchaffektionen, die von Magenerkältung, wie durch Eiswasser, entstehen. Sie hat vielleicht weniger von dem unterscheidenden unruhigen Umherwerfen, aber zu gleicher Zeit hat sie einen nervösen, reizbaren, ängstlichen Zustand, ohne Umherwerfen. *Carbo vegetabilis* ist auch ein dem *Arsenicum* ähnliches Mittel, wenn ranziges Fett gastro-enterische Symptome hervorrief.

Secale cornutum ist dem *Arsenicum* sehr ähnlich in vielen seiner Symptome. Die beiden Mittel sind komplementär. Sie passen gut zueinander. In den Bauch - Symptomen treffen beide zusammen bei Cholera asiatica. *Arsenicum* kann von *Secale* durch folgende wenige Symptome unterschieden werden: Die Ausleerungen bei *Secale* sind kopiös und kommen sturzweise; *Secale* hat nicht dieselbe Unruhe, die dem *Arsenicum* zukommt. Wenn nun einige Krampf-Symptome vorhanden sind, wie es oft der Fall ist, so werden Sie bei *Secale* die Finger auseinandergespreizt finden, mit Kriebeln in Händen und Füßen.

Veratrum album ist dem *Arsenicum* etwas ähnlich bei Cholera. Letzteres hat nicht so kopiöse Stühle wie ersteres. Kalter Schweiß an der Stirn ist ausgesprochener bei *Veratrum*.

Vergessen Sie nicht, daß *Cadmium sulfuricum* dem *Arsenicum* ähnlich ist im schwarzen Erbrechen, mag dies beim gelben Fieber oder bei einer andern Krankheit auftreten.

Arsenicum ist oft indiziert bei intermittierenden Fiebertypen. Wir alle wissen, wie oft *Arsenicum* auf *China* folgt bei Behandlung von Kälte und Hitze. Es heilt oft. Es ist besonders indiziert, nachdem *Chinin* versagt hat oder mißbraucht wurde; auch wenn man sich das Fieber zuzog in Salzsümpfen an der Seeküste. Der Frost ist nicht gut definiert; er ist in der Tat eher irregulär, aber die Hitze ist nicht zu verkennen. Sie ist intensiv mit brennendem Durst, besonders nach warmem Getränk; kaltes Getränk macht dem Kranken Gefühl von Frösteln. Schweiß lindert nicht immer. Zuweilen erscheint er sehr spät. Die Apyrexie ist gekennzeichnet durch schwere Symptome, durch Wassersucht, die sich als Folge von Milz- oder Leberanschwellung ergibt. Der Kranke kann kaum aufsitzen. Er wird oft von Neuralgie belästigt; diese Neuralgie tritt typisch auf. Der Schmerz affiziert gewöhnlich die eine Seite des Gesichts und scheint fast rasend zu machen, da er den Kranken von einer Stelle zur andern treibt. Auf der Höhe des Anfalles zeigt sich Übelkeit und Erbrechen und Sausen in den Ohren. *Arsenicum* kann auch gegeben werden bei intermittierendem, halbseitigem Kopfschmerz aus Malariaursache, besonders nach *Chinin*-Mißbrauch.

Es gibt verschiedene Mittel, die dem *Arsenicum* bei solchen Malarianeuralgien ähnlich sind. *Cedron* hat Neuralgie, die genau zur selben Stunde jeden Tag wiederkommt.

Chininum sulfuricum paßt auch bei periodischen neuralgischen Anfällen.

An *Valeriana* ist bei hysterischen Kranken zu denken.

Cactus grandiflorus hat neuralgische und andere Schmerzensarten, die mit Bestimmtheit auftreten, wenn der Kranke die gewohnte Mahlzeit übergeht.

Kalmia und *Kreosot* sind nützlich bei Neuralgie, besonders, wenn Brennschmerzen vorhanden sind.

Magnesia phosph. wird nötig bei Neuralgie, die regelmäßig jede Nacht auftritt.

Mezereum hat Neuralgie im Wangenbein oder über dem linken Auge. Die Schmerzen hinterlassen das Gefühl von Eingeschlafensein. Sie verschlimmern sich durch Wärme. Es ist besonders nützlich, wenn herpetische Ausschläge nach *Mercur*-Mißbrauch vorhanden waren. Es ist eins der Mittel, die wir bei Herpes Zoster anwenden.

Robinia hat im Kiefer Gefühl, als wäre er ausgerenkt. Dabei intensiver saurer Geschmack oder Erbrechen.

Beim Typhus ist *Arsenicum* indiziert spät in der Krankheit, wenn die Blutveränderungen so weit vorgeschritten sind, daß Sie das Bild vollständiger Erschöpfung haben. Der Kranke selbst glaubt noch, sich bewegen zu können, bis er dahinter kommt, wie schwach er ist. Er bekommt Ohnmachtsanfälle, die sehr beunruhigend sind; er verfällt in tödliche Ohnmacht, mit kaltem Schweiß über den Körper. Das Delirium ist schlimmer nach 12 Uhr nachts, und damit verbunden große Unruhe. Er ist schlaflos um 3 Uhr morgens wegen der großen Hitze. Mund und Zunge sind mit Sordes und einem dunklen, bräunlichen Belag bedeckt. Zuweilen ist die Zunge sehr rot. Auf dem Rücken und an der Spitze der Zunge werden Sie die Papillen rot und aufgerichtet finden, wie bei *Belladonna,* aber die begleitenden Symptome erleichtern Ihnen sofort die Unterscheidung von diesem Mittel. Der Mund ist voll von Blasen und aphthösen Geschwüren, die leicht bluten. In andern Fällen ist die Zunge bläulich mit geschwürigen Rändern. Zuweilen, in schweren Fällen, kann Wasser nicht geschluckt werden wegen teilweiser Lähmung des Ösophagus. Sie finden nicht oft viel Tympanites beim *Arsenik*-Fall. Die Darmfunktion ist sehr arg gestört. Durchfall ist fast immer zugegen und scheint hervorgerufen zu werden durch jeden Versuch, zu essen oder zu trinken. Zuweilen gehen Harn und Stuhl unwillkürlich ab. Der Stuhl ist gelblich und wässeriger Art, stinkt entsetzlich und verschlimmert sich nach Mitternacht. Ein andermal enthalten die Stühle Blut, Schleim und Eiter. In einigen Fällen tritt Harnverhaltung ein wegen Atonie der Blasenmuskeln. Das Fieber ist intensiv und fast genügend, den Kranken zu konsumieren. Zuweilen haben Sie es mit der hämorrhagischen Diathese zu tun, und dann tritt Blut aus den verschiedenen Körperteilen, aus den Augen, der Nase usw. Das ist ein gefährliches Symptom.

Colchicum ist ein Mittel, das wir sehr leicht beim Typhus vernachlässigen. Es scheint bei typhösen Zuständen zwischen *Arsenicum* und *China* zu stehen, da es die exzessive Schwäche des ersteren Mittels und die ausgesprochene Tympanie des letzteren hat. Die Hauptsymptome von *Colchicum* sind abdominell. Es sind die große Tympanie, unwillkürliche stark wässerige Stühle, dabei Übelkeit und häufiges Galleerbrechen. Der Körper ist heiß, und die Glieder sind kalt, gerade wie bei *Phosphorus.* Die Nase ist trocken und schwärzlich. Zähne und Zunge sind braun. Der Geist ist etwas umnebelt. Der Kranke beantwortet Fragen korrekt, spricht aber sonst nichts. Er scheint nicht zu wissen, wie gefährlich sein Zustand ist.

Die Beziehungen des *Arsenicums* zu andern Mitteln beim Typhus habe ich Ihnen beschrieben, als ich über diese Mittel sprach. Ich brauche sie daher hier nicht zu wiederholen.

Arsenicum kann sich auch nützlich erweisen bei Febris continua, die in ihren ersten Stadien so sehr dem Fieber von *Aconit* ähnelt, daß Sie nicht leicht imstande sind, zwischen den beiden Mitteln zu unterscheiden. Trockene Haut ist vorhanden, voller, springender Puls, Unruhe und Angst. Soweit ist das Fieber dem *Aconit* genau ähnlich. Aber es bleibt dabei nicht stehen. Es schreitet weiter vor zu einem kontinuierlichen Typus ohne irgendwelche Intermissionen und mit nur leichten Remissionen. Die Hitze nimmt zu, der Kranke wird unruhiger und noch schwächer, die Zunge wird braun, und typhöse Symptome erscheinen.

Die Unterscheidung zwischen *Arsenicum* und *Sulfur* wird leicht gemacht. *Sulfur* ist auch nützlich beim kontinuierlichen Fieber. *Arsenicum* ist indiziert, wenn große Unruhe und Brennen Ihnen zeigen, daß der Fall über das einfache kontinuierliche Fieber hinausgegangen ist.

Nun kommen wir zur Einwirkung des *Arsenicums* auf die Schleimhaut. Es ist ein ausgezeichnetes Mittel bei winterlichen Erkältungen. Die Nase sondert eine dünne, wässerige Flüssigkeit ab, welche die Oberlippe exkoriiert, und doch ist in den Nasengängen fortwährend das Gefühl von Verstopfung. Damit verbunden ist dumpfer klopfender Stirnschmerz. Wiederholte Anfälle dieser Art von Katarrh oder Schnupfen bewirken Absonderung dicker, gelblicher, schleimig-eitriger Massen. Geschwüre und Schorfe bilden sich in der Nase. Niesen ist ein hervorstechendes Symptom. Dieses Niesen in dem *Arsenik*-Fall ist nun nicht angenehm. Es bringt nicht die Wirkung, die man gewöhnlich von einem guten Niesen hat. Es ist ein Niesen, das ausgeht von Reizung an einer Stelle in der Nase, als ob sie mit einer Feder gekitzelt würde. Nach dem Niesen ist diese Reizung ebenso lästig, wie vorher. Geht die Erkältung nach unten, so kompliziert sich der Fall mit katarrhalischem Asthma. Dyspnöe tritt auf. Der Kranke kann nicht liegen, hauptsächlich nach Mitternacht. Er findet große Linderung durch Husten mit Auswurf von Schleim.

Arsenicum jodatum gleicht genau dem *Arsenicum album* bei Schnupfen, Heufieber und Influenza. Es hat denselben dünnen, scharfen Ausfluß und Frost, aber infolge des Jodes, welches es enthält, hat es eine hervorragende Verwandtschaft zu den Lymphdrüsen.

Sie werden sofort die Ähnlichkeit zwischen den Symptomen von *Arsenicum* und denen des Heufiebers erkennen. Andere Mittel, an die Sie bei diesem Zustand denken können, sind: *Ailanthus, Silicea* (die Jucken oder Reizung hat an den hinteren Nasenhöhlen oder an den Mündungen der Eustachischen Röhren), *Lobelia inflata* und *Rosa damascena,* ein Mittel, das vom verstorbenen Dr. Jeanes eingeführt wurde.

Diese *Rosa damascena* ist nützlich beim Beginn des Heufiebers, wenn die Eustachische Trompete affiziert und etwas Schwerhörigkeit und Ohrenklingen zugegen ist.

Sinapis nigra ist indiziert, wenn die Nasenschleimhaut trocken und heiß ist. Es ist keine Absonderung vorhanden. Die Symptome verschlimmern sich nachmittags und abends. Jedes Nasenloch kann für sich allein affiziert sein oder abwechselnd mit dem andern.

Wyethia ist spezifisch, wenn bei den gewöhnlichen Symptomen bei Heufieber Jucken am weichen Gaumen auftritt.

Arsenicum ist eines unserer ersten Mittel bei Asthma, sei es akut oder chronisch, mit Verschlimmerung gegen Mitternacht und beim Niederlegen. Die Kranke leidet außerdem an Beängstigung. Der Fall kann mit Emphysem verbunden sein, die Exspiration kann sehr verlängert sein. Es folgt gut *Ipecacuanha.*

Bei Emphysem sollen Sie vergleichen *Lachesis, Sulfur, Ipecacuanha, Antimonium tartaricum, Naphthalin, Carbo vegetabilis* und über allen diesen *Antimonium arsenicosum.*

Bei Diphtherie kommt *Arsenicum* in Anwendung als ein sehr wertvolles Mittel. Es tötet die mikroskopischen Gebilde, welche die Krankheit hervorrufen. In seinem potenzierten Zustand ist es eine sehr wertvolle Beihilfe. Es ist hauptsächlich indiziert, wenn der Atem fötid ist. Adynamisches Fieber ist zugegen mit großer Somnolenz. Diese Schläfrigkeit wird unterbrochen durch Auffahren, Aufschreien und Aufzucken der Glieder. Die Membran sieht dunkel aus und ist gangränös. Der Puls ist schnell und schwach. Ich möchte Ihnen empfehlen, *Arsenicum jodatum* zu substituieren, wenn neben den gewöhnlichen *Arsenik*-Symptomen noch deutliche Anschwellung der Lymphdrüsen vorhanden ist.

Ich habe erwiesen, daß *Arsenicum* auf das Herz wirkt. Es gibt uns eine Reihe von Herz-Symptomen, die kurz folgende sind: Der Herzschlag ist zu stark, er ist sichtbar für eine danebenstehende Person und hörbar für den Kranken selbst. Er verschlimmert sich nachts und hauptsächlich dann, wenn der Kranke auf dem Rücken liegt. Es kann Herzklopfen vorhanden sein mit großer Unregelmäßigkeit der Herzaktion. Oder der Puls ist schnell und schwach. Bei Herzentzündung, Endocarditis oder Pericarditis ist *Arsenicum* indiziert nach unterdrückten Masern oder Scharlach. Sie finden dann die charakteristische Unruhe und Angst des Mittels, Kriebeln in den Fingern, besonders in denen der linken Hand. Ödem ist mehr oder weniger allgemein, beginnend mit Gedunsenheit der Augen und Schwellung der Füße und endend mit allgemeiner Anasarka. Große Dyspnöe ist vorhanden. Es gibt nun zwei Arten von Dyspnöe, die zu Herzkrankheiten gehören; eine, welche abhängt von der mangelhaften Bewegung des Blutes durch die Lungen und den Körper im allgemeinen, und die andere, welche zusammenhängt mit der Wasseransammlung in der Brust, Hydrothorax und Hydropericardium. Anfälle von Erstickung treten ein, schlimmer nachts, hauptsächlich nach Mitternacht und beim Liegen. Die Haut ist kühl und klebrig, während innerlich die Kranken brennende Hitze haben. Wenn nun dieser auf *Arsenicum* weisende Zustand ungeheilt weitergeht, so tritt Brightsche Nierenkrankheit ein. Der Harn ist sehr eiweißhaltig und enthält Wachs- und Fettzylinder. Wassersucht tritt auf. Kleine Blasen erscheinen an den Beinen, welche bersten, und Serum tritt aus den ödematösen Gliedern. Die Haut selbst ist eher gespannt und sieht wachsbleich aus. Erschöpfende Diarrhöe begleitet diese Symptome. Sehr häufig ist dabei auch brennender Durst mit Unerträglichkeit des Wassers.

Ich möchte Sie nun noch an die Vergleichung erinnern, die ich Ihnen schon gab zwischen *Arsenicum* und *Apocynum* und *Acidum aceticum*, welches in der Mitte zwischen *Arsenicum* und *Apis* steht. Ebenso möchte ich Sie erinnern an die Ähnlichkeit zwischen *Arsenicum* und *Mercurius sulfuricus* bei Hydrothorax.

Bei Nierenaffektionen können Sie *Arsenicum* vergleichen mit *Apis, Helleborus, Phosphorus, Aurum, Terebinthina* und *Digitalis*.

Die *Digitalis*-Symptome sind nun folgende: Venöse Hyperämie der Nieren ist da. Sie können also zu ihr bei Nierenaffektionen greifen, wenn zugegen ist: Wassersucht, schwacher oder langsamer Puls, spärlicher, dunkler, trüber Harn, der auch eiweißhaltig sein mag. Sie ist dem *Arsenicum* genau ähnlich, es fehlt aber die Unruhe und Reizbarkeit dieses Mittels.

Ferner ist *Arsenicum* indiziert bei jenem schrecklichen Leiden, bei Angina pectoris. Der Kranke ist gezwungen, ganz gerade zu sitzen; er kann seine Körpermuskeln nicht bewegen ohne große Qual. Er hält den Atem an, so schmerzvoll ist ihm das Atemholen. Der Schmerz scheint vom Herzen auszustrahlen über die ganze Brust und den linken Arm hinunter. Bei schweren Fällen findet sich kalter Schweiß an der Stirn, der Puls wird kaum fühlbar, und neben all diesem häufig Brennen am Herzen.

Nun möchte ich die Einwirkung des *Arsenicums* auf die Haut erwähnen. Sie haben schon gesehen, daß es die Tendenz hat, Induration oder Hartwerden der Haut zu bewirken. Das macht es zu einem wertvollen Mittel bei Ekzem und wirklich bei jeder Hautveränderung, wo Eintrocknung dieses Gewebes mit reichlicher Schuppenbildung sich einstellt. *Arsenicum* ist auch nützlich beim eigentlichen Ekzem, wenn Bläschen aufschießen, die sich zu Pusteln verwandeln und Schorfe bilden. *Arsenicum* ist spezifisch indiziert bei kleienfarbiger Schuppenflechte auf dem Kopf, die sich nach der Stirn hinabzieht. Es ist auch indiziert, wenn dicker schorfiger Ausschlag auf der Kopfhaut auftritt, der Eiter ausschwitzt und sehr stinkt.

Arsenicum ähnelt *Sepia, Rhus Tox.* und *Graphites*. Wie bei *Sepia* ist trockene schuppige Desquamation, aber bei *Sepia* folgen dieser „Abschilferung“ Bläschen, die nicht von recht roter Haut umgeben sind, oder es folgt ein feiner Ausschlag, am meisten an den Gelenken, oder ein kreisförmiger Ausschlag, wie Herpes circinnatus.

Rhus Tox. hat Bläschen auf roter, erysipelatöser Haut.

Graphites ähnelt außerordentlich dem *Arsenicum*, aber bei ihm ist Ausschwitzung klebriger Flüssigkeit zugegen.

Clematis ist dem *Arsenicum* ähnlich, hat aber mehr Wundsein, Verschlimmerung nach Waschen und abwechselnd feuchte und trockene Schorfe.

Hydrocotyle hat Ekzem mit dicker und schuppiger Haut, aber weniger Brennen als bei *Arsenicum.*

Bei *Kreosot* häufen sich die Schuppen in großen Massen, die Ausschläge auf der Streckmuskel-Oberfläche der Glieder. Unruhe. *Natrium muriaticum* andererseits bringt schuppige Ausschläge auf der Oberfläche der Beugemuskeln und den Bändern der Gelenke hervor; Schorf abwechselnd mit Katarrh und Verlust des Geruchs.

Bei exanthematischen Krankheiten ist *Arsenicum* indiziert zuallererst bei Urticaria. Hier ist es ein wertvolles Mittel, wenn die Quaddeln verbunden sind mit Brennen, Jucken und Unruhe. Hauptsächlich ist es indiziert gegen die üblen Folgen von Unterdrückung des Ausschlags. Selbst Krupp kann durch *Arsenicum* geheilt werden, wenn er eine Folge von Unterdrückung des Nesselausschlags ist.

Bei Scharlach ist *Arsenicum* zu geben in den schlimmsten Fällen, wenn der Ausschlag nicht ordentlich herauskommt. Das Kind wird von Konvulsionen befallen und liegt blaß und in einer Art Stupor da. Es ist sehr unruhig und wimmert im Stupor. Plötzlich erwacht es und verfällt sofort in Konvulsionen und sinkt dann wieder in Stupor zurück. Er ist auch nützlich, wenn im Verlauf des Scharlachs die Parotiden anschwellen und eitern, nachdem *Rhus* versagt hat.

Arsenicum ist nützlich bei Gangrän, hauptsächlich bei dem trockenen Brand alter Leute, mit vielem Schmerz und Brennen in dem affizierten Teil, mit Besserung durch warme oder heiße Umschläge. Diese Modalität erleichtert Ihnen hinreichend die Unterscheidung zwischen *Arsenicum* und einem anderen wichtigen Gangränmittel, *Secale,* welches nützlich ist bei Gangrän, die sich bessert durch kalte Umschläge. *Lachesis* ist eins der besten Mittel bei Gangrän nach Verletzungen, ebenso wenn die Ränder von Rißwunden schwarz werden.

China paßt bei Gangrän mit Hämorrhagien oder nach großen Blutverlusten.

Wir können *Arsenicum* geben bei Karbunkeln oder Geschwüren mit pfefferbüchsenartigen Öffnungen, die tief ins Zellgewebe eindringen. Es ist indiziert durch die Art der Schmerzen, die, wie Sie wissen, durch alle *Arsenik*-Symptome gehen, schneidende, lancinierende Schmerzen mit Verschlimmerung nach Mitternacht und Reizbarkeit des Geistes und Körpers.

Arsenicum versagt zuweilen beim Karbunkel. Dann müssen wir zu *Anthracinum* flüchten, hauptsächlich in dreißigster Potenz. Es hat genau dieselben Symptome wie *Arsenicum,* aber in intensiverem Grade.

Phytolacca ist ein Mittel, an welches zu denken ist, wenn lancinierende, ruckweise Schmerzen vorhanden sind.

Carbo veg. und *Lachesis* sind Mittel, die wir bei diesem Leiden vernachlässigen. Wenn wir *Carbo veg.* anwenden, so ist es gut, einen Umschlag von Kohlenpulver auf den Karbunkel zu machen.

Arsenicum kann bei Krebs gegeben werden. Ich glaube nicht, daß dies Mittel den Krebs heilen wird. Epitheliome wurden geheilt durch *Conium, Hydrastis, Arsenicum, Clematis* und einige andere Mittel. Aber unter Fällen von wirklichem offenen Krebs habe ich keinen heilen sehen; aber wenn solche Fälle auch nicht geheilt werden können, so ist es doch möglich, einige Linderung zu verschaffen. Die Schmerzen beim Krebs, wie Sie wissen, sind eine wahre Qual. Sie sind scharf, lancinierend; ein glühendes Messer, in den leidenden Teil gestoßen, könnte nicht schlimmer sein. Solche Schmerzen lindert *Arsenicum* zuweilen, zuweilen auch nicht.

Zuweilen bringt *Belladonna* Linderung; in manchen Fällen *Arsenicum jodatum,* wenn *Arsenicum album* im Stich läßt.

Die Geschwüre, bei denen *Arsenicum* gegeben werden kann, sind gewöhnlich nicht sehr tief. Sie sind mehr oberflächlich. Die Schmerzen sind von der schon erwähnten Art, brennend und lancinierend. Die Absonderung ist meist exkoriierend, dunkel und jauchig. Sie bluten meist sehr leicht.

Zum Schluß wollen wir *Arsenicum* als ein Mittel bei Nervenaffektionen betrachten. Es ist bei Hemikranie indiziert, wenn die Schmerzen schlimmer sind über dem einen Auge und von sehr heftig lancinierendem Charakter. Sie alternieren oft mit Kolik oder Leberaffektionen. Sie verschlimmern sich durch jede Bewegung und werden für den Augenblick besser durch kalte Umschläge.

Arsenicum kann auch bei Epilepsie gegeben werden. Der Kranke fällt bewußtlos nieder und windet sich dann in Krämpfen. Vor dem Anfall hat er Schwindelanfälle und intensiven Schmerz im Hinterkopf. Den Konvulsionen folgt Stupor, der jedoch nicht vollständig ist, sondern durch Unruhe unterbrochen wird.

Vierundfünfzigste Vorlesung.

Phosphorus.

Phosphorus.
- *Nux vomica, Coffea, Ambra.*
- *Rhus Tox., Acidum muriaticum, Lachesis.*
- *Carbo vegetabilis, Arsenicum, Acidum nitricum, Kali carbonicum.*
- *China, Veratrum album.*
- *Sulfur, Calcarea carbonica, Silicea, Lycopodium, Calcarea phosphorica.*
- *Cepa, Bryonia.*
- *Zincum.*
- *Terebinthina.*
- *Osmium.*

> *Nux vomica, Terebinthina.*
< *Causticum.*

In der heutigen Stunde will ich einige Worte über *Phosphorus* sagen. Er hat zwei Komplemente, *Arsenicum* und *Allium Cepa.* Ich habe *Nux vomica* und *Terebinthina* als Antidote aufgestellt. Die Anwendung von *Terebinthina* haben wir von der alten Schule übernommen. *Terebinthina* scheint Antidot für *Phosphorus* zu sein durch chemische Wirkung, indem sie ihn unwirksam macht. Sie hat auch antidotarische Wirkung, wenn sie potenziert gegeben wird. *Nux vomica* ist nützlich, wenn *Phosphorus* als Arznei übermäßig eingewirkt hat, oder wenn er inkorrekt gegeben wurde.

Beim Studium des *Phosphorus* müssen wir zuallererst als wichtig und als eine Eigenschaft, die durch alle *Phosphor*-Prüfungen hindurchgeht, seine Einwirkung auf das Nervensystem festhalten. Seine Symptome gehen durchaus nicht dahin, die Lebenskraft zu vermehren oder auf genuine Stimulation der Funktion, sondern eher auf den Zustand, den wir bei *Arsenicum* finden, irritable Schwäche. Der Kranke ist übermäßig empfindlich für äußere Eindrücke. Er kann weder Licht, noch Geräusche oder Gerüche ertragen, er ist sehr empfindlich bei Berührung. Elektrische Veränderungen, wie sie bei plötzlichem Witterungswechsel, aber hauptsächlich beim Gewitter, eintreten, machen ihn ängstlich und furchtsam und verschlimmern alle vorhandenen Symptome. Ferner ist sein Geist erregbar und impressionabel. Er wird leicht ärgerlich und heftig. Das ist keine einfache Verdrießlichkeit. Er gerät außer sich vor Ärger und leidet gerade, wie der *Nux*- und der *Chamomilla*-Kranke, infolgedessen physisch. Ein andermal ist er ängstlich und unruhig, besonders im Dunkeln oder im Zwielicht. Er hat alle Arten von phantastischen oder imaginären Begriffen. Er sieht Gesichter, die ihn aus jeder Zimmerecke angrinsen. Er ist reich an Gedanken, die ihm schnell durch den Kopf gehen; aber diese Wirkung ist vorübergehend, und ihr folgt teils Unfähigkeit, zu denken und sich zu erinnern, teils Verschlimmerung aller Symptome bei geistiger Anstrengung. Er kann keine geistige Arbeit leisten. Hier wiederum ist er der *Nux vomica* ähnlich. Als weiteren Beweis für die irritable Schwäche von *Phosphorus* haben wir das Delirium dieses Mittels. Dieses Delirium nun kann verbunden sein mit Typhus, Gelbsucht oder geschlechtlichem Erethismus. Es kann sehr heftig sein und charakterisiert sich durch einen Zustand von Ekstase. Der Kranke hat die Meinung, daß sein Körper ganz zerstückelt ist, und ist in Verlegenheit, wie er die Stücke zusammenbringen soll. Er bildet sich ein, daß er eine große Person ist, umgeben von großen Zieraten, was zuweilen als Größenwahn bezeichnet wird. Ein andermal nimmt der Wahnsinn die Form geschlechtlicher Erregung an. Er entblößt seine Person ohne Scham und sucht seine Geschlechtslust zu befriedigen, gleichgültig, wer ihr Gegenstand ist. Diese Anfälle von Delirium gehen über in einen Zustand von Coma oder in einen stupiden Geisteszustand oder in Apathie, in der er Fragen überhaupt nicht oder sehr unwillig beantwortet. *Phosphorus* ist hier sehr ähnlich dem *Hyoscyamus* und folgt oft auf dieses Mittel bei Mania erotica. Er hat auch Ähnlichkeit mit *Stramonium, Baptisia, Rhus Tox.* und *Acidum muriaticum.*

Dieselbe Eigenschaft des Mittels zeigt sich im ganzen Körper. Kopfschmerz zum Beispiel ist verbunden mit vermehrter Empfindlichkeit gegen Gerüche; der Geruchssinn ist sehr scharf, so daß der Kranke von Blumenduft in Ohnmacht fällt. Pulsierender, klopfender Kopfschmerz stellt sich ein, schlimmer durch Musik. Das Gehör für die menschliche Stimme ist verringert; damit verbunden ist Sausen in den Ohren wie von Blutströmung. Geräusche hallen unangenehm wider in den Ohren. Auch findet sich geschlechtliche Erregung mit häufigen Erektionen, lüsternen Gedanken, die durchaus nicht dem Willen des Kranken gehorchen, und häufigen Samenverlusten im Schlaf.

Symptome von Spinalirritation sind sehr charakteristisch bei *Phosphorus.* Diese sind verbunden mit Herzklopfen, schlimmer durch irgendwelche Gemütsbewegung, mag es Kummer, Ärger oder Vergnügen sein. Der Rücken ist, wie in allen solchen Fällen von Spinalirritation, übermäßig empfindlich gegen Berührung. Mit allen diesen verbunden ist Schwäche des Rückenmarks. Im Rücken Schwächegefühl, als wollte er bald versagen. Schwäche der Glieder ist vorhanden mit Zittern beim Anfang des Gehens. Der Kranke stolpert viel und stößt mit den Zehen an bei jeder kleinen Erhebung des Fußbodens oder des Pflasters. Er stolpert und scheint an unvollkommener Koordination zu leiden. Er ist schlaflos wegen übermäßiger Hitze; schläft er, so sind seine Träume entsetzlich aufregender Art. Das sind Beweise für den Erethismus von *Phosphorus* und auch für die verminderte Widerstandskraft gegen äußere Einflüsse. Solche Personen geraten leicht in verschiedene krankhafte Zustände. Der Verlust von Lebenssäften, wie des Blutes, Samens oder der Milch, oder zu häufiges Gebären oder zu schnelles Wachsen in der Jugend genügt, Nervenkrankheiten, wie Paralyse, Chorea und Rückenmarksleiden oder Tuberkulose hervorzurufen.

Sie werden *Phosphorus* indiziert finden bei Ataxia locomotrix, wenn viel Brennen den Rücken entlang vorhanden ist. Es findet sich auch viel Kriebeln und Formikationen den Rücken entlang und in den affizierten Extremitäten. Im Anfang leiden die Kranken an außerordentlicher sexueller Erregung. Das ist eine Art von conditio sine qua non, mögen sie nun übermäßig erregt sein oder gewesen sein.

Sie finden *Phosphorus* selten indiziert bei Impotenz, wenn diese nicht Folge von übermäßiger Erregung der Geschlechtsorgane ist oder solche ihr vorangegangen ist. Das ist ein wertvoller Fingerzeig. Ich finde ihn besonders indiziert bei jungen Leuten, die versuchen, den natürlichen Trieb zu unterdrücken und doch diesen örtlichen Erethismus haben. Dies zu beseitigen, hilft *Phosphorus* wundervoll. Wenn wegen Zölibats oder wegen übermäßiger Ausübung des Geschlechtsgenusses die Geschlechtsteile ihre Kraft verlieren und der Kranke impotent wird, so ist *Phosphorus* hilfreich, wenn diesem Zustande Übererregung voranging. Er unterscheidet sich von *Conium,* bei welchem der Kranke natürlich aufgeregt gewesen sein kann, aber dessen Zustand doch bis zu dieser Schwäche vorgeschritten ist.

Phosphorus ist auch indiziert bei Ataxia locomotrix, wenn man sie auf exzessiven Verlust der Lebenssäfte, wie des Samens, zurückführen kann.

Hirnerweichung ist eine andere Art von Atrophie des Nervengewebes, bei welcher *Phosphorus* viel Lorbeeren geerntet hat. Der Kranke hat dumpfen Schmerz im Kopf, fortwährendes Gefühl von Abgeschlagenheit und Ermüdung und ist leicht behindert beim Gehen. Er ist hauptsächlich indiziert, nachdem *Nux vomica* gegeben war. Die Frage ist oft aufgeworfen, und dazu mit Recht: wie kann man *Nux vomica* als das Antidot von *Phosphorus* aufstellen und dann von ihr sprechen als einem Mittel, das ihm vorangehen oder folgen kann? Erstens: das Antidot kann einem Mittel folgen und braucht nicht sein Antidot zu sein, sondern die auftretenden Symptome haben entgegengesetzte Polarität und erfordern demgemäß ein entgegengesetztes Mittel; und zweitens: ein Mittel kann antidotarisch in einigen seiner Symptome sein und ähnlich in andern.

Phosphorus kann mit großem Erfolg gegeben werden bei Chorea, wenn sie bei Kindern auftritt, die zu schnell wachsen. Der Kranke ist sehr schwach und geht, als ob er gelähmt wäre.

Verfolgen wir die Nervensymptome von *Phosphorus* nun weiter, so finden wir, daß er indiziert ist bei schweren Formen von Nervenfieber und bei typhösen Fieberformen. Mich drängt es, diesen Ausdruck: „typhöse Fieberformen" zu gebrauchen, um Ihnen zu zeigen, daß Sie *Phosphorus* nicht bloß beim Typhus oder bei typhösen Fiebern in Betracht ziehen, sondern bei jeder Form von Fieber, das diese typhöse Form annimmt, wenn die betreffenden Symptome auftreten. Er ist indiziert, wenn große Zerebrospinal-Erschöpfung vorhanden ist. Es ist hauptsächlich Hirn und Rückenmark, die von dem typhösen Gift zu leiden scheinen. Das Gesicht sieht meist aschfarben oder wächsern aus. Die Zunge ist bedeckt mit zähem, fadenförmigem Schleim, der mit großer Mühe ausgeworfen wird. Er scheint an den Zähnen, am Zahnfleisch oder an der Zunge sich zu sammeln. Er ist zähe und der Kranke schwach, und diese beiden Hindernisse erschweren es ihm, den Mund zu reinigen. Der Körper ist heiß — mit dem Körper meine ich den Stamm —, der Kopf ist aber mehr kühl und die Glieder entschieden kalt. Kongestion findet nach Brust und Bauch statt. Der Atem ist heiß und fast immer Bronchialkatarrh oder Pneumonie zugegen. Ich will nun noch genauer die pneumonische Infiltration besprechen, die zum Typhus gehört, in welchem Falle *Phosphorus* oft indiziert ist. Der Kranke hat brennenden Durst, der durch Kaltwassertrinken gelindert wird. Dieser Durst ist schlimmer von 3 bis 6 Uhr nachmittags. Der Kranke bessert sich durch kaltes Wasser, bis das Wasser im Magen warm wird, dann wird es mit Gewalt ausgeworfen. *Phosphorus* nützt wenig beim Erbrechen, außer bei dem chronischen Erbrechen Dyspeptischer, wenn nicht der genannte Zustand vorhanden ist.

Das unterscheidet ihn von *Arsenicum*. Er ist auch sehr verschieden von *Bismuthum;* dies letztgenannte Mittel hat Erbrechen unmittelbar nach dem Speisen mit Brennen und kardialgischen Schmerzen.

Er ist auch verschieden von *Kreosotum,* welches Erbrechen unverdauter Speisen einige Stunden nach dem Essen hat.

Wir wollen nun zu *Phosphorus* zurückkehren bei typhösen Fieberzuständen. Die Eingeweide sind immer affiziert. Sie werden finden, daß die Leber empfindlich ist gegen Berührung und meist vergrößert. Dasselbe gilt von der Milz. Der Kranke hat Diarrhöe, sobald er ißt. Hier ist *Phosph.* identisch mit *Arsenic.* Die Stühle im *Phosphorus*-Falle sind flockig, dunkel und oft blutig, und dabei äußerste Schwäche nach dem Stuhl, was entschieden ein Zerebrospinal-Symptom ist. Sie finden dies bei den zerebrospinalen Mitteln: *Conium, Nux vomica* und speziell bei *Phosphorus.* Ist Verstopfung vorhanden, so haben Sie, was man charakteristisch „Hundestuhl“ genannt hat, d. h. länglichen schlanken Stuhl, der mit beträchtlicher Anstrengung entleert wird. Während dieses Fiebers, das meist kongestiv ist und die Brust und den Bauch affiziert, stößt der Kranke fortwährend die Bettdecke weg. Er legt die Arme außen aufs Bett, um sich abzukühlen. Profuser Schweiß ist vorhanden, der aber keine Linderung bringt. Ich möchte Sie nun warnen vor der Anwendung des *Mercurius* beim Typhus, wenn nicht deutlich ausgesprochene ikterische Symptome vorhanden sind. Daher werden Sie nicht oft Gelegenheit haben, ihn bei solchem Fieber zu geben, und müssen ihn niemals dieses Symptomes wegen: „profuser Schweiß ohne Linderung“ geben, wenn nicht so deutlich auf ihn verwiesen wird durch die ikterischen und Darm-Symptome, daß Sie überzeugt sind, Sie haben an ihm das eigentlich indizierte Mittel. Andere Mittel als *Mercurius* haben dies Symptom, besonders *Phosphorus, Rhus Tox.* und *Chamomilla,* letzteres hauptsächlich bei Kindern. *Phosphorus* ist indiziert selbst in extremen Fällen von Typhus, wenn drohende Lungenparalyse vorhanden. Der Kranke liegt in einer Art von Coma mit heißem und rasselndem Atem. Es scheint, als ob eine große Menge rasselnden Schleims in den Lungen wäre. Die Glieder sind kalt und mit kaltem Schweiß bedeckt. Der Puls ist kaum fühlbar.

Ich möchte Sie hier an *Carbo vegetabilis* erinnern, die auch bei Collaps passend ist. Sie folgt sehr gut auf *Phosphorus.* Sie ist theoretisch wenigstens von letzterem Mittel durch folgendes unterschieden: *Phosphorus* wirkt mehr auf das zerebrospinale Nervensystem und *Carbo vegetabilis* mehr auf die sympathischen Nerven, hauptsächlich auf den Plexus solaris.

Nun möchte ich Ihnen von einer Eigentümlichkeit des *Phosphorus* sprechen, die nicht abhängt von der Wirkung des Mittels auf das Nervensystem, nämlich von der Kraft des Mittels, fettige Degeneration hervorzurufen. *Phosphorus* scheint das Blut zu affizieren; wie, ist nicht genau bekannt. Er zersetzt das Blut, macht es flüssiger und erschwert die Koagulation. Zu gleicher Zeit verursacht er Hyperämie des einen oder andern Teils. Daher finden Sie Tendenz zu Kongestion nach Kopf oder Brust oder irgendeinem andern Eingeweide. Diese Hyperämie ist nicht eine aktive arterielle Kongestion, sondern eher eine Blutstase. Der affizierte Teil wird mit Blut angeschoppt, und da dieses von schlechter Beschaffenheit ist, ernährt es nicht ordentlich, und es tritt fettige Degeneration des Teiles ein. Dies kann auftreten im Gehirn oder Rückenmark (darüber habe ich schon gesprochen), es kann auftreten im Herzen oder in den Lungen, aber es tritt hauptsächlich auf in Leber und Nieren. Auch die Muskeln können fettig degenerieren.

Auf die Leber wirkt *Phosphorus* sehr hervorragend. Die Symptome sind hier direkt verbunden mit fettiger Degeneration. Wenn *Phosphorus* längere Zeit genommen wurde, so werden Sie zuerst diese Hyperämie der Leber finden. Dies Organ ist demnach vergrößert unter den Begleitsymptomen: sehr ausgesprochener Schmerz und Gelbsucht. Die Stühle sind meist graulichweiß, zum Beweis, daß die Sekretion der Galle fehlt. Der Bauch wird entschieden tympanitisch. Nach und nach gewinnt die Gelbsucht eine beunruhigende Ausdehnung. Der Puls wird schwach und fadenförmig. Diese Symptome können wir auf zwei Ursachen zurückführen: zuerst unvermeidliche Alteration im Blut, die *Phosphorus* hervorbringt, und zweitens Vergiftung des Blutes durch Retention der Elemente in demselben, welche die Galle bilden. Das hat deprimierende Wirkung auf das Herz und macht den Puls langsam und selbst schwach und fadenförmig. Untersuchen Sie die Leber in diesem Stadium, so finden Sie, daß sie zu atrophieren beginnt; die Atrophie hängt ab von Zerstörung der eigentlichen Leberzellen und Vermehrung des Leberstroma. Das Bindegewebsgerüst der Leber ist in entzündliche Wucherung übergegangen. Der Druck, den diese auf die Leberzellen ausübt, bewirkt deren Untergang. So haben wir, was man als Lebercirrhose bezeichnete. Dann tritt Ascites ein, und Sie finden variköse Venen über den ganzen Bauch laufend. Das Blut wird so vergiftet, daß der Kranke in das Delirium verfällt, welches ich schon beschrieben habe. Der Urin kann sehr eiweißhaltig in solchen Fällen sein. Die ikterischen Symptome nehmen zu, und endlich tritt der Tod ein.

Phosphorus ist nützlich bei akuter gelber Leberatrophie, welchen Zustand er auch hervorruft.

Ferner kann *Phosphorus* nützlich sein bei fettiger Degeneration der Leber infolge von Herzleiden. Er kann auch indiziert sein bei Speckleber, abhängig von langdauernden Knochenleiden, wie Karies der Wirbel oder des Hüftgelenks.

Phosphorus ist auch indiziert bei Hepatitis, wenn Eiterung eintritt mit hektischem Fieber, Nachtschweißen, Anschwellung im rechten Hypochondrium und argem Schmerz in der Leber.

Die Gelbsucht von *Phosphorus* ist keine funktionelle ihrem Ursprung nach, sondern zeigt organisches Leiden an. Sie ist verbunden mit Anämie, mit Gehirnleiden, Schwangerschaft oder mit bösartigem Leberleiden.

Phosphorus hat ausgesprochene Einwirkung auf den Darmkanal. Die Zunge ist weiß belegt, und dies, wie bei *Bryonia,* mehr in der Mitte des Organs. Bei biliösen Affektionen ist die Zunge gelb belegt; bei typhösen ist sie bräunlich oder schwärzlich und sehr trocken. Hier ist er dem *Rhus* sehr ähnlich. Der Hals ist entzündet, hauptsächlich die Uvula. Weißer, durchsichtiger Schleim sammelt sich im Halse. Der Kranke ist sehr hungrig, hauptsächlich nachts. Dies Symptom kann fast zum Heißhunger sich steigern. (Dies ist ein Symptom, welches *Phosphorus* indiziert bei Frost und Fieber.) Er wacht hungrig auf und liegt wach, bis er etwas zu essen bekommen hat. Dabei Verlangen nach kalten Dingen, Speiseeis, Eiswasser usw. Kalte Speisen scheinen zu bessern, bis sie im Magen warm geworden sind, dann tritt das charakteristische Erbrechen des Mittels auf. *Phosphorus* kann Erbrechen bei chronischer Dyspepsie heilen, wenn einfache Erschöpfung des Magens vorhanden zu sein scheint. Vielleicht ist die innere Fläche des Magens mit Schleim bedeckt, wodurch die Einwirkung des Magensaftes auf die Speisen gehindert wird.

Phosphorus ist auch nützlich bei krampfiger Striktur des Ösophagus, besonders am Cardiaende. Die Speise scheint bis zu einer gewissen Stelle hinunterzugehen und wird dann mit Heftigkeit ausgeworfen.

Kommen wir nun zum Magen selbst, so finden wir *Phosphorus* indiziert bei jenem gefährlichen Leiden, dem Magengeschwür. Wir finden ihn hier indiziert durch den Schmerz, das Erbrechen von Speisen gleich nach dem Hinunterschlucken und durch die erbrochenen Massen, welche eine dunkle, klumpige, halbfeste Substanz enthalten, die wie Kaffeesatz aussieht.

Wir finden *Phosphorus* auch indiziert durch dieselben Symptome bei Magenkrebs, hauptsächlich, wenn er nahe daran ist, in das Stadium der Ulceration überzugehen.

Phosphorus ist eins der wenigen Mittel, die auf das Pankreas wirken. Er ist besonders nützlich, wenn es sich um fettige Degenerationen dieses Organs handelt. Die Symptome, die ihn hier indizieren, sind die eben erwähnten gastrischen Symptome und öliger Stuhl. Zuweilen sieht der Stuhl aus wie Froschlaich oder, genauer gesprochen, wie gekochter Sago. Man kann an ihn auch denken bei Diabetes mellitus und Brightscher Krankheit, wenn Leiden des Pankreas diesen voranging oder sie begleitete.

Der Darmkanal wird durch *Phosphorus* fast so heftig ergriffen wie durch *Arsenicum.* Er verursacht Verstopfung, deren Charakter ich Ihnen schon auseinandergesetzt habe. Er verursacht auch Diarrhöe. Die Stühle sind profus, wässerig und schlimmer des Morgens. Hier trifft er mit *Sulfur* und *Podophyllum* zusammen. Er verursacht auch grüne Schleimstühle, schlimmer des Morgens. Die Stühle enthalten meist unverdaute Speisen und sind sehr schwächend für den Kranken. *Phosphorus* ist indiziert bei Cholerine oder Durchfall, der zur Zeit einer Choleraepidemie auftritt. Darmlähmung wird auch hervorgebracht und geheilt durch *Phosphorus,* hauptsächlich wenn die untere Partie der Därme, Colon und Rectum, ergriffen sind. Der Anus scheint weit offen zu stehen und schwitzt Feuchtigkeit aus.

Bei Krankheiten der Harnorgane ist *Phosphorus* ein Heilmittel ersten Ranges. Man muß an ihn denken bei den Krankheiten, die unter der Allgemeinbezeichnung Brightsche Krankheit zusammengefaßt werden. Er ist nützlich bei fettiger oder amyloider Degeneration der Nieren, besonders wenn sie mit einem ähnlichen pathologischen Zustand der Leber oder des rechten Herzens verbunden ist, mit den konsekutiven Symptomen venöser Stagnation und Hyperämie in verschiedenen Organen, mit Ödem der Lungen und allen Symptomen von Lungenanschoppung, welche auf Pneumonie hinweisen. Der Harn enthält epitheliale fettige oder wachsartige Zylinder.

Phosphorus kann Blutungen aus jedem Körperteil heilen, hauptsächlich aus Lungen und Magen, wenn sie mit Brightscher Krankheit verbunden sind.

Phosphorus ist ein entschiedenes Reizmittel für die Geschlechtsorgane beiderlei Geschlechts, macht Nymphomanie beim weiblichen und Satyriasis oder unmäßige Geschlechtslust beim männlichen Geschlecht.

Er affiziert die weiblichen Organe nicht sehr hervorragend; der Menstrualfluß scheint alteriert zu sein. Er ist oft mehr profus und langandauernd. Dabei ist immer weinerliche und mürrische Stimmung zu dieser Zeit. Das Menstrualblut ist blaß. Wir finden jedoch *Phosphorus* mehr indiziert, wenn die Menses stocken, bei Amenorrhöe mit vikariierenden Blutungen, nämlich, wenn Blutspucken, Nasenbluten oder Hämaturie auftritt.

Bei Leiden der Brustdrüse ist *Phosphorus* besonders nützlich, wenn Abszesse sich gebildet haben. Die entzündete Drüse hat erysipelatöses Aussehen. Rote Streifen gehen von der Öffnung des Abszesses aus. Der abgesonderte Eiter ist nicht laudabel, sondern dünn, wässerig, ichorös. Hier ist er komplementär zu *Silicea* und sehr ähnlich *Belladonna.*

Wir wollen nun die Einwirkung des *Phosphorus* auf die Respirationswege betrachten. Bei Nasenkatarrh ist er nicht oft indiziert, ausgenommen bei chronischem Katarrh oder Ozäna. Dann ist er indiziert durch die Farbe der Absonderung, welche aus grünem und blutstreifigem Schleim besteht. Grüner Schleim, n i c h t b l u t g e s t r e i f t, verlangt nicht oft *Phosphorus.*

Nasenpolypen, wenn sie heftig bluten, weisen auf *Phosphorus*. Er kann auch gebraucht werden bei Polypen der Ohren oder des Uterus. Andere Mittel, an die man hier zu denken hat, sind *Teucrium, Calcarea, Calcarea phosph., Thuja* und *Sanguinaria*.

Auf den Larynx wirkt *Phosphorus* hervorragender als irgendein anderes Mittel. Er verursacht Entzündung des Larynx. Die ihn hier indizierenden Symptome sind Heiserkeit, die sich meist abends verschlimmert, zu welcher Zeit sogar Aphonie auftreten kann und außerordentliche Empfindlichkeit des Larynx. Der Kranke verschlimmert sich durch Sprechen oder Husten. Husten oder Sprechen ist dem Kehlkopf sehr schmerzhaft, so empfindlich ist er für die dadurch erzeugten Vibrationen.

Er macht auch katarrhalischen oder membranösen Krupp. Für gewöhnlich ist er hier nicht im Anfang indiziert, aber er wirkt als eine Art von Prophylaktikum, um die Wiederkehr der Krankheit zu verhindern. Er ist auch nützlich bei vorgeschrittenen Fällen von Krupp, wenn das Zerebrospinalsystem versagt, gerade wie wir es bei typhösen Zuständen finden. Daher finden wir Aphonie, schnelles Sinken der Kräfte, kalten, klebrigen Schweiß, rasselndes Atmen, eingefallenes, blasses Gesicht und Herabhängen des Unterkiefers. Der Puls ist in solchen Fällen schwach, fadenförmig und intermittierend. Bei dieser Symptomengruppe ist *Phosphorus* sehr ähnlich dem *Lycopodium*.

Phosphorus ist indiziert bei Tracheïtes und Bronchitis, besonders bei schmächtigen, schlanken Personen von mehr tuberkulösem Habitus oder Aussehen, die mehr gebückt gehen und engbrüstig gebaut sind. Der Husten ist hauptsächlich schlimmer beim Gehen aus dem warmen Zimmer in die kalte Luft oder bei Übergang von warm zu kalt. Er hat trockenen Kitzelhusten, erregt durch Reiz im Larynx und unter dem Sternum. In extremen Fällen ist er verbunden mit Zittern des ganzen Körpers, so nervös schwach ist der Kranke. Ihn begleitet häufig fast unerträglicher Schmerz im Larynx wegen Larynxkatarrh, Zersprengungsschmerz im Kopf, gerade wie Sie ihn bei *Bryonia* finden, und brennendes Wundsein im Larynx und Trachea. Es ist Spannung über dem oberen Drittel der Lungen zugegen. Nun ein Wort zur Beachtung in bezug auf diese Spannung. Es ist nicht ein Gefühl, als ob ein Band um die Brust läge, sondern als ob die Lungen selbst zusammengeschnürt würden.

Die Beziehung zwischen Fauces, Larynx und Trachea als Ausgangspunkt für Husten wurde treffend gezeichnet durch Dr. Dunham und sorgfältig auseinandergelegt zwischen drei Mitteln. Zum Beispiel wirkt *Belladonna* auf die Fauces. Sie verursacht trockenen, kriebelnden Husten. Der Hals ist hellrot und die Mandeln angeschwollen.

Gehen Sie weiter herunter, so finden Sie Kitzeln in der Fossa suprasternalis. Jeder Wechsel der Atmungsluft macht Husten. Dieser Zustand weist auf *Rumex*.

Wenn der Reiz noch weiter in die Bronchien hinuntergeht, dann wird *Phosphorus* hilfreich.

Phosphorus ist indiziert bei vielen Arten von Husten. Daher ist er nützlich bei Magen- oder Leberhusten, der auftritt nach dem Essen und ausgeht von Kitzel in der Magengrube. Er ist auch indiziert bei Husten, der sich verschlimmert, wenn ein Fremder ins Zimmer tritt. Das ist ein rein nervöses Reflexsymptom. Er ist auch nützlich bei Husten, der durch starke Gerüche entsteht. In der Tat, Parfüms oder irgend etwas, was das Gleichgewicht des Nervensystems stört, kann Husten bei *Phosphorus* hervorrufen.

Phosphorus ist indiziert bei Bronchitis oder Bronchialkatarrh, mag das Leiden die Bronchialröhren oben ergreifen oder tiefer in die Bronchiolen hinabgehen. Die Symptome sind folgende: Husten mit reißendem Schmerz unter dem Sternum, als ob etwas losgerissen würde; erstickender Druck in dem oberen Teile der Brust mit Zusammenschnürung des Larynx. Sie werden auch die Lungen mit Blut angeschoppt finden, Schleimrasseln in den Lungen, schnaufende und mühsame Respiration und sogar Emphysem. Die Sputa sind verschiedener Art. Wir können also blutiges und schleimiges Sputum haben. Sehr charakteristisch ist ein Sputum, das aus gelblichem Schleim besteht mit dazwischen durchziehenden Blutstreifen. Es kann rostfarben sein wie bei Pneumonie, oder es kann eitrig sein und süßlichen oder salzigen Geschmack haben.

Bei Pneumonie ist *Phosphorus* indiziert, wenn die Bronchial-Symptome vorwiegend sind; dann ist er ein fast sicheres Heilmittel. Er verursacht nicht Hepatisation der Lungen, so daß er nicht indiziert sein würde, wenn die Lunge oder die Lungen vollständig hepatisiert sind. Aber er kann indiziert sein bei typhösen Symptomen im Verlauf der Pneumonie (diese Symptome habe ich Ihnen schon erwähnt), besonders am Ende der Anschoppungsperiode und am Anfang der Resorption, d. h. gerade wenn die Hepatisation eintritt, und gerade wenn sie weggeht. Dabei große Trockenheit der Luftwege mit Gefühl von Brennen, Exkoriation und Wundheit im oberen Teile der Brust.

Bei Tuberkulose finden Sie *Phosphorus* hauptsächlich indiziert bei jungen Leuten. Mit diesem Ausdruck meine ich sowohl junge Männer als Weiber, die zu schnell gewachsen sind und zarte Haut, lange seidenartige Wimpern und leichte gefällige Manieren haben. Die Entwickelung des Geistes ist ausgezeichnet, aber sie haben nicht die physische Kraft, ihre Ideen zu realisieren. Hauptsächlich ist *Phosphorus* indiziert, wenn sie hereditäre Anlage zur Schwindsucht besitzen oder Knochenkrankheiten in der ersten Kindheit überstanden haben. Schon früh bemerken Sie folgende Symptome:

Der Kranke erkältet sich leicht; er leidet an Blutwallungen nach der Brust; er hat die obenerwähnte Zusammenschnürung bei jeder leichten Erkältung. Schmerzen in der linken Lungenspitze. Der Kranke kann nicht auf der linken Seite liegen; Aphonie, trockener Husten, hektische Röte der Wangen, besonders gegen Abend; Brustbeklemmung nachts, zum Aufsitzen nötigend; Gefühl von Leerheit in der Magengrube, hauptsächlich vormittags 10 oder 11 Uhr; er erwacht hungrig nachts, hat das Bedürfnis zu essen und würde ohnmächtig werden, wenn er nicht essen würde. Schließlich tritt das hektische Fieber immer mehr hervor; es bilden sich schnell Vomicae oder Höhlen in den Lungen. Das sind die Indikationen für *Phosphorus* in der Pneumonie, und ich muß sie Ihnen mit einer Warnung geben. Wenn Sie das Mittel nicht vorsichtig geben, so beschleunigen Sie, was Sie verhindern wollen. Vergewissern Sie sich, daß er das Heilmittel ist, und geben Sie ihn nicht zu oft, sonst werden Sie den Prozeß beschleunigen, den Sie ängstlich vermeiden wollen. Ich möchte Ihnen nicht raten, *Phosphorus* bei ausgesprochen tuberkulösen Kranken zu geben. Sind Tuberkeln in den Lungen abgelagert, so müssen Sie sich bedenken, bevor Sie ihn geben, wenn nicht das auf ihn weisende „Bild" so ausgeprägt ist, daß Sie einen Mißgriff nicht machen können.

Ich möchte sagen, daß dasselbe auch vom *Sulfur* gilt. *Sulfur* paßt für den Anfang des Leidens; dann werden eine oder zwei Gaben häufig diese Symptome beseitigen. Aber sobald die Tuberkeln abgelagert, müssen Sie sehr vorsichtig sein bei Anwendung des Mittels.

Ich möchte nun einige Worte sagen über die Einwirkung von *Phosphorus* auf das Herz. Er ist hauptsächlich indiziert bei Affektion dieses Organs, wenn die rechte Hälfte des Herzens mehr beteiligt ist, als die linke. Seine Symptome entsprechen mehr den üblen Folgen von Krankheiten des rechten Herzens, als denen des linken; mit einem Wort: der venösen Stagnation. Er paßt für alle Arten von Herzklopfen; Herzklopfen von Aufregung, zum Beispiel wenn plötzlich ein unerwarteter Besuch das Zimmer betritt, mag er willkommen sein oder unwillkommen; von Bewegung; und auch von Blutwallungen nach der Brust. Hauptsächlich tritt letzteres ein bei schnell gewachsenen jungen Leuten.

An *Phosphorus* muß man auch denken bei Endocarditis, bei welchem Leiden er oft übersehen wird. Hauptsächlich ist er indiziert, wenn Endocarditis oder Myocarditis auftritt im Verlauf von akutem, entzündlichem Rheumatismus oder während der Pneumonie.

Phosphorus ist auch nützlich bei fettiger Degeneration des Herzens. Sie unterscheiden ihn von *Arsenicum* durch die Beteiligung des rechten Herzens, durch venöse Stagnation und Gedunsenheit des Gesichts, hauptsächlich unter den Augenlidern. *Arsenicum* hat mehr Symptome des linken Herzens, mehr Brustbeklemmung beim Atmen, mehr Orthopnöe und mehr Anasarka oder allgemeine Wassersucht.

Phosphorus wirkt auf die Knochen. Wir finden dies bestätigt durch die Nekrose des Unterkiefers bei Zündholzarbeitern. Die *Phosphor*-Dämpfe verursachen Nekrose des Unter- und zuweilen des Oberkiefers. Sie können fragen: Ist das nicht eine örtliche Einwirkung, hervorgebracht durch Einatmen der Dämpfe? Ist es keine lokale Einwirkung, warum affiziert er hauptsächlich den Unterkiefer? Warum nicht den Oberkiefer? Ferner: wenn Personen durch *Phosphor*-Genuß vergiftet wurden und Nekrose eintritt, so ist es der Unterkiefer, der ergriffen wird, zum Beweis, daß das Mittel eine spezielle Affinität zu diesem Knochen hat. Man muß an ihn denken bei Karies oder Nekrose des Unterkiefers. Dies treffen Sie zuweilen an beim Zahnen oder bei entzündeten oder eiternden Drüsen. *Phosphorus* affiziert jedoch auch andere Knochen ebensogut, als den Unterkiefer. Wir finden ihn nicht selten indiziert gegen Karies der Wirbel bei skrofulösen Kindern. Die begleitenden Symptome geben Ihnen die Unterscheidung für das Mittel. Zum Beispiel, das Kind hat den charakteristischen *Phosphor*-Habitus. Diarrhöe ist vorhanden, schlimmer morgens, ganz ähnlich wie bei *Sulfur;* der Stuhl enthält unverdaute Speisen. Häufig werden die Lungen mit ergriffen. Zum Beispiel, der Kranke erkältet sich leicht und bekommt dann leicht Bronchitis. Ferner können wir auf den Gebrauch von *Phosphorus* hingewiesen werden bei Karies der Wirbel, wenn die Entzündung nach innen gegangen ist und das Rückenmark selbst ergriffen hat. Andeutungen hierfür werden Sie zuerst finden durch Brennen an gewissen Teilen des Rückens. Der Kranke kann nicht die geringste Hitze in der Nähe des Rückens ertragen. Ein heißer Schwamm, auf den Rücken appliziert, läßt ihn zusammenzucken. Dabei ist ein Gefühl, als läge ein Band um den Körper. Die Schwierigkeit beim Gehen vermehrt sich, bis das Kind überhaupt nicht mehr gehen kann. Oft verliert es teilweise die Kontrolle über die Sphinkteren.

Phosphorus affiziert auch die Gelenke, besonders Hüft- und Kniegelenke. Daher kann er indiziert sein bei Coxitis oder bei weißer Kniegeschwulst; wie Sie wissen, sehr häufig bei skrofulösen Kindern. Hier haben Sie ihn zu unterscheiden von den anderen Antipsorica durch die allgemeinen Symptome. Ich möchte sagen, zu Ihrer Unterweisung, daß *Phosphorus* mit *Silicea* zusammengehört und für sie ein Komplement zu sein scheint. Er ist nützlich, wenn *Silicea* teilweise bei diesen Gelenkkrankheiten Erfolg hatte.

Fisteln in den Drüsen und an den Gelenken bilden sich leicht bei *Phosphorus*. Diese fistulösen Geschwüre haben hohe Ränder wegen wuchernder Granulationen; ihre eitrige Absonderung ist mehr dünn und ichorös. Um das Geschwür hat *Phosphorus,* wahrscheinlich mehr als *Silicea,* eine erysipelatöse, oft strahlenförmige Röte, wie bei *Belladonna.* Dabei sind häufig brennende, stechende Schmerzen, sehr ausgesprochenes hektisches Fieber mit Nachtschweiß, Durchfall und Angst gegen Abend.

Dieselben Symptome passen auf Entzündung der Brustdrüsen, wenn fistulöse Geschwüre, wie bei *Silicea,* vorhanden, aber der Unterschied von diesem Mittel liegt in der erysipelatösen Röte.

Brennende und stechende Schmerzen verlangen auch *Apis;* aber *Apis* verursacht nicht tiefliegende Suppuration, wie sie in dem Parenchym eines Organes auftritt.

Nächstdem möchte ich ein Wort über die Einwirkung des *Phosphorus* auf die Augen sagen. Wenn er auch nicht das beste Mittel für Affektionen der äußeren Teile des Auges ist, so steht er doch obenan in der Liste gegen Krankheiten, welche die tieferen Gewebe dieses Organes beteiligen, wie Retina, Chorioidea und Glaskörper. Hauptsächlich bei nervösen Affektionen des Auges finden wir *Phosphorus* indiziert, und mit „nervös" meine ich das, was zu den Nerven des Auges gehört. Er paßt also für Hyperämien der Chorioidea und der Retina, die selbst bis zur Retinitis und Chorioiditis gehen können, und wenn es dahin kommt, so handelt es sich um ein ernstes Leiden. Das Sehen ist sehr verschlechtert. Der Kranke sieht allerlei Arten abnormer Farben, schwarze Flecke in der Luft und graue Schleier über Gegenständen; es scheint, als sähe er fortwährend durch Dunst und Nebel. Gegenstände sehen rot aus. Buchstaben erscheinen rot beim Lesen. Dieses Symptom, glaube ich, findet sich bei keinem andern Mittel als bei *Phosphorus.* Andere Mittel haben rotes Sehen, aber nur bei *Phosphorus* allein ist es beim Lesen, daß die Buchstaben rot aussehen.

Dieses Mittel ist auch indiziert bei Retinitis, welche Nierenaffektionen begleitet, bei Retinitis albuminurica.

Er kann auch indiziert sein gegen Retinitis bei Unterdrückung der Menses oder bei anderen Gebärmutter- oder Eierstocksstörungen. Wenn Sie eine Augenaffektion zu behandeln haben, so vergessen Sie nicht, daß die Augen nicht der ganze Körper sind. Bedenken Sie, daß Läsionen des Auges ein Leiden an irgendeinem andern Körperteile als Ausgangspunkt haben können. Wenn Sie also Ihre Verordnung machen, so vergessen Sie nicht konstitutionelle Symptome zu berücksichtigen, die zugegen sein können.

Wir finden *Phosphorus* auch indiziert sowohl bei Amblyopie wie bei Asthenopie, hauptsächlich wenn diese mit Brightscher Krankheit verknüpft sind oder vom Verlust von Körpersäften herrühren. Versucht der Kranke zu lesen, so verschwimmen die Buchstaben und laufen zusammen, und die Augen beißen und brennen. Er ist nützlich bei Amblyopie, die auftritt nach Typhus, nach geschlechtlichen Exzessen oder nach Säfteverlusten. Er ist auch passend gegen Blindheit nach Blitzschlag. Bei diesen Fällen sieht der Kranke fast immer einen grünen Hof um das Licht.

Ich möchte noch bemerken, daß *Phosphorus* das Wachsen der Katarakte verzögert. Andere Mittel, die sich bei solchem Zustande empfehlen, sind *Silicea, Baryta carbonica, Conium, Secale, Natrium muriaticum, Calcarea carbonica* und *Magnesia carb.*

Außerdem, daß *Phosphor* Überempfindlichkeit gegen Töne, wie schon erwähnt, hervorruft, hat er auch den entgegengesetzten Effekt, Taubheit oder Schwerhörigkeit, hauptsächlich für die menschliche Stimme. Wir haben genau das entgegengesetzte Symptom bei *Ignatia.* Diese Taubheit kann rein nervös sein, wie nach Typhus; sie kann das Mittel auch indizieren bei kongestiven Zuständen, wenn die Schwerhörigkeit verbunden ist mit Summen und Sausen in den Ohren.

Phosphorus wirkt auf das Blut, indem er dessen Gerinnungsfähigkeit zerstört. Daher kommt es, daß kleine Wunden heftig bluten. Ich glaube, daß dies der Wortlaut des Symptoms ist, wie Hahnemann es uns gab. Die Art, wie er dies als charakteristisch für *Phosphorus* fand, war folgende: Ein Prüfer bemerkte, daß, wenn er sich in den Finger stach, das Bluten nicht recht aufhören wollte. Hahnemann nahm dies als möglicherweise vom *Phosphorus* herrührend an. Später kam eine Kranke zu ihm und beschrieb ihm alle ihre Symptome. Sie hatte dieses Bluten. Er gab ihr *Phosphorus,* der sie herstellte. Seitdem wurde dieses Mittel oft gegen solche hämorrhagische Diathese angewendet. *Lachesis* hat ein ähnliches Symptom, aber es ist nicht so sicher bestätigt, wie bei *Phosphorus.*

Phosphorus ist auch indiziert bei Hämatemesis. Diese kann vikariierend sein, zum Beispiel für unterdrückten Menstrualfluß, oder kann von einfacher Magenkongestion herrühren oder auch von organischen Magenleiden, hauptsächlich von offenem Carcinom oder rundem Magengeschwür. Die erbrochenen Massen enthalten dunkle klumpige Substanzen, die wie Kaffeesatz aussehen.

Phosphorus kann auch gegeben werden bei Hämoptysis, wenn die schon erwähnten Symptome darauf hinweisen.

---

verringert Gerinnungsfähigkeit

Fünfundfünfzigste Vorlesung.

Antimon-Präparate.

Antimon. { Setzt die Herztätigkeit und die Zirkulation herab.
Vermehrt den Schweiß.
Schleimhäute: — Katarrh.
Übelkeit, Erbrechen, Abführen, Ohnmacht, Collaps.
Haut: — Ausschlag, Pusteln.

Wir nehmen heute zum Studieren zwei der *Antimon*-Präparate, *Antimonium crudum* und *Antimonium tartaricum*. Die Bezeichnung *Antimonium crudum* deutet nicht an, daß dies das metallische *Antimon* ist, sondern, daß es das Erz ist, diejenige Form, in welcher es am häufigsten in der Natur gefunden wird. *Antimonium tartaricum* ist ein zusammengesetztes Salz, das Tartrat von *Antimon* und *Kalium*. Es werden noch andere *Antimon*-Präparate in der Medizin angewendet, aber wir werden nur die obengenannten betrachten, da sie die wichtigsten sind.

Antimon übt einen deprimierenden Einfluß auf die Zirkulation und das Herz aus. Ferner wird die Respiration gestört und in der Mehrzahl der Fälle wird der Schweiß vermehrt. Die nächstwichtige Stelle der Einwirkung des *Antimons* ist die Schleimhaut, hauptsächlich die des Darmkanals. Es erregt Übelkeit, Erbrechen und Abführen mit Ohnmächtigkeit und Erschlaffung. Die erbrochenen Massen bestehen zuerst aus Schleim und Speisen. Später enthalten sie Galle und endlich Blut. Nicht weil *Antimon* eine spezielle Einwirkung auf die Leber hat, haben wir biliöses Erbrechen, sondern weil es Regurgitation der Galle verursacht. Krämpfe in den Gliedern treten auf. Mit diesen verbunden ist Abführen, und so haben Sie ein vollständiges Bild von Collaps, gerade wie Sie es bei Cholera oder Cholerine finden. Die Erbrechen erregenden Eigenschaften von *Antimon* wirken nun nicht örtlich ein. Experimente wurden gemacht, wobei der Magen entfernt, eine Blase an seine Stelle gesetzt und *Antimon* ins Blut injiziert wurde. Brechwürgen tritt ein, und doch ist kein Magen vorhanden. Es wirkt durch die pneumogastrischen Nerven.

Antimon verursacht Konvulsionen. Diese konvulsive Einwirkung ist zurückzuführen auf Zirkulationsstörung an der Basis des Gehirns.

Die Lungen werden mit Blut angeschoppt durch jedes *Antimon*-Präparat. Man behauptet, daß Hepatisation eines Teiles dieses Organs folgen kann auf Vergiftung, hauptsächlich durch das Tartrat. Das wurde später in Zweifel gezogen. Man behauptete, daß die sogenannte Hepatisation eigentlich Atelektase sei.

Antimon verursacht auch Emphysem, hauptsächlich der Lungenränder.

Tiere, mit *Antimon*-Säure gefüttert, bekommen fettige Degeneration der Leber, des Herzens usw.

Die Haut wird durch die *Antimon*-Präparate affiziert. Die Reizung, die sie hier hervorbringen, ist mehr langsam und zögernd; aber das Resultat ist sehr charakteristisch. Es tritt zuerst leichte Röte auf; dieser folgt Aufschießen von Papeln, und diese Papeln werden zu Pusteln. Pustelausschläge sind sehr charakteristisch für *Antimon,* hauptsächlich beim Tartrat. Diese Pusteln ähneln dem Pockenausschlag so sehr, daß *Antimonium tartaricum* als Heilmittel in dieser Krankheit verabfolgt wurde.

Antimon ist hauptsächlich nützlich, wenn Pusteln an den Geschlechtsteilen auftreten, mögen sie syphilitisch sein oder nicht.

Während *Antimonium tartaricum* hauptsächlich Pustelbildung begünstigt, so erhält *Antimonium crudum* den Vorzug bei hornigen Exkreszenzen und Callositäten an den Füßen und Händen.

Wir wollen nun betrachten

Antimonium crudum.

Antimonium crudum.	*Bryonia, Ipecac., Nux vom., Pulsatilla.* *Chamomilla.* *Sulfur, Arsenicum, Hepar.* *Ranunculus bulbosus.* *Aethusa cynapium.*

In dem obigen Schema habe ich kein zu *Antimonium crudum* komplementäres Mittel verzeichnet. *Scilla* soll komplementär zu ihm sein, aber ich habe mich nicht selbst überzeugt, daß es der Fall ist.

Wenn *Antimonium crudum* indiziert ist, so sind die Geistes-Symptome sehr hervorragend. Es wird häufig bei Kindern gegeben, wenn sie unwirsch und mürrisch sind, sie wollen sich nicht einmal ansehen lassen. Handelt es sich um einen Erwachsenen, so ist er verdrießlich oder traurig, fast wie der *Pulsatilla*-Kranke. In einigen Fällen findet sich ein leicht erotischer Gemütszustand, verbunden mit Geschlechtserregung. Der Kranke wird ekstatisch und bildet sich ein, daß irgendein schönes Weib Gegenstand seiner sentimentalen Liebe ist.

Bei Kindern ist dieser mürrische Gemütszustand verbunden mit Übelkeit, heißem und rotem Gesicht und unregelmäßigem Puls. Das Kind ist hauptsächlich unwirsch, wenn es mit kaltem Wasser gewaschen wird, aber nicht so arg im warmen Wasser. Die Symptome treten nun oft bei Kindern in Verbindung mit gastrischen Symptomen auf.

Die gastrischen Symptome von *Antimonium* sind sehr gut gezeichnet. Es paßt für Magenkatarrh, mag er nun von kalter oder von unpassender Nahrung herkommen. Zuerst ist die Zunge weiß belegt, und dieser Belag ist meist gleichförmig über den ganzen Zungenrücken verbreitet. Er wurde passend verglichen mit einem Belag von weißer Schminke. Die Zunge ist trocken und oft so wie bei *Bryonia*. Zuweilen finden wir, daß dieser weiße Belag eine leicht gelbliche Färbung annimmt, besonders auf dem hinteren Teile der Zunge. Zu andern Zeiten werden Sie die Ränder der Zunge wund und rot finden; oft findet sich im Pharynx eine Anhäufung von gelblichem Schleim. Übelkeit und Erbrechen sind vorhanden; letzteres ist sehr hervorstechend und tritt auf, sobald das Kind ißt oder trinkt. *Antimonium crudum* ist besonders nützlich bei Erbrechen von Magenüberladung; vom Essen unverdaulicher Substanzen; nach übermäßigem Genuß von fetten Speisen, Säuren, sauren Weinen, Essig usw. oder infolge übermäßiger Sommerhitze. Die erbrochenen Massen enthalten Speise oder, handelt es sich um ein sehr junges Kind, so bestehen sie aus geronnener Milch. Der Appetit ist verloren. Es kann Kolik vorhanden sein, in welchem Falle dann fast immer eine Ablagerung von Harnsäure im Urin gefunden wird. Auch die Därme werden affiziert; oft zeigt sich Diarrhöe; der Stuhl ist wässerig und enthält kleine Klumpen fäkaler Masse. Diese Diarrhöe verschlimmert sich durch Essig und andere Säuren, durch kaltes Baden und übermäßige Erhitzung. Ist Verstopfung vorhanden — und diese kann zugegen sein und ist oft zugegen, wenn Erbrechen vorherrscht —, so bestehen die Stühle aus weißen, harten, trockenen Klumpen, die aussehen wie unverdaute dicke Milch. Bei älteren Personen, hauptsächlich aber bei alten — denn *Antimonium crudum* paßt für Anfang und Ende des Lebens —, haben wir abwechselnd Verstopfung und Durchfall; der Stuhl bei Verstopfung besteht aus harten, trockenen Klumpen, der bei Diarrhöe aus Wasser mit Kotklumpen gemischt.

Nun wollen wir einige Unterscheidungen zwischen *Antimonium crudum* und einigen verwandten Mitteln anstellen. *Aethusa cynapium* ist unser Hauptmittel gegen Erbrechen von geronnener

Milch bei Kindern in der Dentition oder zu andern Zeiten. Die erbrochenen Massen kommen in einem „Guß“, und das Erbrechen erschöpft den kleinen Kranken. Er fällt dann in Schlaf, aus dem er hungrig erwacht. Bei *Antimonium crudum* ist das Kind hungrig, sobald es die Milch entleert hat. *Aethusa* paßt für schwere Fälle, die sich lange hingezogen haben wegen anhaltender schlechter Diät, wegen Durchfall und wegen Zahnreiz. Ich habe gefunden, daß *Aethusa* Schmerz und Wundheit am Zahnfleisch bei zahnenden Kindern heilt, wenn Erbrechen vorherrschendes Symptom ist.

Wie *Antimonium crudum,* hat *Ipecacuanha* Erbrechen nach dem Essen, nach Husten und nach Säuren, und darum paßt sie für ähnliche Fälle. Aber *Ipecacuanha* hat für gewöhnlich mehr Übelkeit als *Antimonium crudum.* Erbrechen und Würgen ist vorherrschend bei *Antimonium crudum* und Übelkeit bei *Ipecacuanha.* Ferner hat letzteres Mittel für gewöhnlich reine oder leicht belegte Zunge, während ersteres dicken, weißen Zungenbelag erfordert.

Bryonia ist dem *Antimonium crudum* ähnlich. Sie hat weiße Zunge, trockenen Mund und Verstopfung. Sie paßt für Magenkatarrh von Überladung bei Personen von irritablem Temperament. Die *Bryonia*-Zunge ist ein wenig verschieden von der bei *Antimonium crudum,* nämlich sie ist weiß in der Mitte und die Ränder sind nicht belegt. Ferner ist der *Bryonia*-Stuhl dick, hart, trocken und braun. Ist Diarrhöe vorhanden, so ist der Stuhl stinkend und wässerig und riecht wie alter Käse.

Noch ein anderes Mittel ist *Pulsatilla.* Hier finden wir Ähnlichkeit in der Gemütsstimmung. Beide Mittel sind erforderlich bei gastrischen Störungen nach Genuß von Schweinefleisch. Aber *Pulsatilla* hat nicht das charakteristische Erbrechen von *Antimon.*, und der Stuhl von *Pulsatilla* ist gewöhnlich grünlich oder gelblichgrün und schleimig. Sie paßt besonders für Fälle nach reichlichem Durcheinanderessen, zum Beispiel: Speiseeis, Kuchen, Pasteten usw.

Antimonium crudum wirkt auf die Haut, da es dicke, hornige Kallositäten in diesem Gewebe erzeugt. Es ist oft indiziert bei ekzematösen Ausschlägen, wenn die Haut diesen Charakter hat.

Es hat auch ausgesprochene Einwirkung auf die Nägel, da es deren Wachstum beeinträchtigt. Wenn nach zufälliger Verletzung des Nagels dieser nicht leicht heilen will, sondern gespalten und verdickt wächst, so wird *Antimonium crudum* ihn so wachsen lassen, wie er müßte. Ich habe das Mittel auch mit Erfolg gegeben bei Behandlung des Hufspaltes bei meinem eigenen Pferde.

Kinder bei *Antimonium crudum* haben oft eine krustige Art von Ausschlag, wobei die Krusten honiggelb gefärbt sind. Sie sind dick, gerade wie wir es bei den Kallositäten gesehen haben. Die affizierten Hautteile springen leicht auf. Dies ist hauptsächlich zu bemerken an den Nasenlöchern und Mundwinkeln.

Ich kenne einen Fall von Diphtherie, der durch *Antimonium crudum* geheilt wurde bei Gegenwart folgender Symptome: das Kind war sehr unwirsch, heulte und weinte, bloß wenn man es ansah; das war besonders beim Erwachen aus dem Schlaf; es fanden sich ebenso diese Krusten an den Nasenlöchern und den Mundwinkeln. *Antimonium crudum* beseitigte nicht bloß diese, sondern heilte auch die Diphtherie.

Die Augen sind entzündet; sie verschlimmern sich bei grellem Licht, wie Sonnenlicht, oder beim Schein eines hellen Feuers, und das erinnert Sie in dieser Beziehung an *Mercurius*. Es unterscheidet sich von *Graphites* dadurch, daß das Wundsein auf die Canthi beschränkt ist, während bei *Graphites* die Entzündung den ganzen Rand der Lider befällt.

Auf die weiblichen Geschlechtsorgane hat *Antimonium crudum* einige Einwirkung. Es ist nützlich bei Prolapsus uteri, wenn Gefühl von konstantem Herabdrängen da ist, als ob etwas aus der Vagina herausdrängte, und Empfindlichkeit in der Ovarialgegend, hauptsächlich wenn die Menses durch Kaltbaden unterdrückt wurden. Der Weißfluß ist wässerig und enthält kleine Klumpen.

Wir haben nun noch eine Anwendung des *Antimonium crudum* zu erwähnen, dann sind wir mit ihm fertig, nämlich bei Erwachsenen, die von Gicht geplagt sind. Es ist besonders nützlich, wenn die Gicht konstitutionell geworden ist. Es sind Gichtknoten an verschiedenen Gelenken vorhanden. Hier hilft es, vorausgesetzt, daß die für das Mittel charakteristischen gastrischen Symptome vorhanden sind, sonst nicht.

Antimonium tartaricum.

Antimonium tartaricum.
- 1. Hals und Lungen.
  - *Baryta carb., Lachesis.*
  - *Ipecac., Kali jodat.*
  - *Phosphor, Sulfur, Carbo veg.*
  - *Laurocerasus, Ammonium carb.*
  - *Bromum, Jodum, Spongia.*
- 2. Haut. — *Conium, Mercur, Kali bichrom., Kali jodatum.*
- 3. Därme. — *Veratrum album, Mercur.*

Antimonium tartaricum oder *Tartarus emeticus,* wie es auch genannt wird, ist ein aus Antimon und Kali zusammengesetztes Salz, welch beide Substanzen auf die Zirkulation deprimierend einwirken. Daher dürfen Sie erwarten, die von dieser Ursache herrührenden Symptome bei *Antimonium tartaricum* intensiver ausgeprägt zu finden. Es verursacht mehr Schwäche des Herzens und der Lungen, als *Antimonium* allein es tut.

Bei *Antimonium tartaricum* finden wir den Kopf benommen, mit Wärme der Stirn und Gefühl, als müßte der Kranke einschlafen. Diese Schlafsucht ist schlimmer vormittags. Oft ist Kopfschmerz vorhanden mit Gefühl, als wäre ein Band um die Stirn gelegt. Das ist ein Kopfschmerz, wie er sich gewöhnlich bei passiver Hirnkongestion findet. Sie finden ihn bei *Gelsemium, Mercurius, Acidum carbolicum, Sulfur* und noch anderen. Kalte Luft und Umherbewegen scheinen den Patienten aufzufrischen. Baden des Kopfes bringt Linderung; das ist eher das Gegenteil bei *Antimonium crudum.* Zuweilen findet sich Pulsieren, hauptsächlich in der rechten Seite des Kopfes. Noch eine andere Art von Kopfschmerz ist Ziehen in der rechten Schläfe, das sich nach unten und in die Kieferknochen ausdehnt. Das ist eine Art von rheumatischem Reißen in dem Periost. Handelt es sich um ein Kind, so bemerken wir, daß es nicht angesehen oder angerührt sein will. Beharren Sie bei Ihrer unwillkommenen Absicht, so können Konvulsionen eintreten. Beim Erwachen vom Schlaf scheint das Kind stupid zu sein. Schwindel ist oft ein Begleiter von *Antimonium tartaricum*-Leiden; dieser Schwindel scheint mit Schlafsucht zu alternieren.

Wir finden *Antimonium tartaricum* oft indiziert bei unterdrückten Ausschlägen, wenn diese Kopf-Symptome darauf folgen. Hauptsächlich wird es notwendig, wenn der Ausschlag von Scharlach, Masern oder Variola nicht ordentlich herauskommt oder unterdrückt wurde; dann haben wir neben den schon genannten Symptomen große Atemnot. Das Gesicht ist bläulich oder purpurn, das Kind wird mehr und mehr schlafsüchtig und zuckt. Das Atmen ist rasselnd. Alle diese Symptome weisen auf einen verzweifelten Fall hin. *Antimonium tartaricum* wird oft den Ausschlag hervorbringen und das Kind retten. Diese von mir erwähnten Symptome begleiten zwei große Reihen von Erscheinungen, gegen die *Antimonium tartaricum* sich nützlich erweisen kann, nämlich Lungen- und Magen-Darm-Affektionen.

Bei Kindern ist es ein unschätzbares Mittel gegen Krankheiten der Brust. Sie finden es z. B. indiziert bei Keuchhusten und wirklich bei jedem Husten, mag er von der Dentition oder andern Ursachen herrühren, wenn der Husten hervorgerufen wird, so oft das Kind ärgerlich wird, was sehr oft geschieht. Essen bringt den Husten hervor, der im Erbrechen von Schleim und Speisen kulminiert.

Ferner gibt es eine andere Art von Brustleiden, bei dem *Antimonium tartaricum* indiziert ist. Ein saugendes Kind läßt plötzlich die Warze fahren und schreit, als wäre es außer Atem, und scheint sich besser zu befinden, wenn es aufrecht gehalten und umhergetragen wird. Das ist nun der Anfang von Bronchitis capillaris. Es befindet sich feines, subkrepitierendes Rasseln über die ganze Brust. *Antimonium tartaricum* kupiert hier die ganze Krankheit im Beginn und rettet das sehr leidende Kind. Ferner ist noch eine andere Form von Husten, wo es gegeben werden kann. Es ist sehr merkbares Schnaufen vorhanden, wenn das Kind atmet. Der Husten klingt lose, und doch bringt das Kind keinen Schleim heraus. Diese Erscheinung wächst, bis das Kind schlummersüchtig wird. Der Kopf ist heiß und in Schweiß gebadet. Der Husten wird dann weniger und weniger häufig. Der Puls ist schwach. Symptome von Cyanose treten auf. Je schneller Sie in diesen Fällen *Antimonium tartaricum* geben, desto besser für Ihren Kranken.

Antimonium tartaricum ist auch indiziert bei Affektionen alter Leute und hauptsächlich bei Orthopnöe oder drohender Lungenlähmung bei alten Leuten. Sie hören lautes Schleimrasseln in der Brust, und doch kann der Kranke den Schleim nicht herausbringen. Hier ist *Baryta carb.* komplementär zu *Antimonium tartaricum* und folgt oft, wenn letzteres Mittel nur teilweise hilft.

Nun einiges über verwandte Mittel in solchen Fällen.

Ipecacuanha geht oft dem *Antimonium tartaricum* vorher bei Brustkatarrh der Kinder. Lautes Rasseln wird in der Brust gehört. Wenn sie husten, drohen sie zu ersticken, bringen aber nur wenig Schleim herauf.

Bei dieser drohenden Lungenlähmung müssen Sie *Antimonium tartaricum* mit verschiedenen andern Mitteln vergleichen; mit *Lachesis,* welche Verschlimmerung hat beim Erwachen aus dem Schlaf; mit *Kali jodatum,* besonders wenn Oedema pulmonum und viel Schleimrasseln in der Brust vorhanden ist. Was an wenigem Auswurf herausbefördert wird, ist schaumig und grünlich und sieht aus wie Seifenwasser.

Carbo vegetabilis paßt auch für solche Fälle, aber hier ist das Rasseln verbunden mit kaltem Atem und Kälte der unteren Extremitäten von den Füßen bis zu den Knien.

Moschus bei Lungenlähmung, wenn lautes Schleimrasseln zugegen und der Kranke unruhig ist. Er ist besonders indiziert nach Typhus. Der Puls wird weniger und weniger kräftig, und schließlich verfällt der Kranke in Synkope.

Vergessen Sie auch *Ammonium carbonicum* nicht bei solchem Zustande.

Antimonium tartaricum ist indiziert gegen Asphyxia bei Beginn des Lebens, bei Asphyxia neonatorum, wenn Schleimrasseln im Hals vorhanden.

Laurocerasus ist nützlich bei Asphyxia Neugeborener, wenn starke Bläue des Gesichts vorhanden ist mit Zucken der Gesichtsmuskeln und Luftschnappen ohne eigentliches Atmen.

Antimonium tartaricum gibt ein vollständiges Bild von Pleuropneumonie. Gewisse Teile der Lungen sind gelähmt. Feines

Rasseln hört man selbst über den hepatisierten Teilen. Große Atemnot ist zugegen, hauptsächlich gegen Morgen. Der Kranke muß aufsitzen, um atmen zu können. Es ist auch indiziert bei biliöser Pneumonie, d. h. Pneumonie mit Leberkongestion und sehr merklichem Ikterus. Die Magengrube ist sehr empfindlich gegen Berührung oder Druck. Meteorismus, Übelkeit und Erbrechen sind zugegen. Es kann gegeben werden bei Pneumonie der Säufer mit diesen Komplikationen.

Antimonium tartaricum bringt Pusteln hervor, die fast ganz identisch sind mit denen der Pocken, daher ist es ein sehr nützliches Mittel bei dieser Krankheit. Es ist sehr brauchbar im Anfang, ehe der Ausschlag erscheint, und wenn der Kranke einen trockenen Kitzelhusten hat, der unter andern Umständen auf *Bryonia* weisen kann. Hier jedoch müssen Sie *Antimonium tartaricum* geben, weil es alle Symptome deckt. Es paßt für den Husten und für die Ursache des Hustens. Es paßt auch für die Augen-Symptome, welche bei Hautkrankheiten auftreten, wie bei Pocken, Scharlach, Masern usw.

Bei Krankheiten des Darmkanals finden wir es indiziert durch folgende Symptome: Übelkeit mit großer Angst, Aufstoßen mit Geschmack nach faulen Eiern und Schläfrigkeit. Die erbrochenen Massen sind grau und wässerig und manchmal schaumig und enthalten Speisen. Das Erbrechen selbst ist verbunden mit Zittern der Hände, und ihm folgt Schläfrigkeit. Erbrechen und Abführen können eintreten mit allen Symptomen von Collaps, Kälte der Haut; die Hände und Füße sind wie Eis und die Stühle profus und wässerig. Hier haben Sie ein fast vollständiges Bild von *Veratrum*. Die Unterscheidung zwischen den beiden Mitteln ist die, daß *Veratrum* mehr kalten Schweiß an der Stirn hat und *Antimonium tartaricum* mehr Schläfrigkeit.

Wenn *Antimonium tartaricum* Pusteln hervorgebracht hat, so ist *Conium* sein Antidot.

Sechsundfünfzigste Vorlesung.

Mercur-Präparate.

		Hepar.
Mercurius vivus und *solubilis.*		*China.*
„ *dulcis.*		*Acidum nitricum.*
„ *corrosivus.*		*Dulc.*
„ *aceticus.*		*Kali jodat.*
„ *jodatus.*	>	*Aurum.*
„ *bijodatus.*		*Asa foetida.*
„ *cyanatus.*		*Staphisagria.*
Zinnober.		*Lachesis.*
Mercurius sulf.		*Jodum.*
„ *praecip. ruber.*		*Mezereum.*
		Stillingia.

Wir beginnen heute morgen mit dem Studium des *Mercurs* und seiner Verbindungen. *Mercur* war lange bekannt und als Arznei im Gebrauch bei der alten Schule. Sein Mißbrauch, wenn er im Übermaß oder unpassend gegeben wurde, hat ihn sehr unpopulär bei den Laien gemacht. Viele Ärzte der sogenannten alten Schule haben versucht, für *Mercur* ein Substitut zu finden, das denselben Zwecken ohne nachteilige Folgen entspräche. Sie sind mehr oder weniger erfolgreich gewesen, aber sie haben nie wirklich etwas gefunden, das diesem Mittel in seiner genuinen Nützlichkeit äquivalent wäre. In letzterer Zeit gibt es nicht viele allopathische Ärzte, die so große Gaben von *Mercur* verabreichen, wie sie sonst so gebräuchlich waren. Diese Vorsicht bei seiner Verwendung ist kein Zeichen von besserer Einsicht der medizinischen Welt, wissenschaftlich gesprochen, sondern nur davon, daß die Ärzte hierzu getrieben wurden durch ihre unglücklichen Erfahrungen und durch die Stimmen des Volks. Es gibt viele Ärzte, die sich wohl hüten, ihre Patienten wissen zu lassen, daß sie Mercurialien nehmen. Die Eklektiker haben solche Pflanzen wie *Podophyllum* und *Leptandra* für *Mercur* substituiert, besonders bei Leberaffektionen.

Wir von der homöopathischen Schule scheuen uns nicht, Mercurialien anzuwenden, weil wir so handeln gemäß einem bestimmten Gesetze, geleitet durch die Einwirkungen auf den menschlichen Körper; daher sind wir nicht der Gefahr schlechter Resultate ausgesetzt, welche den übermäßigen Gaben oder der unrichtigen Anwendung des Mittels folgen. Sie bemerken, daß ich an die Tafel eine Zahl von Mercurialpräparaten geschrieben habe. Alle diese haben arzneiliche Eigenschaften, aber wir haben weder die Zeit, noch wird es passend sein, uns mit allen zu beschäftigen. Vornehmlich wird es uns beschäftigen, die Haupteinwirkungen von *Mercur* im allgemeinen zu betrachten und dann Ihnen die Hauptcharakteristika zu nennen, welche Sie befähigen werden, das eine dieser Präparate den andern vorzuziehen. Was den Kranken im allgemeinen betrifft, so wissen Sie, daß er ein *Mercur*-Präparat nötig hat, und Sie wollen nun wissen, welches. Wir haben hier zwei Präparate: *Mercurius vivus* und *solubilis,* die ich in eine Reihe gestellt habe. Ich besitze nicht Kenntnisse genug, sie symptomatisch voneinander zu unterscheiden. Die Prüfungen sind gesondert aufgeführt in Allens Encyclopaedia, aber ich bin nicht imstande, sie zu trennen. Diese Präparate sind das Quecksilber oder *metallischer Mercur* und der *Mercurius solubilis* (Hahnemann): *Mercurius solubilis* ist kein reines Mercurialpräparat. Er enthält etwas *Ammonium* und etwas *Acidum nitricum.* Es sind zwar nur Spuren von *Acidum nitricum,* und doch müssen diese Spuren seine Symptomatologie etwas modifizieren, aber bis zu welchem Grade, weiß ich nicht. Die Prüfungen des *„Solubilis“* sind ausgezeichnet. Sie sind vollständig, viel mehr als die von *Mercurius vivus.* Letztere sind mehr aus Vergiftungen gesammelt und aus klinischen Fällen, als aus wirklichen Prüfungen. Wenn also die Symptome in der Encyclopädie unter *Mercurius solubilis* rein angeführt sind, so würde ich Ihnen raten, dieses Präparat zu gebrauchen. Unterhalb *Mercurius vivus* und *solubilis* haben wir zwei *Mercur*-Präparate mit *Chlor.* Nächstdem kommt *Mercurius aceticus,* von dem wir nur wenige Symptome haben. Dann haben wir zwei *Jod*-Verbindungen des *Mercurs,* die sehr wichtig sind. *Mercurius bijodatus* ist rot, *jodatus* gelb. Dann haben wir *Mercurius cyanatus.* Nächstdem *Cinnabaris,* welches eine Verbindung von Schwefel und Quecksilber ist. Unter ihm haben wir dann *Mercurius sulfuricus* und dann den *Mercurius praecipitatus ruber.* Von diesem haben wir nur wenige Symptome. *Cinnabaris,* die beiden *Jod*-Verbindungen, der *Corrosivus,* der *Solubilis* und der *Vivus* sind am meisten im Gebrauch.

Sie sehen hier zu Ihrer Rechten eine Reihe von Antidoten des *Mercurs.* Das ist ein deutliches Zeichen von den zahllosen üblen Folgen, die aus seinem Mißbrauch entstehen können. Sie sind durchaus nicht alle gleichmäßig gut indiziert. Wie ich schon ein andermal erwähnte, ist *Hepar* das wichtigste Antidot für *Mercur* und auch für manche anderen Metalle. Es ist nützlich bei den Gemüts-Symptomen, die dem Gebrauch von *Mercur* folgen können: Angst, Qual und sogar Selbstmordstimmung; auch bei den Knochenschmerzen, bei Mundleiden, Geschwüren und gastrischen Symptomen.

Acidum nitricum ist hauptsächlich zu erwähnen, wenn die niederen Gewebe affiziert werden, wie Periost, Knochen und die fibrösen Gewebe. Der Kranke hat Knochenschmerzen, schlimmer nachts, Schmerzen in den Schienbeinen bei feuchtem Wetter; Geschwüre im Hals; hauptsächlich wenn sekundäre Syphilis mit *Mercur*-Vergiftung kompliziert ist.

China soll Antidot sein gegen den durch *Mercur* hervorgebrachten chronischen Speichelfluß.

Dulcamara wurde mit Nutzen gegeben gegen den Speichelfluß des *Mercurs,* hauptsächlich wenn er schlimmer wird bei jeder Veränderung des Wetters; wenn es feucht wird.

Kali jodatum oder das Jodid von Kalium ist ein wohlbekanntes Antidot von *Mercur* und ist in letzter Zeit in Gebrauch gekommen; es wird von beiden Schulen sehr ausgiebig verwendet, mag es sich um Syphilis handeln oder nicht. Wie *Acidum nitricum,* ist es hauptsächlich indiziert, wenn Syphilis und *Mercur* vereint den Menschen krank machen, hauptsächlich, wenn die niederen Gewebsgebilde affiziert sind, wie Knochen, Periost und Drüsen: wenn die wohlbekannte syphilitische Ozäna vorhanden ist, dünner, wässeriger Ausfluß aus der Nase, der die Oberlippe wund und rot macht. Sie werden es als bestes Mittel finden gegen die sich wiederholenden Katarrhe, die dem *Mercur*-Mißbrauch folgen. Sobald man sich im geringsten feuchter oder auch kalter Luft aussetzt, folgt Schnupfen. Dies, bedenken Sie, ist ein Fall von Quecksilbervergiftung, für den *Jodkalium* das Antidot ist. Die Augen sind heiß, wässerig und geschwollen. Neuralgische Schmerzen in einer oder beiden Backen sind vorhanden, die Nase ist verstopft und geschwollen und sondert zu gleicher Zeit eine profuse, wässerige, brühend heiße Flüssigkeit ab. Bei diesen Symptomen ist mehr oder weniger Halsweh vorhanden. Diese Symptome kehren immer wieder, sobald man sich frischer Luft aussetzt. Es gibt kaum ein Mittel, welches diese Fälle schneller heilt, als *Kalium jodatum.*

Es gibt noch ein anderes Kalisalz, welches antidotarische Beziehungen zum *Mercur* hat, nämlich *Kali chloricum.* Dies ist gerade ein wirksames Antidot, wenn die Vergiftung eine Art Skorbut hervorgerufen hat und das Zahnfleisch schwammig weich ist und leicht blutet; Geschwüre aphthösen Charakters finden sich im Mund und Hals und Fötor des Atems.

Aurum ist zunächst zu erwähnen. Dies finden wir hauptsächlich nötig bei Selbstmordmanie, die sich nach *Mercur*-Mißbrauch entwickelt, und auch bei Karies der Knochen, hauptsächlich der Knochen des Gaumens, der Nase usw.

Asa foetida ist auch in Erwägung zu ziehen als Mittel bei Knochenaffektionen, die durch *Mercur* entstanden. Hier haben Sie als charakteristisches Unterscheidungsmittel von andern ungemeine Empfindlichkeit in der Umgebung des erkrankten Knochenteils. Zum Beispiel, wenn es sich um ein Geschwür handelt, das mit einer kariösen Tibia kommuniziert, so sind die Teile so empfindlich, daß der Kranke kaum den Verband ertragen kann, den Sie ihm anlegen. Sie werden finden, daß die Gewebe fest dem Knochen auf eine kleine Entfernung in der Umgebung des entzündeten Teils adhärieren. Ferner finden Sie *Asa foetida* zuweilen indiziert bei Iritis, die auf Mercurialismus folgt. Hier haben Sie zur Unterscheidung von andern Mitteln dieselbe charakteristische ungemeine Empfindlichkeit der Knochen in der Umgebung des Auges.

Staphisagria ist ein Antidot für *Mercur,* und zwar in recht üblen Fällen, wenn das ganze System sehr heruntergebracht ist durch das Mercurialgift. Der Patient schwindet hin, ist gelblich, hat dunkle Ringe um die Augen, ganz ausgesprochenen Mercurialmund und -hals mit schwammigem Zahnfleisch, schlaffer Zunge, Geschwüren an der Zunge und im Hals und sehr ausgesprochene Knochenschmerzen.

Lachesis ist ein gelegentliches Antidot für einige Symptome, wenn das Mercurialgift sich in die Konstitution recht eingewurzelt hat und die charakteristischen Symptome dieses Mittels vorhanden sind.

Jod kommt in Frage als Antidot, wenn die Drüsen affiziert sind.

Mezereum ist ein ausgezeichnetes Antidot, wenn die Mercurialvergiftung das Nervensystem affizierte und Neuralgie sich entwickelte. Diese Neuralgie kann auftreten im Gesicht, in den Augen oder in irgendwelchem Körperteil.

Zuletzt haben wir *Stillingia,* welche bei darniederliegender Konstitution mit Knochenhaut-Entzündung und Knoten auf den Knochen anzuwenden ist.

Mercur, wie wohl bekannt ist, geht lose Verbindungen mit den Körpergeweben ein. Er wurde in jedem Gewebe gefunden und kann fast durch jedes Organ ausgeschieden werden. Er wurde gefunden im Schweiß an der Stirn, in der Galle, in den Fäces und im Speichel. Er wurde auch gefunden beim Kinde im Uterus und auch bei dem saugenden Kinde, wenn das Mittel von der Mutter genommen wurde. Ich sagte, daß die Verbindung des *Mercurs* mit den Geweben eine lose ist. Damit meine ich: sie wird leicht aufgehoben. Wenn eine Person mit *Mercur* vergiftet ist, so wird dieser leicht durch eins der obengenannten Mittel ausgeschieden. Es sind nur chronische Fälle, die Sie beunruhigen dürfen, und deren Behandlung Sie zur Verzweiflung bringt. Wenn Mercurialismus mit andern Vergiftungen, wie Syphilis und Skrofeln, sich kombiniert, dann werden Sie noch größere Schwierigkeiten haben.

Als Symptome von *Mercur*-Vergiftung können folgende aufgestellt werden: Nach Einwirkung des Giftes hat der Kranke einen mehr unangenehmen Geruch beim Atmen, nämlich eine krankhafte Art von Geruch, die schwer zu beschreiben, aber leicht zu behalten ist. Es wird auch über eine Art von metallischem Geschmack geklagt. Das sind sehr frühe Symptome und zeigen sich, lange bevor die wohlbekannten charakteristischen Erscheinungen des Mittels auftreten. Der Kranke fühlt sich matt und leidet häufig am Magen. Er erbricht die Speisen ohne augenfällige Ursache. Das Gesicht wird bleich mit dunklen Ringen um die Augen, die Lippen livid und dunkelblau. Er klagt über Hitze, hauptsächlich in der Stirn und an der Nasenwurzel. Er kann nicht die Bettwärme ertragen. Sobald er im Bett warm wird, so kehren seine Schmerzen und Leiden wieder. Dann fängt der Mund an zu schmerzen. Die Schleimhaut wird gedunsen, geschwollen und unnatürlich rot. Die Speicheldrüsen fangen an, schneller zu sezernieren, und der Mund ist angefüllt mit Speichel, der jedoch normal ist in seiner Zusammensetzung. In weiter vorgeschrittenen Fällen entartet der Speichel; es ist nicht mehr die reine Sekretion; denn die Drüsen sind überreizt. Der Atem wird mehr und mehr stinkend, das Zahnfleisch schwillt und ist empfindlich gegen Berührung, und die Zähne werden lose. Eine dunkelrote Linie zeigt sich zuweilen am Zahnfleisch unterhalb der Zähne. Später wird das Zahnfleisch schwammig und gelblichweiß, ulceriert und sondert stinkende Materie ab. Die Zunge schwillt und nimmt leicht den Abdruck der Zähne an. Die Drüsen werden dann hineingezogen, und Sie finden mehr oder weniger Anschwellung der Parotis und der Cervicaldrüsen. Könnten Sie in diesem Stadium in den Mund sehen, so würden Sie die Öffnung des Ductus Stenonianus rot und entzündet finden und in manchen Fällen sogar ulceriert. Auch andere Drüsen werden affiziert. Das Pankreas wird durch *Mercur* angegriffen. Auch die Leber nimmt Anteil an der Vergiftung. Sie haben wahrscheinlich erfahren, daß die Leber durch *Mercur* affiziert werden soll, und daß allopathische Ärzte gewohnt waren, blaue Pillen oder *Calomel* in fast jedem Anfall von „Leberleiden" zu geben. Ganz neuerdings haben verschiedene ausgezeichnete Ärzte der alten Schule erklärt, daß *Mercur* nicht die Gallenabsonderung vermehrt und er nicht nützlich sei für eine torpide Leber. Das mag sein, aber es ist gewiß, daß *Mercur* die Leber in der einen oder andern Weise affiziert. Er hat Katarrh des Duodenum hervorgerufen, und dieser Katarrh dehnt sich den Gallengang entlang bis zur Leber hin aus. Das ist eine Form von Krankheit, die häufig Gelbsucht hervorruft und noch dazu eine Form, bei der *Mercur* hilfreich ist. Er hat auch hervorgebracht und geheilt Hepatitis, hauptsächlich wenn ein oder mehrere Abszesse in der Leber sich gebildet haben. Individuelle Empfänglichkeit variiert oder ändert diese Symptome beträchtlich. Sie werden finden, daß es schwieriger ist, Kinder, als Erwachsene zur Salivation zu bringen. Manche Personen bekommen durch sehr kleine Gaben Speichelfluß, während es schwer fällt, andere dazu zu bringen. Die Skrofulösen werden sehr schwer durch *Mercur* affiziert, wie Sie alle wissen.

Die späteren Symptome von Quecksilbervergiftung sind folgende: das Blut wird verschlechtert. Sein Albumen und Fibrin wird affiziert. Sie werden vermindert, und Sie finden an ihrer Stelle eine gewisse fettige Substanz, deren Zusammensetzung ich nicht genau kenne. Infolgedessen — ein sehr hervorragendes Symptom — schwindet der Körper hin und magert ab. Der Kranke leidet an Fieber, das hektischer Art ist. Das Periost wird affiziert, und Sie haben dann eine charakteristische Gruppe von Mercurialschmerzen, Knochenschmerzen, schlimmer bei Witterungswechsel, ebenso in der Bettwärme, Frösteln bei und nach dem Stuhl. Die Haut bekommt eine bräunliche Farbe; Geschwüre bilden sich hauptsächlich an den Beinen; sie sind hartnäckig und wollen nicht heilen. Der Kranke wird gepeinigt von Schlaflosigkeit und Blutwallungen nachts. Er ist heiß und kann nicht schlafen; er kommt schnell in Schweiß, der ihm aber keine Linderung bringt. Das ganze System leidet auch und Sie haben hier zwei Reihen von Symptomen. Zuerst wird der Kranke ängstlich und unruhig und kann sich nicht ruhig verhalten, er ändert seine Lage, bewegt sich von einer Stelle zur andern; er scheint große Herzensangst zu haben, Präcordialangst, hauptsächlich nachts. Dann, in der andern Reihe von Symptomen finden sich Rucke der Glieder, die dem Kranken das Ansehen geben, als wäre er von einer Art Veitstanz befallen. Oder Sie bemerken, was noch häufiger ist, Zittern der Hände; dieses Zittern entzieht sich ganz der Kontrolle des Kranken und breitet sich gradweise über den ganzen Körper aus, gibt Ihnen das Bild der Paralysis agitans oder Schüttellähmung. Schließlich wird der Kranke gelähmt, kann seine Glieder nicht bewegen; sein Verstand ist hin, und er gibt ein vollständiges Bild von Imbecillität. Er macht allerlei verkehrte Dinge. Er sitzt in der Ecke mit einem idiotischen Ausdruck des Gesichts, spielt mit Stroh; er ist vergeßlich, kann nicht die gewöhnlichsten Dinge behalten. Er wird ekelhaft schmutzig und ißt seine eigenen Exkremente; er ist in der Tat ein vollkommener Idiot. Seien Sie vorsichtig in der Anwendung des *Mercurs,* er ist ein heimtückisches Mittel. Er scheint oft indiziert; Sie geben ihn und er bessert, aber Ihr Kranker verschlimmert sich wieder in wenigen Wochen, und dann geben Sie ihn wieder mit Erfolg. Nach und nach läßt er Sie jedoch im Stich. Wenn ich nun eine anhaltende Kur wollte gebrauchen lassen, zum Beispiel bei einem skrofulösen Kinde, so würde ich selten *Mercur* geben; täte ich es, so würde ich es wenigstens nur als ein interkurrierendes Mittel geben.

Ich habe an der Tafel in nachstehender Tabelle eine Liste der Mercurial-Salze aufgestellt, zusammen mit den Körperteilen, auf die sie wirken. Wo immer Sie das Kreuz bemerken, wissen Sie, daß das Präparat auf den Körperteil wirkt, der auf der betreffenden Linie unter *Mercurius vivus* steht. Diese Tabelle ist nur eine Konvenienzform; es ist nichts Praktisches oder Wissenschaftliches darin.

Mercurius vivus	bijodat.	jodat.	cyanat.	dulcis	corros.	cinnab.	sulfur.	ruber.	acet.
Augen	—	+	—	+	+	+	—	—	—
Nase	+	+	+	—	+	+	—	—	—
Mund und Hals	+	+	+	+	+	+	—	—	—
Nieren und Blase	···	—	+	—	+	—	—	—	+
Herz	—	+	+	—	+	—	+	+	—
Lungen	+	+	—	—	+	+	+	—	—
Geschlechtsteile	+	+	+	—	+	+	—	+	—
Drüsen und Knochen . . .	+	+	+	+	+	+	+	+	+
Haut	+	+	+	—	+	+	—	+	—
Magen und Leber	+	+	—	—	+	+	+	—	—

Nehmen wir *Mercurius vivus* als Typus des Ganzen, als ein individuelles Mittel in der Tat, so finden wir, daß er indiziert ist bei Personen von skrofulösem Habitus, von syphilitischer Konstitution oder nicht, bei denen das Drüsensystem tätig ist. Diese Drüsentätigkeit zeigt sich in zweierlei Weise. An erster Stelle haben wir einen Zustand, der Plethora simuliert. In vorgeschritteneren Stadien finden wir *Mercur* indiziert bei Vergrößerung der Drüsen mit Abmagerung und Fehlerhaftigkeit des Blutes. *Mercur* ist ferner indiziert bei skrofulösen Kindern, die ungewöhnlich große Köpfe haben mit offenen Fontanellen, hauptsächlich der vorderen. Sie lernen langsam laufen, die Zähne bilden sich unvollkommen oder langsam, die Glieder sind meist kalt und feucht und fühlen sich feucht und klebrig an. Die Unterscheidung von *Calcarea, Silicea* und *Sulfur* ergibt sich durch folgende Charakteristika: der Kopf neigt zum Schwitzen in dem *Mercur*-Fall, aber der Schweiß ist stinkend und ölig. Er ist nicht so oft indiziert als *Calcarea, Silicea* oder *Sulfur;* ist auch nicht so sicher und dauernd in seiner Einwirkung. Aber er kann in Frage kommen als Mittel zu teilweiser Besserung und kann indiziert sein als interkurrentes Mittel im Verlauf der Behandlung mit *Sulfur,* wenn letzteres Mittel im Stich zu lassen scheint. Sie werden finden, daß der *Mercur*-Kranke Plethora mit Angst und Unruhe darstellt, Umherwerfen, Bewegen von einer Stelle zur andern. *Sulfur* ist eins von den Mitteln, die bei Nostalgie oder Heimweh nützlich sind. Der Kranke wird ängstlich und reizbar. Diese Ängstlichkeit scheint im Blut zu liegen, d. h. sie ist immer mit Blutwallungen verbunden. Das unterscheidet ihn von andern Mitteln.

Die Kongestionen von *Mercur* indizieren ihn nach *Belladonna.* Es bestehen Ähnlichkeiten zwischen den beiden Mitteln, die auch klinisch gut bestätigt wurden. Er folgt oft auf *Belladonna* bei Entzündungen, selbst bei Entzündung der Meningen des Hirns, wenn, wie bei *Belladonna,* dieselbe hastige Sprache und das schnelle nervöse Reden vorhanden ist; das Kind spricht so schnell, daß ein Wort ins andere sich verläuft. Sein Gebaren ist geradeso schnell und nervös wie seine Sprache. Sie finden das Gesicht sehr gerötet, wie bei *Belladonna,* aber Sie haben außerdem, um *Mercur* von diesem Mittel zu unterscheiden, Drüsenschwellungen und Neigung zu Munderkrankung.

Mercur ist oft indiziert bei katarrhalischen oder gastrischen Fiebern, wenn das Gesicht gedunsen ist, der Hals geschwollen innerlich und äußerlich, weil Drüsen und Zellgewebe affiziert sind; wenn peinigende Schmerzen in den Gelenken vorhanden sind, die sich verschlimmern durch Bettwärme und durch Schweiß nicht gebessert werden. Außerdem werden Sie fast immer eine Neigung zu Darmkatarrh finden. Dieser charakterisiert sich durch schleimige, blutige Stühle, die von großem Tenesmus begleitet sind; der Tenesmus weicht nicht nach dem Stuhl. Auch hier finden Sie, daß *Mercur* der *Belladonna* gut folgt.

Mercur ist indiziert bei Blutungen. Er wird oft nötig bei Nasenbluten oder Epistaxis, hauptsächlich wenn das Blut koaguliert und aus den Nasenlöchern wie ein Eiszapfen hängt. Das ist ein nützlicher Hinweis. Zum Beispiel bei einem vollblütigen Patienten, einem Burschen im Alter von 15 oder 16 Jahren, wo Kongestionen so häufig beobachtet werden, oder bei einem skrofulösen Kinde erscheint Nasenbluten. Sie haben *Belladonna, Hamamelis* und *Erigeron* gegeben, und es ist Ihnen nicht gelungen, die Blutung zu stillen. Das Blut ist ganz hell und rinnt in Strömen. Arzneien stillen es nicht. Dann tritt dieser Mercurialzustand ein. Sie geben dieses Mittel und heilen nicht bloß diesen Anfall, sondern verhüten auch die Wiederkehr. Dieselben Indikationen passen für Gebärmutterblutung oder Menorrhagie, wenn der Fluß profus, dunkel und stückig ist. Dann, wenn die andern Symptome passen, Drüsenschwellung, Mundleiden usw. ist *Mercur* sicher das Heilmittel.

Mercur ist oft indiziert bei Pneumonie. Hier ist es nötig, daß die rechte Lunge affiziert und daß auch ikterische Symptome vorhanden seien. Die Haut ist gelb. Scharfer, stechender Schmerz geht durch den unteren Teil der rechten Lunge. Es können auch andere, der Pneumonie zugehörige Symptome vorhanden sein, aber diese werden nicht besonders spezifiziert.

Wir finden ihn indiziert bei Peritonitis, und hier folgt er auf *Belladonna,* wenn Eiterung begonnen hat und der Bauch tympanitisch geworden ist, deutlicher Erguß, der teils serös und teils purulent sein kann; Schweiß, Rigor usw. vorhanden. Hier tritt *Mercur* ein und verhindert die weitere Ausbreitung des suppurativen Prozesses.

Ein anderer Zustand, bei dem wir *Mercur* geben können, ist Entzündung, bei welcher Eiterung aufgetreten ist, mag das Leiden ein Geschwür, eine Tonsillitis oder eine andere Entzündungsform sein. Wir finden hier *Mercur* zusammen in einer interessanten kleinen Gruppe von Arzneien, die Sie sehr oft anwenden werden, nämlich *Belladonna, Hepar, Mercurius* und *Lachesis.* Diesen können wir noch *Silicea* und *Sulfur* anfügen. Wir ziehen *Belladonna* vor beim Beginn der Entzündung, z. B. bei Tonsillitis. Der Hals ist hellrot und geschwollen und Beschwerden beim Schlucken von Flüssigkeiten und scharfe Schmerzen in den Mandeln.

Sie können zu *Hepar* übergehen, wenn die scharfen stechenden Schmerzen und Frösteln den Beginn der Eiterung ankündigen. Es kann die Eiterung verhüten, wenn es beim Beginn des Prozesses gegeben wird.

Mercur paßt für einen noch mehr vorgeschrittenen Zustand, wenn der Eiter sich gebildet hat und Sie ihn entleeren wollen. Geben Sie ihn zu früh, so werden Sie den Fall verhunzen. *Mercur* verhindert nicht die Bildung des Eiters, sondern begünstigt sie eher. Bei Panaritien wird er, wenn er niedrig gegeben wird, gewöhnlich die schnelle Bildung von Eiter befördern.

Silicea folgt auf *Hepar* besser als *Mercur,* wenn immer noch Eiter abgesondert wird und die Wunde nicht heilen will. In einigen dieser Fälle hört der gute Einfluß von *Silicea* auf. Dann werden eine oder zwei Gaben *Sulfur* die Reaktion anregen, und *Silicea* kann die Kur beendigen.

Lachesis ist indiziert, wenn der Eiter degeneriert und dunkel, dünn und stinkend wird.

Mercurius vivus finden wir indiziert bei Entzündungen in und an den Augen, meist skrofulösen oder syphilitischen Ursprungs. Der Kranke leidet unter dem Schein und der Hitze des Feuers, daher vermeidet er das Feuer und warme Zimmer. Sie finden *Mercurius vivus* indiziert bei Blepharitis von Leuten, die am Feuer arbeiten, zum Beispiel bei Gießern. Die Schmerzen sind meist schlimmer des Nachts. Die Lider sind verdickt, besonders an den

Tarsalrändern, und die Augen sondern dünnen, scharfen Schleimeiter ab. Er macht die Backen wund, und Sie finden kleine Pickel über die Backen verstreut. Geschwüre können sich auf der Cornea bilden. Diese Geschwüre sind meist oberflächlich und sehen opak aus, als wäre Eiter zwischen den Corneaschichten. Bei syphilitischer Iritis wird *Mercurius solubilis* zuweilen indiziert sein, wenn Hypopyon besteht. Nun wollen wir zwischen ihm und anderen *Mercur*-Präparaten unterscheiden.

Mercurius bijodatus ist indiziert bei Entzündungen des Auges. Die Symptome sind sehr ähnlich denen von „*Vivus*", aber beim *Bijodat* findet sich mehr Drüsenschwellung.

Der *Mercurius jodatus* ist häufiger indiziert bei Augenkrankheiten als das *Bijodat*. Er ist nötig bei Hornhautgeschwüren, die aussehen, als wären sie mit dem Fingernagel gekratzt. Dabei ist gewöhnlich, wenn er sich hilfreich erweist, ein dicker, gelblicher Belag an der Basis der Zunge vorhanden; der vordere Teil ist rein und rot.

Mercurius dulcis oder *Calomel* wird mehr gewählt wegen seiner Allgemeinsymptome, die folgende sind: Er ist indiziert bei skrofulösen Kindern, die blaß sind und Schwellung der Cervical- und anderer Drüsen haben. Die Haut ist eher schlaff und schlecht genährt. Diese schlaffe Gedunsenheit und die Blässe sind die Indikation für *Calomel*.

Nächstdem haben wir das Quecksilberchlorid oder *Mercurius corrosivus*. Dieser ist indiziert bei entzündlichen Symptomen heftigster Art. Es gibt kein *Mercur*-Präparat, das so intensive Symptome hervorruft, wie das Sublimat. Er verursacht brennende, quälende Schmerzen mit äußerster Photophobie und profusen, exkoriierenden Tränenfluß, der die Backen wund macht und die Haut wegnimmt, so exkoriierend ist er. Reißende Schmerzen in den Knochen um das Auge sind vorhanden. Ferner Ulceration der Cornea mit Tendenz zur Perforation. In solchen Fällen werden Sie demgemäß Hypopyon haben. *Mercurius corrosivus* ist fast ein Spezifikum bei syphilitischer Iritis. Wenn die Symptome des Falles nicht auf ein anderes Mittel als dieses hinweisen, so müssen Sie es bei diesem Leiden geben. Wenn Sie *Atropin* örtlich anwenden wollen, so tun Sie es, um die Adhäsionen zu verhindern, die sonst fast unvermeidlich in solchen Fällen eintreten werden. Sie werden *Mercurius corrosivus* auch indiziert finden bei Retinitis albuminurica.

Cinnabaris, die nun folgt, ist ein Mittel für eine Anzahl von Augenentzündungen. Ich will Ihnen nur ein Symptom für ihn geben, und das ist: Schmerz, welcher durch das Auge schießt von einem Winkel zum andern oder um das Auge zu gehen scheint.

Nun die Einwirkung des *Mercurs* auf die Nase. *Mercurius vivus* ist indiziert bei Katarrhen der Nase und des Halses, welche hervorgerufen werden durch feuchte, kalte Witterung und durch die feuchte, kalte Abendluft. Die Nase juckt und brennt und ist verstopft, dabei dünne Absonderung. Im Halse Gefühl von Roh- und Wundsein. Schmerz in verschiedenen Gelenken ist vorhanden. Dies sind die Symptome, die *Mercurius* indizieren sowohl nach ihrer Entstehungsursache, als nach den vorhandenen Symptomen. Dabei haben Sie Gefühl von Hitze. Im Gesicht zeigt sich Hitze und Röte, Schweiß bricht aus, gibt aber keine Erleichterung. Es gibt noch eine andere Form von Schnupfen, bei der Sie *Mercur* geben können, nämlich, wenn die Erkältung „reif“ ist, wenn die Absonderung aus der Nase gelblichgrün, dick und schleimig-eitrig ist.

Hier rivalisiert *Mercurius* mit *Pulsatilla* und *Kali sulfuricum,* die auch nützlich bei diesen dicken, gelblichgrünen Nasenausscheidungen sind, wenn der Kranke sich besser an der freien Luft und schlechter am Abend befindet. *Pulsatilla,* unabhängig von ihren anderen Symptomen, unterscheidet sich dadurch, daß die Absonderung niemals irritierend ist, sondern vollkommen mild. Der Ausfluß von *Kali sulfuricum* neigt mehr ins Gelbe.

Sie können *Mercur* auch von *Nux vomica* unterscheiden, die für Schnupfen paßt, der entstand nach Einwirkung von trockener Kälte und wenn Schmerz, Rohsein und ein harsches, kratziges Gefühl im Halse vorhanden ist. *Mercur* hat immer ein Gefühl von Beißen, Roh- oder Wundsein.

Die Hals-Symptome von *Mercurius vivus* können Sie zuweilen verleiten, an ihn bei Diphtherie zu denken. Denken Sie an ihn, soviel Sie wollen, aber denken Sie nur an ihn, um ihn zu verwerfen. Er ist nicht indiziert bei Diphtherie. Aber es gibt andere *Mercur*-Präparate, die hier verabreicht werden können. Wir nennen zuerst *Mercurius bijodatus.* Beide, *bijodatus* und *jodatus,* sind indiziert bei diphtherischen Halsleiden oder auch bei wirklicher Diphtherie. Das *Bijodat* ist von Nutzen, wenn die Membran auf der linken Seite sitzt, wenn die linke Mandel entzündet ist und sich eine gelblichgraue Membran dort bildet. Die Halsdrüsen sind geschwollen. Auch das Zellgewebe am Halse ist etwas mitergriffen. Der Kranke hat Anhäufung von schleimigem oder klebrigem Sekret im Mund und Hals. Die Symptome verschlimmern sich beim Leerschlingen. Der einfache Versuch, Speichel zu verschlucken, macht mehr Schmerz, als das Schlucken von Speisen.

An *Mercurius jodatus* ist eher zu denken, wenn die Ablagerung auf der rechten Seite des Halses beginnt mit Schwellung der Halsdrüsen und mit Ansammlung dieses zähen Schleimes im Halse. Hier ist fast immer jener dicke, gelbe, schmutzige Belag an der Basis oder dem hinteren Teil der Zunge vorhanden, wobei Spitze und Seiten derselben rot sind. Diese beiden Mittel sind oft indiziert bei Diphtherie und diphtherischen Halsleiden.

Nächstdem merken Sie sich den *Mercurius cyanatus,* welcher eine Verbindung von *Mercur* und Blausäure ist. Wir haben in diesem Mittel eine der besten Arzneien bei Diphtherie, besonders wenn sie wirklich adynamischen oder malignen Typus hat. Wegen des Gehaltes an Blausäure ist er indiziert bei Fällen, in denen der Kranke von Anfang an sehr heruntergekommen ist. Der Puls ist schnell. Er kann 130 oder 140 sein und hat durchaus kein Volumen. Die Membran ist zuerst weiß und bedeckt das Gaumensegel und die Mandeln. Die Drüsen beginnen zeitig zu schwellen, und die Membran wird dunkel, droht sogar gangränös zu werden. Die Schwäche ist übermäßig; der Atem ist fötid. Appetit ist verloren. Die Zunge ist braun oder in schweren Fällen selbst schwarz belegt. Nasenbluten tritt ein, und das ist, wie Sie wissen, ein gefährliches Symptom. Es kann auch bei Diphtherie des Larynx gegeben werden. Die Expektoration ist dick und zähe. Dabei harscher, bellender, kruppartiger Husten mit Dyspnöe. In solchen Fällen hat *Mercurius cyanatus* das Leben gerettet, aber er wird es nicht immer tun.

Sie werden seine Ähnlichkeit mit *Kali bichromicum* bei diphtherischem Krupp bemerken. Die Ähnlichkeit liegt in der Örtlichkeit des Leidens, nämlich im Larynx und in dem dicken, zähen, klebrigen Auswurf. Der Unterschied liegt in folgendem: *Mercurius cyanatus* hat große Schwäche. Diese Schwäche ist nun nicht eine einfache Prostration, die von der Anstrengung des Kindes beim Atemholen kommt. Sie hängt zusammen mit der Blutvergiftung, welche sich zeigt an der Bläue der Haut, Kälte der Extremitäten und dem schnellen, schwachen Puls. Haben Sie dies nicht, so ist *Kali bichromicum* vorzuziehen.

Cinnabaris ist ein Mittel, das nicht oft bei katarrhalischen Leiden berücksichtigt wird. Sie ist indiziert bei Nasenkatarrh, wenn starker Druck auf die Nasenwurzel vorhanden, ein Gefühl, als ob etwas Schweres auf die Nase drückte, z. B. eine schwere Brille. Wir finden auch oft Hals-Symptome bei dieser Art von Katarrh. Der Hals ist geschwollen und die Mandeln vergrößert und röter als normal. Große Trockenheit im Halse ist zugegen; diese belästigt mehr nachts und weckt den Kranken aus dem Schlaf. Merken Sie sich das Gefühl an der Nasenwurzel und die Art der dabei vorhandenen Hals-Symptome. Diese Symptome können auftreten bei Syphilitischen, Skrofulösen oder bei Leuten, die zu Katarrhen neigen. Wir haben *Cinnabaris* nützlich gefunden gegen Halsleiden bei Scharlach, das oft diphtherischen Charakters ist, wenn sich viel strähniger Schleim in den hinteren Nasenhöhlen anhäuft. Wenn dieses Symptom hervorstechend ist, so wird *Cinnabaris* für diesen Fall das Heilmittel sein.

Ich habe *Mercurius corrosivus* mit Erfolg gegeben, wenn in der Nase sich dicker Schleim ansammelt, in der Tat fast wie Leim. In manchen Fällen von Syphilis der Nase ist *Mercurius corrosivus* indiziert aus dem Grunde, daß die Geschwüre das Septum der Nase perforieren. In diesen Fällen finden sich brennende Schmerzen; die Absonderung ist scharf und korrodiert die Gewebe, über welche sie fließt.

Die Hals-Symptome von *Mercurius corrosivus* sind sehr heftig. Ich kann mir Fälle denken, wo er bei Diphtherie gegeben werden könnte, und doch habe ich ihn niemals bei diesem Leiden gegeben. Die Uvula ist geschwollen, verlängert und sehr dunkelrot. Intensives Brennen findet sich im Hals, geradeso intensiv, wie bei *Arsenicum album, Arsenicum jodatum* oder *Capsicum.* Dieser Brennschmerz wird unerträglich gemacht durch jeden äußerlichen Druck. Er ist verbunden mit heftiger Zusammenschnürung des Halses. Jeder Versuch, zu schlucken, mögen es feste oder flüssige Massen sein, erregt heftigen Krampf des Halses und unmittelbares Herauswerfen der festen oder flüssigen Sachen.

Sie erkennen hier eine Ähnlichkeit mit *Belladonna* in dem krampfigen Charakter der Symptome. *Mercurius corrosivus* wird sofort von *Belladonna* unterschieden durch die entzündliche Tendenz der Symptome, wie sie sich kundgibt in diesen heftig brennenden Schmerzen. Deshalb hat er diese zusammenschnürende Eigenschaft der *Belladonna* zu der intensivsten destruktiven Entzündung des Halses. Sie können ferner die beiden Mittel durch den Puls unterscheiden. Bei *Mercurius corrosivus* ist der Puls schnell, schwach und unregelmäßig, nicht voll und stark, wie bei *Belladonna.*

Nun ein oder zwei Worte über die Mercurialien und ihre Einwirkung auf die Geschlechtsteile und die Drüsen. Die Mercurialien sind schon lange bei der Behandlung der Syphilis gegeben worden. *Mercurius solubilis* oder *vivus* ist indiziert bei primärer Syphilis gegen den sogenannten weichen Schanker oder Chancroid. Die Eiterung ist mehr oberflächlich als tief, und die Basis des Geschwürs hat ein schmutziges, speckiges Aussehen. *Mercurius solubilis* hat solch ein Geschwür hervorgebracht und muß es also auch heilen. Das Halsweh, welches oft beim syphilitischen Fieber sechs oder sieben Wochen nach dem Erscheinen des Primärleidens sich einstellt, findet sich auch bei *Mercurius solubilis.*

Die *Jod*-Präparate des *Mercurs* sind vorzuziehen beim Hunterschen oder harten Schanker. Das ist eine Geschwürsform, welche *Jodatus* und *Bijodatus* hervorgebracht haben, also werden sie dieselbe auch heilen. Es ist durchaus keine Notwendigkeit vorhanden für solche äußerlichen Applikationen, wie Caustica, denn das eigentliche innerliche Mittel, wenn es auch nicht ganz dem Auftreten sekundärer Erscheinungen vorbeugt, wird wenigstens deren Intensität verringern.

Mercurius corrosivus ist allen andern bei syphilitischen Erscheinungen erwähnten Mitteln vorzuziehen, wenn die Ulceration sehr destruktiv ist. Das Geschwür ist serpiginös; es hat zerrissenen

Rand, frißt um sich und zerstört in wenigen Tagen fast die Hälfte des Penis.

Sekundäre Syphilis kann mit einem oder dem andern dieser Mittel behandelt werden, wenn das Mittel nicht im Primärstadium mißbraucht wurde. *Mercurius solubilis* hilft sehr schnell bei diesen Syphiliden der Handflächen; sie sind rot, jucken leicht und schälen ab.

Es gibt noch einen andern Gebrauch von *Mercur,* welcher hier erwähnt werden muß: wenn ein Kind fortwährend am Penis herumzerrt, so kann dies wegen einer Reizung geschehen. *Mercurius* ist das Mittel — oder vielleicht *Cantharis.*

Um zum *Mercurius vivus* zurückzukehren, möchte ich einige Worte sagen in betreff seiner Anwendung bei Leberkrankheiten. Die Zunge ist schmutzig-gelblichweiß belegt und nimmt die Eindrücke der Zähne an. Skorbutische Symptome sind häufig zugegen. Das Zahnfleisch ulceriert und wird schwammig. Fötider oder unangenehmer Geruch aus dem Munde stellt sich ein. Die Haut und die Conjunctiva haben eine deutliche gelbsüchtige oder ikterische Färbung. Neigung zu Blutwallungen nach dem Kopf ist vorhanden. Die Lebergegend schmerzt bei Berührung. Der Bauch ist mehr tympanitisch und geschwollen, hauptsächlich im Epigastrium und in beiden Hypochondrien. Der Kranke kann nicht auf der rechten Seite liegen. Sie finden die Leber vergrößert und oft verhärtet. Die Stühle sind entweder tonfarbig wegen Mangels an Galle oder gelblichgrün, biliös, gehen ab mit vielem Tenesmus, und ein Gefühl von „Nichtfertigwerden" folgt darauf.

Mercurius ist indiziert bei Dysenterie, besonders wenn sie auftritt in einer Jahreszeit, wo auf warme Tage kalte Nächte folgen.

Nux vomica hat manche Ähnlichkeit mit *Mercurius,* aber sie unterscheidet sich dadurch, daß Schmerzen und Tenesmus meist nach dem Stuhl aufhören, während bei *Mercur* sie nach dem Stuhl fortdauern.

Aconit geht oft der Anwendung von *Mercur* vorher bei der eben besprochenen Witterung, daß auf warme Tage kalte Nächte folgen. Im Anfangsstadium können solche Leiden durch *Aconit* abgeschnitten werden. Läßt *Aconit* im Stich, dann wird *Mercur* indiziert sein. Oft, wenn Tenesmus und Blutung aufgehört haben und nur noch Schleimabsonderung zurückbleibt, wird *Sulfur* hilfreich sein.

Noch ein anderes Mittel ist zu erwähnen in Verbindung mit *Mercur* bei biliösen Störungen, nämlich *Leptandra.* Beide haben gelblichgrüne Stühle oder solche schwarz wie Pech oder entsetzlich stinkende Stühle. Der Unterschied liegt hierin: *Leptandra* hat Stuhldrang, Kneifen, das nach dem Stuhl anhält, aber keinen Tenesmus. *Leptandra* hat häufig dumpfe, quälende, brennende Schmerzen in dem hinteren Teile der Leber.

Siebenundfünfzigste Vorlesung.

Die Edelmetalle.

Aurum.

In dieser Gruppe haben wir *Aurum metallicum, Aurum muriaticum, Argentum metallicum, Argentum nitricum, Platina* und *Palladium.* Es gibt auch noch zwei oder drei andere Mittel, von denen wir aber nur wenig wissen.

Aurum und *Argentum* haben manche Symptome gemeinsam, und doch sind ihre unterscheidenden Charakteristika genügend, um Sie zu befähigen, sie leicht in der Praxis zu unterscheiden. Ich will Ihnen die allgemeinen Unterschiede zwischen den beiden Mitteln geben, bevor ich sie einzeln durchnehme. *Gold* affiziert mehr die Zirkulation des Blutes. Es wirkt auch auf den Geist, da es Gemütserregungen hervorruft. Damit meine ich nun, daß, wenn Sie Symptome des Nervensystems bei *Aurum* finden, diesem Symptome der Zirkulation folgen werden als primäre und wichtigste Eigenschaften.

Argentum hat mehr Symptome der Respirationsorgane und des intellektuellen Teils des Geistes. Bei *Aurum* haben wir Tendenz zu Hyperämie; bei *Argentum* mehr Nerven-Symptome; nur *Aurum* scheint die Knochen zu affizieren. Wir finden nur sehr wenige Symptome von *Argentum,* die es bei Knochenaffektionen indizieren. Es verursacht jedoch Arthralgie oder neuralgische Schmerzen in den Gelenken. Es affiziert auch die Gelenkknorpel. Sie finden zum Beispiel *Argentum metallicum* nützlich bei den arthralgischen Schmerzen der Frauen, die an Prolapsus uteri leiden. Sie können kaum die Gelenke bewegen und doch zeigt die sorgfältigste Untersuchung keine rheumatische Entzündung.

Aurum paßt bei Skrofeln mit Gesichtsröte, worin sich die Tendenz zu Hyperämie oder Anfüllung der Blutgefäße ausspricht.

Bei solchen Fällen von Skrofulose werden Sie finden, daß die Trübungen und Geschwüre auf der Cornea von stark gefüllten Blutadern umgeben sind; auch hier ist die hyperämische Eigenschaft des Mittels deutlich ausgeprägt.

Argentum paßt bei Chlorose. Es affiziert die oxydierende Kraft des Blutes; unter ihm verschrumpft der Körper. *Aurum* affiziert die Blutverteilung, verursacht Anfüllung oder Hyperämie, während *Argentum* die Qualität des Blutes affiziert und dasselbe unfähig macht, den Sauerstoff voll aufzunehmen. Deshalb schwinden alle Teile des Körpers zusammen wegen schlechter Ernährung.

Silber und speziell sein Nitrat koagulieren das Eiweiß, und das ist der Grund, weshalb letzteres seit vielen Jahren örtlich als *Causticum* gebraucht wurde. Wird es mit Feuchtigkeit auf tierische Gewebe gebracht, so koaguliert es sofort die eiweißhaltigen Teile und vermag das Fortschreiten eines Prozesses zu hintertreiben. Seine Einwirkung geht jedoch nicht tief, weil eben diese Schicht von koaguliertem Eiweiß sich bildet.

Argentum nitricum verursacht mehr als das Metall selbst Magen-Darm-Entzündung, sehr ähnlich, wie *Arsenicum*. Bei Vergiftungsfällen scheint es auch, als würde die Epithelialschicht affiziert. Wenn zum Beispiel mit ihm gefütterte Tiere nach kurzer Zeit sterben, so sieht es aus, als ob die Epithelialschichten an allen Körperteilen mehr oder weniger zerstört seien. Das ist der Grund, warum Sie es nützlich finden bei Krebs und bei Blutungen, in welchen Zuständen die epithelialen Gewebe erkrankt sind.

Aurum metallicum.

Aurum met. {
1. Geist.
2. Hyperämie.
3. Induration.
4. Knochen.
5. Fettige Degeneration.

Aurum met. {
Belladonna.
Mercurius, Acidum nitricum.
Arsenicum, Asa foetida.
Ammonium carbonicum. $>$ *Mercurius.*
Natrium muriaticum. $>$ *Belladonna.*
$>$ *Hepar.*

Aurum findet keine sehr ausgebreitete Anwendung, ist aber doch gut gezeichnet in seiner begrenzten Sphäre. Seine Antidote sind hauptsächlich *Hepar, Belladonna* und *Mercurius*. Ich bin nicht sicher, ob es ein Komplement zu *Aurum* gibt. Wenn wir nun die Einwirkung dieses Mittels studieren, so wollen wir zuerst die eine hervorragende Eigenschaft ins Auge fassen: seine Kraft, Hyperämie hervorzurufen; und zweitens, daß es mehr auf die Gemütssphäre, als auf die intellektuelle Seite einwirkt.

Zuerst wollen wir die Hyperämie von *Aurum* studieren. Wir finden diese in jedem Teil des Körpers, auf den es einwirkt. Es affiziert das Herz, da es die Aktivität dieses Organs vermehrt. Diese vermehrte Herzaktion wird angezeigt durch vermehrte Kraft des Herzschlages, gerade wie Sie es bei der reinen Herzhypertrophie ohne Dilatation finden. Infolge dieser vermehrten Aktion vergrößert sich das Herz, und Sie haben dann, sekundär, Hypertrophie des Herzens. Entsprechend dieser Störung haben Sie eine ganze Reihe von Symptomen, die sehr charakteristisch sind. Die Lungen sind zu sehr mit Blut gefüllt oder hyperämisch. Dieser Zustand offenbart sich in folgender Weise: Wenn der Kranke versucht, einen Hügel hinaufzugehen oder eine kleine Anstrengung zu machen, so hat er das Gefühl, als läge ein quetschendes Gewicht unter dem Sternum. Er hat das Gefühl, daß, wenn er nicht das Steigen aufgibt, das Blut aus der Brust stürzen würde. *Aurum* heilt einen solchen Fall sehr leicht. Nach Kafka ist *Aurum muriaticum* hier dem *metallicum* vorzuziehen.

Es ist hier dem *Ammonium carb.* sehr ähnlich, welches dies quetschende Gewicht am Sternum hat; aber dies Mittel hat mehr Tendenz zu Somnolenz und paßt besser für venöse Fälle, als *Aurum*.

Dieser Zustand des Herzens verursacht notwendigerweise Hyperämie in andern Organen. Wir finden zum Beispiel solche Neigung zu Blutwallung nach dem Kopf, die sich bei geistiger Arbeit verschlimmert, weil Studieren immer die Blutmasse im Gehirn vermehrt, wenn Neigung zu Hirnkongestion vorhanden ist. Gefühl von Vollsein im Kopf ist da, verbunden mit Ohrensausen. Weh- und Zerschlagenheitsgefühl im Kopf und der Verstand benebelt. Funken oder Lichtblitze vor den Augen bekunden den Druck auf die Netzhautgefäße. Das Gesicht ist bei extremen Fällen von Kongestion eher gedunsen und sieht gläsern aus. Noch später wird die Hyperämie im Auge durch den Augenspiegel erwiesen. Sie finden ein Gefühl im Auge, als würde es herausgerissen, dabei ist ein gewisser Grad von Spannung zugegen. Zwei Sehfehler können sich mit diesen Symptomen verbinden; entweder Doppeltsehen oder das, was als Halbsichtigkeit bekannt ist. Diese Symptome nun deuten auf Hirnhyperämie, die aus verschiedenen Ursachen entstehen kann, deren hervorragendste Überanstrengung der Augen ist und anhaltender Gebrauch der Augen oder Arbeit an heißen Orten.

Glaukom kann auf *Aurum* hinweisen.

Bei skrofulöser Ophthalmie ist *Aurum* häufig indiziert, wenn diese Kongestionssymptome vorhanden sind. Die Blutgefäße sind sehr injiziert; Pannus ist zugegen; große Vaskularität ist charakteristisch für solche Fälle, die für *Aurum* sprechen. Außerdem finden Sie profusen, brühend heißen Tränenfluß. Die Augen sind sehr empfindlich gegen Berührung.

Aurum kann gegeben werden bei syphilitischer Iritis, wenn das Auge sich entschieden verschlimmert durch Berührung. Ganz charakteristisch zeigt sich Schmerz um das Auge, als wie im Knochen. Besonders ist es indiziert bei Syphilis nach *Mercur*-Mißbrauch.

Bei Netzhautkongestion können Sie mit *Aurum* vergleichen *Belladonna, Glonoin* und *Sulfur*.

Bei syphilitischer Iritis mit diesem Zerschlagenheitsschmerz um die Augen ist *Asa foetida* zu vergleichen. Dies Mittel hat jedoch weniger von jener Empfindlichkeit um die Augen. Sie können hier auch *Mercurius corrosivus* und *Acidum nitricum* vergleichen.

Ferner ist die Nase kongestioniert und hat eine rote, knollige Spitze, die das Gesicht sehr entstellt. Dergleichen kann die Folge sein von langer Alkoholschwelgerei, oder es findet sich bei Kindern als Symptom von Skrofeln. Ist letzteres der Fall, so ist damit der charakteristische Katarrh verbunden, bei dem *Aurum* hilfreich ist.

Bei Nasenkatarrh oder Ozäna ist es indiziert, wenn die Nasenlöcher wund und aufgesprungen sind. Stinkender Nasenfluß ist vorhanden, der sich oft mit Karies der Nasenknochen verbindet. Ulceration der Weichteile ist dabei mit Perforation des Septum nasale. Es ist besonders indiziert bei skrofulösen oder mercuriell-syphilitischen Fällen.

Die *Aurum*-Symptome der Ohren sind nicht sehr zahlreich, aber bezeichnend. Die Ohren sind kongestioniert, und Sie finden Ohrensausen, wie ich vor einigen Augenblicken erwähnte. Bei weiterem Vorschreiten finden Sie große Empfindlichkeit gegen Geräusch. Es ist also zuweilen indiziert bei Katarrh des Mittelohrs. In solchen Fällen bemerken Sie stinkende Otorrhöe. Außerdem werden Sie wahrscheinlich das Trommelfell ernstlich geschädigt finden. Der äußere Gehörgang und der Processus mastoideus des Schläfenbeins werden affiziert durch die direkte Ausbreitung der Krankheit. Bohrende Schmerzen im Processus mastoideus sind zugegen. Das Leiden kann bis zur Karies vorschreiten. Ich habe Ihnen schon Beispiele dieser Einwirkung von *Aurum* auf die Knochen gegeben. Sie bemerken, daß es indiziert ist bei Iritis mit Schmerzen in den die Orbita bildenden Knochen; und Sie wissen auch, daß es die Nasenknochen affiziert, indem es hier Karies hervorbringt.

Bei dieser Affektion des Processus mastoideus ist *Acidum nitricum*, der nächste Verwandte für *Aurum metallicum*.

Gegen einfachen Schmerz oder Entzündung, die in den Mastoidzellen beginnen, hat *Capsicum* sich einige Lorbeeren errungen, aber gegen Karies dieses Processus sind *Aurum, Silicea* und *Acidum nitricum* die besten Mittel.

Aurum hat einige Hals-Symptome. Die Mandeln sind gewöhnlich rot und geschwollen und in der Parotis der affizierten Seite Schmerzgefühl, wie von Kontusion. Der harte Gaumen kann kariös sein. Bei all diesem handelt es sich um mercurielle oder syphilitische Dinge. Ich habe diese Symptome hervorgehoben, weil es diejenigen sind, die *Aurum* am häufigsten beseitigt hat.

Zu den Zirkulationsstörungen von *Aurum* zurückkehrend, finden wir Hyperämie der Nieren. Diese zeigt sich im Anfang durch einfache Vermehrung der Masse des abgesonderten Urins. Allmählich fangen die Nieren an, fettig zu degenerieren. Der Harn wird dann spärlich und eiweißhaltig, oder es kann sich granulöse oder cirrhotische Niere entwickeln. *Aurum* wird in solchen Fällen nichts nützen, wenn nicht das Nierenleiden sekundär von Herzaffektion abhängt.

Das nächste Mittel zu *Aurum* bei granulöser Niere ist, pathologisch betrachtet, *Plumbum*.

Ferner finden wir, daß die Geschlechtsorgane durch diese Hyperämie affiziert werden; heftige Neigung zu Erektionen tritt ein. Die Hoden entzünden sich, hauptsächlich der rechte. *Aurum* paßt besonders bei chronischer Orchitis, besonders, wenn der rechte Hode ergriffen ist.

Eine andere Folge dieser *Aurum*-Wirkung ist Leberkongestion. Die Leber ist geschwollen, abhängig von Herzleiden. Diese Hyperämie ist verbunden mit Brennen und Schneiden im rechten Hypochondrium. Hält die Hyperämie an, so wird die Leber cirrhotisch oder degeneriert auch fettig. Ascites tritt ein. Die Stühle sind gräulich oder wie weiße Asche gefärbt wegen mangelnder Beimischung von Galle, und wir haben hier, wie bei fast allen Beschwerden, wo *Aurum* hilfreich ist, einen eigentümlichen Gemütszustand, eine Melancholie oder Niedergeschlagenheit, von der ich Ihnen gleich sprechen werde.

Die Lungen sind auch hyperämisch. Große Oppression der Brust stellt sich ein, die sich nachts verschlimmert, hauptsächlich im ersten Teil der Nacht; sie verschlimmert sich durch lang ausgedehnte Beschäftigung, durch langes Gehen. Das Gesicht ist purpurfarbig. In schlimmen Fällen tritt Synkope ein.

Auf die weiblichen Geschlechtsorgane wirkt *Aurum* mächtig ein, indem es Uteruskongestion hervorbringt. Der Uterus prolabiert wegen seiner großen Schwere. Er ist vergrößert durch chronische Kongestion. Diese Art von Prolapsus heilt *Aurum*, keine andere. Die bei Prolapsus gebräuchlichen Mittel, wie *Lilium* oder *Nux vomica,* können diesen Fall nicht heilen, weil der Prolapsus nicht das Hauptcharakteristikum ist. Die Ursache des Prolapsus ist die Schwere des Organs und nicht die Erschlaffung der Bänder oder Schwäche des ganzen Körpers.

Es gibt noch ein anderes Goldsalz, das erfolgreich für *Aurum metallicum* in solchen Fällen substituiert wurde, nämlich *Aurum muriaticum natronatum.* Dies wurde in zweiter und dritter Potenz bei prolabiertem und induriertem Uterus gegeben.

Aurum hat einige sehr charakteristische Gemüts-Symptome. In fast allen Fällen, wo es das Simillimum ist, findet sich Melancholie mit Disposition zum Weinen oder mit Gefühl von Selbstverdammung, als dürfe man nicht mehr leben. Dies Gefühl von Selbstverdammung oder Unwürdigkeit kann bis zur Verzweiflung steigen und nimmt zuweilen die Form religiösen Wahnsinns an. Er betet immerfort. Er ist überzeugt, daß er verdammt werden wird. Er hat Selbstmordgedanken und macht sogar wirklich Selbstmordversuche. Mit all diesem ist große Gemütsangst verbunden, die wieder mit großer Präcordialangst zusammenhängt, womit ich eine Angst meine, die sich auf die Herzgegend bezieht. Neben Melancholie verursacht *Aurum* auch Gedächtnisschwäche. Entschiedene Ärgerlichkeit ist auch charakteristisch für das Mittel. Widerspruch oder Streit macht den Kranken wütend. Er wird rot im Gesicht, und seine Kampflust entbrennt. Zu geistiger Arbeit hat der Kranke keine Lust. Er hat leicht Kopfschmerzen, die kongestiver Art sind, wie schon erwähnt wurde.

Wir haben nun noch die Einwirkung von *Aurum* auf die Knochen zu studieren. Das will ich mit wenigen Worten abmachen. Es ist nützlich bei Karies der Kopfknochen, der Knochen in der Nase und am Gaumen, hauptsächlich nach *Mercur*-Mißbrauch, mag es sich um Syphilis handeln oder nicht.

Achtundfünfzigste Vorlesung.

Die Silber-Präparate.

Argentum nitricum.

Argentum nitr. { *Arsenicum, Acidum nitricum.*
Plumbum, Cuprum.
Zincum. > *Natrium mur.*

Argentum nitricum oder Silbernitrat liefert uns in seiner Einwirkung auf Hirn und Rückenmark eine Reihe von Symptomen, die uns zur Anwendung des Mittels führen bei vielen Arten von Nervenleiden von einfacher Nervenschwäche an bis zur vollentwickelten Ataxia locomotrix oder Paralyse. Unter den abnormen Gefühlen, die es hervorruft, sind folgende charakteristisch für das Mittel. Ein sehr häufiges Allgemeinsymptom, das bei Kopfschmerz, bei Eierstocksaffektionen und bei manchen andern Leiden sich findet, ist das Gefühl, als ob der Körper oder ein Teil des Körpers sich ausdehne. Handelt es sich um Kopfschmerz, so hat der Kranke das Gefühl, als wäre der Kopf enorm groß. Zuweilen behauptet bei Ovarialschmerzen die Kranke, daß sie das Gefühl habe, als wäre eine immense Schwellung in der affizierten Seite; und doch ergibt die Untersuchung keine Vergrößerung des schmerzenden Organs. Wir finden dies Symptom bei manchen andern Mitteln, sehr hervorstechend jedoch bei *Argentum nitricum*. Ferner ist fast immer Schwindel vorhanden, wenn es hilfreich ist. Dieser Schwindel ist verbunden mit allgemeiner Hinfälligkeit und Zittern wegen Nervenschwäche. Der Kranke schwankt und taumelt, als wäre er betrunken. Der Schwindel ist manchmal so heftig, daß der Kranke für den Augenblick blind wird in Verbindung mit geistiger Benebelung, Summen in den Ohren, Übelkeit und Zittern. Er bekommt Gemütsangst. Ihn treibt es sehr, sich zu beschäftigen. Er muß immer etwas zu tun haben und bringt doch nichts zustande.

Er irrt sich oft in seiner Auffassung. Er beeilt sich rastlos, einen Auftrag auszuführen, weil er glaubt, zu spät zu kommen, während er in Wirklichkeit eine Stunde oder mehr, als nötig, noch vor sich hat. In manchen Fällen findet sich tiefe Melancholie. Der Kranke ist besorgt, ein unheilbares Hirnleiden zu haben. Er irrt sich fortwährend in Abschätzung von Entfernungen. Zum Beispiel, wenn er auf der Straße geht, so scheut er sich, um die Straßenecke zu gehen, weil die Ecke des Hauses vorzuspringen scheint, und er fürchtet, dagegen anzurennen. Alle diese Irrungen sind zurückzuführen auf unvollkommene Koordination der Muskeln. Letzteres ist nun kein Symptom der Einbildung. Es ist in zahlreichen Fällen gefunden und durch *Argentum nitricum* geheilt worden.

Diese mangelnde Koordination der Muskeln ist ein hervorragendes Symptom bei dem als Ataxia locomotrix bekannten Leiden, bei dessen Behandlung die Allopathen lange schon *Argentum nitricum* als ein sehr wertvolles Mittel anwandten. Auch wir können es geben, wenn folgende Symptome zugegen sind: Der Kranke taumelt im Dunklen oder wenn seine Augen geschlossen sind. Die Beine sind schwach, und in den Waden ist Zerschlagenheitsgefühl, wie nach einem langen Marsch. Schmerzgefühl in der Lumbo-Sakral-Gegend; auch Schmerz im Kreuzbein, sehr heftig beim Aufstehen vom Sitzen, aber eher besser durch Gehen. *Zincum* ist auch besser durch Gehen und schlimmer durch Sitzen. Der Unterschied zwischen den beiden Mitteln liegt darin, daß *Argentum nitricum* Schmerz beim Aufstehen hat. Zuweilen findet sich Schmerz in der Symphysis sacro-iliaca. Gefühl, als ob die Knochen dort lose wären. Hier ist es ähnlich *Aesculus hippocastanum*. Ein anderes Symptom, das ich hervorheben möchte, ist Zittern der Hände, weshalb der Kranke Dinge fallen läßt. Er ist sehr nervös nachts. Wenn er schläft, so hat er allerhand schreckliche Träume. Diese nervösen Symptome verschlimmern sich besonders um 11 Uhr vormittags. Sie sehen also, daß *Sulfur* nicht das einzige Mittel ist, welches diese Verschlimmerung um 11 Uhr vormittags hat.

Sie bemerken sofort die Ähnlichkeit zwischen *Argentum nitricum* und *Kali bromatum* und *Natrium muriaticum*. Diese zitternde Schwäche mit Herzklopfen ist das genaue Abbild des *Natrium muriaticum* - Zustandes. Diese furchtsame und besorgliche Gemütsstimmung, diese Einbildung, man könne an einem bestimmten Punkt nicht vorbeikommen, erinnert Sie an *Kali bromatum*.

Aber es gibt weniger schwere Symptome, die für *Argentum nitricum* sprechen, und eins derselben ist das, was wir funktionelle Paralyse nennen können, wie sie auf erschöpfende Krankheiten folgt, Paralysis postdiphtheritica zum Beispiel. *Gelsemium* ist hier ein dem *Argentum nitricum* ähnliches Mittel.

Andere nervöse Affektionen, gegen die wir *Argentum nitricum* geben können, sind folgende: Es ist eins der besten Mittel, die wir gegen Hemikranie haben. Das ist keine einfache Neuralgie. Sie ist eine tiefliegende Neurose, und bei einigen Fällen darf man sie für epileptischer Natur halten. Sie tritt periodisch auf; für ihre Heilung ist das Mittel, das wir eben besprechen, eins der besten. Häufig findet sich bohrender Schmerz im Kopf, der schlimmer in der linken Eminentia frontalis ist. Dies Bohren wird besser durch festes Umbinden des Kopfes, daher das Tragen eines fest anschließenden seidenen Tuches Linderung bringt. Sie wird hervorgerufen durch jede Gemütserregung unangenehmer Art oder durch etwas, was das Nervensystem herabdrückt, wie Säfteverlust, Entbehrung von Schlaf oder durch geistige Anstrengung. Zuweilen werden die Schmerzen so heftig, daß der Kranke die Sinne verliert. Die Anfälle steigern sich häufig zum Erbrechen von Galle oder saurer Flüssigkeit.

Es gibt noch eine andere Art von Kopfschmerz, die meist neuralgisch ist, und bei der *Argentum nitricum* sich hilfreich erweist. In den Kopfknochen das Gefühl, als gingen sie auseinander, oder im Kopf das Gefühl, als wäre er enorm groß. Die Schmerzen am Kopf steigern sich zu einem solchen Grade, daß die Kranke fast die Sinne verliert. Die Anfälle enden mit Erbrechen, um wahrscheinlich in einigen Minuten oder in einer Stunde wiederzukehren.

Wir finden *Argentum nitricum* indiziert bei Gesichtsschmerz, hauptsächlich, wenn die Infraorbitalzweige des fünften Nervenpaares und die Zahnnerven affiziert sind. Der Schmerz ist sehr intensiv und auf seiner Höhe verbunden mit unangenehmem sauren Geschmack im Munde. Die Schmerzen haben denselben Charakter, wie die schon beschriebenen bei Hemikranie. Ich glaube nicht, daß dieser saure Geschmack im Munde gastrischen Ursprungs ist, sondern ich meine, daß er abhängig ist von einer Abnormität oder Störung in den Geschmacksnerven. Das Gesicht bei fast allen diesen Fällen ist blaß und verfallen, mehr fahl als rein blaß, und in den schlimmsten Fällen, wenn das Blut sehr arg affiziert ist, sieht die Körperhaut dunkel, unrein, bleifarben aus.

Wir finden *Argentum nitricum* auch indiziert bei jenem qualvollen Leiden der Gastralgie, einer Neurose des Magens. Es ist besonders indiziert bei zarten, nervösen Frauen. Die Gastralgie wird hervorgerufen durch jede Gemütsbewegung, durch Entbehrung des Schlafs und häufig beim Eintritt der Regel. Empfindung im Magen, als läge ein Klumpen dort. Das ist zuweilen verbunden mit nagendem Geschwürsschmerz in der Magengrube. Von dieser Stelle strahlen die Schmerzen nach allen Richtungen hin aus. Diese Schmerzen scheinen gradweise zu steigen und abzufallen, gerade wie bei *Stannum*. Dabei pflegt intensiver Krampf der Brustmuskeln sich einzustellen. Der Kranke kann es nicht ertragen, ein Taschentuch seinem Munde zu nähern, da es ihm Dyspnöe verursachen würde. Der Kranke kann nicht die geringste Nahrung ertragen, weil sie diesen Schmerz verschlimmert. Zuweilen wird der Schmerz gebessert durch Zusammenkrümmen und dadurch, daß die Hand fest auf den Magen gedrückt wird. Die Paroxysmen enden mit Erbrechen klebrigen Schleimes, der in Strähnen gezogen werden kann, oder, was häufiger geschieht, sie sind verbunden mit enormer Anhäufung von Luft. Der Kranke kann lange nicht aufstoßen, aber wenn ihm dies gelingt, so kommen die Blähungen in enormem Umfang. Dabei ist oft allgemeines Zittern und ein nervöses Gefühl oder eine Empfindung, als würde man in einem Schraubstock zerquetscht.

Der nächste Verwandte zu *Argentum nitricum* ist hier *Bismuthum,* das bei reiner nervöser Gastralgie indiziert ist. Der Hauptunterschied zwischen ihm und *Argentum nitricum* liegt in dem Erbrechen. Sobald die Speise nur den Magen berührt, wird sie hinausgeworfen.

Ein anderes Nervenleiden, das *Argentum nitricum* indiziert, ist Epilepsie. Ein stark auf *Silbernitrat* weisendes Symptom ist folgendes: Tage oder Stunden vor einem Anfall erweitern sich die Pupillen. Nach dem Anfall ist der Kranke sehr unruhig und hat Zittern der Hände. Es ist besonders indiziert bei Epilepsie, die nach Schreck entstand oder die während der Menstruation eintritt.

Argentum nitricum kann auch gegeben werden gegen Puerperalkonvulsionen, wenn zwischen den Anfällen die Kranke sehr unruhig ist und sich umherwirft, bald auf die eine, bald auf die andere Seite.

Silbernitrat ist auch indiziert bei Angina pectoris. Der Kranke klagt über intensiven Schmerz in der Brust und am Herzen. Er kann kaum atmen.

Wir finden es auch indiziert beim rein nervösen Asthma. Krämpfe der Respirationsmuskeln sind zugegen. Die Dyspnöe ist groß. Ein mit Menschen gefüllter Raum verschlimmert diese Dyspnöe.

Verlassen wir nun die Einwirkung von *Argentum nitricum* auf das Nervensystem, so kommen wir zu seiner Anwendung bei Entzündungen und Ulcerationen. Zuallererst wollen wir bei diesem Kapitel die Augenkrankheiten in Betracht ziehen. *Silbernitrat* heilt eitrige Augenentzündung, und mit diesem Ausdruck meine ich eine Entzündung der Lider oder der Augen, die Ulceration oder Eiter liefert. Dieser Eiter ist dick, gelblich und mild. Es ist nützlich bei Ophthalmia neonatorum, wenn die Eiterung den eben erwähnten Charakter hat und profus ist. Besonders ist es erforderlich, wenn *Pulsatilla* oder eins der Mercurialien versagt hat.

Sie können es auch geben bei purulenter Ophthalmie Erwachsener, wenn der Eiter diesen Charakter hat. Wie bei *Pulsatilla* bessern sich die Symptome in der freien Luft und werden unerträglich im warmen Zimmer.

Bei purulenter Ophthalmie steht *Pulsatilla* sehr nahe dem *Argentum nitricum.* Sie werden bemerken, daß beide profuse, dicke, milde, purulente Absonderung haben und beide Besserung in kalter, frischer Luft. Es wurde klinisch festgestellt, daß, wenn *Argentum nitricum* zu wirken aufhört, eine interpolierte Gabe *Pulsatilla* hilft.

Sie können *Argentum nitricum* auch geben bei Blepharitis, wenn dicke Krusten an den Lidern sich finden, Eiterung und Induration des Gewebes. Auch die Cornea wurde affiziert durch die anhaltende Entzündung. Die Hitze von Feuer verschlimmert den Kranken bedeutend. Dies Symptom finden Sie auch bei *Mercurius.*

Conjunctivitis granulosa weist auch auf *Argentum nitricum.* Die Conjunctiva ist fast scharlachrot und hat profuse, schleimigeitrige Absonderung.

Rhus Tox. ist dem *Argentum nitricum* sehr ähnlich, aber es hat mehr krampfige Symptome. Krampfiger Verschluß der Augen ist vorhanden, und wenn Sie das Öffnen erzwingen, so stürzen brühend heiße Tränen hervor, welche Pickel um die entzündeten Augen hervorbringen.

Euphrasia ist ähnlich bei granulösen Lidern; sie unterscheidet sich von *Argentum nitricum* in folgendem: die purulente Absonderung ist exkoriierend und außerdem der Tränenfluß ätzend.

Kreosotum kann bei Entzündung der Augenlider gegeben werden, sowohl bei Kindern, wie bei Erwachsenen. Die Augen liefern heiße, brennende Tränen frühmorgens.

Argentum nitricum kann sich hilfreich erweisen bei Asthenopie als Akkomodationsfehler. Selbst die gröbste Arbeit strengt die Augen an.

Kommen wir nun zu der Schleimhaut des Mundes und Halses, so sehen wir, daß *Argentum nitricum* ein dunkelrotes Aussehen der Fauces hervorruft. Dicker Schleim sammelt sich im Hals, und der Kranke klagt über ein Gefühl, als wäre ein Splitter dort, wie bei *Acidum nitricum, Alumina* usw. Neben all diesem kann Ulceration vorhanden sein. Es mag sich um Mercur, Syphilis oder Skrofeln handeln. Die Papillen der Zunge haben sich aufgerichtet. Das Zahnfleisch ist empfindlich und blutet leicht, ist aber selten geschwollen und unterscheidet sich dadurch von *Mercurius.*

Der Kehlkopf erkrankt unter Einwirkung von *Argentum nitricum.* Schleim-eitriges Sputum ist vorhanden, das von der hinteren Larynxwand zu kommen scheint. Auch merkliche Heiserkeit und zuweilen selbst Stimmverlust ist da. Sänger klagen oft über ein Gefühl, als wäre dort etwas, das die Stimmorgane belästigt.

Manganum ist dem *Silbernitrat* ähnlich, da es Kehlkopf-Symptome verursacht, hauptsächlich bei pneumonischen oder tuberkulösen Kranken. Die Heiserkeit ist gewöhnlich schlimmer morgens und wird besser, wenn es gelingt, Schleimklumpen herauszuracksen. Der *Mangan*-Kranke hat Husten vom Lautlesen, mit schmerzhafter Trockenheit und Wundsein des Larynx. Der Husten bessert sich gewöhnlich durch Niederlegen.

Selenium ist auch dem *Argentum nitricum* ähnlich.

Paris quadrifolia ist ein bei Larynxaffektionen vernachlässigtes Mittel. Sie ist indiziert, wenn die Expektoration am meisten morgens bemerkbar und wenn sie grün und zäh ist.

Silbernitrat kann gegeben werden bei Ulceration der Cervix uteri, wenn sie geschwollen und induriert ist, mit kopiösem, gelbem, korrodierendem Weißfluß und häufigem Bluten aus den Ulcerationsstellen.

Ferner möchte ich Ihnen die Einwirkung des *Argentum nitricum* auf die Nieren erwähnen, weil man diese Einwirkung des Mittels nicht beachtet. Ich glaube, es war Dr. Preston in Norristown, der das Mittel am meisten in solchen Fällen anwandte. Er gab es sehr häufig bei Nephralgie wegen Nierenkongestion oder beim Durchgang von Steinen. Das Gesicht ist mehr dunkel gefärbt und sieht ausgetrocknet aus; dabei dumpfer Schmerz durch das Kreuzbein und auch in der Blasengegend. Der Urin brennt beim Lassen und in der Urethra ist Geschwulstgefühl. Plötzlicher Drang zum Harnen. Der Urin ist dunkel und enthält Blut oder auch Nierenepithelium und Harnsäureabsatz. Es ist besonders nützlich, wenn *Cantharis,* die hier ähnlich ist, versagt.

Acidum nitricum ist in Betracht zu ziehen bei Harnsteinen, wenn der Urin Oxalsäure enthält, und wenn diese Substanz der Hauptbestandteil des Steines ist.

Zuletzt habe ich von der Einwirkung des *Argentum nitricum* auf die Därme zu sprechen. Hier ist es dem *Arsenicum* sehr ähnlich. Die Stühle sind grün und fetzig und bestehen aus Blut, Schleim und Epithelium. Dies ist oft verbunden mit Entleerung von vielen Blähungen und wird oft hervorgerufen durch Genuß von Zucker. Besonders ist es indiziert, wenn Durchfall folgt auf irgendwelche Erregung oder wenn die Einbildung im Spiel war. Die Stuhlentleerungen treten meist ein, sobald das Geringste von Speise oder Trank genommen wird.

Bei Cholera infantum ist es indiziert bei Kindern, die hager sind, eingetrocknet, fast wie Mumien aussehen. Die Beine sind augenscheinlich nichts als Haut und Knochen. Die Stühle sind grün und schleimig, mit geräuschvollen Blähungen und schlimmer nachts.

Natrium muriaticum ist das eigentliche Mittel oder Antidot gegen *Argentum nitricum* - Mißbrauch.

Argentum metallicum.

Argentum metallicum erregt Krämpfe, welche die von Epilepsie simulieren. Den Anfällen folgt delirierendes Rasen. Der Kranke springt umher und versucht seine Umgebung zu schlagen.

Es macht Krampfschmerz in verschiedenen Teilen des Körpers; daher entstehen Schmerzen im Kopf, die gradweise zunehmen und, nachdem sie ihre Höhe erreicht haben, plötzlich aufhören. Diese Schmerzen sitzen meist auf der linken Seite und sind mit Schwindel verbunden. Der Kranke ist über die Maßen vergeßlich. Der Herzmuskel ist bei diesen neuralgischen Schmerzen sympathisch affiziert. Daher findet sich krampfhaftes Zucken des Herzmuskels, hauptsächlich, wenn der Kranke auf dem Rücken liegt.

Die Schwäche nun, welche natürlicherweise folgt, ist sehr leicht erklärlich, wenn Sie sich die eine Eigenschaft des *Argentum metallicum* vergegenwärtigen, nämlich seine Einwirkung auf die Gelenke. Es hat eine besondere Affinität für die Knorpel der Gelenke. Deshalb finden wir allgemeine Schwäche mit Zerschlagenheitsgefühl im Kreuz wegen Schwäche des Rückens, allgemeine Müdigkeit, die den Kranken nötigt, sich hinzulegen, um Ruhe zu finden. Besonders sind die Knie schwach. Es handelt sich nicht um wirklichen Rheumatismus articularis, sondern um Arthralgie mit Schmerzen derselben Art, wie die des Kopfes. Alle diese Symptome finden sich oft genug. Wir haben sie bei nervösen hysterischen Frauen und bei Männern nach Säfteverlusten, besonders des Samens.

Argentum metallicum wirkt auf die Schleimhaut des Halses und des Larynx. Es ruft eine kopiöse Ausschwitzung von Schleim im Kehlkopf hervor. Diese Exsudation ist reiner Schleim, nicht eitrig und nicht serös, sondern sieht gerade aus, wie gekochte Stärke. Dabei Brennen und Wundheit im Kehlkopf, was beides durch Sprechen und längeren Gebrauch der Stimme erregt wird. Der Schleim wird leicht expektoriert.

Argentum metallicum wirkt auf das linke Ovarium, macht Zerschlagenheitsschmerz in diesem Organ und zuweilen ein Gefühl, als würde das Ovarium größer (*Argentum nitricum* auf das rechte Ovarium). Das ist eine rein subjektive Empfindung. Verbunden mit diesem Zerschlagenheitsschmerz findet sich oft Prolapsus uteri.

Neunundfünfzigste Vorlesung.

Platina, Palladium und Alumina.

Platina.

Platina	Geistes-Symptome. —	*Bellad., Pallad., Phosph., Lycop.*
	Nervensystem. —	*Bellad., Helon., Stann., Plumbum.*
	Geschlechtsorgane.	*Pallad., Arg. met., Helonias.*
		Puls., Phosph., Aurum.

Die Einwirkung von *Platina* ist unter drei Hauptabteilungen zu betrachten, nämlich die Gemüts-Symptome, ihre Einwirkung auf das Nervensystem im allgemeinen und ihr Einfluß auf die Geschlechtsorgane, sowohl auf die männlichen, wie auf die weiblichen. Die *Platina*-Kranke ist mehr hochmütig und stolz, egoistisch. Sie sieht auf jeden und jedes als unter ihr stehend herab. Diesen Gemütszustand begleitet oft eine Eigentümlichkeit des Sehens; Gegenstände erscheinen ihr kleiner, als sie natürlicherweise sind. *Platina* bewirkt auch eine eigentümliche Exzitation des Geistes und des ganzen Nervensystems. Alles erscheint der Kranken fremd. Dinge kommen ihr schrecklich vor. In ihrer Einbildung sieht sie Gespenster, Dämonen usw. Hier ähnelt *Platina* dem *Kali bromatum* und *Hyoscyamus*, welche beide dies Symptom haben. Wenn die Kranke ihr eigenes Heim betritt, so erscheinen die Gegenstände ihr fremd; sie weiß nicht, wo sie ist. Zu andern Zeiten ist sie entschieden melancholisch. Sie wähnt den Tod ganz nahe und fürchtet sich davor. Hier ist *Platina* ganz ähnlich dem *Arsenicum* und *Aconit*. *Aconit* sagt Stunde oder Zeit des Todes vorher, aber sonst unterscheiden sich die beiden Mittel ungemein. Die Kranke kann entschieden hysterisch gestimmt sein, wobei Anfälle von Lachen und Weinen abwechseln, besonders wenn solche Fälle verhältnismäßig unpassend auftreten. Diese Gemüts-Symptome nun scheinen von Erregung in der Geschlechtssphäre abzuhängen. Die Genitalien, hauptsächlich beim Weibe, sind äußerst empfindlich. Fortwährendes Jucken und Kitzeln in den Geschlechtsorganen ist vorhanden, innerlich und äußerlich. Dies erregt das unglückliche Opfer in solchem Grade, daß jenes schreckliche, als Nymphomanie bekannte Leiden entsteht. (Wenn, wie es bisweilen vorkommt, Nymphomanie als Folge von Würmern auftritt, die in die Vagina kriechen und dort Reizung hervorrufen, so ist *Caladium* hilfreich.) Die Kranke scheint Riesenkraft zu haben. Sie will jeden umarmen. Diese nymphomanischen Erscheinungen sind verbunden mit Prolapsus und Verhärtung des Uterus, gerade wie bei *Aurum*. Die Ovarien sind sehr empfindlich und der Sitz brennender Schmerzen. *Platina* hat auch genützt bei Behandlung von Ovaritis, wenn Eiter sich bildete und *Hepar* und *Lachesis* nicht genügten, seine Entleerung zu bewirken. Die Menses sind zu früh und zu profus, bestehen aus dunklem klumpigen Blut. Damit verbunden sind Krämpfe oder schmerzhaftes Herabdrängen in der Uteringegend. Diese Krämpfe von *Platina* werden nun sehr häufig bei hysterischen Personen angetroffen. Sie bestehen aus einer Art tetanischer Rigidität mit Trismus, und das wechselt mit Dyspnöe.

Dieser Menstrualfluß der *Platina* ruft uns zwei oder drei andere Mittel ins Gedächtnis, die hier erwähnenswert sind: *Crocus* hat dunklen oder schwarzen, klumpigen Fluß, beides ohne Abortus, und ist verbunden mit einem Gefühl, als bewegte sich etwas im Bauche umher.

Chamomilla hat profusen, dunklen, klumpigen Fluß, aber ihre Gemüts-Symptome unterscheiden sie von *Platina*.

Millefolium und *Sabina* haben hellrotes, teilweise klumpiges Blut.

Belladonna hat, wie *Platina*, Gefühl in der Stirn, als ob alles herauskommen wollte; Gesicht brennend rot; Herabdrängen im Uterus usw.; aber bei *Belladonna* kommen und gehen die Schmerzen plötzlich, und der Fluß ist hellrot; oder, wenn dunkel, ist er stinkend.

Lycopodium ist das nächste Analogon bei einem egoistischen Geisteszustande.

Der *Platina*-Kranke leidet oft an Neuralgie in verschiedenen Körperteilen. Diese Neuralgien sind leicht zu studieren wegen ihrer gut ausgesprochenen charakteristischen Symptome. Die Schmerzen sind krampfiger Art und verursachen Taubheit und Kriebeln in den affizierten Teilen. Sie finden dieselben häufig im Kopf. Schmerz an der Nasenwurzel findet sich, als ob der Teil in einem Schraubstock gequetscht würde, und darauf folgt Kriebeln und Taubheit, was Ihnen anzeigt, daß dies Symptom in den Nerven liegt. Die Schmerzen steigern sich allmählich und nehmen in demselben Grade ab, wie sie kommen, wie Sie es auch bei *Stannum* finden.

Bei solchen neuralgischen Erscheinungen haben wir nun als der *Platina* am nächsten stehend *Belladonna*. Bei beiden Mitteln findet entschieden Kongestion nach dem Kopf statt, dabei hellrotes Gesicht und Delirium, aber das gradweise An- und Abschwellen der Schmerzen unterscheidet *Platina* von *Belladonna*.

Capsicum paßt für Kranke von laxer Faser, die an brennenden, stechenden Schmerzen im Gesicht leiden, schlimmer beim leisesten Luftzug, mag er warm oder kalt sein.

Verbascum ist bei Gesichtsschmerz indiziert, wenn ein Gefühl von Quetschen wie mit Zangen in den schmerzenden Teilen vorhanden, schlimmer durch Sprechen, Niesen, Temperaturveränderung, das täglich von 9 Uhr vormittags bis 4 Uhr nachmittags sich einstellt.

Gnaphalium hat Neuralgien, abwechselnd mit Taubheitsgefühl, namentlich in den oberen Gliedern.

Arsenicum hat Prosopalgie mit schießenden, wie Nadeln brennenden Schmerzen.

Ich habe noch einige Worte über die Einwirkung von *Platina* auf den männlichen Körper im allgemeinen zu sagen. Sie ist indiziert bei den üblen Folgen frühzeitiger Masturbation. Auf sie wird hingewiesen durch die Melancholie und den scheuen Blick, den solche Kinder haben. Auch wenn infolge dieses unnatürlichen Lasters Krämpfe mit epileptiformem Charakter auftreten. Der Junge hat hohle Augen und gelbe Haut. Während des Anfalls ist das Gesicht bleich und verfallen; es kann so auch immer aussehen. Das Bewußtsein ist nicht oft verloren. Die Glieder sind meist heraufgezogen und auseinandergespreizt.

Platina kann auch bei Krämpfen in der Geburtszeit gegeben werden. Zahnende Kinder können *Platina* erfordern, wenn sie anämisch und bleich sind; die Kiefer sind geschlossen, und nach dem Anfall liegt das Kind auf dem Rücken mit flektierten Beinen und weitgespreizten Knien. Die Krämpfe, sowohl bei Erwachsenen wie bei Kindern, alternieren zwischen konvulsiven Bewegungen und Opisthotonus.

Platina kann auch bei hysterischen Krämpfen gegeben werden oder bei Krämpfen, die aus nervöser Erregung entstehen, wenn ihnen vorangehen oder folgen Zusammenschnüren des Ösophagus und respiratorische Beschwerden, eine Art von Asthma mit andern Worten; plötzliche Unterbrechung des Atmens beim Gehen gegen den Wind. Bei diesem letzteren Symptom ist sie ähnlich der *Calcarea carbonica* und dem *Arsenicum*. *Moschus* ist ihr ähnlich bei der Hysterie.

In ihren Bauch-Symptomen ähnelt *Platina* recht sehr dem *Plumbum* und wurde mit großem Erfolg gegeben bei Behandlung der wohlbekannten, durch letzteres Mittel hervorgerufenen Kolik. Wie *Plumbum* macht *Platina* Verstopfung aus Untätigkeit der

Därme. Sie ist verbunden mit häufigem, erfolglosem Drang zum Stuhl. Die Stühle, wenn entleert, sehen aus wie Glaserkitt oder Leim und hängen hartnäckig dem Anus an. Sie wurde sehr empfohlen gegen die auf Reisen entstehende Verstopfung.

Das *Chlorid* von *Platina* hat nur ein Symptom, das ich erwähnen will, nämlich Karies des Tarsus. Sie können es geben bei Syphilitischen oder bei *Mercur*-Mißbrauch.

Platina hat Einwirkung auf die weiblichen Geschlechtsorgane, wie ich schon mitteilte. Sie ist nützlich bei induriertem und prolabiertem Uterus, verbunden mit fortwährendem Druck in den Weichen und im Rücken; die Teile sind schmerzhaft empfindlich gegen Berührung. Die Kranke leidet an Empfindlichkeit, selbst Vaginismus beim Coitus ist vorhanden.

Bei Induration des Uterus ist zu vergleichen *Sepia, Aurum* (das mehr Selbstmordmanie hat), *Argentum nitricum* und *Helonias*.

Gegen Empfindlichkeit beim Coitus ist zu vergleichen *Sepia, Belladonna* (wegen Trockenheit der Vagina), *Kreosotum* (wenn blutiger Ausfluß folgt), *Ferrum, Natrium muriaticum, Apis* (wenn Stechen in den Ovarien dabei), *Thuja* usw.

Palladium.

Palladium steht chemisch und in seinen Symptomen *Platina* nahe und wird hauptsächlich wegen seiner Einwirkung auf die weiblichen Geschlechtsorgane gebraucht. Seine charakteristischen Geistes-Symptome scheinen ihren Ursprung in den Geschlechts-Symptomen zu haben und bilden mit letzteren eine brauchbare und scharfbegrenzte Gruppe zum praktischen Gebrauch. Die Kranke ist zum Weinen geneigt. Sie leidet an Geisteserregung, hauptsächlich in Gesellschaft. Sie bekommt immer Verschlimmerung ihrer Beschwerden an dem Tage, der auf eine Abendunterhaltung folgt. Ihr wird leicht die Laune verdorben, und dann führt sie eine sehr scharfe Zunge. Sie glaubt sich sehr vernachlässigt, und da sie großen Wert auf die gute Meinung anderer über sie legt, so ist ihr das sehr unangenehm. Die *Platina*-Kranke ist ganz verschieden. Sie ist egoistisch in anderer Form. Bei *Palladium* wird der Stolz leicht verletzt. Bei *Platina* ist die Kranke hochmütig und egoistisch; sie sieht auf andere herab, als nicht würdig genug für sie.

Palladium hat einen sehr charakteristischen Kopfschmerz, der den Kranken sehr reizbar macht. Er erstreckt sich über den Scheitel von einem Ohr zum andern. Das Gesicht ist fahl, mit blauen Ringen um die Augen. Auch Übelkeit ist vorhanden, gewöhnlich schlimmer des Abends, und sehr saures Aufstoßen. Die Därme sind verstopft, die Stühle oft weißlich gefärbt.

Wir kommen nun zu den speziellen Uterin-Symptomen von *Palladium,* und diese sind recht zahlreich. Es sind folgende: Schmerz im Bauch mit Abwärtspressen, ein bei Uterinkrankheiten sehr häufiges Symptom. Schmerz in Uterus und Blase nach jeder Anstrengung untertags; Schneiden wie mit Messern im Uterus, das nach dem Stuhl besser wird; fortwährendes Ermüdungsgefühl im Kreuz; sie ist so ermüdet, daß sie tatsächlich schwankt; sie fühlt sich schläfrig; sie klagt über Wehtun und Zerschlagenheit überall; Schwere wie von Blei tief im Becken, schlimmer bei jeder Anstrengung und schlimmer beim Stehen; Umhergehen ist ihr viel weniger lästig, als Stehen; Liegen auf der linken Seite bessert; Geschwulst in der Gegend des rechten Ovariums mit Schmerzen, die vom Nabel ins Becken schießen, und damit verbunden Herabdrängen, besser durch Reiben. Diese örtlichen Symptome zusammen mit den Gemüts-Symptomen geben ein vollständiges Bild von *Palladium.*

Argentum metallicum hat wie *Palladium* Affektionen der Ovarien und des Uterus. Es ist nützlich bei Prolapsus uteri, wenn dabei Beschwerden im linken Ovarium. Die spezielle charakteristische Empfindung bei *Argentum metallicum* ist ein Gefühl, als würde das linke Ovarium enorm groß.

Noch ein anderes Mittel ist *Lilium tigrinum.* Es ähnelt beiden, *Palladium* und *Platina,* und Sie müssen diese drei Mittel zusammen im Gedächtnis behalten. Sie alle haben Reizbarkeit, „leicht ärgerlich", und „die Sachen gehen nicht nach Wunsch", aber nur *Palladium* hat diese Überempfindlichkeit gegen Ärgernis, und nur *Platina* hat Hochmut.

Helonias ist auch dem *Palladium* ähnlich. Sie hat Reizbarkeit, Wehtun und hervorragend Gefühl von „Ermüdung".

Alumina.

Alumina ↓ *Bryonia*	*Puls.* (Chlorose, Ozäna), *Calc. carbonica* (Furcht, Wahnsinn), *Lachesis* (Verschlimmerung b. Erwachen), *Sepia.*	Blut. Nerven. Schleimhäute.
	Plumbum (Kolik).	Drüsen.
	Arg. nitr., Nux vomica, Sulf. (Rückenmark).	Magen, Leber u. Därme.
	Mercurius (Bubo).	Geschlechtsteile.
	Bryonia, Chamomilla (Magen).	Kehlkopf.
	Ruta, Con., Natr. mur., Sep., Graph., Zinc. } Augen.	Haut.
	> *Cham.*	
	> *Bryon.*	

Alumina ist das Oxyd von Aluminium, reine ausgeglühte Tonerde und bekannt als *Argilla.* Nach Hering sind die Symptome, welche Hartlaub erhielt, nicht rein, weil er sein Tonpräparat einfach auswusch, während Hahnemann das seinige der Glühhitze aussetzte.

Sie bemerken in der Liste an der Tafel, daß ich *Bryonia* als Komplement von *Alumina* aufgestellt habe. Das gilt hauptsächlich von den gastrischen Symptomen. Diese Mittel folgen gut aufeinander bei Magen-Darm-Affektionen. *Bryonia* wirkt auch als Antidot zu *Alumina,* wie auch *Chamomilla.* Ich habe einige der konkordanten Mittel mit wenigen Worten in Paranthese aufgeführt, um die Ähnlichkeitspunkte anzudeuten. *Pulsatilla* ist mit Chlorose und Ozäna bezeichnet, zum Beweis, daß hauptsächlich in diesen beiden Affektionen *Pulsatilla* konkordant mit *Alumina* ist. Dann bemerken Sie, daß *Plumbum* ihr ähnlich ist bei Kolik und *Nux* und *Sulfur* bei Rückenmarksaffektionen usw.

Alumina wirkt am besten auf ältere Personen von hagerem Habitus, die eher verrunzelt und vertrocknet aussehen, oder auf Mädchen in der Pubertät, besonders wenn sie chlorotisch sind, und auch auf zarte oder skrofulöse Kinder, hauptsächlich auf Kinder, die künstlich ernährt wurden, d. h. aufgezogen mit den verschiedenen Arten von Kindernährmitteln, mit denen der Markt überfüllt ist. Solche Kinder sind schwach und verrunzelt; ihre Ernährung ist entschieden mangelhaft. Die Därme sind untätig. Diese Verstopfung ist charakteristisch. Heftiger Drang zum Stuhl ist vorhanden, auch wenn die Fäces weich sind, was Ihnen sofort zeigt, daß die Untätigkeit der Därme ganz besonders durch das Mittel beeinflußt wird. Hier haben wir ganz dasselbe, wie bei *Bryonia.* Das Kind leidet an Ozäna oder chronischem Magenkatarrh mit großer Trockenheit der Nase. Dies erkennen Sie an dem trockenen Schnüffelton, den das Kind hervorbringt, wenn es durch die Nase atmet. Ferner leidet das Kind, wenn es zahnt, an Strabismus. Das kommt von Schwäche des Musculus rectus internus am affizierten Auge. Diese Erscheinung ist zuweilen durch Operation heilbar, und wenn dies der Fall, so ist diese Methode jeder chirurgischen Prozedur vorzuziehen. Zuweilen sind Würmer die Ursache. Dann ist *Cina* hilfreich; kommt es von Hirnreizung, *Belladonna,* und *Cyclamen,* wenn von menstrualen oder gastrischen Störungen.

Der *Alumina*-Kranke ist sehr niedergeschlagen und zum Weinen geneigt, wie bei *Pulsatilla,* und diese Niedergeschlagenheit ist schlimmer beim Erwachen, in dieser Beziehung ähnlich *Lachesis, Pulsatilla, Sepia* usw. Ein andermal finden Sie den Kranken durch einen sorgenvollen Gemütszustand belästigt, durch Furcht, daß er wahnsinnig werde, und dies ist ein genaues Abbild von *Calcarea carbonica, Jodum* usw. Dies bekundet Ihnen den Reizzustand der Hirnfasern. Noch eine andere Eigentümlichkeit kann sich einstellen, hauptsächlich bei Hysterie, nämlich Neigung zum Selbstmord, wenn die Kranke Blut sieht oder ein Messer oder etwas der Art.

Männer, bei denen *Alumina* nützlich ist, sind hypochondrisch. Große Mattigkeit und Indifferenz für Arbeit und Beschäftigung ist vorhanden. Eine Stunde scheint ihnen ein halber Tag zu sein. Sie sind übermäßig empfindlich und ärgerlich; in dieser Beziehung rivalisiert *Alumina* mit *Nux vomica* und auch mit *Bryonia.*

Rechts an der Tafel werden Sie nun verschiedene Abteilungen bemerken, unter denen ich *Alumina* zu betrachten wünsche. Zuerst, welche Veränderungen werden im Blut durch *Alumina* hervorgebracht? Ich kann Ihnen nicht sagen, wie sie das Blut verändert, aber es gibt Erkrankungen des Blutes, wo sie verwendbar ist, und es ist also angemessen, sie hier zu Ihrer Kenntnis zu bringen. Sie ist indiziert bei Anämie und auch bei Chlorose, besonders bei jungen Mädchen in der Pubertät, wenn die Menses blaß und spärlich sind und abnormes Verlangen nach gewissen unverdaulichen Dingen, wie Schieferstein, Kalk, Kreide usw., vorhanden ist. Der Weißfluß, an dem sie leiden, ist meist durchsichtig oder besteht auch aus gelblichem Schleim, der profus ist, zuweilen die Schenkel hinab zu den Füßen rinnt und sehr zäh und klebrig ist. Er erschöpft sie sehr, weil er reich an Eiweiß ist. Mit diesen Symptomen verbunden werden Sie fast immer den Gemütszustand finden, den ich Ihnen beschrieben habe.

Nun zu den Nervenaffektionen. *Alumina* wurde bei Nervenaffektionen sehr schwerer Art gegeben. Bönninghausen gab das Metall *Aluminium* gegen folgende Symptome bei jener schrecklichen Krankheit Ataxia locomotrix: Häufiger Schwindel; die Gegenstände drehen sich im Kreise. Ptosis, Diplopie oder Strabismus können zugegen sein. Der Kranke kann nicht im Dunklen oder mit geschlossenen Augen gehen, ohne zu taumeln. Er hat das Gefühl, als ginge er auf Polster. Formikation ist vorhanden oder Gefühl im Rücken und in den Beinen, als kröchen Ameisen dort. Das Gesäß schläft beim Sitzen ein. Die Fersen werden taub beim Gehen. Er hat im Gesicht das Gefühl, als wäre es mit Spinngewebe bedeckt oder als wäre Eiweiß darauf eingetrocknet. Er klagt auch über einen Schmerz im Rücken, als wäre ein glühendes Eisen ins Mark gestoßen. Das sind die Symptome, welche *Alumina* indizieren, und das sind die Symptome, welche Bönninghausen auf *Aluminium* führten und es ihm ermöglichten, vier Fälle der Krankheit zu heilen.

Nächstdem die Schleimhäute. *Alumina* ist hier ein ganz einziges Mittel. Sie wirkt hier in einer beschränkten, aber gut gezeichneten Zahl von Fällen. Sie macht unverkennbare Trockenheit der Schleimhäute. Halten Sie dieses Faktum fest, so können Sie sich alle Symptome erklären, die sie hervorbringt. Sie haben sofort den Schlüssel zu ihrer Dyspepsie, Nasenkatarrh, Halsweh und Verstopfung. Trockenheit der Schleimhäute ist zugegen. Nach einiger Zeit bildet sich Schleim, welcher dick, gelb und sehr schwer löslich ist. Ich will Ihnen eine Erläuterung geben. Bei den Augen zum Beispiel ist sie indiziert bei Blepharitis hauptsächlich, mit großer Trockenheit der Conjunctiva. Die Lider sind steif und springen zuweilen auf, so trocken sind sie. Der nächste Verwandte hier ist *Graphites,* der dasselbe Symptom hat, nur hat er mehr Bluten als *Alumina.*

Alumina ist nützlich bei Asthenopie wegen Reizung der Conjunctiva; auch bei Granulationen der Lider und bei chronischer Blepharitis.

Gegen Trockenheit der Augen empfiehlt Allen auch *Berberis, Natrium carb.* und *Natrium sulfuricum.*

Trockenheit der Augen beim Lesen: *Crocus, Argentum nitricum.*

Bei Schwund der Augenlider *Nux moschata, Sepia, Rhus, Gelsemium.*

Alumina hat auch Kraftverlust des Rectus internus. Hier ist sie ähnlich dem *Agaricus, Jaborandi, Conium, Ruta* und *Natrium mur.* Letzteres ist nach Woodyatt das Beste.

Beim Nasenkatarrh werden Sie *Alumina* indiziert finden bei Kindern mit großer Trockenheit der Nase, Bildung von Krusten und später von dickem gelben, zähen Schleim, der sich schwer löst.

Der Husten, welcher *Alumina* indiziert, ist trocken und krampfig. Er ist schlimmer morgens; der Kranke hustet, bis er eine kleine Menge fest adhärierenden Schleims losbringt, wonach es eine Weile besser wird.

Sie ist indiziert bei Halsleiden, bei Erschlaffung der Schleimhäute, bei jenem Zustand, den Sie bei Halsleiden der Prediger antreffen. Der Hals ist sehr trocken beim Erwachen, mit rauher, schwacher Stimme; er ist dunkelrot, die Uvula verlängert. Der Kranke fühlt sich nach heißen Getränken gebessert. Heiserkeit wird schlimmer des Morgens, dabei eine Empfindung, als säße ein Splitter im Halse beim Schlucken. Letzteres Symptom finden Sie auch bei *Hepar, Argentum nitricum* und *Acidum nitricum.*

Die Schleimhaut des Magens ist trocken und daher die Absonderung des Magensaftes mangelhaft. Hier haben Sie dieselbe Dyspepsie, wie sie durch *Bryonia* heilbar ist. Die unterscheidenden Symptome für *Alumina* sind folgende: Gefühl von Zusammenschnürung den Ösophagus entlang beim Schlucken der Speisen. Der Kranke verschlimmert sich immer vom Kartoffelessen; das ist ein gutes Symptom für *Alumina.* Widerwille gegen Fleisch und Verlangen nach unverdaulichen Sachen. Die Leber ist empfindlich gegen Berührung und stechende Schmerzen in diesem Organ, wie bei *Bryonia*. Sie finden die schon erwähnte Verstopfung mit Drang zum Stuhl, auch wenn der Stuhl nicht trocken und hart ist. Die Hämorrhoiden jucken, brennen und feuchten.

Nun wollen wir die Einwirkung von *Alumina* auf die Drüsen betrachten. Hier habe ich nur ein Symptom für Sie, nämlich die Anwendung des Mittels bei Behandlung von Bubonen. Sie können sie geben beim gonorrhoischen Bubo, wenn dabei gelblicher Tripperausfluß vorhanden mit Brennen und Jucken die Urethra entlang.

Schließlich die Haut. *Alumina* wirkt auf die Haut, geradeso wie auf die Schleimhäute, indem sie Trockenheit und Harschheit der Haut hervorruft; infolgedessen finden wir sie indiziert bei rauhen, trocknen Ausschlägen, die aufspringen und auch bluten, obgleich nicht oft, welche jucken und unerträglich brennen und in der Bettwärme sich verschlimmern.

Sie wollen sich hier erinnern, daß *Argentum nitricum, Nux vomica* und *Sulfur* der *Alumina* ähnlich sind bei Spinalaffektionen.

Sie finden *Mercurius* der *Alumina* am ähnlichsten bei Behandlung von Bubonen.

Alumina wurde als Antidot gegen die durch *Plumbum* hervorgerufene Kolik gegeben.

Sechzigste Vorlesung.

Plumbum und Stannum.

Plumbum metallicum.

Plumbum. { *Belladonna, Platina, Nux vomica, Cuprum, Opium.* / *China.*

\> { *Opium.* / *Alumina.*

Die Symptome von *Plumbum* oder Blei kann man nach seiner Haupteigentümlichkeit studieren, nämlich nach seiner Tendenz, Konstriktion der Muskelfaser, sowohl der willkürlichen, wie der unwillkürlichen, zu verursachen. Es verursacht diese Kontraktion der Muskeln und auch Kontraktion der Blutgefäße, weil es die unwillkürlichen oder nichtgestreiften Muskelfasern affiziert. Das erste Symptom, das gewöhnlich auf Bleivergiftung folgt, mag sie vom Magen aus langsam entstehen, wie durch Trinken von mit Blei imprägniertem Wasser, oder durch Inhalation, wie bei Malern, ist Bleikolik, und diese besteht in entsetzlichen kneifenden Krampfschmerzen mit Einziehung der Bauchwand, welche den Bauch mehr konkav als konvex macht. Es handelt sich um Krampf der Musculi recti; sobald diese sich kontrahieren, ziehen sie auch die Bauchwand nach innen. Schmerzen strahlen nach allen Richtungen hin aus, folgen gewöhnlich dem Verlauf der Nerven und machen zuweilen Delirium, wenn sie bis zum Gehirn sich erstrecken, Dyspnöe, wenn sie die Brust ergreifen, Aufziehen der Hoden, wenn sie nach dieser Richtung gehen, und heftige Krämpfe in den Beinen, wenn sie deren Nerven treffen. Bei dieser Kolik ist hartnäckige Verstopfung und in manchen Fällen sogar Koterbrechen zugegen.

Gegen diese Kolik ist Antidot *Alumina, Alumen, Platina, Opium, Nux vomica, Arsenicum, Colocynthis, Acidum sulfuricum, Zincum* oder *Belladonna;* vorbeugen kann man ihr durch Alkohol.

Ferner sind die Symptome von *Plumbum* paralytischen Charakters. Das erste charakteristische Symptom ist hier Kontraktur des Handgelenks wegen Paralyse der Extensoren des Handgelenks. Diese hat *Plumbum* geheilt, wenn sie aus andern Ursachen als von Bleivergiftung entstand. Diese Paralyse erstreckt sich auf andere Körperteile und befällt immer die Extensoren mehr als die Flexoren. Am Rand des Zahnfleisches erscheint eine blaue Linie, die bekannte Zahnfleischlinie. Sie entsteht durch den Schwefel, der in dem Weinstein an den Zähnen sich findet und mit dem Blei in den Blutgefäßen sich verbindet, so daß ein Niederschlag von unlöslichem Bleisulfid sich bildet. Wie ich schon sagte, dehnt die Paralyse sich aus und involviert andere Körperteile, und dann haben Sie folgende Charakteristik: Paralyse mit Atrophie der affizierten Teile, daher abhängig von organischen Veränderungen. Deshalb finden Sie *Plumbum* indiziert bei Paralysen organischen Ursprungs; bei Paralysen wegen Erkrankung des Rückenmarks, wenn dieses Nervengebilde fettige Degeneration oder Sklerose eingegangen ist.

Plumbum paßt sehr gut für das als multiple zerebrospinale Sklerose bekannte Leiden. Es wird indiziert durch das Symptom: Zittern, dem Paralyse folgt.

Oft finden wir *Plumbum* indiziert bei Paralyse mit Kontraktur.

Progressive Muskelatrophie kann auch auf *Plumbum* hinweisen.

Plumbum hat die Tendenz, den Uterus sich nicht entwickeln zu lassen. Wir können es also indiziert finden bei Neigung zu Abortus. Der Fötus wächst im Uterus, aber die Muskelfasern des Uterus entwickeln sich nicht in gleichem Maße, deshalb kann der Uterus sich auf die Dauer nicht dem wachsenden Fötus anpassen, und Abortus tritt ein.

Zuweilen ist *Plumbum* indiziert beim Delirium, bei solchem, das mit Kolik alterniert. Es ist dem der *Belladonna* sehr ähnlich; der Kranke beißt und schlägt seine Umgebung, aber die Unterscheidung von *Belladonna* liegt darin: Zittern des Kopfes und der Hände ist zugegen, und gelber Schleim sammelt sich an Mund und Zähnen. Ferner alterniert das Delirium mit Kolik, was bei *Belladonna* nicht der Fall ist.

Andere Gehirnstörungen durch Bleivergiftung sind nicht häufig, doch kann man folgende antreffen: Schlaflosigkeit, heftiger Kopfschmerz, sowohl in der Stirn als im Hinterkopf, mit oder ohne Schwindel; Ohrgeräusche, gestörtes Sehen; Diplopie; Amaurose; Kontraktion des Pharynx, doch werden Flüssigkeiten schluckweise und gierig verschlungen; der Geist ist schwach, nervös und trübe; Eiweißharnen geht vorher.

Plumbum hat häufig Epilepsie hervorgebracht. Die charakteristischen, dasselbe indizierenden Symptome sind folgende: Fast paralytische Schwere der Beine vor dem Anfall und Paralyse und langanhaltender schnarchender Schlaf nachher. Es ist besonders indiziert bei Konvulsionen wegen Gehirnsklerose und wegen Tumor im Gehirn.

Bei Verstopfung können Sie *Plumbum* geben, wenn die schon erwähnte Einziehung des Bauches vorhanden ist und ausgesprochener Krampf oder Kontraktion des Sphincter ani. Stuhldrang ist zugegen, und der Kranke klagt über ein Gefühl, als zöge ein Strang den Anus ins Rectum hinauf.

Es mag vorübergehend mit erwähnt werden, daß *Baryta carbonica* Kolik mit Einziehen des Nabels wie Blei hat. *Thallium* hat dieselben Symptome in Begleitung von heftigen lancinierenden Schmerzen in Magen und Eingeweiden, einander rapid wie elektrische Schläge folgend. Dieses Mittel lindert die blitzartigen Schmerzen bei Ataxia locomotrix.

In seiner Einwirkung auf die Nieren macht *Plumbum* granulöse Degeneration oder Cirrhose dieser Organe. Es ist nur wenig Wassersucht oder Albuminurie vorhanden, aber ausgesprochene Tendenz zu urämischen Konvulsionen.

Stannum.

Stannum ↓ *Pulsatilla*	{ *Causticum.* *Phosphorus, Sulfur.* *Sepia, Pulsatilla* usw.	Nerven. Schleimhäute. Fieber. Organe.	{ Erschöpfung. Paralyse. Krämpfe. Neuralgie.

Stannum ist ein Mittel, das nicht viele Symptome hat, daher kann er sehr schnell klargestellt werden. Sein Komplement ist *Pulsatilla*.

Der *Stannum*-Kranke ist meist mißmutig und weint leicht, gerade wie bei *Pulsatilla.* Weinen verschlimmert gewöhnlich den Zustand. Diese Niedergeschlagenheit findet sich bei Lungenleiden, gegen welche *Stannum* Ihnen hilfreich ist. Sie ist sehr verschieden von dem gewöhnlichen Gemütszustand der Schwindsüchtigen, die, wie Sie alle wissen, meistens voller Hoffnungen sind, fast bis zur letzten Lebensstunde. *Stannum* ist hauptsächlich indiziert, wenn sie niedergeschlagen sind, es ist also selten indiziert bei wirklicher Tuberkulose. Die Frau, bei der *Stannum* indiziert ist, ist auch nervös und schwach; so nervös, reizbar und schwach ist sie, daß sie in Angst gerät und Herzklopfen bekommt selbst von so geringer Anstrengung, als von der, daß sie Anweisungen über Haushaltungsangelegenheiten gibt. Diese nervöse Erschöpfung zeigt sich auf verschiedene Weise; sie tritt hauptsächlich ein, wenn die Kranke die Treppe hinabgeht, mehr als beim Hinaufgehen. Sie hat das

Gefühl, als könnte sie die Treppe nicht hinuntersteigen, oder als hätte sie nicht Kraft genug in ihren Gliedern. Sie können diese Erschöpfung auch anderweitig bemerken: die Kranke klagt nicht sehr über das Gehen, aber beim Versuch, sich zu setzen, klappt sie gänzlich auf dem Stuhl zusammen. Das ist kein eingebildetes Symptom. Sie treffen es an bei Uterinaffektionen.

In den Gemüts-Symptomen können Sie *Stannum* vergleichen mit *Natrium muriaticum, Pulsatilla* und *Sepia. Natrium muriaticum* hat melancholische, trübe, weinerliche Stimmung. Zureden scheint zu verschlimmern. Beim Versuch, ihn zu trösten, wird er wütend.

Die *Pulsatilla*-Kranke hat milde, weinerliche, nachgiebige Stimmung. Sie liebt mehr den Zuspruch. Sie hat spärliche, verzögerte Menses, während bei *Stannum* das Gegenteil stattfindet.

Die *Sepia* - Kranke hat Trübsinn in betreff ihrer eigenen Gesundheit, während sie sehr indifferent ist in bezug auf ihre Familie. Sie wird leicht verletzt und neigt zur Heftigkeit.

Gegen diese Erschlaffung der Gewebe, die Hinsein oder Schwäche hervorbringt, haben wir verschiedene Mittel. Zuallererst, wenn Sie finden, daß Sprechen den Kranken angreift, vergleichen Sie die folgenden Mittel: *Cocculus, Veratrum album, Acidum phosphoricum, Sulfur, Acidum sulfuricum* und *Calcarea carbonica.*

Gegen die funktionelle Paralyse, die von Ermüdung oder Gemütsbewegung kommt, ist mit *Stannum* zu vergleichen *Cocculus, Ignatia, Phosphorus, Natrium muriaticum* und *Collinsonia.*

Der *Stannum* - Kranke wird belästigt von Verdauungsstörungen, auch Dyspepsie genannt. Übelkeit und Erbrechen des Morgens, oder, wie bei *Colchicum,* der Geruch von Speisen verursacht Erbrechen. Dies letztere Symptom ist eine hauptsächlich starke Hinweisung auf *Stannum,* besonders bei Frauen. Gefühl von Hinsein und Schwäche im Magen, wie bei *Sepia;* auch Bittergeschmack im Munde. Das Rectum ist untätig. Viel Anstrengung ist erforderlich, um selbst weichen Stuhl zu entleeren. Das Gesicht ist meist blaß und verfallen, mit dunklen Ringen um die Augen. Diese Erscheinungen weisen auf Schwäche, an der Frauen leiden, und sind Symptome von Würmern. Sie können die Anwendung von *Stannum* befürworten, wenn Würmer vorhanden sind. Es kann indiziert sein, auch wenn Konvulsionen eintreten durch die Reizung dieser Parasiten, und findet dann seinen Platz neben *Cina, Artemisia* usw.

Männer erheischen *Stannum,* wenn sie hypochondrisch sind. Sie haben gastralgische Schmerzen, welche sie nötigen, umherzugehen zur Linderung, und sie sind so schwach, daß diese Bewegung sie sehr anstrengt. Die Zunge ist gelblich belegt.

Die *Stannum*-Kranke leidet an Prolapsus uteri. Dieser Prolapsus spricht so oft für *Stannum,* daß Dr. Richard Hughes es ganz allgemein für nützlich hielt bei einfachem Prolapsus uteri. Sie werden ferner finden, daß bei *Stannum* die Vagina prolabiert ist. Diese Prolapsus-Symptome verschlimmern sich beim Stuhlgang. Die Menses sind immer profus. Der Weißfluß entspricht dem vorwiegenden Charakter des Mittels. Er ist gelblich oder es ist auch klarer Schleim, und mit ihm ist immer unerträgliche Schwäche verbunden. Die Kranke ist so schwach, daß sie sich kaum bewegen kann. So groß ist die Prostration, daß sie morgens beim Ankleiden sich öfter niedersetzen muß, um auszuruhen. Zittern der Arme und Beine. Die Glieder sind so schwer wie Blei. Diese Schwäche ist immer schlimmer beim Absteigen, zum Beispiel beim Treppenabsteigen oder beim Niedersetzen. Die Uterin-Symptome können sich verbinden mit Gefühl von Schwäche oder Hinsein in der Brust. Die Kranke fühlt sich so schwach, daß sie kaum sprechen kann.

Als dem *Stannum* etwas ähnlich bei Prolapsus uteri mit Verschlimmerung beim Stuhlgang mögen Sie an *Podophyllum* denken, das Prolapsus uteri mit Durchfall hat. Der Stuhl ist gewöhnlich grün und kommt in einem Guß.

Calcarea phosphorica, Nux vomica und *Pulsatilla* sind auch in dieser Beziehung zu studieren.

Sie können schon erwarten, daß ein Kranker, der so durch und durch schwach in seinem Nervensystem ist, wie der *Stannum*-Kranke, an Neuralgie leiden muß. Das allgemeine Charakteristikum, das Sie zu seiner Anwendung führt, ist: die Schmerzen steigern und mindern sich langsam. Sie pflegen besonders im Verlauf des Nervus supraorbitalis aufzutreten. Bei diesem Charakter des Schmerzes ist *Stannum* nützlich bei Gesichtsschmerz, der auf Intermittens folgt, und durch *Chinin*-Mißbrauch.

Bei solchen Schmerzen, die langsam sich steigern und vermindern, sind die nächsten Mittel *Platina* und *Strontiana carb.* *Spigelia, Kalmia* und *Natrium muriaticum* haben auch diese Symptome, jedoch vielleicht weniger ausgeprägt.

Epilepsie wurde mit *Stannum* behandelt, hauptsächlich, wenn sie Reflex von Bauchreizung ist, zum Beispiel von Würmern im Darmkanal. Der Kranke hat blasses Gesicht und dunkle Ringe um die Augen und Kolik, die besser wird durch festen Druck auf den Bauch. Ist das Kind alt genug, um seine Empfindungen zu beschreiben, so klagt es über süßlichen Geschmack im Munde.

Hysterische Krämpfe erfordern ebenfalls *Stannum,* besonders wenn sie mit Schmerzen im Unterleib und Zwerchfell verbunden sind.

Nun die Einwirkungen von *Stannum* auf die Schleimhäute. Wenn es hilfreich ist, so finden Sie eine kopiöse Sekretion auf den Schleimhäuten. Sie ist mild und nicht reizend, gelblich oder gelblichgrün; es ist also eine schleimig-eitrige Sekretion. Zuweilen, obgleich nicht so oft, ist dieser Schleim zäh, klebrig und mit Blut gemischt. Der Schleim sammelt sich sehr schnell in der Brust und wird sehr leicht expektoriert, mit großer Erleichterung für den Kranken. Die Beklemmung, die Schwäche und die Beengung der Brust bessern sich alle, wenn dies Sputum ausgeworfen wird. Die Stimme, welche heiser und rauh ist, scheint sich zu heben durch diese Expektoration. Die Dyspnöe ferner bessert sich entschieden nach der Expektoration. Der Husten ist sehr belästigend und kitzelnd. Er ist schlimmer nachts und wird hervorgerufen durch Sprechen und schnelles Gehen. Der Kranke klagt ferner über jene Schwäche der Brust. Es scheint, als hätte er gar keine Kraft. Die Dyspnöe verschlimmert sich gegen Abend.

Das sind nun die Symptome, welche *Stannum* indizieren bei vernachlässigter Erkältung. Sie weisen auch auf das Mittel hin bei dem Zustand, den man ganz passend als Phthisis catarrhalis bezeichnete. Ausgesprochen hektisches Fieber ist vorhanden. Der Frost kommt charakteristisch um zehn Uhr morgens. Gegen Abend bekommt der Kranke Wallungen und Hitze unter Verschlimmerung seiner Symptome bei jeder Anstrengung. Nachts hat er profusen Schweiß, der sich hauptsächlich gegen vier oder fünf Uhr morgens verschlimmert. Ich möchte hier mitteilen, daß bei diesem hektischen Fieber mit Frost um zehn Uhr morgens ich verschiedene Male *Natrium mur.* versucht habe, aber ohne den geringsten Nutzen.

Stannum ist ein Mittel, das Sie mit großer Sorgfalt wählen müssen, wenn es Sie nicht unbefriedigt lassen soll. Es muß die Schwäche vorhanden sein. Finden Sie *Stannum* nicht ausreichend bei Phthisis catarrhalis, so können Sie an folgende Mittel denken:

Silicea ist indiziert sowohl bei katarrhalischer, als auch bei wirklicher tuberkulöser Phthisis, wenn Husten zugegen, schlimmer bei schneller Bewegung. Kopiöses Schleimrasseln auf der Brust. Der Auswurf ist eitriger, als der von *Stannum*. Gewöhnlich sind Vomicae in den Lungen. Sie werden *Silicea* häufig indiziert finden bei katarrhalischer Phthisis alter Leute.

Phosphorus muß oft sorgfältig mit *Stannum* verglichen werden, da die beiden Mittel häufig, eins für das andere, unrichtig angewendet werden. Beide haben Heiserkeit, abendliche Verschlimmerung, schwache Brust, Husten, kopiösen Auswurf, Hektik usw. *Phosphorus* hat mehr Blut oder Blutstreifen, Beengung der Brust usw.

Senega ist ein Mittel, das große Schmerzhaftigkeit in den Brustwänden hervorbringt und viel Anhäufung von klarem, eiweißartigem Schleim, der schwer zu expektorieren ist. Diese Symptome sind oft verbunden mit Druck auf der Brust, als würden die Lungen nach hinten gegen das Rückgrat gedrängt. Sie ist besonders indiziert bei fetten Personen von laxer Faser. Die *Senega* enthält *Senegin* oder *Polygala*-Säure, die in der Zusammensetzung identisch ist mit Saponin, aktives Prinzip von *Quillaya saponaria.* Diese verursacht auch dieselbe Art von schlaffer Erkältung, wie *Senega.*

Coccus cacti ist nützlich beim Stickhusten mit Erbrechen von vielem fadenziehenden, klaren, eiweißartigen Schleim. Er kann nützlich werden bei katarrhalischer Phthisis, wenn bei diesem fadenartigen Schleim scharfe, stechende Schmerzen unter den Schlüsselbeinen vorhanden sind.

Balsamum peruvianum ist bei katarrhalischer Phthisis indiziert durch kopiöse eitrige Expektoration. Wir wissen nur wenig über dies Mittel. Wir müssen uns also mit dem Ausweg helfen, es auf dem Wege der Exklusion zu wählen.

Yerba santa oder *Eriodictyon californicum* ist indiziert, wenn asthmatisches Atmen wegen Anhäufung von Schleim vorhanden. Auffallende Abmagerung und Fieber ist zugegen.

Unter den andern Mitteln mit viel Schleim auf der Brust haben wir *Antimonium crudum* und *tartaricum, Chamomilla, Belladonna, Calcarea carbonica, Calcarea phosphorica* und *Ipecacuanha* (bei Kindern), *Lycopodium, Sulfur, Phosphorus, Balsamum peruvianum* (eitriges Sputum), *Hepar, Scilla, Yerba santa* (Fieber, Abmagerung, Asthma wegen Schleim), *Copaiva* (profuse, grünlichgraue, ekelhaft riechende Sputa); *Illicium anisatum* (Eiter, mit Schmerz am dritten Knorpel, rechts oder links); *Pix liqu.* (eitriges Sputum, Schmerz am linken dritten Rippenknorpel); *Myosotis* (kopiöse Sputa, Abmagerung, Nachtschweiß).

Bei Pleuresie finden Sie *Stannum* indiziert durch scharfe Stiche, wie mit Messern, die in der linken Achselhöhle beginnen und sich nach oben ins linke Schlüsselbein ziehen. Zuweilen ziehen sie sich von der linken Seite hinab in den Bauch. Sie verschlimmern sich beim Vorwärtsbücken, durch Druck und beim Einatmen.

Stannum wird zuweilen gegeben bei funktioneller Paralyse, die von Onanie oder Gemütsbewegungen entsteht. Zuweilen werden Personen schwachen, nervösen Temperaments, wie ich es beschrieben habe, von Gemütsbewegungen so affiziert, daß sie die Kraft zur Bewegung verlieren. Hier ist *Stannum* zu vergleichen mit *Staphisagria* und *Natrium muriaticum.*

Einundsechzigste Vorlesung.

Cuprum und Zincum.

Cuprum metallicum.

Cuprum. { *Sulfur.* / *Argentum nitric., Arsenic., Veratr. alb.* / *Colocynthis, Plumbum.* / *Stramonium, Belladonna, Hyoscyamus.*

↓

Calc. carb.

> { Zucker. / Eiweiß.

1. Blut.
   a. Chlorose.
   b. Fieber.
   c. Herz.
2. Nerven.
   a. Spasmen.
   b. Krämpfe.
   c. Neuralgie.
   d. Mangel an Reaktion.
   e. Paralyse.
3. Collaps.

Cuprum metallicum und *Cuprum aceticum* werden von manchen Ärzten abwechselnd gebraucht, als hätten sie dieselbe Symptomatologie. Die eigentümliche Idee derer, welche die Substitution des letzteren für das erstere vorschlugen, beruhte auf der Annahme, daß das *Cuprum aceticum* löslich ist, während das metallische Kupfer es nicht ist. Das paßt wohl auf die rohe Droge, aber nicht auf die potenzierten Präparate.

Kupfer hat zum Komplement *Calcarea carbonica.* Sein Antidot ist Zucker und Eiweiß. *Hepar* als allgemeines Antidot für Metalle kommt in Frage als dynamisches Antidot, wie auch *Belladonna* und *Stramonium.* Kupfer hat besonderes Interesse als Prophylaktikum bei Krankheiten; Kupferarbeiter bekommen selten Cholera asiatica. Hier ähnelt es dem *Sulfur.* Unähnlich dem *Sulfur* ist es jedoch ein Mittel gegen die Symptome der Cholera.

Es ist indiziert gegen folgende Symptome: Intensive Kälte der Körperoberfläche, Bläue der Haut, Krämpfe der Muskeln; die Muskeln der Wade und Schenkel werden knotig zusammengezogen. Es ist beträchtliche Angst vorhanden, die der Kranke ins Epigastrium verlegt, und diese ist mit intensivster Dyspnöe verbunden. So intensiv ist die Dyspnöe, daß der Kranke sein Taschentuch nicht zum Gesicht führen kann; es benimmt ihm den Atem. Dieses Bild von *Cuprum* scheint nun dasselbe zwischen *Camphora* und *Argentum nitricum* zu stellen. *Camphora* hat Collaps-Symptome wie *Cuprum,* und *Argentum nitricum* hat schreckliche Angst im Epigastrium und Dyspnöe. Es unterscheidet sich von *Camphora* darin: *Camphora* hat nicht das Hervortreten der Krämpfe, die immer zugegen sind beim Collaps von *Cuprum.*

Es gibt noch einen andern Zustand, bei dem *Cuprum* gegeben werden kann, nämlich bei Urämie oder urämischen Konvulsionen, die der Cholera folgen. Den Charakter dieser Konvulsionen will ich Ihnen in einigen Minuten schildern, wenn ich von den nervösen Symptomen des Mittels spreche.

Cuprum ist indiziert bei Chlorosis nach Mißbrauch von Eisen; die Symptome verschlimmern sich bei heißem Wetter.

Wir finden es auch indiziert bei Fieber mit ausgesprochener Tendenz zu häufigen Relapsen; daher bei einer Art von Febris recurrens. Es ist nicht die eigentliche Recurrens, sondern eher ein Fieber, bei dem die Relapse Folge mangelnder Reaktion sind.

Cuprum, in großen Dosen genommen, verursacht entzündliche Kolik und stellt eine Verbindung von neurotischen und entzündlichen Symptomen dar; es sind gastro-intestinale. Wir finden den Bauch steinhart; die Därme sind zunächst hartnäckig verstopft; der Verstopfung folgen zuweilen blutige, grünliche, wässerige Stühle. Das Erbrechen ist schrecklich und krampfiger Art. Es scheint durch kaltes Getränk gebessert zu werden. In dieser Beziehung ist es sehr verschieden von *Arsenicum, Veratrum* und andern Mitteln. Was findet nun statt in dieser Symptomengruppe? In erster Stelle wirkt *Cuprum* nicht bloß auf die Därme, indem es sie entzündet, sondern es wirkt auf die Nerven, indem es Zusammenschnürung der Fasern verursacht, hauptsächlich der unwillkürlichen Muskeln, zum Beispiel der Blutgefäße, und dabei direkte Reizung, welche Entzündung hervorruft. Um nun klar den Charakter von *Cuprum* zu verstehen, müssen Sie sich die andere Seite dieses Bildes vergegenwärtigen. Diesem Zustand folgt schnell Collaps mit großer Prostration, aus welchem sich der Kranke ungemein schwer erholt. Demnach haben wir als späteres Kupfer-Symptom, und zwar als eins, das sehr vernachlässigt wurde, Mangel an Reaktion. Wir haben gesehen, daß eine ganze Reihe von Mitteln nützlich ist bei solchem Zustand. Wir wissen alle, daß *Sulfur* oft gegeben werden kann; wir haben gelernt, unter welchen Umständen

Carbo vegetabilis erforderlich wird; daß *Laurocerasus, Valeriana* und *Ambra grisea* bei manchen nervösen Temperamenten passen; *Capsicum* bei schlaffen, trägen Individuen von laxer Faser und *Psorinum* bei sehr ausgesprochenen psorischen Fällen. Aber hier finden wir, wenn *Cuprum* hilfreich ist, daß alle Symptome die Tendenz zum Relaps haben. Eine besondere Indikation liegt darin, wenn dieser Reaktionsmangel auftritt bei Personen, die gänzlich „heruntergekommen“ sind durch Anstrengung des Körpers und des Geistes. Ich kenne einen Fall, bei welchem *Cuprum* der Lähmung beider Beine vorbeugte, und die Indikation für dasselbe war die Überanstrengung des Gehirns und Körpers.

Ferner haben wir bei Pneumonie *Cuprum* zu geben, um Reaktion hervorzurufen, bevor das eigentliche Mittel eingreift. Es ist indiziert durch plötzliche Erstickungsanfälle mit Kälte der Körperhaut, großer Prostration und Dyspnöe, die in keinem Verhältnisse steht zu dem Umfang der Verdichtung. Der Körper ist mit kaltem, zähem Schweiß bedeckt.

Die Hauptwirkung von *Cuprum* und die, welche auf seinen häufigsten Gebrauch in der Praxis hinweist, ist die auf das Nervensystem. Wir finden es indiziert zum Beispiel gegen Krämpfe bei Hirnaffektionen, wie bei Meningitis. Kein Mittel in der Materia medica übertrifft es, und sehr wenige sind ihm gleich in dieser Richtung. Wir finden es indiziert, wenn ein Ausschlag unterdrückt war, mag es Scharlach, Masern oder Erysipelas sein. Die Symptome, welche auf dasselbe hinweisen, sind folgende: Delirium heftiger Art, sehr ähnlich dem von *Belladonna;* der Kranke beißt in das dargereichte Gefäß; geschwätziges Delirium beim Erwachen aus dem Schlaf oder Furchtsamkeit, wenn er zum Bewußtsein kommt. Hier ist es gerade das Gegenteil von *Stramonium.* Aber es ist ein weit eingreifender wirkendes Mittel als *Stramonium.* Die Konvulsionen gehen gewöhnlich vom Gehirn aus mit Bläue des Gesichts und der Lippen; die Augäpfel rotieren; Schaum vor dem Mund und heftige konvulsive Erscheinungen, besonders der Flexoren. Den Konvulsionen folgt tiefer Schlaf. Diese Krämpfe nun, besonders wenn sie epileptischer Art sind, werden durch ein heftiges Kreischen oder Schreien eingeleitet. Zähneknirschen ist vorhanden.

Cuprum ist nicht sehr häufig indiziert bei Neuralgie, aber es kann zuweilen gegeben werden bei plötzlichen Anfällen von Neuralgie mit aktiver Kongestion, welche die Nerven der unwillkürlichen Muskeln affiziert.

Cuprum arsenicosum habe ich in dritter Potenz gebraucht auf Empfehlung von Dr. J. H. Marsden gegen Neuralgie der Baucheingeweide. Ich habe es verordnet in Fällen, wo kein anderes Mittel indiziert zu sein schien, und ich glaube, mit ausgezeichnetem Erfolge.

Zincum.

<table>
<tr><td rowspan="9">Zincum.</td><td colspan="2">Nervendepression.</td></tr>
<tr><td colspan="2">Krankheiten, die wegen Enervation nicht herauskommen.</td></tr>
<tr><td rowspan="3">Gehirn.</td><td>Hemisphären.</td></tr>
<tr><td>Sensorium.</td></tr>
<tr><td>Pons, Medulla.</td></tr>
<tr><td colspan="2">Rückenmark.</td></tr>
<tr><td colspan="2">Anämie.</td></tr>
<tr><td colspan="2">Organe.</td></tr>
<tr><td colspan="2">Haut.</td></tr>
</table>

<table>
<tr><td rowspan="5">Zincum.</td><td colspan="2">Belladonna, Cuprum, Stramonium.</td></tr>
<tr><td colspan="2">Hyoscyamus.</td></tr>
<tr><td>Calcarea carb.</td><td>> Ignatia.</td></tr>
<tr><td>Camphora.</td><td>< Nux vom.</td></tr>
<tr><td>Plumbum.</td><td>> Hepar.</td></tr>
</table>

Zincum metallicum ist das Zink-Präparat, das wir am häufigsten anwenden. Sie werden die sehr eigentümliche Tatsache bemerken, daß zwei Präparate, die Strychnin enthalten, *Nux vomica* und *Ignatia,* entgegengesetzte Beziehungen zum *Zincum* haben. *Ignatia* folgt gut auf Zink und kann auch als Antidot gegen dessen Wirkungen auf das Nervensystem auftreten. *Nux vomica* neigt mehr dazu, die Einwirkungen von *Zincum* zu verstärken; es ist in der Tat ihm feindlich. *Hepar* ist auch Antidot für *Zincum* wie für jedes andere Metall; es ist ein vortreffliches Mittel, das man anwenden kann in Fällen von Metallvergiftung, wenn die Symptome auf kein spezielles Antidot hinweisen.

Ich habe an der Tafel einiges von der Wirkungssphäre von *Zincum* aufgezeichnet. Ich möchte Ihnen allen einprägen, daß das nicht als eine erschöpfende Analyse des Mittels anzusehen ist, es auch nicht in meiner Absicht liegt, Ihnen zu sagen, daß Sie *Zincum* nur in den hier genannten Krankheiten anzuwenden hätten. Diese Tafel ist nur eine Konvenienzsache, um Ihnen eine Art von Ausgangspunkt zu geben, um den Sie die Symptome des Mittels gruppieren können.

In vergiftenden Gaben machen die Zinksalze Formikation, d. h. ein Gefühl, als ob Ameisen über den Körper kriechen. Dieses Kriechen oder Kriebeln wird gebessert durch Reiben oder Druck. Es findet sich auch ein zitterndes Vibrieren durch den ganzen Körper. Dies wird vom Kranken bemerkt und wird auch vom Beobachter wahrgenommen. Später treten Anfälle von Ohnmacht auf mit starkem Taubsein (Eingeschlafensein) und tödlicher Übelkeit. Sobald Wasser den Magen berührt, wird es erbrochen. Das verschlimmert sich durch Säuren, zum Beispiel wenn jemand dem Kranken Essig oder Zitronensaft geben würde, so würde er seine Qualen durch Verstärkung der Übelkeit verschlimmern. Mit all diesem verbunden ist Schwindel. Der Kopf schwankt; in den Augen das Gefühl, als würden sie zusammengezogen, und harter, schwerer Druck lastet auf der Nasenwurzel. Diesen Symptomen folgen Konvulsionen und Stupor und schließlich, wenn das Gift kein Antidot findet, Tod. Ich möchte Sie ferner warnen, wenn Sie auf solche Vergiftungsfälle treffen, nicht Wein oder andere Stimulantien zu geben, denn jedes Zink-Symptom vom Kopf bis zum Fuß wird durch Wein verschlimmert.

Andere Mittel, die vom Weintrinken Verschlimmerung haben, sind *Rhododendron, Glonoin, Nux vomica, Selenium, Ledum, Acidum fluoricum, Antimonium crudum, Pulsatilla, Arsenicum, Lycopodium, Opium* und *Silicea.*

Glonoin hat kongestiven Kopfschmerz, schlimmer durch Wein.

Ledum ist indiziert bei ziehenden Schmerzen in den Gelenken, verschlimmert durch Weintrinken.

Acidum fluoricum hat Verschlimmerung von Rotwein, *Pulsatilla* von geschwefelten Weinen.

Antimonium crudum paßt für die üblen Folgen von sauren Rheinweinen.

Zinkarbeiter, wenn sie zehn oder zwölf Jahre gearbeitet haben, leiden an folgenden Symptomen: Schmerzen im Rücken; Empfindlichkeit der Fußsohlen; Formikation, Taubheit und Kälte der Beine; Gefühl, als läge ein Band um den Bauch; Krämpfe und Zucken der Muskeln. Reflexerregbarkeit wird vermehrt, so daß Reizung an einem Körperteil heftiges Zucken in einem andern hervorruft. Muskuläre Sensibilität ist vermindert, daher stolpert der Kranke, wenn seine Augen geschlossen sind oder wenn er im Dunkeln ist. Muskelzittern stellt sich ein, welches fast Schüttellähmung simuliert. Noch später wird der Gang steif, die Bewegungen sind krampfig. Durch Hineinziehen des sympathischen Nervensystems findet sich Anämie und progressive und allgemeine Abmagerung.

Studieren wir *Zincum* als Arznei, dann müssen wir bedenken, daß es ein Mittel ist, das vorwiegend auf das Nervensystem wirkt. Diese Einwirkung, die es auf das Nervengewebe hat, erstreckt sich mehr auf Depression als auf Stimulation. Es schwächt die zerebrospinalen Nerven und auch die des Sympathicus oder, genauer gesprochen, die Gangliennerven. Es ist also zu geben in solchen Krankheiten, bei denen Schwäche des Nervensystems sich vorfindet. Ein Zustand, bei dem dieses Mittel sehr verwendbar ist, findet sich unter der zweiten Abteilung: Krankheiten, die wegen Enervation nicht herauskommen. Damit meine ich, daß *Zincum* ein unschätzbares Mittel ist, wenn der Kranke so nervenschwach ist, daß er es zu keiner Krankheit bringt und daher an allen Folgen unterdrückter Krankheit leidet und die Krankheit ihre Kraft auf die innern Organe wirft. Um Ihnen ein Beispiel hiervon bei exanthematischen Krankheiten zu geben, so finden wir *Zincum* bei Scharlach oder Masern nötig, wenn der Ausschlag nicht herauskommt. Infolge des Nichtherauskommens der Krankheit leidet das Gehirn, wie wir gleich sehen werden.

Als ein anderes Zeichen dieses Zustandes von mangelnder Nervenreaktion finden wir Schmerzen in den Ovarien, die sich bessern während des Menstrualflusses. Gelegentlich werden Sie *Zincum* indiziert finden beim katarrhalischen Asthma. Dieses Asthma ist verbunden mit arger Zusammenschnürung der Brust *(Cadmium sulf., Kali chlor.* und *Cactus grandifl.)* und bessert sich, sobald der Kranke expektorieren kann *(Sepia, Antimonium tartaricum* und *Grindelia).* Ferner findet sich in den männlichen Geschlechtsorganen eine örtliche Reizung, die Folge von Spinalirritation oder Selbstbefleckung sein kann. Diese Reizung bessert sich durch Samenentleerung.

Ferner hat das Kind während der Dentition, wenn die Zähne nicht durchbrechen wollen, langsamen Puls, der in langen Wellen zu kommen scheint; es ist schlafsüchtig und liegt da, den Hinterkopf tief ins Kissen gedrückt, die Augen halb geschlossen und schielend, das Gesicht blaß und mehr kalt oder abwechselnd rot und blaß. Das Kind stößt laute Schreie aus, nicht gerade den cri encéphalique, aber dem etwas ähnlich. Dabei Zittern am ganzen Körper, Bohren der Finger in die Nase (wie Sie es bei *Cina* und *Arum triphyllum, Veratrum* und einigen andern Mitteln finden) oder nervöses Zupfen an den trockenen, aufgesprungenen Lippen. Das erinnert Sie auch an *Arum triphyllum.* Automatische Bewegung verschiedener Körperteile, gewöhnlich der Arme und Hände, ist vorhanden und hauptsächlich unruhige, rastlose Bewegungen der Füße. Das letztere ist eine sehr starke Indikation für *Zincum.* Hat das Kind Bewußtsein genug, Wasser zu nehmen, so trinkt es hastig. In extremen Fällen ist der Bauch heiß und eingesunken, Stühle und Urin gehen unwillkürlich ab. Sind die Hirn-Symptome milder, so deliriert das Kind und erschrickt beim Erwachen. Es scheint niemanden zu kennen; es rollt den Kopf von einer Seite zur andern. Es hat Konvulsionen mit ängstlichem Schreien und Aufspringen aus dem Bett, Knirschen der Zähne und Rollen der Augen. Das Kind ist übermäßig unwirsch und reizbar vor dem Anfall, dabei Körperhitze und große Unruhe, besonders in der Nacht.

Zincum kann indiziert sein bei Chorea oder St. Veitstanz, wenn er entstand durch Schreck oder nach unterdrückten Ausschlägen, besonders wenn das Allgemeinbefinden sehr stark leidet. Es ist große Gemütsdepression und Irritabilität vorhanden.

Eine andere Form von Gehirnleiden, welche für *Zincum* spricht, ist Meningitis. Hier ist es indiziert, wenn Sie im Beginn, mag es sich um einen Fall von Rheumatismus oder um andere Ursachen handeln, diese scharfen, durch den Kopf schießenden Schmerzen finden; sie verschlimmern sich durch Wein oder durch etwas Stimulierendes. Es sind auch drückende, reißende Schmerzen im Hinterkopf vorhanden, hauptsächlich an der Basis des Hirns; diese Schmerzen scheinen durch die Augen zu schießen und sympathisch in die Zähne. Dabei findet sich ein sehr quälender krampfähnlicher Schmerz an der Nasenwurzel, gerade wie wir es bei der Vergiftung finden. Diese Erscheinungen nun werden Sie auf *Zincum* führen in einer ganzen Reihe von Leiden, aber besonders bei Meningitis, die entsteht durch Nichthervorkommen eines Ausschlages.

So finden Sie *Zincum* indiziert bei Scharlach, bei den Hirnerscheinungen, die ich erwähnte, und bei den folgenden Symptomen: der Ausschlag ist unvollständig entwickelt, die Haut ist mehr livid; das Kind ist unruhig und deliriert oder ist auch ruhig und bewußtlos; selbst beim glatten oder Sydenhamschen Scharlach kann *Zincum* die *Belladonna* vertreten wegen dieser Enervation des Kindes. Es kann auch ein noch schlimmerer Zustand eintreten und doch *Zincum* indiziert sein, wenn die Haut bläulich und kalt ist, der Körper matt und der Puls fast fadenförmig, so schwach und ohne Volumen ist er. Wir wollen nun *Zincum* mit einigen andern Mitteln vergleichen.

Cuprum hat Hirn-Symptome, Konvulsionen mit Aufschreien, Einschlagen des Daumens in die Handfläche, Bohren des Kopfes ins Kissen und überwiegenden Krampf der Flexoren, das Gesicht ist meist rot oder selbst purpurn; die Zähne sind zusammengebissen; das Kind hat Schaum vor dem Munde; es erwacht erschreckt aus dem Schlafe und kennt seine Umgebung nicht, gerade wie bei *Zincum* und *Stramonium*. Alle diese Symptome bei *Cuprum* sind Folge von unterdrücktem Ausschlag. Beim *Zincum* hängen sie ab von einem nicht herausgekommenen Ausschlag. Die Symptome sind heftiger bei *Cuprum*, sie ähneln mehr denen einer aktiven Entzündung.

Bei dem *Belladonna*-Scharlach ist die Sache anders. *Belladonna* ist indiziert bei der glatten Form von Scharlach in den ersten Stadien. Das Erbrechen ist heftig und die Hirn-Symptome überwiegen. Aufschreien ist vorhanden, wilder Blick in den Augen und Röte des Gesichts. Der Hals ist hellrot und geschwollen, und die Papillen der Zunge sind aufgerichtet. Der Kranke springt auf aus dem Schlaf mit Schreien und umklammert die Umgebung. Nehmen wir jedoch an, dieser Fall gehe weiter und der Ausschlag kommt nicht heraus; das Kind wird blaß und livid; es wälzt den Kopf auf dem Kissen, knirscht mit den Zähnen und schreit, sobald Sie es bewegen, und die Füße sind unruhig; dann werden *Belladonna, Cuprum* oder *Lachesis* nichts nützen, kein Mittel außer *Zincum* hilft.

Schreitet der Fall trotz des *Zincums* weiter fort und wird die Haut livide und kalt, der Puls fadenförmig, so kann *Camphora* noch Reaktion hervorbringen, besonders wenn kalter Schweiß vorhanden ist.

In einzelnen Fällen wird *Veratrum album* in Frage kommen.

In noch andern möchte ich Sie an *Acidum hydrocyanicum* erinnern.

Calcarea carbonica wird oft bei Scharlach vergessen. Sie ist neben *Zincum* zu stellen hauptsächlich bei skrofulösen Kindern, wenn der Ausschlag entweder nicht heraus will oder zurückgeht und das Gesicht unnatürlich blaß oder gedunsen hinterbleibt.

Zincum ist indiziert bei manchen Arten von Kopfschmerz. Eine derselben ist ein stechender, reißender Kopfschmerz, schlimmer in der Seite des Kopfes, sehr verstärkt durch Wein; dieser Kopfschmerz verschlimmert sich auch nach dem Essen. Zuweilen werden Sie *Zincum* indiziert finden bei hartnäckigem Schmerz im Kopf, hartnäckig in seiner Persistenz, jedoch intermittierend in seiner Qualität, jetzt sehr heftig und dann nachlassend, aber immer wiederkehrend. Es ist auch indiziert bei Druck auf dem Scheitel, schlimmer nach dem Essen.

Sie werden *Zincum* auch indiziert finden bei Hydrocephaloid, das auf Cholera infantum folgt. Das Kind wälzt den Kopf; es erwacht aus dem Schlaf mit Schreck und blickt furchtsam im Zimmer umher; der Hinterkopf ist meist heiß und die Stirn mehr kühl; Knirschen der Zähne; die Augen sind empfindlich gegen Licht, stier und starr. Das Gesicht ist eingefallen und blaß oder abwechselnd rot und blaß; die Nase ist trocken; Zucken der Muskeln im Schlaf und zuletzt, wohl zu beachten, fortwährende unruhige Bewegung der Füße. Bei Hydrocephaloid ist *Zincum* sehr nahe verwandt der *Calcarea phosphorica*.

Ferner möchte ich sprechen über die Einwirkung des *Zincums* auf das Rückenmark. *Zincum* ist ein gutes Mittel bei Rückenmarksleiden funktioneller Art, besonders bei Spinalirritation. Die auf *Zincum* hinweisenden Symptome sind folgende: Zuerst und hauptsächlich dumpfer, quälender Schmerz in dem letzten Rücken- oder dem ersten Lendenwirbel, und dieser ist schlimmer, wenn der Kranke sitzt, als wenn er geht. Dies Symptom, wie ich Ihnen versichern kann, ist eine gute Indikation für *Zincum*. Ich glaube, daß fast dasselbe Symptom sich bei *Sepia* findet. Es sitzt nicht an derselben Stelle, aber es hat dieselbe Verschlimmerung. Es findet sich auch charakteristisch bei *Cobaltum*. Dieser Rückenschmerz bei *Zincum* ist verbunden mit Brennen den Rücken entlang, welches Brennen ich für rein subjektiv und nicht für kongestiv halte. Wir finden auch bei *Zincum* Zittern der Glieder mit dem Gefühl, als wären sie nahe daran, gelähmt zu werden; plötzliches, krampfiges Zersprengungsgefühl am Herzen. Das Herz scheint regelmäßig zu schlagen, und dann scheint es plötzlich, als wollte es die Brust zersprengen; Zusammenschnürung der Brust, welche Kurzatmigkeit verursacht; der Puls ist langsam und schwach oder unregelmäßig; Schwäche oder Hinsein im Magen um 11 Uhr vormittags. Dies letztere Symptom werden Sie auch finden bei *Phosphorus, Natrium carbonicum, Natrium phosphoricum, Sulfur, Asa foetida, Hydrastis* und *Indium*.

An *Manganum* ist in Verbindung mit *Zincum* zu denken, wenn das Rückgrat in der Lendengegend affiziert ist und dort brennende Schmerzen vorhanden sind, die durch Rückwärtsbiegen verschlimmert werden; Beine schwach; hier und da Spannung; ausgeprägte Anämie.

Zincum ist auch indiziert bei Lähmung, von Hirnerweichung ausgehend, die auf unterdrückten Fußschweiß folgt mit Schwindel, Zittern, Taubheit und Formikation. Diese Symptome bessern sich durch Reiben und verschlimmern sich sehr durch Wein. Es kann auch ausgesprochene Ptosis bei dieser Lähmung sein.

Bei solchen paralytischen Affektionen ist *Zincum* ähnlich dem *Phosphorus* und *Plumbum*. Dem *Phosphorus* ist es darin ähnlich, daß beide Mittel passen für Fälle von Enervation und Hirnerweichung mit begleitendem Zittern. *Phosphorus* hat nicht Verschlimmerung von Wein und auch nicht die Ptosis.

Plumbum hat fast dieselben Symptome wie *Zincum*, aber noch dazu schlechte Ernährung oder Atrophie des gelähmten Teils. Es finden sich Schmerzen in den atrophierten Gliedern, die mit Kolik abwechseln.

Nun noch ein oder zwei Worte über einige lokale Einwirkungen des *Zincums*, und wir sind mit diesem Mittel fertig. Zuallererst finden wir es indiziert bei einigen Augenaffektionen, zum Beispiel bei Amblyopie, die mit heftigem Kopfschmerz verbunden ist, der wahrscheinlich von organischen Veränderungen im Gehirn oder in den Meningen abhängt, und dabei heftiger Schmerz in der Nasenwurzel. Die Schmerzen sind hauptsächlich schlimmer am inneren Winkel beider Augen. Die Pupillen sind kontrahiert.

Wir können *Zincum* auch geben gegen Verdunklungen der Hornhaut, die auf wiederholte und langanhaltende Entzündungen dieser Haut folgen. Das beste Präparat ist hier *Zincum sulfuricum*.

Pterygium kann durch *Zincum* beseitigt werden, hauptsächlich wenn beißende und stechende Schmerzen am inneren Winkel vorhanden sind.

Zincum ist auch nützlich bei Granulationen der Lider. *Zincum sulfuricum* ist hier dem *metallicum* vorzuziehen.

Es ist auch indiziert bei Prosopalgie, wenn die Schmerzen heftig sind und dabei Bläue der Augenlider.

Zincum hat deutliche Magen- und Leber-Symptome. Es erregt bitteren Geschmack, den der Kranke in die Fauces verlegt. Sobald ein Teelöffel voll Wasser in den Magen gelangt, wird er ausgeworfen. Sodbrennen ist zugegen, und dies verschlimmert sich durch Wein und in der Schwangerschaft. Tritt es in der Schwangerschaft ein, so sind meist auch Varikositäten an den Beinen vorhanden. Hunger zeigt sich hauptsächlich gegen Mittag. *Zincum* affiziert auch die Leber. Sie werden in den Originalprüfungen ein Symptom erwähnt finden, dessen genauen Wortlaut ich vergessen habe, welches aber im wesentlichen also lautet: Es ist ein Gefühl von einem harten Tumor in der Nähe des Nabels und dabei kneifende Schmerzen. Dies Symptom hat zur Anwendung des Mittels bei Anschwellung der Leber geführt.

Zincum affiziert den Bauch in etwas ähnlicher Weise wie *Plumbum,* indem es kneifende Schmerzen am Nabel erregt mit sehr hartnäckiger Verstopfung. Dies ist verbunden mit argem Druck nach hinten, als ob der Bauch rückwärts gegen die Wirbelsäule gezogen würde. In fast allen Fällen nun, in welchen *Zincum* nützlich ist, werden Sie finden, daß der Druck vorherrschend in den Seiten des Bauches sich findet; es muß also hauptsächlich das Colon ascendens und descendens affizieren. Der Urin enthält oft Blut; er ist zuweilen trübe und lehmfarbig und verursacht ein gelbliches Sediment. Der Kranke kann nicht Urin lassen, wenn er nicht mit gekreuzten Beinen sitzt, und zwar auch, wenn die Blase voll ist.

Der Husten von *Zincum* ist krampfig, als wolle er die Brust zerreißen. Das Sputum ist blutig. Das wird hauptsächlich beobachtet gerade vor oder während einer Menstrualperiode. Er verschlimmert sich auch durch Genuß von Süßigkeiten. Sie werden zuweilen finden, daß *Zincum* bei Kindern hilft, die jedesmal, wenn sie husten, ihre Hände an die Geschlechtsteile legen.

In seiner Einwirkung auf die männlichen Geschlechtsorgane ist *Zincum* dem *Conium* ähnlich. Es ist indiziert bei Spermatorrhöe, die auf lang fortgesetzte Masturbation folgt, mit großer Hypochondrie. Das Gesicht ist blaß und eingefallen, mit blauen Ringen um die Augen. Große örtliche Irritation ist zugegen. Die Hoden sind fest an den äußeren Leistenring angezogen. Es unterscheidet sich von *Conium* darin, daß bei dem letzteren Mittel die exzessive Irritabilität fehlt.

Zincum ist auch nützlich bei Krankheiten der weiblichen Geschlechtsorgane, besonders bei Unregelmäßigkeit der Menstrualfunktion, hauptsächlich, wenn sie verbunden ist mit Ulceration des Cervix uteri und mit bohrenden Schmerzen in der linken Ovarialgegend. Alle Symptome bessern sich beim Eintritt des Menstrualflusses.

Zweiundsechzigste Vorlesung.

Ferrum und die Magnesiasalze.

Ferrum metallicum.

Ferrum.
↓ ↓
China. *Alumina.*

{ *Ipecacuanha, Arsenicum, China, Veratrum alb.*
Pulsatilla.
Jodum.
Cuprum.

> { *Arsen.*
Puls.

Ferrum hat zwei Komplemente: *China* und *Alumina.* *Ferrum* und *Alumina* sind komplementär bei Chlorose und *Ferrum* und *China* bei Anämie aus Säfteverlust.

Das beste Antidot, das ich für Eisen kenne, ist *Pulsatilla.* Und glücklicherweise ist *Pulsatilla* Antidot für *China,* die so häufig in Verbindung mit Eisen von den Ärzten der alten Schule gegeben wird.

Ferrum wirkt am besten bei jungen Personen männlichen oder weiblichen Geschlechts, die an unregelmäßiger Blutverteilung leiden. Die Backen sind hellrot gefärbt und geben das Ansehen von blühender Gesundheit; und doch ist dies nur eine scheinbare Plethora. Wenn ruhig und nicht erregt, sind sie meist bleich, und das Gesicht sieht erdfarben aus. Unter den Zeichen dieser unregelmäßigen Blutverteilung haben wir folgende Symptome: Heftiger hämmernder Kopfschmerz, der meist periodisch in seinem Auftreten ist und sich verschlimmert gegen 12 Uhr nachts; Nasenbluten bei hellroter Färbung der Backen; die Nase ist mit dunklem, stückigem Blut gefüllt während eines Katarrhanfalles; Asthma verbunden mit Blutorgasmus nach der Brust, das sich verschlimmert gegen 12 Uhr nachts, zu welcher Zeit der Kranke aufsitzen und die Brust entblößen muß. Er entblößt die Brust, um sich abzukühlen, und setzt sich auf, um Atem zu schöpfen. *Ferrum* paßt auch für Hämoptysis, besonders bei jungen Knaben oder Mädchen, die zur Schwindsucht neigen, und die gerade in den Anfangsstadien der Phthisis florida sind. Fast alle diese Symptome werden erregt durch jegliche Gemütsbewegung und sind verbunden mit großer Müdigkeit trotz anscheinender Gesundheit. Auch die Neuralgie, welche *Ferrum* beseitigen kann, hat Füllung der Blutgefäße als Begleitungszustand. Diese Neuralgie wird hervorgerufen durch Waschen in kaltem Wasser, besonders, nachdem man sich überhitzt hat. Die Schmerzen sind klopfender Art und verschlimmern sich nachts. Fast alle diese Symptome, sowohl die Kongestion wie die Schmerzen, bessern sich durch langsames Umhergehen. Sie können nun die Einwirkung von *Ferrum* verstehen, wenn Sie sich diese eine Eigenschaft des Mittels vergegenwärtigen. Es hat die Kraft, die Blutgefäße zu erweitern, wahrscheinlich, indem es die Aktion der vasomotorischen Nerven vermindert; daher finden Sie nicht einen vollen, springenden Puls, wie bei *Aconit*, sondern einen vollen, nachgebenden Puls. Sie werden finden, daß, wenn *Ferrum* indiziert ist, die Bauchwände schmerzen, als wären sie zerschlagen. Das hängt nicht ab von Entzündung, sondern von Erweiterung der Blutgefäße. Dies stellt *Ferrum* neben *Gelsemium* und scheidet es von *Aconit*.

Wir haben nun *Ferrum* als Mittel gegen Chlorose. Wir geben *Ferrum* nicht oder sollten es wenigstens nicht geben, wie allopathische Ärzte tun, bei Chlorose, weil bei diesem Leiden Eisen im Blute fehlt. Das ist nicht das homöopathische Prinzip, das Mittel zu geben. Das homöopathische Prinzip ist, die fehlerhafte Menge von Hämatin zu korrigieren, welche herrührt von dem Eisenmangel im Blut. Dieser Fehler hängt nicht ab von dem Eisenmangel in der eingenommenen Nahrung, sondern von dem Mangel an Kraft des Körpers, sie zu assimilieren. Daher ist *Ferrum* nicht das Mittel bei Chlorose. Es kann jedoch indiziert sein bei diesem Leiden, wenn folgende Symptome zugegen sind: An erster Stelle im allgemeinen ist es angezeigt bei erethischer Chlorose, d. h. bei Chlorose mit Bluterethismus; der Zustand verschlimmert sich meistens bei kaltem Wetter, weniger bei warmem Wetter. Das Gesicht ist gewöhnlich blaß, wachs- oder erdfarbig und rötet sich leicht bei jeder geringen Erregung. Die geringste Erregung angenehmer oder unangenehmer Art, das plötzliche Erscheinen jemandes im Zimmer, das Zusammentreffen mit einem Fremden, überhaupt jeder Umstand, der eine Störung verursachen kann, läßt das Gesicht erröten. Die Backen werden hellrot. Das ist nun keine wahre Plethora, sie ist nur markiert. Das Gesicht ist eigentlich erdfarbig, aber es wird rot bei jeder geringen Erregung. Die Magenfunktion ist meist gestört, und die Kranke leidet an Gastralgie und schwerem Druck in der Magengegend. Damit verbunden ist ein Gefühl, als ob etwas im Hals rollte und ihn schlösse wie eine Klappe. Große Abneigung gegen Fleisch ist vorhanden und gegen alles, was wirklich nährt. Die Speisen haben wenig oder gar keinen Geschmack. Der Kranke hat häufige Anfälle von Übelkeit, welche eintreten, sobald er ißt, oder periodisch um 12 Uhr nachts. Hier wird man an *Arsenicum* erinnert. Die Schleimhäute sind abnorm blaß. Zum Beispiel sind die Lippen statt rot einfach blaß. Handelt es sich um einen männlichen Kranken, so ist die Glans penis schrumplig und weiß, fast so blaß, wie das Präputium. Ferner sind die Mundhöhle und das Zahnfleisch fast weiß und zeigen diese Blutleere. Die Menses sind profus und bestehen aus wässerigem und klumpigem Blut und sind verbunden mit wehenartigem Schmerz im Bauch. Die Kranke ist sehr unstätig; nur mit großer Mühe kann sie sich aufraffen. Sie bessert sich durch Tätigkeit. Sie fröstelt fast den ganzen Tag und hat abends helle Röte auf den Backen. Herzklopfen ist vorhanden mit stark ausgesprochenem blasenden Geräusch. Die Blutgefäße klopfen heftig im ganzen Körper. Die Anämie geht zuweilen so weit, daß die Kranke Fußödem bekommt.

Magnesia ist dem Eisen in seinen Hämatinwirkungen sehr ähnlich, aber in seinen Nerven - Symptomen gleicht es mehr *Cuprum, Argentum nitricum* und *Zincum*. Wo die Symptome übereinstimmen, kann es zugunsten der Wirkung von *Ferrum* bei Chlorosis eingeschaltet werden usw.

Der *Ferrum*-Kranke leidet an häufigen kongestiven Kopfschmerzen mit Pulsieren im Kopf, das sich meist nach Mitternacht verschlimmert. Das Gesicht ist feuerrot im Anfall und die Füße kalt. Es ist hier *Belladonna* sehr ähnlich, aber in einer Klasse von Fällen indiziert, die sehr verschieden sind von denen, die auf *Belladonna* weisen. Solche Kranke klagen immer über Schwindel oder Taumeln, das sich verschlimmert, wenn sie plötzlich aus einer liegenden Stellung in eine sitzende übergehen. Gehen über eine Brücke oder über fließendes Wasser oder Fahren in einem Wagen erregen auch solchen Schwindel. Das sind die Fälle, bei denen Sie *Ferrum* nützlich finden werden. Ein englischer Arzt riet, *Ferrum* nach dem Essen zu geben, statt vor demselben. Er glaubt, es wirkt dann besser. Ich weiß nicht, ob es so ist oder nicht.

Eine andere Anwendung, die wir von *Ferrum* machen, und die von seiner Tendenz herrührt, Blutwallungen hervorzubringen, ist die bei Phthisis florida. Es ist indiziert bei jungen Leuten, die zu Tuberkulose neigen, und rivalisiert hier mit dem wohlbekannten *Phosphorus*. Es ist mehr als *Phosphorus* indiziert, wenn diese scheinbare Plethora vorhanden mit großer Oppression der Brust bei jeder geringen Anstrengung. Die Nasenlöcher erweitern sich und arbeiten schwer bei Atemanstrengung. Häufige Epistaxis oder Nasenbluten stellt sich ein und auch Hämoptysis, wobei das Blut hellrot und koaguliert ist. Der Husten ist trocken und kitzelnd und verschlimmert sich, wenn man etwas Warmes trinkt. Er ist meist verbunden mit Gefühl von Zerschlagenheit und Schmerz in der Brust und mit dumpfem, quälendem Schmerz im Hinterhaupt. Neben dieser erethischen Phthisis kann *Ferrum* später indiziert sein, wenn die Expektoration eitrig und grünlich ist, sehr stinkt und mit Blutstreifen gemischt ist.

Das erinnert mich an ein Eisensalz, *Ferrum phosphoricum*. Das ist ein Mittel, welches von Schüßler in allen Fällen von Entzündung gegeben wurde, bevor Exsudation sich einstellt. Er basierte seine Verordnung auf die kombinierten Wirkungen von *Ferrum* und *Phosphorus*. *Ferrum phosphoricum* steht in der Mitte zwischen *Aconit* und *Gelsemium*. Es paßt in der Tat für das Stadium der Entzündung, welches die Pathologen beschreiben als gekennzeichnet durch Erweiterung der Blutgefäße mit Lähmung der vasomotorischen Nerven.

Schüßler schlug *Ferrum phosphoricum* als Substitut für *Aconit* vor. Es wurde so oft gegeben, daß ich es Ihnen mit folgenden Eigenschaften empfehle. Die Indikationen für *Ferrum phosphoricum* sind folgende: Der Puls ist voll, rund und weich; die Entzündung ist noch nicht bis zur Exsudation vorgeschritten. Die Absonderung, wenn es sich um eine Schleimhautaffektion handelt, ist blutgestreift. Mit andern Worten: der Zustand, der auf dasselbe hinweist, ist Überladung der Blutgefäße. Wenn ein Kranker mit Phthisis sich erkälten und dadurch in große Prostration geraten würde und hätte diese blutstreifige Expektoration, so wird *Ferrum phosphoricum* selbst in der 200. Potenz schnell diese Lungenkongestion beruhigen. Ferner auch bei der sekundären Kongestion, die einer Pneumonie folgt. Die rechte Lunge zum Beispiel ist entzündet, und es tritt plötzlich Kongestion der linken ein. Auch hier wirkt *Ferrum phosphoricum* gut ein. Oder wiederum, wenn an einem warmen Sommertage ein Kind sich während des Schwitzens erkältet und der Schweiß unterdrückt wird. Infolgedessen tritt Entzündung der Därme ein. Die Stühle sind wässerig und blutig. Das ist auch wieder ein Fall für *Ferrum phosphoricum*. Beim Beginn der Dysenterie tut *Ferrum phosphoricum* niemals gut, wenn Tenesmus vorhanden ist. Dann müssen Sie *Mercurius* oder ein anderes Mittel geben.

Wir können *Ferrum metallicum* selbst bei Diarrhöe geben. Die Stühle enthalten unverdaute Nahrung und treten ein, sobald der Kranke zu essen versucht. Beim Sommerdurchfall der Kinder oder Cholera infantum finden wir, daß diese Symptome sehr regelmäßig oder periodisch gerade nach Mitternacht wiederkehren, und daß die lienterischen Stühle mit periodischem Erbrechen verbunden sind. Diese Symptome stellen es mit *China* und *Arsenicum* in eine kleine Gruppe von Durchfallmitteln und geben ihm den Vorzug vor *Oleander*, welch letztgenanntes Mittel indiziert ist, wenn die lienterischen Stühle einige Stunden nach dem Essen auftreten. Zum Beispiel: das Kind entleert an einem Tage das, was es den Tag zuvor genossen hat. Bei *China* und *Arsenicum* erscheinen die Stühle mehr nach als bei dem Essen und bei *Arsenicum* mehr nach Mitternacht.

Argentum nitricum ist auch in Erwägung zu ziehen bei solchen Fällen von Durchfall. Es scheint, als ob das Kind nur einen Darm hätte, der sich vom Mund bis zum After erstreckte.

Bei Gebärmutterblutungen ist *Ferrum* nützlich, wenn die Blutung hellrot ist, oft gemischt mit Koagulis und dabei viel Blutwallung. Das Gesicht, das gewöhnlich erdfarbig und fahl ist, wird hellrot und blutüberwallt; das Atmen wird schnell und etwas mühsam, gerade wie bei *Ipecacuanha.* Der Puls selbst ist sehr beschleunigt und kräftig. *Ferrum* scheint bei Blutungen zwischen *China* und *Ipecacuanha* seine Stellung zu haben. Wie *China,* paßt es für sehr heruntergekommene Personen, die von Natur anämisch sind. Es ähnelt der *Ipecacuanha* in dem hellroten Überlaufen mit Blut und in der Atemnot.

Ipecacuanha paßt für Blutung, die in einem Guß kommt. Sie kann mit Übelkeit verbunden sein oder nicht. Aber es pflegt lautes beschleunigtes Atmen dabei zu sein.

Ferrum ist zuweilen bei Gebärmuttervorfall angewendet worden; jedoch ist hier *Ferrum jodatum* als das geeignetere Präparat anzusehen. Schmerzhaftigkeit in den Unterleibswänden. Beim Niedersetzen ein Gefühl, als wenn etwas in der Vagina aufwärts gestoßen würde.

Schließlich ist *Ferrum* indiziert bei intermittierenden Fiebertypen, hauptsächlich nach *Chinin*-Mißbrauch. Sie finden während der Hitze Ausdehnung der Blutgefäße, hauptsächlich an den Schläfen und im Gesicht, pulsierenden Kopfschmerz, Anschwellung der Milz und selbst Wassersucht.

Magnesia carbonica.

Magnesia carb. {
Arsenicum, Phosphor.
Belladonna, Camph., Pulsatilla, Merc., Colocynth.
Ratanhia, Sepia, Cocculus.

> *Pulsatilla.*
> *Rheum.*
> *Chamomilla.*
> *Belladonna.*

Magnesia wird in der einen oder andern Form viel von den Allopathen als Purgiermittel gegeben. Bei Mißbrauch treten verschiedene üble Folgen ein. Durch seine Tendenz, sich in den Därmen als Überzug von Ammonium-Magnesia-Phosphat anzuhäufen, kann es schädlich wirken und auch durch seine weiteren Wirkungen auf das Nervensystem. Die Wirkung auf das letztere ist der von *Zincum* nicht unähnlich, und es kann für ähnliche Formen von Neuralgie gebraucht werden. Wenn die Verstopfung, gegen welche *Magnesia* verordnet wurde, sich verschlimmert, muß *Nux vomica* verordnet werden.

Rheum muß gegeben werden gegen Mißbrauch von *Magnesia*, wenn Durchfall mit sauren, schleimigen Stühlen und Tenesmus eingetreten ist.

Pulsatilla kann hilfreich sein bei einigen Symptomen.

Colocynthis wird nötig bei kneifenden Schmerzen, die Folge von *Magnesia*-Mißbrauch sind.

Chamomilla ist indiziert, wenn *Magnesia* Neuralgie verursacht.

Fast alle Symptome von *Magnesia carbonica* scheinen sich zu konzentrieren um die Einwirkung des Mittels auf die Magen-Darm-Organe. Alle andern Symptome hängen mehr oder weniger von dieser Einwirkung ab oder sind von nebensächlicher Wichtigkeit. Um Ihnen den *Magnesia carbonica*-Kranken zu beschreiben, muß ich sagen, daß das Mittel auf Erwachsene und Kinder einwirkt. Handelt es sich um ein Kind, so werden Sie finden, daß es schwächlich und kränklich ist wegen mangelhafter Ernährung. Milch wird verschmäht oder macht, wenn sie genommen wird, Schmerz im Magen, oder wird unverdaut entleert. Das Kind leidet häufig an kneifenden, kolikartigen Schmerzen, welche sehr ähnlich denen von *Colocynthis* sind. Das Kind zieht die Beine an, um die Bauchschmerzen zu lindern. Die Stühle sind charakteristisch sauer, grün und schleimig, und ihnen voran geht viel Kneifen und Rumpeln in den Därmen; sie wurden wegen ihres Aussehens sehr passend mit Entengrütze verglichen. Zuweilen, wenn der Stuhl nicht ganz diarrhöisch ist, sieht er aus, als wären Geleeklumpen darin. In schweren Fällen werden Sie das Kind kümmerlich ernährt finden und seinen Mund voll aphthöser Geschwüre, welche einfach auf den kümmerlichen Ernährungszustand des Körpers hinweisen. Aus diesen Symptomen können Sie ersehen, wie *Magnesia carbonica* beim Marasmus der Kinder sich nützlich erweisen kann. Es gibt verschiedene Mittel, die in dieser Beziehung der *Magnesia carbonica* sehr ähnlich sind, und es wird uns nützlich sein, sie in Betracht zu ziehen.

An erster Stelle ist *Magnesia carbonica* ähnlich der *Colocynthis* darin, daß sie kneifende, kolikartige Schmerzen hat, wobei sich das Kind zusammenkrümmt, aber sie unterscheidet sich von jenem Mittel durch den grünen, schleimigen Stuhl.

Noch größer ist die Ähnlichkeit zwischen *Magnesia carbonica* und *Rheum*. Beide haben den sauren, schleimigen Stuhl. Erstere ist das tiefer wirkende Mittel von beiden, und sind Sie im Zweifel, welches zu geben ist, so muß *Rheum* vorangehen. Ich muß erwähnen, daß *Rheum* ein mehr unzuverlässiges Mittel ist. Bei den sauren, schleimigen, schaumigen Stühlen hat es kneifende Kolikschmerzen und Zucken der Gesichts- und Fingermuskeln während des Schlafs.

Chamomilla ähnelt der *Magnesia carbonica* in manchen Fällen, hauptsächlich bei Kinderkrankheiten. Bei beiden Mitteln sind Angst und Unruhe vorherrschend. Aber bei *Chamomilla* ist der Stuhl gelblichgrün und sieht aus wie gehackte Eier. Beide Mittel haben Besserung durch Umhertragen und ferner kneifende Schmerzen vor dem Stuhl, und beide haben Diätfehler als Ursache der Erkrankung. *Magnesia carbonica* ist in der Reihe das tiefer wirkende von den beiden Mitteln.

Magnesia carbonica ist auch ähnlich der *Calcarea carbonica.* Beide haben sauren Stuhl, Abscheu vor Milch und unvollkommene Ernährung des Körpers. *Calcarea* jedoch kann leicht von dem andern Mittel unterschieden werden durch den Schweiß an Kopf, Gesicht und Kopfhaut, durch die feuchten und kalten Füße und durch die Auftreibung des Bauches.

Bei Marasmus vergleiche *Magnesia carbonica* auch mit *Antimonium crudum, Sulfur, Podophyllum, Sepia* und *Natrium carbonicum.*

Ist der *Magnesia*-Kranke ein Erwachsener, so haben wir einige der folgenden Symptome, die uns leiten: Magen- und Leber-Symptome herrschen vor. Der Kranke leidet an dem, was man saure Dyspepsie genannt hat. Speisen wie Kohl und Kartoffeln und stärkemehlhaltige Nahrung im allgemeinen sind in solchen Fällen unverdaulich. Er wird unruhig und warm beim Essen; und nachts so heiß, daß er nicht schlafen kann; doch fürchtet er Entblößung.

Schwangere Frauen können *Magnesia carbonica* erfordern, wenn sie an Zahnschmerz leiden, und wenn die Schmerzen sich verschlimmern in der Nacht und die Kranken nötigen, aufzustehen und umherzugehen.

Es gibt noch ein anderes Mittel, welches ich bei dieser Gelegenheit erwähnen will, und zwar eins, an das Sie schwerlich denken würden. Vor etlichen Jahren — es mögen zwanzig sein — behandelte ein Arzt in unserer Stadt eine Dame in den ersten Monaten der Schwangerschaft, die entsetzlich an Zahnschmerzen litt. Er gab ihr *Magnesia carbonica* und andere Mittel. Aber der Schmerz hielt an. Dr. Lippe wurde zur Konsultation gerufen, und er dachte an *Ratanhia,* welche Zahnschmerzen in der Nacht hat, die den Kranken nötigen, aufzustehen und umherzugehen. Dieses Mittel heilte den Fall prompt. Sie können also an diese zwei Mittel denken und können sie mit *Chamomilla* zusammenstellen, welche komplementär zu *Magnesia carbonica* ist.

Die Menses treten gewöhnlich verspätet und spärlich auf und haben folgende Eigentümlichkeit. Sie fließen mehr in der Nacht oder gleich beim Aufstehen morgens. Das gilt, mögen sie profus oder spärlich sein. Bei allen Magnesia-Salzen ist der Menstrualfluß dunkel oder schwarz, fast wie Pech.

Magnesia carbonica hat auch einige Beziehungen zu Rheumatismus, zu Affektionen der Muskeln und der Gelenke. Sie paßt für Rheumatismus in der rechten Schulter. Sie hat auch rheumatische Schmerzen in den Gliedern, welche sich verschlimmern nach längerem Gehen, sich bessern durch Wärme und verschlimmern im Bett.

Sanguinaria ist ähnlich der *Magnesia carbonica* darin, daß sie Rheumatismus hat, der den rechten Deltoideus affiziert. Vor einigen Jahren gab ich *Sanguinaria* in einer Anzahl von Fällen ohne irgendwelchen Erfolg, und ich wurde so verstimmt, daß ich meinen Zuhörern sagte, ich glaube nicht an ihre Wirksamkeit. Eine Woche später hatte ich zwei Fälle, die prompt damit geheilt wurden.

Nux moschata ist indiziert bei Rheumatismus, welcher den linken Deltoideus affiziert.

Es sind zwei Fälle von Katarakt berichtet worden, die durch *Magnesia carbonica* geheilt wurden. In einem dieser Fälle war der Kranke zu Kopfschmerz und Furunkel prädisponiert.

Magnesia muriatica.

Magnesia muriatica. {
Caulophyllum, Cimicifuga.
Chamomilla, Pulsatilla, Mercur.
Sulfur, Lycopodium, Sepia.
Phosphor, Ignatia.

> *Chamomilla.*

Das nächste Mittel, worüber ich sprechen werde, ist das Chlorid der *Magnesia* oder *Magnesia muriatica.* Dies Mittel wirkt hauptsächlich auf Frauen und Kinder, besonders auf hysterische Frauen und skrofulöse Kinder.

Sie ist indiziert bei Frauen, die an hysterischen Paroxysmen leiden unter folgenden Symptomen: Nach dem Mittagessen überfällt die Kranke Übelkeit, Zittern und Ohnmächtigkeit. Dies tritt nach dem Mittagessen auf, weil es die Hauptmahlzeit ist und mehr gegessen wird, als zu andern Zeiten. Die Kranke ist voller Angst und Unruhe und verschlimmert sich immer durch geistige Anstrengung. Die Kopfschmerzen werden beschrieben als kongestiv mit der Empfindung, als wäre kochendes Wasser im Schädel. Die Schmerzen werden in die Schläfen verlegt und scheinen sich zu lindern durch festen Druck mit der Hand. Sie bessern sich durch warme Umhüllung des Kopfes. Die Kranke klagt auch über ein

Gefühl, als ob eine Kugel vom Magen in den Hals aufstiege. Das bessert sich durch Aufstoßen. Dies beweist, daß Anhäufung von Luft im Magen die Ursache dieses Reflexsymptoms ist. Sie hat auch Herabdrängen in der Gebärmuttergegend und Gebärmutterkrämpfe. Die Menses sind schwarz und pechartig und verbunden mit Schmerz im Rücken beim Gehen und in den Schenkeln beim Sitzen. Sie hat auch Weißfluß nach jedem Stuhlgang oder nach den Uterinkrämpfen. In fast allen solchen Fällen, in welchen *Magnesia muriatica* indiziert ist, werden Sie die charakteristische Verstopfung finden, wobei die Stühle mit großer Mühe entleert werden und aus harten Klumpen bestehen oder so trocken sind, daß sie abbröckeln, wenn sie den Anus passieren. Finden Sie dies Symptom zugegen bei den Uterin-Symptomen, so können Sie sicher sein, daß *Magnesia muriatica* der Kranken helfen wird.

In andern Fällen ist die Leber affiziert. *Magnesia muriatica* ist eins unserer besten Mittel gegen Leberkrankheiten. Die Leber ist vergrößert und der Bauch aufgetrieben. Schmerzen in der Leber sind vorhanden, die sich verschlimmern durch Berührung oder Liegen auf der rechten Seite. Die Zunge ist dick, gelb belegt und nimmt den Eindruck der Zähne an. Sie werden sofort sehen, wie ähnlich *Mercurius* ist, aber er unterscheidet sich von diesem Mittel durch den charakteristischen krümeligen Stuhl. Die Füße sind oft ödematös wegen Störung der Pfortader-Zirkulation, und Herzklopfen und Dyspnöe sind vorhanden; diese beiden letztgenannten Symptome sind Reflexerscheinungen von Leberstörung.

Häufig ist *Magnesia muriatica* indiziert bei Lebervergrößerung von Kindern, die im Wachstum zurückgeblieben und rachitisch sind. Sie leiden auch an Hautaffektionen; sie haben, was als Tinea ciliaris bekannt ist, einen Ausschlag, welcher auftritt an den Haarwurzeln, vorzüglich der Augenlider. Die Haare fallen aus. Ein schuppiger Ausschlag erscheint um die Haare; die Haut ulceriert, und die Haare fallen aus. Bei dieser Tinea sind Pickel im Gesicht und scharfe Ozäna mit Röte und Schwellung und Abschilfern der Nase. Mit diesen Erscheinungen verbunden ist Fußschweiß. Hier werden wir an *Silicea* erinnert, aber der Schweiß bei *Silicea* ist übelriechend.

Ein allgemeines Charakteristikum von *Magnesia muriatica*, das bei Männern oder Frauen zutrifft, ist Herzklopfen, das sich verschlimmert in der Ruhe und sich bessert durch Umherbewegen. Dies Symptom ist vielfach bestätigt worden. Ferner haben wir noch ein anderes Symptom, das häufig bei Frauen auftritt, nämlich Unmöglichkeit, Urin zu lassen, ohne auf die Bauchdecken zu drücken.

Die Verwandten von *Magnesia muriatica* müssen wir hier betrachten, sonst können Sie dieselbe nicht trennen von ähnlich wirkenden Mitteln. Wir finden, daß bei Gebärmutterkrämpfen *Caulophyllum* und *Cimicifuga* der *Magnesia* ähnlich wirken. Ich muß sagen, daß ich *Caulophyllum* für an der Spitze stehend halte. Ich kenne kein anderes Mittel, das solch anhaltend spastischen Zustand des Uterus herbeiführt, außer *Secale*.

Silicea muß als ähnlich der *Magnesia muriatica* erwähnt werden bei Behandlung skrofulöser Kinder. Beide Mittel haben Schwitzen der Füße, angeschwollene Leber, Rachitis und Ozäna. Der Unterschied liegt in folgendem: Der *Silicea*-Kranke hat stinkenden Schweiß, sowohl an den Füßen, als am Kopf. Das ist ein gutes Unterscheidungsmittel. Es gibt noch manche andere. Es gibt noch eine Ähnlichkeit zwischen den Kopfschmerzen der beiden Mittel. *Silicea* und *Magnesia muriatica* haben beide Kopfschmerz, besser durch warme Umhüllung des Kopfes.

Mercurius ist der *Magnesia muriatica* ähnlich bei Leberaffektionen. Er unterscheidet sich von letzterem Mittel durch seine Diarrhöe mit Tenesmus oder, mehr ausnahmsweise, durch grauen oder aschfarbigen Stuhl.

Auch der *Magnesia muriatica* ähnlich ist *Ptelea,* welche nützlich ist bei Leberkongestionen, wenn ein Gefühl vorhanden ist von Schwere und Druck im rechten Hypochondrium. Die Leber findet man vergrößert. Der Kranke hat Erleichterung durch Liegen auf der rechten Seite.

Ich will erwähnen, daß die *Magnesia*-Salze mit *Zincum* zusammengestellt wurden als Mittel, die auf das Nervensystem wirken. Dies Faktum führte Schüßler zu *Magnesia phosphorica* als Nerventonikum.

Dreiundsechzigste Vorlesung.

Baryta carbonica, Strontiana carbonica, Lithium carb.

Baryta carbonica.

Baryum und *Strontium* stehen sich, chemisch betrachtet, sehr nahe. Prüfungen der Elemente selbst haben wir nicht. Ihre Carbonate jedoch wurden geprüft, ebenso das Chlorid und Sulfat von *Baryum*. *Baryt* ist etwas giftig. Es sind nicht viele Fälle von Vergiftung durch dasselbe berichtet, weil es selten im häuslichen Gebrauch verwendet wird.

Baryta carbonica hat *Antimonium tartaricum* zu ihrem Komplement hauptsächlich bei Krankheiten alter Leute.

Mit *Baryta carbonica* vergiftete Tiere weisen Reizung der Bauchorgane auf, die sehr einer Entzündung ähnelt mit vermehrter peristaltischer Bewegung der Därme. Das Herz wird ferner durch das Mittel affiziert, da das Tier offenbar an Lähmung des Herzmuskels zugrunde geht. Diese Lähmung tritt in der Systole ein. Ihre Einwirkung ist hier sehr ähnlich der der *Digitalis*. So viel über die toxische Wirkung der *Baryta*.

In ihrer ganzen Symptomatologie finden wir *Baryta* entsprechend den Extremen des Lebens, dem Alter und der Kindheit; dem Alter, wenn die Geistes-Symptome und körperliche Schwäche vorhanden, und den Kindern, wenn außerdem Skrofeln vorhanden sind. Das Kind, dem wir *Baryta* mit Erfolg geben wollen, ist fast imbecill. Es zeigt ganz unnatürlicherweise kein Verlangen zum Spiel; es sitzt in der Ecke und tut nichts. Es hat kein ordentliches Gedächtnis und lernt langsam sprechen, lesen und verstehen. Diese Trägheit im Sprechenlernen kommt nicht von einem Defekt im Sprechapparat, zum Beispiel der Zunge, sondern ist Folge von Geistesschwäche. Das Kind ist mehr abgemagert mit Ausnahme des Bauches, welcher dick ist. Das Gesicht ist auch gedunsen. Es hat Heißhunger, aber die Nahrung wird durch den Körper nicht assimiliert wegen des krankhaften Zustandes der Mesenterialdrüsen. Ein Fall von Hydrocephalus bei einem Kinde nach Verordnung von *Baryta* zufolge dieser Symptome besserte sich. Erwachsene, besonders alte Leute, haben einen eigentümlichen Widerwillen gegen Fremde und scheuen die Nähe eines Gesichtes, das nicht zur Familie gehört. Sie scheinen Furcht vor der Gegenwart anderer zu haben. Sie bilden sich ein, daß sie ausgelacht werden. Sie werden leicht ärgerlich und sind feige. Sie alle haben diesen ähnliche Symptome bemerkt bei Personen, die halb imbecill geworden sind durch Krankheit, mag es sich um das Alter oder die erste Lebenszeit handeln.

Ein besonders intellektuelles Symptom von *Baryta,* welches ich auf die Autorität von Dr. Talcott in Middletown, N. Y., hin anführe, ist folgendes: Der Kranke bildet sich ein, die Beine seien ihm abgeschnitten und er müsse auf den Knien gehen.

Sie können *Baryta carbonica* geben bei alten Leuten, wenn sie an Lähmung leiden, hauptsächlich, wenn die Lähmung auf Apoplexie folgt. Sehr häufig schrumpft bei alten Leuten das Gehirn, und da der Schädel nicht folgt, so würde sich ein Vakuum bilden, wenn nicht ein Erguß von Serum einträte. Diesem folgt mehr oder weniger schwere Lähmung. Sie werden in solchen Fällen finden, daß der Kranke kindisch ist, das Gedächtnis verliert, Gliederzittern bekommt und sehr merkliche Lähmung der Zunge. *Baryta carbonica* ist eins der wenigen Mittel, die positiv Lähmung der Zunge verursachen. Sie werden diese Lähmungssymptome auch ausgesprochen finden bei Kindern mit diesem halb imbecillen Charakter, von dem ich sprach. Der Mund steht zum Teil offen, und der Speichel läuft reichlich aus. Das Kind hat einen dämlichen, leeren Blick, woraus sofort ersichtlich, daß es „non compos mentis" (nicht Herr seines Verstandes) ist.

Baryta ist eines der Mittel bei Apoplexie der Trinker (siehe Vorlesung über Opium).

Baryta scheint auch Paralyse zu veranlassen, indem es Entartung der Wände der Blutgefäße verursacht, ebenso durch Erzeugung von Aneurysmen.

Causticum wirkt bei Paralyse ähnlich wie *Baryta,* aber die Paralyse dieses Mittels hat mehr Starrkrämpfe oder Spasmen.

Secale wirkt auf die Blutgefäße; aber seine Symptome sind verbunden mit Brennen und Betäubung; Gangrän.

Colchicum und *Arsenicum* haben weniger Empfindlichkeit der Zunge.

Beide, das Chlorid und das Carbonat von *Baryum,* können bei multipler Sklerose des Hirns und Rückenmarks gegeben werden. Das ist kein seltenes Leiden bei kleinen und größeren Kindern, bei denen es gegeben werden kann, wenn die obenerwähnten idiotischen Symptome erscheinen. Dieselben Symptome erfordern es bei der bei alten Leuten vorkommenden verbreiteten Sklerose.

Ist Zittern mit diesem Leiden verbunden, so ist an *Hyoscyamus* zu denken.

Sind diese eben erwähnten Symptome vorhanden, so können Sie *Baryta* geben, wenn das Gehirn in der ersten Kindheit sich nicht recht entwickelt. Das Chlorid von *Baryum* wurde von den Ärzten der alten Schule gegen diese Sklerose gegeben mit mehr oder weniger Erfolg.

Das Mittel, welches hier *Baryta* am meisten ähnelt, ist *Causticum*.

Der Gebrauch von *Baryta* bei Katarrhen verdient Beachtung. Sie ist eins der besten Mittel, das wir haben bei Neigung zu Mandelentzündung, hauptsächlich bei skrofulösen Kindern mit trockenem Schorf auf dem Kopf. *Baryta muriatica* und *Baryta carbonica* erzeugen Verhärtungen des Bindegewebes. Sie hemmen Wucherungen des Bindegewebes, daher ihre Anwendung bei Tonsillitis, vergrößerten Mandeln, verhärteten Drüsen usw., indem die allgemeinen Symptome übereinstimmen. Jede kleine Erkältung bei feuchtem oder kaltem Wetter weckt von neuem die Entzündung der Mandeln. Das ist kein einfaches Halsweh, eine Anschwellung der Rachenschleimhaut mit Schlingbeschwerden, sondern es ist eine wirkliche Entzündung der Mandeln mit Eiterbildung. In solchen Fällen werden Sie die Drüsen am Hals unter dem Kiefer und hinter den Ohren angeschwollen finden. *Baryta* ist eins unserer Mittel, um die Wiederkehr dieser Katastrophe zu verhüten. Sie verändert die konstitutionelle Tendenz des Kranken. Sie ist also mehr das Heilmittel für die Folgen der Krankheit, als für die akuten Symptome. Die lokalen Erscheinungen am Halse sind hauptsächlich folgende: Die rechte Seite des Halses ist schlimmer als die linke, gerade wie wir es bei *Belladonna* finden; der Hals schmerzt mehr beim Leerschlucken. In bezug auf die Mandelentzündung wende ich häufig dieselbe Verordnung an, die ich bei Diphtherie gebe, nämlich ein Gurgelmittel aus Alkohol und Wasser. Dies scheint die Ansammlung von Schleim aus dem Halse zu beseitigen.

Bei Mandelaffektionen sind folgende Mittel mit *Baryta* zu vergleichen:

Calcarea carbonica bei fetten, aufgeschwemmten Kindern.

Calcarea phosphorica in chronischen Fällen, bei Knochenkrankheiten.

Ignatia große Mandeln, mit kleinen flachen Geschwüren darauf; Schmerzen zwischen den einzelnen Schlingbewegungen.

Hepar große Mandeln, hört schlecht, Gefühl, als wenn eine Fischgräte im Halse stäke.

Lycopodium große Mandeln, mit kleinen verhärteten Geschwüren besät.

Calcarea jodata ist *Baryta* in einigen Fällen mit Drüsenanschwellungen ähnlich, besonders wenn Mandelanschwellungen vorhanden sind, die mit kleinen Bläschen oder Blattern gefüllt sind.

Conium paßt bei Mandelanschwellungen ohne jede Neigung zur Eiterung.

Baryta kann auch bei Kindern gegeben werden, die außer dieser Mandelentzündung Retronasalkatarrh haben. Schorfe bilden sich in der hinteren Nasenhöhle. Oberlippe und Nase sind geschwollen, gerade wie Sie es bei *Calcarea* finden, aber die Geistes-Symptome sind verschieden.

Baryta wird auch nötig bei chronischem Husten, der bei strumösen oder skrofulösen Kindern auftritt mit geschwollenen Drüsen oder vergrößerten Mandeln. Jede leichte Erkältung bei kaltem oder feuchtem Wetter macht Kopfschmerz, Rückenschmerz und Durchfall. Hier ist *Baryta* ähnlich der *Dulcamara.* Die Ohren können mit in den Katarrh einbezogen sein; Knacken in den Ohren beim Schlingen, Widerhall im Ohr beim Schnauben oder Niesen usw. Der verstorbene Dr. McClatchey gebrauchte *Baryta* bei Mittelohrkatarrh nach Scharlach.

Baryta ist zuweilen bei skrofulöser Augenentzündung angezeigt, wenn die Schmerzen beim Niedersehen gebessert werden. Die allgemeinen Symptome sind wie die bei *Calcarea carbonica.*

Baryta ist auch indiziert bei alten Leuten, die das, was man Catarrhus suffocativus nennt, haben mit Orthopnöe. Ich glaube, Sie werden dies verstehen, wenn Sie sich den Einfluß von *Baryta* vergegenwärtigen auf die willkürlichen und unwillkürlichen Muskelfasern. Sie lähmt diese. Bei alten Leuten ist die Brust sehr schwach. Sie bekommen einen Katarrh, der nicht so heftig ist, aber plötzlich in der Nacht auftritt. Atemnot stellt sich ein, Bläue des Gesichts usw. *Baryta carbonica* ist eins der Mittel, die in Frage kommen, wenn *Antimonium tartaricum* versagt hat. Der Kranke klagt über ein Gefühl wie von Rauch oder Pech auf den Lungen. *Baryta* sollte nicht gegeben werden bei katarrhalischem Asthma oder Asthma mit Emphysem; aber wenn das Leiden rein nervöser Art ist, im Alter, wenn Verschlimmerung bei feuchtem, warmem Wetter eintritt. Sie werden finden, daß ihre Verschlimmerungen mehr der von *Aurum* gleichen.

Amplyopie im Alter erfordert zuweilen *Baryta;* der Kranke kann nicht lange auf einen Gegenstand sehen. Im Dunkeln Funken vor den Augen.

Baryta ist auch angezeigt bei Kopfschmerzen im Alter, mit Verschlimmerung nach Gehen, nach den Mahlzeiten und in der Nähe des warmen Ofens; der Kranke hat ein betäubtes Gefühl.

Baryta carbonica ist auch nützlich gegen Fettgeschwülste, die gelegentlich hier und da am Körper erscheinen. Es ist sehr leicht, diese mit dem Messer zu entfernen, aber es ist viel besser, sie durch Arznei zu heilen, wenn Sie es können.

Bei Tabes mesenterica ist *Baryta* indiziert, wenn außer den vorigen Symptomen folgende zugegen sind: Die verschluckte

Nahrung scheint über wunde Stellen im Ösophagus zu gehen. Es tritt immer Schmerz im Magen auf, nachdem das Kind gegessen hat. Der Stuhl ist zuweilen unverdaut. Dabei finden Sie den Bauch hart und geschwollen und stinkenden Schweiß an den Füßen, gerade wie bei *Silicea.*

Es gibt nun Mittel, die wir mit *Baryta* bei dieser Krankheitsform vergleichen können. *Jodum* ist darin *Baryta* ähnlich, daß es für torpide Fälle paßt. Die Gesichtsfarbe des Kranken ist bei den beiden Mitteln verschieden: Der *Jod*-Kranke hat dunkles Haar, dunkle Augen und fahle Haut. Außerdem übermäßigen Hunger. Beobachten Sie das Kind sorgfältig, so werden Sie finden, daß es ängstlich und ärgerlich ist, bis es zu essen bekommt, wodurch Besserung für diese Zeit eintritt; und doch bleibt es schmächtig trotz der Menge eingenommener Nahrung. Dann haben wir noch ein Gemüts-Symptom, das fast immer zugegen ist, wenn *Jodum* bei Tabes mesenterica indiziert ist, nämlich unerträgliche Verdrießlichkeit, die selbst ärger ist, als die bei *Antimonium crudum.*

Calcarea phosphorica ist indiziert bei schwachsinnigen Kindern, die nicht gehen können, obgleich alt genug dazu, welche ängstlich und unruhig in ihrem Wesen sind, und deren Knochenwachstum mangelhaft ist. Die Knochen sind dünn und brüchig.

Wie bei *Baryta,* leidet der *Silicea*-Kranke, wenn das Wetter zum Feuchten umschlägt. Er hat auch stinkenden Schweiß und allgemeine Abmagerung, mit Ausnahme des Bauches. Der Unterschied zwischen den beiden Mitteln liegt auch hauptsächlich in den Gemüts-Symptomen. Das *Silicea*-Kind ist obstinat und eigenwillig, und außerdem ist sein Kopf unverhältnismäßig groß zu dem übrigen Körper.

Acidum lacticum hat kopiösen Fußschweiß, aber er stinkt nicht.

Gegen stinkenden Fußschweiß vergleichen Sie *Silicea, Thuja, Acidum nitricum, Kali carbonicum, Graphites* und *Carbo vegetabilis.*

Strontiana carbonica.

Strontiana carbonica hat einige Symptome von Wichtigkeit. Sie hat mehr Einwirkung auf die Zirkulation, als ihre Verwandte *Baryta.* Wir haben als charakteristisch Wallungen im Gesicht und heftiges Pulsieren der Arterien. Sie kann sich nützlich erweisen bei drohender Apoplexie mit heftiger Kongestion nach dem Kopf; das Gesicht wird heiß und rot, jedesmal wenn der Kranke geht. Jede Anstrengung vermehrt die Zirkulation nach oben zum Kopf. Bei einigen Kranken zeigt sich etwas Erethismus in der Brust. Es findet sich ein Erstickungsgefühl am Herzen. Die Leidenden können sich nicht ruhig verhalten; ein Gefühl von Schwere in der Brust ist vorhanden. Das sind kongestive Symptome des Herzens, der Lungen und des Kopfes, welche *Strontiana carbonica* erfordern. Die Eigentümlichkeit, durch welche diese Symptome sich von denen anderer Mittel unterscheiden, besteht darin, daß bei diesen Symptomen, die in der Klimax auftreten können, wo Blutwallungen nach dem Kopfe so häufig vorkommen, die Kopf-Symptome sich bessern durch warmes Einhüllen des Kopfes, gerade wie es bei *Silicea* und bei *Magnesia muriatica* der Fall ist. Die Kranken können nicht den leisesten Luftzug vertragen, daher hüllen sie trotz dieser Tendenz zu Kongestionen den Kopf warm ein, obgleich dadurch Schweiß verursacht wird. Dies ähnelt sicherlich der *Silicea* darin, daß beide Mittel Kongestion nach dem Kopf haben, die durch Warmeinhüllen des Kopfes sich bessert. Die *Silicea*-Kongestion scheint im Rücken aufzusteigen und nach dem Kopf zu gehen. Das ist für *Strontiana carbonica* nicht charakteristisch.

Ein anderer Effekt, der durch *Strontiana carbonica* verursacht wird, und zwar einer, wogegen es nicht oft gegeben wird, ist Durchfall, der sich nachts verschlimmert und der diesen eigentümlichen drängenden Charakter hat; der Kranke ist kaum weg vom Stuhl, so muß er sofort zurückkehren. Besserung gegen Morgen um 3 oder 4 Uhr.

Strontiana carbonica hat merkliche Einwirkung auf die Knochen. Sie hat eine besondere Affinität zum Femur, da sie Geschwulst und Karies dieses Knochens hervorruft, meistens bei skrofulösen Kindern. Dies Leiden ist oft verbunden mit dem soeben beschriebenen Durchfall.

Strontiana carbonica bringt Ausschlag hervor, der außerordentlich dem der Sykosis ähnelt. Daher wurde sie gegeben bei sykotischem Ausschlag im Gesicht oder an andern Körperteilen, welcher feucht ist und juckt und brennt.

Eine andere Eigentümlichkeit des Mittels, die letzte, die ich erwähnen will, ist seine Einwirkung bei chronisch gewordenen Verrenkungen, besonders des Fußgelenks, wenn *Arnica* und *Ruta* fehlschlugen. Die lange Störung in der Zirkulation hat etwas Ödem am Gelenk hervorgebracht.

Lithium carbonicum.

Lithium carbonicum hat keine sehr ausgedehnte Einwirkung. Es ist hauptsächlich nützlich bei Affektionen der Gelenke. Es hat sehr deprimierende Wirkung auf die Lebenssäfte; es ist wirksam bei Rheumatismus und ganz besonders in einigen Formen von Gicht. In seinen Prüfungen wird Schwäche beobachtet nur in Verbindung mit Gelenkaffektionen oder als eine Folge derselben. Von den verschiedenen Organen, die durch *Lithium carbonicum* affiziert werden, sind die wichtigsten ihrem Werte nach: Herz, Magen, Nieren und

Blase. Die Schleimhäute werden auch durch das Mittel affiziert. Zuerst sind sie ungewöhnlich trocken; und dieser Trockenheit folgt später dicke Schleimsekretion. Die Haut ist auch beteiligt; sie wird befallen von Erythem mit Jucken der Haut; dies tritt hauptsächlich auf an den Gelenken und ist sehr lästig, es wird hauptsächlich bei Rheumatismus beobachtet. Ferner kann *Lithium carb.* Rauheit der Haut und einen Ausschlag im Gesicht hervorbringen, ähnlich der Bartflechte.

Studieren wir nun die Symptome des Mittels mit Rücksicht auf diese allgemeine Einwirkung, so finden wir Verwirrung im Kopf, Kopfschmerz auf dem Scheitel und an den Schläfen, schlimmer beim Erwachen, die Augen schmerzen wie wund, und die Lider können schwer offengehalten werden. Dieser Scheitelkopfschmerz und dieses Wehtun der Augen folgen auf Unterdrückung der Menses. Die Kranken haben Schmerzen, die von der linken Schläfe in die Augenhöhle derselben Seite gehen, besser beim Essen und schlimmer nach dem Essen.

Ein sehr charakteristisches Symptom der Retina oder vielmehr des Sehens ist, daß die rechte Hälfte der Gegenstände verschwindet.

Betrachten wir seine Einwirkung auf die Schleimhäute, so finden wir, daß das Mittel conjunctivale Asthenopie hervorruft, gerade wie *Alumina.* Die Conjunctiva beider Lider und des Augapfels ist schmerzhaft, trocken, und die Augen schmerzen, wenn der Kranke liest.

Ferner wird bei der *Lithium*-Prüfung die Nase affiziert; sie ist geschwollen und rot. Zuweilen ist Trockenheit der Nase vorhanden im Hause, und Schleim tröpfelt ab draußen im Freien; oder Schleim hängt in Strähnen aus der hinteren Nasenhöhle. Ein anderes Symptom von *Lithium* ist Empfindlichkeit der Schleimhaut, wenn die eingeatmete Luft ungewöhnlich kalt ist.

Lithium heilt Husten, der von einer gewissen Stelle im Halse auszugehen scheint.

Es gibt eine Form von Gastralgie, welche *Lithium* heilt. Sie ist verbunden mit Schmerz in der linken Schläfe und Augenhöhle, besser durch Essen.

Lithium hat Einwirkung auf die Därme. Trinken von Schokolade oder Kakao verursacht Durchfall.

Lithium reizt den Blasenhals. Das ist, wie Sie wissen, oft eine Erscheinung bei rheumatischen Kranken. Der Urin ist trübe und flockig. Die Schmerzen gehen die Ureteren entlang und in die Samenstränge oder Hoden, und ihnen folgt roter Urin mit schleimigem Satz.

Beim weiblichen Geschlecht ist *Lithium carbonicum* indiziert bei sich verspätenden und spärlichen Menses. Die Prüferinnen fanden, daß alle Symptome, welche die unregelmäßige Menstruation begleiten, auf der linken Seite waren.

Wir wollen nun die rheumatischen Symptome von ***Lithium carbonicum*** betrachten und in dieses Kapitel auch diejenigen des Herzens einschließen. Ich habe in vielen Fällen Glück gehabt, Kranke mit chronischem Rheumatismus zu bessern. Die Symptome, welche das Mittel indizieren, sind folgende: Rheumatisches Weh am Herzen, Ablagerungen an den Klappen werden in manchen Fällen gefunden werden; geistige Anstrengung verursacht Flattern des Herzens. Sehr deutlich wird der Schmerz am Herzen, wenn der Kranke sich vorbeugt. Der Herzmuskel ist offenbar gereizt, denn wir finden Stoßen und Zucken am Herzen. Die Herzschmerzen bessern sich, wenn der Kranke Urin läßt.

Nun zu den Symptomen des Rumpfes, der Gelenke und der Glieder. Empfindlichkeit mit Geschwulst und gelegentlicher Röte der letzten Gelenke der Finger, Ungeschicklichkeit beim Gehen wegen Schwerbeweglichkeit der Muskeln; intensives Jucken an den Seiten der Füße und Hände ohne augenscheinlichen Grund. Die Schmerzen in den Gelenken sind gewöhnlich am schlimmsten in den Knie-, Fuß- und Fingergelenken. Der ganze Körper ist steif und schmerzt wie zerschlagen. Die Schmerzen gehen in die Glieder hinein. Der ganze Körper nimmt zu an Gewicht und wird gedunsen. Ich behaupte, daß diese Gedunsenheit nicht von einem gesunden Fett herkommt, sondern ein Erschlaffungszustand ist, der allen Alkalien zukommt.

Gettysburger Wasser, welches Lithiumcarbonat enthält, ist sehr wirksam bei skrofulösen Kindern, wenn Geschwüre an den Gelenken vorhanden sind, wie beim Pottschen Übel und bei Hüftgelenksleiden, wenn stinkende Eiterung und Durchfall dabei sind.

Dieser Charakter des Katarrhs von *Lithium carbonicum* mit der Empfindlichkeit gegen eingeatmete kalte Luft findet sich auch bei *Kali bichromicum, Aesculus, Cistus, Hydrastis* und *Corallium rubrum.*

Kali bichromicum, Sepia und *Teucrium* haben Katarrh mit Expektoration von soliden Pfröpfen aus der hinteren Nasenhöhle.

Bei Ablagerungen an den Herzklappen können Sie mit *Lithium carbonicum* vergleichen *Ledum, Kalmia* und *Acidum benzoicum;* letzteres Mittel wird gewählt wegen des stinkenden Urins.

Zincum, Conium und *Aurum* haben plötzliches Zucken oder Stoßen am Herzen.

Bei Rheumatismus und Gicht können Sie *Kalmia* und *Calcarea carbonica* vergleichen, welche dem *Lithium* ähnlich sind beim Rheumatismus der Fingergelenke.

Wenn knotige Anschwellungen an den Gelenken vorhanden sind, so sind zu vergleichen *Calcarea carbonica, Natrium muriaticum, Acidum benzoicum, Lycopodium* und *Ammonium phosphoricum.*

Vierundsechzigste Vorlesung.

Die Ammonium-Präparate.

Ammonium caust.	Blut. —
	Skorbut.
	Urämie.
	Carbonisiertes Blut.
Ammonium carb.	Herz.
	Schleimhäute. —
Ammonium phosph.	Nase.
	Hals und Kehlkopf.
	Lungen.
Ammonium mur.	Haut. —
	Erythem.
	Scharlach.
	Organe.

Wir haben heute an der Tafel verschiedene Salze von *Ammonium:* das Carbonat von *Ammonium* oder *Ammonium carbonicum,* das caustische Ammonium oder *Ammonium causticum,* das Chlorid von *Ammonium* oder *Ammonium muriaticum* und das Phosphat von *Ammonium* oder *Ammonium phosphoricum.* Die *Ammonium*-Salze, als Klasse aufgefaßt, passen am besten für mehr fette und gedunsene Personen. *Ammonium carbonicum* ist hauptsächlich indiziert bei fetten, schlaffen Individuen von indolenter Anlage, die ein schwelgerisches Leben führen. Das ist sehr verschieden von *Nux vomica* und *Sulfur,* die beide indiziert sind bei von schwelgerischem Leben herrührenden Leiden. *Ammonium carbonicum* jedoch ist speziell indiziert bei fetten faulenzenden Individuen.

Ammonium muriaticum ist bestens indiziert bei fetten, trägen Individuen, hauptsächlich, wenn das Fettgewebe am meisten über den Stamm sich verteilt und die Beine unverhältnismäßig dünn sind. Das ist der Unterschied, den man zwischen dem Carbonat und dem Chlorid machen kann.

Die *Ammonium*-Salze üben eine beträchtliche Einwirkung auf die Blutmasse aus. Demnach werden, wenn *Ammonium carbonicum* eine Zeitlang genommen wird, Symptome, ähnlich denen von Skorbut, hervorgebracht. Es treten Blutungen ein aus Mund, Nase und Därmen, zum Beweis, daß eine Blutentmischung stattfindet. Die Muskeln erweichen und erschlaffen, und es findet sich deutlich ausgesprochene Neigung zu Abmagerung.

Wir finden, daß alle *Ammonium*-Salze mächtig auf die Schleimhäute einwirken, auf welchem Gewebe jedes dieser Salze Entzündung hervorruft. Diese Entzündung ist heftiger Art, geht aus von einem einfachen Brenn- und Roheitsgefühl, schreitet vor zu einer vollständigen Entzündung der Schleimhaut und endet mit Zerstörung des Epitheliums, welches sich schichtweise abstößt und eine rauhe, brennende, ulcerierende Fläche zurückläßt. Es ist demnach nicht zu verwundern, daß die *Ammonium*-Salze beträchtliches Lob errungen haben bei Affektionen der Nase, des Halses, des Kehlkopfes und auch der Lungen.

Die *Ammonium*-Salze haben auch auf die Haut Einwirkung. Örtlich angewandt, verursachen sie ein einfaches Erythem, dem Dermatitis und eine kleine Anschwellung folgt. Später jedoch erscheint ein Ausschlag, und dieser ist verschieden bei den verschiedenen *Ammonium*-Salzen. Er ist zuerst papulös, dann vesikulös und steigert sich endlich bis zur Ulceration. Diese Zustände finden sich bei allen *Ammonium*-Präparaten gemeinsam, von denen wir einige Kenntnis besitzen.

Therapeutisch sind den *Ammonium*-Salzen Antagonisten *Veratrum viride, Digitalis, Aconit* und andere Herzsedative.

Ihre Einwirkung wird begünstigt durch Wärme, *Opium, Jodum, Valeriana, Asa foetida, Alkohol* usw.

Ammonium carbonicum.

Ammonium carb. {
Arnica, Antimonium tart.
Belladonna, Apis, Lachesis.
Arsenicum, Aurum, Carbo veg., Curare.
Conium, Senega, Kali bichr., Calcarea carb.

$>$ { *Camphor.* *Arnica.*
$<$ *Lachesis.*

Wir wollen zuerst *Ammonium carbonicum* studieren. Ich möchte Ihre Aufmerksamkeit auf die Tatsache lenken, daß für das Carbonat von *Ammonium Camphora* Antidot ist, und für einige Symptome *Arnica.*

Trotz der scheinbaren Ähnlichkeit zwischen *Ammonium carbonicum* und *Lachesis* hat sich doch herausgestellt, daß die beiden Mittel einander feindlich sind.

Wir wollen nun *Ammonium carbonicum* studieren von seiner Einwirkung auf das Blut aus. Wie ich schon sagte, verursacht längerer Gebrauch desselben einen skorbutischen Zustand. Die Lebenskräfte werden geschwächt. Blutungen dunklen, flüssigen Blutes treten auf. Das Blut degeneriert. Die Muskeln erweichen und erschlaffen. Die Zähne werden lose und das Zahnfleisch ulceriert. Mit diesen skorbutischen Symptomen entwickelt sich auch eine Art hektischen Fiebers.

Ich komme nun zu den Indikationen für *Ammonium carbonicum* bei Urämie. Diese Symptome, die ich Ihnen nun geben werde, sind sehr wichtig. Sie sind nicht bloß charakteristisch für *Ammonium carbonicum* bei Urämie, sondern auch bei allen andern Krankheiten, bei denen das Mittel indiziert ist. Wir können sie vorhanden sehen bei Scharlach mit Entmischung des Blutes und auch bei Herzleiden. Nun zu den Symptomen: *Ammonium carbonicum* wird indiziert sein bei Somnolenz oder Schlafsucht mit großblasigem Rasseln in den Lungen, Flockenlesen, bläulicher oder purpurner Färbung der Lippen, weil Oxygen im Blut fehlt, und bräunlich gefärbter Zunge. Sie erkennen in diesen Symptomen einen Zustand von Blutvergiftung wegen Anwesenheit von Kohlensäure. Das kann stattfinden bei Urämie oder bei Lungenkatarrh oder bei andern Krankheiten, wo die Oxydation mangelhaft ist. Das nächste Analogon ist hier *Antimonium tartaricum, Carbo vegetabilis, Arsenicum.*

Ein ähnlicher Zustand findet sich unter *Arnica* bei typhösen Zuständen, wenn die Kranken schlafsüchtig und matt sind und einschlafen bei Antworten auf Fragen.

Unter den eben erwähnten Symptomen können Sie an *Ammonium carbonicum* denken bei Lungenödem oder Emphysem.

Ammonium carbonicum ist auch nützlich bei Vergiftung durch Kohlendunst. *Arnica* nützt zuweilen in solchen Fällen, wie auch *Bovista.*

Noch eine andere Anwendung können wir von *Ammonium carb.* machen, und zwar eine solche, auf die Sie nicht leicht von selbst kommen würden, nämlich im Beginn von Meningitis zerebrospinalis. Zuweilen wird im Beginn dieser Krankheit der Kranke niedergestreckt durch die Heftigkeit des Giftes und verfällt in einen stupiden, reaktionslosen Zustand. Er ist kalt und die Körperhaut cyanotisch. Der Puls sehr schwach. Gerade in solchen Fällen können Sie *Ammonium carbonicum* geben, welches Reaktion hervorbringen wird. Dann mögen Sie ein mehr spezifisches Mittel wählen, welches das Leiden beseitigen wird.

Ich möchte nun die Einwirkung von *Ammonium carb.* auf das Herz erwähnen. Das Mittel ist brauchbar bei Erweiterung des Organs. Der Kranke leidet beim Ersteigen einer Höhe, zum Beispiel, wenn er eine Treppe oder einen Hügel hinaufgeht. Er leidet auch unerträglich im warmen Zimmer. Er hat häufig Husten, der mit blutigem Sputum auftritt. Herzklopfen ist vorhanden mit

Dyspnöe und Einziehung des Epigastriums. Auch können cyanotische Erscheinungen zugegen sein.

Ammonium carb. ist auch indiziert bei Pneumonie, wenn große Schwäche vorhanden zusammen mit Symptomen, welche auf Gerinnung im Herzen deuten.

Es ist auch indiziert bei chronischer Bronchitis mit Atonie der Bronchialröhren, welche Atonie Ephysem befördert. Kopiöse Anhäufung von Schleim in den Lungen, Erweiterung der Bronchialröhren und Oedema pulmonum. In solchen Fällen ist der Kranke schwach und träge in seinen Bewegungen, hustet fortwährend, wirft aber gar nichts oder nur mit großer Mühe aus. Schlafsucht oder auch etwas Delirium mit Murmeln kann vorhanden sein.

Eine andere Anwendung findet *Ammonium carb.* im Scharlach. Es ist unzweifelhaft ein brauchbares Mittel bei Behandlung dieser Krankheit, auch wenn sie sehr maligner Art ist. Wir wissen, daß es einen Ausschlag hervorruft, der dem Scharlach ähnelt, der aber doch miliariaartigen Charakter hat. Der Hals ist geschwollen innerlich und äußerlich, mit Vergrößerung der Drüsen äußerlich und mit bläulicher oder dunkelroter Schwellung der Mandeln. Der Hals ist äußerlich angeschoppt, das heißt, neben der Schwellung der Cervicaldrüsen findet sich Entzündung des Zellgewebes. Die Nase ist oft verstopft, hauptsächlich zur Nacht, und läßt das Kind aus dem Schlaf auffahren, als ob es ersticken wollte. Häufig muß es mit weit geöffnetem Munde liegen, um atmen zu können. Das Kind ist schlafsüchtig und kann sogar in stupiden Schlaf verfallen. Häufig finden wir auch eine Vergrößerung der rechten Parotis.

Wir wollen nun einige der dem *Ammonium carb.* in diesem Leiden ähnliche Mittel durchnehmen. Zuallererst *Belladonna.* Zwischen diesem Mittel und *Ammonium carb.* ist die Ähnlichkeit nur scheinbar. Beide Mittel haben die rechte Seite des Halses affiziert, hellroten Ausschlag, Scharlach und Schlafsucht. Aber der Unterschied zwischen den beiden liegt in folgendem: Bei *Ammonium carb.* ist der Hautausschlag miliariaartig, was *Belladonna* nicht hat. Der Hals bei *Ammonium carb.* ist dunkler rot, als bei *Belladonna,* und die Schlafsucht ist vollständiger. Die Schlafsucht des letzteren Mittels alterniert entweder mit Wildheit oder Auffahren aus dem Schlaf, mit unruhigem Delirium oder Aufschreien im Schlaf. Bei *Ammonium carb.* befindet der Kranke sich im Zustande einfacher Somnolenz. Das Auffahren aus dem Schlaf kommt nicht von Reizung des Gehirns, sondern von Verstopfung der Atmungsorgane des Kindes.

Etwas Ähnlichkeit besteht zwischen *Ammonium carb.* und *Apis,* nämlich darin, daß beide Mittel Miliaria-Ausschlag haben und beide indiziert sind bei schweren Fällen von Scharlach mit Somnolenz. Bei *Apis* sind jedoch mehr wassersüchtige Erscheinungen zugegen. Wo immer sie hilfreich ist, werden Sie Gedunsenheit des Halses und Ödem der Uvula finden. Sie werden aber auch Entzündung oder Reizung der Gehirnhäute bei *Apis* finden, was durch plötzliches schrilles Aufschreien des Kindes sich kundgibt. Das ist ein plötzlicher Aufschrei und nicht ein eigentliches Auffahren wie von Schreck. Rollen des Kopfes auf dem Kissen ist vorhanden.

Lachesis, obwohl scheinbar dem *Ammonium carb.* beim Scharlach ähnlich, ist in Wirklichkeit diesem Mittel feindlich. Sie ähnelt dem *Ammonium carb.* in der Bläue der Haut, in der Somnolenz, in der Anschoppung des Halses und in der dunkelroten oder bläulichen Schwellung des Halses. *Lachesis* hat fast immer, wenn nicht immer, jene extreme Empfindlichkeit der Haut, so daß der Kranke es nicht ertragen kann, wenn irgend etwas seinen Hals berührt. Ferner affiziert *Lachesis* mehr die linke Seite und *Ammonium carb.* die rechte. Diese Empfindlichkeit von *Lachesis* ist nicht dieselbe Art von Weh, die Sie bei andern Mitteln, wie bei *Apis,* finden. Diese Erscheinung hängt hier ab von einer Hyperästhesie der Spinalnerven, die sich in dem affizierten Teile verzweigen. Fester Druck verschlimmert nicht, obgleich leichte Berührung es tut.

Rhus Tox. ist dem *Ammonium carb.* darin ähnlich, daß beide Mittel dunklen Hals und beide Schlafsucht haben. Es ist die linke Parotis, die am meisten bei *Rhus* affiziert zu sein pflegt, bei *Ammonium carb.* ist es die rechte. Auch findet sich mehr Unruhe bei *Rhus.*

Nächstdem kommen wir zur Einwirkung des *Ammonium carb.* auf die Schleimhäute. Dies Mittel ist brauchbar beim Nasenkatarrh. Die Nase ist verstopft des Nachts; der Kranke erwacht und schnappt nach Luft. Er befindet sich schlimmer um 3 oder 4 Uhr morgens. Der Husten ist trocken und kitzelnd, verbunden mit Heiserkeit und großer Beklemmung wegen Schleimanhäufung in der Brust. Die Nasenlöcher sind wund und roh und, bei Kindern, zuweilen Absonderung bläulich gefärbten Schleims. Dieses Symptom findet sich auch bei *Kali bichromicum, Natrium arsenicosum, Arundo mauritanica, Ammonium muriaticum* und *Ambra grisea.* Zuweilen ist der Ausfluß scharf brennend und macht die Oberlippe wund, dabei Brennen im Hals und die Trachea entlang. Gefühl von einem Klumpen im Hals. Trockener Nachthusten stellt sich ein, der mit Erstickung droht; kopiöser Speichelfluß mit darauffolgender Expektoration; Klopfen wie Pulsschlag in der Brust. *Ammonium carb.* paßt hauptsächlich für winterliche Katarrhe. Das Sputum ist schleimig und enthält Blutpunkte.

Sein nächster Verwandter, *Ammonium muriaticum,* soll nun betrachtet werden. Dieses Mittel ist bei Katarrhen ähnlich. Die Carbonate heilen mit Unterschied Katarrhe, die sich im Winter verschlimmern, bei denen die Nase verstopft ist, die sich in der

Nacht verschlimmern, die Kranken erwachen aus dem Schlaf mit keuchender Brust, verschlimmert 3 bis 4 Uhr morgens. Husten trocken, kitzelnd, Heiserkeit, Brust durch Schleim beklemmt. Das Chlorid verursacht Verstopfung eines Nasenloches, in der Nacht beide verstopft; Nasenlöcher wund und rauh; Ausfluß von bläulichem Schleim oder trockener Schnupfen, mit heftigem Brennen im Hals usw.

Bei der 3-Uhr-morgens-Verschlimmerung von *Ammonium carb.* können Sie die Kalisalze vergleichen.

Bei diesem Katarrh mit Verstopfung der Nase, exkoriierendem Ausfluß und Wundsein unter dem Sternum gibt es einige Mittel, die Sie vergleichen mögen. Eins derselben ist *Ammonium causticum,* welches eins der besten Mittel in der ganzen Materia medica gegen Aphonie ist, besonders wenn das brennende Wundsein im Halse vorhanden.

Causticum und *Carbo veg.* sind dem *Ammonium carb.* sehr ähnlich bei diesem Wundsein und Brennen unter dem Sternum.

Laurocerasus hat jene Expektoration mit kleinen Blutpunkten.

Ammonium carb. wurde auch gegen Verrenkungen gegeben, wenn das verletzte Gelenk heiß und schmerzhaft ist; es folgt *Arnica.*

Hier können Sie *Acidum sulfuricum* und *Ammonium mur.* vergleichen.

Ammonium muriaticum.

Ammonium muriaticum. { *Apis, Arnica, Natrium mur.*
Kali bichromicum.
Sepia, Sulfur.

Wie ich Ihnen schon andeutete, paßt *Ammonium muriaticum* für träge Personen, die eher korpulent sind in bezug auf den Stamm, aber unverhältnismäßig hager in bezug auf die Glieder. Gleich dem Carbonat verursacht es heftige Entzündung der Schleimhäute. Es stört auch die Zirkulation des Blutes. Das Gesicht wird rot während einer kurzen, lebhaften Unterhaltung, besonders, wie Sie sich denken können, in einem warmen Zimmer. Blutwallungen treten auf, heftiges Pulsieren in allen Arterien, dabei Angst und Schwäche, wie von Lähmung. Auch das Nervensystem leidet unter der Einwirkung von *Ammonium mur.* Es tritt eine gewisse Periodizität der Symptome ein, wie aus Frost und Hitze ersichtlich. Die Paroxysmen kehren alle sieben Tage wieder. Auch andere Symptome des Nervensystems treten auf; besonders finden wir folgendes Charakteristische: Schmerz in der linken Hüfte, als wären die Sehnen zu kurz; daher hinkt der Kranke beim Gehen. Im Sitzen zeigt sich Nagen, das den Knochen angehört.

Ischias wird sehr leicht durch *Ammonium mur.* beseitigt, wenn die Symptome dafür sprechen. Die Schmerzen verschlimmern sich, während der Kranke sitzt, werden etwas besser beim Gehen und vollständig beseitigt durch Niederlegen.

Ammonium mur. wurde auch gegeben gegen neuralgische Schmerzen, die in den Stümpfen amputierter Glieder auftreten. Vergleiche *Cepa, Staphisagria.*

Ammonium mur. ist auch nützlich gegen pressende, stechende Schmerzen bei Ulceration an den Fersen, die sich nachts im Bett verschlimmern und sich bessern durch Reiben.

Andere Mittel, die auf die Fersen einwirken, sind *Pulsatilla* (bei Entzündung), *Causticum, Manganum, Antimonium crudum, Ledum, Graphites, Ignatia* (Brennen in der Nacht), *Natrium carb.* und *Allium Cepa. Sabina* ist hauptsächlich passend bei plethorischen Frauen, die an sogenannter rheumatischer Entzündung leiden.

Manganum ist ein ausgezeichnetes Mittel bei rheumatischen Kranken, wenn die Fersen affiziert sind und der Kranke keinen Druck am Hacken leiden kann. Außerdem werden Sie *Manganum* indiziert finden, wenn die rheumatischen Erscheinungen als dunkle, fast bläuliche Flecke auftreten.

Antimonium crudum ist nützlich bei Schmerzhaftigkeit der Fersen.

Ledum palustre, Graphites und *Natrium carb.* verursachen Blasen an den Fersen, *Sepia* Geschwüre.

Allium Cepa heilt Geschwüre an den Hacken, die von Reibung der Schuhe oder Strümpfe entstanden.

Ammonium mur. hat etwas Einwirkung auf die Gelenke. Es ist eins von den Mitteln, die gegeben werden bei Behandlung chronischer Verrenkungen. Es affiziert auch die fibrösen Gewebe am Gelenk. Daher ist es eins von den Heilmitteln bei Kontraktur der Kniekehlensehnen. Wenn der Kranke geht, so ziehen diese sich straff zusammen. Diese Erscheinung verliert sich bei anhaltendem Gehen.

Auf die weiblichen Organe wirkt *Ammonium mur.* kräftiger als *Ammonium carb.* Es hat eine große Anzahl von Symptomen, die der Inguinal- und hypogastrischen Gegend angehören, und welche die Anwendung des Mittels bei Gebärmutter- und Eierstockskrankheiten gestatten. Zum Beispiel: die Kranke klagt über spannenden Schmerz in der einen oder andern Weiche. Zuweilen beschreibt sie diese Erscheinung als ein Gefühl, als hätte sie sich verrenkt. Stiche, Schneiden und Wehgefühl sind da oder, was charakteristischer als alles ist, ein Verrenkungsgefühl in der Leiste, das die Kranke nötigt, gebückt zu gehen. Das ist eine Indikation, welche auf *Ammonium mur.* führt bei Behandlung von Lageveränderungen des Uterus und von Eierstocksleiden. Sie werden in fast allen diesen Fällen den für das Mittel charakteristischen Stuhl finden, Abbröckeln, wenn er den Anus passiert. Ferner haben wir einen charakteristischen Weißfluß bei diesen Symptomen, einen braunen und klumpigen oder auch klaren und eiweißartigen Ausfluß, der nach jeder Harnentleerung sich einstellt.

Ammonium mur. findet bei diesem Verrenkungsgefühl in der Leiste bei Frauen seinen Gegenpart in einigen andern Mitteln; in *Arnica,* welche dasselbe Verrenkungsgefühl in den Weichen hat; in *Apis,* welche es durch das Hypogastrium hat, mit der Empfindung, als würde die Haut gespannt oder gedehnt.

Nächstdem haben wir die Einwirkung von *Ammonium mur.* auf die Schleimhäute zu betrachten. Beginnen wir mit der Nase, so finden wir, daß es Schnupfen verursacht. Die Nase ist „verstopft“, mehr zur Nacht, als bei Tage. Das eine Nasenloch ist gewöhnlich verstopft zur Zeit; es stellt sich exkoriierender, wässeriger Ausfluß aus der Nase ein, der die Innenseite der Nasenlöcher und die Oberlippe wund macht. Der Hals ist geschwollen, so daß der Kranke den Mund nicht öffnen kann. Mund und Hals sind mit zähem Schleim gefüllt, den der Kranke mit großer Mühe auswirft. Pulsieren in den Mandeln. Das ist charakteristisch für *Ammonium mur.* Es ist ein Symptom, welches auf das Mittel führen kann bei Tonsillitis oder bei Scharlach, wenn die Rachen-Symptome so schwer sind, daß fast vollständige Strangulation eintritt.

Die Brust-Symptome sind keineswegs unwichtig bei *Ammonium mur.* Wir haben einen Husten, der die vorigen Symptome begleiten oder von ihnen getrennt sein kann. Der Husten ist sehr heftig und scheint die Speicheldrüsen anzuregen, denn solange er dauert, ist der Mund mit Speichel gefüllt. Heiserkeit mit Brennen und Rohsein im Larynx gehört notwendig zu einem so scharfen Mittel, wie *Ammonium mur.* Kälte zwischen den Schulterblättern begleitet Brustaffektionen, zum Beispiel bei Bronchitis und Phthisis. Der Kranke klagt auch über Schwere in der Brust. Das bemerkt man auch beim *Ammonium carb.,* wo es mit Brennen zusammen sich findet. Zuweilen beschreibt Ihnen der Kranke seine Empfindung, als fühlte er einen Klumpen in der Brust. Auch klagt er manchmal über gewisse Stellen in der Brust, welche brennen, pulsieren und klopfen zugleich mit dem Pulsschlag.

Ammonium mur. kann gegeben werden bei chronischer Leberkongestion. Niedergeschlagenheit des Gemüts begleitet dies Leiden, und die Stühle sind mit Schleim überzogen.

Ammonium phosphoricum.

Ich habe ein oder zwei Symptome von *Ammonium phosphoricum* zu berichten. Es wurde mit Erfolg gegeben bei Behandlung konstitutioneller Gicht, wenn Knoten oder Konkretionen an den Gelenken vorhanden sind. Es ist nicht zu geben bei den akuten Symptomen, nicht bei dem Zwicken der Schmerzen, sondern, wenn die Krankheit konstitutionell geworden ist, und wenn Konkretionen von harnsaurem Natron in den Gelenken erscheinen. Der schlimmste Fall dieser Art, den ich je gesehen, war bei einem Mann, der fünfzehn Jahr ans Bett gefesselt war. Er zeigte mir eine Schachtel, die gefüllt war mit diesen Konkretionen, welche er aus seinen Gelenken herausgekratzt hatte. Sie waren verschieden an Größe und sahen wie Kalkklümpchen aus. Etliche solcher Konkretionen konnte man unter der Haut und die Sehnen entlang sehen. Seine Hände hatten ganz ihre Form verloren. Auch seine Füße waren affiziert. Er hatte Husten, der ihn schließlich tötete, und er expektorierte aus den Lungen diese Klümpchen von harnsaurem Natron. *Ammonium phosph.* brachte ihm eine Zeitlang Linderung.

Fünfundsechzigste Vorlesung.

Kalksalze. — Calcarea carbonica.

Calcarea carbonica.	Ernährung.
Calcarea caustica.	Blut. { Leukocythämie. Anämie.
Calcarea fluorica.	Drüsen.
Calcarea phosphorica.	Knochen.

Es gibt eine ganze Reihe von Kalksalzen, die mehr oder weniger geprüft würden. Das erste in der Reihe ist *Calcarea carbonica* oder der Austernkalk. Dies Präparat, das uns von Hahnemann überliefert ist, wurde als Carbonat von Kalk oder *Calcarea carbonica* geprüft. Sie wurde gewonnen aus der Mittellage der Austernschale, wo Hahnemann annahm, eine vollkommen reine Art von Kalkcarbonat sich verschaffen zu können. Chemisch gesprochen, ist das kein reines Kalkcarbonat, denn es muß etwas von der der Auster angehörigen tierischen Masse enthalten. Überdies enthält es immer Spuren von *Calcarea phosphorica.* Sie erkennen also den Grund, weshalb Dr. Hering den Namen *Calcarea ostrearum* statt *Calcarea carbonica* vorschlug. *Calcarea caustica* ist der gewöhnliche Ätzkalk. *Calcarea fluorica* wurde von Dr. Bell in Massachusetts geprüft. Hiervon haben wir wenige Symptome. Sie ist eins von den zwölf Schüßlerschen Gewebemitteln. Diese Verbindung der Fluorsäure mit Kalk liefert uns ein sehr kräftiges Mittel bei Behandlung von Krankheiten des Knochensystems. Ich habe Ihnen schon von einem Fall berichtet, wo *Calcarea fluorica* gut wirkte bei Kiefernekrose. Wir werden auch finden, daß sie ein brauchbares Mittel ist bei Knochengeschwülsten. *Calcarea phosphorica* ist auch ein wertvolles Mittel.

Es muß Ihre Pflicht sein und wird Ihnen Vergnügen machen, die Unterschiede zwischen diesen verschiedenen Kalksalzen kennen zu lernen, besonders zwischen *Calcarea carbonica* und *Calcarea phosphorica.* Sie sind nicht in ganz denselben Fällen indiziert. Ist die eine indiziert, so wird es nicht die andere sein. Da sie nicht schwer zu unterscheiden sind, so, denke ich, werden wir imstande sein, die nötigen Unterschiede zu machen.

Ein Kapitel in der Geschichte der *Calcarea phosphorica* ist etwas interessant. Vor etlichen Jahren wurde ein Präparat für die Behandlung eines gewissen Leidens in Europa auf den Markt gebracht. Es gewann schnell großen Ruf. Nach einiger Zeit wurden die damit bewirkten Heilungen weniger und weniger häufig. Als schließlich ein reicher Mann durch das Präparat nicht geheilt wurde, verklagte er die Gesellschaft, weil sie ihn betrogen habe. Die Analyse des Mittels wurde notwendig. Als Hauptbestandteil fand sich Phosphat von Kalk. Im Anfang nahmen die Geschäftsleute das Kalkphosphat aus Knochen; aber später fanden sie es wohlfeiler, es im Laboratorium zu machen und ohne Benutzung von Knochen. Die Gesellschaft glaubte, daß Kalkphosphat Kalkphosphat sei, gleichgültig, wie gemacht oder woher entnommen. Daß aber ein Unterschied besteht zwischen dem Kalkphosphat aus dem chemischen Laboratorium und dem aus Tierknochen, zeigt sich in der Verschiedenheit der therapeutischen Wirksamkeit beider Präparate, wie aus obigem Falle und vielen anderen ersichtlich.

Calcarea sulfurica oder das Sulfat von Kalk ist ein anderes von den Schüßlerschen Mitteln. Sie wurde von einem der Studenten des New York College geprüft. Schüßler rühmt, daß *Calcarea sulfurica* energisch wirkt bei Behandlung von Eiterungen und bei Zerteilung von Geschwulst der Blutschwäre. Die Prüfung, obgleich nicht entscheidend, spricht eher für diese Idee.

Es gibt einen Gebrauch dieses Mittels, nämlich bei Krupp; es wird wie ein Wunder wirken in einem *Hepar* ähnlichen Falle, bei Husten mit lockerem Schleim im Kehlkopf, aber mit entgegengesetzter Modalität von heiß und kalt; das Kind verlangt nämlich unbedeckt und kühl zu bleiben.

Das *Hypophosphorit* von *Kalk (Calcarea hypophosphorica),* in der zweiten Dezimale gegeben, ruft folgendes hervor: dumpfen, schweren Schmerz auf dem Scheitel, niederdrückende Empfindungen, Vollsein und Beklemmung um das Herz, Vollsein in Kopf und Brust; die Adern an Händen, Armen, am Nacken und Kopf stehen außen wie Saiten; erschwertes Atmen, die Fenster müssen geöffnet sein; reichlicher Schweiß überall; Glieder kraftlos von Muskelschwäche.

Alle Kalksalze wirken hervorragend in der an der Tafel erwähnten Richtung. Alle affizieren die Ernährung des Körpers, daher sind sie von großem Nutzen in der ersten und späteren Kindheit, wenn das Wachstum befördert werden muß. Sie begünstigen die Entwickelung der Knochen und anderer Gewebe. Sie werden finden, daß einige von ihnen, wie die *carbonica* und *phosphorica,* Anämie verursachen, wenn ihre Anwendung übertrieben wird. Alle affizieren die Drüsen und alle wirken auf die Knochen.

Calcarea carbonica.

Calcarea carbonica ist ein Mittel, das fast in jeder Krankheitsform zur Anwendung kommen kann und in zweiter Linie nur dem *Sulfur* gegenübersteht. Sie wollen sich erinnern, daß sie kein vollkommen reines Kalkcarbonat ist, sondern etwas Kalkphosphat und etwas organische Masse von dem Körper der Auster enthält. Chemisch unterscheidet sie sich nur wenig von dem im Laboratorium gefertigten Kalkcarbonat.

Calcarea carbonica paßt für Fälle, wo das Wachstum mangelhaft ist, daher ist sie ein sehr notwendiges Mittel in der frühen und späteren Kindheit. Das Mittel wirkt hauptsächlich auf das vegetative System und beeinflußt die Ernährung des Körpers. Unter diesem Einfluß schreitet die Sekretion und Absorption schnell vorwärts, und so wird es ein Lieblingsmittel in den Fällen, in welchen es sich um eine Änderung der Konstitution handelt. Die Drüsen werden leicht durch Kalk ergriffen; sie schwellen an, entzünden sich und werden so der Sitz von pathologischen Ablagerungen. Dies trifft besonders für die Nacken- und Mesenterial-Lymphdrüsen zu. Das Nervensystem wird nicht in erster Linie affiziert, aber es wird gelegentlich durch mangelhafte Ernährung beeinflußt, wodurch Krämpfe, Erregung usw. verursacht werden. Der *Calcarea carbonica* - Kranke ist fett und plump, mehr von gedunsenem, als von solidem, hartem Fett. Dies paßt besonders für Kinder, welche skrofulös sind; welche fleischig, aber doch nicht gut entwickelt sind, was Knochen, Gehirn und Muskeln betrifft. Das Gesicht ist sehr blaß, gelegentlich aber von Röte überflutet. Gewöhnlich ist die Farbe wasser- oder kalkartig-blaß. Das Kind ist langsam in seinen Bewegungen. Es ist nicht lebhaft, nervös oder schnell, wie wir es bei dem *Sulfur*-Kinde finden. Es ist reizbar, eigensinnig, besonders gegen Morgen. Das Wachsen ist unregelmäßig, so daß der Kopf unverhältnismäßig groß ist zu dem übrigen Körper. Dieser Defekt hängt mit dem Knochenwachstum zusammen; daher finden Sie die Fontanellen offengeblieben, hauptsächlich die vordere Fontanelle. Der Bauch ist groß und wurde mit einem umgestülpten Napf oder Becken verglichen. Die Gesichtsbildung ist mehr breit und die Lippen, hauptsächlich die obere, geschwollen. Die Dentition geht langsam vor sich. Die Kopfhaut schwitzt profus, hauptsächlich im Schlaf. Das ist gewöhnlich kein warmer Schweiß, auch kein kalter, sondern er ist kalt wegen der natürlichen Verdunstung. Wenn das Kind erwacht, so werden Sie bemerken, daß das Kopfkissen in der Umgebung des Kopfes feucht oder naß ist. Die Füße sind oft kalt und klebrig. Lassen Sie sich jedoch durch dies Symptom nicht irreführen, denn es gibt Kinder, welche, wenn sie zu warme Strümpfe tragen, schweißige Füße haben. Solche Kranke leiden an partiellem Schweiß noch anderer Körperteile. Das ist an sich ein fast sicheres Symptom für *Calcarea carbonica.* Daher kann es an der Brust oder den Knien sich zeigen, während alle andern Körperteile vollkommen trocken sind. Von diesem extremen Bilde können wir nun auch den entgegengesetzten Zustand haben, nämlich große Abmagerung. Die Haut hängt schlaff und faltig herab. Trotz dieser Abmagerung ist doch der Bauch abnorm groß. Solche Kinder sind skrofulös, und es sind genuine Skrofeln, bei denen *Calcarea carbonica* indiziert ist.

Es gibt eine andere Form, welche tuberkulöser Art ist, und bei dieser Form haben wir *Phosphorus* indiziert. Wir finden dann dieselbe Schwellung der Drüsen, dieselbe indolente Ulceration und dieselbe Schwierigkeit beim Sprechen- und Gehenlernen, aber der Kranke hat eine zarte, feine Haut, und die Züge sind scharf und eher angenehm. Die Augenwimpern sind lang und seiden und das Haar dunkel und glänzend. Das ist die Art von Skrofeln, welche, wenn nicht beseitigt, schließlich mit Lungenschwindsucht endet.

Wird das *Calcarea*-Kind älter, so zahnt es langsam. Es können auch Fieber oder Konvulsionen auftreten, die den verspäteten Ausbruch der Zähne begleiten. In Fällen, wo Konvulsionen bestehen, ist *Calcarea* der *Belladonna* weit überlegen. *Belladonna* mag wohl für eine Weile helfen, aber zur völligen Heilung muß ein tiefer wirkendes Mittel folgen. Skrofulöse Augenentzündung ist fast immer vorhanden. Pusteln auf der Cornea treten auf und drohen diese Membran zu zerstören. Die Umgebung des Geschwürs ist sehr vaskularisiert. Das Kind scheut künstliches Licht hauptsächlich, obgleich es sich auch bitter über das Tageslicht beklagt, weil dieses morgens beim Erwachen die Augen belästigt. Die Absonderung aus den Augen ist meist mild. Die Cornea bleibt mehr oder weniger opak nach der Ulceration zurück. *Calcarea* wurde oft gegeben nach dem Verschwinden der akuten Symptome, um die Verdunkelung der Hornhaut und die chronische Verdickung der Augenlider zu beseitigen. Kein Mittel übertrifft *Calcarea* bei Hornhauttrübungen; aber man vergleiche *Apis, Saccharum officinale, Alumina, Kali bichromicum, Natrium sulfuricum* usw.

Saccharum officinale ist hauptsächlich als *Calcarea carbonica* ähnlich in Erinnerung zu bringen. Dies Mittel wurde an mehreren Personen geprüft und fand mancherlei Bestätigungen. Es ist indiziert bei Kindern mit großen Gliedmaßen, die fett und aufgeschwemmt sind, mit Neigung zu Wassersucht. Es erzeugte Verdunkelung der Hornhaut und muß also diese beseitigen. Der Gemütszustand, der mich zur Anwendung des Rohrzuckers führte, ist folgender: Das Kind ist leckerhaft und kapriziös; es mag keine substantielle Nahrung, sondern liebt „Naschwerk"; es ist immer verdrießlich und wimmert, und, wenn alt genug, ist es indolent und mag sich mit nichts beschäftigen. Alles scheint ihm zu lästig zu sein.

Sie werden finden, daß bei den Augen-Symptomen *Calcarea* besser nach *Sulfur* wirkt, als vor demselben. Sie paßt für vorgeschrittene Fälle, die langsam verlaufen und auf *Sulfur* nicht reagieren wollen. Hahnemann bemerkte, daß *Calcarea* hauptsächlich auf *Sulfur* folgte, wenn Neigung zu Pupillenerweiterung vorhanden ist.

Ein anderes Mittel, das in Verwandtschaft steht zu *Calcarea carbonica* bei skrofulösen und tuberkulösen Leiden, ist *Acidum nitricum*. Dies mus der *Calcarea* substituiert werden, wenn die Geschwüre auf der Cornea sich verschlimmern und zu perforieren oder die Cornea zu zerstören drohen.

Die *Calcarea*-Kinder neigen zu Hautausschlägen, hauptsächlich zu Eczema. Dies Ekzem ist noch dazu sehr charakteristisch. Es erscheint auf der Kopfhaut mit der Tendenz, sich nach abwärts und über das Gesicht hin zu verbreiten. Häufig erscheint es fleckenweise im Gesicht oder auf der Kopfhaut und bildet dicke Krusten, die oft weiß sind, wie Kreideablagerungen. Ein anderes Symptom, das auf *Calcarea* weisen kann, ist: Das Kind kratzt den Kopf, wenn es vom Schlaf erwacht. Der Übergang vom Schlaf zur Tätigkeit scheint Jucken des bestehenden Ausschlags hervorzurufen.

Wir finden bei diesen skrofulösen, für *Calcarea* passenden Kindern Entzündung des äußern Ohrs oder Gehörgangs und auch des Mittelohrs oder der Paukenhöhle. Erstens macht *Calcarea* Verdickung des Trommelfells mit allen Symptomen von Schwerhörigkeit. Es findet sich Summen, Sausen und Klingen in den Ohren, alles abhängig von dem abnormen Druck auf die Gehörknöchelchen. Die Otorrhöe sieht pappig oder fettig aus. Sie ist eitrig, aber sie hat auch pappiges Aussehen, sieht aus gerade wie gekautes Papier. Wenn Sie nun das äußere Ohr von diesem Eiter reinigen und das Trommelfell betrachten, so finden Sie dasselbe perforiert wegen der vorangegangenen Entzündung. Den Rand der Ruptur werden Sie verdickt finden und granulierend, und Sie können auch Tendenz zu Polypenbildung bemerken. Die Schmerzen sind von einem plötzlichen, zuckenden, pulsierenden Charakter. In drei verschiedenen Fällen erzeugte *Calcarea* 30 Blasen auf den Ohrmuscheln.

Hier muß auf *Calcarea* nach den besten Autoritäten *Silicea* folgen, wenn die Ulceration sehr indolent wird und nicht heilen will, trotz der Anwendung des Kalks. Der *Silicea*-Kranke hat einen zu dem übrigen Körper unverhältnismäßig großen Kopf. Der Schweiß zeigt sich am ganzen Kopf und Gesicht mehr, als auf der Kopfhaut allein, und der Fußschweiß macht die Füße wund. Diese Symptome wollen Sie sich vergegenwärtigen aus unserer Vorlesung über *Silicea*. Außer *Silicea* würde hier *Calcarea* mit *Hepar* und *Mercurius* zu vergleichen sein.

In Verbindung mit diesen Augen- und Ohrenentzündungen bei *Calcarea* kann auch skrofulöse Anschwellung der Lymphdrüsen des Nackens, der Achsel usw. auftreten. Diese sind hart und fest und weichen sehr langsam der Arznei.

Wir haben in solchen Fällen auch einen Schnupfen oder chronischen Nasenkatarrh. Die Nasenflügel sind verdickt. Meist findet sich ein feuchter, schorfiger Ausschlag um die Nasenlöcher. Gestank wie von faulen Eiern, Pulver oder Dung stellt sich aus der Nase ein. Die Nase ist verstopft, dabei dicker, gelber Eiter. Der Kranke hat oft Nasenbluten des Morgens. Hier können Sie *Belladonna* vergleichen, die *Calcarea* gut folgt.

Wenn nun die *Calcarea*-Kinder von Sommerdurchfall oder gemeiner Cholera infantum befallen werden, so sind folgende Symptome der Verdauungsorgane vorhanden: Ein ungewöhnliches Verlangen nach Eiern. Warum das so ist, weiß ich nicht; vielleicht wegen des Schwefels in den Eiern. Das ist eine sehr häufige Erscheinung. Milch widersteht. Sobald sie genossen wird, wird sie erbrochen in sauren Stücken oder Gerinnseln. Das ist ein wichtiges Symptom für *Calcarea*. Oder die Milch geht aus den Därmen in weißen geronnenen Klumpen ab. Heißhunger ist zugegen und Durst, letzterer ärger gegen Abend. Auch der Durchfall verschlimmert sich gegen Abend und unterscheidet sich dadurch von *Sulfur*. Die Stühle sind grünlich und enthalten unverdaute Speisen. Sie sind mehr oder weniger wässerig und sauer.

In diesen Erscheinungen ist *Calcarea carbonica* zwei oder drei andern Mitteln ähnlich. Das eine ist *Aethusa cynapium* oder Hundspetersilie. Sie ist indiziert beim Erbrechen der Kinder, wenn sie jedes Getränk erbrechen, hauptsächlich Milch, die in weißen oder gelblichen oder grünlichen Gerinnseln ausgeworfen wird. Dies Erbrechen erschöpft das Kind, so daß es sofort einschläft.

Noch ein anderes Mittel ist *Antimonium crudum*, das folgenden Zustand darbietet: Nach dem Saugen erbricht das Kind seine Milch in kleinen weißen Gerinnseln, will aber nachher nicht wieder trinken; der *Aethusa* - Kranke dagegen will wieder trinken. Auch ist die charakteristische Diarrhöe von *Antimonium crudum* zugegen, welche Ihnen hilft, andere Fälle, die für *Kreosotum* sprechen, auszuscheiden. Wenn dies Mittel kein anderes Symptom als das folgende hätte, so wäre es doch unschätzbar und könnte nicht ersetzt werden. Der Magen ist so schwach, daß er keine Speise bei sich behalten oder verdauen kann, so daß die Speise entweder unmittelbar oder einige Stunden nach dem Essen erbrochen wird.

Phosphorus und *Arsenicum* können auch bei diesem Erbrechen verglichen werden.

Magnesium carbonicum, Ipecacuanha und *Sulfur* sind bei saurem Erbrechen zu vergleichen.

Bei Diarrhöe mit grünen Stühlen ist *Calcarea phosphorica* nicht zu vergessen.

Ferner finden wir *Calcarea carbonica* bei akutem Hydrocephalus in den frühesten Stadien angezeigt. Hier wie in vielen anderen Fällen wirkt sie besonders gut nach *Sulfur.* Sie kann auch gut tun, wenn Symptome von Ergüssen vorhanden sind. *Calcarea carbonica* ist hauptsächlich angezeigt, wenn die allgemeinen konstitutionellen Symptome in diesem Falle da sind.

Sie finden dann häufig, daß *Calcarea carb.* auf die vorläufige Anwendung von *Belladonna* folgt. Sind Sie berufen, einen dieser Fälle zu behandeln, so finden Sie den Kranken mit heißem Kopf, gerötetem Gesicht, im Schlafe sich bewegend, und Sie geben ihm *Belladonna,* welche bessert. In wenigen Tagen kommt ein Rückfall; Sie geben ihm wieder *Belladonna,* und diesmal versagt sie. Dieser Wechsel in der Krankheit zeigt Ihnen, daß kein *Belladonna*-Fall vorliegt. Dann haben Sie ein anderes Mittel zu wählen, das manchmal *Sulfur* ist und sehr häufig *Calcarea;* das letztere besonders, wenn der Kranke das charakteristische *Calcarea*-Kind ist. *Belladonna* und *Calcarea* sind komplementär, besonders bei Kinderkrankheiten, bei Gehirnbeschwerden und bei der Zahnung.

Ferner kann *Calcarea carbonica* indiziert sein später im Leben zur Pubertätszeit. Hier ist sie häufiger indiziert bei Mädchen als bei Knaben. Wir finden sie nötig zu der Zeit, wenn die Menses eintreten, sobald diese sich verzögern. Das Mädchen ist anscheinend plethorisch und leidet an Kongestionen nach Kopf und Brust. Sie ist fett und scheinbar robust, aber wenn Sie das Blut einer solchen Kranken untersuchen, so werden Sie es unverhältnismäßig angefüllt mit weißen Blutkörperchen oder Leukocyten finden. Sie klagt über Herzklopfen, Dyspnöe und Kopfschmerz, verschlimmert beim Steigen. *Calcarea* wird den Menstrualfluß hervorbringen und alle diese Erscheinungen beseitigen.

Weiter kann sie nützlich sein zur Pubertätszeit gegen ähnliche Symptome, wenn Lungentuberkulose droht. Der Kranke hat jene Dyspnöe, Herzklopfen und Blutwallung nach der Brust beim Steigen und selbst Blutungen aus den Lungen. Trockener Husten nachts, der morgens sich löst. Der Kranke hat Fieber, schlimmer des Abends, mit partiellem Schweiß und Schmerz der Brust bei Berührung, welcher besonders unter den Schlüsselbeinen auftritt. Die Verdauung ist sehr gestört. Der Kranke kann keine fette Speise genießen, ohne daß ihm übel wird. Chronische Tendenz zu Diarrhöe und dabei Prolapsus ani. Wie Sie sehen, ist *Calcarea* ein Genosse von *Phosphorus,* aber es besteht ein Unterschied zwischen den beiden Mitteln. Der Unterschied zeigt sich in folgenden wenigen Symptomen. Bei *Calcarea* finden Sie den Kranken skrofulös und fett, und seine oder ihre Vorgeschichte weist die gut ausgesprochenen skrofulösen Symptome von *Calcarea* auf. Als Kinder bekamen sie langsam Zähne, die Fontanellen schlossen sich langsam, und oft findet sich noch als Rückbleibsel die unverhältnismäßige Schwellung der Oberlippe.

Andererseits ist die *Phosphorus*-Kranke schlank und in die Höhe geschossen, groß für ihre Jahre und schmalbrüstig. Ihr Gewebe ist mehr von feinem Korn, während bei *Calcarea* es fett und derb ist.

Calcarea ist später bei Phthisis indiziert, wenn große Höhlen sich bilden. Sie wirkt hauptsächlich auf die rechte Lunge, und zwar auf deren mittleres Drittel. Es findet sich Schmerz in der Mitte der rechten Brustseite; lautes Schleimrasseln wird über die ganze Brust gehört, natürlich am meisten auf der rechten Seite. Die Expektoration ist eitrig, gelblichgrün und blutig. Der Kranke hat großen Widerwillen gegen tierische Nahrung, wie Fleisch, das unverdaut abgeht. Die Abmagerung schreitet vor, der Schweiß nimmt zu, und die Menses, wenn es sich um weibliche Kranke handelt, stocken. Das sind die Symptome, die auf *Calcarea* bei Tuberkulose hinweisen.

Beide, *Calcarea carbonica* und *Calcarea phosphorica,* wirken auf den mittleren Lungenlappen. *Sepia* ist hier ähnlich, aber es fehlt die äußere Empfindlichkeit gegen Berührung; in der Tat kann sie dadurch gebessert werden.

Senega ist *Calcarea* bei fetten Personen etwas ähnlich, aber es kann unterschieden werden, indem es Schmerzhaftigkeit hat, die durch Bewegen der Arme verschlimmert wird, namentlich des linken Armes.

Später im Leben finden wir *Calcarea* indiziert gegen Leiden der Frauen, hauptsächlich gegen Unregelmäßigkeiten in der Menstruation. Sie ist besonders indiziert, wenn der Menstrualfluß zu häufig, alle zwei oder drei Wochen eintritt und profus ist, so daß es bis zur Menorrhagie kommt. Der Fluß wird hervorgerufen durch Überanstrengung oder durch Gemütsbewegungen. Die Kranke klagt über Schwitzen des Kopfes und Kälte der Füße.

Eins der besten Mittel, das ich kenne gegen den gewöhnlichen profusen Menstrualfluß, der häufig sich einstellt und doch ohne entschieden konstitutionellen Charakter, um ihn darnach zu beurteilen, ist *Trillium pendulum,* besonders, wenn der Fluß die Kranke sehr erschöpft. Ich habe es immer nur in der sechsten Potenz gegeben. Das hat in allen meinen Fällen genügt.

Bei Unterdrückung der Menses hat *Calcarea* verschiedene Verwandte. *Belladonna* paßt, wenn Hyperämie vorhanden, Blutwallung nach dem Kopfe, subjektives Gefühl von Kälte, Schlaflosigkeit und Pulsieren in den Schläfen.

Gelsemium ist indiziert bei Regelunterdrückung, wenn ein schlafsüchtiger, apathischer Zustand vorhanden.

Glonoin ist ein wundervolles Mittel, wenn heftiges Pulsieren im Kopf zugegen, und hauptsächlich, wenn der Urin eiweißhaltig ist, wie es bei Nierenkongestion vorkommt.

Aconit ist indiziert bei Unterdrückung der Regeln durch heftige Gemütsbewegungen, wie Schreck.

Noch andere Mittel, die unter letztgenannten Umständen in Frage kommen, sind *Actaea spicata* und *Lycopodium*.

Der Weißfluß von *Calcarea carbonica* ist mehr profus, mit beträchtlichem Jucken und Brennen, und ist gewöhnlich milchig, eitrig und gelb oder dicklich von Aussehen. Sie ist besonders indiziert gegen Weißfluß, der vor der Pubertät, selbst bei Kindern auftritt.

Ein anderes Mittel, das ich sehr schätzbar beim Weißfluß kleiner Mädchen gefunden habe, ist *Caulophyllum,* wenn der Ausfluß profus ist und das Kind sehr schwächt.

Calcarea carbonica ist nützlich bei Krankheiten der männlichen Geschlechtsorgane. Sie ist eins aus der kleinen Gruppe von Mitteln, *Nux, Sulfur* und *Calcarea,* die zuerst von Jahr gegeben wurden gegen sexuelle Schwäche, die aus Masturbation oder andern geschlechtlichen Exzessen entsteht. *Calcarea* ist indiziert, wenn exzessive Geschlechtslust vorhanden, aber diese Geschlechtslust mehr geistig als physisch ist, — das heißt, es ist mehr Aufregung vorhanden, aber es fehlen die objektiven Zeichen der Aufregung. Erektionen sind gering oder unvollständig während des Coitus, der Samenerguß unvollständig oder zu früh. *Calcarea* ist auch indiziert, wenn ein Mann nach Exzessen dieser Art ein moralisches und ruhiges Leben beginnt. Seine geschlechtliche Kraft ist von der eben geschilderten Art, und ihrer Befriedigung folgen nachstehende Symptome: Schwindel, Kopfschmerz und Schwäche in den Knien.

In milderen Fällen, wo es noch nicht zu so tiefen Störungen, wie mangelhafter Ernährung, gekommen ist, werden Sie *Dioscorea* ganz ausreichend finden gegen den übermäßigen Samenverlust mit Schwäche der Beine, hauptsächlich der Knie.

Bei alten Männern, die, wenn sie in der Jugend und ersten Manneszeit exzessiv der Geschlechtslust fröhnten, geradeso erregbar in ihrer geschlechtlichen Passion sind mit 60 Jahren, wie mit 18 oder 20, und die doch physisch impotent sind, ist *Agnus castus* ein gutes Mittel. Sie leiden an fortwährendem Tröpfeln von Samen.

Wir können *Calcarea carbonica* in Gebrauch ziehen wegen ihrer Einwirkung auf das Nervensystem. Sie ist indiziert bei nervösen Fiebern, auch beim Typhus, im Beginn der Krankheit, unter folgenden Symptomen: der Kranke fällt in eine Art von unruhigem Schlaf und träumt von quälenden Dingen, die ihn erwecken. Er schläft wieder ein und träumt von denselben Dingen.

Sobald er die Augen schließt, sieht er Personen, Dinge usw., die verschwinden, wenn er sie öffnet. Später, im Verlauf des Typhus, um die zweite Woche, ist *Calcarea carbonica* indiziert, wenn zum Beispiel der Ausschlag nicht heraus will und der Kranke in eine Art Stupor verfällt. Der Bauch schwillt auf und wird mehr tympanitisch. Der Kranke wird sehr unruhig und ist voll Angst und Qual, obgleich er ohne Bewußtsein sein kann. Er schreit auf, zuckt und hat Flockenlesen. Der Körper ist zu heiß, und die Glieder sind kalt und klebrig. Durchfall oder Verstopfung kann vorhanden sein. Er fährt aus dem Schlaf auf und blickt erschreckt um sich. Ein Mittel, das hier der *Calcarea* komplementär ist, ist *Lycopodium,* aber bei *Calcarea* kann Diarrhöe vorhanden sein, was bei *Lycopodium* niemals der Fall ist.

Wir können noch einen andern Gebrauch von *Calcarea carbonica* machen, der aber nicht beim oberflächlichen Studium des Mittels hervortreten würde, das ist ihre Anwendung bei Schlaflosigkeit. Die Schlaflosigkeit, die für dies Mittel spricht, besteht nicht einfach darin, daß man eine Stunde oder zwei wach liegt, sondern es ist das langanhaltende Wachliegen, das der Vorläufer von einigen Krankheiten ist, oder der Begleiter anderer. Zum Beispiel, im Wochenbett kann eine Frau nicht schlafen. In solchen Fällen haben Sie folgende Reihe von Symptomen. Sie hat jene Visionen beim Schließen der Augen; sie schreckt auf und zuckt bei jedem kleinen Geräusch und ist außer sich vor Angst. Die Zunge wird trocken. Sie ist fast nahe einem Zustand akuter Manie. *Calcarea carbonica*, hauptsächlich in der dreißigsten Potenz, alle drei Stunden am Tage geben, erfüllt fast unfehlbar das Verlangen nach Schlaf die nächste Nacht. Wie bringt *Calcarea* dies zustande? Wie *Opium, Coffeïn* oder *Chloral?* Nein; sondern dadurch, daß sie gesunden Schlaf hervorruft. Noch eine andere Anwendung findet *Calcarea carbonica,* nämlich bei jener unseligen Affektion, dem Delirium tremens. Sie ist indiziert, wenn ganz dieselben Symptome zugegen sind, die ich bei der Schlaflosigkeit erwähnte, hauptsächlich bei Visionen von Ratten und Mäusen und Schreckgestalten, die den Kranken erschrecken. Er spricht im Delirium von Feuer und Mord. Er ist in fortwährender Sorge, wahnsinnig zu werden.

Calcarea carbonica scheint Epilepsie heilen zu können, nicht gerade die Paroxysmen selbst, sondern sie hilft mehr die Konstitution verbessern, wodurch diese schreckliche Krankheit geheilt werden kann. Die Aura, welche dem Anfall vorangeht, beginnt in einigen Fällen im Plexus solaris, steigt aufwärts, und der Kranke fällt dann sofort in Konvulsionen (das ist charakteristisch für *Nux vomica, Bufo* und *Silicea*). In manchen Fällen zeigt sich ein Gefühl, als liefe eine Maus den Arm hinauf. In noch andern Fällen kann die Aura vom Epigastrium aus nach dem Uterus oder in die Glieder gehen. Ursachen für die *Calcarea carbonica*-

Epilepsie sind Schreck, Unterdrückung chronischer Ausschläge und auch Exzesse in venere. Sie folgt sehr gut auf *Sulfur*. Sie können zuerst an *Sulfur* denken bei diesem Gefühl, als ob eine Maus den Arm hinauf liefe; das Symptom ist ganz dasselbe bei *Sulfur* und *Calcarea;* auch die Ursachen sind dieselben, nämlich exzessiver Geschlechtsgenuß und Unterdrückung von Ausschlägen. *Calcarea* ist hauptsächlich indiziert, wenn *Sulfur* nicht heilt, oder wenn die Pupillen nach Anwendung von *Sulfur* sich nicht erweitern.

Gegen die Paroxysmen ist *Acidum hydrocyanicum* ein nützliches Mittel.

Artemisia vulgaris ist indiziert in Fällen, die aus Schreck entstanden und bei welchen die Anfälle dupliziert sind.

Ist Indigestion die Ursache der Krankheit, so muß man an *Nux vomica* als erstes Mittel denken, besonders, wenn die Aura im Epigastrium auftritt und nach oben geht.

Calcarea carbonica ist brauchbar bei Knochenleiden und bei Krümmungen des Rückens, besonders gegen Verkrümmungen in der Dorsalgegend bei Kindern, die spät sprechen und laufen lernen, die schwach auf den Füßen sind und die Beine nach innen oder außen setzen, je nachdem die Muskeln erschlafft sind. Bei schwachen Knöcheln vergleiche *Natrium carbonicum, Silicea, Carbo animalis* und *Sepia*.

Es gibt ein Mittel, das gegen diese Schwäche der Beine gerühmt wurde, was ich aber nie habe bestätigen können, nämlich *Pinus silvestris*. Es soll Abmagerung der unteren Extremitäten geheilt haben bei skrofulösen Kindern, die spät laufen lernen.

Calcarea carbonica ist auch indiziert bei Affektionen der Gelenke; zum Beispiel bei der weißen Kniegeschwulst und bei Coxarthrokace. Sie ist indiziert beim zweiten Stadium dieser Krankheiten, wenn Abszesse sich gebildet haben.

Nun müssen Sie zwischen *Calcarea* und *Silicea* unterscheiden lernen. Für den oberflächlichen Beobachter sind die Fälle sehr ähnlich; aber es gibt einige Unterschiede, die Sie bemerken können. Erstens hat der *Silicea*-Kranke Schweiß am ganzen Kopf, und dieser Schweiß hat einen sauren oder stänkrigen Geruch; der Kopf ist ungemein groß, der übrige Körper eher abgemagert; der Schweiß der Füße bei *Silicea* ist meist stinkend und verursacht Wundheit zwischen den Zehen und an den Fußsohlen; das Gesicht sieht mehr erdfarbig oder wachsgelblich aus. Das *Silicea*-Kind ist mehr nervös und erregbar als träge, wie es bei dem *Calcarea carbonica* - Kranken der Fall ist. *Silicea* hat die nämliche unvollkommene Ernährung wegen mangelhafter Assimilation, wie *Calcarea*. Bei dem *Silicea*-Kinde scheint eine entschiedene Schwäche des Zerebrospinal-Nervensystems vorhanden zu sein; und doch zeigt sich bei dieser Schwäche eine gewisse Summe von Irritabilität, so daß durch jeden äußerlichen Eindruck Verschlimmerung entsteht. Wenn daher etwa

Neigung zu Epilepsie vorhanden, so kann jede kleine Erregung Konvulsionen hervorrufen. Bei *Silicea* ist mehr Neigung zu Ulceration vorhanden, als Sie bei *Calcarea* finden. Die Absonderung aus solchen Geschwüren ist kein gesunder, laudabler Eiter, sondern sie ist mehr dünn und exkoriierend.

Calcarea carbonica leistet Dienste bei Rheumatismus. Die indizierenden Symptome sind folgende: Rheumatische Affektionen, verursacht durch Arbeiten im Wasser; Rheumatismus der Rücken- und Schultermuskeln, nachdem *Rhus* im Stich gelassen hat. Sie ist indiziert bei Gichtknoten an den Fingern und kann sich auch nützlich erweisen bei konstitutioneller Gicht und bei Arthritis deformans.

Rhus Tox. scheint das beste Mittel zu sein, das wir bei Lumbago haben, mögen die Schmerzen durch Bewegung sich bessern oder nicht. Es scheint spezielle Affinität zu den Rückenmuskeln zu haben.

Calcarea fluorica ist ein gutes Mittel, auf *Rhus* zu folgen in chronischen Fällen; bei Lumbago, schlimmer beim Anfang der Bewegung, aber besser durch fortgesetzte Bewegung.

Secale cornutum ist indiziert bei plötzlichem „Knicks“ oder „Knacks“ im Rücken.

Nux vomica wird nötig bei Rheumatismus des Rückens, wenn der Kranke sich nicht im Bett umdrehen kann, ohne sich vorher aufzurichten.

Der Gebrauch von *Calcarea* bei Ausschlägen ist schon in den früheren Vorlesungen berührt worden. Sie ist eines der besten Mittel in chronischer Urticaria. Sie ruft Herpes hervor; bevorzugte Stellen sind die mit Bart bedeckten Gesichtsteile, hier eine Vergleichung mit *Mezereum* nahe legend, welches Jucken wie von Ungeziefer im Bart hat, Schuppen; *Lithium carbonicum,* Backen unter dem Barte rauh wie ein Reibeisen, juckend; und *Cicuta virosa* dicke honiggelbe Schorfe, sowohl im Bart als auch in den Mundwinkeln.

Sechsundsechzigste Vorlesung.

Calcarea phosphorica und Hepar.

Calcarea phosphorica.

Calcarea phosph.
- *China, Zink, Phosphor* (Hydrocephaloid).
- *Dulcamara, Silicea, Sulfur.*
- *Rhus, Causticum.*
- *Sulfur, Calcarea carb., Silicea, Phosphorus.*
- *Baryta carb.* (Geistesschwäche).

Die komplementären Mittel von *Calcarea phosphorica* sind *Zincum, Ruta graveolens* und *Sulfur. Zincum* werden Sie komplementär zu *Calcarea phosphorica* finden beim Hydrocephaloid; *Ruta* bei Affektionen der Gelenke und des Periosteums; und *Sulfur* geradeso wie bei *Calcarea carbonica.*

Es gibt nun manche Symptome, die diesen beiden Kalkpräparaten gemeinsam sind. Man ist zuweilen in nicht geringer Verlegenheit bei einem für Kalk sprechenden Fall zu entscheiden, welches von diesen Präparaten man geben soll. Vielleicht kann ich Ihnen Unterschiede genug angeben, um Sie zur Wahl zu befähigen. Um die Einwirkung von *Calcarea phosphorica* zu bestimmen, müssen Sie sich deren Bestandteile vergegenwärtigen, Kalk und Phosphor, und Sie werden erkennen, wie sie in ihrer chemischen Verbindung modifiziert werden, so daß, während wir etwas Ähnlichkeit mit *Calcarea* und etwas mit *Phosphorus* haben, wir doch andere Symptome finden, die der Verbindung *Calcarea phosphorica* angehören, und die weder bei *Calcarea,* noch bei *Phosphorus* allein gefunden werden.

Calcarea phosphorica scheint besonders erforderlich bei mangelhafter Nutrition, daher ist sie oft nützlich sowohl in der Kindheit, als zur Pubertätszeit und auch im hohen Alter. Beginnen wir mit dem Kinde, so werden wir sie oft von unschätzbarem Nutzen finden, wenn das Kind hager und abgemagert ist, dabei der Bauch eingefallen und mehr schlaff, und Prädisposition zu Drüsen- und Knochenleiden. Der Kopf ist groß, und beide Fontanellen sind offen. Die Kopfknochen sind unnatürlich dünn und brüchig. Die Zahnentwickelung ist träge. Wir finden Krümmung des Rückgrats. Das Kind lernt spät laufen, und die Wirbelsäule ist so schwach, daß sie den Körper nicht tragen kann. Der Hals ist so schmächtig und schwach, daß er den Kopf nicht tragen kann, welcher dahin fällt, wo er sich anlehnen kann. Das Kind erbricht hartnäckig die Milch, mag es sich um die Mutterbrust oder um künstliche Ernährung mit Kuhmilch handeln. Es bekommt nach jedem Trinken Kolik. Die Stühle sind oft grün, schleimig und lienterisch und verbunden mit Abgang vieler stinkender Blähungen. Zuweilen ist der Stuhlabgang profus, wässerig und heiß. Bei Cholera infantum können die Stühle den erwähnten Charakter haben oder flockig aussehen, weil etwas Eiter beigemischt ist. Bei dieser Cholera infantum findet sich große Abmagerung des ganzen Körpers. Das kleine Gesicht ist bleich und die hervorstechenden Körperteile sind kalt. Verlangen nach Speck oder Schinken ist vorhanden. Geistig sind diese Kinder sehr arg deprimiert, so daß sie langsam begreifen. Sie scheinen stupid zu sein. Selbst Kretinismus kann sich entwickeln durch anhaltenden Gebrauch von *Calcarea phosphorica.* Dies stellt sie neben *Baryta carb.* bei Geistesaffektionen. Wächst das Kind heran, so verursacht jede Erkältung bei feuchtem oder nassem Wetter ein Gefühl von allgemeinem Weh oder Schmerz, besonders wenn das Kind sich bewegt. Die geringste Bewegung ist unerträglich. Geben Sie in solchen Fällen nicht *Bryonia,* weil der Kranke durch Bewegung sich verschlimmert! Lassen Sie von dieser Verschlimmerung durch Bewegung sich nicht verführen! Sie ist hier nicht ein Symptom für *Bryonia,* denn sie zeigt die beginnenden Symptome von Rachitis an. Jede geringe Erkältung verursacht ein Gefühl von Hitze über den ganzen Körper. Das Periost und die Gelenke sind gereizt und entzündet und verursachen diese Verschlimmerung durch Bewegung. Sie werden *Calcarea phosphorica* als ein ausgezeichnetes Mittel finden, Rachitis zu verhüten. Läßt es Sie im Stich, so können Sie auf *Silicea* übergehen.

Diese Empfindlichkeit gegen Feuchtigkeit führt uns zur Anwendung von *Calcarea phosphorica* bei Krankheiten Erwachsener. Dies betrachte ich als eine wichtige Eigenschaft des Mittels. Daher ist sie indiziert bei Frauen, die ein Gefühl von Schwäche und Unbehagen haben, das sie ins Hypogastrium verlegen, dabei Lageveränderungen des Uterus und Verschlimmerung bei Abgang von Stuhl oder

Urin. Besonders ist sie indiziert bei Frauen, deren Gelenke bei jedem Witterungswechsel schmerzen. Diese Eigenschaft scheidet sie von andern ähnlich wirkenden Mitteln. Die Gebärmutter-Symptome verschlimmern sich bei jedem Witterungswechsel. Dies Symptom ist hervorstechend bei *Calcarea phosphorica,* mehr in der Tat, als bei *Calcarea* oder bei *Phosphorus. Phosphorus* hat das Gefühl von Hinsein, Schwäche im Hypogastrium, gerade wie *Calcarea phosphorica,* aber es fehlt die eben erwähnte Eigentümlichkeit.

So können wir ferner *Calcarea phosphorica* geben bei Rheumatismus, der bei jedem Witterungswechsel auftritt. Bei Erkältung im Feuchten finden wir Steifheit des Halses, Schmerz und Weh in den Gliedern und Schmerzen, die durch die Glieder ziehen, hauptsächlich um die Kreuzbeingegend und die Beine hinunter. Alle diese Symptome erscheinen bei jedem Witterungswechsel.

Wenn der Kranke sich eine Erkältung zuzieht, so ist sie verbunden mit Trockenheit und Schmerzhaftigkeit im Halse, Stichen in der Brust, Hitze in den unteren Teilen der Brust und in den Oberarmen und einem gelben Sputum.

Eine andere Anwendung von *Calcarea phosphorica* entspringt aus ihrer Einwirkung auf die Gelenke. Ich erwähne auch ihre Anwendung in der Behandlung von Frakturen. Wo immer Knochen eine Sutur oder ein Gelenk bilden, da hat *Calcarea phosphorica* eine Einwirkung. Wir finden zum Beispiel, daß sie Schmerzen verursacht entlang der Sutura sagittalis. Ferner, wo das Sacrum mit den Hüftknochen sich vereint und die Symphysis sacro-iliaca bildet, da ruft *Calcarea phosphorica* Schmerz hervor. Wenn in der Schwangerschaft eine Frau über Schmerz an dieser Stelle klagt, so muß *Calcarea phosphorica* ihr helfen.

Wenn nun eine Art von künstlicher Sutur entsteht, wie an dem Coaptationspunkt gebrochener Knochen, so hat auch da *Calcarea phosphorica* eine Einwirkung. In manchen Fällen wollen die gebrochenen Enden sich nicht vereinigen; dann geben Sie *Calcarea phosphorica,* welche die Callusbildung anregt. Es ist besser, in solchem Falle eine niedere Potenz des Mittels zu geben.

In dieser Beziehung ist *Calcarea phosphorica* passend mit *Symphytum* zusammenzustellen, das auch bei Fraktur, die sich nicht schließen will, gegeben wird, hauptsächlich, wenn nervöses Leiden zugrunde liegt.

Conchiolin mag hier erwähnt werden. Es ist bei Ostitis an den Enden der Diaphysen nützlich. Diese „Perlmutter" verursacht eine solche Krankheit bei den Perlmutter-Arbeitern.

Wir haben noch eine andere Anwendung von *Calcarea phosphorica,* nämlich bei Schulmädchen, hauptsächlich wenn sie sich dem Pubertätsalter nähern und sie übermäßig nervös und unruhig sind. Sie wollen vom Hause weggehen, und sind sie weg, dann wollen sie wieder umkehren. Sie haben Kopfschmerzen, wenn sie in der Schule sind. Sie entwickeln sich langsam und sind chlorotisch.

Wir können *Calcarea phosphorica* geben bei Kindern, die an Marasmus leiden. Sie haben das eigentümliche Gelüste und den Durchfall, die ich schon beschrieb. Das Gesicht ist weiß und blaß oder auch fahl. Die Zirkulation ist so unvollkommen, daß Ohren und Nase kalt sind. In solchen Fällen besteht auch die Unfähigkeit des Halses, den Kopf zu tragen, worüber ich schon sprach.

Es besteht eine Ähnlichkeit zwischen *Calcarea phosphorica* und *China*. Letztere kann diesem extremen Bilde vorbeugen, wenn Sie dieselbe gegen folgende Symptome geben: Wenn wegen Häufigkeit der Entleerungen das Kind schlafsüchtig und erschöpft wird und kaltes Gesicht bekommt. In solchen Fällen bringt die Verabreichung von *China* das Kind in die Höhe und verhindert den Zustand, der auf *Calcarea phosphorica* hinweist.

Andererseits werden Sie finden, daß *Calcarea phosphorica* dem *Zincum* weicht, wenn Sie die Zink-Symptome haben, die ich Ihnen schon mitteilte: Rollen des Kopfes, Zähneknirschen, kaltes, bleiches Gesicht, heißen Hinterkopf, unruhige Bewegung der Füße usw.

Von *Baryta carbonica* ist das Mittel unterschieden, wenn das Kind bei der Behandlung geistig unempfindlich ist.

Ruta heilt eine komplementäre Verwandtschaft bei Knochenhaut- und Gliederschmerzen. Und endlich

Silicea ähnelt *Calcarea phosphorica* besonders bei Rachitis, aber hat mehr widrigen heißen Schweiß, mehr Hartleibigkeit und eine starke Neigung zu Eiterung und Furunkeln.

Bei Verschlimmerung durch Erkältung in feuchtem Wetter können wir vergleichen *Dulcamara, Silicea, Sulfur* und *Causticum*.

Es ist sehr wichtig, imstande zu sein, zwischen *Calcarea carbonica* und *Calcarea phosphorica* zu unterscheiden. Das können Sie, wenn Sie die Auseinandersetzungen vergleichen, die ich Ihnen heute und gestern gab. *Calcarea carbonica* hat aufgetriebenen Bauch; *Calcarea phosphorica* hat schlaffen Bauch wegen der Beimischung von *Phosphor* zum Kalk. Bei Cholera infantum hat *Calcarea carbonica* Gelüste nach Eiern; *Calcarea phosphorica* nach Salz oder geräuchertem Fleisch. Die *Calcarea carbonica*-Stühle sind zuweilen grün, aber gewöhnlich wässerig, weiß und geronnene Milch darin. Die *Calcarea phosphorica*-Diarrhöe hat grüne, schleimige oder heiße, wässerige Ausleerungen mit stinkenden Blähungen. Bei *Calcarea carbonica* ist hauptsächlich die vordere Fontanelle offen geblieben; bei *Calcarea phosphorica* sind beide Fontanellen, die vordere und hintere, offen.

Hepar sulfuris calcareum.

Hepar. { *Belladonna, Lachesis, Merc., Spongia, Jod., Bromum, Aconit, Silicea, Sulfur.*	1. Nerven. { Setzt das Sensorium herab. Reizbarkeit aller Nerven. 2. Plastische Exsudation. 3. Suppuration. 4. Katarrhe. 5. Drüsen. — Knochen. 6. Haut. 7. Organe. 8. Antidot von Metallen.

Nächstdem wollen wir *Hepar sulfuris calcareum* betrachten. Das ist eigentlich ein unreines Calciumsulfid, das Spuren von Kaliumsulfid enthält, möglicherweise organische Masse und außerdem sehr wahrscheinlich einen kleinen Teil Kalkphosphat, da es aus dem mittleren Lager der Austernschale und aus Schwefelblumen dargestellt wird. Es ist eine wertvolle Vereinigung der getrennt gebrauchten Kräfte von Kalk und Schwefel. Es besitzt manche Ähnlichkeiten mit und deutliche Unterschiede von seinen Komponenten.

Hepar hat Einwirkung auf die Nerven. Es ist als ein Mittel zu betrachten, das Überempfindlichkeit des Nervensystems hervorbringt. Schmerzen erscheinen dem Kranken unerträglich und können selbst Ohnmacht hervorrufen. Ein entzündeter Teil hat das Gefühl von Wundheit und Zerschlagenheit und kann nicht leiden, wenn die Hand oder auch nur die Kleidung ihn berührt. Ich erwähne dies als ein allgemeines Charakteristikum des Mittels. Ich habe oft *Hepar* gegeben bei Geschwüren an den Lippenwinkeln, wenn sie eitern wollten, bei Augenentzündungen und bei Gerstenkörnern und Pickeln, wenn diese übermäßige Empfindlichkeit gegen Berührung zugegen war.

Was das Gemüt anlangt, so ist der *Hepar*-Kranke mehr traurig und niedergeschlagen, hauptsächlich abends. Zuweilen findet sich Trieb zum Selbstmord. Beim Gehen in der freien Luft ist der Kranke mutlos und verstimmt und wird belästigt durch die Erinnerung an alle vorgekommenen Unannehmlichkeiten, die er in seinem früheren Leben erfahren hat. Das Gedächtnis ist schwach, so daß er Worte und Örtlichkeiten vergißt.

Hepar ist indiziert bei Neuralgie, hauptsächlich der rechten Gesichtsseite, nach *Mercur*-Mißbrauch und wenn die Anwendung von *Belladonna,* die indiziert schien, ohne Erfolg war, hauptsächlich nach Erkältung bei trockenem, kaltem Winde. Bei Neuralgie und andern nervösen Symptomen gehört *Hepar* mit *Belladonna, Silicea* und *Sulfur* zusammen. Es folgt häufig auf *Belladonna,* wie ich Ihnen schon sagte; und von *Silicea* und *Sulfur* können Sie es durch die andern Symptome unterscheiden. Ein Symptom im Zusammenhang mit der Gemütserregbarkeit des Kranken, das ich noch nicht erwähnte, ist hastiges Sprechen und hastiges Handeln. Wir finden genau dasselbe Symptom bei *Belladonna.* „Hastiges Sprechen und hastiges Trinken“ lesen wir unter den Symptomen des letzteren Mittels. Wir finden es auch bei *Lachesis, Dulcamara* und *Sulfur.* Um Ihnen zu zeigen, daß dies ein wesentliches Symptom ist, will ich den Fall eines Arztes auf der andern Seite des Ozeans erwähnen, der eine hysterische Manie heilte, welche dies eine Symptom hatte, das ihn zur Wahl des Mittels führte. Die Sprache der Kranken war hastig, und die Worte rollten nur so heraus. Entscheidend war, daß sie viel *Mercurius* genommen hatte. *Hepar* heilte den Geisteszustand vollständig.

Nächstdem haben wir *Hepar* als hilfreich bei Entzündung zu betrachten. Es paßt für Entzündungen kruppöser Art und für Entzündung mit Ausgang in Eiterung. Bei allen Entzündungen und Kongestionen, bei denen *Hepar* hilfreich ist, werden Sie äußerste Empfindlichkeit des affizierten Teiles gegen Berührung finden. Das ist so charakteristisch, daß sie vorhanden sein muß mehr oder weniger anhaltend, bevor *Hepar* sich als hilfreich erweisen kann. Die Teile sind wie zerschlagen und tun weh, wie geschwürig. Dies können Sie, wie ich schon sagte, bei allen *Hepar*-Entzündungen verfolgen.

Zum Beispiel bei Ophthalmie oder bei Entzündung der Augen oder der Lider werden Sie finden, daß die Augenlider geschwollen und ödematös sind, und daß zuweilen sich außerdem eiternde Gerstenkörner bilden, dabei Gefühl von Zerschlagenheit und Weh. Der Kranke kann es nicht ertragen, wenn das Auge berührt wird; auch kalte Luft kann er nicht leiden. Kalte Luft und kalte Umschläge vermehren das Leiden, und darin haben Sie einen guten Hinweis, es von *Mercurius* zu unterscheiden. Kleine Pusteln umgeben das entzündete Auge. Ähnlich dem *Hepar* im speziellen sind: *Euphrasia,* welches Pusteln auf den Wangen hat, über welche scharfe Tränen fließen, und *Phosphorus,* welcher kleine Geschwüre um ein größeres hat.

Ferner werden Sie auch bei Ohrenentzündung, mag es sich um den äußeren Gehörgang oder um das Mittelohr handeln, dieselbe Schmerzhaftigkeit bei der leichtesten Berührung finden.

Hepar ist indiziert bei Ohrenschmerz, wenn Eiterung droht, nach *Belladonna, Chamomilla* oder *Pulsatilla.* Es ist selten im Anfang indiziert.

Wir finden dieselben charakteristischen Erscheinungen der Entzündung vorhanden beim Schnupfen. Die Nase ist geschwollen und tut weh beim Berühren, besonders an der Innenseite der Alae oder Nasenflügel.

Ferner sind auch beim Gesichtsschmerz die Knochen außerordentlich empfindlich gegen jeden Druck. Das sind alles Beweise für den Charakter des Mittels. Ich brauche sie nicht zu vermehren, weil sie in jedem Körperteil, wo Entzündung auftritt, sich zeigen.

Kommt es zur Eiterung infolge der Entzündung, so ist *Hepar* indiziert und übt eine doppelte Funktion aus. Geben Sie es in hoher Potenz, wenn die klopfenden, stechenden Schmerzen in dem ergriffenen Teil und der allgemeine Rigor den Eintritt der Entzündung bekunden, so kann es die ganze Sache abschneiden. Sie sehen in andern Fällen, daß Eiterung notwendigerweise eintritt und Sie wollen den Prozeß beschleunigen. Dann geben Sie *Hepar* niedrig. Bei Mandelentzündung und bei Geschwüren, hauptsächlich bei ersterer, ist *Hepar* indiziert nach *Belladonna,* wenn letzterer es nicht gelang, die Entzündung zu beseitigen vor Eintritt der Eiterung. Ich will einfach Sie hier daran erinnern, daß ich schon die Unterschiede erwähnte zwischen *Belladonna, Hepar, Mercurius* und *Silicea* bei solchen Leiden.

Wenn nun die Entzündung kruppös wird, so kann *Hepar* indiziert sein, mögen der Hals, der Kehlkopf, die Därme oder die Nieren ergriffen sein. Die Symptome, welche *Hepar* bei kruppöser Entzündung des Kehlkopfes indizieren, sind folgende: Nach Erkältung bei trocknem, kaltem Winde wird der Kranke heiser, dabei pfeifender Atem. Das Atmen ist so schwierig, daß das Kind den Kopf weit nach hinten wirft, um die Luftwege zu strecken. Der Husten ist hart, bellend und tönend und zu gleicher Zeit dabei Schleimrasseln. So empfindlich ist das Kind gegen Kälte, daß das geringste Kaltwerden, selbst das Entblößen eines Armes oder Fußes, wieder einen Hustenanfall hervorruft. Daraus ersehen Sie die äußerste Empfindlichkeit des Kranken gegen kalte Luft. *Hepar* ist besonders indiziert, wenn der Husten gegen Morgen sich verschlimmert. Gelegentlich kann *Hepar* gegen Husten gegeben werden, der vor Mitternacht auftritt, aber dann muß er feucht und nicht trocken sein.

Sie werden aus diesen Symptomen ersehen, daß *Hepar* eher dem *Aconit* und der *Spongia* folgt als vorangeht. *Aconit* ist indiziert beim Beginn des Krupps, wenn große Angst, hohes Fieber und mühsames Atmen vorhanden. Ich möchte Ihnen raten, mit *Aconit* noch einige Zeit fortzufahren, nachdem die Symptome sich gebessert haben, weil solche Erscheinungen leicht rückfällig werden.

Läßt jedoch *Aconit* im Stich und wird der Husten in der nächsten Nacht schlimmer, so ist meist *Spongia* hilfreich, besonders wenn trockener, harter Husten vorhanden, sägende Respiration, wenig oder kein Auswurf und Aufschrecken aus dem Schlaf mit Erstickungsnot.

Wenn gegen Morgen, obwohl die Sekretion sich vermehrt und die Geräusche feucht geworden, doch die kruppösen Symptome anhalten, dann ist das ein Fall für *Hepar*.

Bromum folgt gewöhnlich auf *Hepar*, wenn letzteres das Exsudat nicht entfernen kann.

Eine andere Anwendung von *Hepar* macht Kafka, nämlich bei Brightscher Krankheit, die auf Scharlach folgt. Er wurde hierzu veranlaßt durch die Kraft des Mittels, fibröse oder kruppöse Exsudate zu machen. *Hepar* hat in solchen Fällen oft geholfen, so daß es etwas auf die Nieren einwirken muß. Kafka gibt es nach Scharlach, wenn der Urin eiweißhaltig wird und Wassersucht eintritt.

Nächstdem haben wir *Hepar* zu betrachten bei gewöhnlichen Katarrhen oder, wie man es gewöhnlich nennt, „Erkältung" mit Schmerzen im Körper. *Hepar* hat hier seine Stelle nicht als Mittel, das hilfreich ist im Beginn, sondern bei vorgeschrittenem Zustand der „Erkältung". Wird es im Anfang gegeben, so verhunzt es häufig den Fall, mag es sich um Schnupfen oder bösen Hals handeln, weil es mehr paßt für das, was man „eine reife Erkältung" nennt, wenn Schleimabsonderung eingetreten ist. Wenn der Kranke schluckt, so hat er das Gefühl, als verschluckte er eine Fischgräte oder hätte etwas Stechendes im Halse. Zuweilen beschreibt er dies Gefühl, als wäre ein Krümchen Brot oder Toast da, das im Halse sticht. Dies Symptom stellt *Hepar* zusammen mit *Mercurius, Acidum nitricum, Argentum nitricum* und *Alumina*. Solche Zustände, bei denen *Hepar* hilfreich ist, wiederholen sich bei jeder Erkältung. Es ist oft indiziert, wenn *Mercur*-Mißbrauch im Körper eine Empfänglichkeit für Erkältung hervorgebracht hat.

Bei Lungenaffektionen ist *Hepar* indiziert in zwei oder drei Klassen des Leidens. Wir finden es hilfreich bei Pneumonie, besonders im Stadium der Resolution. Es kommt in Frage im späteren Stadium (nicht im Anfang), wenn bei der Resolution Eiter sich bildet und Sie Eiterung haben statt der normalen Resolution. *Hepar* muß auch bei kruppöser Pneumonie indiziert sein. Hier, wie bei allen andern kruppösen Entzündungen, kommt es im späteren Stadium der Krankheit an die Reihe.

Sie können *Hepar* mit Erfolg auch geben bei der Behandlung jenes schrecklichen Leidens, der Lungentuberkulose, wenn bei Ablagerung von Tuberkeln in der einen oder andern Spitze Sie trocknen, harten Husten haben mit Schleimproduktion. Es folgt hier häufig der *Spongia*. Es kann Resorption der tuberkulösen Ablagerung veranlassen.

Wenn eine Erkältung die Brust befällt, so tut *Hepar* wundervoll wohl, falls der Katarrh das Kapillarsystem zu befallen droht.

Ein guter Unterschied zwischen *Hepar* und *Antimonium tartaricum* in dieser Beziehung ist, daß letzteres losen, rasselnden Schleim hat; das erstere keuchenden, scharrenden Klang, als wenn das Exsudat mehr zähe wäre. Vergleiche auch *Jaborandi,* welches vermehrte Erzeugung von Bronchialschleim hat.

Bei Drüsenerkrankung ist *Hepar* indiziert im Stadium der Eiterung, wenn die Entzündung bis zur Eiterbildung vorgeschritten ist. Sie werden es besonders nützlich finden bei der Behandlung von Bubonen, venerischer oder nicht, speziell nach *Mercur*-Mißbrauch. Selbst alte Bubonen, die nach *Mercurius* offen bleiben und fortwährend eitern, heilen manchmal unter *Hepar.*

Man findet nicht selten Fälle von Indigestion, unter dem Namen Dyspepsie zusammengefaßt, die von langanhaltender *Mercur*-Behandlung durch Ärzte der herrschenden Schule entstanden sind. *Hepar,* als eins der Antidote von *Mercurius,* wird zuweilen solche Fälle heilen. Zuweilen ist die Heilung unmöglich. Linderung jedoch, denke ich, ist immer zu erreichen durch ein oder das andere Mittel. *Hepar* kann auch indiziert sein bei Dyspepsie, unabhängig von jener Ursache, unter folgenden Symptomen: Gewöhnlich ist saurer Geschmack im Munde vorhanden und Verlangen nach kräftig schmeckenden Substanzen, nach alkoholischen Getränken, nach Wein, nach Saurem und nach Gewürzen mannigfacher Art. Diese scheinen zu lindern, indem sie den Magen reizen; so beschaffen ist die rein atonische Form von Dyspepsie, bei der *Hepar* indiziert ist. Hunger ist vorhanden, ein nagendes, leeres Gefühl im Magen des Vormittags, ein Verlangen, etwas zu genießen. Dies Verlangen nach Speise zeigt den atonischen Zustand des Magens. Ein anderes Mal verursacht, obgleich Essen ihm gut tut und seine allgemeine Kraft vermehrt, dies Essen doch Vollsein im Magen. Er kann keinen Druck im Epigastrium leiden. Zuweilen stellt sich Brennen im Magen ein wegen Kongestion nach diesem Organ. Die Därme sind gewöhnlich verstopft. Drang zum Stuhl ist oft ohne Erfolg, wenn auch die Fäces nicht abnorm hart sind.

Bei *Bryonia* ist der Stuhl groß, braun und trocken; das braucht bei *Hepar* nicht so zu sein.

Bei *Nux vomica* ist die Verstopfung verbunden mit krampfigem, anfallsweisem Drängen, das nicht ohne Erfolg ist.

Bei diesen dyspeptischen Erscheinungen scheint *Hepar* komplementär zu *Lachesis* darin zu sein, daß beide diesen Zustand haben: Jede noch so gesunde Nahrung verursacht Indigestion.

Hepar darf nicht vergessen werden beim Marasmus der Kinder. Da es zwischen *Sulfur* auf der einen Seite und *Calcarea* auf der andern steht, muß es als Verbindung beider hier von Wert sein. Die Symptome, welche Sie auf *Hepar* bei Kinderdurchfall führen, sind folgende: Es scheint dieselbe Schwäche der Verdauung vorhanden zu sein; sie können mit ihrer Nahrung nicht fertig werden, auch wenn sie noch so gut gewählt wird. Sind sie alt genug, so werden sie Ihnen die Symptome nennen, die ich schon erwähnte. Wenn Sie ihnen eine kräftige Substanz verabreichen, wie ein Beeftea-Präparat, so werden sie Ihnen zu erkennen geben, daß dieses sie sehr erfreut. Durchfall ist zugegen, der gewöhnlich untertags und nach dem Essen sich verschlimmert. Die Stühle sind grünlich oder schleimig, unverdaut oder weiß und sauer; letzteres ist ein sehr wichtiges Symptom. Das ganze Kind kann sauer riechen. Die hervorragendsten Mittel bei sauren Stühlen sind *Magnesia carb.*, nächstdem *Calcarea carb.*, dann *Hepar* und zuletzt *Rheum*.

Die Symptome für *Rheum* sind folgende: Saurer Stuhl; das ganze Kind riecht sauer; die Stühle sind häufig, braun und schaumig und mit viel Drängen und Schreien verbunden.

Ist die Leber unter *Hepar* ergriffen, so finden wir Schmerz und Stiche in der Gegend dieses Organs. Die Stühle werden dann tonfarbig oder selbst weiß.

Derselbe Zustand, den wir schon beim Rectum bemerkten, findet sich bei der Blase, nämlich Atonie der Muskellage. Daher geht der Urin bei der Entleerung sehr langsam ab; er tropft fast senkrecht aus der Harnröhre, anstatt mit einiger Kraft herausgetrieben zu werden. Der Kranke braucht einige Zeit, um die Blase zu entleeren. Finden Sie bei diesem Blasenleiden nächtliches Bettnässen, so ist *Hepar* das Heilmittel. Es ist jedoch nicht oft bei solchem Zustand indiziert.

Bei dieser Parese der Blase müssen Sie *Sepia* vergleichen.

Die Geschwüre, die für *Hepar* sprechen, sind sehr träge und indolent in bezug auf Heilung. Sie riechen nach altem Käse. Sie sind mehr oberflächlich und oft serpiginös. Die Absonderung ist blutig und eitrig. Als charakteristisch haben sie äußerste Empfindlichkeit des Geschwürrandes.

Die Einwirkung von *Hepar* auf die Haut ist wichtig. Erstens ruft es einen Zustand von Nichtheilenwollen hervor. Jede kleine Hautschramme eitert. Dasselbe findet sich auch bei *Mercurius, Chamomilla, Silicea* und *Lycopodium*. Es verursacht auch nässenden Ausschlag in den Hautfalten. Es ist auch indiziert bei nässenden Ausschlägen an den Gelenken. Wenn *Hepar* nötig wird bei ekzematösen Ausschlägen mit eitriger Absonderung, so ist es indiziert durch folgende Symptome: Nach Mißbrauch von Salben oder Einreibungen, die *Zink* oder *Mercur* enthalten, und wenn der Ausschlag morgens schlimmer und mit Jucken verbunden ist. Geschwüre bluten leicht, sind äußerst empfindlich und strömen einen Geruch wie alter Käse aus.

Hepar ist Antidot für metallische Vergiftung im allgemeinen, aber speziell für *Mercur* und *Kalium jodatum*. Es ist auch Antidot für *China* und *Jodum*.

Bei Haut-Symptomen ist *Hepar* ähnlich *Carbo animalis, Sepia, Psorinum, Cuprum, Thuja, Zincum, Graphites, Natrium muriaticum* und *Croton Tiglium*.

Siebenundsechzigste Vorlesung.

Die Natrium-Präparate.

Die *Natrium*-Präparate sind sehr ähnlich sowohl chemisch, wie medizinisch, denen von *Kalium,* aber diese Ähnlichkeit ist doch nicht der Art, daß sie nicht auf die Kaliumsalze folgen könnten. Wir werden sehen, daß *Kali carb.* komplementär ist zu *Natrium mur.* in einigen seiner Symptome. Es scheint, als ob die *Natrium*-Salze hauptsächlich indiziert seien bei Beschwerden, die jeden Sommer oder im Frühling auftreten. Heißes Wetter, elektrische Veränderungen in der Atmosphäre oder die direkten Sonnenstrahlen geben Anlaß zu mannigfachen Beschwerden. Zum Beispiel finden wir *Natrium carb.* nützlich bei chronischem Kopfschmerz, der darauf zurückzuführen ist, daß man sich den Sonnenstrahlen ausgesetzt hat. Bei *Natrium mur.* finden wir große Schwäche im Sommer; der Kranke hat das Gefühl, als würde er ohnmächtig werden, wenn er im Sonnenschein ginge.

Die in unserer Materia medica angewendeten *Natrium*-Salze sind das Carbonat von *Natrium* oder *Natrium carb.,* das Chlorid von *Natrium* oder *Natrium mur.,* das Arseniat von *Natrium* oder *Natrium arsenicosum,* das Sulfat von *Natrium* oder *Natrium sulf.,* das Phosphat von *Natrium* oder *Natrium phosphoricum, Natrium hypochlorosum,* das Biborat von *Natrium* oder *Natrium biboricum* und *Borax.*

Natrium carbonicum.

Natrium carbonicum ist das erste *Natrium*-Präparat, das wir zu betrachten haben. Es wird viel in der alten Schule von den Ärzten gegeben als Mittel gegen Magensäure. Es wird auch von den Ärzten jener Schule gegen Ekzem gegeben; es werden zum Beispiel in einem Falle von chronischer Verdickung der Haut die affizierten Teile mit *Natrium carbonicum* gebadet. Ohne Zweifel bessert es, aber es kann nicht heilen, wenn es nicht zufälligerweise das indizierte Mittel ist, in welchem Falle es ebensowohl kurativ, als palliativ wirkt.

Natrium carbonicum wurde auch in die Praxis eingeführt als Mittel gegen Verbrennungen.

In unserer Praxis beansprucht das Mittel einen hohen Rang, da es eine Art von Polychrest ist. Seine hervorragendste Einwirkung oder Einwirkungsstelle scheint Magen und Darm zu sein. Viele seiner Symptome gehen von diesem Zentralpunkt der Einwirkung aus.

Wir werden zum Beispiel finden, daß es Gemüts-Symptome hat, die sehr deutlich auf Hypochondrie weisen. Der Kranke ist deprimiert und übermäßig reizbar. Das tritt besonders hervor nach dem Essen, hauptsächlich nach dem Mittagessen, welches gewöhnlich die bedeutendste Mahlzeit ist. Es scheint, als könnte man den Grad der Hypochondrie nach dem Stadium der Verdauung bemessen. Gerade wenn die Speisen aus dem Magen ins Duodenum treten, läßt diese hypochondrische Stimmung nach, und das um so mehr, je weiter der Speisebrei in die Därme hinabsteigt. Ein solcher Kranker meidet entschieden die Gesellschaft, selbst seine eigene Familie. Die Verdauungsstörung macht sich mehr bemerkbar nach vegetabilischer Nahrung, hauptsächlich nach stärkehaltigen Nahrungsmitteln. Mit der Indigestion verbunden ist saures Aufstoßen, Wasseraufschwulken und Brechwürgen des Morgens, dabei krampfiges Zusammenziehen des Ösophagus und des Magens, wobei wenig oder nichts in den Mund gelangt, aber vielleicht viel Speichel sich ansammelt. Der Bauch ist hart und geschwollen, besonders nach dem Essen. Blähungen häufen sich im Bauch an und stinken beim Abgang. Eine Art kneifender Kolik stellt sich gerade nach der Mahlzeit ein. Der Stuhl ist schwer zu entleeren, obgleich er nicht eben hart ist, gerade wie wir es bei *Hepar* in der letzten Woche fanden und wie wir es noch ausgesprochener finden bei *Sepia,* die, wie ich nebenbei bemerke, komplementär zu *Natrium carbonicum* ist.

Ein andermal leidet der Kranke an Diarrhöe. Der Stuhl ist weich oder wässerig mit heftigem Drängen. Dies Charakteristikum der *Natrium*-Salze werden Sie sehr häufig antreffen. Sie finden es auch bei *Natrium sulfuricum.* Es scheint abzuhängen von der abführenden Wirkung des *Natrons* selbst. Wein verursacht in solchen Fällen Ohnmacht und Schwindel und ist dem Kranken durchaus nicht dienlich.

Bei diesen gastrischen und nervösen Symptomen ist die nächste Verwandte von *Natrium carbonicum Sepia,* die, wie ich vor einigen Augenblicken erwähnte, auch dessen Komplement ist. Bei beiden Mitteln finden wir diese Abneigung vor Gesellschaft und Gleichgültigkeit gegen die eigene Familie. Ferner haben beide Mittel saures Aufstoßen und Bildung von stinkenden Gasen im Bauch. Ich erinnere mich, daß ich einen Fall von Dyspepsie mit *Sepia* heilte, wo sehr wenig gastrische Symptome zugegen waren, nichts weiter, als ein Gefühl von Unbehagen, aber die Gemüts-Symptome waren hervorstechend und äußerten sich immer bei einem Anfall von Indigestion. Die Kranke, eine Dame, wurde gleichgültig gegen ihre häuslichen Angelegenheiten und auch gegen ihre Freunde. Sie wurde übermäßig reizbar und mochte es nicht leiden, wenn selbst eine höfliche Frage an sie gerichtet wurde. *Sepia* heilte diese Kranke vollständig, nachdem sie sechs oder sieben Jahr unter allopathischer Behandlung gewesen war. Das zeigt Ihnen, wie die Gemüts-Symptome von *Sepia* in Frage kommen, um Ihnen die Entscheidung zu ermöglichen, ob sie das richtige Mittel ist. *Natrium carbonicum* hat fast dieselbe Klasse von Symptomen. Es mag nicht so oft indiziert sein, aber es kommt nichtsdestoweniger in Frage, um *Sepia* zu ergänzen, wenn die allgemeinen Symptome mehr für *Natrium,* als für das erstere Mittel sprechen. *Natrium carbonicum* hat mehr Auftreibung des Bauches mit Vollsein und Härte, wie alle Alkalien, während *Sepia* mehr Hinsein hat und das Gefühl der Leere und des Einsinkens, was durch Speisen nicht ausgefüllt wird, ausgenommen vielleicht beim Abendbrot. *Natrium carbonicum* hat eine einzige Ausnahme für das Vollsein im Bauche, nämlich um 10 oder 11 Uhr morgens hat der Kranke ein Gefühl von Angst und Schwäche, geradeso, wie Sie es bei *Jodum* finden, aber Essen beschwichtigt es und ruft Auftreibung hervor.

Ferner können Sie an die Verwandtschaft von *Natrium carb.* mit *Nux vomica* denken. Beide Mittel haben jenes Brechwürgen des Morgens. Dies Symptom zeigt sich jedoch am stärksten bei *Nux vomica.* Sie werden oft genötigt sein, *Nux vomica* zu geben, wenn es auftritt bei schwangeren Frauen oder nach Schwelgereien usw. Ferner finden Sie außerdem *Natrium carb.* parallel mit *Nux vomica* bei jener Hypochondrie. Sie müssen die beiden Mittel sorgsam miteinander vergleichen, bevor Sie sich entscheiden, welches Sie geben wollen.

Wir werden ferner sehen, daß *Natrium mur.* verglichen werden muß mit *Natrium carb.* Es ist nötig, zwischen den beiden zu unterscheiden, weil beide Natriumsalze sind.

Die Einwirkung von *Natrium carb.* auf das Nervensystem zeigt sich deutlich bei elektrischen Veränderungen der Atmosphäre. Es macht daher Nervosität oder Angst, was sich beim Gewitter verschlimmert. Diese Symptome treten unabhängig von der Furchtsamkeit auf, die einige Menschen beim Gewitter überfällt, so daß sie sich dann im Keller usw. verstecken. Sie hängen ab von dem direkten Einfluß der elektrischen Veränderungen in der Atmosphäre auf das Nervensystem, genau wie wir es bei andern Mitteln finden, besonders bei *Phosphorus, Rhododendron, Silicea, Bryonia, Natrium muriaticum, Acidum nitricum* und *Petroleum.* So nervös und unruhig können die *Natrium carb.*-Kranken werden, daß Klavierspiel ihre Leiden verschlimmert. Nicht die Musik allein hat diesen

Einfluß, sondern auch Anstrengungen, die sie machen, und Stellungen, die sie einnehmen. Das ist eine häufige Erscheinung bei hysterischen Frauen. Sie werden sehr nervös vom Klavierspielen oder, wenn sie Musik hören.

Eine andere Eigenschaft des *Natrium carb.* findet Anwendung bei den üblen Folgen der Sommerhitze; das ist allen Natriumsalzen gemeinschaftlich. *Natrium carb.* ist indiziert, wenn durch die Sommerhitze große Schwäche hervorgerufen wird, hauptsächlich, wenn der Kranke an chronischen Kopfschmerzen leidet, die sich jedesmal verschlimmern, sobald er sich der Sonnenhitze aussetzt. *Natrium carb.* ist hauptsächlich brauchbar bei den chronischen Folgen des Sonnenstichs. Es können schon Jahre vergangen sein, daß den Kranken der Hitzschlag traf; aber sobald heißes Wetter eintritt, bekommt er doch Kopfschmerzen.

Natrium carb. schwächt das Nervensystem auch in anderer Richtung. Es ruft große Mattigkeit hervor, die sich bei jeder Anstrengung im Rücken des Kranken kundgibt. Sein Gang wird unsicher; jedes kleine Hindernis auf dem Pflaster bringt ihn zum Fallen. Seine Füße knicken um, sobald er versucht zu gehen. Ich habe einen Kranken von guter Gesundheit, der fünfmal in einem Jahre fiel, wofür ich keinen Grund auffinden kann. Das sind Fälle, welche Hilfe verlangen, nicht für die Folgen des Fallens, sondern um die Gelenke der Muskeln zu stärken. Andere Mittel außer *Natrium carb.*, welche diese Schwäche in den Knöcheln bei Kindern haben, sind *Acidum sulfuricum, Causticum, Natrium muriaticum, Natrium hypochlorosum, Sulfur* und vielleicht *Pinus silvestris.* Ich erwähne dies letzte Mittel mit Reserve, weil, obgleich es in unserer Literatur sehr gegen schwache Beine empfohlen wurde, es in einer Reihe von Fällen im Stich ließ.

Natrium hypochlorosum oder Labarraquesche Flüssigkeit ist kein reines Salz, denn es enthält Natriumcarbonat, Chlorkalk und Kalkchlorid. Die Indikation für seinen Gebrauch bei Uteruskrankheiten ist schon in der vorigen Vorlesung gegeben worden. Es paßt bei schlaffen, welken, trägen Kindern, welche, bei Hinzutreten von Schwäche der Knöchel, eine gekrümmte Wirbelsäule mit Hervorragen der Schulterblätter und Ekzeme auf der Kopfhaut und hinter den Ohren haben. Sie leiden an eitrigem Ohrenfluß, Aphthen, Bettnässen des Nachts und haben, wenn sie schlafen, ein schreckerregendes Aussehen, wie tot.

Sie werden finden, daß *Natrium carb.* gut tut beim Wundsein der Füße und hauptsächlich der Sohlen, verbunden mit Geschwulst dieser Teile. Sie können es auch geben bei Geschwüren, die an den Hacken oder um dieselben sich bilden nach langem Gehen. Dies Symptom erinnert mich an einen eigentümlichen Umstand, den ich erwähnen möchte. Gewisse Mittel haben eine Affinität zu gewissen Körperteilen. Ein Soldat, der einen langen Marsch gemacht hatte, bekam zwei Geschwüre, eins am Hacken, das andere auf dem Spann. *Natrium carb.* heilte das eine am Hacken, aber nicht das andere auf dem Spann, das später durch *Lycopodium* geheilt wurde. *Lycopodium* wirkt auf den Spann und *Natrium carb.* auf den Hacken. Das gleiche bemerken Sie überall im Körper. Es gibt Mittel, die auf die rechte Mandel wirken und gar nicht auf die linke. Sie finden Mittel, die auf die große Zehe und gar nicht auf die anderen Zehen einwirken.

Ferner übt *Natrium carb.* eine beträchtliche Einwirkung auf die Schleimhäute aus. Man fand, daß das Mittel in rohem Zustand bei Arbeitern, die bei seiner Herstellung beschäftigt sind, kleine Geschwüre auf der Cornea hervorbringt. Innerlich gegeben, hat es kleine Corneageschwüre oder Phlyktaenen mit großer Photophobie und stechenden Schmerzen geheilt; hauptsächlich zeigen sich solche Symptome bei skrofulösen Kindern.

Die durch *Natrium carb.* heilbaren Katarrhe sind nicht häufig anzutreffen, aber treten sie auf, so kann kein Mittel *Natrium carb.* ersetzen. Der Schnupfen ist fließend, wird durch den kleinsten Luftzug hervorgebracht und scheint periodische Verschlimmerung jeden Tag zu haben. Er wird vollständig beseitigt durch Schwitzen. Chronische Fälle von Nasenkatarrh oder Ozäna können auch für *Natrium carb.* sprechen, wenn wir dicke, gelblichgrüne Absonderung aus der Nase oder harte, stinkende Klumpen vorfinden. Die Nasenspitze ist rot, die Haut schält sich ab. Sie finden nicht selten, wenn *Natrium carb.* indiziert ist, Anhäufung von Schleim in den hinteren Nasenhöhlen oder im Halse, wodurch morgens „Racksen" und Räuspern entsteht, bis der Schleim ausgeworfen ist. Diese Erscheinung findet sich sehr oft bei allen Alkalien.

Der Husten scheint sich jedesmal zu verschlimmern, sobald der Kranke ein warmes Zimmer betritt, und ist verbunden mit eitrigem, grünem Auswurf von salzigem Geschmack. Unter den anderen Mitteln, die Verschlimmerung des Hustens beim Eintritt ins warme Zimmer haben, steht *Bryonia* obenan.

Natrium carb. wird, wie ich Ihnen schon sagte, oft in der Behandlung des Ekzems gegeben. Es scheint eine besondere Affinität zu den Handrücken zu haben. Die Haut dort wird rauh, trocken und rissig. Hier finden Sie wieder *Sepia* sehr ähnlich dem *Natrium carb.*, die hauptsächlich indiziert ist für jene Form von Ausschlag, wenn kleine Geschwüre sich finden an den Handgelenken. *Natrium carb.* heilt auch herpetische Ausschläge mit gelben Ringen.

Auf die Geschlechtsorgane wirkt *Natrium carb.* etwas ein. Hauptsächlich ist es indiziert bei Frauenkrankheiten, wenn ein Druck durch das Hypogastrium geht, als ob etwas herausgedrängt würde. Untersuchen Sie in solchen Fällen, so werden Sie das Os uteri verhärtet und verunstaltet finden. Beträchtliche Kongestion passiver Art ist im Uterus vorhanden, welche dort Pulsieren während und nach dem Coitus verursacht. Der Extrazufluß von Blut, der durch die geschlechtliche Erregung entsteht, bringt diese Pulsation hervor. Der Weißfluß, den *Natrium carb.* erregt, ist dick und gelb, riecht zuweilen putrid und hört nach dem Harnlassen auf.

Noch einen anderen Gebrauch von *Natrium carb.* können Sie machen, nämlich, wenn die Wehen schwach sind und große Angst, Zittern und Schweiß bei jeder Wehe hervorrufen und durch gelindes Reiben gebessert werden.

Natrium carb. ist eins von den Mitteln, die nützlich sind zum Ausstoßen von Molen oder von Produkten falscher Konzeption.

Natrium sulfuricum.

Natrium sulfuricum würde schwerlich von Mitgliedern unserer Schule in Gebrauch genommen sein, wenn es nicht von Grauvogl empfohlen worden wäre als das Hauptmittel für seine hydrogenoide Konstitution, das heißt eine Konstitution, die jeden Umschlag von trockenem Wetter zu feuchtem empfindet, eine Konstitution ferner, die keine Seeluft verträgt; auch können Kranke mit dieser Konstitution keine am Wasser wachsenden Pflanzen genießen. Sie fühlen sich am wohlsten an einem trockenen Tage. Es ist dies jene Konstitution, in welcher, nach Grauvogl, das Trippergift am verderblichsten wirkt. Es findet hier den fruchtbarsten Boden, auf dem es üppig gedeihen kann. Deshalb behauptet er, daß, wenn Tripper bei solcher Konstitution auftritt, man, um den Kranken nicht bloß von dem örtlichen Tripperfluß, sondern auch von den konstitutionellen Folgen zu befreien, die Konstitution ändern müsse. Dies bewirkte er mit zwei Mitteln, mit *Natrium sulfuricum* und *Thuja*. *Natrium sulfuricum* heilt hartnäckige Fälle von Tripper.

Bei chronischen Folgen von Verletzungen, vorzüglich am Kopf, ist *Natrium sulfuricum* meist unentbehrlich.

Sie werden *Natrium sulfuricum* speziell indiziert finden gegen Beschwerden, die sich mitunter verschlimmern oder entstehen von feuchtem Wetter oder vom Aufenthalt in feuchten Wohnungen. Sie können an *Natrium sulfuricum* auch denken bei der sykotischen Konstitution Hahnemanns oder der hydrogenoiden Grauvogls. Es kann auch nötig werden, dies Mittel zu geben, selbst wenn kein Bubo oder kein Ausfluß aus der Harnröhre zu sehen ist.

Es gibt eine Art von Phthisis, keine reine Tuberkulose, die bei solchen auftritt, welche jene Konstitution haben. Der Husten ist verbunden mit schleimig-eitrigem Auswurf, lautes Rasseln hört man in der Brust, und der Sitz der Entzündung scheint in dem unteren Lappen der linken Lunge zu sein. Der Kranke klagt über Schmerz in der Gegend der neunten und zehnten Rippe der linken

Seite. Der *Natrium sulfuricum* - Kranke hat eine ausgesprochene Neigung zu diesem Katarrh der Brust. Wenn er die Folge von unterdrückten Hämorrhoiden oder einer Afterfistel ist, so ist *Natrium sulfuricum* noch nachdrücklicher angezeigt.

Natrium sulfuricum ist auch bei Asthma angezeigt, welches durch jeden Wechsel von trockenem zu feuchtem Wetter hervorgerufen oder verschlimmert wird.

Natrium sulfuricum wirkt auch auf den Magen und den Bauch. Es macht viel Blähungen, Aufstoßen nach dem Essen; das Aufstoßen ist geschmacklos oder sauer. Viel Kollern von Wind in den Därmen ist vorhanden, hauptsächlich in der rechten Bauchseite, wahrscheinlich im Colon ascendens. Wir finden ferner einen subakuten Schmerz in der Ileocoecalgegend, weil *Natrium sulfuricum* Einwirkung auf diesen Teil des Darmkanals hat. Verbunden hiermit ist Durchfall, der regelmäßig morgens auftritt und sehr regelmäßig jeden Tag wiederkehrt. Viel Wind geht mit dem Stuhlgang ab, Verschlimmerung bei feuchtem Wetter. Von *Sulfur* unterscheidet es sich durch folgendes: Bei *Natrium sulfuricum* tritt der Durchfall mehr vormittags nach dem Aufstehen ein, während bei *Sulfur* er den Kranken aus dem Bett jagt.

Das Mittel unterscheidet sich von *Bryonia,* welche Diarrhöe beim ersten Aufstehen morgens hat, durch die Tatsache, daß letztere weniger Flatus hat und durch heißes Wetter verschlimmert wird.

Natrium sulfuricum ist auch brauchbar in Affektionen des linken Hüftgelenks bei Kranken mit dieser hydrogenoiden Konstitution. Die Schmerzen verschlimmern sich nachts und wecken den Kranken aus dem Schlaf. Sie verschwinden beim Umdrehen im Bett.

Stillingia ist hilfreich in Hüftleiden bei sekundärer oder hereditärer Syphilis, wenn die Schmerzen in und durch die Hüfte gehen und nachts bei feuchtem Wetter sich verschlimmern.

Achtundsechzigste Vorlesung.

Natrium muriaticum.

Natrium muriaticum.	*Bryonia, Rhus Tox.*
↓ ↓	*Caust., Kali carb., Sepia, Lycopodium.*
Apis. Arg. nitr.	*Puls., China, Eupator. perf., Apis, Ars.*
	Lachesis, Mercurius.
	Argen. nitr.

$>$ *Nitri spir. dulc.*
$>$ *Arsenicum.*
$>$ *Phosphorus.*

Heute beginnen wir unsere Studien mit *Natrium muriaticum,* dem gewöhnlichen Kochsalz. Es ist uns immer als Vorwurf entgegengehalten worden, daß es keine medizinische Kraft habe und den Schwindel der Homöopathie bestätige. Ein Arzt sagte einmal zu mir: „Was wollen Sie einen Stoff anwenden, der fast zu jeder Speise gebraucht wird, und ihn Arznei nennen und sagen, daß Sie gute Erfolge damit erzielen?" Ich kann Ihnen versichern, meine Herren, wie ich es ihm versicherte, daß *Natrium muriaticum* eine Arznei ist, und ich kann außerdem versichern, daß sehr viele nachher warme Verteidiger der arzneilichen Eigenschaften von *Natrium muriaticum* geworden sind. Ich sage Ihnen, daß, wenn Sie ein Mittel potenzieren, Sie finden werden, daß Sie nicht mehr abhängig sind von den gewöhnlichen Gesetzen der Diätetik, der Hygiene und der Chemie, sondern daß Sie ein Reich betreten, welches unabhängig ist von den Gesetzen der Chemie und der Physik. Arzneien sind dann nicht mehr den gröberen Gesetzen unterworfen.

Natrium muriaticum wurde wieder geprüft durch die österreichischen Prüfer, eine Gesellschaft von Ärzten, die heroische Prüfungen von Mitteln machten, wobei einige derselben zugrunde gingen an den Folgen ihrer Prüfungen, so große und kräftige Dosen der Arzneien nahmen sie. Einer der Prüfer, dessen Namen ich vergessen habe, sagte, als er seine Prüfungen von *Natrium muriaticum* veröffentlichte, daß die höheren Potenzen des Mittels die meisten Symptome hervorbrächten und daß diese Symptome außerdem wertvoller wären, als die durch niedere Potenzen erzeugten. Es gilt von *Natrium muriaticum* wie von sehr vielen anderen Mitteln, daß die hohen Potenzen am besten wirken.

Sie bemerken an der Tafel, daß ich *Argentum nitricum* und *Apis* als komplementär zu *Natrium muriaticum* bezeichnet habe. *Argentum nitricum* hat eine komplementäre Verwandtschaft zu *Natrium muriaticum.* Es ist auch zuweilen sein Antidot. Es wirkt als chemisches oder dynamisches Antidot je nach der Quantität des genommenen Mittels.

Die Verwandtschaft zwischen *Apis* und *Natrium muriaticum* tritt hauptsächlich hervor bei der Behandlung von Frost und Fieber und Hautaffektionen. Salz ist einer der Stoffe, die als Antidot gegen die giftigen Folgen von Bienenstichen gegeben werden.

Wenn *Natrium muriaticum* als Gewürz mißbraucht wurde, so kann *Spiritus nitri dulcis* als wirksames Antidot gegeben werden. Gegen andere Wirkungen von *Natrium muriaticum* ist *Arsenicum* Antidot, und gegen noch andere *Phosphorus.* Über dem *Natrium muriaticum* feindliche Mittel weiß ich nichts zu sagen.

Natrium muriaticum oder *Natriumchlorid* kann zuerst betrachtet werden in seinen physiologischen Beziehungen, so daß wir daraus etwas über seinen Wert als Arznei lernen können. Es geht in jedes Gewebe des Körpers ein, selbst in den Schmelz der Zähne. Physiologisch gesprochen, wird es als ein Stimulans für verschiedene Gewebe angesehen, in die es eindringt. Es existiert in sehr beträchtlicher Menge in den verschiedenen Flüssigkeiten des Auges, hauptsächlich im Humor aqueus und in der Kristallinse, auch im Glaskörper. Man hat behauptet, daß es hier dazu diene, die Durchsichtigkeit der betreffenden Gewebe zu erhalten. Virchow führt in seiner Pathologie eine Autorität an, die *Natriumchlorid* Hunden gab, bis Verdunkelung der Kristallinse eintrat. Daher kann Katarakt durch *Natrium muriaticum* erzeugt werden.

Natriumchlorid im Magen regt die Verdauung an, und das noch dazu in den Grenzen der Physiologie. Es regt die Verdauung auf verschiedene Weise an. Zuerst erhöht es den Geschmack der Speise. Wir alle wissen, wie unschmackhaft alle Nahrungsmittel sind, wenn sie ungesalzen sind. Wir wissen aus der Physiologie, daß, wenn der Geschmack einer Substanz erhöht wird, auch ihre Verdaulichkeit zunimmt. Was angenehm ist, wird leichter verdaut als das, was unschmackhaft ist. Salz wirkt auch auf den Magen selbst, indem es die Absonderung des Magensaftes begünstigt. Salz wirkt auf die Drüsen, indem es die Drüsenabsonderung vermehrt. Daher wirkt es auf die Schweißdrüsen und auch auf die Schleimdrüsen.

Schüßler behauptet, daß Salz durch den Schleim ausgeschieden wird. Das ist wahr. Daher glaubt er, daß, weil Salz hier funktioniert, es auch hilfreich sein muß bei allen Katarrhen. Das ist eine zu kühne Behauptung für eine so begrenzte Prämisse. Es ist wahr, daß, wenn Sie gesunden Schleim untersuchen, Sie einen beträchtlichen Gehalt an Salz finden werden. Es ist auch wahr, daß *Natriumchlorid* eine große Menge normal konstituierten Schleimes hervorbringt. Daraus mögen Sie einen nützlichen Wink entnehmen. Wo immer Sie einen Katarrh mit kopiöser Absonderung klaren, normalen Schleimes finden, kann *Natrium muriaticum* als Heilmittel in Frage kommen. Es wirkt auch auf die Talgdrüsen. Diese kleinen Drüsen sind sehr zahlreich an gewissen Körperteilen, hauptsächlich an den Nasenflügeln und auf den Wangen. Ihre Funktion ist, die Haut schlüpfrig zu machen. *Natrium muriaticum* regt sie an. Die Haut bekommt fettiges Aussehen. Wir bemerken dies hauptsächlich im Gesicht, auf der Kopfhaut und wahrscheinlich auch an anderen Körperteilen.

Salz hat auch einen anregenden Einfluß auf das Nervensystem, indem es dasselbe tonisiert. Der Muskeltonus wird auch begünstigt durch die Gegenwart von Salz in den Muskelgeweben. Das bringt mich darauf, Ihnen anzudeuten, daß gewöhnliches Salz äußerlich angewendet werden kann bei Schwäche der Muskeln und Nerven, wodurch Deformitäten der Glieder entstehen. Sobald Sie bemerken, daß ein Kind auf dem Rand seines Fußes geht, oder wenn Sie auf einen Fall von postdiphtherischer Lähmung treffen, so können Sie Einreibungen mit Salz mit großem Vorteil anwenden. Ich will damit nicht sagen, daß es alle Deformitäten heilen wird, denn etliche entstehen aus Entzündung der vorderen grauen Hörner des Rückenmarks. *Natriumchlorid* kann diese nicht heilen, denn dieses Leiden ist organischen Ursprungs.

Bei schwachen Knöcheln studieren Sie *Causticum, Acidum sulfuricum, Natrium carbonicum* usw.

Ferner können wir häufig Salz in Form von Salzbädern anwenden gegen hartnäckige Amenorrhöe.

Wir finden *Natrium muriaticum* häufig indiziert, wenn das Blut erkrankt ist. Die Ernährung des ganzen Körpers leidet darunter. Es ist indiziert bei Anämie, hauptsächlich bei Anämie durch Säfteverlust, daher oft bei Frauen, die an Menstrualstörungen, und bei Männern, die an Samenverlust leiden. Wir werden es oft indiziert finden bei skorbutischen Zuständen des Körpers, wenn der Kranke mehr oder weniger an Skorbut leidet. Es ist sehr wahrscheinlich, daß der lange Genuß von gesalzenem Fleisch eine häufige Ursache von Skorbut ist. In solchen Fällen wird der Mund wund, Geschwüre bilden sich an Zunge und Zahnfleisch, und der Atem stinkt. Die Zunge sieht landkartenartig aus. Dieses Symptom finden wir bei andern Mitteln, wie *Arsenicum, Rhus Toxicodendron, Kali bichromicum* und *Taraxacum*.

Ferner, als Folge dieser Blutentartung, finden wir das Nervensystem in sekundärer Weise leidend.

Natrium muriaticum kann gegeben werden bei folgenden symptomatischen Indikationen: der Kranke ist abgemagert, und diese Abmagerung ist sehr deutlich. Die Haut ist mehr harsch und trocken und sieht gelblich aus. Der Kranke fühlt sich sehr erschöpft von jeder kleinen Anstrengung des Geistes oder des Körpers. Wegen der Anämie ist die Zirkulation leicht erregt, so daß jede kleine Anstrengung Pulsieren im ganzen Körper hervorruft. Der Kranke leidet häufig an Herzklopfen, und dies wird außerdem durch jede Gemütsbewegung erregt. Es wird oft von dem Kranken beschrieben wie ein Gefühl, als ob ein Vogelflügel in der linken Brust flattere.

Was das Gemüt betrifft, so sind solche Kranke traurig und weinerlich. Sie werden selten *Natrium muriaticum* indiziert finden bei chronischen Affektionen, wenn nicht diese niedergeschlagene Gemütsstimmung vorhanden ist. Es scheint, als ob die Kranke sich verschlimmere durch jeden Versuch, sie zu trösten. Trostzuspruch kann sie selbst in Zorn versetzen. Dieser weinerliche Zustand ist verbunden mit Herzklopfen und Intermittens des Pulses. Dieser intermittierende Puls braucht nicht notwendigerweise von organischem Herzleiden abzuhängen, sondern einfach von nervöser Schwäche des Herzens.

Ein andermal finden Sie den Kranken entschieden hypochondrisch, gerade wie wir es schon bei *Natrium carbonicum* fanden. Diese Hypochondrie ist direkt verbunden mit Indigestion, wie bei *Natrium carbonicum.* Aber folgendes ist der Unterschied: Bei *Natrium muriaticum,* das wir jetzt abhandeln, hält diese Hypochondrie Schritt mit dem Grade der Verstopfung, nicht bloß mit der Indigestion, wie bei dem andern.

Neben dieser melancholischen Gemütsstimmung haben wir auch Reizbarkeit, die sich durch *Natrium muriaticum* entwickelt. Der Kranke wird ärgerlich bei jedem kleinen Anlaß. Er sammelt in seinem Gemüt alle kleinen, wirklichen oder eingebildeten Beleidigungen auf. Er erwacht nachts mit Herzklopfen und kann nicht wieder einschlafen, weil vergangene unangenehme Auftritte seinen Geist beschäftigen.

Intellektuelle Fähigkeit vermindert. Er wird geistiger Arbeit abgeneigt; begeht Irrtümer, weil er verwirrt ist; hat das Gedächtnis verloren; Studieren verschlimmert. Schulmädchen leiden oft an Kopfschmerz, als wenn kleine Hämmer den Kopf pochten, wenn sie studieren. Reizbar, unbändiges Gelächter bei nicht spaßhaften Dingen; die Finger bewegen sich unfreiwillig, wie bei Veitstanz; Zittern der Glieder; Muskelzucken; tölpelhaft; sie läßt Dinge fallen. Nun fügen Sie zu diesen chronischen Symptomen die folgenden, und Sie haben ein vollständiges Bild von *Natrium muriaticum.*

Auf Erregung folgt immer Melancholie, Angstgefühl, Herzflattern; Einschlafen der Glieder mit Kribbeln, wird auch in den Lippen und der Zunge bemerkt; Glieder schwer, besonders bei anämischen Mädchen, mit gelblichem Gesicht, trockener und runzlicher Haut und spärlicher oder stockender Regel. Geistige Erregung verursacht eine solche Schwäche, daß eins oder mehrere Glieder unbrauchbar werden.

Zuweilen folgt *Kali carbonicum* bei Regelbeschwerden. Es ist anzuwenden, wenn *Natrium muriaticum* bei der Menstruation versagt.

Wir können die übrigbleibenden Symptome hinzufügen: Spinalirritation; Rückenschmerz durch Liegen auf etwas Hartem gebessert; Schmerzen im Kreuz, als wäre es gebrochen; Lähmungsgefühl in der Lendengegend, schlimmer morgens nach dem Aufstehen; Zunge steif, Sprache schwerfällig; Gelenke schwach, besonders die Knöchel, schlimmer am Morgen. Dieses letzte Symptom in Begleitung von unvollkommener Ernährung, schmächtiger Wuchs trotz guten Appetites, hat zu dem erfolgreichen äußerlichen und innerlichen Gebrauch von Salz bei Kindern mit schwachen Knöcheln geführt; die Füße schlagen sich beim Gehen nach unten um.

Bei diesen Gemüts-Symptomen konkurriert *Natrium muriaticum* mit verschiedenen Mitteln. Eins von diesen ist *Pulsatilla,* welche das tränenreichste Mittel unserer Arzneimittellehre ist. Aber *Pulsatilla* hat mehr ein zartes, nachgiebiges Naturell, welches Trostzuspruch liebt. Je mehr man sie tröstet, desto lieber ist es ihr.

Sepia ist dem *Natrium muriaticum* ähnlicher als *Pulsatilla,* weil beide Mittel diese Niedergeschlagenheit und das heftige ärgerliche Temperament haben. Beide haben einen Indianerhaß auf die, welche beleidigt haben. Diese Mittel sind in der Tat komplementär zueinander. Die *Sepia* - Kranke jedoch hat ausgesprochene Gleichgültigkeit gegen ihre häuslichen Angelegenheiten.

Die Kranken, die an solchen auf *Natrium muriaticum* weisenden Gemüts-Symptomen leiden, sind meist chlorotisch. Sie leiden an Leukocythämie. Die Menses verspäten sich oft und sind spärlich oder setzen auch ganz aus. Wenn die Menses nicht ganz ausgesetzt haben und spärlich sind, so finden sich dabei folgende Symptome ausgesprochen: Entschiedene Zunahme der Traurigkeit vor den Menses; Herzklopfen, welches meist von einer flatternden Art ist, und pulsierender Kopfschmerz, der hartnäckig nach der Menstrualperiode anhält. Die *Natrium-muriaticum*-Kranke leidet außerdem häufig an Lageveränderung des Uterus. Sie hat ganz charakteristisch Prolapsus uteri, der hauptsächlich eintritt, wenn sie morgens aufsteht. Das Symptom lautet: „wenn sie morgens aufsteht, muß sie sich hinsetzen, um Prolapsus zu verhüten". Dies ist ein durchaus funktionelles Leiden. Es ist keine organische Veränderung im Uterus vorhanden, sondern große Relaxation in den Bändern, welche dieses Organ halten. Wenn sie morgens aufsteht, erschlafft statt erfrischt durch den Nachtschlaf, senkt sich der Uterus, und sie muß sich hinsetzen, um dies Drängen zu vermeiden. Sie werden finden, daß diese Gebärmutter - Symptome vergesellschaftet sind mit Rückenschmerz und entschiedener Spinalirritation, was sehr gebessert wird, wenn die Kranke sich flach auf den Rücken legt oder ein Kissen fest gegen den Rücken drückt. Das habe ich unendlich oft bei *Natrium muriaticum* bestätigt gefunden. Ferner werden Sie ein charakteristisches Blasen-Symptom finden, das geradeso oft vorhanden ist, wie der Prolaps, nämlich Schneiden in der Urethra nach dem Urinlassen. Bei diesem Symptom habe ich es oft genug mit Erfolg angewendet. Rückenschmerz und morgendliche Verschlimmerung sind Symptome, die Ihnen bei der Wahl von *Natrium muriaticum* behilflich sein werden.

Natrium muriaticum macht Kopfschmerz schlimmer bei jeder Geistesarbeit. Morgens beim Erwachen tritt Pulsieren ein, meistens in der Stirn, als ob viele kleine Hämmer den Kopf bearbeiteten. Auch dies verschlimmert sich durch jede Geistesarbeit. Der Schmerz ist zuweilen so heftig, daß der Kranke fast maniakalisch wird. Bei dieser Art von Kopfschmerz ist die Zunge trocken und klebt fest am Gaumen, obgleich sie, herausgestreckt, feucht aussieht. Großer Durst ist vorhanden. Der Puls ist fast immer intermittierend. Dies hilft zur Unterscheidung von seinem Komplement *Sepia,* die ähnliche Symptome hat. Vergessen Sie nicht jenen scharfen Kopfschmerz bei *Sepia* in der unteren Partie des Gehirns, offenbar in den Hirnhäuten, der nach aufwärts schießt. Der Kranke kann weder Licht noch Geräusche ertragen. Der Schmerz ist gewöhnlich begleitet von Übelkeit und Erbrechen als sekundärem Symptom. Dieser Kopfschmerz von *Natrium muriaticum* ähnelt dem von *Arsen., Veratrum album* und *China.* Keines von ihnen hat als Begleiterscheinung trockene Zunge und intermittierenden Puls des ersteren.

Natrium muriaticum macht auch Kopfschmerz, täuschend ähnlich dem von *Bryonia;* scharfes Stechen am Kopf und Zerschlagenheitsgefühl in den Augäpfeln, besonders bei Bewegung der Augen. Ich möchte behaupten, daß diese Kopfschmerzen von *Natrium muriaticum* häufig vorkommen bei Schulmädchen im Alter von 10 oder 11 Jahren.

Calcarea carbonica ist hier auch ein gutes Mittel.

Sie können gelegentlich *Natrium muriaticum* bei Neuralgia ciliaris geben, besonders wenn die Schmerzen periodisch sind, von Sonnenaufgang bis Sonnenuntergang auftreten und mittags am schlimmsten sind.

Spigelia ist auch ein Mittel, welches Kopfschmerz oder Neuralgia ciliaris hat, auftretend und verschwindend mit der Sonne und am schlimmsten mittags.

Gelsemium und *Glonoin* haben nicht so sehr Neuralgie als Pulsieren im Kopf, das schlimmer und schlimmer mit der Sonne wird.

Natrium muriaticum macht auch Kopfschmerz mit teilweiser Blindheit. Hier ähnelt es *Kali bichromicum, Iris* und *Causticum.*

Natrium muriaticum hat eine sehr mächtige Einwirkung auf die verschiedenen Teile der Augen. Überall im Körper nun macht das Mittel Schwäche der Muskeln. Das ist besonders deutlich in den Augenmuskeln. Die Lidmuskeln sind steif, wenn man sie bewegt. Buchstaben verschwimmen und laufen zusammen, wenn sie anhaltend betrachtet werden, wie beim Lesen. Sie sehen, daß es sich um ausgesprochene Asthenopie handelt. *Natrium muriaticum* ist besonders indiziert, wenn die Recti interni affiziert sind. Diese asthenopischen Symptome hängen ab von einem allgemeinen Niederliegen der Kräfte. Der Rücken ist schwach und gereizt, die Digestion liegt darnieder und ist unvollständig, und die Ernährung geht nicht so schnell und so vollständig vor sich, wie sie müßte.

Eine andere Art von Augenkrankheit, wo *Natrium muriaticum* indiziert ist, ist Ophthalmia scrophulosa. Sie werden genötigt sein, dieses Mittel in solchen Fällen zu geben, wo Silbernitrat mißbraucht wurde. Beißende und brennende Schmerzen sind vorhanden und ein Gefühl, als ob Sand unter den Lidern wäre. Die Tränen sind scharf, und sehr ausgesprochen ist krampfiger Verschluß der Augenlider. Sie können kaum mit Gewalt die Lider auseinanderbringen. Geschwüre bilden sich auf der Cornea. Die Augenlider selbst sind entzündet und morgens verklebt. Neben diesen Augen-Symptomen leiden solche skrofulösen Kinder an Ausschlägen, hauptsächlich ausgesprochen an der Haargrenze. Schorfe bilden sich auf der Kopfhaut, und aus ihnen schwitzt eine ätzende Masse aus. Feuchte Schorfe finden sich an den Mundwinkeln und an den Nasenflügeln und dabei Abmagerung.

Bei Ophthalmia scrophulosa können Sie mit *Natrium muriaticum* vergleichen: *Argentum nitricum, Arsenicum* und *Graphites.*

Bei Schorfen an den Mundwinkeln und den Nasenflügeln ist zu vergleichen *Antimonium crudum, Graphites* und *Causticum.*

Natrium muriaticum macht auch Halbsichtigkeit. Hier können Sie vergleichen *Aurum, Lithium carbonicum, Lycopodium* und *Titanium.*

Natrium muriaticum wirkt auf die Schleimhäute. Es ist indiziert bei Katarrh mit schleimiger Absonderung, abnorm in Quantität eher, als in Qualität. Diese Hypersekretion von Schleim ist verbunden mit Nieseparoxysmen. Fließschnupfen wechselt mit trocknem. Jedesmal, wenn man sich frischer Luft aussetzt, erkältet man sich. Die Nasenflügel sind meist wund und empfindlich. Fast immer ist beim *Natrium muriaticum*-Katarrh der Geruch verloren gegangen. *Natrium muriaticum* ist eins der besten Mittel gegen morgendliches Räuspern von Schleim aus dem Halse, wenn die Symptome für kein anderes Mittel sprechen.

Die Mandeln sind meist sehr rot. Die Uvula ist verlängert, wahrscheinlich wegen Erschlaffung ihrer Muskeln. Fortwährendes Gefühl von einem Pflock im Halse. Der Kranke bekommt leicht Erstickungsanfälle beim Schlucken. Die Zunge hat inselförmigen Belag.

Der Husten entsteht durch Anhäufung von klarem Schleim in der hinteren Nasenhöhle, im Pharynx und Larynx. Daher kommt Heiserkeit. Eine andere Hustenart, die auf *Natrium muriaticum* weist, ist Husten, der durch Kitzel im Halse oder in der Magengrube entsteht. Diese Art von Husten ist verbunden mit berstendem Kopfschmerz, der an *Bryonia* erinnert, und zuweilen mit unwillkürlichem Abgang von Urin, wie wir es bei *Scilla* und *Causticum* finden, und außerdem oft mit Stichen in der Leber.

Natrium muriaticum hat ausgesprochene Wirkung auf die männlichen Geschlechtsorgane. Es bringt große Schwäche derselben hervor und macht Samenergießungen im Schlaf. Diesen folgt Schwäche und große Hinfälligkeit. Die Geschlechtsteile sind sehr erschlafft. Pollutionen können auch nach dem Coitus eintreten. Das mag Ihnen als ein anormales Symptom erscheinen, aber das ist es nicht. Beim Akt des Coitus sind die Erektionen nicht stark, und die Samenentleerung ist schwach oder gar nicht vorhanden. Als Folge davon tritt keine völlige Entleerung der Samenbläschen ein. Und doch ist eine Erregung zurückgeblieben. Schläft der Mann ein, so macht diese Erregung reflektorischerweise lüsterne Träume. Infolge des exzessiven Samenverlustes finden wir Rückenschmerz, Nachtschweiß, Schwäche der Beine und die Melancholie, welche charakteristisch für das Mittel ist. *Natrium muriaticum* steht nicht allein unter den Natriumsalzen in dieser Krankheitsklasse. *Natrium phosphoricum* wurde geprüft durch Herren in diesem College. Sie hatten Samenergießungen jede Nacht. Zuerst schien Erethismus mit lüsternen Träumen sich einzustellen, aber später traten Ergießungen ein, eine oder zwei in der Nacht, ohne irgendwelches Gefühl. Diesen folgte Schwäche des Rückens und Zittern der Knie, bei welchen das Gefühl auftrat, als versagten sie.

Sie werden auch finden, daß Gonorrhöe heilbar ist durch *Natrium muriaticum,* besonders die chronische. Der Ausfluß ist gewöhnlich klar — er kann zuweilen auch gelblich sein. Sehr ausgesprochen ist Schneiden in der Urethra nach dem Harnlassen.

Die Ernährung wird bei *Natrium muriaticum* sehr beeinträchtigt, wie ich Ihnen schon erwähnt habe. Abmagerung ist deutlich in fast allen Fällen, wo es Simillimum ist. Wir können dieses Faktum verwenden bei Kindern, die an Marasmus wegen mangelnder Ernährung leiden. Sie sind mager, hauptsächlich am Halse. Sie haben Heißhunger und sind trotzdem mager, wenigstens nehmen sie nicht zu. Hier können Sie es vergleichen mit *Jodum,* aber die eigentümliche Abmagerung des Halses, die in keinem Verhältnisse steht zu der des Körpers, genügt, um es von jenem Mittel zu unterscheiden. Außerdem werden Sie zuweilen sehr ausgesprochenen Durst finden. Das Kind verlangt immerfort nach Wasser. Das ist, was die Laien inneres Fieber nennen. Fortwährende Hitze und Trockenheit des Mundes und Halses ist vorhanden, welche durch Wasser gebessert wird. Findet sich Verstopfung, wenn *Natrium muriaticum* hilfreich ist, so ist der Stuhl charakteristisch hart, schwer zu entleeren, macht Afterfissuren und infolgedessen Bluten beim Stuhlgang. Schmerz und Wundsein ist daher die Folge dieses Einreißens am After.

Veratrum album hat Abmagerung um den Nacken herum, besonders nach Keuchhusten.

Lycopodium hat Einschrumpfen des oberen Teils der Brust.

Natrium muriaticum, wie die andern Natriumsalze, ist ein Mittel ersten Ranges bei Behandlung von Dyspepsie. Wir finden es indiziert, wenn mehlhaltige Nahrung, hauptsächlich Brot, Widerwillen erregt. Das Symptom lautet: „Er verschmäht Brot, was er sonst gern aß.“ Andererseits ist Verlangen nach Austern, Fisch und salziger Nahrung oder nach bitteren Sachen vorhanden. Nach dem Essen ist der Kranke sehr durstig. Ein unbeschreibliches Gefühl von Unbehagen in der Magengrube ist zugegen. Dies bessert sich durch festes Zusammenschnüren der Kleidung, gerade im Gegensatz zu *Lachesis* und *Hepar,* und genau ebenso bei *Acidum fluoricum.* Die Verstopfung, die ich erwähnt habe, verursacht Hypochondrie. Der Kranke ist niedergeschlagen und übelgelaunt, und dieser Gemütszustand scheint Schritt zu halten mit dem Grade der Verstopfung. Tritt Stuhlgang ein, so bessert sich die Gemütsstimmung. Sie müssen dies Symptom rationell verwenden. Diejenigen, welche gewöhnt sind, Abführmittel zu nehmen, befinden sich immer schlecht, wenn die Därme länger verstopft bleiben, als gewöhnlich. Sie haben dumpfen Kopfschmerz, garstigen Geschmack im Munde usw., und tritt Stuhlgang ein, so fühlen sie sich besser. Hier ist *Nux vomica* hilfreich. Es kommt häufig vor, daß Verstopfung ohne Beschwerden diesen Gemütszustand hervorruft, tritt er aber ein, dann ist *Natrium muriaticum* das Heilmittel.

Der Mastdarm leidet durch Stuhldrang mit schleimigen Ausleerungen wie bei chronischer Proktitis. Mastdarmvorfall mit Entleerung von blutigem Schleim und Wasser und das Schlafen verhindernidem Brennen, Trockenheit und Schmerzen des Mastdarms und Afters mit Neigung zu Erosionen auf den Schleimhäuten, Gefühl eines rauhen Gegenstandes im Mastdarm, und doch sind die

Därme locker, Einschnürung des Afters, die Ausleerungen werden mit solcher Anstrengung entleert, als zerrissen sie den After. Chronische wässerige Diarrhöe, mit trockenem Mund und nachfolgendem trockenen Stuhl.

Bei Mastdarmentzündung und Verstopfung müssen Sie *Sepia* vergleichen, welche Klumpen im Mastdarm hat; *Aesculus* und *Collinsonia,* welche das Gefühl von Splittern oder Holzstückchen im Mastdarm verursachen.

Die große Trockenheit des Mastdarmes gleicht *Alumina, Graphites, Magnesia mur., Ratanhia, Aesculus* usw. *Graphites* hat mit Schleim überzogene Stühle; *Alumina* hat schmerzhafte Empfindlichkeit; *Magnesia mur.* krümelige Stühle; *Ratanhia* Gefühl von Glassplittern und Fissuren.

Natrium muriaticum ist indiziert bei Affektionen der niederen Gewebe, zum Beispiel der Haut. Ich habe Ihnen schon mitgeteilt, wie es die Talgdrüsen affiziert. Es bringt Urticaria hervor. Das Jucken ist sehr lästig. Es tritt auf an den Gelenken, hauptsächlich an den Knöcheln. Quaddeln bilden sich an verschiedenen Körperteilen, und diese jucken, beißen und brennen. Besonders ist *Natrium muriaticum* indiziert, wenn diese Symptome Intermittens begleiten, oder auftreten, wenn man sich feuchter Kälte ausgesetzt hat, besonders an der Seeküste. Jede Beschäftigung verschlimmert unerträglich diesen Nesselausschlag. Gerade hier ist *Natrium muriaticum* komplementär zu *Apis.*

Apis ist ein ausgezeichnetes Mittel bei Behandlung von Urticaria, aber sie ist, wie ich gefunden habe, nicht so vortrefflich bei der Behandlung der chronischen Form des Leidens. Hier haben wir andere Mittel anzuwenden, wie *Natrium muriaticum* und vor allen Dingen *Calcarea carbonica.*

Ferner haben wir noch eine andere Form von Ausschlag zu erwägen für *Natrium muriaticum,* nämlich herpetische Ausschläge. Daher finden wir hauptsächlich charakteristisch für *Natrium muriaticum* das, was Hydroa labialis genannt wird. Das sind kleine Bläschen, die sich am Lippenrande bilden, und die jeden ausgesprochenen Fall von Fieber begleiten, der *Natrium muriaticum* indiziert. Sie sind ähnlich dem, was man gewöhnlich Fieberbläschen nennt. *Hepar, Natrium muriaticum* und *Rhus Tox.* sind die Mittel, welche dies Symptom am ausgesprochensten haben. *Arsenicum* hat es auch. Beim ersten Beginn dieses Wundseins wird die Anwendung von *Camphora* das Leiden beseitigen. Wenn sie jedoch weiter vorgeschritten sind, wird *Hepar* sie bessern und ihre Wiederkehr verhindern. *Camphora* ist kein kuratives Mittel, sondern *Hepar* ist es.

Herpes circinnatus, eine Art von Ringflechte, weist auf *Natrium muriaticum* hin. Andere Mittel gegen dieses Leiden sind *Sepia, Baryta carb.* und *Tellurium.*

Eine andere Form von Ausschlag, die für *Natrium muriaticum* spricht, ist Ekzem, das in dicken Borken auftritt, Eiter absondert und die Haare verklebt, in der Tat eine crusta lactea.

Schließlich komme ich auf die wohlbekannte Anwendung von *Natrium muriaticum* bei Intermittens zu sprechen. Hier nimmt es teil an den lange der *China* und dem *Arsenicum* zuerkannten Ehren. *Natrium muriaticum* ist in Betracht zu ziehen, wenn der Frost charakteristischerweise zwischen 10 und 11 Uhr vormittags eintritt. Der Frost beginnt im Kreuz oder in den Füßen. Er wird zuweilen begleitet von Durst und von quälenden Schmerzen im ganzen Körper. Zuweilen kompliziert Urticaria den Fall. Die Hitze ist meistens heftig. Der Durst steigert sich bei der Hitze. Der Kopfschmerz wird immer mehr pulsierend. So heftig ist diese Hirnkongestion zuzeiten, daß der Kranke deliriert. Nach und nach bricht sehr kopiöser Schweiß aus, und dieser lindert den Kopfschmerz und auch die andern Symptome. Das ist das durch *Natrium muriaticum* heilbare Fieber.

Tritt Frost um 10 Uhr vormittags ein als Folge von hektischem Fieber oder Phthisis, so ist *Stannum* zu geben und nicht *Natrium muriaticum*.

Natrium arsenicicum.

Natrium arsenicicum oder Arsenat von Natron wirkt deutlich auf die Schleimhäute, Trockenheit und Empfindlichkeit gegen Staub und Rauch hervorrufend, sowie gegen eingezogene Luft, und später Absonderung von zähem, klebrigem Schleim, Borken usw. Diese Eigenschaft des Mittels hat zu seiner Anwendung bei Katarrhen der Luftwege geführt. Es ist bei Schnupfen angezeigt, der, wie Sie bemerken werden, etwas dem des verwandten Arseniks ähnelt. Es besteht eine kopiöse Entleerung wässeriger Flüssigkeit aus der Nase, obgleich das Gefühl, als wenn die Nasenwege verstopft, vorhanden ist. Dies ist von dumpfem, supraorbitalem Kopfschmerz begleitet, drückende Schmerzen an der Nasenwurzel, Trockenheit und Schmerz in den Augen, injizierte Bindehaut, gerötetes und geschwollenes Gesicht und Trockenheit des Halses. Zuweilen heftiges Niesen, das durch den geringsten Zug oder durch Einatmen kalter Luft hervorgerufen wird. All diese Symptome sind am Morgen und Vormittag schlimmer.

Dies setzt sich fort, bis die schleimige Absonderung dicker wird. Zäher gelber oder gelblichgrauer Schleim tropft durch die hinteren Nasenlöcher in den Hals, oder fester bläulicher Schleim wird jeden Morgen ausgeschneuzt, und nach seiner Entfernung stellt sich Bluten ein. Des Nachts und am Morgen ist die Nase verstopft, so daß der Kranke mit offenem Munde atmet.

Wenn Sie in den Hals sehen, so finden Sie ihn dunkelrot, geschwollen und mit gelbem, gallertartigem Schleim bedeckt, der den Kranken zum Brechen reizt, wenn er sich zu räuspern sucht.

Wenn der Schnupfen abwärts geht, kommt ein trockener Husten hinzu. Dabei ist ein Gefühl von Druck auf der Brust und Beengung, als wenn die Lungen voll Rauch wären. Schmerzhaftigkeit in der Gegend unter dem Schlüsselbein und Schmerzen über der vierten und fünften Rippe der rechten Seite. Das Druckgefühl in der Brust hat folgende Eigentümlichkeit: Es bessert sich, wenn der Kranke stark Harn läßt, und verschlechtert sich in Staub und Rauch. Das Mittel ist bei Bronchitis anzuwenden, wenn die obengenannten Symptome vorhanden sind, oder in schwereren Formen des Leidens. Es kann von großem Nutzen sein bei Tuberkulose mit Abmagerung, trockener Hitze der Haut, Frost des Nachts und Durst nach oft wiederholten kleinen Mengen Wassers.

Endlich habe ich von der Anwendung des *Natrium arsenicicum* bei Psoriasis zu sprechen. Es würde hier mit *Arsenicum, Arsenicum jodatum* und *Sepia* zu klassifizieren sein. Die Schuppen sind dünn und weißlich, und nach ihrer Entfernung erscheint die Haut leicht gerötet. Der Ausschlag kann auf der Brust erscheinen und juckt, wenn der Kranke durch Bewegung warm wird.

Neunundsechzigste Vorlesung.

Borax veneta.

Borax. { *Staphisagria, Mercur.* / *Sepia, Pulsatilla.* / *Bryonia.*

> *Chamomilla, Coffea.*
Essig.
> Wein.

Borax ist das Biborat von Natrium. Als Arznei hat er seine ersten Lorbeeren im Wochenzimmer errungen, wo er lange gebraucht wurde bei Behandlung wunder Brustwarzen und des Soors der Kinder. Wie alle Volksmittel, ist er sehr mißbraucht worden. Die Homöopathie hat ihn dem Wochenzimmer entrissen und bietet ihn jetzt den Kollegen dar als eine sehr wertvolle Arznei, indem sie angibt, wo er gebraucht werden kann und wo nicht. Legen wir dieses Mundleiden zugrunde, welches das Kennzeichen für die Anwendung des *Borax* zu sein scheint, so handelt es sich um einen Körper oder eine Konstitution, die zu Mundleiden neigt, nämlich um einen krankhaft ernährten Körper. Daher sieht das Kind blaß oder erdfarben aus, sein Fleisch wird weich und schlaff; es weint sehr, wenn es saugt, schreit auf im Schlaf und erwacht, indem es sich an seine Mutter klammert, wie erschreckt durch einen Traum. Das Kind ist übermäßig nervös, so sehr, daß das geringste Geräusch, das bloße Knittern von Papier oder ein entferntes arges Geräusch es erweckt und in Schrecken versetzt. Diese nervöse Erregbarkeit charakterisiert die Schmerzen. Sie werden zum Beispiel beim Ohrenschmerz finden, daß jeder Schmerzanfall das Kind veranlaßt, nervös aufzufahren. Dieser Ohrenschmerz ist verbunden mit Wundheit, Schwellung und Hitze des Ohrs, gerade wie bei *Belladonna, Pulsatilla* und *Chamomilla.* Schleimige oder schleimig-eitrige Otorrhöe ist vorhanden. *Borax* unterscheidet sich von ähnlichen Mitteln durch diesen Charakter der Nervosität, dies Auffahren vor Schmerz oder bei leichten Geräuschen, durch die Blässe des Gesichts und hauptsächlich durch ein anderes, wohlbewährtes Symptom, nämlich das Kind fürchtet eine Bewegung nach unten. Wenn also das Kleine fest eingeschlafen ist im Arm der Mutter und diese den Versuch macht, es in sein Bettchen zu legen, so fährt es auf und erwacht. Versucht sie das Kind die Treppe hinunterzutragen, so hängt es sich an sie, als fürchte es zu fallen. Dies muß nicht verwechselt werden mit der Erregbarkeit anderer Arzneimittel, wie *Chamomilla* und *Belladonna*. Es ist nicht die Bewegung, welche das Kind aufweckt. Das Kind wird nicht erwachen, wenn es bewegt wird ohne Richtung nach unten. Es muß also die Bewegung nach unten sein, welche es erweckt. Der Grund hierfür ist, daß das Kind an Hirnanämie leidet und diese Bewegung nach unten ein Gefühl hervorruft, als würde es fallen. Dies Symptom kann auch bei Erwachsenen ausgenutzt werden, zum Beispiel bei Kranken, die reiten sollen, dies aber nicht können, weil, wenn das Pferd mit ihnen abwärts geht, sie arg gequält werden. Sie werden auch bemerken, daß Damen nach erschöpfender Krankheit keinen Schaukelstuhl benutzen können, weil, wenn sie rückwärts schaukeln, sie das Gefühl haben, als müßten sie fallen.

Die Verdauung bei *Borax* liegt darnieder, wie Sie aus der mangelhaften Ernährung schließen können. Kolik geht der Diarrhöe voran bei solchem Kinde, wie ich es im Sinne habe. Die Stühle sind gewöhnlich grün oder können auch weich und gelb sein, aber immer enthalten sie Schleim. Hier haben Sie ein anderes Beispiel von der Affinität des *Borax* zu den Schleimhäuten. Aphthöse Entzündung des Mundes erscheint als Begleiter der Diarrhöe. Aphthen bilden sich in den Falten an der Innenseite der Backen, auf der Zunge und im Rachen. Der Mund ist heiß, was die Mutter bemerkt, wenn das Kind die Warze faßt. Die Schleimhaut in der Umgebung dieser Aphthen blutet leicht. Das Kind läßt die Warze fahren und weint vor Schmerz und Unwillen, oder es verweigert die Brust vollständig.

Ähnlich dem *Borax* sind folgende Mittel: Zuerst *Bryonia;* dies Mittel hat hervorgerufen und geheilt Mundleiden der Kinder. Aber das charakteristische Symptom bei *Bryonia* ist folgendes: Das Kind weigert sich zu saugen oder macht viel Umstände dabei, aber sobald sein Mund feucht geworden, faßt es die Warze und saugt energisch. Paßt das nicht ganz in den Charakter der *Bryonia?* Diejenigen von Ihnen, die etwas von diesem Mittel wissen, werden sich erinnern, wie trocken der Mund ist und wie der Absonderung bar die Schleimhaut ist. Wenn daher die Schleimhaut des Mundes feucht geworden, saugt das Kind sofort.

Mercurius kommt in Frage als Substitut für *Borax,* wenn bei dem Mundleiden viel Speichelfluß vorhanden ist. Wasser tröpfelt aus dem Munde des Kindes. Der Durchfall ist verbunden mit sehr ausgesprochenem Tenesmus. Das sind hinreichende Unterschiede zwischen *Mercurius* und *Borax*.

Sie müssen sich nun ein vergessenes Mittel vergegenwärtigen, nämlich *Aethusa Cynapium,* die Hundspetersilie. Diese ist vorzuziehen, wenn die Kolik und das Weinen verbunden ist mit dem heftigen, für dieses Mittel charakteristischen Erbrechen.

Ein anderes Mittel ist *Arum triphyllum.* Dies unterscheidet sich leicht von *Borax* durch die Heftigkeit der Symptome. Die Entzündung des Mundes ist ungemein heftig und verbunden mit Wundheit und Schorfbildung am Mund und an den Nasenlöchern.

Ein anderes bei Kindern häufiges Symptom in dem *Borax*-Fall ist, daß das Kind vor dem Harnlassen schreit. Der Urin ist beim Lassen heiß und hat einen eigentümlich stechenden, stinkenden Geruch. Das ist nicht zu verwechseln mit Harngries, der nicht selten bei kleinen Kindern vorkommt und der für *Sarsaparilla, Lycopodium, Acidum benzoicum* usw. spricht; sondern es ist analog der Entzündung anderer Schleimhäute, so daß die Ähnlichkeit mit *Aconit, Cantharis* und einem anderen ausgezeichneten Kindermittel, *Petroselinum,* hervortritt. Vergessen Sie nicht dies letztgenannte Mittel. Es wird nicht häufig erwähnt in unserer Materia medica, aber es ist ein ausgezeichnetes Mittel. Sie können *Petroselinum* geben bei Zuständen, die sehr ähnlich denen sind, die auf *Borax* weisen, wenn plötzlicher heftiger Harndrang auftritt. Es kann auch bei Tripper indiziert sein, wenn dieser plötzliche Drang zugegen ist.

Gehen wir nun vom Kind zum Erwachsenen, so finden wir, daß, obgleich der aphthöse Zustand noch vorherrscht, wir auch von den anderen *Borax*-Symptomen manche haben, nämlich dieselbe Verdauungsstörung, dieselbe Schwäche und die Schleimhäute als Angriffspunkt. Zum Beispiel wird die Conjunctiva, hauptsächlich die palpebrale, durch *Borax* affiziert und zeigt Wundheit, hauptsächlich an den Lidrändern. Die Augenwimpern wachsen nach innen statt nach außen und reizen den Augapfel. Sie können an *Borax* denken als Mittel, welches zuweilen bei Trichiasis oder „wilden Haaren" helfen wird, und können ihn mit *Graphit* vergleichen.

Die Nasenlöcher ulcerieren bei *Borax* und verursachen großen Schmerz, Weh und Schwellung der Nasenspitze.

Auf die Schleimhaut des Halses hat *Borax* Einwirkung und ist indiziert, wie alle Natriumsalze, bei Anhäufung von Schleim daselbst. Aber bei *Borax* ist dieser Schleim zäh und schwer löslich.

Der Weißfluß von *Borax* ist klar, kopiös und eiweißartig. Wie alle anderen Absonderungen von *Borax,* hat auch dieser eine unnatürliche Wärme oder Hitze.

Die Einwirkung von *Borax* auf die Lungen dürfen wir nicht vergessen. Er ist indiziert, wenn Husten vorhanden, der verbunden ist mit scharfen stechenden Schmerzen, am schlimmsten im oberen

Teile der rechten Brust. So scharf sind diese Schmerzen, daß sie den Kranken veranlassen, den Atem anzuhalten. Der Auswurf hat eine Art von dumpfigem, modrigem Geruch. Sie können *Borax* oft geben bei Lungenleiden und auch bei Phthisis, wenn diese Symptome zugegen sind.

Schließlich haben wir einige Haut-Symptome zu erwähnen. Die Haut ist nicht gesund; jeder kleine Schnitt oder Riß eitert leicht. Hautjucken ist vorhanden, hauptsächlich an den Fingerrücken, und ist in dieser Beziehung etwas ähnlich dem Eczema dorsale von *Natrium carbonicum*. Kleine Geschwüre bilden sich an den Fingergelenken.

Das beste Mittel, das wir gegen solche kleine Geschwüre an den Gelenken haben, ist *Sepia*.

Schließlich wurde *Borax* gegeben bei Erysipelas des Gesichts, hauptsächlich der Backen. Der das Mittel bezeichnende Charakter ist ein Gefühl, als ob Spinnenweben im Gesicht wären.

Ich möchte Ihnen raten, Ihre Wärterinnen zu warnen, wenn Sie es können, nicht Boraxpulver jedesmal zu gebrauchen, wenn das Kind einen schlimmen Mund hat. Es kann schaden, wenn es nicht indiziert ist. Ich glaube bemerkt zu haben, daß nach diesem Mißbrauch des Mittels die Därme erkranken und das Kind blasser wird und schnell einschrumpft, was nicht der Fall war vor dieser Übergeschäftigkeit der Wärterin.

Siebzigste Vorlesung.

Kaliumsalze.

Toxikologisch kann *Kalium* für Sie von einigem Interesse werden, wenn zufälligerweise *Kali causticum* verschluckt würde. Seine große Affinität für Wasser bewirkt, daß es die Gewebe mit großer Begierde angreift und sehr tief ätzende Wirkungen hervorbringt. Es hat größere Kraft, die Gewebe zu durchdringen, als andere Caustica, zum Beispiel Silbernitrat; daher wurde es als Causticum gewählt, wenn man beabsichtigte, tief in das Parenchym eines Teiles einzudringen; zum Beispiel wird bei der Behandlung des Karbunkels, wenn ein großer Teil des Gewebes gangränös geworden ist und Abstoßung eintreten soll, caustisches Kali angewandt. Die so behandelten Gewebe haben ein graues Ansehen, welches abhängt von einer Seifenbildung, die entsteht aus der Verbindung des Fettes mit dem Kali. Daher unterscheidet es sich materiell in seiner Wirkung von den mineralischen Säuren, welche die Gewebe trocken und schwarz machen, fast wie Zundermasse.

Wird es zufällig verschluckt — denn es wird selten zu Selbstmordzwecken gebraucht —, so sind die Einwirkungen von caustischem Kali heftig. Es verursacht eine so heftige Kontraktion des Magens, daß, wenn er nur wenig aufnimmt, dies unmittelbar durch heftiges Erbrechen entleert wird. Ist die von caustischem Kali genommene Menge hinreichend, so bringt es einen bräunlichen Belag auf der Schleimhaut hervor, oder es treten hier und da in Mund und Hals Stellen auf, die von Epithelien entblößt sind. Der entzündliche Prozeß kann eine solche Ausdehnung gewinnen, daß diese Stellen ulcerieren, und, wenn sie heilen, Narbengewebe sich bildet mit nachfolgender unangenehmer Kontraktion und Striktur des Teiles.

Die antidotarische Behandlung bei solchen Zufällen ist chemisch und mechanisch; chemisch, um die Einwirkungen des Mittels zu beseitigen, und mechanisch, um die zurückbleibende Störung zu entfernen. Essig, Zitronensaft und große Mengen schleimiger Getränke sind am meisten geeignet, die akuten Symptome solcher Vergiftung zu beseitigen.

Aber es gibt viele Fälle langsamer Vergiftung mit *Kalium*-Salzen, hauptsächlich, wenn unsere allopathischen Genossen *Kali bromatum* in ausgedehnter Weise angewendet haben. Dann haben wir die chronischen Wirkungen davon zu behandeln. Diese verlangen dann Antidote: *Hepar,* welches Antidot für Metalle im allgemeinen ist; *Sulfur* und andere Mittel können nötig werden je nach den vorhandenen Symptomen.

Es wurde durch Experimente an Säugetieren festgestellt, daß *Kalium,* hauptsächlich das Carbonat, lähmend auf die Muskeln wirkt. Das gehört zu der allgemeinen Schwäche, die allen *Kalium*-Präparaten zukommt. Diese lähmende Einwirkung zeigt sich deutlich beim Herzmuskel, der frühzeitig bei Vergiftung mit *Kalium* affiziert wird, da das Tier eventuell stirbt in der Diastole, d. h. das Herz ist weit dilatiert in dem Augenblicke, wo es aufhört zu schlagen. Mit dieser Andeutung werden Sie die *Kalium*-Salze nützlich finden bei größerer Muskelschwäche, was man wohl Paresis genannt hat, bei solcher Erschöpfung, wie sie die Rekonvaleszenz nach langdauernden Krankheiten, wie Typhus, begleitet.

Wir wissen auf die Autorität von Dr. Hering, daß Champignons einen großen Prozentsatz *Kalium* enthalten und daher zu empfehlen sind als ein Diätmittel bei Fällen von Erschöpfung.

Kali bromatum.

Das erste *Kalium*-Präparat, das wir betrachten wollen, ist *Kali bromatum* oder das Bromid von *Kalium.* Dieses Mittel findet sein Hauptantidot in *Hepar.* Es hat einige wenige analoge oder konkordante Mittel, *Ambra grisea, Hyoscyamus, Stramonium, Tarantula* und *Mygale.*

Kali bromatum wirkt hauptsächlich auf das Nervensystem und wirkt ferner in zwei entgegengesetzten Richtungen. Primär vermindert es die Reflexaktion; sekundär wirkt es deprimierend auf den Geist. Diese Eigenschaft des Mittels, die Reflexaktion zu modifizieren, hat zu seinem extravaganten Gebrauch in der Behandlung der Epilepsie geführt. Es wird in progressiv steigenden Dosen gegeben, bis der ganze Körper affiziert ist mit dem, was als Bromismus bekannt ist. Ist der Körper mit dem Mittel gesättigt, dann wird es für einige Zeit ausgesetzt. Die erste Wirkung des Mittels scheint zu sein, die Reflexaktion zu vermehren, hauptsächlich die der motorischen Reflexe, und gerade auf diese Eigenschaft des *Kali bromatum* basieren die Allopathen ihre Verordnung. Jede kleine Störung in der Peripherie der Nerven, jede kleine Alteration in der Funktion eines Organes wird sofort auf die Nervenzentren reflektiert und bringt andere Störungen hervor, unangenehmes Gefühl, Zucken der Muskeln, Ängstlichkeit, Kopfschmerz oder selbst wirkliche Konvulsionen. Als Beispiel hierfür nenne ich Eklampsie, wo, wenn das Kind auf einen der Beckennerven oder gegen ein unnachgiebiges Os drückt, Krämpfe entstehen, oder einen andern Fall, wenn eine unverdauliche Substanz im Magen Krämpfe hervorruft. Das erinnert Sie sofort an *Stramonium,* bei dem ein helles Licht, indem es die Retina affiziert, den Reiz nach dem Gehirn reflektiert und Konvulsionen hervorruft, und von Strychnin, bei welchem die leiseste Berührung oder ein kleiner Luftzug, Laut oder Geruch den Paroxysmus wieder erneuert.

Als Folge dieser Überempfindlichkeit gegen äußere Eindrücke haben wir eine ganze Reihe von charakteristischen Erscheinungen des *Kali bromatum.*

Manche derselben sind Symptome des Mittels, die auf seine Anwendung bei akuter Manie hinweisen, wenn Schlaflosigkeit und Wahnvorstellungen vorhanden sind. Der Kranke bildet sich ein, daß er vergiftet werden soll, daß er von einem Dämon verfolgt wird, daß er von jedermann gehaßt wird, oder daß seine Ehre auf dem Spiel steht. Solche Eindrücke wirken unwiderstehlich auf den Geist und veranlassen den Kranken zu heftigen Prozeduren; daher versucht er Selbstmord zu begehen, um die eingebildete Gefahr zu vermeiden. In dieser Zeit sind die Pupillen erweitert, das Gesicht ist hellrot und hat den Ausdruck von Angst und Furcht. Der Körper zittert und die Muskeln zucken an verschiedenen Teilen des Körpers. Sie sehen, wie ähnlich *Hyoscyamus* ist, da beide parallele Mittel bei dieser Krankheitsform sind.

Kali bromatum hat auch sehr gut gewirkt beim Nachtschreck der Kinder, wenn wegen übermäßiger Erregung des Gehirns, mag dieser Reflex von der Dentition oder von Würmern, oder auch von Affektionen des Gehirns herrühren, das Kind im Schlaf aufschreit und, ist es alt genug, sich beklagt, daß es Kobolde, Gespenster oder dergleichen Dinge sieht. Auch wenn dieses Symptom bei drohender Hirnwassersucht auftritt, kann *Kali bromatum* sich hilfreich erweisen.

Wir haben noch einen andern Zustand, der auf *Kali bromatum* hinweist, und das scheint eine Reizbarkeit der Nerven zu sein, nicht bloß der Gehirnnerven, sondern der Nerven des ganzen Körpers. Diese Reizbarkeit zeigt sich durch folgende Symptome: Der Kranke ist nervös und kann nicht schlafen und fühlt sich besser, wenn er sich mit etwas beschäftigt. Er spielt entweder mit seinen Fingern oder er geht umher oder beschäftigt seinen Geist oder Körper mit irgend etwas; dann fühlt er sich besser. Einfache Schlaflosigkeit wird nicht durch *Kali bromatum* beseitigt, wenn sie nicht diese Erleichterung hat durch Aktivität oder Bewegung.

In dieser Beziehung finde ich es ähnlich der *Tarantula,* welche auch diese Reizung der Nervenendigungen hat, die durch Arbeit und Reiben besser wird. Die Kranke spielt mit ihren Kleidern oder mit ihrer Uhrkette, um diese Überreizung der Nervenendigungen zu bewältigen. Auch bei dem Kopfschmerz dieses Mittels reibt der Kranke den Kopf auf dem Kissen, um sich Erleichterung zu verschaffen.

Ein anderes Mittel, welches dem *Kali bromatum* bei dieser Reizbarkeit ähnlich ist, ist *Ambra grisea,* welche dieselbe Empfindlichkeit für äußere Eindrücke hat, wobei der leichteste Reiz Erregung und Atemnot verursacht. *Ambra grisea* jedoch hat fast immer eine Art Schwindel in Verbindung mit seinen Symptomen. Sie ist ein sehr schnell wirkendes Mittel.

Im Gegensatz zu dieser primären Wirkung von *Kali bromatum* haben wir eine andere, nämlich große Depression des Zerebrospinal-Nervensystems. Daher finden wir, daß es vollständigen Gedächtnisverlust hervorruft. Der Kranke kann hauptsächlich sich nicht auf Worte besinnen. Verbunden mit dieser Erscheinung ist eine quälende Melancholie; alles erscheint schwarz und traurig. Er bekümmert sich um niemand, auch nicht um sein eigenes Geschäft. Dieser Zustand folgt auf Exzesse in venere, in welchem Falle *Kali bromatum* ein ausgezeichnetes Mittel ist.

Es entwickelt sich auch eine Art von Ataxia. Der Kranke scheint unfähig zu sein, seine Beine so zu regieren, wie er sollte. Taubheit und Kribbeln in den Beinen und im Rücken stellt sich ein; dieses Symptom ist verbunden in den ersten Stadien mit Vermehrung der Geschlechtslust; aber wenn der Fall vorschreitet, zeigt sich Mangel an Erektion und ferner häufiger nächtlicher Samenerguß, wodurch die Melancholie vermehrt wird.

Sie werden *Kali bromatum* indiziert finden bei Geschäftsleuten, die lange und schwer gearbeitet, die sich mit schwierigen Problemen beschäftigt haben, bis dieser Schwindel sich einstellte, dieses Wanken beim Gehen und dieses Benommenheitsgefühl im Gehirn. Gerade gestern verschrieb ich es für einen Geschäftsmann in der dritten Straße, der sich fast zu Tode gearbeitet hatte. Ich erwarte, daß es ihn prompt und glücklich heilen wird. Er erzählte, daß, wenn er über seinen Büchern gearbeitet habe, er eine Taubheit im Hinterkopf bekäme und ein gewisses unbeschreibliches Angstgefühl, als würde er seinen Verstand verlieren. Gute Erfolge mögen in solchem Falle auch durch den galvanischen Strom erzielt werden, wenn die positive Elektrode auf die Nackengegend und die negative auf den Scheitel appliziert wird. Aber *Kali bromatum* wird dauerndere Heilung bringen.

Nun ein Wort über *Kali bromatum* als antiepileptisches Mittel. Ich glaube nicht, daß es immer Epilepsie heilte. In fast allen Fällen, in denen es gegeben wurde, hat es die Krankheit nicht geheilt, sondern einfach unterdrückt, und hat dadurch einen schlimmeren Zustand hervorgerufen, als der vorherige war, nämlich Imbecillität.

Kali bromatum verursacht Läsionen der Haut; durch seinen langanhaltenden Gebrauch entstehen kleine, harte, dunkelrote Papeln im Gesicht, die von kleinen Bläschen umgeben sind und in Eiterung übergehen. Wir können daher das Mittel geben bei Akne, hauptsächlich bei der durch Masturbation entstehenden.

Eine andere Form von Ausschlag, welche *Kali bromatum* hervorbringt, ist eine livide Blatter, so groß wie ein Daumennagel, mit Schuppen bedeckt, die in der Mitte gelblich aussieht, als wollte sie eitern. Nach einiger Zeit eitert sie, entleert sich und hinterläßt eine zentrale Depression, etwas ähnlich der der Pockenpustel.

Noch eine dritte Form von Ausschlag ist ein Ekzem, das offenbar entsteht aus der Einwirkung des *Kali bromatum* auf die Talg- oder Schweißdrüsen, indem es einen Abszeß in ihnen hervorbringt und einen schuppenden Ausschlag.

Kali jodatum.

Das Jodid von *Kalium* oder *Kali jodatum* wirkt nicht, wie das Bromid von *Kalium,* auf die höheren Gewebe des Körpers. Es scheint mehr die niedersten Gewebe zu affizieren, wie die fibrösen, und indem es hauptsächlich auf das Periost und das Bindegewebe wirkt, wo sie sich auch finden mögen. Es ergreift zuletzt das Nervengewebe, wahrscheinlich indem es die Neuroglia affiziert. Die Tendenz des Mittels geht dahin, Infiltration zu bewirken, so daß, wenn es streng indiziert ist, Sie fast immer einen Zustand von Ödem oder Infiltration des affizierten Teils finden werden. Einige von den durch Jodkalium hervorgerufenen Symptomen hängen direkt von dem Jod ab, welches es enthält. Zum Beispiel kann das, was als Jodvergiftung bekannt ist, durch das Mittel entstehen. Der Kranke zeigt große Angst am Herzen, das Gesicht leidet an Blutwallungen, der Kopf ist heiß und der Kranke sehr geschwätzig; in der Tat gebärdet er sich ganz so, wie ein Mensch unter der Einwirkung von Branntwein.

Der Kopfschmerz, den *Kali jodatum* hervorruft, sitzt im äußeren Kopf, wahrscheinlich wegen Einwirkung auf die Aponeurose des Musculus occipito-frontalis, weil harte Klümpchen, wie Knoten, auf der Kopfhaut erscheinen, die außerordentlich schmerzhaft sind. Das kann ein spätes Symptom von Syphilis oder Mercurialismus sein, oder es kann bei einem Kranken auftreten mit rheumatischer Diathese.

Bei Affektionen der Augen ist *Kali jodatum* nötig hauptsächlich wegen der Heftigkeit der Erscheinungen, besonders bei syphilitischer Iritis nach *Mercur*-Mißbrauch. Wenn nun *Mercur* nicht mißbraucht wurde, so sehe ich das Jodid von *Kalium* nicht als das beste Mittel an. W e n n es ein bestes Mittel gibt für Iritis, so ist es *Mercurius corrosivus.* Wir können *Kali jodatum* auch geben bei Entzündung, welche die Chorioidea und Iris ergreift als Folge von Syphilis. Mehr nach außen finden wir Keratitis pustulosa mit Chemosis, besonders nach *Mercur*-Mißbrauch.

Kommen wir nun zu der Nase, so haben wir folgende Indikationen für das Jodid von *Kalium:* Schnupfen oder Katarrh, wiederholt auftretend bei Kranken, die mercurialisiert wurden; jede kleine Erkältung oder jeder feuchte Tag läßt die Nase rot und geschwollen werden; scharfe, wässerige Absonderung fließt aus derselben, und die Augen beißen und tränen und werden gedunsen. Der Kranke leidet abwechselnd an Frost und Hitze, der Urin ist hochgestellt (wie der Kranke es bezeichnet) und spärlich, und damit verbunden meist Halsweh. Jede Erkältung bringt Rückkehr dieser Erscheinungen.

Kali jodatum heilt auch jenen dünnen, exkoriierenden Nasenausfluß, wenn er auftritt als Erbstück von syphilitischen Eltern. Die Ozäna, welche es heilt, ist entweder skrofulös, syphilitisch oder mercuriell oder eine Kombination von all diesen. Die Absonderung kann dünn und scharf sein oder auch dick, grün und stinkend und verbunden mit Brenngefühl in der Nase und auch mit Perforation der Nasenknochen.

Nun die Wirkung von *Kali jodatum* auf die Lungen und das Herz. Es ist recht sonderbar, daß alle *Mercur*-Präparate scharfe, stechende Schmerzen in den Lungen hervorrufen (teils in der rechten, teils in der linken Lunge, und nach verschiedenen Richtungen hin schießend), und daß das beste Antidot von *Mercur* auch stechende Schmerzen in den Lungen erregt, hauptsächlich vom Sternum nach dem Rücken durch; schlimmer bei jeder Bewegung. Es gibt nun zwei gerade entgegengesetzte Zustände, bei denen *Kali jodatum* in Erwägung zu ziehen ist. Einer von diesen ist die Pneumonie, bei welchem Leiden es ein ausgezeichnetes Mittel ist, wenn die Hepatisation begonnen hat, wenn die Krankheit sich lokalisiert und die Infiltration beginnt. In solchen Fällen und wenn andere Symptome fehlen, die bestimmt auf *Bryonia, Phosphorus* oder *Sulfur* hinweisen, würde ich Ihnen raten, entweder *Jodum* oder *Kali jodatum* zu wählen. Es ist auch nützlich, wenn die Hepatisation so extensiv ist, daß wir Hirnkongestion oder selbst Ausschwitzung ins Gehirn als Folge dieser Kongestion haben. Die Symptome in solchen Fällen sind nun folgende: Zuerst beginnen sie mit sehr großer Röte des Gesichts; die Pupillen sind mehr oder weniger erweitert, und der Kranke ist schlafsüchtig; in der Tat ein Bild, sehr ähnlich dem von *Belladonna.* Sie werden höchstwahrscheinlich dies Mittel geben, aber es hilft nichts. Der Kranke verschlimmert sich, das Atmen wird beschwerlicher, die Pupillen reagieren nicht auf Licht, und Sie erkennen nun, daß Sie einen ernsten serösen Erguß ins Gehirn vor sich haben, der in kurzer Zeit beseitigt werden muß, oder der Kranke stirbt. Warum heilte

Belladonna nicht? Wer nur nach den Symptomen in solchem Falle sich richten würde, würde fehlgehen, weil er nicht die Totalität des Falles aufgefaßt hat. Das Leiden hatte nicht seinen Ausgang im Gehirn. Die Hirn-Symptome sind sekundär zu den andern. Was ist denn nun das primäre Leiden? Sie legen Ihr Ohr an die Brust des Kranken, und Sie finden die eine oder andere Lunge konsolidiert; daher kann das Blut nicht durch die Lungen zirkulieren, wie es müßte, und die verschiedenen Organe im Körper werden kongestioniert. Hier wird dann ein Symptom vorläufig übersehen, was das Fehlschlagen von *Belladonna* erklärt. Solange Sie also nicht erfahren haben, daß *Belladonna* einen solchen Zustand hervorgebracht hat, können Sie auch nicht erwarten, daß sie etwas nützt.

Ein anderer Zustand, bei dem wir *Kali jodatum* geben können, ist das Oedema pulmonum, wodurch sich wiederum zeigt, daß Infiltration durch dieses Mittel erzeugt wird. Das ist, wie Sie wissen, fast immer ein sekundäres Leiden; der Auswurf sieht aus wie Seifenwasser, nur ist er meist ein wenig grünlich.

Wir können für *Kali jodatum* auch Indikationen haben bei Phthisis pulmonum, hauptsächlich, wenn dieselbe Art von schaumigem Auswurf, Nachtschweiße und Durchfälle des Morgens vorhanden sind. Der Husten hat einen quälenden, reißenden Charakter und verschlimmert sich morgens und zeigt darin den Charakter der Kaliumsalze, nämlich Verschlimmerung der Brust-Symptome von 2 bis 5 Uhr morgens. Ich möchte erwähnen, daß diese Lungen-Symptome oft mit Brightscher Krankheit zusammenhängen, bei welchem Leiden *Kali jodatum* hilfreich sein kann.

Yerba santa wird von Eklektikern gegen Phthisis katarrhalischen Ursprungs angewandt. Sie wird empirisch gegeben. Hier lebt ein Herr, der zu katarrhalischem Asthma neigt mit Verdickung der Bronchialröhren und anhaltender Atemnot. Ich behandelte ihn ein Jahr lang. *Sulfur* schien indiziert, wurde aber mit nur teilweisem Erfolg gegeben. Schließlich gab ich ihm *Yerba santa* in Tinktur. Sie besserte ihn so weit, daß er jeden Morgen eine Quantität von Sputum aushustete, und dann folgte freies Atmen, wie er es seit Jahren nicht gehabt hatte.

Die Einwirkung von *Kali jodatum* auf das Herz ist auch charakteristisch. Es verursacht ein schreckliches Erwürgungsgefühl am Herzen, das den Kranken aus dem Schlafe weckt und ihn aus dem Bette treibt. Dies Symptom findet sich auch bei *Lachesis, Kali bichromicum, Lactuca, Euphrasia, Graphites* und einigen anderen.

Es ist auch nützlich bei wiederholten Anfällen von Endocarditis oder Pericarditis rheumatischen Ursprungs. Scharfe, fliegende Schmerzen im Herzen sind vorhanden, schlimmer bei jeder Bewegung und hauptsächlich schlimm beim Gehen.

Bei Leiden des Rückenmarks werden Sie *Kali jodatum* indiziert finden durch folgende Symptome: Gefühl, als ob das Kreuz in einem Schraubstock gequetscht würde; Zerschlagenheitsschmerz in der Lumbalgegend und Schwierigkeit beim Gehen; Meningitis spinalis mit Ödem oder Exsudation, hauptsächlich, wenn sie syphilitischen Ursprungs ist.

Wenn gummöse Geschwülste das Nervengewebe ergreifen, so ist *Kali jodatum* unsere einzige Hoffnung.

Es kann auch nützlich werden, wenn Rheumatismus das Rückenmark ergreift und Paraplegie daraus resultiert. In solchen Fällen ist es, glaube ich, die Neuroglia, die ergriffen ist.

Es kann ferner gegeben werden bei Rheumatismus der Gelenke, hauptsächlich der Knie. Das Kniegelenk ist geschwollen und fühlt sich teigig an; auch hier wieder sehen Sie die Tendenz des Mittels, Infiltration der Gewebe hervorzurufen. Fluktuation ist nicht zu entdecken. Die Haut über dem entzündeten Gelenk ist meist fleckig und die Schmerzen sind nagender, bohrender Art und verschlimmern sich nachts.

Bei Ischias können Sie *Kali jodatum* geben, wenn die Schmerzen sich verschlimmern nachts und beim Liegen auf der affizierten Seite, und wenn das Leiden mercuriellen oder syphilitischen Ursprungs ist.

Sie werden finden, daß *Kali jodatum* Ihnen hilfreich sein wird bei der Behandlung der sogenannten Schrumpfniere, besonders wenn sie mercuriellen Ursprungs ist.

Kali jodatum, wie alle Kalium-Präparate, verursacht Ausschlag papulöser oder pustulöser Art. Besonders erscheint er auf der Kopfhaut und den Rücken entlang; heilt er, so hinterläßt er Narben.

Sie können an *Kali jodatum* auch denken als Heilmittel bei tertiärer Syphilis, hauptsächlich bei Rupia.

Das beste Antidot für *Kali jodatum* ist *Hepar.*

Einundsiebzigste Vorlesung.

Kali bichromicum.

Heute will ich über *Kali bichromicum* oder das Bichromat von *Kalium* lesen. Sie können erwarten, in einem Mittel, das die Verbindung dieser zwei Substanzen darstellt, nicht bloß die Wirkungen von *Kalium,* das die Basis des Salzes bildet, zu haben, sondern auch den modifizierenden Einfluß der Chromsäure. Sie werden daher finden, daß, wenn auch die allgemeine Ähnlichkeit mit den andern Kalis hervortritt, doch entschiedene Unterschiede sich zeigen, die aus der Verbindung mit der Säure entspringen. Die Chromsäure ist, wie Sie wahrscheinlich sehr gut wissen, eine heftig reizende Säure. Sie ist ein mächtiges Ätzmittel, welches das tierische Gewebe sehr schnell zerstört, schnell in die Teile eindringt und auf diese Weise tiefe Geschwüre und Wunden hervorbringt.

Kali bichromicum ist ein Mittel, das im allgemeinen, obgleich nicht ausschließlich, auf fette, pausbäckige Kinder mehr als auf Erwachsene wirkt. Es besitzt vortreffliche Eigenschaften bei Entzündung der Schleimhäute mit Tendenz zu plastischer Exsudation und zu Pseudomembranen. Es ergreift die Schleimhäute und bewirkt zuerst deren Entzündung, die heftiger Art und verbunden ist mit außerordentlicher Röte und Schwellung, und ruft zuerst eine exzessive Ansammlung von Schleim hervor wegen übermäßiger Tätigkeit der Schleimdrüsen. Diese exzessive Schleimabsonderung verwandelt sich sehr schnell in fibrinöse Exsudation; so entsteht die Tendenz zur Bildung falscher Membranen.

Dieser Charakter der Exsudation auf den Schleimhäuten gibt uns das wohlbekannte Charakteristikum des *Kali bichromicum,* nämlich zähe und strähnige Absonderungen. Diese Erscheinung gilt von dem Schnupfen, gilt von den Absonderungen bei Pharyngitis und Laryngitis und gilt von den erbrochenen Massen beim Magenkatarrh. Sie paßt auch für Weißfluß und auch für die eitrige Absonderung aus der Harnröhre, die zuweilen auf *Kali bichromicum* hinweisen kann. Beispiele für dies allgemeine Charakteristikum des Mittels für jeden einzelnen Körperteil sind nicht nötig. Auch bei skrofulösen Kindern, für deren Leiden *Kali bichromicum* oft ein ausgezeichnetes Mittel ist, findet sich dieselbe Eigenschaft der Schleimabsonderung. Es ist zum Beispiel indiziert bei Entzündung des Mittelohrs, hauptsächlich, wenn das Trommelfell affiziert wird. Es findet Ulceration nicht bloß des Trommelfells statt, sondern auch der Schleimhaut des Mittelohrs. Der Unterschied zwischen *Kali bichromicum* und andern Mitteln in solchen Fällen liegt darin, daß die Absonderung zähe, strähnig und eitrig ist. Dabei ist Ohrenschmerz vorhanden mit Schmerzen scharf stechender Art, die hinauf in den Kopf und hinunter in den Hals schießen. Sie werden die Halsdrüsen und auch die Parotis auf der affizierten Seite geschwollen finden. Diese wird dick und hart, und Schmerzen schießen vom Ohr hinab und hinein in die geschwollene Parotis.

Bei Krankheiten der Halsschleimhaut finden wir denselben Charakter der Exsudation. Daher ist *Kali bichromicum* bei Diphtherie unter zwei oder drei Umständen indiziert. Es kann hilfreich sein, wenn die Diphtherie kruppöse Form annimmt. Die Membran ist ganz dick und sieht entschieden gelb aus, wie Waschleder. Die Zunge ist gelb belegt oder rot, trocken und glänzend; Schmerz im Hals, sich bis in den Nacken und die Schulter ausbreitend; geschwollene Nackendrüsen; wohlumgrenzte Schorfe im Halse. Die Absonderung, mag sie aus der Nase oder aus dem Halse oder aus beiden kommen, ist entschieden strähnig. Dies war, nach meiner Meinung, hinreichend zur Unterscheidung zwischen *Kali bichromicum* und den Jodiden von *Mercurius*. Gebe ich *Mercurius bijodatus* bei Diphtherie, so gehe ich, sobald ich bemerke, daß die Expektoration strähnig wird, zu *Kali bichromicum* über, wenn dies für den Zustand paßt, und auch deshalb, weil es die Ausbreitung der Krankheit nach dem Kehlkopf verhüten kann. Obwohl im allgemeinen *Kali bichromicum* für mehr sthenische Formen der Entzündung paßt, so haben wir doch genug Indikationen, welche beweisen, daß es auch für adynamische Fälle paßt. Soweit unsere Kenntnis dieses Mittels geht, erzeugt es keine Nerven-Symptome oder Blutänderungen, aber das wenige, was zu verzeichnen ist, gehört zu Ermüdung, Schlaflosigkeit, Verfall usw., und zur Zeit besonders, wenn Magen-Darm-Entzündung besteht, ist kalter Schweiß, niedere Temperatur, blasses eingefallenes Gesicht da, zeigend, daß das Mittel paßt bei Collaps und in Fällen von asthenischem Typus.

An *Mercurius bijodatus* haben wir zu denken bei Diphtherie, wenn die membranöse Ablagerung mehr oder weniger profus ist und die Mandeln und hinteren Nasenhöhlen ergreift. Die Nackendrüsen sind geschwollen. Die Zunge schmutziggelb belegt. Exzessive Schleimproduktion im Halse ist vorhanden, die viel „Räuspern" verursacht.

Acidum carbolicum und *Kali permanganicum* sind verwandte Mittel bei Diphtherie. Beide haben deutliche Fäulnis, die erstere verbunden mit brennenden Schmerzen der Magenwand oder geringen oder keinen Schmerz, dunkelrotes Gesicht, um Mund und Nase blaß; rapider Kräfteverfall, das letztere mit schmerzhaftem Schlund, Schmerz in der Nackenmuskulatur.

Kali bichromicum ist in noch andern Formen von Halsentzündung indiziert, als in der diphtherischen. Daher ist es brauchbar bei Pharyngitis follicularis. Die Halsfollikel werden hypertrophisch und sehen aus wie kleine Tuberkel an den Rachenwänden. Diese sondern eine weiße käseartige Masse ab, welche, zwischen den Fingern zerquetscht, einen fötiden, unangenehmen Geruch abgeben. Damit verbunden ist ein Gefühl von Rauheit und Trockenheit im Halse und zuweilen Anhäufung zähen Schleims. Das ist ein für die Behandlung hartnäckiges Leiden. Neben *Kali bichromicum* ist noch zu erwähnen: *Hepar, Kali chloricum* (besonders, wenn der Atem sehr stinkend ist) und *Aesculus Hippocastanum* oder die Roßkastanie. *Aesculus* steht dem *Kali bichromicum* sehr nahe, hat aber nicht den zähen, strähnigen Schleim. Gefühl von Trockenheit, Rauheit, Brennen ist im Halse und Pharynx zugegen, aber keine Schwellung. Das Gesicht ist fahl und die Verdauung liegt darnieder. Neigung zu Pfortaderkongestion ist vorhanden, wie ersichtlich aus dem Pulsieren tief im Hypochondrium, ferner Verstopfung und Hämorrhoiden.

In andern Fällen ist *Nux vomica* indiziert durch die wohlbekannten Erscheinungen, die ich hier nicht zu wiederholen brauche.

Noch andere Fälle weisen auf *Secale cornutum,* das Ausräuspern von diesen kleinen follikulären Exsudaten hat; *Sulfur, Hepar, Ignatia, Mercurius jodat.*, auch *Chimaphila maculata,* welche geschwollene Mandeln und spannenden Schmerz im Halse beim Schlucken hervorrufen.

Kali bichromicum ist in einer noch andern Art von Halsleiden indiziert, die weder skrofulös, noch kruppös, noch diphtherisch, sondern syphilitisch ist. Geschwüre bilden sich im Rachen und neigen zur Perforation. Die Schleimhaut in der Umgebung sieht kupferrot aus.

Es ist auch beim Nasenkatarrh indiziert. Es verursacht zuerst Trockenheit der Nasenschleimhaut mit Kitzeln in der Nase und Niesen, was hauptsächlich im Freien auftritt. Die Absonderung aus der Nase ist zäh und strähnig und sammelt sich oft in den hinteren Nasenhöhlen an. Sie kann stinkend sein oder auch nicht.

Bei Katarrh der hinteren Nasenlöcher vergleiche *Spigelia, Hydrastis, Natrium sulfuricum.* Das letztere Räuspern von salzigem Schleim jeden Morgen.

Ein andermal, wie bei Ozäna, finden sich Absonderungen aus den Nasenlöchern oder aus den hinteren Nasenhöhlen, die aus Pflöcken bestehen oder Klinkern, wie man sie zuweilen genannt hat. Klumpen harten grünen Schleims werden aus den hinteren Nasenhöhlen ausgeräuspert, hauptsächlich des Morgens. Ein andermal (oft bei Syphilitischen) werden Sie Geschwüre finden, die den perforierenden Charakter der Chromsäure an sich tragen und dazu neigen, die Teile, an denen sie sitzen, zu perforieren.

Kali bichromicum ist indiziert beim wirklichen membranösen Krupp. Es paßt am besten, wenn auch nicht ausschließlich, für blonde, gutmütige Kinder, die mehr fett und pausbäckig sind. Der Husten hat entschieden metallischen Klang. Es ist mehr, als das bloße Bellen beim katarrhalischen Krupp. Den Rachen werden Sie gewöhnlich sehr rot finden, auch die Mandeln sind etwas rot und ein wenig geschwollen. Der Husten scheint nach unten zu gehen, das heißt, das Rasseln steigt immer weiter hinunter, bis es augenscheinlich den oberen Teil des Epigastriums erreicht oder vielmehr das untere Drittel des Sternums, der Hustenreiz scheint von hier auszugehen. An dieser Stelle sowohl wie im Halse scheint ein Erstickungs-, ein Oppressionsgefühl sich einzustellen; das Atmen wird sehr mühsam. Das Kind hat Erstickungsanfälle, die es aus dem Schlafe erwecken und es zu erwürgen drohen. Die ganze Brust hebt sich bei der Anstrengung zum Atmen. Eine sehr dicke Membran bildet sich im Larynx und verengt sein Lumen. Der Auswurf ist zäh und strähnig und vielleicht schleimig und enthält Stücke, die aussehen wie gekochte Makkaroni. Der Kranke verschlimmert sich morgens von 3 bis 5 Uhr. Zuweilen findet man bei solchen Kruppfällen die Neigung, sich nach unten auszudehnen und die Trachea, selbst die Bronchien zu ergreifen, und gibt so Anlaß zu dem, was man kruppöse Bronchitis genannt hat. Das ist ein nicht sehr häufiges Leiden, aber ein außerordentlich gefährliches. Ich erinnere mich, einen Kranken behandelt zu haben, der, nachdem er *Kali bichromicum* genommen, Stücke aushustete, die wie Fadennudeln aussahen und viele kleine Ästchen enthielten, wahrscheinlich Abgüsse der Bronchialverzweigungen.

Eins der Mittel, die gut auf *Kali bichromicum* bei Hals- und Kruppleiden folgen, ist *Lachesis*. Sie paßt hauptsächlich, wenn der Krampfhusten so heftig wird, daß er Erstickungsanfälle hervorruft und den Kranken, sobald er einschläft, aufweckt, als müsse er ersticken. *Kali bichromicum* hat in solchem Falle die Entzündung modifiziert, aber hat dem Krampf im Halse nicht vorbeugen können. Dann tritt *Lachesis* ein und nimmt die übriggebliebenen Symptome weg. Vermehren sich dann die kruppösen Symptome wieder, so können Sie zu *Kali bichromicum* zurückkehren.

Auch zwischen *Mercurius cyanatus* und *Kali bichromicum* findet bei diphtherischem Krupp Ähnlichkeit statt.

Kaolin ist sehr nützlich bei membranösem Krupp, wenn er abwärts steigt und wenn eins der charakteristischen Symptome: intensiver Schmerz die Trachea entlang und im oberen Teile der Brust, vorhanden ist.

Ferner steht die Schleimhaut des Magens unter dem Einfluß von *Kali bichromicum*. Das Mittel reizt so gewaltig, daß Gastritis entsteht. Daher verursacht es Magen-Symptome, die an Heftigkeit ganz verschieden sind, von denen einfacher Indigestion an bis zu denen bösartiger Magenkrankheit. Bei den milderen Formen von Dyspepsie ist es indiziert, wenn Kopfschmerz vorhanden, der gewöhnlich supra-orbital ist. Er kann periodisch auftreten, wird aber hauptsächlich durch Magenreizung verursacht. Wenngleich neuralgischer Art, ist er doch Reflex von Magenreizung. Eine andere Form von Kopfschmerz, der sich zu solchen gastrischen Symptomen gesellt, ist ganz eigentümlicher Art. Der Kranke wird von mehr oder weniger ausgesprochener Blindheit befallen, die Gegenstände werden dunkel und weniger unterscheidbar, und dann beginnt der Kopfschmerz. Er ist heftig und verbunden mit Abneigung gegen Licht und Geräusch, und die Sehkraft kommt wieder, sobald der Kopfschmerz schlimmer wird. Ich habe diese Erscheinung in meiner Praxis vier- oder fünfmal angetroffen. Ich habe ferner dieselben Symptome bei *Gelsemium* gefunden, aber ich habe dies Mittel nie unter solchen Umständen angewendet, kann also keine Bestätigung dafür geben. Es gibt eine ganze Reihe von Mitteln, die blindmachenden Kopfschmerz haben, aber *Kali bichromicum* ist das beste unter ihnen. Wir haben *Causticum* zuweilen indiziert bei Blindheit mit Kopfschmerz; die verschwindet aber nicht, wenn der Kopfschmerz sich steigert. Wir finden sie auch bei *Natrium muriaticum, Iris versicolor, Psorinum* und *Silicea*. Bei letzterem Mittel tritt die Blindheit nach dem Kopfschmerz ein; bei *Psorinum* vorher, das Sehen kehrt wieder, ehe der Schmerz beginnt.

Bei diesem Kopfschmerz von *Kali bichromicum* ist das Gesicht meist verpickelt und gedunsen und mit Finnen oder Akne bedeckt. Es ist auch fahl und gelblich, als litte der Kranke an der Galle. Das Augenweiß ist gelb und etwas gedunsen. Die Zunge ist dick und breit und an den Rändern ausgezackt, als hätten sich die Zähne darin abgedrückt.

Der Magen scheint aufzuschwellen unmittelbar nach einer reichlichen Mahlzeit, gerade wie bei *Lycopodium*. Die Därme sind verstopft, oder es tritt auch frühmorgens Durchfall ein, wie Sie es bei *Sulfur, Rumex, Bryonia* und *Natrium sulfuricum* finden. Die Stühle sind wässerig, und ihnen folgt Tenesmus. Das sind einige von den gastrischen Erscheinungen, die dem *Kali bichromicum* weichen werden. Sie pflegen hauptsächlich nach übermäßigem Biertrinken aufzutreten. *Kali bichromicum* ist eins der besten

Mittel gegen die chronischen Folgen von übermäßigem Bier- und Alkoholgenuß.

Gnaphalium ist eins von den wenig gebrauchten Mitteln, das Diarrhöe schlimmer am Morgen hat. Die Stühle sind wässerig, stinkend, mit Übelkeit und Erbrechen. Es ist zuweilen brauchbar bei Cholera infantum. Harn dunkel, spärlich. Reizbare Gemütsstimmung, sich nach Aufhören der Diarrhöe fortsetzend.

Kali bichromicum bringt auch Gastritis hervor, hierin außerordentlich ähnlich dem *Arsenicum*. Die erbrochenen Massen sind sauer und mit klarem Schleim gemischt. Sie sehen, wie *Kali bichromicum* überall übermäßige Schleimproduktion hervorbringt. Das Erbrochene kann bitter sein durch Beimischung von Galle. Es erneuert sich bei jedem Versuch zu essen oder zu trinken und ist verbunden mit vieler Angst und brennendem Wundsein im Magen. Bei dieser Art des Erbrechens können Sie *Kali bichromicum* geben gegen das Erbrechen der Säufer und gegen das runde, perforierende Magengeschwür.

Bei Dysenterie ist *Kali bichromicum* zuweilen indiziert. Das Leiden tritt periodisch im Frühling oder in der ersten Sommerzeit auf. Die Stühle sind bräunlich, wässerig und mit Blut gemischt, und dabei großer Tenesmus. Zur Unterscheidung dient das Aussehen der Zunge, welche trocken, glatt, rot und rissig ist.

In seiner Einwirkung auf die Haut verursacht *Kali bichromicum* zuallererst einen Ausschlag, der recht sehr den Masern ähnelt. *Kali bichromicum* wurde bei Masern gegeben unter folgenden Symptomen: Es ist hauptsächlich indiziert nach *Pulsatilla*. Letzteres Mittel paßt für die milderen Symptome, ersteres für die schwereren. Die Entzündung der Augen steigert sich zur Bildung von Bläschen oder Pusteln auf oder neben der Cornea. Die Meibomschen Drüsen oder andern Gebilde der Lider ulcerieren, so daß die Lider verkleben und mehr oder weniger eitrige Absonderung aus den Augen stattfindet. Auch die Ohren werden ergriffen, und Ausfluß sehr stinkenden Eiters aus den Ohren stellt sich ein. Auch heftige, stechende Schmerzen finden sich, die von dem Ohr nach dem Gaumengewölbe und nach der Parotis auf der affizierten Seite sich ausdehnen. Der äußere Gehörgang ist bedeutend geschwollen. *Kali bichromicum* ist eins der besten Mittel, die wir haben, wenn bei Masern diese Ohr-Symptome auftreten und Schwellung der Drüsen mit scharfen Schmerzen, die von den Ohren in die Drüsen schießen. Auch Durchfall ist vorhanden, sehr ähnlich dem bei *Pulsatilla,* aber von letzterem unterschieden durch die Gegenwart von leichtem Tenesmus. Der Ausschlag ist geradeso, wie wir ihn fast bei jedem Masernfall finden. Im allgemeinen können wir sagen, daß unser Mittel der *Pulsatilla* ähnelt, nur ist es *Pulsatilla* in schlimmerer Form. Es hat den einfachen Katarrh von *Pulsatilla,* wässerige oder häufiger gelblichgrüne Sekretionen, die sich verschlimmern und selbst zur Ulceration führen.

Ferner bringt *Kali bichromicum,* wie alle Kaliumsalze, Papeln hervor. Diese Papeln sind hart und haben die Neigung, sich zu vergrößern und sich in Pusteln zu verwandeln. Wenn das Mittel allein geeignet ist, leichte Geschwüre auf der Haut hervorzurufen, so ist seine ätzende Wirkung stark genug, um bis auf den Knochen durchzufressen. In extremen Fällen können diese Pusteln sich zu Geschwüren umwandeln. Lupus mit starken brennenden Schmerzen ist dadurch gebessert und in einigen Fällen durch dieses Mittel geheilt worden.

Durch *Kali bichromicum* entwickeln sich auch Symptome, die denen von Sykosis ähnlich sind. Das stellt das Mittel neben *Thuja, Pulsatilla* und *Sarsaparilla.* Wir finden Grinde an den Fingern, oft an den Nägeln und auch an der Corona der Glans penis. Dünneitriger Ausfluß aus der Harnröhre ist zugegen, der oft strähnig ist und so die allgemeine Einwirkung von *Kali bichromicum* auf die Schleimhäute darstellt. Geschwüre, die wie Schanker aussehen und die Tendenz haben, mehr in die Tiefe zu fressen, als sich oberflächlich auszubreiten, bilden sich an der Glans penis und an der Vorhaut. Neben diesen Symptomen haben Sie Entzündung der Nase und des Halses mit dem schon beschriebenen Charakter, und dabei perforierende Geschwüre, die selbst die Knochen affizieren.

Kali bichromicum ist auch brauchbar bei Entzündungen der Augen; diese Entzündung hat mehr indolenten Charakter. Mangel an Reaktionskraft ist vorhanden, so daß Geschwüre sich bilden, die langsam vorgehen und nur wenig Neigung haben, von selbst zu heilen. Dasselbe gilt von der Conjunctivitis, die skrofulösen oder sykotischen Ursprungs sein kann. Die Lider sind geschwollen und verklebt, besonders morgens, mit dicker, gelber Materie; und Sie finden, entsprechend dem indolenten Charakter des Mittels, sehr wenig Lichtscheu. Zuweilen ist Chemosis in solchen Fällen vorhanden. Es ist *Graphites* und *Calcarea carbonica* bei indolenter Augenentzündung sehr ähnlich. *Graphites* hat mehr Knacken in den Lidknorpeln und Lichtscheu, besonders gegen künstliches Licht. *Calcarea* und *Kali bichromicum* entsprechen fetten Kindern. *Calcarea* allein hat Lichtscheu, schwitzenden Kopf und starken Unterleib.

Sie werden finden, daß Iritis, mag sie syphilitisch sein oder nicht, auf *Kali bichromicum* hinweisen kann. Es ist indiziert nicht im Anfang, sondern später, wenn Exsudation hinten zwischen Iris und Kristallinse stattgefunden hat und dadurch Adhäsionen zwischen diesen Gebilden hervorgerufen wurden. Sind diese Exsudate nicht zu groß, so können sie unter der Einwirkung von *Kali bichromicum* resorbiert werden. Charakteristisch für diese Iritis ist Indolenz. Wenig oder keine Photophobie ist zugegen, auch begleitet nicht gerade entschiedene Röte die Entzündung. Das ist ein durchgängiger Fingerzeig, der Sie auf *Kali bichromicum* führen und Sie davor bewahren wird, an weniger charakteristische Symptome zu denken. Vergessen Sie also nicht die Indolenz der Ulceration, das Fehlen oder das nur geringe Vorhandensein der entzündlichen Röte und die unverhältnismäßig geringe Photophobie.

Wir kommen nun zu der Einwirkung des *Kali bichromicum* auf die Brust. Es ist bei Bronchitis indiziert, hauptsächlich, wenn die Drüsen mit ergriffen sind. Hinten auf beiden Seiten der Wirbelsäule finden Sie dumpfen Perkussionston. Der Husten hat harten, bellenden Charakter, fast wie im Krupp. Er scheint vom Epigastrium auszugehen. Der Auswurf ist gewöhnlich strähniger Art. Zuweilen besteht er aus bläulichen Klumpen und ist verbunden mit großer Atemnot, die mechanisch entsteht durch Verdickung der Schleimhaut der Bronchialröhren. Der Husten verschlimmert sich fast immer nach dem Essen und bessert sich durch warmes Einhüllen im Bett. Arges Gefühl von Spannung im Epigastrium ist vorhanden.

Sie müssen auch an *Kali bichromicum* denken als hilfreiches Mittel beim Asthma, das von Bronchiektasie abhängt. Die Bronchialröhren sind angefüllt mit zähem, klebrigem Exsudat. *Kali bichromicum* ist auch indiziert bei einer andern Art von Asthma, das am schlimmsten morgens von 3 bis 4 Uhr ist und besonders es liebt, im Winter aufzutreten, oder wenn es zur Sommerzeit kalt wird. Der Kranke muß sich im Bett aufsetzen, um Atem zu schöpfen. Erleichterung tritt ein, wenn der Kranke strähnigen Schleim herausbefördert. Diese Art von Asthma spricht für *Kali bichromicum,* mag der Kranke wohlgenährt oder mager sein. Haben Sie diese Verschlimmerung nach Mitternacht und Besserung vom Aufsitzen und Vorwärtsbeugen und vom Auswerfen strähnigen Schleimes, so haben Sie ein sicheres Mittel an *Kali bichromicum.* Hier ist es ein vollständiges Komplement zu *Arsenicum,* welches fast dieselben Symptome hat, nur nicht das zähe Sputum. Die niedrigen Potenzen sind am wirksamsten gewesen bei der Behandlung des Asthmas. Die hohen Potenzen haben nicht im Stich gelassen, aber in der ganzen Literatur, die ich durchsehen konnte, schienen die niederen Potenzen am wirksamsten gewesen zu sein. Ob das richtig ist oder nicht, weiß ich nicht. Ich gebe Ihnen nur die Tatsachen, wie ich sie fand, damit Sie selbst sich Ihr Urteil bilden können.

Aralia racemosa ist ein anderes Mittel gegen Asthma, wenn der Kranke, um Besserung zu erlangen, aufrechtsitzen muß. Es scheint, als ob er ersticken müßte. Trockene, röchelnde oder laut pfeifende Atmung. Auswurf anfangs gering, nimmt später zu, er ist warm und von salzigem Geschmack.

Schließlich habe ich über den Gebrauch von *Kali bichromicum* beim Rheumatismus zu sprechen, hauptsächlich beim Rheumatismus, der im Frühling auftritt oder im Sommer, wenn kalte Tage oder Nächte sich einstellen. Die kleineren Gelenke scheinen zu leiden. Daher haben wir Schmerzen an Fingern und Handgelenken, mehr als an andern Körperteilen. Die Schmerzen wandern mehr plötzlich, von einer Körperstelle zur andern springend. Gastrische und rheumatische Symptome alternieren. Ich hatte manche Fälle, in denen ich dies Charakteristische des Mittels bestätigen konnte. In etwas gleicht es *Artemisia Abrotanum,* bei welchem Mittel Diarrhöe und Hämorrhoiden mit Rheumatismus alternieren.

Zweiundsiebzigste Vorlesung.

Causticum.

Causticum ist offenbar ein Kalium-Präparat, dessen genaue Komposition ich aber nicht kenne. Hahnemann war nicht imstande, es zu definieren, und die Chemiker konnten auch nachher nicht sagen, woraus es besteht. Nichtsdestoweniger ist es ein Unikum unter unseren Mitteln, ohne das wir in der Praxis nicht fertig werden können. Das Mittel wird passend unter den an der Tafel aufgestellten Kapiteln studiert.

	Carbo veg.	Paralyse.
	Lachesis.	Krämpfe.
Causticum	*Coloc.*	Rheumatismus.
	Rhus, Dulc., Aconit, Colch.	Schleimhäute.
	Guajac.	Haut.
		Organe.

< *Phosphorus.*

Es hat die Neigung, Lähmung und Krampferscheinungen zu erregen, Rheumatismus, Affektionen der Schleimhäute und Krankheiten der Haut und der Organe im allgemeinen. Sie wollen sich an die Tatsache erinnern, daß ein feindliches Verhältnis zwischen *Phosphorus* und *Causticum* besteht. Diese Mittel folgen nicht gut aufeinander, obgleich sie bei derselben Klasse von Krankheiten indiziert sind. Das müssen sich hauptsächlich diejenigen merken, die höhere und mittlere Potenzen gebrauchen.

Die Hauptwirkung von *Causticum* ist die erste in der Reihe, die paralytische Schwäche, die das Mittel hervorruft. Diese paralytische Tendenz ist eine genuine Kaliumschwäche. *Causticum* paßt besonders für Kranke, die furchtsam, nervös und ängstlich sind und voller schreckhafter Phantasien, hauptsächlich abends im Zwielicht, wenn die Dämmerung länger und die Phantasie reger wird. Das Kind zum Beispiel fürchtet sich, im Dunkeln zu Bett zu gehen. Es handelt sich hierbei nicht um ein unglückliches Kind, das wegen fehlerhafter Erziehung solche Furcht hat, sondern um ein Kind, das sich fürchtet aus Nervosität. Ist der Kranke ein

Erwachsener, so ist er in Sorge, daß ihm etwas zustoßen könnte, oder er fühlt sein Gewissen bedrückt, als hätte er ein Verbrechen begangen. Schließt er die Augen, so sieht er schreckliche Bilder. Das ist nichts Neues für Sie, da Sie hierbei an manche Mittel erinnert werden. Die Kranken, besonders Frauen, sind meist weinerlich und melancholisch. Das Gesicht gibt ein korrektes Bild des Gemütszustandes und drückt diese Niedergeschlagenheit aus. Das Gesicht ist meist fahl und sieht kränklich aus. Der Kranke ist entweder schweigsam und mißtrauisch oder zu Ärger und Zank aufgelegt. Das ist, wie Sie wissen, durchaus nicht unähnlich dem *Phosphorus,* und Sie dürfen also nicht den Mißgriff machen, das eine zu geben, wenn das andere indiziert ist. Das Gedächtnis läßt im Stich. Jedem Versuch zu geistiger Arbeit folgen verdrießliche Symptome, wie Stiche in den Schläfen beim Lesen oder Schreiben, Gefühl von Spannung im Kopf und in der Kopfhaut, hauptsächlich in der Stirn und an den Schläfen. Verschlimmerung abends und auch beim Erwachen vom Schlaf. Auch hierin große Ähnlichkeit mit *Phosphorus,* der auch dies Spannungsgefühl hat. Der Kranke hat auch ein wunderliches Gefühl, das man nicht häufig antrifft, nämlich ein Gefühl, als wäre ein leerer Raum zwischen dem Gehirn und den Schädelknochen. Dies bessert sich durch Wärme. So wunderlich Ihnen dies Symptom erscheinen mag, so ist es doch nicht zu selten, als daß Sie es nicht sich merken müßten. Unsere Arzneimittellehre ist nicht überreich in dieser Richtung, und daher müssen wir jedes solches Symptom an seiner Stelle ausnutzen.

Der Schwindel von *Causticum* ist ein solcher, wie er einem exzitierten Gehirn und Rückenmark zukommt, wie wir ihn bei beginnender Paralyse oder auch bei beginnender Ataxia locomotrix finden. Neigung, vorwärts oder seitwärts zu fallen, ist vorhanden. Bei diesem Schwindel ist ein konstantes Gefühl von Angst und Schwäche des Kopfes vorhanden. Er ist schlimmer beim Aufstehen und bei dem Versuch, den Geist anzustrengen, eine schwache Gehirnzirkulation anzeigend. Das Sehvermögen ist getrübt, als ob der Kranke durch einen Nebel sähe. Als Begleiter dieser Hirn-Symptome haben Sie folgende Erscheinungen, von denen eine oder zwei zugegen sein müssen, um das Bild zu vervollständigen. Die Haut ist meist trocken und heiß in solchen Fällen, und fast immer ist Verstopfung vorhanden, welch letztere ganz charakteristisch ist. Mit ihr verbunden findet sich viel Drängen, wahrscheinlich wegen mangelnder Expulsivkraft in den Muskelfasern des Rectums, dabei Röte des Gesichts und Vollsein der Blutgefäße. Diese Erscheinung ist sehr häufig bei schwachen Personen und bei Kindern, wenn sie nervenschwach sind.

Sehr charakteristisch für das Mittel ist Lähmung einzelner Teile oder einzelner Nerven. Daher können Sie es geben bei Lähmung der Facialis, hauptsächlich, wenn diese eine Folge von

Erkältung bei trockenem, kaltem Winde ist. Auch kann es nötig werden bei Ptosis, wenn diese aus derselben Ursache entsteht. *Causticum* ist auch ferner nötig bei Lähmung der Zunge, wenn Schlingen und Sprechen mehr oder weniger gehindert ist, bei Lähmung der Lippen und bei Paralysis glosso-pharyngealis. Bei letztgenanntem Leiden können Sie von keinem Mittel viel Besserung erwarten. Larynx und Blase können auch affiziert werden. Das sind Beispiele von örtlichen Lähmungen, die in das Bereich von *Causticum* gehören. Diese Lähmungen können verursacht sein entweder durch tiefliegende Nervenleiden oder, sehr charakteristisch, durch Erkältung, hauptsächlich bei intensiver Winterkälte, wenn der Kranke von rheumatischer Disposition ist.

Aconit ist, wie *Causticum,* nützlich bei Lähmung, wenn sie zurückzuführen ist auf Erkältung, besonders bei kaltem, trockenem Wind. *Aconit* paßt gut im Anfang, und *Causticum* mehr, wenn die Lähmung chronisch geworden und dem *Aconit* nicht weichen will.

Rhus Tox. und *Dulcamara* stimmen trefflich mit *Causticum* zusammen bei Lähmung rheumatischen Ursprungs, die man sich zuzog bei feuchtem und kaltem Wetter, hauptsächlich, wenn der Umschlag von angenehm warmen Tagen zu kalten und feuchten stattfand. *Dulcamara* paßt für den Anfang solcher Fälle und nicht, wenn das Leiden chronisch wird. *Rhus Tox.* paßt für chronische Fälle. An *Nux vomica* und *Colchicum* ist bei Lähmung durch Bloßliegen zu denken.

Stottern ist durch *Causticum* geheilt worden, wenn es durch mangelhafte Beherrschung der Zunge verursacht wird. Bei Lähmung der Zunge erfordert das Mittel, daß ihm *Stramonium, Dulcamara, Acidum muriaticum* oder *Baryta carbonica* folgen.

Causticum ist auch indiziert bei Lähmung, die von Apoplexie entsteht; es paßt nicht für die unmittelbaren Folgen des Schlages, auch nicht für die Kongestion und nicht für die Exsudation, sondern für die weiter folgenden Symptome, wenn, nachdem die Resorption des Blutes stattgefunden hat, Lähmung der entgegengesetzten Körperseite zurückbleibt.

Causticum kann bei Kinderkrankheiten Anwendung finden. Es paßt für Kinder von skrofulösem Habitus, bei denen, wenn sie auch sonst und hauptsächlich an den Füßen abgemagert sind, der Bauch groß und aufgetrieben ist. Sie lernen langsam sprechen. Neigung zu skrofulöser Augenentzündung ist zugegen, Schorfe bilden sich an den Tarsi, die Conjunctiva ist injiziert und die Cornea entzündet. Fortwährendes Gefühl von Sand zwischen den Augenlidern. Ausschlag erscheint auf der Kopfhaut, besonders hinter den Ohren, der an diesem Teil der Haut Wundsein und Exkoriation verursacht. Die Absonderung ist gering an Quantität und klebrig an Charakter. Oft findet sich Otorrhöe eitriger Art. Das Kind stolpert beim Versuch zu gehen. Den Grund hierfür findet man in Hirn- oder Rückenmarkleiden. Solche Fälle werden nicht schnell besser. Mangelhafte Ernährung im ganzen Nervensystem ist vorhanden. Sie müssen Ihre Kranken anweisen, daß hygienische Maßregeln in Verbindung mit arzneilichen beobachtet werden müssen, und daß Sie nur dann Heilung versprechen können, wenn die Kranken geduldig bei Ihnen ausharren.

Andere Mittel, an die man hier denken kann, sind zuerst *Acidum sulfuricum,* das ein gutes Mittel ist bei dieser Schwäche oder bei dem Versagen der Knöchel; ein anderes ist *Sulfur* und noch ein anderes *Silicea.*

Einen weiteren Beweis für die paralytische Einwirkung von *Causticum* haben wir in der von ihm verursachten Aphonie oder in dem Versagen der Stimme. Sie kann katarrhalisch sein oder nicht. Sie ist verbunden mit großer Schwäche der Kehlkopfmuskeln, die ihren Dienst zu versagen scheinen. Das ist oft der Fall bei Phthisis und bei Kehlkopfleiden, mögen sie tuberkulöser Natur sein oder nicht. Die paralytische Tendenz ist ferner ausgedrückt in dem Husten. Der Kranke ist nicht imstande zu expektorieren. Gerade wie bei *Sepia, Drosera, Kali carb., Arnica* und einigen anderen Mitteln gelingt es dem Kranken nur dann, das Sputum herauszubefördern, wenn es hinten in den Pharynx gleitet. Das Mittel hat auch folgendes Charakteristische: Der Kranke kann nicht tief genug husten, um sich Linderung zu verschaffen. Neben diesen paretischen Symptomen können Sie bei Katarrhen noch folgende finden: Rohsein und Brennen den Hals und die Luftröhre hinunter, Gefühl, als wären diese Teile entblößt, und Heiserkeit mit Verschlimmerung morgens. Zu dieser Tageszeit (entsprechend der Wirkung der *Kalium*-Salze im allgemeinen) sammelt sich Schleim in den Fauces und im Larynx. Das Sputum schmeckt oft fettig und seifig. Trinken von kaltem Wasser scheint den Husten zu lindern. Als Genossen des Hustens finden Sie Schmerz über den Hüften, und das ist sehr charakteristisch, und ferner ist der Husten oft verbunden mit unwillkürlichem Wegspritzen des Urins. Dies letztere Symptom ist sehr charakteristisch für *Causticum.* Es findet sich auch bei *Natrium muriaticum, Apis, Phosphorus, Pulsatilla* und *Scilla,* welches ausgezeichnet ist bei dem Herausspritzen des Harnes alter Leute.

Bei den Kehlkopf-Symptomen muß man unterscheiden zwischen *Causticum* und *Phosphorus.* Ein Unterscheidungspunkt ist, daß *Phosphorus* oft Verschlimmerung der Heiserkeit des Abends hat; *Causticum* hat Verschlimmerung des Morgens. Beide haben jene Nervenschwäche. Ein Symptom habe ich oft als Indikation für *Phosphorus* gefunden, nämlich die übermäßige Empfindlichkeit der Kehlkopfhöhle. Der Kranke scheut sich, zu husten, weil dadurch der Kehlkopfschmerz sich vermehrt. Er scheut sich, zu sprechen, aus demselben Grunde. Besserung durch kaltes Getränk findet sich nur bei *Causticum*.

Ähnlicher dem *Causticum* ist *Carbo veg*. Hier können Sie keinen Mißgriff machen, weil beide Mittel gut aufeinanderfolgen. Machen Sie den Mißgriff und geben Sie das eine, wenn das andere indiziert ist, so werden Sie Ihrem Kranken weiter keinen Schaden verursachen, als daß Sie durch ihre unvollkommene Wahl die Sache hinausschieben. Beide Mittel haben dieses Rohsein und die Schmerzhaftigkeit den Hals hinunter; beide haben Heiserkeit, *Carbo veg*. jedoch Verschlimmerung abends und *Causticum* des Morgens. Erstere ist indiziert nach Erkältung bei feuchter Abendluft; letzteres bei trockenem, kaltem, rauhem Winterwetter.

Eupatorium perfoliatum ist dem *Causticum* darin sehr ähnlich, daß es Heiserkeit verursacht, schlimmer des Morgens. Beide Mittel sind indiziert bei Influenza mit Schmerz im ganzen Körper, aber *Eupatorium* hat mehr Schmerz in der Brust als Brennen und Wundsein.

Bei Heiserkeit der Sänger oder solcher, die ihre Stimme sehr anstrengen müssen, ähnelt *Causticum* dem *Graphites* und *Selenium*.

In solchen Fällen, wo *Causticum* bei chronischer Heiserkeit, schlimmer morgens oder abends, im Stich läßt, ist *Sulfur* allezeit ausreichend.

Noch eine andere Art von Husten, wo Sie *Causticum* geben können, ist der, welcher sich bis zu einem gewissen Punkt bessert und dann stationär bleibt, sich weder verschlimmert noch bessert.

Causticum ist ein gutes Mittel bei Sausen und Brummen in den Ohren, Tinnitus aurium, wenn die Töne unangenehm in den Ohren widerhallen. Eine Stimme von gewöhnlicher Stärke klingt laut und hallt unangenehm wirr wider im Ohr. Wenn *Causticum* hilfreich ist, so sind diese Symptome meist verbunden mit Halskatarrh, der die Eustachische Röhre mit ergriffen hat. Es können auch Symptome von Menièrescher Krankheit sein, wovon ich einst einen Fall mit *Causticum* heilte.

Es gibt zwei Mittel, die Sie hier vergleichen können, nämlich *Acidum salicylicum* und *Natrium salicylicum*, welche Menièresche Krankheit erzeugt und geheilt haben.

Wir können auch *Schwefelkohlenstoff* und die wohlbekannte *China* vergleichen.

Wenn Widerhall im Ohr klingt, denken Sie auch an *Calcarea carbonica* und *Phosphorus*.

Causticum ist indiziert bei unwillkürlichem Harnabgang, Enuresis, besonders bei Kindern. Es ist besonders brauchbar, wenn der Anfall im ersten Schlaf auftritt. Das Leiden ist schlimmer im Winter und weicht oder wird milder im Sommer. Der Harn pflegt unwillkürlich abzugehen, besonders am Tage im Winter infolge von irgendwelcher Erregung.

Vergleiche bei Enuresis *Plantago major* und *Kreosotum* (unwillkürlicher Harnabgang von reichlichem, blassem Harn); *Calcarea carbonica* (fette Kinder); *Sepia* (kleine Mädchen, schlimmer im ersten Schlaf); *Belladonna* (nervöse Kinder); *Ferrum phosphoricum* (während des Tages).

Bei stillenden Frauen können wir *Causticum* geben, wenn Überanstrengung oder Schlaflosigkeit den Zufluß der Milch bedroht. Das macht sie sehr niedergeschlagen, und sie haben dann meist jenes fahle, kränkliche Aussehen, das für *Causticum* charakteristisch ist.

Causticum kann bei Krampfleiden gegeben werden, selbst bei Konvulsionen. Daher kann man es anwenden bei Epilepsie, hauptsächlich beim petit mal. Beim Gehen im Freien fällt der Kranke um, erholt sich aber schnell. Während der Bewußtlosigkeit geht der Harn ab. Es kann auch gegeben werden, wenn die Anfälle konvulsiver Natur sind, besonders, wenn sie zur Neumondzeit auftreten. Sie müssen nun nicht denken, daß der Mond irgend etwas mit diesen epileptischen Anfällen zu tun hat. Es sind nur die Gesetze, welche die Beziehungen der Planeten beherrschen, welche die Zeiten regulieren und die Periodizität in der Natur bewerkstelligen und die sowohl auf den Mond wie auf die Störungen im menschlichen Körper passen; daher kommt es, daß einige Symptome sich beim Neumond verschlimmern, andere beim Vollmond; einige beim Tagesanfang, andere beim Niedergang. Daraus folgt also nicht, daß, weil der Kranke sich immer bei Neumond verschlimmert, der Mond diese Verschlimmerung hervorbringt. *Causticum* ist um so mehr indiziert bei Epilepsie, wenn sie mit Menstrualstörungen verbunden ist, und auch, wenn sie in der Pubertät auftritt. Unter solchen Umständen steht *Causticum* sehr nahe bei *Calcarea carbonica.*

Causticum ist bei Chorea indiziert, wenn die rechte Körperseite mehr affiziert ist als die linke. Die Muskeln des Gesichts, der Zunge, des Armes und der Beine sind alle hineingezogen in die unordentlichen Bewegungen. Versucht der Kranke zu sprechen, so scheint es, als ob die Worte aus dem Munde herausgestoßen würden. Der Kranke ist ängstlich und unruhig nachts im Bett. Er muß sich aufsetzen und seine Lage verändern. Unwillkürlich wirft er den Kopf umher und verfällt schließlich vor Erschöpfung in Schlaf. Während des Schlafs sind Beine und Arme fortwährend „auf dem Sprunge“.

Causticum ist auch nützlich bei Rheumatismus des rechten Deltamuskels; hier ist es mit *Acidum phosphoricum, Sanguinaria* und *Ferrum* zu vergleichen.

Schließlich können wir veranlaßt werden, *Causticum* bei Rheumatismus zu geben, besonders wenn die Gelenke steif und die Sehnen verkürzt sind, so daß die Glieder ihre Fasson verloren haben. Es ist häufig indiziert bei der sogenannten rheumatischen Arthritis. Die rheumatischen Schmerzen ergreifen hauptsächlich das Kiefergelenk. Sie verschlimmern sich durch Kälte und bessern sich durch Wärme.

Sie haben nun *Causticum* hier von verschiedenen andern Mitteln zu unterscheiden. *Rhus Tox.* hat auch Rheumatismus, wenn man kalt geworden ist. Einiges zur Unterscheidung zwischen ihm und *Causticum* habe ich Ihnen bereits mitgeteilt. Ich gebe Ihnen noch ein gutes Unterscheidungsmittel. *Rhus Tox.* hat Unruhe und Besserung durch Bewegung immer. Bei *Causticum* tritt die Unruhe nur nachts auf. Ferner hat *Rhus* Verschlimmerung bei feuchtem Wetter, *Causticum* bei trockenem Wetter.

Guajacum ist dem *Causticum* vorzuziehen und folgt auf dieses gut, wenn sowohl bei Gicht wie bei Rheumatismus Kontrakturen der Sehnen vorhanden sind, welche die Glieder außer Fasson bringen und bei jedem Versuch der Bewegung sich verschlimmern, hauptsächlich, wenn stark ausgebildete Gichtknoten an den Gelenken sich finden.

An *Colocynthis* ist bei Rheumatismus articularis zu denken, wenn die Gelenke steif und unnachgiebig bleiben. Die Schmerzen in den affizierten Teilen sind bohrender Art.

Causticum wirkt auch auf die Haut, und eins seiner charakteristischen Symptome sind Warzen. Es ist nützlich bei Behandlung dieser Hypertrophie des Papillargewebes, wenn sie an den Händen oder im Gesicht auftritt. Ich erinnere mich, daß ich einst *Causticum* einem Kinde gab, das zwei Warzen am unteren Augenlid hatte. Am Ende der dritten Woche, nachdem das Mittel genommen war, war ein Bündel Warzen am inneren Winkel des anderen Auges entstanden. Ich hielt dies für eine Wirkung von *Causticum.* Ich setzte daher das Mittel aus. Einige Wochen später waren alle Warzen verschwunden, und das Kind hat keine wieder bekommen. Dies beweist Ihnen, daß *Causticum* wirklich Warzen hervorbringt und heilt.

Causticum kann bei Kolik in Frage kommen, wenn *Colocynthis* nichts nutzte. Die Schmerzen sind kneifender, schneidender Art und werden besser durch Zusammenkrümmen. Hauptsächlich finden Sie Schmerzen dieser Art bei Menstrualkolik, die auf das Mittel hinweisen. Diese Kolikschmerzen gehen dem Erscheinen der Menses vorauf und sind verbunden mit Reißen im Rücken und in den Gliedern. Die Menses hören in der Nacht fast gänzlich auf oder setzen sich am Tage nach der normalen Zeit fort. Alle Beschwerden hören gänzlich auf des Nachts.

Dreiundsiebzigste Vorlesung.

Kali carbonicum.

Kali carb. ↓ *Carbo veg.*	*Phosph.*, *Carbo veg.*, *Arsen.* *Ant. tart.* Hypophosphit von *Kalk*, *Psorinum.* *Caust.*, *Senna.* *Natr. mur.* *Lachesis.*

Heute will ich mit Ihnen das Carbonat von *Kalium* durchnehmen, in unserer Nomenklatur als *Kali carbonicum* bekannt. Es ist komplementär zu *Carbo vegetabilis* und ähnlich derselben bei manchen Krankheitsformen, hauptsächlich bei Lungenentzündung. Zuweilen, wenn das eine versagt, vollendet das andere die Kur; daher das komplementäre Verhältnis. Wir haben eine ganze Anzahl von Verwandten des *Kali carb.*, deren einige an der Tafel aufgestellt sind. Wir werden Gelegenheit haben, auf einige derselben zurückzukommen, wenn wir weitergehen. Es besteht auch etwas von komplementärem Verhältnis zwischen *Kali carbonicum* und *Phosphorus.*

Kali carbonicum übt Einfluß auf die Blutbildung, sowohl in quantitativer, wie in qualitativer Beziehung. Das zeigt sich in der Anämie, welche das Mittel hervorbringt. Dies ist ersichtlich aus folgenden Symptomen: Häufiges Frösteln; so oft der Kranke hinausgeht, bekommt er Frösteln, wenn die Luft im geringsten kühl ist, weil er nicht die normale Widerstandskraft gegen Temperaturveränderung hat; ganz entsprechend dieser Anämie pulsieren die Blutgefäße im ganzen Körper. Das ist keine Plethora, sondern nur eine scheinbare Plethora. Sie ist verbunden mit örtlichen Kongestionen, die aber in der Tat anämischen Ursprungs sind, das Blut ist dem Volumen nach normal, aber es ist nicht so reich an roten Blutkörperchen, als es sein müßte. Die Kongestion nach dem

Kopf ist verbunden mit Summen in den Ohren. Der Kranke bekommt Schwindel, wenn er schnell den Kopf dreht, oder beim Fahren im Wagen oder von irgend etwas, was den Zufluß des Blutes nach dem Gehirn beschränkt. Der Kranke leidet an Schwachsichtigkeit, die hauptsächlich auf geschlechtliche Exzesse folgt.

Ferner ist *Kali carbonicum* wegen dieser Anämie indiziert nach schweren oder langdauernden Krankheiten. Daher wird es nützlich bei Schwäche, die dem Wochenbett oder dem Abortus folgt, wenn wir folgende Erscheinungen haben: Sehr quälender Rückenschmerz ist zugegen, ein Gefühl von Schwäche und Lähmigkeit im Kreuz, welches der Kranken das Gehen sehr erschwert; die Kranke leidet an Husten und häufig an Nachtschweiß. Sie finden hartnäckigen Blutfluß aus dem Uterus. Der Urin ist mit Uraten überladen. Dies letztere Symptom, das Übermaß von Uraten, zeigt den großen Zerfall der Gewebe und bekundet die Erschöpfung, welche *Kali carbonicum* verursacht und heilt.

Sie wollen sich erinnern, daß ich *Kali carbonicum* als ein Mittel erwähnte, das große Erschöpfung im Muskelsystem verursacht, und gerade bei dieser Art von Erschöpfung finden sich übermäßig viel Urate im Harn.

Kali carbonicum wirkt nicht nur auf die willkürlichen Muskeln, sondern auch auf das Herz. Das Herz wird schwach, wenn *Kali carbonicum* indiziert ist, und Sie haben daher einen Puls, welcher unregelmäßig oder intermittierend ist oder, wenn auch schnell, sehr schwach. Dieser Charakter des Pulses bei *Kali carbonicum* wird nun jedes Leiden bestimmen, bei dem Sie das Mittel geben können. Es ist ein Charakteristikum des Mittels, das allen seinen Symptomen zugrunde liegt; daher werden Sie *Kali carbonicum* selten indiziert finden, wenn ein voller, runder Puls vorhanden.

Dieser Zustand des Harns, wo er mit Uraten beladen ist als Zeichen von Erschöpfung durch Krankheit, findet sich auch bei andern Mitteln. Vielleicht das beste Mittel in der Arzneimittellehre gegen dieses Symptom, bei gleichen andern Verhältnissen, ist *Causticum*. Bedenken Sie, daß diese Behauptung eingeschränkt werden muß. Ein Symptom dieser Art hat nicht denselben Wert, wie ein bestimmtes Symptom ihn haben würde. Es ist charakteristisch an seiner Stelle, und doch, wenn für den Fall charakteristischere Symptome ein anderes Mittel indizieren, dann dürfen Sie nicht an *Causticum* denken. Angenommen, Sie haben einen Kranken, dessen andere Symptome die von *Kali carbonicum* sind, zum Beispiel eine Frau nach der Entbindung mit Rückenschmerz, Schweiß und andern wichtigen Symptomen, dann können Sie *Kali carbonicum* mit Nutzen geben. Haben Sie aber einen Kranken mit keinen hervorstechenden Symptomen und mit diesem übermäßigen Absatz von Uraten im Harn, dann wird *Causticum* Ihnen aushelfen.

Noch ein anderes Mittel gegen diese Erscheinung ist *Senna,* die eins der besten Mittel in der Arzneimittellehre ist gegen einfache Erschöpfung mit übermäßigem Stickstoffverlust.

Die besondere Kombination von Symptomen, die wir bei *Kali carbonicum* haben, Schweiß, Rückenschmerz und Schwäche, findet sich bei keinem andern Mittel. Es wirkt ebensogut in hohen, wie in niederen Potenzen.

Sie können auch an das Hypophosphit von *Kalk* denken, das dem *Kali carbonicum* nahekommt bei exzessivem Schwitzen, Schwäche und Blässe der Haut.

Sie können auch an *Psorinum* als dem *Kali carbonicum* ähnlich denken, das, wie Sie schon gelernt haben, eminent nützlich ist in der Rekonvaleszenz von Krankheiten, wenn große Schwäche, profuser Schweiß und außerdem ein Gemütszustand der vollständigen Hoffnungslosigkeit vorhanden ist. Der Kranke verzweifelt an völliger Herstellung.

Nun wollen wir die Einwirkung von *Kali carbonicum* auf das Nervensystem betrachten. Was das Gemüt anbelangt, so ist der Kranke übermäßig reizbar und nervös und wird leicht stutzig. Das finden Sie oft bei Frauen. Sie werden durch imaginäre Halluzinationen erschreckt, sie bilden sich ein, daß irgend jemand im Zimmer ist oder eine Figur ihnen vorkommt und sie quält. Besonders tritt diese Ängstlichkeit hervor bei jedem Geräusch, zum Beispiel beim bloßen Schließen einer Tür oder eines Fensters, hauptsächlich, wenn das Geräusch unvermutet kommt. Sie werden nicht bloß erschreckt, wie viele gesunde Menschen unter ähnlichen Umständen es sein würden, sondern sie fahren zusammen und verfallen in Zittern. Sie werden zuweilen den Intellekt ernstlich gefährdet finden, wenn *Kali carbonicum* indiziert ist. Der Kranke scheint sich um nichts zu kümmern. Diese Indifferenz ist mit großer körperlicher Erschöpfung verbunden. Auf Fragen scheinen die Kranken, gewöhnlich Frauen, nicht genau zu wissen, was sie sagen sollen oder was sie wollen. Der Zustand streift etwas an den von *Acidum phosphoricum,* jedoch ist die Apathie beider Mittel nicht ganz dieselbe. *Kali carbonicum* hat keine sensorielle Apathie, sondern die Erschöpfung bei ihm ist zu groß, um die Antworten Ihren Fragen entsprechend zu geben. Sie werden häufig finden, daß diese Geistes-Symptome auf *Kali carbonicum* hinweisen bei Mania puerperalis und bei Febris puerperalis.

Ferner finden wir, daß Krämpfe auftreten als Erscheinungen des Nervensystems bei *Kali carbonicum.* Der Kranke verliert nicht das Bewußtsein während der Konvulsionen, daher ist das Mittel nicht indiziert bei wirklicher Epilepsie; aber es kann indiziert sein bei Eclampsia puerperalis, wenn die Krämpfe mit Luftaufstoßen vorüberzugehen scheinen.

Das Rückenmark leidet ernstlich bei dem *Kali carbonicum*-Kranken. Neben dem Rückenschmerz, der als Folge von Anämie oder Abortus schon erwähnt wurde, haben wir Spinalirritation, die, beiläufig gesagt, ein ebenso vages Symptom ist, wie irgendein anderes allgemeinen Charakters, wie Kopfschmerz. Sie müssen immer wissen, was die Ursache dieser Spinalirritation ist. Kommt sie von Säfteverlust, von Gehirnleiden, von Gemütserregungen, oder wovon? Bei den *Kali carbonicum* - Kranken tritt sie häufig auf mit Uterin-Symptomen. Daher wird Druck im Kreuz sich finden, als drängte eine schwere Last nach unten. Auch Herabdrängen in der Uteringegend während der Menses stellt sich ein, Brennen den Rücken entlang, besonders die rechte Seite des Rückens entlang. Das ist keine wirkliche Kongestion. Es ist ein rein subjektives Gefühl als Folge von Reizung der hinteren Spinalnerven. Der Rückenschmerz verschlimmert sich, wenn die Kranke geht. Sie fühlt sich so erschöpft, daß sie sich in einen Stuhl niederlassen oder irgendeine Stütze aufsuchen muß. Zuweilen finden Sie morgens ein Pulsieren im Kreuz, ganz ähnlich den Pulsationen, die in andern Körperteilen auftreten. Hier ist das Mittel ganz analog der *Sepia* und der wohlbekannten *Cimicifuga*. Dieser pulsierende und ziehende Rückenschmerz bessert sich hauptsächlich, wenn die Kranke sich hinlegt. Das weist auf die Ähnlichkeit zwischen *Kali carbonicum* und *Natrium muriaticum* hin. Sie erkennen sofort die Ähnlichkeit in den Spinal-Symptomen, in der Spinalirritation, in dem Rückenschmerz und in der Besserung durch Hinlegen. *Natrium muriaticum* hat hauptsächlich Besserung, wenn man sich flach auf den Rücken mit festem Andrücken hinlegt. Weiter werden Sie finden, daß diese beiden Mittel sich einander in die Hände arbeiten bei Behandlung der Amenorrhöe. Hahnemann sagt, daß *Kali carbonicum* den Menstrualfluß zuwege bringt, wenn *Natrium muriaticum,* obwohl indiziert, im Stich läßt.

Ich heilte einmal einen eigentümlichen Rückenschmerz mit *Kali carbonicum*. Eine sehr nervöse Kranke kam in meine Behandlung wegen Dyspepsie. Sie sagte zu mir: „Mit meinem Fall ist es eine sehr sonderbare Sache. Sooft ich eine Mahlzeit zu mir nehme, bekomme ich eine halbe Stunde lang oder mehr sehr intensiven Schmerz im Rücken.“ Das war sicherlich ein wunderliches Symptom. Ich wüßte nicht, wo es in der Arzneimittellehre zu finden wäre. Ich suchte und fand bei *Kali carbonicum* folgendes Symptom: Schmerz im Rücken beim Essen. Ich gab ihr *Kali carbonicum,* das sie vollständig herstellte.

Auf die Schleimhäute wirkt *Kali carbonicum* und verursacht eine ganze Reihe katarrhalischer Symptome. Wir können es beim Schnupfen geben mit Heiserkeit oder Stimmverlust. Der Kranke hat eine Erkältung weg, sobald er sich im geringsten der frischen Luft aussetzt. Das ist ein sehr auffallendes Symptom von *Kali carbonicum.* Der *Kali carbonicum* - Kranke neigt zur Fettleibigkeit und hat mehr schwache Muskelentwickelung. Bei den katarrhalischen Symptomen dieses Mittels tritt oft im Halse das Gefühl auf, als läge da ein Klumpen, der hinuntergeschluckt werden müsse. Der Hals ist steif und die Uvula verlängert. Stechende Schmerzen im Halse finden sich ein beim Schlucken, gerade wie es bei *Apis* bemerkt wird.

Zuweilen haben wir eine mehr chronische Form von Katarrh in der Nase; die Nasengänge sind verstopft, und der Kranke kann nur mit offenem Munde atmen. Diese Verstopfung bessert sich im Freien, kommt aber wieder, sobald der Kranke ein warmes Zimmer betritt. Es ist entweder Ausfluß stinkenden grünen Schleimes vorhanden oder die Nase ist morgens geschwollen und rot, und der Ausfluß ist blutig. Eine Empfindung von Stechen im Pharynx, als säße dort eine Fischgräte, stellt sich ein, sobald der Kranke sich eine Erkältung zuzieht. Das ist ein gutes Symptom für *Kali carbonicum.* Sie werden es in Allens Encyclopädie in großer Schrift finden.

Neben diesen Symptomen findet sich nun fast immer Anhäufung von Schleim im Rachen. Der Kranke „räuspert und rackst" des Morgens. Dieses Räuspern findet sich bei allen Alkalien, aber diese eine Eigentümlichkeit, Gefühl von einer Fischgräte im Halse, „sobald er sich erkältet", mit dem Räuspern, findet sich bei keinem andern Mittel. *Hepar, Acidum nitricum, Alumen, Carbo vegetabilis* und *Argentum nitricum* haben alle dies Gefühl von einem Splitter oder von einer Fischgräte im Halse.

Beim Husten ist *Kali carbonicum* zuweilen von Nutzen. Der Husten ist paroxysmenartig und verbunden mit Erstickungsnot und Erbrechen von saurem Schleim oder von Speisen. Dies führt zum Gebrauch von *Kali carbonicum* beim Stickhusten, bei welchem Leiden es sich sehr hilfreich erwiesen hat. Bönninghausen hat uns als charakteristisches Symptom für *Kali carbonicum* angegeben ein wässeriges Säckchen zwischen oberem Augenlid und Augenbrauen. Sie werden dieses Symptom häufig antreffen. Ich möchte Sie warnen, es nicht mit einem ähnlichen Zustand zu verwechseln, welcher durchaus nicht pathologisch ist, nämlich eine gewisse Lockerheit der Gewebe in dieser Örtlichkeit, die bei bejahrten Personen auftritt.

Nun zur Einwirkung von *Kali carbonicum* auf die Lungen. Wir finden es indiziert bei Bronchitis, bei Pneumonie und bei Phthisis pulmonalis. Ich werde Ihnen die hierfür bei diesen einzelnen Zuständen sprechenden Symptome mitteilen, je nachdem wir dazu gelangen. Das allercharakteristischste Symptom und eins, das durch die ganze Symptomatologie des Mittels geht, sind stechende Schmerzen, die hauptsächlich in den Brustwänden sitzen. Sie verschlimmern sich durch jede Bewegung, treten aber, unähnlich der *Bryonia,* zu jeder Zeit auf, unabhängig von diesem Verschlimmerungsanlaß. Charakteristisch zeigen sie sich im unteren Drittel der rechten Lunge und gehen durch die Brust nach dem Rücken. Sie können in der ganzen Brust auftreten, aber der eben erwähnte Sitz ist der häufigste. Ferner sind sie wandernd und ziehen im ganzen Körper umher. Hier werden Sie an *Kali bichromicum, Pulsatilla* und *Sulfur* erinnert.

Kali carbonicum ist indiziert bei Pneumonia infantilis oder kapillarer Bronchitis, wenn die folgenden Symptome zugegen sind: Intensive Dyspnöe; wenn auch viel Schleim in der Brust angesammelt ist, so wird er doch mit Mühe ausgeworfen. Das Kind hat solche Atemnot, daß es weder schlafen noch trinken kann. Das Atmen ist schnaufend und pfeifend, und das Kind hat Husten zum Ersticken. Sie müssen hier *Kali carbonicum* sorgfältig mit *Antimonium tartaricum* vergleichen und danach bestimmen, was für den Fall am besten paßt. Das eine kann hilfreich sein, wenn das andere indiziert ist.

Bei Phthisis ist *Kali carbonicum* indiziert, wenn die Konstitution dafür günstig ist. Der Kranke sieht gedunsen im Gesicht aus, wie gewöhnlich bei Alkalien. Auch finden sich jene wohlbekannten stechenden Schmerzen in der Brust und im Körper mit der Gedunsenheit der oberen Augenlider. Der Husten ist beschwerlich. Der Kranke kann das Sputum nicht herausbefördern. Er wirft es stückweise aus, wenn es hinten in den Rachen schlüpft. Untersuchen Sie nun diesen Auswurf, so werden Sie finden, daß er oft blutig ist und daß kleine Eiterkugeln darin verstreut sind. Alle diese Symptome verschlimmern sich von 3 bis 5 Uhr morgens. Diese Zeit der Verschlimmerung kommt allen Kaliumsalzen zu. Hierher gehört auch eine sehr hartnäckige Empfindung, nämlich Frösteln mittags.

Kali carbonicum ist indiziert bei Herzentzündungen, bei Endo- und Pericarditis, wenn diese charakteristischen scharfen, stechenden Schmerzen vorhanden sind. Geben Sie es aber nicht zu früh in solchem Fall. Es ist kein Mittel für das zeitige Stadium bei Herzleiden. Es ist mehr indiziert später, wenn Ablagerung an den Herzklappen stattfand. Ein solcher Fall ist geeignet, *Spigelia* der Anwendung von *Kali carbonicum* vorangehen zu lassen. Das letztere folgt, wenn die scharfen Schmerzen bleiben und die charakteristische Verschlimmerung gegen 3 Uhr morgens vorhanden ist.

Wir finden dieselben stechenden Schmerzen von *Kali carbonicum* bei Rückenschmerz, einer sehr hartnäckigen Form von Rheumatismus. Dasselbe Symptom kommt zur Geltung bei drohender Fehlgeburt und bei den Wehen; scharfe, stechende Schmerzen in der Lumbalgegend schießen die Hinterbacken entlang nach den Schenkeln.

Dieselbe Art von Schmerzen empfiehlt das Mittel bei Nephritis.

Schließlich möchte ich in Verbindung mit den stechenden Schmerzen Ihnen die Anwendung des Mittels beim Puerperalfieber metritischen Ursprungs erwähnen, das heißt, wenn Metritis der hervorstechende Zustand ist. Scharfe, stechende, schneidende Schmerzen im Bauch sind zugegen, der Bauch ist aufgetrieben und gespannt, der Harn dunkel und spärlich, der Puls schnell, aber schwach, und dabei der Gemütszustand, den ich am Anfang dieser Vorlesung beschrieb.

Noch ein Symptom, und wir sind mit dem Mittel fertig, nämlich seine Anwendung bei Dyspepsie. Sie werden es brauchbar finden bei Indigestion, hauptsächlich bei älteren Personen, bei solchen, die große Säfteverluste hatten, wenn ein Gefühl von Leere und Schwäche im Magen vor dem Essen vorhanden und Aufgetriebensein nach dem Essen, besonders nach Fleischbrühe oder Kaffee. Saures Aufstoßen findet sich, Sodbrennen und ein unangenehmes, nervöses Gefühl, wenn der Kranke hungrig ist.

Sie sehen also, daß *Kali carbonicum* ein bei vielen Leiden indiziertes Mittel ist. Es ist ein Mittel, das in der Praxis sehr vernachlässigt wird, aus ganz demselben Grunde, wie manche anderen Mittel, weil der hastige und nachlässige Arzt in Routine verfällt.

Verzeichnis der Arzneimittel.

Repertorium.

Geistes-Symptome.

Geistes-Symptome (Fortsetzg.).

Gelbes Fieber.

Gelbsucht.

Gelenke.

Gerstenkörner.

Geschlechtsorgane.

Geschlechtsorgane, weibliche.

Geschlechtsorgane, weibliche.

Geschlechts-Exzesse.

Geschlechts-Exzesse.

Geschwüre.

Gesicht.

Harnorgane.

Harnverhaltung.

Haut.

Haut.

Schwäche, siehe auch Reaktion, mangelnde.

Zur Erleichterung beim Gebrauch des Repertoriums.

(Die lateinischen Bezeichnungen sind im Repertorium nachzuschlagen.)

Druckfehlerberichtigung.

Seite 58, 16. Zeile von oben: Acidum carbolicum statt Acidum carbonicum.
Seite 184, 7. Zeile von unten: Lachnanthes statt Lachesis.
Seite 616, 19. Zeile von oben: Mangan statt Magnesia.